AF337208

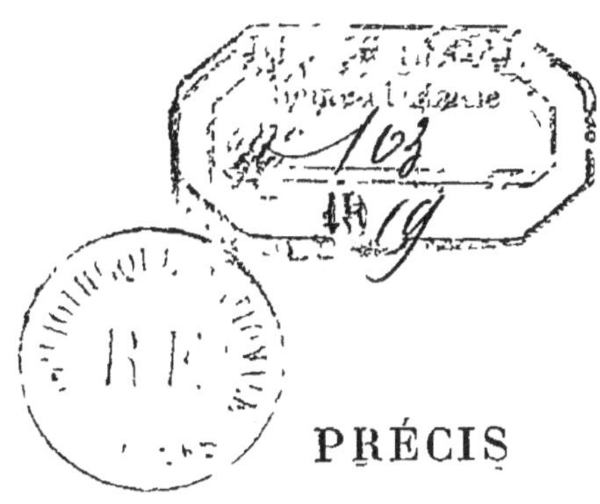

PRÉCIS

DE

THÉRAPEUTIQUE

ET DE

PHARMACOLOGIE

Collection de Précis Médicaux

(Volumes in-8° cartonnés, toile souple.)

Cette collection s'adresse aux étudiants pour la préparation aux examens, et à tous les praticiens qui, à côté des grands traités, ont besoin d'ouvrages concis, mais vraiment scientifiques, qui les tiennent au courant. D'un format maniable, élégamment cartonnés en toile anglaise souple, ces livres sont très abondamment illustrés.

Avril 1919 :

(Majoration provisoire de 10 °/₀ sur ces prix.)

Introduction à l'étude de la Médecine, par G.-H. ROGER, professeur à la Faculté de Paris, *6ᵉ édition remaniée,* 795 pages . **13 fr.**

Anatomie et Dissection, par H. ROUVIÈRE, professeur agrégé à la Faculté de Paris. Tome I : *Tête, Cou, Membre supérieur,* 431 pages, 197 figures presque toutes en couleurs, *2ᵉ édition.* . . . . . **15 fr.**
   Tome II et dernier : *Thorax. Abdomen. Bassin. Membre inférieur* (259 figures), *2ᵉ édition.* . . . . **15 fr.**

Dissection, par P. POIRIER, professeur, et A. BAUMGARTNER, ancien prosecteur à la Faculté de Paris, chirurgien des hôpitaux. *3ᵉ édition,* xxiv-360 pages, avec 241 figures. . . . . **8 fr.**

Médecine opératoire, par A. BROCA, professeur à la Faculté de Paris, 300 pages, avec 510 figures . . . . **9 fr.**

Anatomie pathologique, par M. LETULLE, professeur à la Faculté de Paris, et L. NATTAN-LARRIER, ancien chef de Laboratoire à la Faculté. Tome I. 940 pages, 248 figures, toutes originales. . . . . . , **16 fr.**
   Le Tome II et dernier . . . . *en préparation.*

Physique biologique, par G. WEISS, professeur à la Faculté de Paris. *4ᵉ édition,* 568 pages, 584 figures. . . . . **10 fr.**

Physiologie, par MAURICE ARTHUS, professeur à l'Université de Lausanne. *4ᵉ édition,* 978 pages, 326 figures. . . . . **16 fr.**

Chimie physiologique, par MAURICE ARTHUS. *8ᵉ édition,* xi-451 pages, 115 figures et 5 planches en couleurs. . . . . **8 fr.**

Biochimie, par E. LAMBLING. *2ᵉ édition.* . . . . . . *en préparation.*

Microbiologie clinique, par FERNAND BEZANÇON, professeur agrégé à la Faculté de Paris. *3ᵉ édition.* . . . . *en préparation.*

Microscopie, par M. LANGERON, préparateur à la Faculté de Paris. Préface de M. le Pʳ R. BLANCHARD. *Technique. Expérimentation. Diagnostic, 2ᵉ édition,* 821 pages, 292 figures. . . . . **12 fr.**

Examens de Laboratoire employés en clinique, par L. BARD. *3ᵉ édition remaniée.* . . . . **14 fr.**

Diagnostic médical, par P. SPILLMANN et L. HAUSHALTER, professeurs, et L. SPILLMANN, professeur agr. à la Faculté de Nancy. . . *épuisé.*

Thérapeutique et Pharmacologie, par A. RICHAUD, professeur agrégé à la Faculté de Paris. *4ᵉ édition.* . . . . **17 fr.**

Hygiène, par Jules Courmont, professeur à la Faculté de Lyon, avec la collaboration de MM. Lesieur et Rochaix, 227 figures . . . **12 fr**

Déontologie et Médecine professionnelle, par E. Martin, professeur à l'Université de Lyon, 316 pages. . . . . **5 fr.**

Médecine légale, par A. Lacassagne, professeur à la Faculté de Lyon. *2ᵉ édition*. . . . . *épuisé.*

Chirurgie infantile, par E. Kirmisson, professeur à la Faculté de Paris. *2ᵉ édition*, xviii-796 pages, avec 475 figures . . . . . . **12 fr.**

Médecine infantile, par P. Nobécourt, professeur agrégé à la Faculté de Paris. *3ᵉ édition*. . . . . *en réimpression.*

Ophtalmologie, par V. Morax, ophtalmologiste de l'hôpital Lariboisière. *2ᵉ édition*, 768 pages, 435 figures, 4 planches en couleurs. **14 fr.**

Dermatologie, par J. Darier, médecin de l'hôpital Broca. xvi-708 pages, *2ᵉ édition entièrement refondue*. . . . . **18 fr.**

Pathologie exotique, par Jeanselme, professeur agrégé à la Faculté de Paris, et Rist, médecin des hôpitaux. . . . . *en réimpression.*

Parasitologie, par E. Brumpt, professeur agrégé à la Faculté de Paris. *3ᵉ édition*. . . . . *en réimpression.*

Pathologie chirurgicale, par MM. Bégouin, Bourgeois, Pierre Duval, Gosset, Jeanbrau, Lecène, Lenormant, R. Proust, Tixier, professeurs aux Facultés de Médecine de Paris, Bordeaux, Lyon et Montpellier, chirurgiens des Hôpitaux. (*2ᵉ édition*.) Chaque volume . . . **10 fr.**

Tome I. — *Pathologie chirurgicale générale. Maladies générales des tissus, Crâne et Rachis.*

Tome II. — *Tête, Cou, Thorax.*

Tome III. — *Gl. mammaires, Abdomen, Appareil génit. de l'Homme.*

Tome IV. — *Organes génito-urinaires (suite), Affections des Membres.*

Précis de Technique opératoire

PAR LES PROSECTEURS DE LA FACULTÉ DE MÉDECINE DE PARIS

Chaque vol. illustré de plus de 200 figures, la plupart originales. . **5 fr.**

Pratique courante et chirurgie d'urgence, par V. Veau. *5ᵉ éd.*

Tête et cou, par Ch. Lenormant. *4ᵉ édition.*

Thorax et membre supérieur, par A. Schwartz. *4ᵉ édition.*

Abdomen, par M. Guibé. *4ᵉ édition.*

Appareil urinaire et appareil génital de l'homme, par P. Duval. *4ᵉ édition.*

Appareil génital de la femme, par R. Proust. *4ᵉ édition.*

Membre inférieur, par G. Labey. *4ᵉ édition.*

174 bis-19. — Coulommiers. Imp. Paul BRODARD. — 4-19.

PRÉCIS

DE

THÉRAPEUTIQUE

ET DE

PHARMACOLOGIE

PAR

A. RICHAUD

Professeur agrégé à la Faculté de médecine
Docteur ès sciences

QUATRIÈME ÉDITION
REVUE ET MISE AU COURANT

PARIS

MASSON ET Cie, ÉDITEURS

LIBRAIRES DE L'ACADÉMIE DE MÉDECINE
120, BOULEVARD SAINT-GERMAIN

1919

*Tous droits de reproduction, de traduction et d'adaptation,
réservés pour tous pays.*

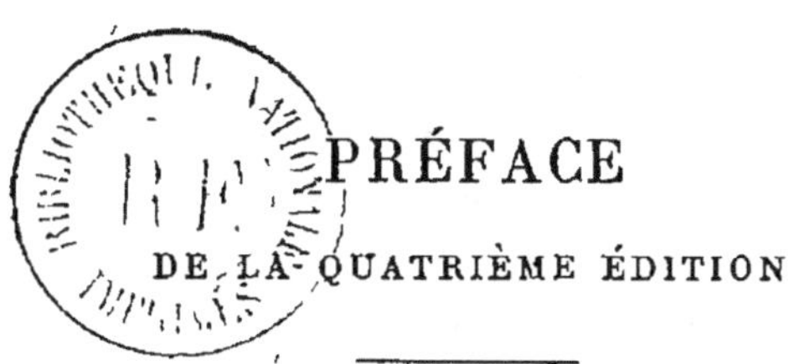

PRÉFACE

DE LA QUATRIÈME ÉDITION

Malgré le ralentissement de la vie universitaire au cours de cette guerre, la 3ᵉ édition de ce Précis, parue en juillet 1914, a été épuisée en moins de quatre années et nous avons dû, dès le début de 1918, mettre en préparation la présente édition.

C'est dans une ambulance du front que ce travail de revision a été entrepris et terminé; c'est assez dire qu'il a été accompli dans des conditions matérielles peu favorables et à l'aide de ressources bibliographiques très limitées. Nos lecteurs voudront bien, nous n'en doutons pas, tenir compte de ces circonstances et se montrer indulgents s'il leur apparaît que cette nouvelle édition comporte quelques lacunes.

Au cours de cette guerre les médecins n'ont eu, hélas! que trop d'occasions de soumettre au contrôle d'une vaste expérimentation les techniques thérapeutiques jusqu'alors en usage dans quelques-unes des médications les plus précieuses et il en est plus d'une fois résulté des changements assez profonds dans les applications, la posologie ou le mode d'emploi de quelques médicaments importants.

Parmi les médicaments dont les applications se sont ainsi trouvées élargies, ou la posologie et les modes d'emplois précisés, nous citerons : les applications du chlorure de chaux au traitement des plaies septiques (méthode de Vincent, méthode de Carrel); les applications des inhalations d'oxygène au traitement des anoxhémies provoquées par l'intoxication par certains gaz (notamment l'oxyde de carbone); les emplois de l'émétine dans le traitement de la dysenterie amibienne; les données nouvelles relatives à la posologie et aux modes d'emploi de la quinine dans le traitement de la malaria.

La formidable épidémie de fièvre typhoïde qui a sévi sur les armées en 1914-1915 a permis de porter un jugement définitif sur la valeur prophylactique de la vaccination anti-typhique; la sérothérapie antitétanique, la sérothérapie anti-méningococcique surtout, ont bénéficié elles aussi, du moins en ce qui concerne les données relatives à la posologie, des nombreuses observations faites dans ce domaine.

Nous citerons encore parmi les chapitres remaniés dans la présente édition celui des composés arsénicaux organiques.

Enfin nous devons ajouter, qu'afin de maintenir ce Précis dans un format maniable, nous avons dû soit écourter l'histoire de quelques médicaments d'une importance secondaire, soit même supprimer quelques médicaments à peu près tombés en désuétude.

A. RICHAUD

Paris, avril 1919.

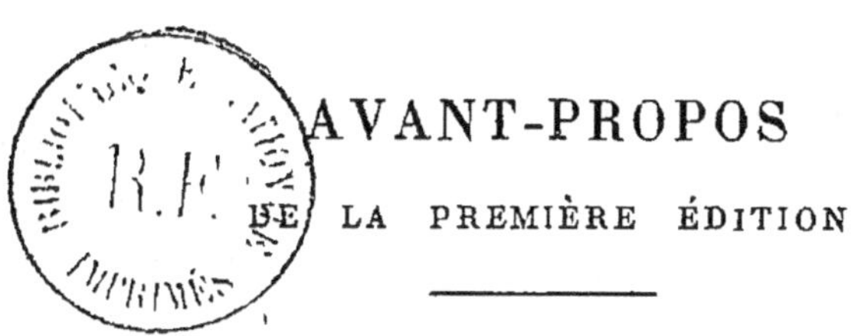

AVANT-PROPOS

DE LA PREMIÈRE ÉDITION

La Pharmacologie, au sens étymologique du mot (φαρμαχον, médicament, et λογὸς, discours, traité), est la science qui traite des médicaments. On conviendra qu'une semblable définition, si elle est suffisante pour expliquer l'objet fondamental de cette science, est tout à fait insuffisante pour en préciser l'esprit, le plan et les méthodes.

Les médicaments, en effet, peuvent être étudiés à bien des points de vue différents. On peut les étudier au point de vue de leur origine, de leur préparation, de leur purification, de leurs propriétés physiques ou chimiques, de leur action sur l'organisme sain ou sur l'organisme malade, etc. Il n'est donc pas surprenant de voir chaque pharmacologiste comprendre, écrire ou enseigner la Pharmacologie à sa manière, en rétrécir ou en agrandir le domaine à son gré, l'adapter en un mot aux besoins les plus immédiats de ceux pour qui il l'écrit ou à qui il l'enseigne.

A l'origine, à vrai dire, la pharmacologie n'apparaît pas comme une science complexe : science des simples, elle fut une science simple, apprise par tous ceux qui, de près ou de loin, s'occupaient de l'art de guérir. La découverte des principes actifs des végétaux, qui contribua si puissamment aux progrès de la Physiologie, devait disloquer la vieille Pharmacologie et y introduire un chapitre nouveau, si nouveau et si différent des autres, qu'il apparut bientôt comme une science nouvelle. Malgré tout, le mot pharmacologie demeura, mais de plus en plus imprécis, au fur et à mesure que la Pharmacologie agrandissait son domaine. Ce n'est que beaucoup plus tard, tout près de nous, que, pour essayer d'apporter plus de rigueur, plus de méthode et plus de clarté dans l'étude de cette science devenue plus vaste, on songea à y établir des subdivisions et à créer les mots qui, de nos jours, en marquent comme les grandes lignes, en définissent et en délimitent les aspects principaux.

La Pharmacologie moderne, dans l'acception la plus large du mot, demeure donc la science des médicaments, mais elle se subdivise en trois branches principales :

1° La *Pharmacographie* ou *Pharmacognosie*, qui s'occupe plus particulièrement de l'origine, de la description, de la détermination, de l'histoire naturelle en un mot, des produits minéraux, végétaux ou animaux, utilisés en thérapeutique. C'est à proprement parler la partie de la Pharmacologie que l'on désigne encore habituellement, en France, sous le nom de *matière médicale.*

2° La *Pharmacie*, qui étudie la préparation, la purification, les propriétés physiques et chimiques des médicaments, les formes qu'ils doivent revêtir pour s'adapter le mieux possible à leur administration dans telle ou telle circonstance déterminée. Elle étudie aussi les incompatibilités d'ordre physique ou chimique qui proscrivent certaines associations médicamenteuses.

3° Enfin, la *Pharmacodynamie*, dernière venue des sciences pharmacologiques, s'occupe de l'action physiologique des médicaments, c'est-à-dire des modifications subjectives ou objectives qu'ils sont capables de déterminer dans l'organisme sain ou malade. C'est à la Pharmacodynamie qu'il appartient de nous renseigner sur les incompatibilités d'ordre physiologique. Certains auteurs, à tort, suivant nous, la confondent avec la *Pharmacothérapie*, dont elle n'est que la préface.

La Pharmacographie ou Pharmacognosie emprunte ses principaux moyens d'étude aux sciences naturelles; la Pharmacie emprunte les siens aux sciences physiques et chimiques; c'est à la physiologie générale que la Pharmacodynamie emprunte ses méthodes.

Ainsi, en raison du développement et des progrès incessants dont elle a été l'objet, la Pharmacologie, science

simple à son origine, s'est peu à peu constituée en sciences distinctes, si différentes les unes des autres par leurs méthodes
et par leur objet, qu'il est désormais impossible d'aborder
de front leur étude intégrale. La Pharmacognosie et la
Pharmacie sont des sciences essentiellement pharmaceutiques, elles sont à vrai dire toute la Pharmacie; la Pharmacodynamie est une science essentiellement médicale, elle est
une des branches les plus importantes de la médecine,
comme le trait d'union entre la pathologie, qui nous apprend
à connaître les maladies, et la thérapeutique, qui nous
apprend à les guérir.

La Pharmacologie, telle qu'on doit l'enseigner dans une
Faculté de médecine, ou telle qu'on doit l'écrire pour des
médecins, doit donc, et avant tout, prendre pour base la
Pharmacodynamie. Est-ce à dire qu'elle doive être exclusivement pharmacodynamique et qu'il soit permis de considérer la Pharmacognosie, où même la Pharmacie comme
complètement étrangères à son objet? Nous ne le pensons
pas. Certes il n'est pas indispensable, il n'est même pas
utile, qu'un médecin connaisse tous les caractères physiques,
chimiques ou organoleptiques des nombreux, des trop nombreux médicaments utilisés aujourd'hui en thérapeutique;
mais il n'est pas admissible qu'un médecin vraiment instruit ne soit pas à même de reconnaître les principaux médicaments ou poisons qu'il prescrit tous les jours, qu'il ignore
par exemple que le sulfate de magnésie est un sel blanc, cristallisé, soluble dans l'eau, de saveur amère; que le biodure
de mercure est un corps solide, de couleur rouge, insoluble ou peu soluble dans l'eau, mais soluble dans les
solutions d'iodure de potassium; il n'est pas admissible
qu'un médecin ne connaisse pas la digitale, la belladone et
l'aconit.

Quant à la Pharmacie proprement dite, il est clair aussi
que le médecin doit en posséder les notions essentielles.
Tout d'abord, en effet, on oublie trop que la Loi autorise une
catégorie importante de médecins à se livrer à l'exercice de
la Pharmacie. Mais, sans parler de cet exercice que beaucoup
de médecins sont obligés d'exercer sans y avoir été exercés,

il ne faut pas perdre de vue que la médecine pratique ne se résume pas dans le diagnostic et le pronostic ; elle comporte un troisième facteur, qui n'est le moins important ni pour le malade, ni pour le médecin : c'est le traitement, qui doit tout d'abord s'extérioriser sous la forme d'une *ordonnance*. Or, comment rédiger convenablement une ordonnance si l'on ne sait pas que le médicament qu'on se propose de prescrire est solide ou liquide, soluble ou insoluble dans l'eau, de saveur agréable ou désagréable? Il est vrai que le jeune médecin, qui a parfaitement conscience de l'insuffisance de son instruction pharmacologique, qui sait qu'on ne lui a pas appris tout ce qu'on aurait dû lui apprendre, ne se sépare jamais de son formulaire. Mais, s'il est admis que l'avocat qu'on va consulter au sujet d'une affaire litigieuse peut, sans déchoir dans l'estime de son client, consulter ouvertement son formulaire, c'est-à-dire le Code, il n'est pas encore admis que le médecin peut, sans déchoir dans l'opinion du malade ou de son entourage, consulter ouvertement son Code, c'est-à-dire le formulaire. Et c'est ainsi que, timidement, le jeune médecin appelé auprès d'un malade atteint de rhumatisme articulaire aigu, avec état fébrile intense, prescrit :

Salicylate de soude...............   0 gr. 50
Julep gommeux.................   120 gr.
A prendre par cuillerées à café dans les 24 heures.

Plus tard, plus familiarisé avec son formulaire, il fait des ordonnances qui se *tiennent mieux*, mais il n'en continue pas moins, trop souvent, à faire ce que notre maître, le Pr Landouzy, qualifie si justement de *Thérapeutique à tiroir*, voulant exprimer par là que beaucoup de médecins ont une formule et un traitement pour la fièvre typhoïde, une formule et un traitement pour la bronchite chronique, etc., oubliant ainsi « qu'il y a des malades et pas de maladies »; oubliant aussi que le même médicament doit revêtir des formes pharmaceutiques adaptées à des malades et non à des maladies.

La Pharmacologie médicale comporte donc autre chose que des connaissances pharmacodynamiques, elle exige des connaissances pratiques, des connaissances qu'il est difficile, pour ne pas dire impossible, de donner dans un cours ou dans un livre.

A ce point de vue, on ne saurait trop proclamer l'utilité des travaux pratiques de Pharmacologie tels que ceux qui ont été créés à la Faculté de médecine par le Pr Pouchet. Malheureusement, des raisons d'ordre budgétaire ne permettent pas d'étendre à tous les étudiants indistinctement le bénéfice de ces travaux pratiques.

C'est pour remédier dans la mesure du possible à cette inégalité regrettable que le Pr Pouchet a divisé son enseignement en deux parties : une partie théorique comprenant l'enseignement magistral à l'amphithéâtre, portant plus particulièrement sur la Pharmacodynamie et l'étude des actions médicamenteuses ; une partie essentiellement pratique, consistant en de véritables leçons de choses. Ces *leçons du jeudi* sont bien connues des étudiants, qui y viennent nombreux pour voir de près, toucher, goûter, sentir les substances qui font partie du droguier et qu'ils ne connaissent que de réputation.

L'empressement qu'ils mettent à assister à ces leçons montre mieux que toute espèce de raisonnement, qu'il s'agit là d'une forme d'enseignement particulièrement adaptée à leurs besoins réels.

C'est en m'inspirant de ces besoins que je me suis moi-même efforcé de rendre aussi pratique que possible l'enseignement plus modeste dont je suis chargé pendant le semestre d'été. Le livre que je publie aujourd'hui est en somme la reproduction de mes conférences à la Faculté ; j'ai dû, cela va de soi, en adapter la forme aux besoins du livre, mais j'ai cherché à en conserver autant que possible le plan et la méthode.

Comme on le verra, le plan que j'ai adopté pour l'étude des substances médicamenteuses diffère essentiellement de celui qui est généralement suivi par les Pharmacologistes, en France du moins. Je ne veux point discuter ici la question de savoir quel est le meilleur système de classification pour les médicaments : mon opinion est d'ailleurs qu'il n'en existe aucun de bon. Ce n'est donc pas une préoccupation de doctrine qui m'a engagé à adopter, de préférence à telle autre, la classification que j'exposerai plus loin; c'est une préoccupation d'un ordre tout différent. J'ai pensé qu'en rangeant les médicaments à composition définie d'après la place qu'ils occupent dans la classification chimique, leur étude me fournirait l'occasion de retracer les grandes lignes de la chimie, d'en rappeler les notions fondamentales, celles que tout médecin doit connaître sous peine de faire une thérapeutique empirique.

Il est entendu qu'on ne peut pas exiger d'un médecin un savoir encyclopédique égal sur les différentes parties de la médecine; mais encore doit-il posséder, sur chacune de ces parties, l'essentiel de ce qu'il faut à un praticien. Or, il y a, en chimie comme dans les autres branches de la médecine, un minimum de connaissances qui sont essentielles. Où le médecin puise-t-il ses premières notions de chimie générale? Au P. C. N. Et puis, c'est fini, personne à la Faculté ne lui parle plus jamais de chimie générale et il arrive au quatrième ne sachant plus ce qu'est un alcool ou un phénol, confondant un glucoside et un alcaloïde, ayant oublié que le chlorure de sodium donne avec le nitrate d'argent un précipité insoluble, et tout disposé à associer dans une potion du tanin et un sel de fer. Peut-on lui demander à ce moment de reprendre un volumineux traité de chimie générale et de réapprendre ce qu'il a déjà appris au début même de ses études médicales? Évidemment non. Mais si, à propos de chaque groupe de médicaments on lui rappelle, en peu de lignes, les quelques grands faits qui dominent l'histoire chimique de ce groupe de médicaments, il s'y intéressera volontiers et fera le petit effort nécessaire pour les retenir. Tel est le but que j'ai voulu atteindre en adoptant pour mes conférences, et en conservant dans ce livre le plan que je vais exposer.

Je divise la Pharmacologie en deux grandes parties :

1° Pharmacologie générale;

2° Pharmacologie spéciale.

J'entends par Pharmacologie générale l'ensemble des faits théoriques ou pratiques relatifs, non pas à tel ou tel médicament, mais aux médicaments en général : définition du médicament, administration, absorption, accumulation, élimination des médicaments, antagonisme et antidotisme, accoutumance et éréthisme médicamenteux, variabilité des actions médicamenteuses, médications générales.

La Pharmacologie spéciale comprend l'étude individuelle, systématique, des médicaments. Il m'a semblé logique de grouper les médicaments de la manière suivante :

   A. Médicaments à composition chimique définie :
      a) D'origine minérale,
      b) D'origine organique.
   B. Médicaments d'origine végétale et leurs principes actifs.
   C. Médicaments d'origine animale.

Bien que beaucoup des principes actifs des végétaux (essences, glucosides, alcaloïdes) soient des principes chimiques définis, je n'ai pas cru devoir séparer leur étude de celle de la plante qui les fournit. Le plus souvent, en effet, l'histoire physiologique et les applications thérapeutiques des drogues végétales sont trop étroitement liées à celles des principes actifs qu'on en a retirés, pour qu'on puisse, sans s'exposer à des répétitions, en séparer l'étude.

L'étude de chaque médicament est faite suivant un plan à peu près uniforme : état naturel, caractères physiques, chimiques et organoleptiques, action physiologique, applications thérapeutiques, modes d'administration, posologie, formulaire. Ce livre étant avant tout destiné à des médecins, j'ai laissé à peu près complètement de côté tout ce qui a trait au mode de préparation des médicaments ; tout au plus ai-je indiqué le principe de la préparation de quelques médicaments, quand cette notion m'a paru présenter un intérêt quelconque pour le médecin.

J'ajoute que beaucoup de médicaments étant en même temps des poisons, j'ai fait une large place à leur histoire toxicologique.

Enfin. après avoir étudié les médicaments et les médications, j'ai résumé en quelques pages l'art de formuler.

Cet ouvrage étant destiné à des étudiants et à des praticiens, je n'ai pas cru utile de faire connaître, à propos de chaque question, les sources bibliographiques auxquelles j'ai puisé; mais il eût été injuste de ne pas rappeler les noms de ceux qui, par leur travaux, ont contribué aux progrès de la Thérapeutique, et je me suis efforcé de n'en oublier aucun.

En résumé, sans me préoccuper plus qu'il ne convient de la signification étroite des mots, j'ai voulu faire un livre pratique et utile.

Ainsi que je l'ai dit plus haut. ce sont mes conférences que je publie. Je n'ai qu'un souhait à formuler : c'est que le livre rencontre auprès du public médical le même accueil bienveillant que mes auditeurs de la Faculté ont bien voulu faire à mes modestes conférences.

A. RICHAUD.

1ᵉʳ janvier 1908.

TABLE DES MATIÈRES

PREMIÈRE PARTIE

PHARMACOLOGIE GÉNÉRALE

CHAPITRE I

ALIMENTS, MÉDICAMENTS, POISONS. ORIGINE DES MÉDICAMENTS

CHAPITRE II

ADMINISTRATION ET ABSORPTION DES MÉDICAMENTS

CHAPITRE III

LES MÉDICAMENTS DANS L'ORGANISME

CHAPITRE IV

RELATION ENTRE L'ACTION PHYSIOLOGIQUE DES SUBSTANCES MÉDICAMENTEUSES ET LEUR CONSTITUTION CHIMIQUE. . . . 51

CHAPITRE V

VARIABILITÉ DES ACTIONS MÉDICAMENTEUSES

CHAPITRE VI

CLASSIFICATION DES MÉDICAMENTS . . . 90

CHAPITRE VII

MÉDICATION ANTISEPTIQUE

CHAPITRE VIII

MÉDICATION ANTIPARASITAIRE

CHAPITRE IX

MODIFICATEURS DES APPAREILS, DES ORGANES ET DES FONCTIONS

DEUXIÈME PARTIE

PHARMACOLOGIE SPÉCIALE

LIVRE I

MÉDICAMENTS D'ORIGINE MINÉRALE

CHAPITRE I

RAPPEL DE QUELQUES NOTIONS FONDAMENTALES DE CHIMIE MINÉRALE

MÉTALLOÏDES

CHAPITRE II

FLUOR, CHLORE, BROME, IODE ET LEURS COMPOSÉS

CHAPITRE III

OXYGÈNE, OZONE, EAU OXYGÉNÉE, ET SUCCÉDANÉS SOUFRE, SÉLÉNIUM, TELLURE ET LEURS COMPOSÉS

CHAPITRE IV

AZOTE, PHOSPHORE, ARSENIC, ANTIMOINE BISMUTH ET LEURS COMPOSÉS

I

II

III

PHOSPHORE ET COMPOSÉS PHOSPHORÉS UTILISÉS EN THÉRA-PEUTIQUE : MÉDICATION PHOSPHORÉE

IV

ARSENIC ET COMPOSÉS ARSENICAUX UTILISÉS EN THÉRAPEUTIQUE
(MÉDICATION ARSENICALE)

V

ANTIMOINE ET COMPOSÉS ANTIMONIAUX UTILISÉS
EN THÉRAPEUTIQUE

VI

BISMUTH ET COMPOSÉS BISMUTHIQUES UTILISÉS EN THÉRAPEUTIQUE

CHAPITRE V

CARBONE ET SES COMPOSÉS MINÉRAUX ACIDE BORIQUE ET BORATES. SILICATES

MÉTAUX

CHAPITRE I

COMPOSÉS ALCALINS

CHAPITRE II

MÉTAUX ALCALINO-TERREUX

CHAPITRE III

MAGNÉSIUM ET ZINC

CHAPITRE IV

FER, MANGANÈSE, ALUMINIUM ET CHROME

CHAPITRE V

PLOMB ET SES COMPOSÉS

CHAPITRE VI

CUIVRE, ARGENT, MERCURE

CHAPITRE VII

MÉTAUX COLLOIDAUX

LIVRE II

MÉDICAMENTS ORGANIQUES PROPREMENT DITS

CHAPITRE I

GÉNÉRALITÉS SUR LES COMPOSÉS ORGANIQUES

CHAPITRE II

SÉRIE GRASSE

CHAPITRE III

DÉRIVÉS HALOGÉNÉS DES CARBURES SATURÉS. DÉRIVÉS HALOGÉNÉS DU MÉTHANE

CHAPITRE IV

DÉRIVÉS HALOGÉNÉS DE L'ÉTHANE

CHAPITRE V

ALCOOLS ET ÉTHERS

CHAPITRE VI

MÉDICAMENTS A FONCTION ALDÉHYDIQUE

CHAPITRE VII

MÉDICAMENTS A FONCTION CÉTONIQUE

CHAPITRE VIII

MÉDICAMENTS A FONCTION ACIDE OU ACIDE-ALCOOL

CHAPITRE IX

MÉDICAMENTS A FONCTION AMINE, A FONCTION NITRILE ET A FONCTION AMIDE

SÉRIE AROMATIQUE

CHAPITRE I

CHAPITRE II

MÉDICAMENTS A FONCTION PHÉNOLIQUE OU ÉTHER DE PHÉNOL

CHAPITRE III

ACIDES AROMATIQUES ET LEURS DÉRIVÉS

CHAPITRE IV

ACIDES PHÉNOLS ET LEURS DÉRIVÉS

CHAPITRE V

AMINES AROMATIQUES ET LEURS DÉRIVÉS

CHAPITRE VI

PYRROL ET SES DÉRIVÉS

CHAPITRE VII

NOYAU PYRIDIQUE ET NOYAU QUINOLÉIQUE

CHAPITRE VIII

GÉNÉRALITÉS SUR LES GLUCOSIDES ET LES ALCALOIDES

INTRODUCTION A L'ÉTUDE DES MÉDICAMENTS D'ORIGINE VÉGÉTALE

LIVRE III

MÉDICAMENTS D'ORIGINE VÉGÉTALE ET LEURS PRINCIPES ACTIFS

CHAPITRE I

CHAPITRE II

ALGUES ET CRYPTOGAMES VASCULAIRES

CHAPITRE III

PRODUITS FOURNIS A LA THÉRAPEUTIQUE PAR LA FAMILLE DES CONIFÈRES

CHAPITRE IV

ANGIOSPERMES MONOCOTYLÉDONES

CHAPITRE V

ANGIOSPERMES DICOTYLÉDONES

LIVRE IV

MÉDICAMENTS D'ORIGINE ANIMALE

I

MÉDICAMENTS ALIMENTS

II

FERMENTS SOLUBLES

III

MÉDICAMENTS OPOTHÉRAPIQUES

IV

SÉROTHÉRAPIE NATURELLE OU ORGANIQUE

V

DIVERS

TROISIÈME PARTIE

L'ART DE FORMULER

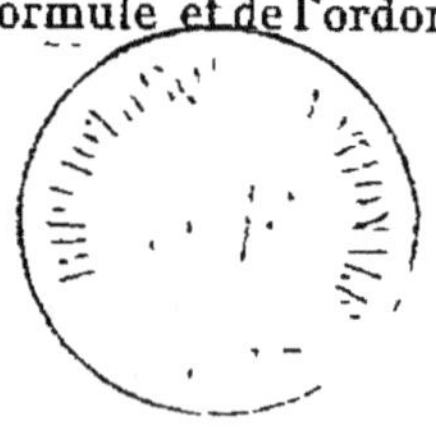

PRÉCIS
DE THÉRAPEUTIQUE

PREMIÈRE PARTIE

PHARMACOLOGIE GÉNÉRALE

CHAPITRE PREMIER

ALIMENTS, MÉDICAMENTS, POISONS, ORIGINE DES MÉDICAMENTS

I

Lorsqu'on considère l'action de certains groupes de substances sur l'organisme, on est conduit à les distinguer en aliments, médicaments et poisons.

Au point de vue de la connaissance vulgaire, la notion d'aliment, de médicament ou de poison est claire. Il n'en est plus de même quand on cherche à préciser davantage le sens de ces mots et à donner de l'aliment, du médicament et du poison, une définition scientifique. Aussi, tous ceux qui se sont occupés de ces substances, en ont-ils donné des définitions différentes et dont il est facile d'apercevoir l'inexactitude ou l'imperfection.

La vérité, c'est qu'il est impossible d'établir entre ces trois groupes de substances une distinction rigoureuse : l'aliment pouvant devenir médicament et le médicament pouvant être aliment ou devenir poison.

Le lait, par exemple, qui est l'aliment complet par excellence, le plus typique et le plus parfait des aliments, nous apparaît dans de nombreuses circonstances comme un véritable médicament; l'iode, l'arsenic, le phosphore, le fer, qui, au sens vulgaire du mot, sont bien des médicaments, peuvent et doivent même être considérés comme des aliments, puisque, faisant partie intégrante de nos protoplasmas, ils sont indispensables à nos tissus et doivent dès lors, forcément, faire partie des substances dont nous nous nourrissons. Et pourtant, l'iode, l'arsenic, le phosphore, le fer lui-même, lorsqu'ils sont ingérés en quantité suffisante ou sous certaines formes particulières, deviennent de véritables poisons.

Toute définition de l'aliment, du médicament et du poison doit donc comporter des réserves. Ces réserves faites, on pourrait dire :

1° Doit être considérée comme aliment : toute substance introduite dans l'organisme dans le but d'assurer ou de maintenir son équilibre statique et dynamique;

2° Doit être considérée comme médicament : toute substance qui, par son action sur les humeurs ou sur les éléments anatomiques de l'organisme, est susceptible de prévenir, d'atténuer ou de faire disparaître des troubles morbides;

3° Doit être considérée comme poison : toute substance qui, par son action sur les humeurs ou les éléments anatomiques, est susceptible de provoquer des lésions organiques ou de faire apparaître des troubles morbides pouvant se terminer par la mort.

Toutefois, nous le répétons, il n'y a pas de limite tranchée entre le médicament et le poison, et les définitions qu'on en peut donner sont toutes incomplètes et insuffisantes, en ce sens, qu'aucune d'elles ne saurait être prise comme point de départ pour une classification.

Il n'y a d'ailleurs pas lieu, quand on se place sur le terrain de la thérapeutique, d'établir de délimitation rigoureuse entre les médicaments et les poisons, puisque les uns comme les autres sont utilisés dans l'art de guérir et que tout se ramène en somme à une question de doses. Aussi bien, la notion ancienne et vulgaire du médicament, substance employée dans l'art de guérir, s'est encore compliquée de nos jours, depuis que la thérapeutique utilise des agents chimiques naturels tels que l'eau et l'air, des agents physiques tels que le froid et la chaleur, des forces telles que l'électricité, des moyens mécaniques tels que la gymnastique et le massage.

II

La thérapeutique moderne, comme celle des premiers âges, emprunte ses agents médicamenteux aux trois règnes de la nature : le règne minéral, le règne végétal et le règne animal ; la seule différence c'est que, d'empirique qu'elle fut durant de longs siècles, elle est devenue expérimentale. Elle continue à se servir des mêmes agents, mais elle cherche à connaître le pourquoi de leur action ; elle cherche en outre à les simplifier.

Les anciens, qui ne connaissaient pas la chimie, étaient bien forcés d'employer les médicaments tels que la nature les leur présentait ; tout au plus leur faisaient-ils subir l'action de l'air, de l'eau et du feu, ou celle de certains liquides fermentés tels que le vinaigre, espérant par là leur communiquer une force particulière ou les débarrasser de certains esprits nuisibles.

A tout prendre, nous ne faisons pas autre chose aujourd'hui, mais nous savons pourquoi nous le faisons ; nous savons que, dans le médicament que nous fournit la nature, il y a des parties inutiles ou même nuisibles et des parties utiles que nous avons appelées des principes actifs, que nous cherchons et que nous parvenons très souvent à isoler.

Toutefois, les progrès que nous avons réalisés dans cette voie ne sont pas encore tels, que nous puissions nous flatter de pouvoir déjà inaugurer une thérapeutique nouvelle, uniquement basée sur l'emploi des principes actifs des simples, et, comme les anciens, nous sommes, trop souvent encore, forcés d'avoir recours aux drogues elles-mêmes, soit que ces drogues ne nous aient pas encore révélé le secret de leur composition intégrale, soit que, cette composition étant connue dans ses grandes lignes, les opérations auxquelles le chimiste doit se livrer pour isoler les principes actifs modifient certains de ces principes, soit enfin que certaines drogues doivent leur activité spéciale au mode suivant lequel leurs principes actifs s'y trouvent associés.

C'est ainsi que, bien qu'on ait retiré de l'opium une vingtaine d'alcaloïdes différents, aucun d'eux n'est susceptible de reproduire rigoureusement les effets physiologiques de l'opium en nature ; de même, ni l'ergotinine, ni la digitaline, ne manifestent intégralement les propriétés physiologiques de la poudre d'ergot de seigle ou de la digitale.

Il n'en est pas moins vrai que la découverte des glucosides et des alcaloïdes a fait faire à la thérapeutique des progrès considérables. Enfin, plus encore peut-être que la découverte des principes actifs des végétaux, celle des substances artificielles telles que l'éther, le chloroforme, le salicylate de soude, l'antipyrine, etc., a contribué au progrès de la médecine.

Ainsi, la chimie pharmaceutique a transformé considérablement notre arsenal thérapeutique, elle l'a doté d'armes de précision, mais elle n'est pas encore parvenue à une transformation complète de son matériel primitif. Bien plus, voici qu'après avoir souri de la tête de vipère, de l'extrait de fiel de bœuf, de la pulpe de testicules et de l'urine de petit chien, nous nous glorifions d'emprunter au porc et au mouton les éléments les plus précieux de nos méthodes thérapeutiques les plus scientifiques, les plus délicates, et les plus fécondes ! *Multa renascentur...*

Il est vrai que le jour où nous remettrons en honneur l'*album græcum* ou l'urine de petit chien, nous saurons les offrir à nos malades soigneusement enrobés dans des pilules mieux dorées ou dans des capsules presque appétissantes, à moins qu'ils ne préfèrent confier à leur tissu cellulaire sous-cutané ou à leur système veineux le soin de s'occuper du transport du médicament, auquel cas nous pourrons mettre à leur disposition quelques ampoules minuscules et une petite seringue fort discrète. Ce n'est pas un mince progrès.

CHAPITRE II

ADMINISTRATION ET ABSORPTION DES MÉDICAMENTS

VOIES SUSCEPTIBLES D'ÊTRE UTILISÉES POUR L'APPLICATION OU L'ADMINISTRATION DES MÉDICAMENTS

Certains médicaments sont utilisés dans le but d'exercer une action purement locale et, dans ce but, appliqués en un point limité de l'organisme, soit périphérique, soit plus ou moins profondément situé. Ces médicaments sont les topiques proprement dits. On s'efforce, dans ce cas, de limiter aussi exactement que possible l'action du médicament à la région considérée. Quand il s'agit d'une région périphérique recouverte par un épiderme intact, on y parvient assez sûrement en faisant usage de substances non volatiles et non caustiques, incapables, comme nous le verrons un peu plus loin, de traverser l'épiderme.

La localisation de l'action médicamenteuse à la périphérie est plus difficile à réaliser quand il s'agit d'une application au niveau d'une plaie, à la surface d'une muqueuse ou dans les anfractuosités d'un trajet fistuleux. Dans ces différents cas, il est difficile, pour ne pas dire impossible, de localiser rigoureusement l'action du médicament à la périphérie et d'empêcher la pénétration d'une certaine quantité de ce médicament dans la circulation générale. On limite cette pénétration au minimum, soit, s'il s'agit d'un médicament soluble et facilement diffusible, en employant la plus petite quantité possible de la substance médicamenteuse, soit, quand on le peut, en faisant usage de médicaments insolubles ou peu solubles. C'est ce qu'on réalise par exemple lorsqu'on utilise pour le pansement des plaies des substances telles que des poudres végétales, substances plus ou moins inertes au point de vue physiologique et dont l'action relève principalement d'une propriété physique : le pouvoir absorbant plus ou moins considérable de ces poudres.

D'autres médicaments, les plus nombreux, doivent, pour exercer leur action, pénétrer dans la circulation, pour, de là, aller impressionner les éléments anatomiques. Comment un médicament donné peut-il pénétrer dans la circulation : quelles sont les portes d'entrée que l'organisme peut lui ouvrir, quelle est la capacité d'absorption des différentes voies d'introduction qu'il peut emprunter? Telles sont les questions qui se posent immédiatement et qu'il convient d'examiner.

Un grand nombre de voies, les unes médiates ou indirectes, les autres plus ou moins immédiates ou directes, s'offrent à nous pour faire pénétrer un médicament dans l'organisme : ces voies d'introduction peuvent être groupées comme l'indique le tableau ci-dessous :

VOIES MÉDIATES OU INDIRECTES
- Surface cutanée.
- Surfaces muqueuses.
  - Muqueuses de l'appareil digestif.
  - — — respiratoire.
  - — — génito-urinaire.
  - Muqueuse oculaire.

VOIES IMMÉDIATES OU DIRECTES
- Cavités séreuses.
- Tissu cellulaire sous-cutané.
- — musculaire.
- Appareil vasculaire.

L'absorption des médicaments par les voies immédiates peut être ramenée à un phénomène physique unique : le phénomène de la diffusion.

L'absorption par les voies médiates suppose la mise en œuvre préliminaire d'un autre phénomène : le passage à travers une membrane. Sans identifier d'une manière absolue le passage des médicaments au travers des membranes animales au phénomène purement physique de la dialyse, il est cependant impossible de ne pas l'en rapprocher. Dès lors il est évident que l'absorption des médicaments par les voies médiates doit être fort variable et fonction de plusieurs facteurs, à savoir :

1° La qualité, le pouvoir dialysant de la membrane considérée ;

2° La qualité, c'est-à-dire l'état physico-chimique du médicament considéré.

Examinons successivement, en nous plaçant à ce double point de vue, l'absorption des médicaments par la peau et par les muqueuses.

A. — *Absorption des médicaments par la surface cutanée.*

Rôle protecteur de l'épiderme. — Quand on considère la structure de l'épiderme, aussi bien chez les végétaux que chez les animaux, cet épiderme apparaît tout de suite comme devant être un appareil de protection. On voit en effet la couche cornée de cet épiderme très épaisse dans les endroits où la peau est exposée à des frottements fréquents ou dans ceux où elle supporte des pressions plus considérables. Si l'on examine la structure intime de cette couche, on la voit formée de cellules aplaties, intimement soudées les unes aux autres (au moins dans la couche feuilletée) et imprégnées de matières grasses. Voilà donc bien une membrane qui, *a priori*, nous apparaît comme fort peu favorable à la pénétration des liquides aqueux déposés à sa surface.

Mais les médicaments ou les poisons peuvent être déposés à la surface de la peau autrement que dissous dans un liquide aqueux; il convient donc d'examiner la question à un point de vue beaucoup plus général et de considérer les différents cas qui peuvent se présenter dans la pratique.

Absorption des gaz et des vapeurs par la peau. — C'est un fait admis aujourd'hui par tous les physiologistes, que la peau est perméable aux gaz; on sait même que, chez les batraciens, cette perméabilité est suffisante pour assurer l'absorption de la quantité d'oxygène nécessaire à la respiration. Chez les mammifères et chez l'homme, cette propriété de la peau est beaucoup moins marquée, tout à fait insuffisante en tous les cas, pour pouvoir à elle seule assurer la ventilation pulmonaire.

La peau est également perméable aux vapeurs, et ainsi s'explique la possibilité pour certaines substances liquides ou même solides, de pouvoir pénétrer dans l'organisme à travers la peau : ces substances possédant à la température du corps une certaine tension de vapeur, peuvent pénétrer dans la circulation lorsqu'elles sont déposées à la surface du corps sous forme de badigeonnages.

Le fait est aujourd'hui démontré pour le gaïacol, le salicylate de méthyle et autres médicaments du même genre. Il est vraisemblable que c'est aussi parce que le mercure émet déjà des vapeurs à la température du corps, que les frictions faites avec les pommades mercurielles constituent un moyen thérapeutique incontestablement efficace.

Inabsorption des corps solides insolubles, pulvérulents et chimiquement inertes. — On ne saurait admettre que les corps solides insolubles, fixes, pulvérulents et chimiquement inertes, puissent être absorbés par l'épiderme sain et intact. La chute discontinue et la formation incessante d'une couche desquamante doivent en effet s'opposer d'une manière absolue à la pénétration par reptation des corpuscules solides et inertes dans les couches profondes de l'épiderme. Quant à la pénétration au niveau des orifices des glandes sébacées ou sudoripares, on ne saurait l'admettre davantage, puisque les canaux excréteurs de ces glandes sont le siège d'un mouvement excrémentitiel des plus intenses, qu'on peut même considérer comme un moyen de défense de l'organisme contre la pénétration des corps étrangers.

On a, il est vrai, invoqué en faveur de la pénétration possible des corps solides à travers la peau, les accidents de saturnisme que l'on peut observer chez les ouvriers manipulant des composés plombiques tels que la céruse ou la litharge.

Mais d'abord il n'est pas démontré que chez ces ouvriers la voie aérienne ou la voie digestive n'a pas été la grande porte d'entrée par laquelle ces substances ont pénétré dans l'organisme, et en second lieu, la céruse et la litharge déposées à la surface de la peau peuvent être lentement attaquées par les liquides acides qui proviennent de l'excrétion cutanée et pénétrer de la sorte, mais bien lentement sans doute, au travers de l'épiderme.

Enfin il faut compter aussi avec les solutions de continuité, qui peuvent se produire si facilement dans la couche cornée de l'épiderme, surtout chez les ouvriers. Ces solutions de continuité peuvent alors servir de porte d'entrée aux poussières plombiques.

Roussin ayant annoncé qu'après s'être frotté certaines régions du corps avec de l'iodure de potassium, il avait retrouvé ce sel dans ses urines, beaucoup de médecins avaient admis la pénétration des substances pulvérulentes à travers la peau. Rabuteau objecta avec raison que l'iodure de potassium est un corps instable, mettant facilement de l'iode en liberté sous l'influence des acides.

Les corps gras qui imprègnent l'épiderme rancissant facilement avec formation d'acides gras, ce sont ces acides gras qui décomposent l'iodure et mettent l'iode en liberté. Or, l'iode est une substance volatile, et son absorption par la peau doit se faire, en .vertu de ce que nous avons dit plus haut.

Inabsorption de l'eau pure et des solutions aqueuses de composés fixes, non volatils. — La peau, toujours enduite de matière sébacée, n'absorbe pas l'eau pure ou les solutions aqueuses de composés non volatils. Il découle de là un premier fait important, à savoir, que l'efficacité de la balnéothérapie ne réside pas dans l'absorption par la peau des substances salines dissoutes dans les eaux. On sait cependant que certaines régions de la peau (la paume des mains ou la plante des pieds) se laissent à la longue imbiber par l'eau. Peut-être peut-il y avoir de ce fait, au niveau de ces régions, une certaine absorption d'eau ou de solutions aqueuses, mais une absorption trop restreinte à coup sûr, pour qu'on puisse la considérer comme un moyen d'introduction d'un médicament dans l'organisme.

On connaît d'ailleurs l'expérience classique d'Homolle, qui put rester pendant plus d'une demi-heure dans un bain préparé avec l'infusion de 1 kilogr. de feuilles de belladone, sans éprouver aucun des effets que provoque l'absorption de l'atropine.

Cas des substances incorporées à des corps gras ou onctueux. — Ce côté de la question est peut-être le plus important à considérer au point de vue pratique; aussi a-t-il été étudié par un grand nombre d'expérimentateurs, et il est à peine besoin de dire que les uns ont conclu par l'affirmative et les autres par la négative.

Ceux qui ont soutenu l'absorption par l'épiderme des médicaments dissous ou incorporés dans des corps gras, ont surtout appuyé leur affirmation sur des observations cliniques; les autres ont emprunté leurs arguments à des expériences faites sur l'homme ou sur les animaux sains. Or le seul terrain solide, au point de vue scientifique, c'est le terrain de l'expérimentation.

Du fait, en effet, qu'on a vu la température baisser chez un malade à la suite de frictions faites avec une pommade au sulfate de quinine, où des phénomènes douloureux s'amender après des onctions faites avec une pommade belladonée, a-t-on le droit de conclure que le sulfate de quinine ou l'extrait de belladone a été absorbé? Évidemment non. Rien, en effet, n'est habituellement plus difficile à interpréter, que la cause des modifications apportées dans l'état d'un malade par un traitement médical. La température d'un fébricitant ne subit-elle pas des oscillations quotidiennes en dehors de l'intervention de toute espèce de médicament? Ne voit-on pas des phénomènes douloureux s'amender spontanément? La simple vue d'une clef de Garengeot ne suffit-elle pas bien sou-, vent à calmer brusquement les douleurs dentaires les plus violentes? Et ne sait-on pas encore que des impressions périphé-riques peuvent calmer des douleurs? N'est-ce pas une sédation d'origine réflexe que celle que peut provoquer un cataplasme chaud, laudanisé ou non, appliqué sur un ventre douloureux? Il est bien vraisemblable que si.

D'ailleurs, en admettant même la réalité de l'absorption de cer-tains médicaments employés sous forme de pommades appliquées en frictions énergiques et répétées, cela ne prouverait nullement le pouvoir absorbant réel de l'épiderme sain et intact.

L'épiderme, en effet, n'est pas un appareil tellement résistant qu'il ne puisse être lésé, soit par des frictions énergiques et répétées telles que celles qu'on pratique quelquefois, soit même par l'action irritante de certains médicaments. Et c'est alors par les fissures épidermiques ainsi pratiquées que le médicament peut pénétrer dans l'organisme.

D'ailleurs, ainsi que le fait remarquer Guinard avec beaucoup de raison, entre ceux qui, mettant des médicaments ou des poisons sur la peau, n'ont rien obtenu et ceux qui, dans les mêmes condi-tions, prétendent que l'absorption est possible, on ne peut pas hésiter. La logique veut en effet qu'on se range à l'avis des premiers. Or, nombreux sont les auteurs qui ont obtenu des résultats négatifs. Guinard a pu appliquer sur la peau de l'homme des pommades contenant de l'iodure de potassium, de la morphine (pommade à 1 p. 5), du sublimé (1 p. 20), de la strychnine et de l'atropine, sans aucun résultat. Des expériences analogues entre-prises sur des animaux ont conduit aux mêmes résultats et ces résultats ont été les mêmes, quel que soit l'excipient employé.

Conclusions. — De l'assez long exposé que nous venons de faire on peut conclure que la peau ou, plus exactement, l'épiderme intact est bien une barrière protectrice pour l'organisme, que sa structure est parfaitement adaptée à un rôle de défense : rôle de défense contre les variations de température, rôle de défense contre les parasites, rôle de défense enfin contre les médicaments et les poisons.

L'absorption des médicaments et des poisons par la peau est un phénomène exceptionnel; seules les substances gazeuses ou volatiles peuvent traverser l'épiderme sans effraction; les autres ne le traversent qu'après qu'il a été violenté, violenté chimiquement (par des agents caustiques ou irritants), violenté mécaniquement (par des pressions, des plissements ou des frictions répétées).

Il n'y a donc pas lieu, dans les conditions ordinaires, de considérer la surface cutanée comme une voie d'introduction générale des médicaments dans l'organisme. Les pommades, les onguents, les emplâtres, les liniments, etc., sont des médicaments qui doivent essentiellement être réservés pour la production d'actions médicamenteuses locales.

B. — *Absorption des médicaments par les surfaces muqueuses*.

L'organisation générale des muqueuses, la délicatesse et la vitalité des épithéliums qui les recouvrent, leur irrigation ordinairement abondante, leur rôle physiologique habituel, tout cela permet de prévoir que ces membranes doivent constituer pour les médicaments en général des voies d'absorption fort efficaces. De fait, le pouvoir absorbant des muqueuses est toujours très grand; toutefois il n'est pas identique au niveau des différentes muqueuses.

1° — Absorption par la muqueuse de l'appareil digestif.

Le tube digestif est la voie d'introduction la plus naturelle pour les médicaments, comme elle l'est pour les aliments; du reste, pendant fort longtemps, elle fut la seule utilisée. Le rôle physiologique normal de la plus grande partie du tube digestif est d'ailleurs tel, que l'on pourrait dire que cet organe a été créé pour l'absorption. Toutefois, la différenciation même du tube digestif, chez les animaux supérieurs, en plusieurs parties anatomiquement et physiologiquement distinctes les unes des autres, doit aussi faire supposer, *a priori*, que l'absorption ne doit pas se faire avec la même intensité au niveau de ces différentes parties.

Absorption par la muqueuse buccale. — Les impressions gustatives qui nous sont fournies par les substances dites sapides sont déjà une preuve que la muqueuse buccale peut, au moins au niveau de la langue, absorber certaines substances.

Des expériences plus directes prouvent d'ailleurs le pouvoir absorbant de cette muqueuse. C'est ainsi qu'un animal de petite taille, trachéotomisé, et auquel on a lié l'œsophage et la partie supérieure de la trachée, meurt quand on place sous sa langue un fragment de cyanure de potassium. Toutefois, ce pouvoir absorbant n'est pour ainsi dire jamais utilisé dans la pratique; la bouche, comme l'œsophage, n'est qu'un lieu de passage. On ne doit pourtant pas perdre de vue cette propriété, lorsqu'il s'agit de prescrire certains médicaments sous forme de gargarisme et surtout sous forme de collutoire.

Absorption par la muqueuse stomacale. — Le rôle primordial de l'estomac en fait avant tout un organe de sécrétion et non pas un organe d'absorption.

Le fait que son épithélium cylindrique constitue pour lui un appareil de défense contre ses propres sécrétions avait même fait croire que cet épithélium devait s'opposer à tout phénomène d'absorption. Les expériences de Bouley, montrant qu'un cheval auquel on a lié le pylore n'est pas empoisonné par l'ingestion d'une forte dose de strychnine, d'autres observations du même genre avaient également conduit les physiologistes à considérer comme nul le pouvoir absorbant de l'estomac.

Une interprétation plus rigoureuse de ces faits, et d'autres travaux plus récents, ont remis en question l'absorption stomacale. On a fait voir, par exemple, que si les chevaux de Bouley n'étaient pas empoisonnés par les hautes doses de strychnine introduites dans l'estomac après ligature du pylore, cela tenait à ce que le poison avait été absorbé lentement, assez lentement pour être éliminé au fur et à mesure par les reins. Il s'agit en somme d'un fait du même ordre que celui qui a été observé par Claude Bernard à propos du curare: cette substance est bien absorbée par l'intestin, mais elle l'est d'une manière assez lente pour que les reins aient le temps de l'éliminer avant qu'elle ait pu s'accumuler dans l'organisme en quantité suffisante pour faire éclater les phénomènes toxiques.

On sait aussi que les venins introduits dans l'organisme par la voie digestive ne sont absorbés qu'avec une extrême lenteur. D'ailleurs, si l'on répète l'expérience de Bouley sur des chiens ou des porcs, chez les carnassiers et les omnivores d'une manière générale, on voit bientôt survenir des phénomènes d'intoxication. Tous ces faits prouvent que le pouvoir absorbant de l'estomac varie d'une espèce à l'autre.

De nombreuses expériences ont également montré que, pour une même espèce, il dépendait aussi de la nature de la substance considérée, et que, pour une même substance, il était encore variable suivant d'autres circonstances, telles que l'état de plénitude ou de vacuité de l'estomac. La question n'est cependant pas bien résolue, de savoir si c'est l'état de plénitude ou, au contraire, l'état de vacuité qui favorise le plus l'absorption des différentes substances par l'estomac : les expériences des auteurs sur ce point sont assez contradictoires.

A priori, il semble que l'état de vacuité de l'estomac ne doive pas se prêter aussi bien que l'état de plénitude aux phénomènes d'absorption. En effet, l'estomac vide est comme ramené sur lui-même, sa muqueuse enduite de mucus est plissée sur elle-même et offre dès lors une surface d'absorption fort réduite ; de plus, la circulation est toujours moins active dans un organe au repos que dans un organe en activité : autant de circonstances qui se prêtent mal aux phénomènes d'osmose et de diffusion.

Dans l'estomac en activité les choses sont bien différentes ; on trouve un organe dilaté, une muqueuse largement étalée, une sécrétion acide abondante, une circulation active : autant de circonstances qui paraissent éminemment favorables à l'absorption. Sans doute ; mais on trouve aussi un bol alimentaire volumineux, qui peut englober dans sa masse le médicament administré et empêcher qu'il ne vienne en contact immédiat et parfait avec la muqueuse ; de sorte qu'à tout prendre, il semble que l'estomac vide doive absorber plus rapidement que l'estomac plein.

D'ailleurs, au point de vue de l'administration des médicaments, d'autres considérations que l'intensité de l'absorption au niveau de l'estomac doivent guider le médecin dans le choix de la période digestive durant laquelle il convient d'administrer le médicament. Il doit se préoccuper avant tout de la nature du médicament, de son action sur la muqueuse gastrique, des transformations que les sucs digestifs peuvent lui faire subir, de l'action favorable ou nuisible qu'il peut lui-même exercer sur les processus digestifs.

Soit, par exemple, le fer réduit. Voici un médicament lourd, s'agglomérant facilement, insoluble dans l'eau, insoluble ou très lentement soluble dans les alcalis, soluble, au contraire, dans les acides, et qui peut en outre être considéré comme un médicament aliment : il est bien évident qu'il y a avantage à administrer ce médicament au moment du repas, car, à ce moment, il ne risquera pas de se déposer et de s'agglomérer sur un point limité de la muqueuse; il sera pris par les aliments, brassé avec eux, facilement attaqué par les sucs acides et absorbé en plus grande quantité. De même quand, à tort ou à raison, on suppose que les digestions sont lentes parce que le suc gastrique est trop peu acide ou trop pauvre en pepsine et qu'on se propose de venir en aide à l'estomac en administrant, soit de l'acide chlorhydrique, soit de la pepsine, il est bien évident que c'est au moment du repas qu'on devra faire prendre ces médicaments.

Si, au contraire, l'estomac est le siège d'une sécrétion acide exagérée, se poursuivant même en dehors de sa période d'activité vraie, et produisant ces douleurs d'estomac qui se manifestent surtout 2 à 3 heures après le repas, c'est évidemment en dehors des heures de repas qu'il conviendra de faire prendre les alcalins. Voici encore un médicament, la créosote, qui exerce une action irritante souvent très intense sur la muqueuse de l'estomac; ce médicament, pris à jeun ou dans l'intervalle des repas, provoque habituellement des douleurs épigastriques extrêmement fortes, s'accompagnant souvent de nausées ou même de vomissements; pris, au contraire, au moment du repas, il sera englobé, dilué dans la masse des aliments, et traversera l'estomac en passant pour ainsi dire inaperçu.

Absorption par la muqueuse intestinale proprement dite. — Les dimensions considérables de l'intestin, les caractères si particuliers de son épithélium, l'abondance des vaisseaux sanguins et lymphatiques dans ses parois, tout concourt à faire de l'intestin l'organe par excellence de l'absorption. De fait, dans l'intestin, l'absorption se fait avec une grande rapidité; toutefois, son pouvoir absorbant n'est pas le même dans ses différentes parties et l'étude comparative de ce pouvoir dans les différentes parties de l'intestin grêle montre que c'est dans l'anse supérieure du jéjunum que l'activité de l'absorption acquiert son maximum; cela, grâce évidemment aux valvules conniventes et au nombre considérable de villosités qui la tapissent.

Il ne semble pas que le mécanisme de l'absorption intestinale puisse se ramener exactement aux lois physiques de l'osmose ou de la diffusion. Pour beaucoup de substances en tout cas, un processus spécial, indépendant de ces lois, intervient pour régler la traversée de l'épithélium. Ce n'est qu'à partir du moment où ces substances ont pris contact avec les villosités proprement dites que la progression de ces substances est réglée par les lois purement physiques de la diffusion. Et c'est ce qui explique que l'état du sang influe beaucoup sur l'intensité de l'absorption.

Nous laisserons de côté pour l'instant l'examen approfondi de cette question que nous aurons l'occasion de retrouver quand nous nous occuperons du mécanisme de l'action purgative. Remarquons cependant dès maintenant que l'absorption au niveau de l'intestin a lieu, non seulement pour les substances solubles et diffusibles, mais aussi pour un grand nombre de substances insolubles, non seulement dans l'eau, mais encore dans les acides ou les alcalis et qui, dès lors, ne paraissent pas pouvoir être solubilisées par les sécrétions gastrique ou intestinale. Certes, l'absorption de ces substances est toujours plus lente que celle des composés solubles et diffusibles proprement dits, mais elle a lieu, et elle a lieu plus rapidement que ne le laisserait supposer leur faible solubilité dans l'eau ou dans les solutions alcalines faibles. Comment se fait l'absorption de ces substances? par quelles lois est-elle régie? est-elle toujours précédée d'un dédoublement préalable? Pour certaines substances cela n'est pas douteux. On sait, par exemple, que le salol subit déjà dans le duodénum, sous l'influence des alcalis ou du suc pancréatique, le dédoublement en phénol et acide salicylique. Mais voici le sulfonal, composé stable, insoluble dans l'eau et dans les alcalis. Comment ce médicament peut-il être absorbé? Est-il lentement solubilisé et absorbé en nature ou contracte-t-il préalablement avec quelque matière organique une combinaison aboutissant à la formation d'un composé soluble? Dans l'état actuel de nos connaissances il est impossible de choisir entre ces deux hypothèses.

Absorption dans le gros intestin. — Chez l'homme et d'une manière générale chez les carnassiers, il n'y a plus guère dans le gros intestin, ni action digestive, ni action d'absorption vis-à-vis des aliments, pour la raison que les matières qui le traversent ont été complètement ou à peu près complètement digérées et que les parties utiles de ces matières ont été complètement ou à peu près complètement absorbées durant leur long trajet à travers l'intestin grêle.

Il ne s'ensuit pas que le gros intestin soit dépourvu de tout pouvoir absorbant. Ici, il est vrai, les villosités manquent, mais elles sont remplacées par les plis nombreux de la muqueuse, et le pouvoir absorbant de cette muqueuse est encore considérable.

Le gros intestin absorbe en effet les peptones, les sucres et les graisses qu'on introduit directement dans sa cavité, et, après injection rectale de substances grasses émulsionnées, les lymphatiques qui viennent du gros intestin offrent le même aspect de chylifères que ceux de l'intestin grêle.

Comme l'intestin grêle, le gros intestin absorbe aussi les médicaments, et leur absorption est peut-être plus rapide qu'après leur administration par la voie buccale, parce qu'ils sont mis en contact immédiat avec la muqueuse qui doit les prendre, sans avoir à séjourner un temps plus ou moins long dans un vestibule tel que l'estomac, où, comme nous l'avons vu, les phénomènes d'absorption ne sont que secondaires.

Ce mode d'administration des médicaments ou même des aliments trouve d'ailleurs ses indications dans une foule de circonstances qui rendent difficile ou impossible l'administration par la voie buccale : la contracture des mâchoires, les angines graves avec dysphagie, les rétrécissements de l'œsophage, les vomissements incoercibles, l'intolérance gastrique, l'odeur ou la saveur particulièrement désagréable de quelques médicaments, sont autant de circonstances qui justifient l'introduction des médicaments ou des aliments par la voie rectale.

2° — Absorption par la muqueuse des voies respiratoires.

Muqueuse nasale. — La muqueuse nasale n'est jamais utilisée comme voie d'administration proprement dite des médicaments. On n'introduit guère de médicaments dans le nez que dans le but de produire sur la muqueuse nasale des effets topiques locaux. Il convient de savoir cependant que certains médicaments, introduits dans le nez dans le seul but de provoquer une action topique sur la muqueuse de cet organe, pourraient ne pas borner leur action à la production des effets locaux qu'on désire atteindre, mais provoquer l'apparition de phénomènes généraux qu'on ne recherche pas.

Muqueuse trachéo-broncho-pulmonaire. — L'épithélium de la muqueuse des voies respiratoires, cylindrique et vibratile dans la trachée et les bronches, pavimenteux dans les alvéoles pulmonaires, offre une surface considérable, évaluée par les uns à 100 mètres carrés, à 80 mètres carrés seulement par les autres. De plus, cette muqueuse est si riche en capillaires sanguins qu'on peut la considérer comme une immense nappe sanguine. Cette surface est donc admirablement adaptée pour les échanges.

Dans les conditions normales, elle ne préside qu'aux échanges gazeux : le poumon est la grande porte d'entrée pour les gaz et pour les vapeurs. Les lois physiques suivant lesquelles se fait la pénétration des gaz ou des vapeurs au niveau de la muqueuse pulmonaire ont été admirablement étudiées par Paul Bert à propos des vapeurs anesthésiques. Nous aurons l'occasion de les exposer sommairement lorsque nous nous occuperons du chloroforme.

Le pouvoir absorbant de la muqueuse des voies respiratoires pour les gaz et pour les vapeurs ne fait donc aucun doute et, avant même la découverte des anesthésiques, les médecins avaient utilisé cette porte d'entrée pour l'administration d'un certain nombre de médicaments volatils à froid ou à une température plus ou moins élevée. Les fumigations constituent en effet une médication fort ancienne et les fumigations de cinabre, par exemple, furent, au XVe et au XVIe siècles, le moyen classique employé pour imprégner de mercure l'organisme des syphilitiques. Ce moyen était si propre à l'absorption des vapeurs mercurielles que, sous prétexte de traitement syphilitique, on déterminait chez les malades atteints de cette affection les intoxications mercurielles les plus graves.

Les fumigations sont peu utilisées aujourd'hui et c'est à la méthode des *inhalations* qu'on a ordinairement recours lorsqu'on veut faire pénétrer dans les voies aériennes une substance gazeuse ou une substance liquide facilement vaporisable, c'est-à-dire susceptible d'émettre des vapeurs à la température ordinaire.

En dehors de l'oxygène ou des vapeurs anesthésiques, il est rare que l'indication se présente de faire inhaler aux malades des gaz ou des vapeurs à l'état de pureté. Le plus souvent il s'agit d'air plus ou moins humide et chargé d'une vapeur médicamenteuse (créosote, essence de térébenthine, goudron, etc.) ou de vapeur d'eau chargée de principes gazeux ou volatils (inhalation des eaux minérales sulfureuses, inhalation de la vapeur qui se dégage des infusions de certaines plantes aromatiques telles que l'eucalyptus).

RICHAUD. — Précis de thérapeutique.   2

On a imaginé un grand nombre d'appareils à inhalation. Le plus simple consiste dans un flacon quelconque dont le bouchon, percé de deux trous, laisse passer deux tubes : un tube droit, plongeant dans le liquide médicamenteux, et un tube courbé dont la branche courte pénètre dans la partie supérieure du flacon sans atteindre le niveau du liquide. L'air aspiré par le tube doit nécessairement barboter dans le liquide avant d'arriver au poumon, et il sert ainsi de véhicule à la vapeur médicamenteuse.

Injections intra-trachéales. — Ce sont les vétérinaires qui nous ont d'abord appris qu'on pouvait introduire impunément de l'eau dans les voies respiratoires. Gohier et Colin purent, dans l'espace de quelques heures, injecter 20 à 25 litres d'eau dans la trachée d'un cheval sans déterminer d'accidents. L'animal ayant été sacrifié, ils ne trouvèrent pas d'eau dans les organes respiratoires.

Segalas montra aussi que, si l'on injectait dans la trachée d'un chien 3 centigrammes d'extrait de noix vomique en solution dans 60 grammes d'eau, l'animal mourait au bout de quelques minutes, alors que l'introduction de 10 centigrammes du même extrait dans l'estomac d'un animal de même espèce ne déterminait aucun effet.

Claude Bernard a montré que les venins et les virus, peu ou pas absorbables par la muqueuse des voies digestives, étaient au contraire facilement absorbés par la membrane muqueuse des voies respiratoires. Enfin nous savons aujourd'hui que le poumon est une porte toujours ouverte aux poussières inertes ou aux germes pathogènes qui sont en suspension dans l'air, et qu'il convient de garder l'organisme contre les nombreux agents de contage qui peuvent emprunter cette voie pour l'envahir.

Toutefois, les premiers essais d'utilisation de la voie pulmonaire pour l'introduction des médicaments proprement dits sont de date relativement récente; ils furent tentés en 1874 par Jousset à propos de deux cas de fièvre pernicieuse dont l'extrême gravité autorisait une intervention hardie.

Dans un de ces cas il s'agissait d'un homme de quarante-cinq ans atteint de fièvre intermittente pernicieuse algide. L'accès pernicieux durait depuis dix-huit heures, et le sulfate de quinine administré par la bouche avait été vomi presque immédiatement. Jousset fit dans la trachée deux injections de sulfate de quinine à l'aide d'une seringue de Pravaz dont la canule avait été introduite dans l'intervalle de deux anneaux de la trachée. Il y eut une amélioration tellement rapide que le malade put se lever et marcher un peu au bout d'une heure, et qu'après une autre heure il était revenu à peu près à l'état normal et pouvait manger.

Depuis les essais de Jousset, les expériences faites sur la question qui nous occupe se sont multipliées et on a injecté dans la trachée un grand nombre de médicaments. Toutes ces expériences ont abouti à cette notion, que la sensibilité de la trachée est suffisamment obtuse pour qu'on puisse y faire pénétrer des substances même légèrement irritantes et des quantités relativement considérables de liquide, sans provoquer de phénomènes réflexes fâcheux et sans apporter d'obstacle sérieux aux fonctions physiologiques si importantes de l'arbre aérien.

On a ainsi administré de l'eau oxygénée, de l'eau naphtolée, de l'huile créosotée, etc., etc.

Il faut bien reconnaître cependant que, chez l'homme tout au moins, cette méthode n'est pas absolument exempte d'inconvénients ni même de dangers, et, à vrai dire, on ne voit pas très bien qu'elle comporte des avantages tels qu'elle puisse s'imposer comme méthode usuelle. Les médicaments, quand il n'y a pas de réflexe amenant leur expulsion dans des quintes de toux, sont rapidement absorbés, cela est vrai, mais dans la majorité des cas y a-t-il un intérêt très grand à avancer de quelques minutes l'absorption d'un médicament? Nous ne le pensons pas.

Cette méthode a surtout été vantée pour le traitement des affections localisées au poumon, dans le traitement de la tuberculose pulmonaire notamment.

3º — **Absorption par la muqueuse génito-urinaire.**

La voie vésicale n'est pas, à proprement parler, une voie utilisée pour l'administration des médicaments, mais la vessie peut être le siège d'affections diverses nécessitant l'introduction dans son intérieur de médicaments destinés à exercer une action locale. Et ainsi se pose quand même le problème du pouvoir absorbant de l'épithélium vésical.

Cette question a été et est encore fort discutée. Les physiologistes ont tour à tour admis, puis nié, la perméabilité vésicale. L'imperméabilité était pourtant devenue une notion physiologique classique, acceptée par tous, lorsque de nouveaux travaux sont venus tout remettre en question, si bien qu'à l'heure actuelle nous nous trouvons encore en présence de deux opinions contradictoires. Les uns, s'appuyant uniquement sur des expériences de laboratoire qui, il faut bien le reconnaître, ne sont pas toujours à l'abri de toute espèce de critique, affirment la perméabilité de l'épithélium vésical; les autres, s'appuyant, d'une part, sur des expériences dont les résultats sont demeurés négatifs, et invoquant, d'autre part, des arguments basés sur l'anatomie et surtout sur la physiologie normales de la vessie, admettent que, lorsque l'épithélium vésical est sain, normal, il n'absorbe pas.

Ces derniers, croyons-nous, sont dans le vrai. Toutefois, il faut bien reconnaître que les arguments physiologiques qu'ils invoquent ont plus de valeur que les arguments anatomiques. C'est ainsi que Guinard voit dans la forme pavimenteuse de l'épithélium vésical une circonstance particulièrement favorable à l'imperméabilité. En principe, dit-il, « tout épithélium pavimenteux n'est pas fait pour se laisser aisément pénétrer, et, dans tous les points de l'organisme où on en trouve, l'absorption est considérablement retardée ».

Cette opinion ne nous semble pas le moins du monde démontrée. Outre que, *a priori*, un épithélium mince, pavimenteux, apparaît au contraire comme particulièrement adapté aux phénomènes d'absorption, on peut faire remarquer que l'épithélium des ramifications bronchiques et des alvéoles pulmonaires, bien que pavimenteux, absorbe admirablement. Il est vrai que, sous cet épithélium mince, se trouve un réseau capillaire extrêmement riche formant comme une vaste nappe sanguine superficielle. La vessie n'offre point ce caractère, et peut-être faut-il voir dans cette particularité, une des raisons de l'imperméabilité habituelle de la vessie.

Mais peut-être aussi faut-il faire intervenir un autre fait qu'on n'a guère envisagé jusqu'ici, à savoir que l'épithélium vésical sécrète un mucus particulier, sans doute peu perméable aux liquides aqueux inertes, et qu'on pourrait dès lors considérer comme une sorte de revêtement interne de la vessie, comme une cuirasse empêchant le contact intime, immédiat, de l'épithélium et des liquides aqueux introduits, naturellement ou artificiellement, dans la vessie.

Quand l'épithélium est altéré, au contraire, ou lorsqu'on introduit dans la vessie des substances capables de dissoudre ou de coaguler le mucus, l'épithélium détruit ou simplement mis à nu se laisserait alors traverser par les liquides. Ainsi s'explique peut-être le fait mentionné dans le traité de physiologie de Mathias Duval, que de l'eau alcoolisée, injectée dans une vessie atteinte de catarrhe, donnerait lieu rapidement aux accidents de l'ivresse.

Le problème de la perméabilité ou de l'imperméabilité de la vessie ressemble étrangement en somme à celui de la perméabilité ou de l'imperméabilité de l'épiderme ; il soulève la même question de savoir si, quand il y a absorption, il n'y a pas eu en même temps altération histologique ou fonctionnelle de la surface épithéliale considérée. Et ici, comme à propos de la peau, nous admettrons que la vessie intacte n'absorbe pas, mais qu'elle peut absorber dès que son intégrité anatomique ou physiologique est atteinte.

La vessie malade peut donc absorber les médicaments topiques qu'on introduit dans sa cavité dans un but thérapeutique, et il y a lieu dès lors de n'y introduire que des substances aussi peu toxiques que possible.

L'absorption de la muqueuse uréthrale est moins discutée et on admet généralement, avec Basy, la réalité du pouvoir absorbant de cette muqueuse.

L'absorption de la muqueuse vaginale et surtout utérine n'est pas non plus en discussion. Sans parler des recherches expérimentales faites sur ce sujet et qui toutes sont positives, il suffit de rappeler les nombreux cas d'intoxication qu'on a eu l'occasion d'observer à la suite d'injections vaginales ou intra-utérines de liquides antiseptiques tels que les solutions de sublimé par exemple.

La pratique montre en outre que la muqueuse utérine, *post partum*, absorbe plus facilement encore.

Absorption par la muqueuse oculaire. — Le pouvoir absorbant de la muqueuse oculaire est intense et connu depuis fort longtemps. On sait, par exemple, qu'il suffit de déposer quelques gouttes d'une solution d'acide cyanhydrique sur la conjonctive, pour amener la mort en quelques secondes chez un lapin.

Enfin, l'anesthésie facile de la cornée à l'aide de la cocaïne, la dilatation pupillaire sous l'influence de l'atropine, montrent bien aussi l'absorption des liquides médicamenteux au niveau de la muqueuse oculaire.

C. — *Absorption par les séreuses.*

Les séreuses sont susceptibles d'absorber très rapidement les liquides et les substances solubles introduits dans leur cavité.

Magendie, un des premiers, fit voir qu'il suffit d'introduire dans la plèvre d'un chien une solution de sulfate de strychnine pour voir, très rapidement, apparaître les symptômes de l'intoxication par ce poison. Le chloral, la morphine, etc., introduits dans le péritoine produisent rapidement aussi leurs effets habituels. Enfin on connaît des cas d'intoxication par l'acide phénique, l'iode, le sublimé, survenus après injection de ces médicaments dans une cavité séreuse.

Le pouvoir absorbant des séreuses est donc un fait bien établi. Toutefois il n'y a aucune espèce de raison d'utiliser les cavités séreuses comme voies d'introduction des médicaments dans l'organisme et, ici encore, quand on injecte un médicament dans une séreuse, c'est pour obtenir un effet local. Habituellement même on n'abandonne pas la solution médicamenteuse dans la cavité séreuse, on la retire dès qu'on suppose que le médicament a pu modifier dans le sens désiré, soit les parois de cette cavité, soit les productions pathologiques qui y sont renfermées.

D. — *Absorption et administration par les voies sous-épidermiques.*

Nous avons vu que l'épiderme sain et intact n'absorbe pas les substances solides ou même liquides déposées à sa surface, à moins que ces substances ne soient susceptibles de dégager des vapeurs à la température ordinaire du corps humain. Cette imperméabilité habituelle de l'épiderme est la conséquence de la structure et des qualités très particulières des couches superficielles de l'épiderme, structure et qualités qui sont elles-mêmes en rapport avec le rôle protecteur dévolu à l'épiderme.

Mais il suffit aussi, comme nous l'avons vu, de léser par un procédé quelconque ces couches superficielles, de manière à extérioriser, si l'on peut dire, les couches profondes de l'épiderme, pour se trouver en présence d'une surface absorbante.

Déjà, en effet, la couche de Malpighi nous apparaît comme une surface propre à l'absorption et, dans bien des cas, elle est la première étape de la route que doivent parcourir certaines substances pour pénétrer dans l'intérieur de l'organisme à travers l'enveloppe cutanée : il suffit par exemple que le vaccin soit déposé au contact de la couche de Malpighi pour qu'il soit absorbé. L'introduction d'un médicament dans l'organisme par cette voie mériterait plutôt le nom de méthode *en*épidermique que celui de méthode *en*dermique qu'on lui donne habituellement.

Mais on peut, dans le but d'introduire un médicament dans l'organisme par les voies périphériques, aller plus vite encore; on peut brûler la première étape et déposer le médicament à la surface même du derme; c'est là, à proprement parler, la véritable méthode *épi*dermique.

, Il faut bien reconnaitre cependant que, pratiquement, il n'est pas possible de distinguer l'une de l'autre ces deux méthodes. Entre la couche épidermique la plus profonde, en effet (couche de Malpighi), et la couche dermique la plus superficielle (couche papillaire), il y a union trop intime; la membrane basale, mince et hyaline qui sépare ces deux couches, est une cloison trop virtuelle pour qu'on puisse habituellement déposer à coup sûr et exclusivement un médicament dans l'une ou l'autre de ces couches.

Dans la pratique, les deux surfaces d'absorption dont nous venons de parler se confondent donc, et on peut dire méthode *épidermique* la méthode qui consiste à introduire par un moyen quelconque un médicament, soit dans la couche la plus profonde de l'épiderme, soit dans la couche la plus superficielle du derme, au voisinage immédiat, en un mot, de la membrane basale.

On peut enfin, dans le but d'introduire un médicament dans l'organisme par les voies périphériques, aller plus vite encore, lui faire franchir d'un coup le derme tout entier et le déposer dans le tissu cellulaire sous-cutané, voire dans le tissu musculaire sous-aponévrotique : c'est la méthode *hypodermique* proprement dite. Et ainsi nous sommes conduits à considérer deux moyens principaux, deux méthodes, pour l'administration des médicaments à travers la peau : la *méthode épidermique* et la *méthode hypodermique*.

Méthode épidermique. — Cette méthode, qui n'est plus utilisée aujourd'hui que dans de très rares circonstances, consistait à enlever d'abord l'épiderme, puis à appliquer le remède sous forme de poudre ou de solution sur la couche de Malpighi ou sur le derme proprement dit mis à nu.

On sait, en effet, que, sous l'influence d'une pression forte et longtemps soutenue, ou encore sous l'influence du froid ou d'une chaleur très vive, on voit la couche profonde de l'épiderme se métamorphoser, se liquéfier et donner un liquide qui, soulevant la couche cornée de l'épiderme, vient former la poche inflammatoire connue sous le nom d'ampoule. Si on enlève la couche cornée ainsi soulevée, la sérosité s'écoule et l'on aperçoit alors une surface enflammée, de couleur blanc rosé. qui n'est pas autre chose que la partie profonde de la couche de Malpighi. Quelques substances irritantes, la cantharide, le bois de garou, les vésicants, en un mot, produisent aussi ce phénomène.

Vers le milieu du siècle dernier on a mis à profit l'action de ces divers agents irritants sur la peau pour introduire par absorption certains médicaments, la morphine par exemple, dans l'organisme. Comme agent irritant on employait le vésicatoire cantharidé, l'ammoniaque, ou le marteau de Mayor.

Cette méthode, qui pouvait avoir sa raison d'être alors qu'on n'avait pas encore songé à la méthode hypodermique vraie, comportait de nombreux inconvénients. C'était une méthode relativement longue, douloureuse, exposant à tous les accidents qui peuvent résulter de l'application des vésicatoires (infections érésypélateuses. néphrites, formations de cicatrices quand l'action vésicante était allée jusqu'à la destruction de la couche génératrice de l'épiderme). Elle n'a plus aujourd'hui qu'un intérêt historique et on ne l'utilise plus de propos délibéré. Ce n'est que lorsque la couche dont nous venons de parler s'offre à nous accidentellement, dans les brûlures par exemple, que nous l'utilisons comme surface absorbante.

Ce n'est plus guère que dans la vaccination qu'on emprunte aujourd'hui la couche de Malpighi commme surface absorbante, sans cependant avoir recours au dénudement brutal que nous avons décrit.

Méthode hypodermique. — La méthode hypodermique consiste à déposer la substance médicamenteuse dans le tissu cellulaire sous-cutané.

La structure histologique du tissu conjonctif lâche sous-cutané, sa richesse en capillaires sanguins et en éléments lymphatiques, sa continuité réelle depuis la périphérie jusqu'aux organes les plus profonds, son rôle naturel enfin, tout indique que ce tissu est le tissu diffusant par excellence et que les liquides et les substances solubles qui y sont introduits doivent cheminer rapidement à travers l'organisme.

De fait, de nombreuses expériences ont montré la rapidité de diffusion des substances introduites dans l'organisme par l'intermédiaire immédiat de ce tissu. Quelques minutes suffisent habituellement pour l'imprégnation des organes profonds, ainsi qu'en témoignent, d'une part, l'apparition rapide des effets thérapeutiques ou des phénomènes toxiques consécutifs, et, d'autre part, l'apparition rapide dans les urines de la substance introduite.

Toutefois, la rapidité de diffusion et la précocité d'apparition des effets physiologiques ou morbides consécutifs varient, non seulement suivant la substance considérée, mais encore avec d'autres facteurs, au premier rang desquels il faut placer la nature du dissolvant employé. Quoi qu'il en soit, la méthode hypodermique constitue une méthode précieuse pour l'administration de certains médicaments et on l'utilise bien souvent, non seulement dans un but thérapeutique, mais encore dans le but d'étudier l'action physiologique des médicaments ou des poisons.

Historique. — L'idée de cette méthode est ancienne. Vers 1785 elle avait préoccupé le chimiste Fourcroy. Mais, si l'idée de la méthode est ancienne, son application est relativement récente et ne remonte guère au delà du milieu du dernier siècle. On trouve, en 1844, quelques tentatives de Rynd, un médecin irlandais. En 1852, Tabourin, professeur à l'École vétérinaire de Lyon, publie une étude expérimentale sur l'introduction des médicaments dans le tissu cellulaire sous-cutané à l'aide d'une aiguille à séton ou de tout autre moyen.

Un pareil procédé ne se prêtait guère à la vulgarisation de la méthode, au moins en médecine humaine. Mais, à cette époque, Pravaz (de Lyon) invente la petite seringue qui, même perfectionnée, a justement gardé son nom. Pravaz n'imagina d'ailleurs pas son instrument dans le but de faire des injections sous-cutanées de substances médicamenteuses, mais bien afin de pouvoir introduire dans des anévrysmes quelques gouttes de perchlorure de fer.

C'est Wood, d'Edimbourg, qui le premier (1853) eut l'idée de se servir de cette seringue pour introduire, à l'état dissous, dans le tissu cellulaire sous-cutané, des médicaments énergiques dont il désirait obtenir des effets sûrs et rapides. Dès lors la méthode hypodermique était créée et bientôt, grâce aux efforts de Béhier et Couty, elle se vulgarisait en France.

L'emploi de plus en plus fréquent en thérapeutique des alcaloïdes, des glucosides, des sérums et des extraits animaux, a encore étendu et perfectionné la méthode hypodermique.

Avantages de la Méthode. — Nous avons déjà fait ressortir un des avantages de la méthode : la rapidité d'absorption.

On peut quelquefois, pour un même principe médicamenteux, régler à volonté la vitesse d'absorption. L'emploi des injections de composés mercuriels dans le traitement syphilitique en fournit un exemple remarquable.

On peut encore considérer comme un avantage de la méthode hypodermique la possibilité de faire pénétrer dans l'organisme une dose précise de médicament et, par suite, la possibilité d'obtenir des effets à peu près constants chez un même sujet.

L'absorption des médicaments par le tissu cellulaire sous-cutané étant habituellement rapide et totale, la méthode hypodermique permet, et même oblige, à n'employer que des doses faibles; c'est encore un avantage.

La méthode hypodermique permet en outre l'administration de médicaments que certains malades ne pourraient ou ne voudraient pas prendre par la voie buccale.

Enfin il est des malades, les tuberculeux par exemple, chez lesquels il convient avant tout de laisser au tube digestif une intégrité fonctionnelle aussi parfaite que possible. Or, certains médicaments, tels que la créosote, entravent gravement les fonctions digestives chez beaucoup de ces malades. La méthode hypodermique, en ménageant le tube digestif des malades, leur permettra de bénéficier à la fois du traitement médicamenteux et du traitement diététique.

Substances pouvant être injectées sous la peau. — En principe, on ne doit injecter sous la peau que des substances solubles dans l'eau ou dans un liquide neutre tel qu'une huile grasse ou la vaseline, la glycérine neutre et étendue. Exception est faite cependant pour quelques substances telles que certains composés mercuriels insolubles ou certains métaux à l'état colloïdal. Ces substances introduites sous la peau à l'état de suspension dans un véhicule approprié, peuvent être absorbées, lentement et irrégulièrement il est vrai, par un mécanisme d'ailleurs mal connu.

Quoi qu'il en soit, qu'une substance soit soluble ou insoluble, il faut encore que cette substance puisse être facilement tolérée par le tissu conjonctif sous-cutané, c'est-à-dire qu'elle ne soit ni caustique, ni irritante. En général le tissu conjonctif sous-cutané supporte mal le contact des substances à réaction acide ou alcaline très prononcée; il semble que la neutralité chimique d'une substance soit la condition la plus favorable pour n'éveiller dans les tissus aucune réaction inflammatoire ou douloureuse. Enfin, avant d'injecter une substance sous la peau, il faut se demander si cette substance ne subira aucune transformation importante du fait de la composition chimique des humeurs qui baignent les cellules du tissu conjonctif. On ne saurait par exemple injecter sous la peau une substance telle que le nitrate d'argent qui donnerait, en présence du chlorure de sodium renfermé dans les humeurs, du chlorure d'argent insoluble, lequel d'ailleurs serait bientôt réduit en argent métallique.

Choix du véhicule. — Étant donnée une substance, ni caustique, ni irritante pour les tissus, et soluble à la fois dans l'eau, dans l'alcool, dans la glycérine, dans les huiles grasses ou dans la vaseline liquide, auquel de ces dissolvants doit-on donner la préférence?

Tout d'abord, l'alcool pur ou très concentré ne peut pas servir de véhicule. L'alcool, en effet, coagule les matières albuminoïdes et doit dès lors être considéré comme nocif pour la cellule. Les injections de solutions alcooliques concentrées sont d'ailleurs fort douloureuses. Tout au plus peut-on injecter des solutions alcooliques très étendues; mais, dans la pratique, l'occasion ne s'en présente que fort rarement; car, si la substance n'est pas soluble dans l'eau, elle ne l'est ordinairement pas davantage dans les solutions alcooliques très étendues.

La glycérine étant un des produits naturels du dédoublement des corps gras, il semble que ce liquide soit aussi peu étranger que possible à l'organisme et qu'on puisse dès lors, sans inconvénients, l'utiliser comme dissolvant de substances à injecter sous la peau.

Sans doute, la glycérine n'est pas une substance étrangère à l'organisme, mais on ne saurait assimiler les conditions de sa production dans l'organisme à celles que réalise l'introduction artificielle, dans le tissu conjonctif, d'une solution glycérinée. D'autre part il ne faut pas oublier que la glycérine commerciale n'est pas un liquide toujours rigoureusement neutre et enfin, qu'en dépit de toutes les considérations théoriques, la glycérine, même chimiquement neutre, n'est pas absolument neutre physiologiquement. Son action irritante est en effet assez marquée, les terminaisons nerveuses périphériques réagissent facilement à son contact par une manifestation douloureuse. On peut cependant, dans certains cas, utiliser avec avantage des solutions de substances médicamenteuses dans la glycérine étendue.

On a beaucoup discuté sur l'absorption des corps gras par le tissu conjonctif sous-cutané et sur l'opportunité de l'emploi de ces corps comme dissolvants des substances médicamenteuses destinées à être introduites sous la peau.

Les huiles grasses, végétales ou animales, sont-elles absorbées par le tissu cellulaire sous-cutané? Oui, elles le sont. Le sont-elles rapidement? non, elle ne le sont que lentement, car le tissu cellulaire sous-cutané n'est, ni anatomiquement, ni physiologiquement, organisé pour l'absorption rapide des corps gras.

Rien n'empêche cependant de supposer que les huiles grasses peuvent cheminer mécaniquement entre les mailles du tissu conjonctif et pénétrer ainsi de proche en proche, jusqu'aux organes profonds. L'expérience montre d'ailleurs que la rapidité d'absorption des huiles grasses varie, non seulement d'un individu à l'autre, mais, chez le même individu, suivant la région considérée.

Enfin on n'a peut-être pas assez remarqué, que la lenteur d'absorption des corps gras par le tissu cellulaire sous-cutané n'implique pas, d'une manière absolue, la même lenteur dans l'absorption de la substance dissoute dans le corps gras. Les corps gras peuvent sans doute se comporter, au contact des humeurs ou des cellules du tissu conjonctif, comme se comportent les substances colloïdes au contact de la membrane du dialyseur, c'est-à-dire abandonner au tissu la substance dissoute, lorsque celle-ci est plus diffusible que le dissolvant lui-même.

En résumé, les huiles grasses ne sont certainement pas des dissolvants de choix pour les substances médicamenteuses destinées à être introduites sous la peau, mais on peut les utiliser quand la substance médicamenteuse est insoluble dans l'eau et dans la glycérine.

Dans ces dernières années, un grand nombre de cliniciens ont préconisé l'emploi de l'huile de vaseline pour dissoudre ou tenir en suspension certains médicaments destinés à être injectés sous la peau. Ce corps est, aussi bien chimiquement que physiologiquement, inerte et aussi étranger que possible à l'organisme ; il est complètement insoluble dans les humeurs essentiellement aqueuses de nos tissus et, cependant, il finit par être absorbé ; son absorption, plus encore que celle des corps gras, se fait par un processus de diffusion purement mécanique, mais, comme les corps gras, sans doute, il est vraisemblable qu'avant même d'être absorbé, il abandonne aux tissus les substances qu'il tient en dissolution.

Préparation des solutions. — Quel que soit le liquide choisi pour dissoudre les substances médicamenteuses destinées à être introduites sous la peau, ce liquide doit offrir des garanties de pureté et d'asepsie suffisantes ; les solutions elles-mêmes doivent avoir un degré de concentration convenable.

Solutions aqueuses. — Les solutions aqueuses doivent être préparées avec de l'eau distillée, l'eau ordinaire renfermant des sels susceptibles de précipiter plus ou moins complètement certains principes actifs

Ici cependant intervient une notion nouvelle, celle de l'isotonie des solutions avec le sérum sanguin.

Cette question d'isotonie est importante à considérer quand il s'agit d'injecter une grande quantité de liquide et nous l'examinerons plus tard (voir : *Sérums artificiels*) ; elle l'est beaucoup moins quand il s'agit d'injecter un ou deux centimètres cubes d'une solution de substance active telle que la morphine par exemple.

Le degré de concentration des solutions a cependant une influence considérable au point de vue de la production des effets physiologiques déterminés par certaines substances.

On sait, par exemple, qu'il n'est pas indifférent d'injecter une dose déterminée de cocaïne en solution au 1/20, au 1/50, au 1/100. La toxicité de cette substance croît, en effet, avec la concentration de la solution et, comme l'a montré Reclus, 10 centigrammes de cocaïne dilués dans deux ou trois volumes d'eau sont plus dangereux que 10 centigrammes et même 20 centigrammes noyés dans 100 volumes d'eau.

On sait encore qu'on peut réaliser l'analgésie localisée à l'aide de solutions de substances dépourvues de toute espèce d'action analgésiante spécifique, rien qu'en réglant convenablement le degré de concentration des solutions de ces substances. C'est sur les faits de cet ordre que repose la méthode d'anesthésie cocaïnique dite *méthode de Schleich*. Le degré de concentration des solutions destinées à être injectées sous la peau est donc extrêmement important ; mais il s'en faut de beaucoup que nous connaissions exactement, pour chaque médicament injectable, le degré de concentration le plus favorable, c'est-à-dire celui qui est susceptible de produire des effets physiologiques ou thérapeutiques *optima* et des effets toxiques *minima*.

Doit-on faire usage, exclusivement, pour les injections hypodermiques, de solutions rigoureusement stérélisées ? Oui, quand cela est possible. Mais cela ne l'est pas toujours, parce que beaucoup de substances organiques ne supportent pas sans être altérées la stérilisation à l'autoclave.

Quelques substances qui sont altérées aux températures supérieurs à 100° supportent bien une température un peu inférieure à 100°. Il suffit alors de maintenir ces solutions au bain-marie bouillant pendant un certain temps pour avoir des solutions sinon rigoureusement stériles, du moins suffisamment dépourvues de germes nocifs pour pouvoir être injectées sans danger. Quand la substance à injecter ne supporte même pas les températures voisines de 100°, il faut au moins les dissoudre dans de l'eau préalablement bouillie.

Les solutions destinées aux injections hypodermiques doivent toujours être fraîches, c'est-à-dire préparées depuis peu de temps. Les solutions envahies par des moisissures ou des bactéries présentent en effet au bout d'un certain temps des modifications chimiques plus ou moins profondes, auxquelles correspondent habituellement des changements dans les propriétés physiologiques. Dans le but d'aider à la conservation des solutions on les additionne quelquefois d'une petite quantité d'un antiseptique tel que l'acide phénique ou l'eau de laurier-cerise.

Les solutions stérilisées, enfermées dans des flacons parfaitement pleins et bien bouchés ou mieux encore dans des ampoules scellées à la lampe, peuvent être conservées sans altération d'aucune sorte pendant un temps fort long, à la condition toutefois que le verre du vase et la solution soient sans action l'un sur l'autre.

Solutions huileuses. — Pour les injections sous-cutanées de substances en solution huileuse on peut avoir recours, comme dissolvant, soit à l'huile d'amandes douces, soit de préférence à l'huile d'olives purifiée et stérilisée.

Choix de la région. — L'introduction d'un médicament à travers la peau est d'autant plus facile que celle-ci est plus souple, moins épaisse et moins adhérente au tissu conjonctif sous-cutané. Celui-ci absorbe d'autant plus facilement qu'il est plus lâche, plus vascularisé et moins surchargé de tissu adipeux. C'est donc cet ensemble de conditions qui doivent servir de guide dans le choix de la région.

Chez l'homme les régions qui réalisent le mieux ces conditions sont les régions dorsale, lombaire et fessière, particulièrement la fossette trochantérienne ; on choisit aussi quelquefois l'abdomen, les cuisses ou les avant-bras. Dans certains cas, enfin (injections d'huile créosotée par exemple), on est souvent obligé d'utiliser successivement ces différentes régions.

Inconvénients de la méthode hypodermique. — Les accidents qui peuvent survenir au cours ou à la suite d'une injection sous-cutanée peuvent être des accidents locaux ou des accidents généraux.

Parmi les accidents locaux on peut signaler les abcès plus ou moins volumineux et des phlegmons plus ou moins étendus et profonds. Ces accidents sont presque toujours dus à la stérilisation insuffisante de la solution ou des instruments. Chez certains sujets cependant ils paraissent pouvoir se produire en dépit de toutes les précautions aseptiques prises par le médecin.

Parmi les accidents locaux, on peut ranger : les décollements, résultant d'un véritable traumatisme et qui sont dus à l'injection au même point d'une trop grande quantité de liquide, ou à une injection trop rapide et trop brusque ; les kystes ou nodosités qu'on observe surtout avec les injections huileuses, mais qui se produisent aussi avec les injections de solutions aqueuses et qui sont dus au défaut d'absorption de la substance, sans doute par suite d'un processus irritatif amenant la formation d'une sorte de capsule fibreuse. On peut encore ranger parmi les accidents locaux les phénomènes douloureux provoqués par la piqûre d'un nerf ou simplement par l'injection d'une substance irritante. Arnozan, Pitre et Vaillant ont même signalé de véritables névrites périphériques survenues à la suite d'injections d'éther, de chloroforme ou de sublimé. Certains de ces accidents locaux : abcès, phlegmons, peuvent être fort graves et même entraîner la mort.

Les accidents généraux sont également fréquents et peuvent être beaucoup plus graves encore. Les uns (phénomènes toxiques graves, embolies) sont dus à la piqûre d'une veine et à la pénétration brusque de la substance dans la circulation ; les autres (syncopes), peuvent être le résultat d'un réflexe provoqué par l'action irritante de la substance ou dus à la production de phénomènes vaso-moteurs, amenant par exemple l'anémie cérébrale. La plupart de ces accidents sont facilement évitables.

La piqûre veineuse s'observe surtout au cours des injections intramusculaires et elle est particulièrement dangereuse quand il s'agit de l'injection d'un composé insoluble, simplement mis en suspension dans l'huile d'olive ou l'huile de vaseline ; mais on évitera facilement cet accident en prenant la précaution d'enfoncer d'abord l'aiguille seule et en n'y adaptant la seringue qu'après s'être assuré que le sang n'apparaît pas à l'orifice du pavillon. De même, la syncope, accident fréquent au cours de l'analgésie cocaïnique pratiquée pour une extraction de dent, ne se produit pas ou du moins n'est qu'exceptionnelle si on prend la précaution de pratiquer l'injection sur le malade placé dans le décubitus dorsal.

Enfin il ne faut pas oublier que la méthode hypodermique est en partie responsable de ces intoxications chroniques qui, à elles seules, constituent aujourd'hui tout un chapitre nosologique : la morphinomanie, l'éthéromanie, la cocaïnomanie, l'héroïnomanie, etc.

Le mal naît ici de l'excès du bien. C'est là un point qui doit solliciter d'une manière toute spéciale l'attention du médecin ; il lui appartient d'apprécier le caractère de tout malade à qui il prescrit des injections de substances euphoriques, de surveiller ses sensations et de le défendre contre elles.

E. — *Administration des médicaments par la voie veineuse.*

Un médicament ne peut exercer d'effets généraux sur l'organisme qu'à la condition de pénétrer dans le torrent circulatoire ; c'est le sang, en effet, qui est le véritable agent convoyeur des médicaments, c'est lui qui est chargé de mettre les médicaments en contact, successivement, avec les différents territoires de l'organisme et de les répartir aux différents éléments anatomiques.

Tous les procédés d'administration des médicaments aboutissant en définitive à une introduction de la substance active dans le système veineux et par lui dans le système artériel, l'idée d'emprunter directement la voie veineuse se présente naturellement à l'esprit comme un moyen particulièrement propre à la production rapide de l'effet médicamenteux.

Historique. — Cette idée n'est d'ailleurs pas nouvelle, et dès le xviie siècle, plusieurs physiologistes en tentèrent l'application. Toutefois, ces tentatives furent faites sur des animaux et il semblait que cette méthode dût demeurer exclusivement expérimentale, quand naquit le procédé thérapeutique des transfusions sanguines. C'est l'inauguration de ce procédé thérapeutique nouveau qui fut l'occasion de l'application à l'homme de la méthode intraveineuse. On sait les grandes espérances que fit naître ce procédé, la grande vogue qu'il eut à une certaine époque, et les échecs parfois lamentables qui le firent peu à peu abandonner. La méthode intraveineuse sombra avec lui.

Dès le début du siècle dernier elle reparut cependant comme procédé de laboratoire, mais ce n'est que beaucoup plus tard qu'elle fut restaurée en tant que méthode générale d'introduction des médicaments chez l'homme. C'est à Oré, de Bordeaux (1877), qu'il faut vraiment rapporter le mérite d'avoir fait ressortir les avantages et l'inocuité relative de cette méthode. Mais, comme il arrive trop souvent, on ne tarda pas à renchérir sur les avantages de la méthode intraveineuse, on l'appliqua un peu à tort et à travers, sans s'entourer de toutes les précautions nécessaires ; des accidents nombreux marquèrent ces essais trop rapides de généralisation et la méthode, une seconde fois, en sortit compromise au point de vue thérapeutique proprement dit.

Dans ces dernières années cependant, un grand nombre de cliniciens ont fait effort pour la remettre en honneur et il résulte en somme d'observations déjà nombreuses que, dans beaucoup de circonstances, la méthode intraveineuse constitue une méthode vraiment précieuse, voire la méthode de choix pour l'administration de certains médicaments.

Avantages de la méthode. — Comme la méthode hypodermique la méthode intraveineuse permet l'introduction dans l'organisme d'une dose précise de médicament, mais, mieux que la méthode hypodermique, elle assure une absorption rapide et totale du médicament. Ici, en effet, l'absorption n'est pas soumise aux variations qu'on peut observer par les autres voies, elle est en quelque sorte passive, uniquement réglée par la vitesse du courant sanguin ; si bien qu'elle est presque immédiate et qu'au bout de quelques secondes le médicament a pris contact avec la plupart des éléments anatomiques de l'organisme. Comme, d'autre part, l'absorption est totale, on voit tout de suite que la méthode intra-veineuse permet de réaliser, avec la plus petite quantité possible d'une substance déterminée, telle action thérapeutique ou tel acte simplement physiologique susceptible de se manifester sous l'influence de la substance considérée.

Il reste à se demander dans quelle mesure ces avantages peuvent profiter à la thérapeutique proprement dite. Le P* Mayet a fixé comme suit les indications de la méthode intraveineuse.

1° Pour réparer le déficit après une déperdition considérable, soit du sang en totalité (après de grandes hémorragies), soit d'une notable proportion de sa partie séreuse (dans le choléra par exemple).

2° Pour favoriser l'élimination de certains principes toxiques en faisant passer par les voies circulatoires, et consécutivement par les reins, une grande quantité de liquide qui entraînera ces principes après les avoir dissous.

3° Pour introduire dans les voies circulatoires certaines sub-stances médicamenteuses afin de rendre leur action plus prompte et plus assurée.

Cette dernière indication est évidemment la moins précise et la moins fréquente.

En effet, à moins qu'il ne s'agisse d'un médicament dont l'ab-sorption par les autres voies soit nulle ou douteuse, on n'aperçoit pas les avantages réels que peut présenter l'introduction des médicaments par la voie veineuse.

La plupart des médicaments, en effet, sont représentés par des substances à action pharmacodynamique et thérapeutique loin-taine, par des substances dont le mode d'action est obscur mais qui, en tout cas, ne semblent pas agir en vertu d'une action chi-mique ou antitoxique directe et immédiate. Il semble plutôt que leur action, dans certaines maladies, ait pour cause une transfor-mation protoplasmique intime, nécessitant la mise en œuvre d'un processus d'élaboration s'accomplissant avec lenteur. La preuve en est fournie par ce fait d'observation, que les maladies qu'on traite par ces médicaments ne disparaissent pas immédiatement sous leur influence. Même quand ces médicaments sont administrés par la voie veineuse, ils n'agissent qu'à la longue et leur administration doit être répétée plusieurs fois. On ne conçoit pas très bien, dans ces conditions, qu'il puisse y avoir un avantage réel à ce que le médicament soit absorbé avec une rapidité exagérée. Aussi bien il est évident que, quelle que soit l'innocuité d'une injection intraveineuse convenablement pratiquée, il n'est pas possible, pratiquement, d'utiliser cette voie pour l'administration journalière de médicaments à action lointaine.

Qu'il s'agisse par contre de médicaments à action antitoxique, antidotique ou antagonistique vraie, connue, alors la voie veineuse peut devenir précieuse; elle peut même être la seule efficace dans certains cas.

Choix de la substance. — Les substances que l'on peut, sans inconvénient apparent, injecter dans le système circulatoire paraissent être fort nombreuses.

Dans l'état actuel de nos connaissances il n'est pourtant pas possible d'en dresser la liste. L'expérience seule pourra nous y aider; non pas l'expérience *in vitro*, qui n'a pas dans l'espèce une grande valeur, mais l'expérience *in vivo*. Les conditions d'équilibre des albumines et des éléments figurés du sang ne sont pas en effet les mêmes *in vitro* et *in vivo*; la température du sang circulant, les caractères physiques des parois vasculaires, bien d'autres conditions encore que nous connaissons mal, donnent au sang *in vivo* une stabilité qu'il perd rapidement dès qu'il est amené hors des vaisseaux.

Il est cependant un certain nombre de substances qui, *a priori*, peuvent certainement être éliminées de la liste des substances injectables : ce sont les agents caustiques et irritants, les acides ou les alcalis concentrés, les substances telles que le perchlorure de fer, capables de coaguler le sang en masse, chimiquement et en dehors de toute espèce d'action biologique. A cette liste on peut ajouter les substances pulvérulentes ou ne pouvant pas entrer en dissolution dans un solvant inoffensif. D'ailleurs, dans le choix des substances injectables, il ne faut pas se préocuper seulement de la façon dont le sang lui-même réagit à la substance, mais encore de la façon dont les parois vasculaires et particulièrement l'endocarde réagissent au contact de la substance. Il ne faut pas oublier, en effet, qu'une irritation née de l'endocarde peut arrêter brusquement le cœur, sans qu'il y ait eu altération préalable du liquide sanguin.

Choix du dissolvant. — On a pu quelquefois injecter directement dans une veine, et sans l'intermédiaire d'aucun dissolvant, certains corps liquides solubles dans l'eau et dès lors susceptibles de s'incorporer rapidement dans la masse sanguine. Toutefois c'est une pratique exceptionnelle et le plus souvent il est indispensable de dissoudre la substance dans un liquide approprié.

Lorsqu'il s'agit de l'injection d'un petit volume de solution d'un principe actif, on peut à la rigueur avoir recours comme dissolvant à la glycérine diluée (50 p. 100); mais, ici encore, c'est l'eau qui est le dissolvant de choix. Pour les grandes injections, l'eau est le seul dissolvant possible.

Degré de concentration des solutions. — Lorsqu'il s'agit de l'injection de 1 ou 2 centimètres cubes d'une solution médicamenteuse, la question de concentration n'a pas une importance capitale. Il n'en est pas de même lorsqu'on se propose de faire pénétrer dans le système veineux, ou même dans le tissu cellulaire sous-cutané, un grand volume de liquide. Alors, en effet, il faut tenir compte de la notion de pression osmotique et d'isotonie. (Voir : *Sérums artificiels.*)

CHAPITRE III

LES
MÉDICAMENTS DANS L'ORGANISME

I. — ÉLIMINATION DES MÉDICAMENTS

Les médicaments étant habituellement des substances étrangères à l'organisme, leur élimination peut être considérée comme un moyen de défense de l'organisme. On a même pu dire que l'élimination d'un médicament était d'autant plus rapide que le médicament était plus étranger à l'organisme.

Cela n'est pas toujours vrai, du moins en apparence, si l'on ne considère comme éliminée que la quantité de substance qui a fait retour à l'extérieur; mais cela est peut être vrai en réalité, car lorsque l'organisme ne peut pas, expulser au dehors certains médicaments, il a à sa disposition un certain nombre d'*organes d'entrepôt* où peuvent s'accumuler, sans inconvénient immédiat, les substances qui, en raison de leurs propriétés physiques, de leur insolubilité relative par exemple, circulent difficilement à travers les voies d'expulsion directes.

Certains organes ou appareils, le foie par exemple, ou le squelette, retiennent ainsi certaines substances, s'opposant de la sorte à leur action nuisible globale, ne les mettant en liberté que lentement, par *petits paquets* à peu près inoffensifs et facilement expulsables par les voies normales.

Il s'agit donc bien là, à vrai dire, d'une sorte d'élimination intra-organique. Étudions donc successivement les voies d'élimination normales ou directes et les organes ou appareils d'entrepôt que l'on peut considérer comme voies indirectes d'élimination.

On peut avancer que tous les organes d'excrétion ou de sécrétion sont des voies naturelles d'élimination pour les médicaments.

Un médicament emprunte d'ailleurs habituellement, et simultanément, plusieurs voies pour sortir de l'organisme; toutefois, suivant sa nature, il est éliminé en plus grande abondance par l'une ou l'autre des voies naturelles, qui devient ainsi la voie d'élimination principale pour le médicament considéré.

Reins. — Le rein est la grande porte de sortie pour la plupart des médicaments. C'est par lui que s'éliminent en grande partie les produits solubles qui ont circulé dans l'organisme, et on a pu dire très justement que le rein était comme une soupape de sûreté pour l'organisme en puissance de médicament ou de poison.

Avant d'administrer un médicament doué d'une certaine toxicité, il est donc absolument nécessaire de s'assurer de l'intégrité de l'appareil rénal. Il faut, de plus, si l'administration du médicament doit être renouvelée, veiller au maintien de cette intégrité. Il ne faut pas perdre de vue, en effet, que la presque totalité de certains médicaments devant traverser le rein pour sortir de l'organisme, il peut en résulter des lésions épithéliales ou parenchymateuses entraînant une diminution de la perméabilité rénale. Il y a longtemps qu'on a signalé les cas d'accumulation de médicaments chez les brightiques. Quant aux néphrites médicamenteuses, aucun clinicien ne songe plus à les nier. D'ailleurs, l'albuminurie est pour ainsi dire un symptôme banal au cours d'un grand nombre d'intoxications.

Les médicaments sortent du rein tantôt en nature, c'est-à-dire sans avoir contracté dans l'organisme de combinaison et sans y avoir subi de décomposition, tantôt, au contraire, ils en sortent plus ou moins modifiés.

Poumons et bronches. — Le poumon est la voie d'élimination normale pour les gaz et pour les vapeurs. C'est par le poumon que s'éliminent en majeure partie l'éther, le chloroforme et un grand nombre de produits balsamiques volatils. Toutefois l'élimination des gaz et des vapeurs ne se fait pas intégralement par le poumon : la peau peut aussi contribuer à leur élimination, le rein lui-même y participe et on met souvent à profit l'élimination des produits balsamiques par la voie rénale pour exercer une action thérapeutique au niveau des organes génito-urinaires.

On retrouve enfin quelques produits médicamenteux dans les

sécrétions bronchiques. C'est une voie d'élimination qu'il ne faut pas confondre avec la voie pulmonaire proprement dite.

Peau et annexes. — La peau et ses annexes, les organes d'origine ectodermique en un mot, éliminent aussi un certain nombre de médicaments, les iodures et les bromures par exemple. On a prétendu que les médicaments qui s'éliminent par la peau avaient leurs semblables ou leurs analogues dans les produits normalement excrétés par les glandes sudoripares ou sébacées. Nous ne pensons pas que la peau soit le siège d'une électivité de cette nature.

Il est un médicament, toutefois, qui semble avoir pour les organes d'origine ectodermique une affinité particulière, c'est l'arsenic. C'est qu'il s'agit ici d'une substance indispensable au développement de ces organes et qu'on rencontre dès lors, normalement, dans les cheveux, les poils, les ongles et la peau.

Mais il ne s'agit pas là, à proprement parler, d'élimination médicamenteuse, car l'arsenic ne s'élimine pas uniquement par la peau et ses annexes, il s'agit plutôt d'une localisation médicamenteuse au niveau d'organes pour lesquels l'arsenic est un véritable aliment.

Tube digestif et annexes. — On peut retrouver dans la salive un très grand nombre de produits médicamenteux. Quelques-uns, les bromures, les iodures, etc., s'y retrouvent quelques minutes après leur ingestion.

Quant au tube digestif proprement dit, on doit aussi le considérer comme un appareil éliminateur des plus actifs, et il est fort curieux de reconnaître cette propriété à un appareil qui apparaît au premier abord comme l'organe d'absorption par excellence.

Par le tube digestif s'éliminent en effet un grand nombre de substances médicamenteuses, mais particulièrement les sels métalliques proprement dits et les métaux alcalino-terreux. Cette double propriété du tube digestif est en relations, d'une part avec les connexions vasculaires du foie et de l'intestin, d'autre part avec une propriété particulière du foie.

Quand on administre un médicament par la voie gastrique, entérique ou rectale, ce médicament passe forcément par le foie. Le foie, suivant la nature du médicament, ou bien l'abandonne immédiatement à la circulation générale, ou bien le retient ou même le détruit. Ce sont, comme nous le disions plus haut, les métaux lourds qui sont surtout retenus par le foie.

Beaucoup de poisons organiques sont aussi retenus ou même détruits dans cet organe.

Quoi qu'il en soit, ces substances ne tombent que lentement dans la circulation générale. Elles sont reprises par la bile et font retour avec elle au tube digestif pour, de nouveau, être absorbées par celui-ci et faire retour au foie. Ainsi s'établit au niveau du tube digestif un double courant d'absorption et d'élimination, une sorte de cycle que Claude Bernard avait appelé circulation gastro-hépatique et qu'on peut désigner par l'expression plus générale de circulation gastro-entéro-hépatique.

Les substances qui font ainsi retour au tube digestif ne sont pas reprises en totalité par la muqueuse digestive; une partie se trouve entraînée avec les déchets de la digestion et arrive au dehors avec les fèces.

Il n'y a pas d'ailleurs que les substances introduites dans l'organisme par la voie buccale ou par la voie rectale qui puissent ainsi être partiellement éliminées au niveau de la muqueuse digestive. Cette muqueuse peut aussi éliminer une partie des substances introduites dans l'organisme par d'autres voies.

Glandes mammaires. — Beaucoup de substances médicamenteuses se retrouvent dans le lait; toutefois, on connaît encore fort mal, pour chaque médicament, l'intensité des phénomènes d'élimination au niveau des glandes mammaires.

Il y aurait cependant, au point de vue pratique, un très grand intérêt à être fixé sur ce point, à savoir notamment, dans quelle mesure un enfant au sein peut bénéficier d'un traitement mercuriel ou ioduré institué chez une nourrice syphilitique. Il n'est pas non plus sans intérêt de savoir dans quelle mesure un enfant au sein peut subir le contre-coup des écarts de régime d'une nourrice.

Utérus. — Les médicaments peuvent-ils s'éliminer par l'utérus? C'est un point sur lequel nous sommes jusqu'ici peu renseignés. Il semble d'ailleurs qu'il y ait lieu de distinguer entre l'utérus au repos, si l'on peut dire, et l'utérus considéré à l'état gravide, ou même à la période menstruelle.

Nicloux a fort bien établi, par exemple, la facilité et la rapidité du passage de l'alcool de la mère au fœtus: le professeur Gautier a aussi montré que le sang menstruel était particulièrement riche en arsenic.

Il est vraisemblable que les faits observés pour l'alcool et l'arsenic pourraient être étendus à beaucoup d'autres substances.

Voie lacrymale. — Les iodures solubles sortent facilement par cette voie, d'où la recommandation de ne pas insuffler de calomel sur la muqueuse oculaire d'un malade soumis à un traitement ioduré.

En résumé, on peut poser en principe, que le médicament étant habituellement une substance étrangère à l'organisme, celui-ci utilisera pour s'en débarrasser toutes les voies d'excrétion qu'il a à sa disposition.

Suivant sa nature, c'est-à-dire suivant ses caractères physiques ou ses affinités chimiques, le médicament sortira de préférence par telle ou telle voie. Toutefois, on peut dire que la plupart des médicaments empruntent simultanément plusieurs voies pour quitter l'organisme.

Durée de l'élimination. — La durée de l'élimination des médicaments est extrêmement variable et dépend essentiellement de la nature du médicament et de l'état des organes d'élimination.

Les substances gazeuses ou volatiles s'éliminent ordinairement avec une rapidité d'autant plus grande qu'elles sont plus volatiles, autrement dit, que leur tension de vapeur est plus considérable à la température du corps humain. C'est ainsi que la rapidité d'élimination des substances anesthésiques volatiles est d'autant plus grande ou, ce qui revient au même, la durée de l'anesthésie d'autant plus courte que l'anesthésique considéré bout à une température moins élevée.

Pour les substances liquides ou solides, la durée d'élimination est habituellement d'autant plus courte que ces substances sont plus solubles et plus diffusibles. Il ne faut pourtant pas confondre la durée d'élimination apparente d'un médicament avec la durée d'élimination réelle, c'est-à-dire complète, définitive. Des médicaments très solubles et très diffusibles peuvent, en effet, circuler dans l'organisme pendant un temps beaucoup plus long que ne le laisserait supposer *a priori* leur apparition rapide dans certains liquides excrémentitiels.

Soit, par exemple, l'iodure de potassium. Nous avons vu que ce médicament ne s'éliminait pas seulement par le rein, mais aussi par les glandes salivaires. La partie du médicament qui sort par le rein est définitivement éliminée, mais celle qui sort avec la salive, déglutie avec celle-ci, est de nouveau absorbée dans le tube digestif et pénètre une seconde fois dans la circulation.

Ce cycle peut se continuer pendant un temps plus ou moins long. Sans doute la quantité de médicament qui parcourt ce circuit glandulo-digestif va en diminuant de plus en plus, car, à chaque révolution, une partie se trouve définitivement éliminée; mais ce phénomène n'en augmente pas moins la durée d'élimination réelle, c'est-à-dire totale et définitive.

Enfin, certaines substances très solubles *in vitro* s'éliminent pourtant avec une extrême lenteur; c'est qu'alors ces substances forment dans l'organisme des combinaisons peu solubles. Tel est le cas des sels des métaux lourds qui, même administrés sous une forme soluble, ne sont éliminés que lentement. Mais nous avons vu que le foie se chargeait d'emmagasiner ces substances, s'opposant ainsi à leur action globale sur l'ensemble des éléments anatomiques et atténuant par cela même leurs effets toxiques.

Le foie n'est d'ailleurs pas le seul organe susceptible de retenir ainsi certains médicaments pendant un temps plus ou moins long. Ceux-ci peuvent aussi séjourner dans d'autres tissus ou appareils; le tissu osseux, particulièrement la partie spongieuse de ce tissu, le tissu musculaire, le tissu nerveux lui-même, manifestent en effet une sorte d'action élective pour certains médicaments. Remarquons toutefois que, au point de vue qui nous occupe, le rôle de ces tissus ne saurait être comparé à celui du foie : ce dernier nous apparait en effet ici comme un véritable appareil de défense de l'organisme. La rétention des médicaments dans le muscle, dans les os nous apparaît au contraire comme une sorte de rétention passive, gouvernée par des conditions purement physico-chimiques, sans doute très différentes de celles qui règlent la rétention ou la destruction de certaines substances par le foie.

II. — ACCUMULATION DES MÉDICAMENTS

On peut considérer comme dose agissante d'un médicament, la quantité de ce médicament présente dans l'organisme à un instant donné. Si on désigne par P la quantité de médicament qui pénètre dans l'organisme en un temps déterminé, par E la quantité qui en est éliminée dans le même temps, l'intensité de l'action médicamenteuse pourra être exprimée par l'équation $A = P - E$.

Pour que cette action A soit constante, il faut que la différence $P - E$ demeure constante, c'est-à-dire que la quantité de médicament qui sort de l'organisme soit égale à celle qui y pénètre. Si la quantité de médicament qui sort de l'organisme pendant un temps donné est plus faible que celle qui y pénètre dans le même temps, la différence P — E ira en augmentant et tendra vers P.

Dès lors, si l'absorption du médicament a été totale, c'est toute la dose administrée qui sera, à un moment donné, la dose agissante. Or, l'élimination ne se faisant pas ou se faisant faiblement, l'action médicamenteuse sera permanente ou, tout au moins, prolongée.

Si l'on a pris la précaution de n'administrer qu'une dose faible et qu'on s'en tienne à une seule administration, cette action médicamenteuse prolongée pourra être sans inconvénient grave. Mais si, l'élimination demeurant toujours faible ou nulle, on administre une seconde, puis une troisième dose de médicament, celui-ci s'accumulera de plus en plus dans l'organisme, la dose agissante sera faite de la somme des doses successivement administrées, et l'intensité de l'action médicamenteuse allant sans cesse en augmentant, il arrivera un moment où cette action cessera d'être médicamenteuse pour devenir toxique.

Il est clair que cette accumulation du médicament peut reconnaître deux causes principales, l'une indépendante, l'autre inhérente à la nature du médicament.

La première réside dans une altération plus ou moins profonde des appareils éliminateurs, notamment du filtre rénal : le médicament se présente bien à la sortie, mais il trouve une porte fermée.

La deuxième est inhérente à la nature même du médicament, à ses affinités particulières, soit pour l'ensemble de nos tissus, soit pour les tissus de certains organes ou appareils tels que le foie, le tissu nerveux ou le tissu osseux. En vertu de la stabilité des combinaisons qu'ils contractent avec ces tissus, ces médicaments ne transgressent que fort lentement à travers l'organisme, ils n'arrivent que tardivement aux portes de sortie qui leur sont ouvertes, et l'administration trop souvent répétée de doses même faibles, aboutit encore à une accumulation, à une accumulation par rétention élective ou par cantonnement, suivant l'expression de Fonsagrives.

Plusieurs alcaloïdes (la colchicine) ou glucosides (la digitaline), certains métaux lourds (le plomb) sont dans ce cas. C'est par rétention élective prolongée des combinaisons plombiques dans certains organes ou appareils, le foie ou le tissu osseux par exemple, qu'on explique les accidents de saturnisme que l'on voit quelquefois réap-

paraître chez certains ouvriers en apparence guéris par un premier
traitement et qui ont abandonné leur profession.

On peut enfin concevoir. et il existe en fait une troisième sorte
d'accumulation, qu'on peut appeler accumulation à l'entrée ou
accumulation avant l'absorption. Cette accumulation avant l'absorption peut être provoquée par des causes indépendantes du sujet
et inhérentes à l'état physique ou à la forme donnée au médicament administré, ou bien au contraire tenir à l'état du sujet, par
exemple à une altération fonctionnelle passagère des surfaces
absorbantes, paroi stomacale ou intestinale.

Le premier cas se trouve surtout réalisé au cours de l'administration de certains médicaments sous la forme pilulaire. Beaucoup
de pilules en effet, pilules de Ricord, pilules de sulfate de quinine,
pilules de tartrate ferrico-potassique, etc., durcissent rapidement et
deviennent dès lors difficilement attaquables par les sucs digestifs.
De semblables pilules préparées depuis un certain temps peuvent
séjourner pendant un temps souvent fort long dans le tube digestif
sans y subir de désagrégation sensible. Ce n'est quelquefois qu'au
bout de plusieurs jours de contact avec la muqueuse intestinale
qu'elles finissent enfin par céder à l'attaque des sucs digestifs et
par mettre en liberté leur principe actif.

On conçoit dès lors que, si, sans se préoccuper de la possibilité
de cette rétention, on a administré au malade un certain nombre
de semblables pilules, il pourra y avoir absorption en masse de la
somme des doses journalières administrées, et qu'il en pourra
résulter des accideuts d'intoxication.

L'accumulation avant l'absorption peut enfin tenir à l'état du
sujet. On sait, en effet, que, dans certaines maladies, le pouvoir
absorbant de la muqueuse intestinale est considérablement affaibli.
C'est ce qui arrive par exemple dans le choléra, et on a vu des
pilules d'opium administrées à des cholériques demeurer sans effet
jusqu'au jour où, le tube digestif recouvrant son intégrité
normale, l'extrait de thébaïque était absorbé en masse et provo-
quait des phénomènes toxiques.

Ainsi, les causes capables de provoquer l'accumulation des
médicaments dans l'organisme sont nombreuses et les accidents
qui peuvent résulter de cette accumulation peuvent être graves.
Le médecin doit donc apporter tous ses soins à éviter cette
accumulation. Pour cela il devra :

1° S'assurer autant que possible de l'intégrité des surfaces absorbantes et surveiller le fonctionnement des appareils d'élimination ;

2° Être très circonspect dans l'administration des médicaments tels que les alcaloïdes, les glucosides, l'arsenic, les métaux lourds, de toutes les substances en un mot qui se fixent facilement dans les tissus et n'en sont ensuite éliminées qu'avec une extrême lenteur ;

3° Enfin il devra se préoccuper de la forme des médicaments et se souvenir que, d'une manière générale, les pilules doivent être récemment préparées.

III. — ACCOUTUMANCE AUX MÉDICAMENTS

On entend par accoutumance, l'adaptation *graduelle* et *relative* de l'organisme aux effets toxiques habituels de certains médicaments-poisons, l'indifférence *relative* et *anormale* de l'organisme pour des doses de ces médicaments qui seraient certainement toxiques pour un sujet normal. On qualifie encore ce phénomène d'assuétude médicamenteuse ou de mithridatisme : mithridatisme, parce que la légende fait remonter jusqu'à Mithridate le premier exemple connu d'un phénomène de ce genre.

On rapporte en effet que le roi de Pont, craignant d'être empoisonné par ses ennemis, avait cherché à se prémunir contre leurs tentatives en s'accoutumant à l'action des principales substances toxiques en honneur dans la médecine gréco-romaine.

L'accoutumance aux médicaments est un phénomène complexe, qui s'établit plus ou moins vite et dure plus ou moins longtemps suivant le médicament considéré, suivant l'âge, le sexe et l'état de santé ou de maladie de l'individu soumis à l'expérience. L'accoutumance a été surtout observée et étudiée à propos des médicaments les plus actifs de la matière médicale : la morphine, le chloral, la cocaïne, l'éther, l'alcool, l'arsenic, etc.

Il est remarquable, d'ailleurs, que les médicaments auxquels l'organisme s'accoutume le mieux, sont ceux qui portent principalement leur action sur les centres encéphaliques.

On peut cependant observer des cas plus ou moins nets d'accoutumance à l'égard de beaucoup de médicaments moins toxiques que les précédents et dont l'action pharmacodynamique est tout à fait différente. C'est ainsi que certaines substances purgatives, après avoir provoqué facilement l'exonération intestinale, finissent par demeurer sans action appréciable chez les individus en faisant un fréquent usage.

L'assuétude vraie s'établit toujours graduellement ; le sujet a d'abord pris de petites doses du médicament et il en a ressenti les effets habituels : abolition de la douleur, excitation cérébrale, etc. Puis peu à peu ces doses n'ont plus suffi pour calmer les phénomènes douloureux ou pour faire apparaître les phénomènes d'excitation ou les sensations euphoriques attendus, et le malade a dû recourir, et a pu recourir sans inconvénient apparent, à des doses graduellement plus élevées qui, prises d'emblée, eussent certainement produit des accidents d'intoxication aiguë.

On ne connaît que trop aujourd'hui les doses considérables d'alcool, de morphine ou d'opium que certains individus peuvent absorber sans éprouver les accidents immédiats qui se manifesteraient à coup sûr chez un sujet inaccoutumé à ces poisons médicamenteux.

Dans le même ordre d'idées on peut citer les arsenicophages, qui arrivent à supporter des doses d'acides arsénieux qui tueraient infailliblement l'individu qui les prendrait d'emblée.

Toutefois il convient de n'admettre qu'avec une extrême réserve certains faits d'assuétude médicamenteuse qui ont été rapportés et dont quelques-uns reposent certainement sur des erreurs d'interprétation : supercherie, erreurs de doses ou absorption de préparations pharmaceutiques défectueuses. C'est ainsi qu'on a cité le cas de malades goutteux ou rhumatisants qui seraient arrivés à absorber en huit jours des doses considérables de vin de semences de colchique. 240 grammes dans un cas cité par Forget. Il est bien vraisemblable qu'il s'agissait dans cet exemple d'un vin de colchique préparé avec des semences altérées et devenues inertes, ou même d'un vin préparé avec des bulbes de colchique, dont l'altération et l'inertie se manifestent plus rapidement encore.

La rapidité avec laquelle s'établit l'assuétude médicamenteuse dépend aussi quelquefois de l'état de santé ou de maladie du sujet. C'est un fait qui a été souvent observé à propos du tartre stibié employé dans le traitement rasorien de la pneumonie.

Comment peut-on expliquer l'accoutumance? Dans l'état actuel de nos connaissances il est difficile, pour ne pas dire impossible, d'en donner une explication satisfaisante. Sans doute on peut invoquer l'universalité de la loi d'adaptation de l'organisme au milieu ambiant. Toutefois, il faut bien reconnaître que, s'il est facile de vérifier cette adaptation en ce qui concerne les organismes inférieurs : infusoires, champignons, bactéries, dont la structure essentiellement simple permet de constater, non seulement les modifications fonctionnelles, mais même les modifications morphologiques amenées par le changement de terrain, il est beaucoup plus difficile de saisir les mêmes phénomènes chez les êtres supérieurs qui, en raison même de leur complexité, ne peuvent se modifier sensiblement que dans le Temps.

Et puis, l'accoutumance constitue-t-elle à proprement parler un phénomène d'adaptation vraie? Évidemment non, puisque, en définitive, il ne s'agit jamais, dans le cas qui nous occupe, que d'une adaptation très relative.

L'alcoolique, le morphinomane, l'éthéromane n'est pas en effet un être vraiment adapté à subir sans dommage aucun l'influence de l'alcool, de la morphine ou de l'éther. C'est un être simplement adapté à résister, momentanément et relativement, aux effets toxiques immédiats habituellement provoqués par une dose anormale, exagérée, de poison. Mais, pour ne pas se manifester bruyamment, les effets toxiques de ces doses ne s'en font pas moins sentir, et elles n'en créent pas moins des troubles fonctionnels et même des lésions anatomiques qui font vraiment un malade de l'alcoolique, du morphinomane, ou de l'éthéromane.

On a voulu, voir dans l'accoutumance une sorte d'immunité acquise, comparable dans une certaine mesure à celle qui peut être conférée par certaines toxines microbiennes; on a parlé de formation d'antitoxines, antitoxine alcoolique, antitoxine morphinique. On a même parlé de sérums préventifs ou curatifs de ces intoxications chroniques!

Ce rapprochement et ces affirmations doivent être considérés comme de simples vues de l'esprit, ne reposant sur aucune donnée expérimentale sérieuse, contredits aussi bien par l'expérimentation physiologique rigoureuse que par la clinique.

Le mécanisme intime de l'accoutumance telle que nous l'avons définie nous échappe donc entièrement; mais, ce que nous pouvons affirmer, c'est que l'accoutumé n'est pas un immunisé; c'est un intoxiqué dont la résistance organique n'est qu'apparente, car, non seulement elle ne le met pas à l'abri des accidents lointains d'intoxication par la substance qui a créé l'accoutumance, mais elle le met même en état de moindre résistance à l'égard des causes infectieuses générales.

Enfin l'accoutumance est un danger parce qu'elle crée un besoin dont la satisfaction aboutit à la pire déchéance morale et physiologique, et dont la privation expose à l'explosion brusque d'accidents graves. C'est donc un devoir impérieux pour le médecin que de surveiller l'administration et les effets des médicaments susceptibles de conduire un malade à l'accoutumance.

IV. — ÉRÉTHISME MÉDICAMENTEUX

C'est en quelque sorte un phénomène inverse du précédent. Là, l'impressionnabilité de l'organisme, ou tout au moins celle de certains appareils, allait en diminuant au point de ne plus réagir, ou de ne réagir que faiblement à l'influence des doses élevées d'un médicament : ici, au contraire, l'impressionnabilité de l'organisme s'exagère graduellement au point de réagir énergiquement à l'influence de doses même très faibles d'un médicament.

L'éréthisme médicamenteux peut s'observer d'emblée, dès la première dose : il s'agit alors d'une sorte d'idiosyncrasie essentielle ou congénitale; mais le plus souvent il s'établit graduellement : les premières doses ont été bien supportées, mais elles ont sensibilisé les organes sur lesquels se concentre l'action médicamenteuse, au point de les amener à répondre au contact médicamenteux par des effets absolument disproportionnés avec les effets habituels de la dose administrée : c'est alors l'éréthisme vrai, qui peut être considéré comme une sorte d'idiosyncrasie acquise.

Le mécanisme de l'éréthisme, comme celui de l'accoutumance, est fort obscur; il est difficile de saisir le pourquoi de l'hypersensibilité organique développée par l'administration répétée de certains médicaments. L'éréthisme vrai est d'ailleurs beaucoup plus rare qu'on ne l'admet généralement : il est vraisemblable, en effet, qu'on a quelquefois rapporté à l'éréthisme des phénomènes réactionnels en réalité imputables à une autre cause, par exemple à une action cumulative. L'interprétation d'un phénomène réactionnel est souvent fort délicate, et quand elle ne repose pas sur un ensemble d'expériences elle est souvent erronée.

V. — ÉLECTIVITÉ MÉDICAMENTEUSE

De même que les cellules de notre organisme choisissent dans le milieu intérieur les substances alimentaires que celui-ci transporte, retenant et élaborant les principes plus particulièrement utiles à l'accomplissement de leurs fonctions normales, laissant passer sans les arrêter ou du moins sans les retenir celles qui ne leur sont point indispensables, de même, les cellules de l'organisme paraissent manifester les mêmes préférences ou la même indifférence à l'égard des substances médicamenteuses qui leur sont offertes. C'est à ce phénomène de rétention apparente des médicaments par telle cellule ou tel groupe cellulaire plutôt que par tels autres, qu'on a donné le nom d'électivité médicamenteuse. Il convient de bien s'entendre sur cette expression à laquelle quelques auteurs semblent accorder une signification qui nous paraît être en désaccord avec la réalité des faits qu'elle sert à exprimer.

Remarquons tout d'abord que nous n'avons qu'un seul moyen d'apprécier le phénomène auquel nous donnons le nom d'électivité médicamenteuse : ce moyen n'est autre que la nature et la localisation des effets physiologiques qui succèdent à l'administration du médicament.

Quand, par exemple, nous administrons de la strychnine à un animal, nous voyons apparaître des convulsions. L'analyse physiologique nous apprend que ces convulsions ont leur point de départ dans une hyperexcitabilité des centres gris médullaires et nous disons que les cellules qui composent ces centres gris ont une électivité particulière pour la strychnine. Cela est vrai si nous prenons le mot électivité dans le sens de sensibilité spéciale, mais cela n'est sans doute pas vrai si, par le mot électivité, nous voulons exprimer que les cellules de ces centres ont été les seules à avoir été touchées par le poison et à l'avoir retenu.

Le médicament, en effet, est une matière inerte qui, arrivée dans le sang, suit passivement ce liquide dans son parcours à travers l'organisme et, comme lui, entre successivement en contact avec les différents territoires de l'organisme et pénètre vraisemblablement toutes les cellules de l'organisme. Seulement, chaque cellule, et c'est en cela que consiste l'électivité, répond d'une façon qui lui est propre à l'imprégnation médicamenteuse ; certains protoplasmas sont influencés par le médicament considéré, d'autres demeurent plus ou moins indifférents à son contact ; certaines cellules accusent, si l'on peut dire, réception du médicament par une réaction physiologique, les autres demeurent muettes ou tout au moins n'enregistrent l'impression médicamenteuse par aucun acte phénoménal immédiatement apparent.

C'est donc dans le sens de sensibilité spéciale qu'il faut entendre le mot électivité et non pas attacher à ce mot une idée de contact exclusif avec telles cellules, ou tel organe.

Admettre qu'un médicament arrivé dans le sang va brûler un certain nombre d'étapes organiques pour se diriger et se fixer spontanément, d'emblée, sur certains groupes cellulaires, ce serait, comme le faisait remarquer Fonsagrives, reconnaître au médicament une force dirigeante, quasi intelligente, constituant l'un de ses attributs, et une pareille supposition serait la négation de toute philosophie. D'ailleurs, quelle que soit la façon dont on envisage l'électivité, il faut bien reconnaître que cette électivité a généralement un domaine beaucoup moins restreint qu'on ne l'admet généralement.

Soit par exemple l'atropine. Quel que soit le mode d'administration de cette substance, son absorption est bientôt suivie de l'apparition d'un phénomène physiologique très apparent : la dilatation pupillaire. Nous donnons la dilatation pupillaire comme le caractère dominant, presque spécifique de l'action de l'atropine parce que, de par son siège et de par sa nature, ce phénomène est immédiatement extériorisé et visible ; mais l'atropine agit presque aussi rapidement sur les appareils glandulaires et sur le cœur. Seulement, déjà, ces modifications glandulaires ou cardiaques nous semblent moins spécifiques parce quelles ne sont pas immédiatement apparentes.

Il y a en somme bien peu, il n'y a peut-être même pas de médicaments localisant rigoureusement leur action à un groupe cellulaire absolument défini ; tous les organes sont plus ou moins touchés par le médicament, tous les protoplasmas en sont plus ou moins imprégnés ; il n'y a en somme entre les divers groupements cellulaires qu'une différence de sensibilité, et c'est cette différence de sensibilité qui, à elle seule, constitue ce que nous appelons l'électivité médicamenteuse. D'ailleurs, dès qu'on augmente la dose d'un médicament, l'électivité s'efface de plus en plus, les phénomènes réactionnels qui la traduisaient au début, avec les doses faibles, s'effacent et se perdent dans les troubles réactionnels multiples et compliqués qui apparaissent dans toute action vraiment toxique.

$$CHAPITRE\ IV$$

CHAPITRE IV

RELATIONS ENTRE L'ACTION PHYSIOLOGIQUE DES SUBSTANCES MÉDICAMENTEUSES ET LEUR CONSTITUTION CHIMIQUE

On ne peut qu'interpréter grossièrement le mécanisme des actions médicamenteuses, mais l'on peut du moins essayer de comparer les effets physiologiques ou thérapeutiques déterminés par un certain nombre de médicaments à constitution chimique parfaitement connue, et chercher si l'on ne trouve pas, dans des analogies ou dans des différences de constitution, l'explication des analogies ou des différences que l'on observe dans les effets physiologiques.

Remarquons d'abord que le problème est plus complexe qu'il ne paraît l'être au premier abord, car, la constitution d'un corps, l'ensemble des faits et des circonstances qui lui impriment telle ou telle propriété physique ou chimique, qui font sa manière d'être, qui lui donnent en un mot sa spécificité physico-chimique, la constitution d'un corps ainsi conçue n'est pas quelque chose de simple, puisqu'elle relève de deux conditions au moins :

1° De la nature des éléments qui entrent dans la composition du corps considéré ;

2° Du mode suivant lequel ces différents éléments sont disposés les uns par rapport aux autres dans la molécule chimique considérée.

Nous sommes donc conduits à envisager la question sous un double jour, à relever d'abord les caractères différentiels des actions physiologiques des corps élémentaires, et à chercher l'explication de ces caractères différentiels dans l'une ou l'autre des propriétés fondamentales de ces éléments. Nous devrons, en second lieu, un corps composé étant donné, étudier l'influence du mode d'arrangement de ses atomes sur son action physiologique.

Corps simples ou composés de nature minérale : influence du poids atomique ; influence de l'état allotropique ou de l'état isomérique. — Disons d'abord qu'on ne saurait vraiment parler de l'action physiologique des corps simples, des éléments proprement dits, pour la raison qu'à quelques exceptions près, les corps simples de la chimie ne circulent jamais dans l'organisme sous leur forme élémentaire.

Le propre de ces corps, en effet, c'est leur avidité pour d'autres éléments, c'est leur aptitude plus ou moins grande à entrer en combinaison avec d'autres éléments ou avec certains groupes d'éléments (radicaux). Il suffit de réfléchir un instant pour se rendre compte que la mise en jeu de l'action physiologique des corps simples est toujours précédée de leur combinaison soit avec un autre élément, soit avec un groupe d'éléments, et les corps simples qui sont inactifs vis-à-vis de l'organisme, qui parcourent ses voies générales ou une de ses voies particulières sans laisser de traces de leur passage, sont précisément ceux dont les affinités chimiques ne trouvent pas à se satisfaire dans ce parcours a travers l'organisme.

Quelques exemples feront mieux comprendre ces faits : soit par exemple l'hydrogène. L'hydrogène est un gaz inerte; introduit dans l'organisme par la voie pulmonaire, il se dissout dans le sang et est réparti dans l'organisme suivant les lois de la solubilité et de la diffusion; mais, ne rencontrant dans l'organisme, à l'état libre, aucun des éléments avec lesquels il aurait tendance à entrer en combinaison, le chlore ou l'oxhydrile par exemple, il fait retour à l'extérieur sans avoir déterminé aucun acte physiologique.

L'azote se trouve dans le même cas.

Beaucoup de métaux peuvent également être introduits dans le tube digestif sans produire, ni trouble morbide, ni action physiologique, parce que leurs affinités chimiques ne se trouvent satisfaites par aucune des matières organiques ou minérales qu'ils rencontrent dans leur trajet à travers le tube digestif, et ils en ressortent inaltérés ou à peu près.

Prenons au contraire un gaz tel que le chlore : celui-ci a de telles affinités pour l'hydrogène, qu'à peine venu au contact de nos tissus, il leur enlève de l'hydrogène.

Parmi les métaux, certains comme les métaux alcalins, ont une telle avidité pour l'oxygène, qu'ils décomposent l'eau à froid pour former un oxyde, lequel a lui-même une telle avidité pour l'eau, qu'il l'enlève immédiatement aux tissus organiques avec lesquels il entre en contact. Cette hydratation se fait avec un dégagement de chaleur considérable et quand on dit de la soude ou de la potasse, ou de certains autres agents caustiques, qu'ils *brûlent* les tissus, il y a dans cette expression plus qu'une image, mais la traduction d'un fait réel.

Nous pouvons donc, d'une manière générale, considérer que les corps élémentaires ne sauraient manifester d'action physiologique; mais nous devons admettre que chaque élément porte en lui une *aptitude physiogénique* latente, prête à se manifester au moindre conflit de cet élément avec d'autres éléments ou groupe d'éléments.

Si un corps élémentaire a une aptitude physiogenique latente, on peut songer à en chercher le déterminisme dans l'une des propriétés fondamentales de cet élément. Or, parmi les caractères fondamentaux des éléments, vient se placer, tout au premier plan, le *poids atomique*.

C'est en effet dans une certaine mesure le poids atomique qui paraît donner aux éléments leurs aptitudes chimiques, et c'est sur la considération des poids atomiques qu'on a cherché à établir une classification chimique générale des éléments. Toutefois, la seule considération de poids atomique est incapable de conduire à une classification des éléments en un seul groupe homogène, et on a dû non seulement respecter l'ancienne classification des éléments en métalloïdes et métaux,

mais encore continuer à considérer dans chacun de ces deux grands
groupes, des sous-groupes ou familles. Ce n'est que dans ces familles
que les aptitudes, les affinités chimiques, paraissent liées à la grandeur
atomique.

Il est encore plus impossible d'établir une échelle des aptitudes physiogéniques sur les seules considérations de poids atomiques. C'est
pourtant ce qu'avaient cherché à faire Rabuteau, Blake, et quelques
autres physiologistes. Ils avaient cependant restreint leurs efforts au seul
groupe des métaux, mais ils ne tardèrent pas à s'apercevoir que, à considérer les métaux dans leur ensemble, la proposition qu'ils avaient
énoncée comportait de nombreuses exceptions ; ils avaient dû la restreindre aux métaux appartenant à un même groupe chimique, à une même
famille. Mais, même ainsi restreinte, la « loi atomique » de Rabuteau
n'est pas acceptable. Considerons, par exemple, la famille des métaux
alcalins et rangeons-en les différents membres dans l'ordre croissant de
leur poids atomique. Nous aurons :

	Poids atomique.
Lithium	7
Sodium	23
Potassium	39
Rubidium	85
Cœsium	133

En représentant par 1 le poids atomique du lithium nous aurions la
série suivante :

	Poids atomique.
Lithium	1
Sodium	3
Potassium	6
Rubidium	12
Cœsium	19

Par conséquent, si la loi de Rabuteau était exacte, le cœsium, comme
l'a fait remarquer le Pʳ Richet, devrait être 19 fois plus toxique, le rubidium 12 fois plus toxique, que le lithium. Tout au moins, pour ne pas
exiger trop de rigueur d'une loi qui ne peut être qu'assez approximative, devrait-on, dans cette série chimique parfaitement homogène,
constater une toxicité de plus en plus grande à mesure qu'on passe
du lithium au sodium, au potassium, etc. Or l'expérience ne confirme
pas cette proportionnalité et si le sodium est moins toxique que le potassium, le lithium est plus toxique que le sodium. D'ailleurs, ainsi que
nous l'avons fait remarquer plus haut, les éléments doivent être considérés comme dépourvus d'action physiologique, ils n'ont que des aptitudes physiogéniques et ils n'acquièrent une action physiologique qu'en
se combinant avec un autre élément ou avec un groupe d'éléments.

Il n'y a donc pas lieu de parler d'action physiologique de tel ou tel
élément, mais d'action physiologique des combinaisons de cet élémen
avec d'autres éléments ou avec certains radicaux. Or, à ce point de vue,
on n'a pas assez remarqué combien grande était l'influence du second

élément ou groupe d'éléments sur la qualité ou l'intensité de l'action physiologique du composé considéré.

Soit par exemple le sodium. En se combinant au chlore, il donne le chlorure de sodium, NaCl, corps non seulement inoffensif, mais même indispensable à l'entretien de la vie. En se combinant au brome il donne le bromure de sodium, NaBr, médicament dont l'action se fait surtout sentir sur l'écorce cérébrale; en se combinant avec l'oxhydrile OH, il donne la soude Na-OH. base puissante. douée de propriétés caustiques énergiques; en se combinant avec l'acide carbonique Co^3H^2 il donne un sel alcalin, antiacide, le carbonate ou le bicarbonate de sodium; avec l'acide sulfurique So^4H^2 il donne un purgatif: avec l'acide salicylique un spécifique du rhumatisme articulaire aigu.

Ainsi. il nous apparaît tout de suite que ce qui détermine la modalité de l'action physiologique d'une combinaison métallique, ce n'est pas seulement le métal. mais encore l'élément ou le radical électropositif avec lequel il est combiné. L'influence de ce dernier est telle qu'elle devient parfois prépondérante, au point, que la nature propre du métal lui-même n'apparaît que comme tout à fait secondaire.

C'est ce qui arrive par exemple pour les bromures alcalins qui tous, quel que soit le métal considéré. agissent, sinon avec la même intensité, du moins dans le même sens. Le contraire peut d'ailleurs s'observer et l'on peut voir l'élément métallique conserver sa spécificité dans toutes ou dans la plupart de ses combinaisons : tel est le cas du Mercure et du Fer. Il ressort dans tous les cas de ces considérations que, si l'on voulait étudier et comparer les propriétés physiologiques des métaux. il faudrait expérimenter à l'aide de combinaisons binaires ou salines analogues. Ce n'est qu'alors qu'on pourrait voir si les propriétés physiologiques des combinaisons considérées sont en relation avec les poids atomiques des métaux engagés dans ces combinaisons.

C'est ce qu'a fait Richet pour les métaux alcalins, et ses expériences n'ont pas confirmé la « loi atomique » de Rabuteau.

Il serait facile de montrer que cette loi ne se vérifie pas davantage dans les autres groupes métalliques. En somme nous ne savons pas actuellement quelle est la nature de la Force qui imprime à tel ou tel élément ses aptitudes physiogéniques.

Un corps simple peut se présenter sous des aspects et avec des propriétés physiques ou chimiques différentes. Chacun sait par exemple que le Phosphore se trouve dans le commerce, soit sous l'aspect de masses translucides solubles dans le sulfure de carbone, soit sous la forme de masses rouges (phosphore rouge). insolubles dans le sulfure de carbone. L'oxygène existe dans l'atmosphère soit à l'état de gaz incolore et inodore (oxygène ordinaire), soit à l'état de gaz d'une odeur très forte et d'une couleur bleue (ozone).

Ces différents états d'un même corps simple sont appelés états allotropiques. Le passage d'un état allotropique à un autre est toujours accompagné d'une absorption ou d'un dégagement de chaleur. C'est ainsi que, pour passer de l'état de phosphore ordinaire. translucide, à l'état de phosphore rouge, le phosphore perd de la chaleur, et pour faire le passage inverse. c'est-à-dire pour reconstituer du phosphore ordinaire, translucide, au moyen du phosphore rouge, il faut restituer à ce phosphore rouge une quantité de chaleur égale à celle qui s'était dégagée au moment de sa formation.

Or, cette absorption ou ce dégagement de chaleur n'influent pas seulement sur l'aspect extérieur ou sur les propriétés chimiques des corps qui en sont le siège; elles influent aussi sur leurs propriétés physiologiques. Ainsi, tandis que le phosphore ordinaire est un poison violent, le phosphore rouge est un corps inerte. De même, l'ozone, formé avec absorption de chaleur, manifeste des propriétés oxydantes autrement énergiques que celles de l'oxygène et il a reçu de ce fait d'intéressantes applications dans le domaine de l'hygiène.

Les corps simples ne sont pas les seuls qui soient susceptibles de se présenter sous plusieurs états, et avec des propriétés physiques ou chimiques variables avec chaque état. Certains corps composés jouissent de la même propriété. C'est ainsi que le chlorure mercureux ou l'oxyde mercurique peuvent se présenter sous plusieurs états différents les uns des autres par leur couleur, leur solubilité, l'intensité de leurs affinités chimiques ou de leurs actions physiologiques. On dit de ces corps composés, qu'ils se présentent sous plusieurs états *isomériques*. Ici encore, le passage de l'un de ces états à l'état isomérique s'accompagne toujours d'un dégagement ou d'une absorption de chaleur.

Nous voyons déjà, par ces quelques exemples, à quel point des modifications atomiques ou moléculaires en apparence légères, peuvent faire varier les aptitudes physiogéniques de certains corps simples ou les caractères physiologiques de certains corps composés.

Mais c'est surtout dans des exemples empruntés à la chimie organique que nous allons trouver les faits les plus typiques, les arguments les plus démonstratifs en faveur de la théorie qui cherche à relier les actions physiologiques des corps à leur constitution chimique. C'est qu'ici apparaît avec netteté, dans les considérations relatives à la constitution des corps, une notion nouvelle et qui paraît la plus importante parmi celles qui se rattachent à cette constitution : c'est la notion de *structure* moléculaire.

On sait que la chimie organique a pu être définie la chimie du carbone. Tous les corps organiques, en effet, renferment du carbone : l'atome de carbone est, si l'on peut dire, l'atome organique primordial. En outre du carbone, 3 autres éléments, l'hydrogène, l'oxygène et l'azote, peuvent contribuer à former les corps organiques. C'est en s'unissant, soit isolément à l'un ou l'autre de ces éléments, soit simultanément à deux de ces éléments ou à la totalité de ces éléments, que le carbone donne naissance à la multitude des combinaisons organiques aujourd'hui connues.

Le fait qu'un aussi petit nombre d'éléments peuvent, par leur association, engendrer un nombre infini de combinaisons différentes les unes des autres, ne peut se concevoir qu'en admettant une infinie variété dans le mode d'union, dans le mode d'arrangement de ces atomes les uns par rapport aux autres. Les corps organiques peuvent donc être considérés comme des édifices moléculaires ayant, non seulement des *masses* différentes, mais des *architectures* différentes.

On ne connaît pas, à vrai dire, le plan vrai de ces édifices, la forme vraie, réelle, de leurs lignes architecturales; mais des données théoriques confirmées par des faits expérimentaux ont permis de schématiser les architectures des molécules, d'en concevoir la charpente, de ramener cette charpente des corps organiques à un petit nombre de formes squelettiques.

Ces formes squelettiques sont uniquement formées de carbone et d'hydrogène, et c'est par substitution à l'hydrogène de ces squelettes d'autres *éléments* ou de *radicaux*, qu'on parvient à créer des molécules différentes les unes des autres, symétriques ou asymétriques.

De même que la forme et l'aspect définitifs d'une maison peuvent être considérablement modifiés par l'introduction dans le plan fondamental de *motifs* architecturaux et décoratifs variés, de même l'introduction d'éléments ou de radicaux variés dans un squelette organique peut conduire à l'obtention d'édifices moléculaires aussi différents que possible les uns des autres. C'est en somme la juxtaposition à ces squelettes de certains *motifs atomiques*, leur disposition variée, qui font, en dernière analyse, la forme définitive de ces édifices moléculaires et qui leur donnent un certain nombre de propriétés, de qualités spéciales.

Ces squelettes organiques, ces charpentes dont nous venons de parler, sont toujours formés par deux éléments, le carbone et l'hydrogène, et c'est le mode d'union de ces deux éléments qui fait la forme générale, fondamentale, le *style* en quelque sorte de l'édifice moléculaire futur.

Etant donné un de ces squelettes primitifs, on peut substituer à chacun de ses atomes d'hydrogène un groupement ou radical monoatomique, monovalent comme l'hydrogène, et obtenir ainsi, à partir de ce squelette, toute une série de corps dont les propriétés générales dépendront uniquement de la nature du radical substitué.

Il existe en chimie organique un certain nombre de groupements atomiques types, un certain nombre de *modèles de motifs* dont l'introduction dans le squelette primitif aboutit à des molécules douées d'aptitudes chimiques spéciales. Ces groupements atomiques types sont dits « groupements fonctionnels » : groupement fonctionnel carbure CH^3, groupement fonctionnel alcool OH, groupement fonctionnel acide COOH, groupement fonctionnel aldéhydique CHO, groupement fonctionnel amine AzH^2, etc. On voit donc que la nature, la manière d'être définitive d'une molécule organique, dépend essentiellement de deux facteurs principaux :

1° De la forme initiale, squelettique, du groupement moléculaire hydrocarburé;

2° De la nature des groupements atomiques types substitués à l'hydrogène dans la molécule initiale.

Le problème qui consiste à rechercher l'influence propre de ces deux facteurs sur la modalité et l'intensité des actions physiologiques des corps organiques est donc, *a priori*, un problème complexe. Sa solution a tenté un grand nombre de pharmocologistes, mais il faut reconnaître qu'en dépit de tous les efforts, on n'est pas encore parvenu à établir des relations certaines et absolument générales entre la constitution des corps envisagée comme nous venons de le faire et leur action physiologique.

C'est que, nous l'avons dit plus haut, les actions physiologiques sont ordinairement des phénomènes complexes; elles ne se manifestent pas toujours par des phénomènes localisés ou purement objectifs, leur interprétation est délicate et subordonnée aux qualités d'observation et de jugement de l'observateur. Et puis, dans cet ordre d'idées et de faits, qui ne tendent à rien moins en définitive qu'à nous faire pénétrer aux dernières limites des connaissances humaines, on n'a que trop de tendance à écouter les suggestions de l'imagination, de la folle qui s'abrite aussi volontiers au logis du savant qu'à celui du poète. Il serait trop facile de montrer la grande part qu'elle a souvent eue dans l'édification de théories relatives au sujet qui nous occupe.

Nous n'avons d'ailleurs pas l'intention de faire ici un exposé complet de la question ; nous prendrons seulement quelques exemples parmi les plus démonstratifs, pour établir qu'il y a souvent relation vraie, nettement constatable, entre certains actes physiologiques et la fonction chimique ou la structure moléculaire des corps qui les produisent.

Soit, par exemple, le corps le plus simple de la chimie organique, le formène, méthane ou gaz des marais, CH^4. Par des considérations dans lesquelles nous ne pouvons entrer ici, on démontre que la structure de ce carbure peut être représentée par un tétraèdre régulier dont le centre est occupé par l'atome de carbone et les sommets par les atomes d'hydrogène, comme le montre le schéma suivant :

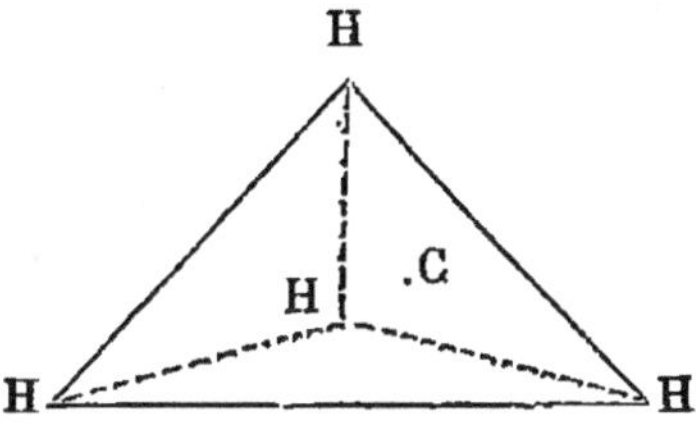

Pour simplifier la démonstration que nous avons à faire, nous ramènerons la structure du méthane à une figure plane telle que la suivante :

$$H - \overset{\displaystyle H}{\underset{\displaystyle H}{\overset{|}{\underset{|}{C}}}} - H$$

On peut, dans cette figure, remplacer successivement chaque atome d'hydrogène par un atome de chlore et obtenir ainsi toute la série des dérivés chlorés prévus par la théorie, à savoir :

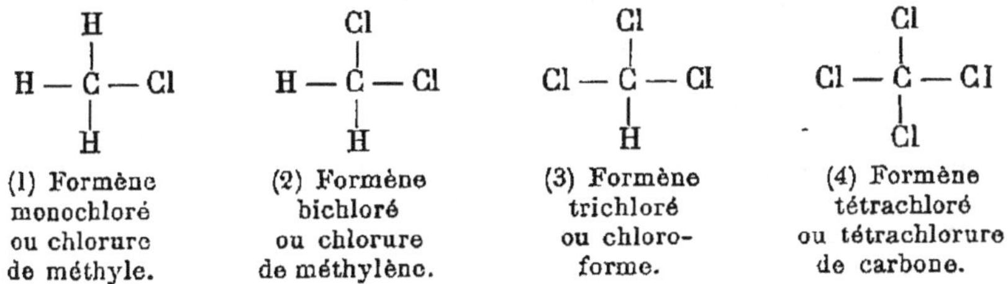

(1) Formène monochloré ou chlorure de méthyle.

(2) Formène bichloré ou chlorure de méthylène.

(3) Formène trichloré ou chloroforme.

(4) Formène tétrachloré ou tétrachlorure de carbone.

Or, lorsqu'on étudie l'action du méthane et celle de ses dérivés chlorés sur l'organisme, on constate :

1° Que le méthane est un corps physiologiquement inerte ;

2° Que tous ses dérivés chlorés sont actifs et que tous portent principalement leur action sur le système nerveux central et sont des anesthésiques.

Conclusion : il a suffi d'introduire un ou plusieurs atomes de chlore dans le squelette méthanique pour faire sortir ce squelette de son indifférence physiologique et lui communiquer des propriétés anesthésiques.

Mais ce n'est pas tout. Comparons maintenant l'intensité et la modalité des actions physiologiques des dérivés chlorés : nous constatons que ces actions sont analogues mais non pas identiques. et que si, *physiologiquement*, nous pouvons considérer tous ces corps comme des anesthésiques, *thérapeutiquement*, nous ne pouvons en utiliser que deux comme tels, le chlorure de méthyle (fig. 1) et le chloroforme (fig. 3). Les deux autres peuvent bien aussi provoquer l'anesthésie. mais pas une anesthésie calme, accompagnée de résolution musculaire complète. Leur inhalation est toujours accompagnée ou suivie de phénomènes secondaires fâcheux : contractures permanentes ou temporaires, alternant avec de véritables crises choréiques ou épileptiformes.

Or. si nous comparons les formules schématiques de ces différents dérivés, nous voyons que les deux dérivés qui se comportent comme de bons anesthésiques, le chlorure de méthyle et le chloroforme. sont des dérivés *asymétriques*. renfermant l'un et l'autre un nombre *impair* d'atomes de chlore, alors que les deux dérivés qui se comportent comme de mauvais anesthésiques, comme des poisons en somme. sont des dérivés *symétriques*, renfermant l'un et l'autre un nombre *pair* d'atomes de chlore.

Il est de toute évidence ici que ce n'est pas seulement la *nature élémentaire* de ces substances qui régit leur action physiologique, mais que celle-ci est aussi en relation étroite avec la *structure physique*, avec la forme de l'édifice moléculaire dans l'espace.

Le carbure homologue supérieur du méthane. l'éthane, CH^3—CH^3, donne, lui aussi, par substitution, des dérivés chlorés, et l'on sait que l'un d'eux. le dérivé monochloré ou chlorure d'éthyle, CH^3—CH^2Cl, est encore un anesthésique d'un usage courant. Il est à remarquer que c'est encore un dérivé asymétrique.

Ce n'est pas seulement aux hydrocarbures que le chlore communique des propriétés physiologiques se manifestant principalement dans le domaine du système nerveux central. Si, en effet, dans la molécule de l'aldéhyde ordinaire CH^3—CHO. nous remplaçons les 3 atomes d'hydrogène du groupe CH^3 par 3 atomes de chlore. nous obtenons le chloral CCl^3—CHO, dont l'hydrate est un des hypnotiques les plus efficaces.

Les hydrocarbures tels que le méthane ou l'éthane, qui se laissent si facilement influencer par certains éléments tels que les halogènes. paraissent eux-mêmes doués d'aptitudes physiogéniques particulières, et leur accumulation dans certaines molécules organiques modifie dans des sens très déterminés, les propriétés physiologiques de ces molécules. Comme exemple de l'influence de l'accumulation de certains radicaux hydrocarburés dans les molécules, on peut citer les sulfonals. Le sulfonal ordinaire ou diéthyl-sulfone-diméthyl-méthane a pour formule :

$$CH^3 \diagdown \diagup SO^2 — C^2H^5$$
$$> C <$$
$$CH^3 \diagup \diagdown SO^2 — C^2H^5$$

Mais on peut. dans ce sulfonal, remplacer un seul des radicaux CH^3 par un radical C^2H^5, ou les deux radicaux CH^3 par deux radicaux C^2H^5.

On obtient de la sorte, dans le premier cas, le trional; dans le second cas, le tétronal :

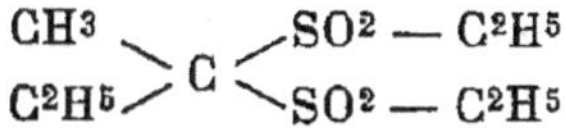

$$CH^3, C^2H^5 \diagdown C \diagup SO^2 - C^2H^5, SO^2 - C^2H^5$$

Trional.

$$C^2H^5, C^2H^5 \diagdown C \diagup SO^2 - C^2H^5, SO^2 - C^2H^5$$

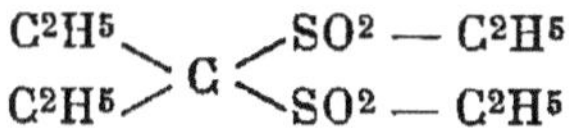

Tétronal.

Ces trois sulfonals sont tous hypnotiques, mais l'intensité de leur action hypnotique croît depuis le premier jusqu'au dernier, c'est-à-dire avec le nombre des groupes C^2H^5 introduits dans la molécule.

Nous n'avons jusqu'ici parlé que de composés organiques *acycliques*, *à chaîne ouverte*, comme on dit encore. Mais il existe toute une série de corps organiques (les corps de la série aromatique) qui ont pour squelette fondamental des hydrocarbures dont les atomes sont disposés en *chaînes fermées* ou *noyaux*. La benzine est un de ces noyaux; on la représente par une chaîne fermée hexagonale dont chaque sommet est occupé par un groupe CH.

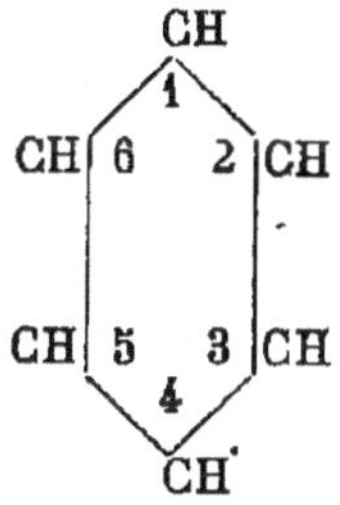

Les atomes d'hydrogène de ce noyau peuvent, comme ceux du méthane, être substitués par d'autres éléments ou par d'autres radicaux monoatomiques, et l'on peut ainsi obtenir, suivant la nature et le nombre des radicaux substitués, une infinité de corps différents. C'est dans ce groupe des dérivés du benzène que l'on rencontre la plupart des composés antiseptiques utilisés en thérapeutique (phénols, acides phénols, etc.).

Si, dans le benzène, on remplace, non plus un atome d'hydrogène, mais un groupe CH lui-même, par un atome d'azote, on obtient un nouveau noyau : la pyridine.

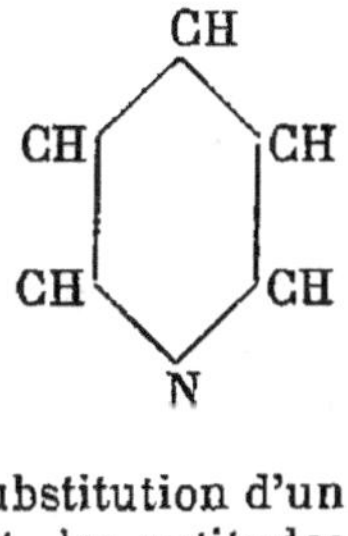

Il a suffi de cette simple substitution d'un atome d'azote au groupe CH, pour modifier complètement les aptitudes physiologiques du noyau.

benzénique. Cette substitution a, en effet, relégué au second plan les
propriétés antiseptiques, pour mettre au premier plan des tendances à
agir sur le système nerveux. Si, en effet, nous hydrogénons la pyridine,
si nous fixons sur chacun de ses sommets un atome d'hydrogène, nous
obtenons la pipéridine, noyau d'un très grand nombre d'alcaloïdes susceptibles d'impressionner énergiquement le système nerveux.

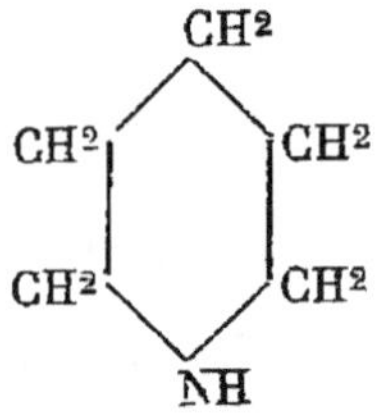

$$CH_2$$
$$CH_2 \qquad CH_2$$
$$CH_2 \qquad CH_2$$
$$NH$$

Pipéridine.

Nous ne pouvons pas passer en revue tous les alcaloïdes se rattachant
plus ou moins directement à ce noyau; mais il est un groupe d'alcaloïdes dont les propriétés physiologiques si précises sont liées d'une
façon si étroite à leur structure moléculaire, que nous devons les examiner ici avec quelque détail. Nous allons le faire d'une façon aussi
simple et aussi schématique que possible, de manière que les explications
que nous allons donner puissent être comprises, même des lecteurs
n'ayant que des connaissances chimiques élémentaires. Les alcaloïdes
dont nous voulons parler sont ceux du groupe de l'atropine et de la
cocaïne.

Les travaux de Wilstäter ont fait voir que ces alcaloïdes dérivaient
tous d'un noyau commun, azoté, qui est la *Tropidine*, et que nous pouvons représenter par le schéma suivant :

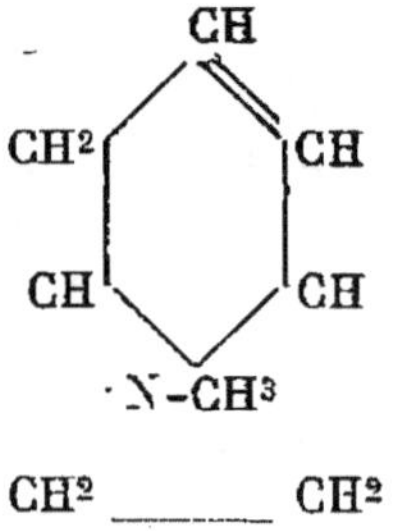

$$CH$$
$$CH_2 \qquad CH$$
$$CH \qquad CH$$
$$N-CH_3$$
$$CH_2 \underline{\qquad} CH_2$$

Tropidine.

Cette tropidine peut fixer une molécule d'eau H-O-H à l'endroit de la
double liaison. Cette fixation d'une molécule d'eau crée dans la tropidine une fonction alcoolique OH. Or, en faisant cette fixation, on obtient deux corps isomères : l'un qu'on appelle la *tropine*, l'autre la
pseudotropine Comme ces deux corps sont isomères et que l'on peut,
par des réactions simples, les transformer l'un dans l'autre, on doit
supposer que la différence entre ces deux corps est créée par la position occupée dans l'espace, dans chacun d'eux, par le groupe alcoolique
OH, par le *motif* surajouté au noyau tropidine. Nous pouvons dès lors

représenter la tropine et la pseudotropine par les deux schémas suivants :

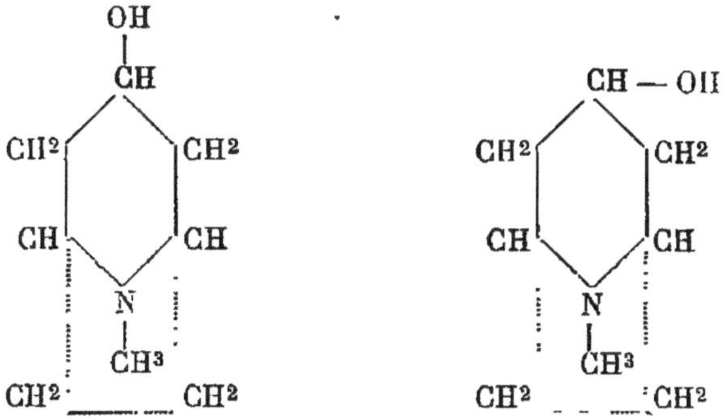

$$
\begin{array}{cc}
\text{Tropine.} & \text{Pseudotropine.}
\end{array}
$$

Comme on le voit, ces deux schémas sont identiques, à cela près que, dans le premier, le groupe — OH est dans la position verticale, tandis qu'il occupe dans le second une position horizontale.

Pour ramener cette différence à une image concrète, nous pouvons comparer ces deux schémas à deux autoclaves dont l'un aurait son robinet ouvert (tropine) et l'autre (pseudotropine) son robinet fermé. Ces autoclaves sont aussi semblables que possible et cependant, lorsqu'ils sont en charge, ils sont le siège de phénomènes très différents : les parois de l'un subissent une pression plus considérable que celles de l'autre, la température dans l'un peut être très supérieure à la température dans l'autre.

On peut encore, comme l'a fait Fourneau, comparer ces deux schémas à deux navires construits identiquement sur le même modèle, auxquels leur gouvernail respectif imprimerait des directions opposées.

Le robinet ou le gouvernail est représenté dans nos deux schémas par le groupe OH, et c'est la position occupée dans l'espace par ce groupe OH, qui imprime à la tropine ou à la pseudotropine des aptitudes physiogéniques particulières : la tropine va nous donner des dérivés doués de propriétés *mydriatiques*; la pseudotropine, des dérivés doués de propriétés *analgésiques*.

Prenons, en effet, le noyau tropine et éthérifions sa fonction alcoolique au moyen de l'acide atropique, comme l'indique le schéma ci-dessous; nous obtiendrons l'alcaloïde *atropine*, identique à celui qu'on retire de la belladone :

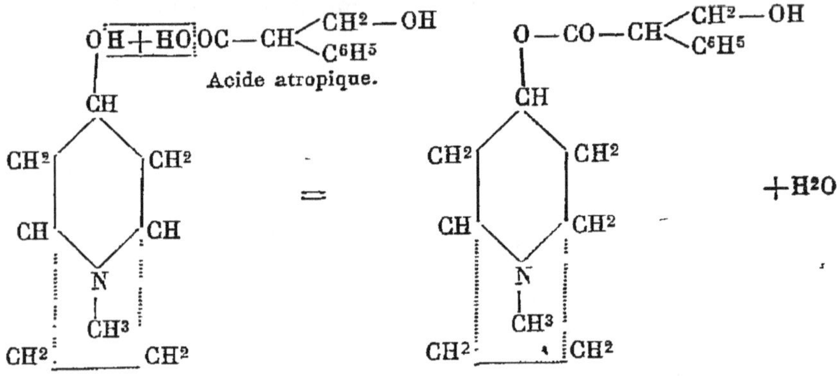

$$O\boxed{H + HO}OC - CH\begin{smallmatrix}CH^2 - OH\\ C^6H^5\end{smallmatrix}$$

Acide atropique.

Tropine.

$=$

$$O - CO - CH\begin{smallmatrix}CH^2 - OH\\ C^6H^5\end{smallmatrix}$$

Tropate de tropine ou atropine
(mydriatique).

$+ H^2O$

Si, au lieu d'éthérifier la base tropine, nous éthérifions la base pseudotropine, nous obtiendrons des alcaloïdes doués de propriétés analgésiques. Ex. :

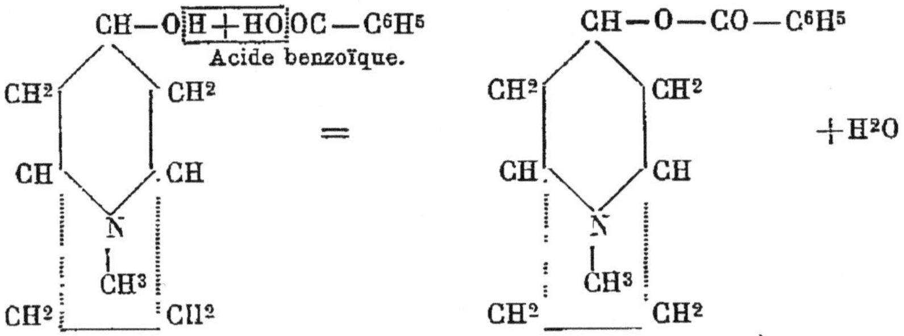

$$CH - O\boxed{H + HO}OC - C^6H^5$$

Acide benzoïque.

Pseudotropine.

$=$

$$CH - O - CO - C^6H^5$$

Benzoate de pseudotropine ou tropacocaïne
(analgésique).

$+ H^2O$

La cocaïne vraie a d'ailleurs une parenté fort étroite avec les alcaloïdes ci-dessus ; elle dérive en effet d'un noyau qu'on appelle l'ecgonine
et que nous pouvons représenter par le schéma suivant :

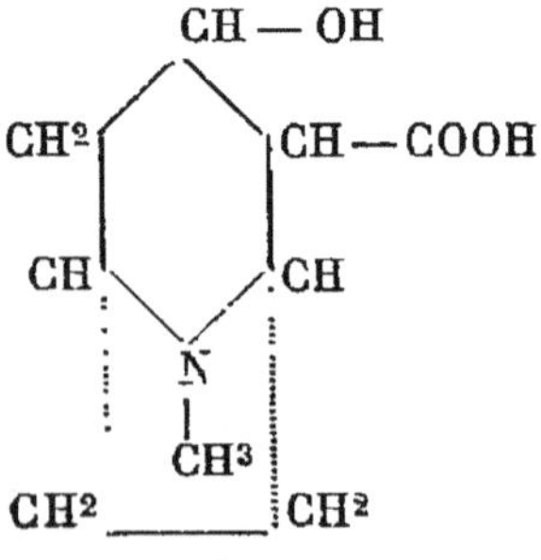

$$CH - OH$$

Ecgonine.

Si nous comparons ce schéma à celui de la pseudotropine nous voyons qu'il n'en diffère que parce qu'il porte un groupement acide COOH qui ne figure pas dans cette dernière. Nous allons donc pouvoir avec l'ecgonine faire deux éthérifications; nous allons pouvoir, comme précédemment, éthérifier la fonction alcoolique au moyen d'un acide, mais, de plus, éthérifier la fonction acide au moyen d'un alcool. Si nous faisons la première éthérification au moyen de l'acide benzoïque et la seconde au moyen de l'alcool méthylique, nous obtenons la cocaïne vraie, identique à celle que l'on retire des feuilles de coca :

$$CH - O\,\overline{H} + \overline{H}O\,OC - C^6H^5 \qquad CH - O - CO - C^6H^5$$

Acide benzoïque.

$$CH^2 \diagup CH - CO.OH + \overline{H}O - CH^3 \qquad CH^2 \diagup CH - CO - O\,CH^3$$

Alcool méthylique.

$$CH \diagdown CH \qquad = \qquad CH \diagdown CH \qquad + 2H^2O$$

$$N \qquad\qquad N$$

$$CH^3 \qquad\qquad CH^3$$

$$CH^3 \diagdown CH^2 \qquad CH^2 \diagdown CH^2$$

Ecgonine.   Méthyl-benzoyl-ecgonine ou cocaïne.

On peut d'ailleurs obtenir toute une série de cocaïnes artificielles en éthérifiant l'ecgonine par d'autres acides que l'acide benzoïque ou d'autres alcools que l'alcool méthylique. Mais toutes ces cocaïnes n'ont pas le même pouvoir analgésique. C'est que l'ecgonine a bien une aptitude physiogénique *orientée* dans le sens de l'analgésie, mais cette aptitude ne se manifeste nettement que si elle est *dirigée* par certains groupements; ces groupements sont à l'ecgonine ce que les rames ou les voiles sont à un bateau : le bateau est prêt à partir, mais faut-il encore, pour qu'il marche dans une direction déterminée, que le mouvement des rames et la position des voiles ne se contrarient pas.

Nous pourrions multiplier les exemples permettant de rattacher l'action physiologique d'un grand nombre de corps à leur constitution moléculaire; mais il n'y a aucun intérêt à le faire, les exemples précédents suffisant largement à montrer que, dans un grand nombre de circonstances, ces relations sont réelles. Aussi bien, nous aurons à plusieurs reprises, dans le courant de cet ouvrage, l'occasion de signaler de nouveaux faits de cet ordre.

Faisons seulement remarquer que ce sont des travaux de chimie pure qui ont conduit aux merveilleux résultats que nous venons d'exposer. Non seulement les beaux travaux de Wilstäter ont permis d'établir les curieuses relations qui existent entre les propriétés physiologiques des corps et leur structure moléculaire, mais ils ont permis de préparer de toutes pièces, à partir des éléments, des alcaloïdes que, pendant longtemps, on a cru ne pouvoir être engendrés que par le travail mystérieux de la nature. Ces découvertes constituent un progrès considérable : elles montrent, non seulement que le chimiste possède aujourd'hui des méthodes analytiques lui permettant de *démonter* à son gré les molécules organiques, mais, ce qui est mieux, qu'il possède des méthodes synthétiques lui permettant de *refaire* ces molécules. Le chimiste ayant saisi la structure des molécules et les relations de cette structure avec l'action physiologique, peut et sait faire mieux encore; il peut ne conserver des molécules actives que les rouages principaux. supprimer les parties qui rendent ces molécules dangereuses. fixer en un mot sur un noyau inoffensif les groupements moléculaires qui dirigent l'action physiologique. On sait, par exemple, que les cocaïnes sont des produits analgésiques mais fortement toxiques ; nous verrons plus tard comment on a pu créer des sortes de cocaïnes qui, tout en conservant leurs propriétés analgésiques, ont plus ou moins perdu leurs propriétés toxiques.

CHAPITRE V

VARIABILITÉ DES ACTIONS MÉDICAMENTEUSES

I. — VARIABILITÉ EN RAPPORT AVEC LE MÉDICAMENT

Influence de la qualité du médicament. — La qualité substantielle d'un médicament, c'est-à-dire l'ensemble des constantes physico-chimiques qui concourent à établir sa nature vraie, son identité, sa pureté, constitue la condition première et fondamentale de la marche régulière de son action. Or, nombreuses sont les circonstances qui peuvent faire varier la qualité substantielle d'un médicament.

Le défaut de pureté d'un médicament peut provenir :

1° D'une altération spontanée du médicament;

2° De sa préparation défectueuse;

3° D'une falsification.

La plupart des médicaments s'altèrent en effet avec le temps et sous diverses influences. Chacun sait par exemple que le chloroforme, même chimiquement pur, peut, sous l'influence de la lumière et de l'air, donner lieu à la formation d'un composé beaucoup plus toxique que le chloroforme lui-même (oxychlorure de carbone). L'iodure de sodium, sous l'influence de l'air, de l'humidité et de la lumière, s'altère aussi graduellement et devient jaune par suite de la mise en liberté d'iode. Beaucoup de solutions d'alcaloïdes perdent aussi graduellement leurs propriétés sous des influences diverses. Pour toutes ces raisons on doit toujours chercher à employer des médicaments aussi récemment préparés que possible.

Le défaut de pureté d'un médicament peut tenir à une préparation imparfaite de ce médicament. C'est ainsi que l'iodure de potassium mal préparé est impur parce qu'il retient une certaine quantité d'iodate de potassium.

Enfin le défaut de pureté d'un médicament peut tenir à une falsification. Nous ne signalons cette cause d'impureté que pour mémoire.

Influence de la dose. — La dose du médicament modifie l'intensité de l'action médicamenteuse, c'est là un fait presque évident *a priori*. Mais ce qui n'est pas évident et qui est cependant réel, c'est que la dose peut changer non seulement l'intensité médicamenteuse, mais aussi sa modalité.

Selon l'expression de Fonsagrives, il y a plusieurs médicaments en un seul, suivant les doses diverses auxquelles on l'emploie chez le même individu. Le tartre stibié et l'ipéca donnés à doses vomitives n'ont que des ressemblances thérapeutiques éloignées avec les mêmes agents donnés suivant les errements de la méthode rasorienne. L'opium et l'alcool à petites doses ne ressemblent guère, comme action, aux mêmes médicaments employés à doses élevées; le calomel administré à doses faibles et fractionnées est absorbé et produit la salivation, alors qu'administré à doses plus élevées il agit comme purgatif.

On peut, dans un grand nombre de cas, à l'aide des enseignements de la physiologie expérimentale, trouver l'explication des différences d'action médicamenteuse provoquées par les doses différentes d'un même médicament. C'est ce qui arrive pour les médicaments qui portent principalement leur action sur le système nerveux : les actions différentes et même contraires exercées par ces médicaments sur l'organisme suivant la dose employée, trouvent leur explication dans le principe physiologique de l'*excitation préparalytique* posé par Claude Bernard, d'après lequel les éléments nerveux, avant d'être paralysés dans leurs fonctions, présentent une période d'excitation plus ou moins longue, plus ou moins marquée.

Influence de la voie d'administration et du degré de concentration des solutions médicamenteuses. — La voie d'administration influe dans une large mesure sur la nature et l'intensité des actions médicamenteuses, cela tient à ce que la vitesse et l'intensité de l'absorption varient pour chaque médicament suivant la voie considérée. Il en résulte qu'il y a pour chaque médicament une voie d'administration de choix qui est déterminée par la nature du médicament et par les effets que l'on cherche à en obtenir. Il est évident, par exemple, que l'action du chloroforme est tout à fait différente suivant que ce médicament est administré par la voie pulmonaire ou par la voie gastrique; de même les effets de la cocaïne ne sont pas identiques suivant que le médicament est administré par la voie gastrique ou intraveineuse ou par la voie hypodermique.

Mais ce qu'il importe de retenir c'est que, quelle que soit la dose de médicament, quelle que soit la voie d'administration de ce médicament, il est une condition qui est susceptible de modifier considérablement l'action médicamenteuse, c'est le degré de concentration des solutions de ce médicament.

Il y a longtemps déjà que le Professeur Reclus a attiré l'attention des chirurgiens sur l'importance de cette notion en ce qui concerne la cocaïne. Il a montré que ce qui fait la toxicité des solutions de cocaïne, ce n'est pas essentiellement, dans certaines limites bien entendu, la quantité *absolue* de cocaïne dissoute, mais bien le *degré de dilution* de la solution. On sait aussi toute l'importance d'une dilution suffisante pour éviter les accidents secondaires fâcheux dans l'administration du chloral, du salicylate de soude, etc. On pourrait tellement multiplier les exemples qu'on peut admettre qu'il s'agit là d'une loi générale de Pharmaco-dynamie.

II. — ASSOCIATIONS MÉDICAMENTEUSES

L'association d'un médicament à un ou plusieurs autres médicaments est une pratique courante en thérapeutique. Les associations médicamenteuses ne doivent pas être faites aveuglément, elles doivent répondre à des buts parfaitement déterminés, qui peuvent se ramener aux suivants :

Actions atténuantes. — On associe deux ou plusieurs substances médicamenteuses dans le but d'atténuer l'action nocive, l'action irritante locale notamment, de l'une d'entre elles. L'huile de croton, par exemple, mise en contact, en nature, avec les parois du tube digestif, exercerait sur ces parois une action irritante extrêmement intense. Un tel médicament ne peut pas être administré en nature et l'on doit le dissoudre dans un véhicule approprié : l'huile de ricin ou simplement l'huile d'olives, suivant l'intensité de l'action purgative que l'on désire obtenir. Dans ces conditions, l'huile de croton ne peut pas séjourner en un point limité de la muqueuse digestive, et il n'y a pas à redouter son action irritante locale.

De même, le chloral est particulièrement irritant pour la muqueuse rectale et il n'est pas possible, pour cette raison, d'administrer en lavement une solution aqueuse de chloral. On doit délayer cette solution aqueuse dans une substance grasse, de consistance mucilagineuse, telle que le jaune d'œuf.

Actions adjuvantes ou synergiques. — Parfois, au contraire, on associe plusieurs médicaments dans le but d'essayer de renforcer l'action de chacun d'eux, autrement dit l'effet médicamenteux total. On y parvient habituellement en associant deux ou plusieurs médicaments ayant des actions physiologiques analogues. C'est ainsi que l'emploi simultané de l'ipéca et de l'émétique permet d'obtenir une action vomitive plus sûre et plus régulière que l'emploi isolé de l'un ou de l'autre de ces vomitifs.

L'association de la scille, de la digitale et de la scammonée permet d'obtenir une action diurétique incomparablement supérieure à celle qu'on obtiendrait avec l'un ou l'autre de ces médicaments.

L'association des substances narcotiques entre elles, ou l'association des substances anesthésiques, permet aussi de modifier, non seulement l'intensité et la durée de l'action anesthésique, mais même la modalité, la physionomie de l'action anesthésique.

L'addition d'un acide organique tel que l'acide tartrique ou d'un chlorure alcalin tel que le chlorhydrate d'ammoniaque aux solutions de sublimé ne fait pas que favoriser la solubilité du composé mercuriel, il augmente vraiment le pouvoir antiseptique de ce composé.

C'est d'ailleurs parce que des associations médicamenteuses adjuvantes se trouvent naturellement réalisées dans certaines drogues animales ou végétales, que l'on obtient avec ces drogues des effets médicamenteux dont, ni l'intensité, ni la modalité ne peuvent être rigoureusement reproduites avec des quantités équivalentes de l'un ou de l'autre des principes dits actifs que l'on peut isoler de ces drogues.

L'opium et la digitale nous offrent deux exemples particulièrement frappants de faits de cet ordre. Ni l'action de la digitaline, ni celle de la digitaléine ne reproduisent exactement les effets cardio-vasculaires ou les effets diurétiques de la macération de digitale; ni les effets de la morphine, ni ceux de la narcotine, ni ceux d'aucun des autres alcaloïdes de l'opium ne sont l'image fidèle des effets de l'opium en nature.

III. — ANTAGONISME ET ANTIDOTISME

Considérations générales. — Nous venons de voir qu'il existe et qu'on peut mettre en œuvre, des actions médicamenteuses adjuvantes, synergiques, concordantes en somme, avec d'autres actions médicamenteuses.

On connaît aussi, et on peut mettre en œuvre, des actions médicamenteuses susceptibles de meutraliser d'autres actions médicamenteuses; il existe en un mot des actions médicamenteuses discordantes. Ces actions contraires, discordantes, sont dites, d'une manière générale : *antagonistiques* ou *antidotiques*.

Mais, en vérité, la signification de ces deux mots ne doit pas être confondue. Aussi bien, cette signification a varié aux différentes périodes de la médecine et il est nécessaire, étant donnée l'importance des phénomènes qu'ils servent aujourd'hui à exprimer, que nous fixions aussi rigoureusement que possible leur véritable sens.

Pris dans son sens étymologique (ἀντι, contre, ἀγωνιξομαὶ, je combats), par conséquent dans son sens le plus général, le mot antagonisme exprime une idée de lutte entre deux puissances opposées; il évoque l'état de deux forces de direction contraire tendant à annuler réciproquement leurs effets.

A la vérité, le mot antagonisme eut à l'origine, dans le langage médical, un sens assez restreint, limité en quelque sorte au domaine de la pathologie. Il exprimait exclusivement, pour ainsi dire, l'idée qu'ont eue certains médecins d'opposer une maladie à une autre maladie; il résumait en somme en un seul mot la doctrine médicale déjà condensée dans l'aphorisme de Thucydide : *Duobus doloribus simul obortis, vehementior obscurat alterum.*

C'est en effet dans ce sens, et dans ce sens seulement, pour exprimer l'incompatibilité de certaines actions morbides avec d'autres actions morbides, que le mot antagonisme fut tout d'abord employé dans le langage médical, et c'est avec ce sens et avec ce sens seulement, qu'on le trouve employé dans les écrits d'Haneman, de

Boudin, de Chomel, etc. Ce n'est qu'avec Trousseau et Gubler, croyons-nous, qu'on trouve le mot antagonisme détourné de son sens primitif et appliqué à l'idée d'incompatibilités, non plus pathologiques, mais physiologiques.

Le mot antidote lui-même qui, pris dans son sens étymologique (αντιδοτον), veut dire : donné contre, et pourrait, dès lors, s'appliquer à la généralité des moyens thérapeutiques, n'a jamais reçu une pareille extension; mais il n'a pas toujours eu non plus le sens restreint qu'on lui attribua plus tard.

Au temps de Celse, les antidotes étaient les remèdes par excellence, les moyens héroïques qu'on réservait pour les cas les plus graves : les commotions consécutives aux coups ou aux chutes, les souffrances des parties profondes, enfin et surtout les empoisonnements.

Plus tard, le mot eut un sens encore plus restreint, et devint précisément synonyme de contrepoison, d'antipharmaque, d'alexipharmaque (ἀλέξειν, repousser, et φάρμακον, drogue, poison). La signification du mot antidote évolua donc graduellement vers celle que nous lui donnons aujourd'hui; mais, tandis que chez les anciens la connaissance des antidotes ne reposait que sur des bases empiriques, chez les modernes elle repose sur des bases scientifiques. Toutefois, même chez les modernes, les bases scientifiques ne sont pas demeurées immuables : après avoir été purement chimiques, en effet, les moyens antidotiques ont pu être inspirés par la physiologie; d'où la distinction que nous ferons plus tard entre les divers moyens antidotiques.

L'antagonisme, ainsi que nous l'avons dit, repose aujourd'hui sur l'opposition des effets de deux substances douées de propriétés physiologiques contraires ; mais il y a lieu de distinguer, tant au point de vue théorique qu'au point de vue pratique, deux sortes d'antagonisme : un antagonisme *vrai*, lequel peut être *simple* ou *réciproque*, et un antagonisme *apparent* ou *faux*.

Antagonisme vrai. — C'est celui qui résulte de l'action de deux substances différentes sur les mêmes éléments anatomiques avec production d'effets physiologiques inverses.

Pour fixer les idées, soit A, une substance capable de provoquer dans l'organisme un trouble fonctionnel déterminé. Si une substance B est susceptible d'annuler les effets provoqués par la substance A en déterminant, *au niveau des mêmes éléments anatomiques*, des effets opposés, nous dirons que la substance B est antagoniste de la substance A. Si le phénomène est réversible, c'est-à-dire si, de même que B est capable d'annuler les effets de A, A est capable d'annuler les effets de B, l'antagonisme est dit réciproque.

Si, au contraire, le phénomène n'est pas réversible, c'est-à-dire si B est capable d'annuler les effets de A sans que A soit capable d'annuler les effets de B, l'antagonisme est dit simple.

L'un des meilleurs exemples que l'on puisse donner d'un antagonisme médicamenteux vrai est celui qui existe entre les hypnoanesthésiques et la strychnine.

On sait que la strychnine a la propriété de déterminer chez les animaux des convulsions qui ont leur origine dans l'excitation produite par cet alcaloïde sur les centres gris médullaires : la strychnine sensibilise en quelque sorte ces centres, elle augmente par cela même le pouvoir réflexe de la moelle.

Les hypnoanesthésiques exercent au contraire sur les mêmes cellules une action dépressive, ils diminuent l'excitabilité médullaire et, lorsque la dose est suffisante, ils peuvent ainsi annihiler le pouvoir réflexe de la moelle. Et, de fait, si, à un chien ayant reçu une dose toxique de strychnine, on injecte rapidement une dose suffisante d'un hypnoanesthésique tel que le chloral, on peut voir cesser les phénomènes convulsifs.

Toutefois, comme l'élimination du chloral est plus rapide que celle de l'alcaloïde, il arrive un moment où les phénomènes d'excitabilité médullaire l'emportent de nouveau sur les phénomènes de dépression, et, dès lors, on voit réapparaître les convulsions; mais on peut encore les faire cesser par l'administration d'une nouvelle dose d'hypnoanesthésique. Pendant ce temps, l'élimination de l'alcaloïde se poursuit, l'hyperexcitabilité médullaire-diminue et si de nouvelles crises convulsives apparaissent au bout d'une nouvelle période d'accalmie, leur intensité va en diminuant. On peut ainsi, en maintenant pendant un temps suffisant l'action de l'hypnoanesthésique, permettre l'élimination totale de la strychnine et empêcher que l'animal ne succombe à l'asphyxie qui serait survenue, par suite de la convulsion des muscles respiratoires, si on n'avait pas eu recours à l'action antagonistique de l'hypnoanesthésique.

Nous allons maintenant trouver dans un autre groupe de médicaments des exemples tout aussi typiques d'antagonisme vrai, des exemples qui nous permettront même de donner plus d'ampleur à cette question de l'antagonisme, qui nous permettront notamment d'aborder la discussion de la question de l'antagonisme dit réciproque.

Considérons d'abord deux substances bien connues, l'atropine et la pilocarpine, et rappelons d'abord brièvement quelles sont les dominantes physiologiques de ces deux substances.

A. Quand on administre à un animal une quantité suffisante d'atropine on observe trois phénomènes essentiels :

1° Un arrêt ou tout au moins une diminution considérable des sécrétions et notamment de la sécrétion salivaire ;

2° Une accélération des mouvements du cœur ;

3° Une dilatation de la pupille.

B. Quand on administre à un animal une quantité suffisante de pilocarpine, on observe encore trois phénomènes essentiels et qui sont précisément inverses des précédents : à savoir :

1° Une exagération des sécrétions en général et notamment de la sécrétion salivaire ;

2° Un ralentissement des mouvements du cœur ;

3° Une constriction de la pupille.

Considérons d'abord le premier de ces phénomènes, l'action sur les glandes salivaires.

Nous établirons plus tard que l'atropine arrête ou ralentit la sécrétion de la glande sous-maxillaire en paralysant l'extrémité des fibres nerveuses excito-sécrétoires de la corde du tympan et que la pilocarpine accélère cette même sécrétion en excitant les mêmes éléments.

Cela étant, prenons un chien et administrons-lui quelques centigrammes d'une solution de pilocarpine ; nous verrons au bout de quelques instants apparaître une hypersécrétion des glandes salivaires. Si nous faisons alors à l'animal une injection de quelques milligrammes de sulfate d'atropine, nous verrons bientôt la sécrétion s'arrêter.

Faisons l'expérience inverse, c'est-à-dire administrons d'abord à l'animal quelques milligrammes de sulfate d'atropine, puis aussitôt après de la pilocarpine : dans ce cas nous n'observons aucun écoulement salivaire. C'est que l'atropine a pour ainsi dire pris possession de l'élément anatomique ; elle l'a accaparé, au point que cet élément anatomique ne réagit plus à l'excitation habituelle de la pilocarpine.

Mais nous devons nous demander si cette prise de possession

est absolue, telle, par exemple, que les effets paralysants des petites doses d'atropine ne puissent être dominés par aucune dose de pilocarpine? Eh bien, l'expérience démontre que si un animal est soumis d'abord à l'influence de l'atropine, même d'une faible dose, il faut, pour annuler cette influence et faire apparaître la sécrétion salivaire, employer des quantités relativement énormes de pilocarpine, et encore, pour réaliser nettement le phénomène, convient-il de pratiquer l'injection de pilocarpine dans l'artère de la glande ou dans son tissu même. On voit donc qu'il est possible de triompher de l'influence de l'atropine sur les glandes salivaires à l'aide de la pilocarpine, mais à la condition de mettre en présence l'une de l'autre, et au point même où les deux substances se rencontrent pour agir en sens contraire, une très faible quantité d'atropine et une quantité relativement énorme de pilocarpine.

Dès lors, avons-nous le droit de conclure à l'existence d'un antagonisme vraiment réciproque entre l'atropine et la pilocarpine? Sans doute, puisque la réciprocité ressort de la matérialité des faits; mais avec cette réserve cependant que l'une des forces agissantes est singulièrement plus puissante que l'autre; avec cette réserve que la force excitante, pour se substituer à la force paralysante préexistante, doit agir en masse beaucoup plus considérable, de manière à pouvoir en quelque sorte violenter la première pour faire cesser ses effets.

De même, dans l'exemple que nous avons pris plus haut de l'antagonisme qui existe entre les hypnoanesthésiques et la strychnine, il est beaucoup plus facile d'annihiler les effets de la strychnine par ceux de l'hypnoanesthésique que d'annihiler les effets de ce dernier par ceux de la strychnine. C'est pour ainsi dire une loi générale que, deux antagonistes étant donnés, l'un paralysant, l'autre excitant les mêmes éléments anatomiques, l'activité du premier l'emporte toujours sur l'activité du second : l'imprégnation de l'élément anatomique par les agents paralysants paraît être, toutes choses égales d'ailleurs, plus profonde que l'imprégnation par les agents excitants.

Nous disons qu'il en est ainsi, *toutes choses égales d'ailleurs*, parce que dans l'intensité et dans la durée d'une action pharmacodynamique, intervient un facteur dont on ne tient généralement pas assez compte : c'est la facilité, la rapidité d'élimination des agents médicamenteux. Il est évident par exemple que l'intensité et la durée des phénomènes paralytiques déterminés par les différents agents anesthésiques dépendant dans une large mesure de la rapidité d'élimination de l'agent considéré, les manifestations antagonistiques que l'on pourra observer entre la strychnine et l'un ou l'autre de ces agents dépendra surtout de la durée de l'élimination de l'anesthésique.

De même, la durée des phénomènes d'excitation produits par la pilocarpine est toujours, pour des doses analogues, plus courte que la durée des phénomènes d'arrêt produits par l'atropine; dès lors, il n'est pas surprenant de voir les premiers cesser beaucoup plus rapidement sous l'influence des seconds que ceux-ci disparaître sous l'influence des premiers.

Comme on le voit, la question de l'antagonisme vrai et réciproque n'est pas aussi simple à interpréter qu'elle le paraît au premier abord. Nous pourrions montrer qu'elle l'est beaucoup moins encore que cela paraît ressortir de l'exposé des faits précédents; il nous suffirait par exemple d'opposer l'action de l'atropine à celle de la pilocarpine, de l'éserine, de la muscarine sur les mouvements du cœur ou sur les variations de diamètre de l'iris, pour faire ressortir les difficultés d'une interprétation rigoureuse de ces actions.

Pour le professeur Morat, il n'y aurait même pas antagonisme vrai entre l'atropine et la pilocarpine, si l'on entend le mot antagonisme comme nous l'avons entendu, c'est-à-dire comme exprimant une action opposée exercée sur les *mêmes* éléments anatomiques. D'après Morat, c'est bien par une action sur le système nerveux que la pilocarpine produit des effets diamétralement opposés à ceux de l'atropine, mais ce n'est pas en excitant les mêmes éléments nerveux qui sont paralysés par l'atropine, ce n'est même pas par une excitation quelconque, c'est aussi par une action paralysante, action paralysante portant sur les inhibiteurs des organes, c'est-à-dire sur les nerfs antagonistes de ceux sur lesquels agit l'atropine.

Les choses se passeraient en somme comme si, des deux systèmes de nerfs, les uns, les nerfs inhibiteurs, étaient complètement épargnés par l'atropine, les autres, les accélérateurs, par la pilocarpine. En réalité il n'en est certainement pas ainsi, au moins d'une façon absolue, car, s'il en était absolument ainsi, on ne verrait pas l'atropine porter son action sur le système excitateur quand il s'agit de la pupille ou des appareils glandulaires et au contraire sur le système d'arrêt quand il s'agit du cœur.

D'ailleurs Morat reconnaît lui-même qu'il y a là une difficulté que l'on n'est pas en mesure de lever dans l'état actuel de la science.

Antagonisme faux ou apparent. — L'un des meilleurs exemples que l'on puisse fournir de l'antagonisme faux ou apparent réside dans l'opposition des actions simultanées exercées sur l'organisme par la strychnine et le curare. Nous savons déjà que, lorsqu'on injecte à un animal un sel de strychnine, on voit bientôt des convulsions éclater, que ces convulsions arrivent par crises qui, après un moment de durée, cessent pour recommencer à la moindre excitation.

Or, si, avant que ces crises aient déterminé chez l'animal un état d'asphyxie suffisant pour amener la mort, on injecte dans le tissu cellulaire sous-cutané cinq centigrammes de curare, on voit bientôt les convulsions cesser. Voilà donc une substance B, le curare, qui paraît annuler les effets physiologiques d'une substance A, la strychnine.

En doit-on conclure que le curare est un antagoniste vrai de la strychnine? Evidemment, si l'on s'en tenait aux phénomènes objectifs on conclurait par l'affirmative. Une telle conclusion serait la plus grossière des erreurs.

Nous avons vu, en effet, que la strychnine excitait la moelle, c'est-à-dire l'appareil central et inconscient chargé de transmettre aux muscles, par l'intermédiaire des nerfs moteurs, les excitations, les ordres venus de la périphérie. La strychnine sensibilise en quelque sorte cet appareil central de transmission et celui-ci, affolé, transmet incessamment aux muscles les plus faibles excitations périphériques, des ordres donnés à voix basse si l'on peut dire et que, normalement, il n'aurait pas perçus, enregistrés et transmis.

Que fait le curare, lui? Apaise-t-il la moelle surexcitée? Calme-t-il l'appareil central affolé? Non; il agit sur les plaques terminales des nerfs moteurs, c'est-à-dire des conducteurs; il paralyse ces extrémités terminales; il coupe en quelque sorte les communications de la moelle avec les muscles, et ceux-ci, dès lors, n'obéissent plus aux ordres venus de la périphérie. Ces ordres parviennent bien à la moelle, mais celle-ci les donne dans le vide. On peut comparer le curare à la main qui coupe les fils d'une ligne télégraphique. En coupant ces fils, cette main empêchera bien la réception d'une nouvelle, mais elle ne fera pas que cette nouvelle ne soit pas, elle n'empêchera même pas que l'appareil du bureau de départ ne la transmette; elle empêchera seulement sa réception par le bureau d'arrivée : la nouvelle se perdra simplement dans le vide.

De même le curare ne peut pas faire que les effets de la strychnine ne soient pas; il n'agit pas sur les mêmes éléments que ce dernier poison.

Le curare n'est donc pas un antagonisme vrai de la strychnine.

Antidotisme. — On doit entendre par antidotisme l'ensemble des moyens propres, soit à empêcher l'éclosion, soit à arrêter la marche des empoisonnements déterminés par l'absorption de certaines substances. Les antidotes sont donc des substances susceptibles de neutraliser, par des processus variables et que nous allons examiner, les effets toxiques de certains poisons.

Après avoir été purement physico-chimiques, les moyens antidotiques ont cherché un appui dans la physiologie, d'où la distinction que l'on peut, dès maintenant, essayer d'établir, entre les antidotes *physico-chimiques* et les antidotes *physiologiques*.

Ce dernier antidotisme paraît nous ramener à l'antagonisme physiologique vrai; mais nous aurons précisément à montrer que si l'antidotisme physiologique relève de l'antagonisme, il ne doit pourtant pas être confondu avec lui, car le mot antidotisme éveille l'idée d'une finalité thérapeutique à laquelle n'aboutit pas toujours, n'aboutit même que rarement l'antagonisme physiologique.

Cela dit, nous distinguerons trois formes d'antidotisme; ou mieux, trois classes d'antidotes :

1° Des antidotes physiques ou mécaniques;

2° Des antidotes chimiques;

3° Des antidotes physiologiques.

Antidotes physiques ou mécaniques. — Ce sont ceux qui ont pour effet soit de diluer les substances toxiques de manière à rendre moins nocive leur action locale ou même générale, soit de les enrober dans une substance (grasse ou mucilagineuse) qui rendra moins intime leur contact avec les surfaces absorbantes du tube digestif, soit enfin de les entraîner hors du tube digestif.

Parmi les antidotes mécaniques il faut donc compter le liquide neutre par excellence, l'eau simple ou glycérinée, qu'on administre souvent dans le simple but de diluer certains poisons (les acides ou les alcalis par exemple).

L'huile, certains principes mucilagineux peuvent également

être considérés comme des antidotes physiques ou mécaniques puisqu'ils peuvent avoir pour effet, non seulement de diluer certains principes toxiques introduits dans les premières voies, mais encore de ralentir leur absorption.

On sait aussi que les corps gras diminuent dans une large mesure l'absorption des composés arsenicaux par la muqueuse digestive.

Parmi les moyens physiques ou mécaniques utilisés pour empêcher les effets nocifs d'un poison encore contenu dans les premières voies, il faut encore citer le lavage de l'estomac, les vomitifs et les purgatifs. Ces deux derniers moyens sont bien à vrai dire des moyens physiologiques, mais leur effet se traduit par un acte mécanique et c'est à ce titre que nous devons les faire figurer parmi les moyens antidotiques agissant mécaniquement en vue de combattre l'intoxication.

Antidotes chimiques. — Ce sont les contrepoisons par excellence. Leur emploi est basé sur les réactions qui peuvent prendre naissance entre un poison et une substance à peu près inoffensive et aboutir à la production d'un corps nouveau, soluble ou insoluble, mais, dans les deux cas, inoffensif ou infiniment moins nocif que la substance initiale.

C'est ainsi que les acides et les alcalis jouent les uns par rapport aux autres le rôle d'antidotes chimiques; que la chaux doit être considérée comme le meilleur antidote de l'acide oxalique ou des oxalates solubles parce qu'elle donne avec ces corps un composé très insoluble, l'oxalate de calcium; que le peroxyde de fer ou la magnésie donnés à temps permettent d'agir très efficacement contre les composés arsenicaux solubles, parce qu'ils donnent avec ces composés des combinaisons métalliques insolubles; que l'albumine est employée pour combattre les empoisonnements par les sels solubles de mercure, et le tanin pour combattre les empoisonnements par les alcaloïdes en général.

L'usage de ces antidotes repose donc sur des connaissances chimiques; mais ce ne sont pas seulement leurs indications qui reposent sur des connaissances chimiques : c'est aussi leur mode même d'emploi, leur administration rationnelle. Il faut savoir en effet quels sont les phénomènes secondaires qui peuvent accompagner la neutralisation des poisons par leurs antidotes chimiques; il faut savoir par exemple que l'oxalate de calcium est soluble en liqueur chlorhydrique et que, dès lors, si l'on veut rendre complètement efficace la neutralisation de l'acide oxalique par la chaux, il convient de donner un excès de chaux et surtout de chercher à évacuer l'oxalate aussitôt que possible de manière à le soustraire à l'action du suc gastrique; il faut savoir que les albuminates de mercure peuvent se dissoudre dans un excès d'albumine, que les tannates d'alcaloïdes se dissolvent facilement dans les liqueurs acides, etc.

Les antidotes chimiques dont nous venons de parler n'agissent comme contrepoisons que lorsque les poisons sont encore renfermés dans l'estomac ou dans les premières portions du tube digestif. Leur action est donc superficielle et on les a qualifiés d'antidotes chimiques superficiels. Mais existe-t-il vraiment un antidotisme chimique profond? quelques auteurs l'affirment, sans cependant, il faut le reconnaître, apporter aucune preuve positive d'un pareil antidotisme.

Antidotisme physiologique. — Nous touchons là à une question très controversée. Qu'est en effet ou que devrait être un antidote physiologique? Ce devrait être une substance, *en elle-même inoffensive ou peu nocive*, et qui serait susceptible d'empêcher l'éclosion ou d'arrêter la marche d'un empoisonnement déterminé par une substance toxique; non pas en favorisant l'expulsion mécanique de cette substance toxique ou en la neutralisant chimiquement, mais en provoquant, au sein même de l'organisme, une action physiologique de telle nature, que les phénomènes toxiques engendrés par le poison considéré se trouvent neutralisés.

La question se trouve, comme on voit, ramenée à celle de l'antagonisme vrai; mais nous pouvons la poser sous une forme nouvelle en disant : Parmi les substances que nous avons vues se comporter comme des antagonistes vrais d'une autre substance, y en a-t-il qui puissent, par ce fait même, agir comme des antidotes, au sens toxicologique du mot?

Pour résoudre la question il nous suffira de remonter à quelques-uns des faits sur lesquels nous nous sommes appuyés pour établir la réalité d'un antagonisme vrai, au sens physiologique du mot.

Soit tout d'abord le cas de l'atropine et de la pilocarpine. Ces deux substances déterminent dans l'organisme des actions qui se traduisent, objectivement, par des phénomènes que nous connaissons bien et qui sont inverses les uns des autres: nous pouvons pour ainsi dire à volonté, en employant alternativement, et dans les conditions que nous avons dites, des doses convenables de l'une ou de l'autre substance, prendre en apparence possession du terrain et y installer, soit l'action paralysante de l'atropine, soit l'action excitante de la pilocarpine.

Mais toute l'action de ces deux substances se résume-t-elle dans la production des phénomènes objectifs que nous avons enregistrés? Evidemment non, puisque nous savons qu'une dose suffisante de l'une ou de l'autre peut déterminer la mort. Or l'on ne meurt pas d'une dilatation ou d'un rétrécissement de la pupille, d'un arrêt ou d'une exagération de la sécrétion salivaire, d'une accélération ou d'un ralentissement des mouvements du cœur. C'est donc qu'à côté de l'action visible, périphérique, superficielle, il y a une autre action, une action profonde, intime, que nous ignorons dans son essence, mais qui modifie si profondément les protoplasmas que la vie en devient impossible. Pour que la pilocarpine puisse être considérée comme l'antidote de l'atropine, il faudrait que l'action profonde, l'action protoplasmique, l'action toxique en un mot susceptible d'être produite par l'atropine, puisse être prévenue ou au moins enrayée, par une dose équivalente, mais relativement inoffensive, de pilocarpine. Or l'expérience démontre :

1° Que plus la dose d'atropine est élevée, que plus elle se rapproche de la dose toxique, plus il devient difficile d'annuler les phénomènes même purement objectifs qu'elle détermine et de faire apparaître les phénomènes inverses ;

2° Qu'en tout cas, la dose de pilocarpine qu'il faudrait employer pour obtenir ce résultat serait, elle aussi, une dose toxique.

C'est que la pilocarpine, en arrivant au sein d'un élément anatomique déjà en puissance d'atropine, ne détruit pas cette atropine, elle ne fait que prendre place à ses côtés ; les deux substances, placées ainsi côte à côte au sein du protoplasma, entrent en lutte *physiologiquement* et, suivant leur masse respective, elles font apparaître, soit des phénomènes d'excitation, soit des phénomènes de paralysie. Mais la lutte s'établit en définitive aux dépens du protoplasma lui-même ; l'apport d'une nouvelle dose de l'une ou de l'autre substance n'équivaut pas pour lui à un secours réel, mais au contraire à une altération plus profonde de son intégrité : les effets physiologiques peuvent se remplacer, les effets toxiques ne font que se superposer.

Il en résulte que non seulement l'intoxication vraie par l'atropine ne saurait être, logiquement, combattue par l'emploi de la pilocarpine, mais encore, qu'en essayant de combattre l'intoxication atropinique au moyen de la pilocarpine on ne ferait qu'ajouter une action toxique à une autre action toxique et qu'on accélérerait dès lors la marche de l'empoisonnement.

Voici donc déjà un exemple d'antagonisme physiologique, vrai et réciproque, *thérapeutiquement* inutilisable; voici, autrement dit, deux substances physiologiquement antagonistes l'une de l'autre, et que l'on ne saurait cependant considérer comme des antidotes proprement dits.

Examinons maintenant, au même point de vue, l'antagonisme que nous avons signalé entre la strychnine d'une part et les anesthésiques ou les hypno-anesthésiques d'autre part, et demandons-nous si le chloral, la paraldéhyde, etc., peuvent être considérés comme des antidotes de la strychnine.

Ici, comme nous allons le voir, le problème change d'aspect et nous offre à considérer un fait nouveau.

A propos de l'atropine et de la pilocarpine nous avons dû reconnaître, en effet, que le danger de ces substances ne résidait pas dans les phénomènes objectifs mêmes qu'elles provoquent; qu'il n'y avait intoxication vraie que lorsque la dose était suffisante pour amener une altération profonde des protoplasmas. Or, pour ce qui est de la strychnine, la mort peut survenir non seulement avec les hautes doses, capables d'intoxiquer d'une manière irrémédiable les centres nerveux, mais aussi avec des doses insuffisantes pour produire une intoxication protoplasmique profonde.

Avec ces dernières doses, la mort survient en quelque sorte mécaniquement, par asphyxie, une asphyxie due à la convulsion, aux spasmes des muscles respiratoires. Et il est bien évident que, si l'on peut, par un moyen quelconque, empêcher ces spasmes, faire obstacle à la manifestation des phénomènes mécaniques provoqués par ces doses consulsivantes mais non pas essentiellement toxiques, on luttera par cela même, efficacement, contre le poison. Et c'est alors en effet que l'action antagonistique des hypnoanesthésiques peut intervenir favorablement, c'est dans ce cas que nous pouvons voir un antagonisme physiologique aboutir à une action véritablement curative, revêtir en un mot les caractères de l'antidotisme proprement dit.

Dans le cas, au contraire, où la dose de strychnine ingérée est une dose vraiment toxique, suffisante pour imprégner fortement les centres médullaires et y créer des altérations irrémédiables, alors les hypnoanesthésiques demeurent inefficaces. Aussi bien, en effet, il faudrait, dans un cas de ce genre, pour empêcher les convulsions d'éclater, administrer des doses élevées de l'hypnoanesthésique ; ces doses ne seraient pas inoffensives et dès lors, comme dans le cas de la pilocarpine, on ne ferait qu'ajouter une action toxique à une autre action toxique.

En résumé, d'une manière générale, l'antagonisme, même vrai et réciproque, ne saurait être envisagé comme un moyen antidotique. Ce n'est qu'exceptionnellement, lorsque l'intoxication n'a pas été provoquée par une dose très élevée de poison et que ce poison a pour antagoniste une substance sinon inoffensive, du moins relativement peu toxique, que l'on peut essayer de mettre en jeu les actions antagonistiques de ces deux substances, comme moyen antidotique.

IV. — VARIATIONS DES ACTIONS MÉDICAMENTEUSES EN RAPPORT AVEC LE SUJET

Age, poids. — L'enfant, du moins dans la première période de son existence, peut être considéré comme un être organiquement incomplet, encore en voie d'évolution, chez lequel certains appareils tout au moins ne sont encore que dessinés. C'est ainsi que, d'une manière générale, les appareils inhibiteurs sont encore rudimentaires chez l'enfant. C'est ce qui explique pourquoi, toutes choses égales d'ailleurs, certaines actions médicamenteuses, celles des anesthésiques par exemple, peuvent se dérouler chez lui suivant une modalité différente de celle que l'on observe habituellement chez l'adulte.

Par contre, certains organes, chez l'enfant, sont doués d'une sensibilité spéciale très remarquable. C'est ainsi que l'impressionnabilité cérébrale ou médullaire est exquise chez l'enfant et que ces organes répondent avec une rapidité et une intensité particulières aux moindres excitations.

D'ailleurs, en dehors même de cette impressionnabilité spéciale des centres nerveux, il y a chez l'enfant un autre fait qui permet d'expliquer sa sensibilité particulière à certains médicaments, aux narcotiques par exemple : c'est le rapport, plus grand que chez l'adulte, qui existe entre le poids du cerveau et la masse totale du corps. On admet en effet, qu'alors que chez l'adulte le poids du cerveau n'est que 1/40ᵉ du poids du corps, il est de 1/8ᵉ chez l'enfant.

On peut d'ailleurs admettre que, chez l'enfant, ce sont presque tous les rouages essentiels de l'organisme dont la sensibilité est plus grande que chez l'adulte et dont le rapport à la masse totale du corps est plus grand que chez l'adulte. Chez l'adulte, en effet, ce qui domine dans le développement général, ce sont surtout les appareils mécaniques, appareils de protection et de locomotion. Il y a donc chez l'enfant des conditions d'impressionnabilité qui tiennent surtout aux circonstances particulières de sa vie physiologique. Il en est d'autres que nous pouvons rattacher à une circonstance d'ordre général, à une circonstance inhérente à la masse du corps.

Il est dès lors évident, *a priori*, que la dose thérapeutique comme la dose toxique d'un médicament doit varier avec le poids de l'animal ou de l'individu. Si, par exemple, nous donnons à un homme du poids de 80 kilogr. et à un enfant du poids de 10 kilogr. la même dose, soit un centigr. de morphine, la quantité de médicament répartie dans chaque kilogr. d'enfant sera 8 fois plus forte que celle répartie dans chaque kilogr. d'homme.

L'on ne peut cependant pas subordonner d'une manière absolue la dose des médicaments au poids brut du corps. Nous avons vu, en effet, que le poids brut de l'homme, même toutes proportions gardées, ne peut pas être comparé au poids brut de l'enfant. Il y a plus, les poids bruts de deux individus adultes ne sauraient davantage être rigoureusement comparés entre eux : chaque individu, en effet, suivant la masse de ses appareils de protection ou de locomotion, comporte un *poids mort* variable. Ce serait une erreur grossière par exemple que de croire qu'on doit donner à un obèse une dose énorme de médicament. D'une part, en effet, nous savons que l'obésité est une maladie qui peut rendre l'individu plus sensible à certaines actions médicamenteuses; d'autre part, la graisse doit être considérée comme une matière organique à peu près inerte, sans pouvoir absorbant appréciable.

D'autres facteurs que l'âge ou le poids interviennent d'ailleurs pour régler la dose thérapeutique ou la dose toxique des médicaments. C'est, d'une part, la puissance d'absorption de l'organisme et c'est, d'autre part, le degré de perfection, d'intégrité, des appareils d'élimination.

Il n'est donc pas possible de dresser d'avance un tableau précis des doses thérapeutiques de chaque médicament en fonction de l'âge ou du poids de l'individu. Il faut pourtant que, dans la pratique, un médecin sache à quoi s'en tenir sur cette question. Aussi, un grand nombre de thérapeutes ont cherché à établir des tableaux de ce genre ; les uns les ont dressés en s'inspirant uniquement des faits observés dans leur pratique ; les autres ont voulu faire intervenir des considérations théoriques qui les ont conduits à adopter des formules mathématiques (tableaux de Young, de Brunton, etc.). Bien entendu les conclusions de chacun de ces auteurs ne sont pas identiques ; il ne saurait en être autrement, puisque chacun d'eux a eu pour but de redresser l'erreur qu'il a cru voir dans la méthode employée par son prédécesseur. La reproduction de ces différents tableaux nous semble donc parfaitement inutile et la règle que nous proposons est la suivante :

Abstraction faite de quelques médicaments à l'égard desquels les enfants paraissent présenter une susceptibilité particulière (les narcotiques par exemple), on peut, pratiquement, considérer que les doses thérapeutiques initiales qui conviennent à chaque âge sont à peu près proportionnelles à l'âge de l'enfant. En faisant par exemple égale à D la dose therapeutique qui convient à l'adulte (vingt-cinq ans), on calculera la dose qui convient à un enfant d'un âge a en appliquant la formule :

$$\frac{d}{D} = \frac{a}{25}, \text{ d'où on tire } d = \frac{a \times D}{25}.$$

Pour simplifier encore cette formule on peut, à l'exemple de Brunton, multiplier le numérateur et le dénominateur de cette fraction par 4, ce qui conduit à l'expression toujours facile à calculer :

$$d = \frac{4a\mathrm{D}}{100}.$$

Exemple : soit un médicament dont la dose pour un adulte est égale à 1 gramme. On calculera la dose qui conviendrait à un enfant de huit ans en appliquant la formule :

$$d = \frac{4 \times 8 \times 1}{100} = \frac{32}{100} = 0,32.$$

Cette formule, nous ne saurions trop y insister, n'a rien d'absolu ; elle permet seulement au praticien de calculer la dose

théorique initiale autour de laquelle doit osciller la dose qui
convient vraiment à son malade; mais il pourra et même il devra
la diminuer sensiblement ou l'augmenter légèrement, suivant le
développement apparent de l'enfant, suivant le degré d'intensité
des symptômes qu'il s'agit d'amender, suivant ce qu'il connaîtra
déjà du passé pathologique de l'enfant, suivant enfin ce qu'il saura
de cette manière d'être, propre à chaque malade, que les vieux
cliniciens appelaient très justement d'un mot qui résumait bien
toute la série des conditions qui doivent diriger un traitement :
le *tempérament*. Quoi qu'il en soit, cette formule permettra toujours au médecin de donner à son petit malade une dose de médicament avec laquelle il n'aura pas à redouter de provoquer l'apparition de phénomènes toxiques graves.

Sexe. — La taille et le poids moyens de la femme étant
habituellement inférieurs à la taille et au poids de l'homme, il
paraît logique, *a priori*, de tenir compte de cette différence dans
le calcul des doses médicamenteuses qu'on peut lui administrer.

Ce n'est pourtant pas uniquement, ni principalement, dans cette
différence de poids ou de taille, souvent minime en somme ou
même nulle, qu'il faut voir la différence essentielle qui sépare
la femme de l'homme au point de vue de la sensibilité aux médicaments : c'est surtout dans des différences organiques plus
profondes, comparables à celles que nous avons notées chez
l'enfant, et c'est, d'autre part, dans les particularités physiologiques
qui, périodiquement ou temporairement, créent chez la femme
des fonctions ou des états spéciaux.

Au point de vue organique, en effet, on peut presque dire que,
chez la femme, la période infantile se prolonge indéfiniment : ses
appareils inhibiteurs n'atteignent jamais le degré d'activité qu'ils
atteignent chez l'homme adulte; son système nerveux, comparable
en cela à celui de l'enfant, demeure toujours un appareil hypersen-
sible. En un mot, son *tempérament* demeure toujours différent
de celui de l'homme.

Menstruation. — Les idées des thérapeutes sur les avantages
ou les inconvénients, sur l'opportunité, en un mot, des médicaments en général au moment des règles, ont naturellement suivi
le courant des théories régnantes sur la menstruation.

A l'époque où il était admis que la menstruation était un moyen
employé par la nature pour débarrasser l'organisme de certains
principes nuisibles, on se gardait, non seulement de toute admi-

nistration de médicaments, mais même on proscrivait toute espèce d'intervention thérapeutique au moment des règles.

Cette théorie, d'ailleurs, en dépit des découvertes modernes sur la nature et le rôle de la menstruation, est demeurée la théorie populaire par excellence, et il n'est pas rare de rencontrer des femmes qui, de même qu'elles s'interdisent le moindre soin de propreté pendant la période de leurs règles, refusent d'accepter le moindre médicament pendant cette période.

Les observations modernes ont montré que ces craintes sont exagérées et que l'état menstruel ne constitue pas une contre-indication absolue à l'administration des médicaments. Beaucoup de médecins cependant persistent à voir dans les règles, sinon une contre-indication à l'administration de tout médicament, du moins un état commandant une certaine réserve.

Il ne faut pas perdre de vue, en effet, que les troubles fonctionnels créés par la menstruation ne se résument pas entièrement dans les phénomènes en quelque sorte objectifs qu'on observe au niveau des parties génitales, mais qu'ils retentissent beaucoup plus profondément sur l'organisme. L'excitabilité générale, en effet, chez certaines femmes, est telle, au moment des règles, que, sous l'influence d'une vive émotion, il peut apparaître des troubles nerveux plus ou moins graves. En outre, certaines femmes demeurent, sur cette question, tellement ancrées dans les idées du passé, que l'absorption, un peu à contre-cœur, au moment de leurs règles, d'un médicament même inoffensif, peut se traduire chez elles par des troubles plus ou moins graves, dont l'apparition demeure toujours mise sur le compte de l'incurie ou de l'ignorance du médecin. Pour toutes ces raisons il convient d'être très réservé dans l'administration des médicaments au moment des règles, et à moins qu'il ne s'agisse d'une médication urgente, il sera au moins prudent de suspendre tout traitement pendant cette période.

Cette suspension s'imposant d'ailleurs au cours de tout traitement prolongé, il sera opportun de la faire coïncider avec l'établissement de la période menstruelle.

Grossesse et lactation. — Les mêmes réserves s'imposent, et plus impérieusement encore, au cours de la grossesse et de la lactation, car ici ce n'est pas seulement avec la susceptibilité de la femme qu'il faut compter, mais encore avec celle du fœtus ou de l'enfant. Au cours de la grossesse proprement dite, il est bien évident qu'on devra au moins s'abstenir rigoureusement de prescrire des médicaments à action abortive tels que l'ergot de seigle et quelques autres.

.Les purgatifs drastiques, qui peuvent aussi éveiller avant l'heure la contractilité utérine, les vomitifs qui, outre l'action dépressive secondaire qu'ils exercent sur le cœur, mettent en œuvre la presse abdominale, sont formellement contre-indiqués.

En outre, il ne faut pas perdre de vue que le placenta n'est pas pour les médicaments la barrière infranchissable qu'on s'est représentée pendant longtemps. Un grand nombre d'expériences ont au contraire montré la très grande facilité de pénétration des substances les plus variées à travers le placenta. Faut-il rappeler que l'alcool, par exemple, franchit le placenta avec une grande facilité et qu'on le retrouve aisément dans l'organisme du fœtus? La plupart des médicaments sont dans le même cas. La perméabilité du placenta impose donc une grande réserve au médecin dans l'administration des médicaments aux femmes enceintes. Il convient cependant d'ajouter que cette perméabilité placentale devient quelquefois une circonstance heureuse, permettant de faire profiter le fœtus de certaines médications, de le faire bénéficier, par exemple, du traitement syphilitique.

La lactation est aussi un état temporaire fort important à considérer au point de vue de l'administration des médicaments; d'abord parce que la lactation est une fonction assez fragile et qui peut être troublée ou même arrêtée par des causes en apparence fort bénignes, telles que la purgation, par exemple, et, en outre, parce que la glande mammaire de la nourrice n'est pas seulement un organe de sécrétion mais encore un organe d'excrétion. Remarquons cependant que cette particularité peut devenir une circonstance avantageuse puisqu'elle peut être mise à profit pour faire absorber à l'enfant de petites quantités de médicaments actifs qu'il serait parfois difficile de lui faire prendre directement (iodure, mercure, etc.).

V. — IDIOSYNCRASIE ET ANAPHYLAXIE

Les actions médicamenteuses peuvent varier, et souvent dans une large mesure, suivant certaines conditions purement individuelles et plus ou moins permanentes, sans qu'il soit d'ailleurs possible de découvrir la cause vraie, essentielle, de ces variations.

A défaut d'explication satisfaisante touchant la cause vraie de ces variations, on a créé un mot pour exprimer les faits de cet ordre, un mot qui a fait fortune parce qu'il est pittoresque, qu'il dit tout et qu'il ne dit rien, et qu'ainsi il dispense de tout effort de compréhension et met à l'abri de toute demande indiscrète d'explication : c'est le mot *idiosyncrasie*. Ce mot est fait de ιδιος, propre, et συνκρασις, mélange, et il sert à exprimer l'état particulier, l'état propre, l'individualisme en somme de chaque organisme, individualisme qui fait que chacun de nous a sa manière à lui, non seulement de vivre, de penser, de sentir, mais sa manière à lui de ressentir et de traduire les impressions quasi matérielles déterminées par des agents extérieurs, physiques ou chimiques, identiques.

On voit que le mot idiosyncrasie, pris dans son sens littéral, est extrêmement extensible et qu'il pourrait s'appliquer à l'expression de la plupart des faits physiologiques encore inconnus ou mal connus. Certains médecins l'ont même introduit dans le langage pathologique proprement dit et s'en sont servis pour parler de phénomènes relatifs à la prédisposition ou à l'immunité. Mais c'est là, en vérité, détourner le mot idiosyncrasie de sa signification initiale et il convient de le ramener à la seule expression des variations individuelles qui peuvent se manifester dans le domaine des actions alimentaires ou médicamenteuses, surtout des actions médicamenteuses.

Contrairement à une opinion assez répandue, le mot idiosyncrasie n'exprime pas uniquement le fait d'une sensibilité *exagérée* aux actions médicamenteuses, il peut au contraire servir à exprimer le fait d'une sensibilité *diminuée*, d'une insensibilité *relative*, aux actions toxiques ou médicamenteuses; il n'exprime exclusivement, en un mot, ni une diminution ni une exagération de la sensibilité individuelle à certaines actions, il exprime une *déviation* de l'impressionnabilité, soit dans le sens du plus, soit dans le sens du moins, soit même dans le sens qualitatif.

La cause première, la cause vraie des phénomènes idiosyncrasiques nous est inconnue. Tout ce que nous pouvons dire, c'est que la matière organique vivante, considérée soit dans la race, soit dans l'espèce, soit dans la variété, soit même dans l'individu, n'est pas une, mais multiple, et que c'est précisément l'individualité de la matière vivante qui fait que chacun de nous réagit aux impressions médicamenteuses suivant une modalité qui lui est propre.

Quand Richet cependant eut découvert l'anaphylaxie et fait connaître les symptômes généraux des accidents anaphylactiques,

on vit se produire le fait qui se produit assez généralement toutes
les fois que surgit une grande découverte dans le domaine des
sciences biologiques, c'est-à-dire qu'on crût pouvoir tout expliquer
au moyen de l'anaphylaxie ; on crût notamment pouvoir rattacher
à ce phénomène la plupart des accidents d'origine médicamenteuse
que l'on voit survenir chez quelques sujets prédisposés et qu'on
avait jusqu'ici. non pas expliqués, mais rapportés à l'idiosyncrasie. C'est ainsi que l'on a voulu rattacher à l'anaphylaxie les
accidents plus ou moins graves que l'on peut voir survenir chez
certains individus à la suite de l'administration de médicaments
tels que la cocaïne, l'antipyrine, l'iodoforme, etc. Or, a notre
avis, un semblable rapprochement n'est pas légitime, car on ne
retrouve pas dans les manifestations de l'idiosyncrasie proprement
dite l'un des caractères fondamentaux de l'anaphylaxie : la nécessité
d'une période d'incubation ; de plus, la plupart, sinon tous les
médicaments incriminés sont des cristalloïdes ; or, sur le terrain
anaphylactique, il y a une différence fondamentale entre les cristalloïdes et les colloïdes, puisque de l'ensemble des faits expérimentaux observés jusqu'ici on peut conclure que, de même que,
seuls, les colloïdes paraissent capables de provoquer des réactions
d'immunité, de même, seuls, les colloïdes paraissent capables de
provoquer des réactions anaphylactiques. Qu'il puisse y avoir une
certaine analogie entre des symptômes toxiques provoqués par de
l'antipyrine, par exemple, et les symptômes généraux de l'anaphylaxie, soit ; mais, ce qui caractérise l'anaphylaxie. ce n'est pas
tant la symptomatologie des accidents qui surviennent chez l'animal
anaphylactisé que les conditions très particulières dans lesquelles
elle se manifeste, et notamment : la période d'incubation nécessaire, sa persistance pendant plusieurs mois ou même plusieurs
années, sa spécificité, et enfin la disproportion entre la dose pré-
parante et la dose déchaînante. Or, jusqu'ici, la démonstration n'a
pas été faite d'un cristalloïde produisant des accidents évoluant
dans des conditions rigoureusement comparables à celles que l'on
trouve à la base de l'anaphylaxie.

Dans le même ordre d'idées. on sait que certaines substances
alimentaires (crustacés, moules, fraises, etc.) qui peuvent être
considérées comme des aliments banaux, en ce sens qu'elles ne
déterminent aucune espèce d'accidents chez la très grande majorité
des individus, agissent comme de véritables poisons chez quelques
personnes, déterminant par exemple des érythèmes, des éruptions

urticariennes, de véritables indigestions avec nausées ou vomissements, état syncopal, etc., tous phénomènes qui ne sont pas sans analogie avec ceux que l'on observe dans l'anaphylaxie proprement dite. A notre avis cependant, il n'est pas plus légitime de rattacher à l'anaphylaxie ces phénomènes d'intolérance que l'hypersensibilité médicamenteuse dont nous avons parlé précédemment.

En effet, malgré de nombreux essais et malgré la publication de quelques faits considérés comme positifs (?) on peut affirmer que toutes les tentatives faites en vue de réaliser expérimentalement l'anaphylaxie par l'administration d'une substance quelconque par la voie digestive ont échoué. D'autre part, les faits d'intolérance consécutifs à l'ingestion de la plupart des substances alimentaires incriminées s'observent le plus souvent d'emblée, c'est-à-dire dès la première fois que le sujet absorbe l'aliment.

On ne pourrait donc expliquer ces faits qu'en admettant l'existence normale ou congénitale dans le sang des individus hypersensibles de toxogénines spéciales. Mais ce serait, nous semble-t-il, aller un peu loin dans le domaine des hypothèses, et autant admettre alors que la plupart des maladies sont le fait de la présence dans le sang de toxogénines spéciales.

Pour toutes les raisons que nous avons développées et pour d'autres encore qu'il serait possible d'invoquer, l'ensemble des faits singuliers et encore inexpliqués que les anciens traduisaient par le mot idiosyncrasie ne sauraient être légitimement rattachés à l'anaphylaxie. Ce dernier mot ne peut s'appliquer qu'à l'expression des phénomènes d'hypersensibilité provoquée, créée par une première impression de l'organisme par certaines substances de constitution spéciale et de nature colloïdale. Au point de vue médicamenteux ce n'est que dans le domaine des actions sériques que nous trouverons des exemples d'accidents anaphylactiques proprement dits, et jusqu'à nouvel ordre, et malgré son imprécision, le mot idiosyncrasie doit être conservé pour exprimer les faits encore inexpliqués de sensibitité spéciale, essentielle, immédiate et non provoquée.

CHAPITRE VI

CLASSIFICATION DES MÉDICAMENTS

La classification des médicaments, c'est-à-dire leur répartition
en un certain nombre de groupes plus ou moins homogènes, est
une des questions qui, de tout temps, ont le plus vivement préoccupé les pharmacologistes. Il est bien évident qu'une classification,
quelle qu'elle soit d'ailleurs, est nécessaire pour l'étude et qu'elle
est devenue de plus en plus indispensable, au fur et à mesure
qu'a augmenté le nombre des substances naturelles ou artificielles
utilisées comme médicaments.

On peut ramener à trois les systèmes de classification qui ont
été proposés :

1° Un système basé sur les *propriétés naturelles* des médicaments, c'est-à-dire sur leur origine, leur nature, leur constitution,
leurs caractères organoleptiques;

2° Un système basé sur leurs *propriétés physiologiques*;

3° Un système basé sur la *finalité thérapeutique*. Chacun de
ces systèmes offre à la fois des avantages et des inconvénients.

On a fait au premier, notamment, le reproche de ne pas tenir
compte des propriétés physiologiques et des applications thérapeutiques du médicament et de rapprocher ainsi les uns des autres
des médicaments à actions pharmacodynamiques aussi différentes
que possible. Or, dans l'état actuel de nos connaissances, ce
reproche est-il absolument fondé? Nous ne le pensons pas, et en
ce qui concerne tout au moins les médicaments à composition
chimique définie, nous n'apercevons pas l'inconvénient qu'il peut
y avoir à grouper ces médicaments suivant les affinités chimiques
qu'ils présentent entre eux. Ne sont-ils pas très naturels et très

homogènes, aussi bien physiologiquement que chimiquement, le groupe des carbures saturés de la série grasse et de leurs dérivés halogénés, celui des aldéhydes, celui des alcools, ceux des phénols à fonction simple ou à fonctions mixtes, celui des amines aromatiques?

Nous n'entendons pas, bien entendu, dire par là que tous les médicaments qui, chimiquement, viennent se ranger dans l'un de ces groupes ont des actions physiologiques absolument identiques et sont susceptibles de se remplacer rigoureusement au point de vue thérapeutique; nous voulons seulement dire que, si l'on considère ces différents groupements chimiques dans leur ensemble, on peut se rendre compte que l'action physiologique fondamentale de chacun d'eux a un caractère quasi spécifique et que les différences que l'on peut noter entre les actions particulières, propres aux divers corps d'un même groupe, sont souvent des différences secondaires, tenant à des différences dans les propriétés physiques (solubilité; volatilité) de ces divers corps, ou encore à des particularités de structure moléculaire.

Les deux derniers systèmes de classification sont d'ailleurs loin d'être parfaits et l'on peut invoquer contre eux des arguments au moins aussi puissants que ceux qu'on a opposés au premier système. Sans entrer à cet égard dans des développements que le cadre de cet ouvrage ne comporte pas, on peut très facilement montrer que ces systèmes aboutissent à des classifications aussi peu rationnelles que possible, puisqu'ils reposent en définitive sur une base qui, en fait, est tout à fait factice.

En effet, pour établir une classification physiologique satisfaisante, il faudrait d'abord connaître avec quelque précision l'action physiologique sinon de tous les médicaments, du moins de la plupart d'entre eux. Or il faut bien reconnaître que nous ne possédons encore que des notions fort imprécises sur les propriétés physiologiques de la grande majorité des médicaments. D'ailleurs, un médicament exerce rarement sur l'organisme une action physiologique simple, uniorganique si l'on peut dire; le plus souvent, au contraire, cette action est complexe et elle varie suivant la dose du médicament.

Soit, par exemple, l'atropine : cette substance détermine dans l'organisme plusieurs modifications capitales; elle agit sur l'œil, sur le cœur et sur les appareils glandulaires. Allons-nous en faire un mydriatique, un accélérateur cardiaque, un anhydrotique? Pour ne pas nous tromper, nous considérerons les mécanismes par lesquels l'atropine produit la mydriase, l'accélération des mouvements du cœur et la diminution des sécrétions et nous en ferons un modificateur du système nerveux périphérique. Mais alors, nous méconnaissons une action, plus éloignée il est vrai, de l'atropine, mais qui n'est pas sans intérêt cependant : son action sur les centres nerveux et particulièrement sur les centres nerveux encéphaliques. Il est vrai que, pour ne pas nous compromettre, nous aurons la ressource d'étiqueter l'atropine : médicament agissant sur le système nerveux; ce qui nous amène à la faire entrer dans un groupe immense comprenant au moins les anesthésiques, les hypnotiques, les analgésiques, les antispasmodiques, les antithermiques, l'alcool, les caféiques, les métaux lourds, etc., etc. L'exemple que nous venons de tirer de l'atropine pour démontrer le peu de solidité de la base physiologique pour l'établissement d'une classification vraiment rationnelle des médicaments, nous aurions pu l'emprunter à n'importe quelle autre substance médicamenteuse; mais il serait sans intérêt de poursuivre cette démonstration.

Une classification rationnelle basée sur la finalité thérapeutique est encore plus impossible et plus illusoire, et cela pour deux raisons fort simples, à savoir :

1° Qu'il n'existe qu'un très petit nombre de médicaments à action thérapeutique spécifique;

2° Que beaucoup, pour ne pas dire tous les médicaments, sont utilisés dans le traitement d'un très grand nombre d'affections différentes.

Exemple : la plupart des composés mercuriels sont des antiseptiques au premier chef, et quelques-uns sont journellement employés comme tels: mais ce sont aussi des antisyphilitiques et leur emploi comme spécifiques est aussi fréquent que leur emploi comme antiseptiques; plusieurs composés mercuriels sont employés comme topiques: le calomel est employé comme purgatif.

On voit, d'après cet exemple élémentaire, à quelles difficultés on se heurte dès qu'on essaye de prendre la finalité thérapeutique pour base de la classification. Voilà pour la théorie. Mais si, laissant de côté le point de vue théorique, fort peu important en définitive, on envisage la question au point de vue pratique, c'est-à-dire au point de vue des besoins immédiats de l'élève et du praticien, on s'aperçoit bientôt encore que la classification basée sur l'action physiologique, et plus encore la classification basée sur la finalité thérapeutique, ne répondent nullement à ces besoins qui se résument en somme en ceci : étant donné un médicament, pouvoir obtenir rapidement les renseignements nécessaires et suffisants pour l'emploi rationnel de ce médicament, c'est-à-dire trouver, groupé en quelques lignes ou en quelques pages, suivant l'importance du médicament, tout ce qui a trait à l'origine, à la nature, aux propriétés physiques, chimiques ou organoleptiques, à l'action physiologique, aux indications thérapeutiques et aux modes d'emploi de ce médicament. Ni la classification basée sur l'action physiologique, ni la classification basée sur la finalité thérapeutique, ni les classifications mixtes adoptées par quelques auteurs ne peuvent répondre à ce besoin.

Il est un médicament typique à ce point de vue, c'est la caféine, dont l'étude, dans quelques ouvrages, se trouve répartie dans trois ou quatre chapitres différents : avec les modificateurs de la circulation, avec les modificateurs de l'appareil musculaire, avec les modificateurs de l'appareil rénal, enfin avec les modificateurs de la nutrition ! N'est-il pas plus logique de présenter dans un même chapitre l'histoire intégrale de la caféine et des caféiques? Évidemment si. C'est donc, surtout et avant tout, pour répondre à une nécessité pratique que, dans ce traité élémentaire spécialement écrit pour des élèves et des praticiens, nous avons cru devoir adopter l'espèce de classification naturelle dont nous avons indiqué les grandes lignes dans l'introduction placée en tête de cet ouvrage.

Les médications. — Le fait de ne pas adopter pour l'étude des médicaments une classification basée sur la finalité thérapeutique ne dispense pas d'étudier les moyens généraux les plus fréquemment utilisés, en thérapeutique.

Ces moyens généraux sont extrinsèques ou intrinsèques. Les premiers, en effet, ne s'adressent pas à l'organisme proprement dit; ils ont pour but, soit de protéger l'organisme contre l'invasion des microbes pathogènes, soit de le débarrasser des parasites proprement dits dont il peut être porteur.

Les moyens intrinsèques sont ceux qui ont pour but de provoquer ou d'exagérer un acte physiologique, de manière à produire au niveau d'un ou de plusieurs appareils de l'organisme, des modifications pouvant aboutir à une action thérapeutique.

Tous ces moyens employés par le médecin, soit pour prévenir, soit pour enrayer les maladies, représentent en somme autant de méthodes ou de procédés thérapeutiques différents les uns des autres, tant par leur mécanisme que par leurs indications générales ou leur but immédiat : ce sont les *médications*.

Chaque médication peut être réalisée par l'emploi judicieux d'un certain nombre de substances médicamenteuses particulièrement appropriées à ces médications ; mais une même substance, suivant la manière dont elle est employée, peut en réaliser plusieurs. Nous avons vu que c'était précisément en raison de ce fait qu'il n'était pas rationnel de prendre la finalité thérapeutique pour base de la classification des médicaments. Ce même fait montre aussi qu'avant d'étudier en détail chaque médicament il est nécessaire d'étudier les médications.

Étudier les médications, c'est définir leur but, c'est étudier la nature des actions pharmacodymaniques qu'il convient de mettre en jeu pour atteindre ce but, c'est déduire de ces données les indications et les contre-indications générales de ces médications, c'est dresser la liste des principales substances médicamenteuses susceptibles d'être utilisées aux fins de la médication considérée, c'est enfin définir les conditions générales dans lesquelles il faut se placer pour obtenir avec ces substances un rendement thérapeutique maximum, tout en réduisant au minimum les effets secondaires fâcheux qui peuvent se manifester.

Nous avons dit que les moyens généraux, que les procédés thérapeutiques que le médecin peut utiliser dans le but de prévenir ou d'enrayer les maladies pouvaient être subdivisés en moyens extrinsèques et moyens intrinsèques. Les médications dérivées des moyens extrinsèques peuvent se ramener à deux : la *médication antiseptique* et la *médication antiparasitaire*.

Les médications qui se rattachent à la mise en jeu des moyens thérapeutiques intrinsèques sont évidemment beaucoup plus nombreuses. Le but des moyens thérapeutiques intrinsèques étant en définitive de modifier dans la mesure du possible l'état fonctionnel troublé de tel ou tel organe ou appareil, on peut concevoir autant de médications qu'on peut concevoir d'organes ou d'appareils susceptibles d'être troublés par la maladie.

Au point de vue pratique, il ne peut cependant y avoir que des inconvénients à disséquer outre mesure l'étude des moyens thérapeutiques. C'est cette considération qui nous engage à faire entrer les médications dans le cadre à peu près classique des modificateurs des principaux organes ou appareils ou des principales fonctions.

CHAPITRE VII

MÉDICATION ANTISEPTIQUE

GÉNÉRALITÉS SUR L'ANTISEPSIE ET LES ANTISEPTIQUES

Définition et divisions de l'antisepsie. — Quelques auteurs comprennent sous la dénomination d'antisepsie l'ensemble des moyens utilisés en thérapeutique pour protéger l'organisme contre l'action nocive des microbes pathogènes. Or le mécanisme de la nocivité des microbes pathogènes est complexe.

Ce n'est pas par le fait seul de leur présence dans l'organisme, en tant que corps étrangers, que les microbes sont vraiment nuisibles, c'est en tant qu'organismes cellulaires capables de sécréter des substances toxiques, des toxines comme on dit aujourd'hui, qui, en se diffusant à travers l'organisme, sont susceptibles d'agir à la façon des poisons proprement dits.

Le plus souvent, cependant, les substances toxiques sécrétées par les microbes ne paraissent pas pouvoir être comparées aux poisons minéraux ou organiques que nous savons préparer de toutes pièces dans nos laboratoires ou que nous savons retirer de certains produits végétaux ou même animaux. L'action nocive de ces derniers, c'est-à-dire l'intensité des troubles organiques qu'ils peuvent engendrer, est en quelque sorte proportionnelle à leur masse, à leur quantité pondérale. Les toxines, au contraire, du moins la plupart d'entre elles, peuvent, à doses presque infinitésimales, produire dans l'organisme des troubles profonds et amener la mort.

Cette disproportion entre la quantité agissante de ces toxines et les effets produits, amène immédiatement à comparer ces produits de sécrétion microbiens aux ferments solubles ou diastases qui sont, eux aussi, des produits de sécrétion cellulaire, mais des produits de sécrétion utiles, puisqu'ils sont les agents nécessaires de la plupart des phénomènes vitaux qui assurent le développement et la conservation de l'individu.

D'autres caractères encore, des caractères d'ordre chimique notamment, permettent d'ailleurs de rapprocher les véritables toxines des diastases ordinaires, si bien que l'on peut, en définitive, considérer une toxine comme une diastase qui, au lieu d'agir sur une substance inerte telle que du sucre ou de l'albumine coagulée par exemple, agit sur une substance contenue dans une cellule vivante et jouant dans la vie de la cellule un rôle physiologique plus ou moins accusé, mais nécessaire au maintien de l'intégrité fonctionnelle de l'organisme. On voit dès lors que les moyens thérapeutiques qui peuvent être mis en œuvre pour protéger l'organisme contre l'action nocive des microbes pathogènes doivent être ramenés à trois principaux :

1° Moyens propres à empêcher l'envahissement de l'organisme par les microbes, à restreindre ou à empêcher leur pullulation lorsque l'envahissement de l'organisme est déjà réalisé;

2° Moyens propres à neutraliser leurs produits de sécrétion c'est-à-dire les toxines;

3° Moyens propres à protéger le terrain, c'est-à-dire à mettre l'organisme en état de ne pas ressentir ou de ne ressentir que faiblement l'action nocive des toxines.

Or ces trois catégories de moyens sont essentiellement différentes les unes des autres, tant par la nature des agents qu'elles utilisent que par le point de départ même des données théoriques qui ont permis de les réaliser.

Il est dès lors évident, qu'entendre par antisepsie l'ensemble de ces moyens, c'est apporter de la confusion dans cette question de l'antisepsie, c'est rapprocher des procédés ou des méthodes thérapeutiques différents les uns des autres, c'est au moins détourner de sa signification banale et habituelle l'expression d'antisepsie.

Nous entendrons donc par antisepsie l'ensemble des procédés ou des moyens immédiats qui rentrent dans la première des trois catégories que nous avons indiquées.

D'après cette conception même, il apparaît immédiatement que l'antisepsie peut être prophylactique ou thérapeutique. Les procédés de l'antisepsie prophylactique trouvent surtout leur application dans le domaine de l'hygiène ou dans celui des affections chirurgicales ou obstétricales ; ceux de l'antisepsie thérapeutique trouvent surtout la leur dans le domaine des affections médicales proprement dites.

Qu'elle soit curative ou qu'elle soit prophylactique, la méthode antiseptique repose sur l'action que certains agents physiques ou certaines substances chimiques exercent sur les microbes.

Action des agents physiques sur les microbes.

Électricité. — L'action de l'électricité sur les microbes a été très discutée. Cet agent paraît pouvoir, dans certaines conditions encore mal établies, affaiblir la vitalité de certains microbes et atténuer leur virulence ; toutefois, les résultats obtenus jusqu'ici dans cette voie ne permettent pas de considérer l'électricité comme un agent antiseptique pratiquement utilisable.

Lumière. — Les effets de la lumière sur les microbes sont beaucoup mieux connus et l'on sait aujourd'hui, que si certaines espèces sont attirées par la lumière, ce qui semble indiquer une action favorable de cet agent sur le développement et la vitalité de ces espèces, la plupart des bactéries éprouvent de la part des rayons lumineux et particulièrement des rayons solaires une action plutôt fâcheuse. Cette action nuisible de la lumière solaire sur un grand nombre de bactéries a été bien mise en évidence par les travaux de Duclaux sur un grand nombre de ferments figurés et de microbes pathogènes bien définis, et par ceux d'Arloing et Roux sur la bactéridie charbonneuse.

De cet ensemble de recherches on peut conclure :

1° Que la lumière, même diffuse, a une action retardante sur le développement d'un grand nombre de microorganismes ;

2° Que l'action de la lumière solaire est beaucoup plus énergique et peut aboutir à une action véritablement stérilisante sur beaucoup de microorganismes ;

3° Que cette action exige pour se produire un temps variable suivant les différents microorganismes et, pour un même microorganisme, suivant la nature du milieu de culture.

C'est ainsi que des *coccus*, chez lesquels on ne connaît pas de spores, sont plus rapidement tués que des bacilles sporulés. Quant aux spores elles-mêmes, elles résistent plus longtemps lorsqu'elles sont conservées à sec que lorsqu'elles sont placées dans un bouillon de culture.

Avant de tuer les microbes pathogènes, la lumière atténue leur virulence. Les toxines elles-mêmes, d'ailleurs, sont sensibles à l'action de la lumière : les fortes radiations atténuent rapidement leur activité, surtout en présence de l'oxygène.

Agitation. — Il est évident *a priori* que l'agitation des milieux liquides où vivent des bactéries est une condition défavorable au développement de ces êtres, qu'ils soient aérobies ou anaérobies. S'il s'agit de bactéries aérobies, l'agitation brise le voile qu'elles forment à la surface du liquide et les immerge momentanément ou définitivement dans les couches profondes où elles ne trouvent plus une quantité d'oxygène suffisante pour leur développement. On conçoit aussi comment l'agitation peut, dans certaines conditions, en amenant à la surface les espèces anaérobies, entraver le développement de ces bactéries.

Quelle que soit l'intensité de l'action qu'ils exercent sur le développement ou la virulence des bactéries, les deux agents physiques que nous venons d'énumérer, la lumière et l'agitation, ne sauraient être considérés comme des moyens antiseptiques immédiats, c'est-à-dire susceptibles d'être utilisés, d'être captés si l'on peut dire, comme moyens de défense rapide de l'organisme contre l'envahissement microbien. Mais la lumière et l'agitation n'en constituent pas moins des agents prophylactiques permanents de tout premier ordre.

C'est en effet l'action de ces agents naturels sur les microbes, qui explique pourquoi les masses d'eau immobiles, ombragées et peu aérées, les puits, les citernes, certains étangs, offrent à beaucoup d'espèces nuisibles des conditions parfaites de prolifération ; pourquoi au contraire, les eaux courantes ensoleillées et largement aérées de certaines rivières, sont souvent d'une très grande pureté, malgré les nuisances qu'elles reçoivent en différents points de leur parcours.

Froid. — La plupart des bactéries paraissent pouvoir supporter sans périr des températures extrêmement basses. Pictet et Yung ont pu maintenir pendant vingt heures à — 130° une culture de *bacillus anthracis* ne renfermant que des spores, sans que cette culture perde de sa virulence. Plus récemment, Pictet a montré que des cultures de bactéries, dont beaucoup étaient sporulées, avaient pu résister à un froid de — 200° obtenu avec l'air liquéfié.

De ces expériences on peut conclure que les températures, même les plus basses de l'hiver, ne constituent pas un procédé antiseptique naturel, puisqu'une congélation même prolongée ne fait qu'enrayer le développement des bactéries, celui-ci reprenant aussitôt que le froid a disparu. Le froid n'est en somme pour les bactéries qu'une condition simplement *dysgénésique*.

Chaleur. — A partir de la température minima permettant la vie proprement dite de l'espèce, si on élève lentement et graduellement la température, on peut constater une augmentation également graduelle dans la rapidité du développement des bactéries, jusqu'à un certain degré qui paraît être le plus favorable. C'est ce degré optimum que Chauveau a désigné sous le nom de température *eugénésique*.

La température eugénésique varie suivant les espèces, mais, d'une manière générale, elle est comprise entre 35° et 40°. A partir de la température eugénésique propre à chacune d'elles, les bactéries retombent dans une nouvelle condition dysgénésique ; leur développement se fait de plus en plus mal, jusqu'à ce qu'enfin il s'arrête, à une température maxima variable encore suivant l'espèce considérée et qu'on peut qualifier de température *agénésique*.

Les températures agénésiques ne sont pas des températures mortelles, car certaines bactéries peuvent les supporter pendant fort longtemps sans périr, c'est-à-dire sans perdre la propriété de se multiplier à nouveau lorsqu'on les transporte dans un milieu de culture placé à une température convenable. Toutefois il faut savoir que, lorsque certains microbes pathogènes sont maintenus pendant un temps suffisant à leur température agénésique, ces microbes peuvent perdre une partie de leur virulence.

Cette atténuation de la virulence des microbes peut être permanente, c'est-à-dire que l'on peut faire pulluler à nouveau ces microbes, les propager, en leur conservant la virulence atténuée qu'ils avaient acquise par le fait de leur maintien pendant un temps convenable à leur température agénésique.

Autrement dit, le maintien pendant un temps convenable de certains microbes à leur température agénésique est un des moyens que l'on a pu mettre en œuvre pour préparer des cultures atténuées de certains microbes, c'est-à-dire des vaccins.

La température agénésique supérieure ou température maxima de multiplication est moins variable que la température agénésique inférieure ; cependant, elle varie encore dans d'assez larges limites puisqu'on la trouve de 35° pour le *Bacillus rosaceus metalloïdes*, très belle espèce à pigment rouge carmin, et de 72° pour les *Bacillus thermophilus*. Pour le plus grand nombre des espèces elle oscille aux environs de 45° : 42° pour le *pneumocoque* et le *bacille de la tuberculose*, 46° pour le *bacille typhique*, 47° pour le *bacillus anthracis*.

Enfin, au delà de la température agénésique supérieure, la chaleur, non seulement empêche le développement et la multiplication des microbes, mais elle les tue définitivement et l'on peut poser en principe que la chaleur, lorsqu'elle est suffisamment élevée et prolongée, constitue l'agent microbicide par excellence, qu'elle est, de toutes les conditions physiques extérieures, celle dont l'action est la plus rapide, la plus certaine, la plus efficace pour la destruction des microbes.

Aucun germe ne résiste à l'action de la chaleur; toutefois, son intensité microbicide dépend de plusieurs facteurs, à savoir :

1° De son degré ;

2° De la durée de son action ;

3° Des conditions dans lesquelles se trouvent les germes au moment où ils sont exposés à l'action de la température ;

4° De l'espèce microbienne ;

5° De la nature morphologique de l'élément microbien considéré (mycelium ou spore).

En ce qui concerne les conditions dans lesquelles se trouvent les germes au moment où ils sont exposés à l'action de la température, on peut admettre qu'ils sont beaucoup moins résistants dans un *milieu humide* que dans un *milieu sec*, ce que l'on traduit habituellement en disant que la chaleur humide agit toujours plus énergiquement que la chaleur sèche.

Le milieu étant humide, la *réaction* de ce milieu joue aussi un rôle important ; et c'est en milieu *neutre* que les microbes résistent le plus longtemps à l'action de la chaleur.

Enfin, pour ce qui est de l'influence de la nature morphologique du microorganisme considéré, il est bien démontré que les formes sporulées sont beaucoup plus résistantes que les formes mycéliennes, ce qui n'est pas surprenant puisque les spores constituent en somme pour ces êtres inférieurs une forme de conservation.

Action des agents chimiques sur les microbes.

Les microbes, comme les êtres plus élevés en organisation, ont besoin, pour vivre et se développer normalement, d'eau, de matières azotées, de matières hydrocarbonées et de matières salines,

La nature des matériaux azotés qui peuvent servir à la vie et au développement des bactéries est extrêmement variable. Ce sont les matières albuminoïdes qui constituent sans contredit, pour les microbes, la source la plus importante d'azote et tout d'abord les matières albuminoïdes diffusibles et immédiatement assimilables, c'est-à-dire les peptones. Toutefois, les bactéries s'accommodent parfaitement des molécules azotées infiniment plus simples qui proviennent de la désintégration de la molécule albuminoïde (asparagine, leucine, tyrosine, urée), voire des molécules azotées déjà minéralisées (nitrates et sels ammoniacaux).

Les bactéries étant dépourvues de chlorophylle, ne peuvent, comme le font les plantes vertes, emprunter directement leur carbone à l'acide carbonique de l'atmosphère; elles doivent l'emprunter aux composés hydrocarbonés complexes formés par les êtres supérieurs. Parmi ces composés hydrocarbonés, les sucres et particulièrement les glucoses, peuvent être considérés comme les plus importants pour la vie des bactéries; toutefois, d'autres composés ternaires (glycérine, acides tartrique, citrique, malique, etc.) peuvent remplacer les matières sucrées comme source de carbone.

Enfin, parmi les éléments minéraux nécessaires à la vie des microbes, on peut citer le soufre, le phosphore, le potassium, le calcium, le chlore, et, accessoirement, le fer et le silicium.

C'est en associant de différentes manières, dans des proportions convenables, certains matériaux azotés à des matières hydrocarbonées et à des substances salines, qu'on arrive à préparer des *milieux de culture* plus particulièrement appropriés au développement des microbes.

On ne connaît encore que d'une façon appoximative « les combinaisons alimentaires » les plus favorables à la nutrition des bactéries. C'est que, s'il est vrai que beaucoup d'espèces s'accommodent des mêmes aliments ou des mêmes combinaisons d'aliments, il ne s'ensuit pas que la même combinaison constitue le *menu de choix* pour toutes les espèces. Certaines bactéries semblent en effet posséder des besoins particuliers qui font qu'elles se développent mieux sur tel milieu que sur tel autre.

L'idéal serait de posséder sur les goûts alimentaires des principales espèces microbiennes des documents du même ordre que ceux qui ont été obtenus par Raulin dans ses belles recherches sur le développement de l'*Aspergillus niger*.

Cette moisissure est une des plus communes; ses spores sont très abondamment répandues dans la nature et elles germent avec une remarquable facilité sur les milieux nutritifs les plus banals, à la condition que ces milieux nutritifs aient une réaction un peu acide : tranches de citron, pain mouillé d'un peu d'eau vinaigrée, etc. Or, après de nombreux tâtonnements, Raulin est arrivé à constituer un milieu purement minéral et tel, que les conditions de temps, de température, de lumière, d'aération étant les mêmes, la récolte de la plante est toujours supérieure en poids à celle que fournit un quelconque des milieux habituels sur lesquels la moisissure se développe. Ce milieu nutritif, connu sous le nom de *liquide de Raulin*, a la composition suivante :

Eau	1500
Sucre candi	70
Acide tartrique	4
Nitrate d'ammoniaque	4
Phosphate —	0.60
Carbonate de potasse	0.60
— de magnésie	0,40
Sulfate d'ammoniaque	0,25
— de fer	0,07
— de zinc	0,07
Silicate de potasse	0,07

Si l'on vient à supprimer l'une des substances de cette liste, ou même simplement à modifier ses proportions, la récolte diminue dans des proportions parfois très larges. Ainsi, la suppression du sel de *zinc*, qui n'entre que pour 7 centigrammes dans cette solution, donne une récolte qui ne représente en poids que le *dixième* de celle qu'on obtient avec le liquide normal. Dans un liquide sans potasse, la récolte tombe au 1/25e de la normale; sans ammoniaque, au 1/150e; sans acide phosphorique, au 1/200e. Enfin, si on ajoute au liquide de Raulin une *trace d'un sel d'argent*, ou si même on place le liquide de Raulin dans un *vase en argent*, la végétation est complètement supprimée, le développement de l'aspergillus ne se fait pas. Et cependant, dans ce dernier cas, les réactifs chimiques les plus délicats ne permettent pas de reconnaître dans le liquide nutritif la présence de la plus petite quantité de sel d'argent. Le champignon est donc un réactif infiniment plus sensible que nos réactifs chimiques les plus délicats.

L'action favorable de petites quantités de zinc sur le développement de l'aspergillus et l'action éminemment toxique de l'argent pour cette même moisissure, permettent immédiatement de juger de l'importance des composés minéraux dans la vie cellulaire des champignons.

Nous ne connaissons pas avec la même précision les goûts et les besoins alimentaires des bactéries; mais, étant données les très grandes affinités biologiques de ces êtres avec les champignons inférieurs, il est permis de leur appliquer les résultats observés chez ces derniers. On sait d'ailleurs que, comme les moisissures, les bactéries peuvent parfaitement vivre dans des solutions purement minérales.

Pasteur le premier a imaginé de faire développer les bactéries dans des solutions salines. La formule du liquide qu'il employait, connu de tous sous le nom de *liquide de Pasteur*, est la suivante :

```
Eau distillée..  .............................   100
Sucre candi.................................    10
Cendres de levure de bière.................   0,075
```

Le sucre candi étant trop favorable au développement des moisissures, *Cohn* modifia plus tard la formule de Pasteur et la remplaça par la suivante :

```
Eau distillée ...............................   200
Tartrate d'ammoniaque. .....................     2
Phosphate de potasse........................     2
Sulfate de magnésie.........................     1
Phosphate tribasique de chaux..............   0,10
```

Il faut reconnaître, toutefois, que de telles solutions sont en général peu propices au développement des bactéries; mais, de tels milieux nutritifs, de composition chimique bien déterminée, peuvent cependant rendre de grands services dans des cas particuliers, quand il s'agit par exemple de faire l'étude des produits dérivés de l'action vitale des êtres que l'on peut y faire vivre. L'absence dans le milieu nutritif de toute substance de composition variable ou problématique, telle que des albuminoïdes, simplifie en effet beaucoup la recherche des produits de sécrétion microbiens.

Il est d'ailleurs évident, qu'en appliquant à l'étude de ces milieux nutritifs la méthode qui a conduit Raulin à la découverte de son liquide, on arriverait à déterminer pour chaque microbe une combinaison alimentaire optima.

Aussi bien, c'est en ajoutant aux différents milieux nutritifs sur lesquels on cultive habituellement les microbes, diverses substances, qu'on a pu reconnaître que, de même que l'argent empêchait le développement de l'aspergillus, de même certains sels métalliques ou certaines matières organiques se comportaient comme des poisons plus ou moins violents à l'égard des microbes; ce sont précisément les faits de cet ordre qui ont conduit à la recherche et à l'emploi méthodique des *antiseptiques*.

Définition des antiseptiques. Distinction entre les antiseptiques et les désinfectants. — On peut définir les antiseptiques : « des substances chimiques douées de la propriété d'entraver ou d'arrêter le développement des bactéries dans un milieu de culture propice à leur développement, et qui, à ce titre, sont utilisées en thérapeutique dans le but de mettre les bactéries hors d'état de nuire à la santé de l'homme ou des animaux. » Il est plus difficile de définir convenablement les agents chimiques que, dans le langage courant, on désigne sous le nom de *désinfectants* et de marquer avec précision les caractères différentiels qui les séparent des antiseptiques proprement dits.

Les agents chimiques qualifiés de désinfectants sont en réalité des antiseptiques et, en vérité, leur caractère différentiel le plus net nous paraît surtout résider dans les circonstances particulières et dans le mode même de leur emploi. Leur mise en œuvre constitue plutôt, en effet, une application de procédés prophylactiques, hygiéniques, qu'une application de procédés thérapeutiques proprement dits; ils sont destinés, non pas à atteindre les microbes qui ont déjà envahi l'organisme, mais ceux qui peuvent se trouver à la surface d'une plaie ou mieux encore ceux qui peuvent se trouver dans l'atmosphère ou sur les murs d'une chambre, à la surface de linge ou de vêtements souillés, ceux enfin qui, rejetés avec les matières fécales par des malades atteints de maladies infectieuses, rendraient dangereuse pour l'entourage immédiat de ces malades ou pour des agglomérations plus ou moins voisines l'évacuation telle quelle de ces matières.

Le but que l'on cherche à atteindre par l'emploi des désinfectants ne se borne pas toujours à la simple destruction de tel ou tel microbe pathogène ; très souvent, en effet, on les utilise dans le but d'empêcher ou de suspendre les processus de fermentation, de putréfaction, que certains microbes pathogènes ou même saprophytes tiennent sous leur dépendance et qui se traduisent par la formation de produits volatils, doués d'une odeur répugnante ou de propriétés toxiques plus ou moins grandes.

L'action des antiseptiques vrais est en somme à peu près uniquement dirigée contre les agents des maladies infectieuses ; l'action des désinfectants est non seulement dirigée contre la cause morbide, mais encore contre les conséquences qu'elle peut entraîner secondairement, les fermentations putrides en particulier. Les antiseptiques vrais exercent leur action *in situ* ; les désinfectants exercent le plus souvent la leur en dehors de l'organisme, et pour cette raison, on le conçoit, ils peuvent être employés d'une façon plus brutale, si l'on peut dire, que les antiseptiques vrais.

Mais une même substance, suivant les circonstances et le mode de son emploi, suivant la dose à laquelle on l'emploie, peut être considérée, soit comme un antiseptique, soit comme un désinfectant : tel est le cas du phénol, du sublimé, du formol, etc., etc. La propriété antiseptique ou désinfectante ne constitue donc pas un caractère moléculaire, c'est un caractère purement conventionnel.

Le nombre des substances susceptibles d'entraver ou d'arrêter *in vitro* le développement des bactéries est considérable. Toutes ces substances ne sont cependant pas susceptibles d'être utilisées en thérapeutique comme antiseptiques proprement dits. Ces derniers étant, en effet, destinés à agir sur les microbes au sein même de l'organisme ou tout au moins aux portes mêmes de l'organisme, doivent posséder une qualité fondamentale, celle de n'être pas nocifs pour les humeurs ou les tissus, à la dose où l'on doit les employer pour lutter efficacement contre l'invasion microbienne.

Quand il s'agit du choix d'un antiseptique destiné à la pratique de la désinfection telle que nous l'avons envisagée précédemment, la considération de la toxicité du produit a généralement moins d'importance. Encore, cependant, convient-il d'envisager avec soin le but ou l'objet de cette désinfection. S'il s'agit, par exemple, de la désinfection d'une plaie, il faudra évidemment se préoccuper de l'action locale de la substance désinfectante et rejeter toute substance à action irritante ou caustique; il faudra même se préoccuper de son action éloignée puisque les plaies, surtout lorsqu'elles sont profondes ou qu'elles présentent une surface de quelque étendue, peuvent servir de porte d'entrée aux médicaments.

D'ailleurs, même dans le choix d'un antiseptique destiné à la pratique de la désinfection proprement dite, c'est-à-dire appliquée à la destruction des germes qui souillent les linges, les vêtements, les pièces de pansement, les instruments de chirurgie, etc., il y a lieu d'envisager les propriétés chimiques de l'antiseptique, c'est-à-dire son action sur les matières qui forment ces différents objets, de manière à éviter leur altération ou leur destruction. Ce n'est guère que dans le cas où il s'agit de la désinfection des matières fécales, des objets en verre ou en porcelaine, des linges ou des instruments désormais inutilisables, que l'action chimique de la substance devient plus ou moins indifférente; encore faut-il, dans ce dernier cas, que le produit antiseptique soit facilement maniable et n'émette pas de vapeurs irritantes susceptibles de gêner la personne qui pratique la désinfection ou d'abîmer les objets environnants.

Détermination expérimentale de la valeur d'un antiseptique. — La détermination expérimentale de la valeur d'un antiseptique comporte trois opérations principales :

1° Étude de l'action exercée *in vitro* par le produit sur les phases diverses de la vie d'un microbe pathogène donné. Cette étude comporte théoriquement un grand nombre de déterminations différentes : détermination de la dose qui *retarde* simplement la *germination*; détermination de la dose qui *ralentit* le *développement*; détermination de la dose qui l'*empêche* définitivement; enfin, détermination de la dose qui tue pour ainsi dire d'emblée le microbe considéré.

Dans la pratique on se borne à établir la dose minima de produit qu'il est nécessaire d'introduire dans un kilogramme de matière nutritive pour y *empêcher* le développement du microbe. Cette détermination conduit à la connaissance d'un chiffre qui exprime ce que l'on est convenu d'appeler l'*équivalent antiseptique*.

2° Étude de l'action toxique du même produit sur des animaux d'une organisation plus ou moins semblable à celle de l'homme (chien, lapin, cobaye). On détermine la quantité minima de la substance nécessaire pour tuer ces différents animaux. Le chiffre obtenu, rapporté à un kilogramme d'animal, exprime ce que l'on est convenu d'appeler l'*équivalent toxique*.

L'étude d'un antiseptique comporte enfin la détermination d'un troisième facteur, qui a pour but de conduire à la connaissance d'une nouvelle notion, celle de l'*équivalent thérapeutique*, donnée purement théorique d'ailleurs.

Ce qualificatif de *thérapeutique* employé pour désigner ce nouvel équivalent ou, si l'on préfère, pour définir la nature de cette nouvelle notion, est même très fâcheuse, en ce sens que cette expression paraît comporter une signification posologique. Or il n'en est rien : l'équivalent dit thérapeutique est une donnée purement théorique et comparative; le chiffre qui l'exprime n'a aucune valeur absolue, il indique simplement la valeur thérapeutique théorique d'un antiseptique *par rapport à un autre antiseptique* pris comme terme de comparaison; il fournit des *indications* pour l'emploi thérapeutique d'un antiseptique donné, mais il ne règle nullement sa posologie.

Il est bien évident, d'abord, que la valeur thérapeutique vraie, appliquée, d'un antiseptique, ne découle pas naturellement, nécessairement, de sa puissance antiseptique déterminée *in vitro*. Qu'importe, en effet, qu'une substance soit douée d'un très grand pouvoir antiseptique, si cette substance est infiniment toxique pour l'homme à la dose même où l'on doit l'employer pour que se manifeste avec efficacité son action antiseptique. Il n'y a donc *a priori* aucune concordance nécessaire entre la puissance antiseptique et la valeur thérapeutique réelle d'une substance donnée; il n'y a de rapport entre l'une et l'autre qu'à la condition que l'équivalent toxique de la substance soit aussi faible que possible par rapport à son équivalent antiseptique.

Soit, par exemple, le sublimé corrosif. Ce corps est l'un des plus puissants microbicides que l'on connaisse; c'est pour ainsi dire le microbicide idéal; et cependant, considéré au point de vue particulier que nous envisageons en ce moment, c'est un mauvais médicament, parce que son équivalent toxique est très élevé.

Voici, au contraire, le naphtol. Ce corps est beaucoup moins antiseptique que le sublimé, et cependant il a, comme antiseptique général, comme antiseptique médical, une valeur bien supérieure à celle du sublimé.

Bouchard a en effet montré que l'équivalent toxique du sublimé était 0,0025 et que celui du naphtol était 0,13. Il a montré d'autre part que l'équivalent antiseptique du sublimé (déterminé par rapport au staphylococcus aureus) était 0,030; tandis que celui du naphtol α (déterminé par rapport au même microbe) était seulement 0,12. Dès lors, si nous assimilons l'organisme animal à un milieu de culture, à de la matière fermentescible, nous pourrons, à l'aide des données de Bouchard, faire le raisonnement suivant :

1° Étant donné que, pour stériliser 1 kilogramme d'animal, il faut 0 gr. 030 de sublimé, quel poids d'animal serait stérilisé par la dose toxique de sublimé, c'est-à-dire pour 0 gr. 0025? Ce poids nous est donné par l'équation :

$$\frac{0.0025}{x} = \frac{0,030}{1}, \text{ d'où l'on tire } x = \frac{0,0025}{0,030} = 0 \text{ k., } 083 \text{ gr.}$$

Cela revient à dire que, lorsqu'un animal d'un kilogramme meurt, empoisonné par une dose de sublimé égale à 0 gr. 0025, il n'a que 83 grammes de son poids de stérilisé, autrement dit qu'il n'est pas stérilisé. C'est établir en somme, par une sorte de raisonnement par l'absurde, que pour stériliser 1 kilogramme d'animal par le sublimé il faudrait employer un poids de sublimé 12 fois supérieur à la dose toxique $\left(\frac{0.0025}{0,030} = \frac{1}{12}\right)$!

2° L'équivalent toxique du naphtol α étant 0,13 et son équivalent antiseptique 0,12, lorsqu'un animal de 1 kilogramme meurt, empoisonné par 0,13 de naphtol, le poids d'animal stérilisé est exprimé par l'équation :

$$\frac{0,13}{x} = \frac{0,12}{1}, \text{ d'où l'on tire } x = \frac{0.13}{0,12} = 1 \text{ k., } 084.$$

Cela revient à dire que la dose toxique de naphtol est supérieure à celle qui est nécessaire pour la stérilisation de l'animal; autrement dit qu'on peut stériliser l'animal avec une dose de naphtol inférieure à la dose toxique.

Le naphtol α a donc comme antiseptique général, comme antiseptique médical, une valeur thérapeutique beaucoup plus grande que le sublimé. Et si nous voulons exprimer par un chiffre la valeur thérapeutique *expérimentale* du naphtol par rapport à celle du sublimé, ce chiffre nous sera évidemment fourni par le rapport $\frac{1,084}{0,083}$, qui est celui des poids d'animal stérilisés par les doses mortelles de naphtol d'une part et de sublimé de l'autre. Dans le cas particulier ce rapport est égal à 13; le naphtol α a donc une valeur thérapeutique expérimentale 13 fois supérieure à celle du sublimé.

Mais il faut bien remarquer que ce chiffre 13 exprime l'équivalent thérapeutique expérimental du naphtol α, évalué *par comparaison* avec celui du sublimé pris pour unité. L'équivalent thérapeutique expérimental n'a donc aucune valeur absolue; c'est une donnée purement comparative, utile à connaître, mais qui ne porte en soi aucune indication posologique.

Conditions favorisant ou entravant l'action des antiseptiques. — *a. Influence de l'état physique.* — Qu'il soit solide ou qu'il soit liquide, un corps ne manifeste de pouvoir antiseptique que s'il peut se dissoudre dans les milieux de culture où prolifèrent les agents infectieux. Ces milieux de culture, qu'il s'agisse d'un milieu de culture artificiel, d'une plaie superficielle, ou du milieu organique proprement dit, sont toujours essentiellement aqueux. Donc, la solubilité d'un corps dans l'eau est, *a priori*, une condition favorable à la manifestation de la puissance antiseptique de cette substance. Certains corps, il est vrai, peu solubles dans l'eau, paraissent doués de propriétés antiseptiques énergiques. Tel est le cas de l'iodoforme qui, bien qu'insoluble dans l'eau et très faiblement antiseptique *in vitro*, est journellement utilisé en chirurgie pour le pansement des plaies et dont l'efficacité n'est contestée par personne. Mais cet exemple même constitue, ainsi que nous le dirons plus tard (p. 626), une exception plus apparente que réelle. Retenons seulement, pour l'instant, que la solubilité d'un corps dans l'eau, tout en étant *a priori* une condition favorable à la manifestation des propriétés antiseptiques de ce corps, n'est cependant pas une condition rigoureusement indispensable; que ce qui importe, c'est qu'il y ait, par un mécanisme quelconque, solubilisation du corps au sein du milieu infecté.

C'est dire que l'on pourra, lorsque la solubilité d'un corps dans l'eau pure sera nulle ou trop faible, essayer d'avoir recours à un autre dissolvant que l'eau. Mais on ne devra pas perdre de vue que la nature du dissolvant peut n'être pas sans influence sur le pouvoir antiseptique du corps dissous. A vrai dire, nous ne possédons sur ce point particulier de l'histoire des antiseptiques que des renseignements assez vagues. On admet par exemple que, d'une manière générale, l'alcool diminue les propriétés bactéricides de l'acide phénique et du bichlorure de mercure, par rapport aux microbes sporulés. La glycérine concentrée et les huiles grasses jouiraient de propriétes analogues.

b. Action adjuvante de quelques associations médicamenteuses. — Les données que nous possédons relativement à l'influence des associations médicamenteuses sur la puissance antiseptique sont encore peu nombreuses. Quelques recherches de Bouchard paraissent cependant avoir établi que le mélange de certains antiseptiques donnait un produit *plus antiseptique, sans être plus toxique,* que chacun des antiseptiques pris séparément. C'est sur ce fait expérimental que sont basées un certain nombre de formules d'*antiseptiques composés* que nous aurons l'occasion de signaler dans la seconde partie de cet ouvrage.

Dans quelques cas, d'ailleurs fort simples, on peut saisir la raison de cette augmentation du pouvoir antiseptique. On sait, par exemple, qu'on associe fréquemment et avec avantage l'acide tartrique ou le chlorure de sodium au sublimé. On saisit fort bien, dans ce cas, le rôle de ces adjuvants. Les sels de mercure ont, en effet, une très grande affinité pour les matières albuminoïdes, avec lesquelles ils forment des combinaisons insolubles dans l'eau pure mais solubles dans l'eau chargée d'acide tartrique ou de chlorure de sodium. Il en résulte que le sublimé employé seul, pour réaliser l'antisepsie d'une plaie par exemple, formera au contact des liquides organiques et des substances albuminoïdes de cette plaie une sorte de coagulum qui englobera une partie du principe actif et empêchera l'action antiseptique de se poursuivre plus profondément. Ici, ce n'est évidemment pas le pouvoir antiseptique de l'acide tartrique ou celui du chlorure de sodium qui s'est ajouté à celui du sublimé; mais ces adjuvants ont permis au sublimé de manifester intégralement son pouvoir antiseptique.

c. Action adjuvante de la chaleur. — Toutes choses égales d'ailleurs, l'activité des solutions antiseptiques croît avec la température. Les températures comprises entre 45° et 50° sont celles que, pratiquement, on peut considérer comme les plus favorables à la manifestation des propriétés antiseptiques d'une substance donnée.

Les températures supérieures seraient naturellement plus favorables encore, parce qu'alors la chaleur agirait pour son propre compte sur la vitalité du microbe. Toutefois, l'emploi de solutions antiseptiques à des températures supérieures à 45° ou 50° serait impossible, si ce n'est pour la désinfection d'instruments, de linges, de matières fécales ou de substances putrescibles analogues.

Origine et nature des principaux antiseptiques; leur valeur comparative. — Le nombre des antiseptiques aujourd'hui connus est considérable. Ils sont fournis, les uns par la chimie minérale, les autres, les plus nombreux, par la chimie organique.

Les substances antiseptiques fournies par la chimie minérale se rencontrent à la fois dans le groupe des métalloïdes et dans celui des métaux. Dans le groupe des métalloïdes, c'est le plus ou moins d'affinité que ces corps présentent pour l'hydrogène qui paraît déterminer et jusqu'à un certain point mesurer le pouvoir antiseptique.

Dans le groupe des métaux proprement dits, il est difficile de saisir la raison du pouvoir antiseptique et de ramener à une propriété physique ou chimique évidente l'intensité de ce pouvoir.

Dans certains cas assez rares, il semble qu'on puisse ramener le pouvoir antiseptique de quelques combinaisons métalliques à une cause analogue à celle qui paraît déterminer le pouvoir antiseptique de quelques métalloïdes : l'affinité pour l'hydrogène. C'est ainsi que le pouvoir antiseptique du permanganate de potasse peut s'expliquer par la richesse de ce composé en oxygène et par la facilité avec laquelle il peut céder cet oxygène aux substances organiques. L'oxydation des protoplasmas nous apparaît ainsi comme l'un des mécanismes des actions antiseptiques.

Les composés organiques antiseptiques se rencontrent aussi dans les divers groupements fonctionnels de la chimie organique. Parmi ces groupements il en est un cependant qui est particulièrement riche en produits antiseptiques : c'est celui des *phénols*.

Tableau de Miquel indiquant la plus petite quantité de substance antiseptique nécessaire pour empêcher la putréfaction d'un litre de bouillon de bœuf neutralisé, puis exposé aux germes de l'air :

1° Substances éminemment antiseptiques.

	Grammes.		Grammes.
Bichlorure de mercure.	0,07	Iodure d'argent.......	0,030
Nitrate d'argent......	0,08	Eau oxygénée.........	0,050
Biiodure de mercure..	0,025		

2° Substances très fortement antiseptiques.

	Grammes.		Grammes.
Acide osmique	0,15	Iodure de cadmium	0,50
Acide chromique	0.20	Brome	0,60
Chlore	0.25	Iodoforme	0,70
Iode	0,25	Chlorure de cuivre	0,70
Chlorure d'or	0,25	Chloroforme	0,80
Bichlorure de platine	0,30	Sulfate de cuivre	0,90
Acide cyanhydrique	0.40		

3° Substances fortement antiseptiques.

	Grammes.		Grammes.
Acide salicylique	1,00	Acide chlorhydrique	2 à 3,00
Acide benzoïque	1,10	— phosphorique	
Cyanure de potassium	1.20	Essence d'amandes a-	
Bichromate de potasse	1.20	mères	3.00
Acide picrique	1,50	Acide phénique	3,20
Gaz ammoniac	1,40	Permanganate de po-	
Chlorure de zinc	1.90	tasse	3,50
Acide thymique	2,00	Alun	4,50
Sulfate de nickel	2,50	Tanin	4,80
Nitrobenzine	2,60	Acide oxalique	3 à 5,00
Acide sulfurique	2 à 3,00	— tartrique	
— azotique		— citrique	
		Sulfhydrate alcalin	5,00

4° Substances modérément antiseptiques.

	Grammes.		Grammes.
Bromhydrate de qui-		Chloral	9,30
nine	5.50	Salicylate de soude	10,00
Acide arsénieux	6.00	Sulfate de protoxyde de	
Sulfate de strychnine	7,00	fer	11,00
Acide borique	7,50	Soude caustique	18,00

5° Substances faiblement antiseptiques.

	Grammes.		Grammes.
Éther sulfurique	22	Chlorhydrate de mor-	
Chlorure de calcium	40	phine	75
Borax	70	Chlorure de Baryum	95
		Alcool éthylique	95

6° Substances très faiblement antiseptiques.

	Grammes.		Grammes.
Chlorhydrate d'ammo-		Glycérine	225
niaque	115	Bromure de potassium	240
Iodure de potassium	140	Sulfate d'ammoniaque	250
Chlorure de sodium	165	Hyposulfite de soude	275

APPLICATIONS DE L'ANTISEPSIE

A. — *Antisepsie et asepsie chirurgicales.*

Par *antisepsie* chirurgicale on doit entendre l'ensemble des
moyens et des procédés dont le chirurgien dispose pour atténuer
la vitalité et empêcher la pénétration dans l'organisme des germes
qui existent au niveau d'une plaie.

Par *asepsie* on doit entendre l'ensemble des procédés ou des
moyens dont il dispose pour prévenir l'infection d'une plaie ou,
d'une manière plus générale, d'un champ opératoire; l'asepsie
chirurgicale, comme on l'a fort bien dit, c'est une antisepsie prophylactique. Ses moyens résident dans la stérilisation rigoureuse de
tout ce qui doit entrer en contact avec le champ opératoire. Elle
comporte donc l'étude des procédés qui peuvent être utilisés pour
la désinfection :

1° Des mains du chirurgien et de ses aides ;

2° Des substances et objets divers qui doivent être employés tant
au cours de l'opération que pour les pansements ;

3° Des instruments ;

4° Du champ opératoire lui-même.

Désinfection des mains du chirurgien. — La désinfection
des mains comprend deux opérations parfaitement distinctes, l'une
mécanique : le *nettoyage* proprement dit, comportant l'emploi du
savon et de la brosse; l'autre chirurgicale : la *désinfection*, comportant l'emploi de substances antiseptiques destinées à atteindre
les germes qui, même après un nettoyage mécanique soigneusement fait, peuvent rester logés dans les nombreux sillons épidermiques de la main, dans les orifices pileux et glandulaires et enfin
et surtout sous les ongles.

Le nettoyage mécanique des mains doit d'abord comprendre une
toilette aussi parfaite que possible des ongles, un lavage prolongé
des mains et des avant-bras ensuite. La toilette des ongles se fait à
l'aide de la lime et consiste dans l'égalisation et la sertissure du
bord libre des ongles et dans l'enlèvement des débris de toute
nature logés, soit dans les rebords sus-unguéaux, soit dans les culs-
de-sac sous-unguéaux. Le lavage des mains se fait à l'aide du savon
et d'une brosse dure. Le savon généralement employé est le savon
blanc ordinaire. On peut cependant avec avantage le remplacer par

un savon liquide beaucoup plus mousseux et pénétrant plus facilement dans les interstices de la peau. Voici une formule de savons mousseux donnant un produit parfaitement approprié aux usages chirurgicaux :

Savon blanc...................	1 kilogramme.
Savon noir.....................	1 —
Eau	3 litres.
Huile blanche..................	500 grammes.

Râper le savon blanc et faire chauffer le tout ensemble de façon a faire une pâte, puis ajouter :

Eau Q. S. pour.................	15 litres.
Glycérine......................	50 grammes.
Naphtol β......................	50 —
Alcool a 90°...................	500 —
Essence de citron..............	50 —

La toilette chirurgicale proprement dite est destinée à obtenir l'asepsie des mains et des avant-bras. Elle comporte l'emploi de solutions antiseptiques variées. Les plus employées de ces solutions sont :

1° Celle de sublimé au 1/1000 ou au 1/2000;

2° Celle de permanganate de potasse au 1/1000.

Quelques chirurgiens font usage de solutions phéniquées, de solutions de cyanure de mercure ou de formol. Ici encore c'est affaire d'habitudes personnelles. Pour ne parler que du sublimé et du permanganate, il résulte d'une enquête très intéressante faite par Triolet que, dans les hôpitaux de Paris, les chirurgiens sont divisés en deux camps sensiblement égaux.

En vérité, le choix entre le sublimé et le permanganate n'a peut-être pas une très grande importance pour les chirurgiens opérant beaucoup et souvent. Ces chirurgiens étant presque constamment sous les armes, la désinfection de leurs mains est une opération relativement facile. Ce choix nous paraît plus important pour le chirurgien opérant moins souvent, pour le médecin de campagne notamment. Nous pensons que ce dernier doit préférer le permanganate au sublimé, et cela pour plusieurs raisons :

1° Parce que le médecin de campagne opérant habituellement au domicile même du malade doit, le plus souvent, préparer lui-même les solutions dont il se servira. Or il est beaucoup plus facile de préparer extemporairement une solution de permanganate qu'une solution de sublimé.

2° Le permanganate, lorsque le nettoyage mécanique de la main a été bien fait, *mord* beaucoup mieux la peau que le sublimé et, grâce à l'action chimique qu'il exerce sur les matières organiques en général, il agit plus rapidement que le sublimé sur les micro-organismes.

Nous ferons remarquer cependant que, pour obtenir une action rapide et efficace, il serait avantageux d'employer des solutions plus concentrées que celles qui sont ordinairement employées. Il n'y a aucun inconvénient pour le chirurgien à employer par exemple des solutions à 5 p. 1000. L'emploi du permanganate pour la désinfection des mains doit naturellement être suivi d'un lavage au bisulfite de soude. Il suffit de se faire verser sur les mains, à deux ou trois reprises, quelques centimètres cubes de bisulfite et de frotter énergiquement les mains l'une contre l'autre pour obtenir en quelques secondes une décoloration complète des téguments.

Enfin quelques chirurgiens, les uns *avant* la désinfection au sublimé ou au permanganate et au bisulfite, les autres *après* cette désinfection, ont encore l'habitude de tremper leurs mains dans l'alcool.

En résumé, la toilette des mains du chirurgien se fait par deux procédés principaux, que l'on peut traduire en deux courtes formules :

1° Brosse, savon, alcool, sublimé ou permanganate et bisulfite;

2° Brosse, savon, sublimé ou permanganate et bisulfite, alcool.

Au cours de l'opération, la plupart des chirurgiens, soit dans le but de débarrasser leurs mains du sang qui les souille, soit dans le but de les aseptiser de nouveau, les plongent dans une solution du même antiseptique qui leur a servi au début. Quelques-uns cependant, qui emploient le sublimé pour la toilette initiale de leurs mains, ne se servent plus de cet antiseptique que s'ils croient leurs mains infectées pendant l'intervention ; autrement, pour enlever le sang, ils préfèrent l'eau stérilisée ou, mieux encore, le sérum artificiel (enquête Triollet).

Récemment, Bérant et Chattot (de Lyon) ont montré que le chirurgien pouvait aussi, dans certains cas, utiliser avec avantage pour la désinfection des mains, la méthode si simple et si efficace de Grossich dont nous ferons un peu plus loin une étude complète. A maintes reprises, pour des interventions d'urgence sur des blessés ou sur des malades présentant des hémorragies graves, traumatiques ou secondaires, ils ont employé la teinture d'iode pour la désinfection des mains. Pendant qu'on désinfecte rapidement le champ opératoire à la teinture d'iode, ils arrosent eux-mêmes leurs mains de ce liquide, pur ou dédoublé avec de l'alcool, qu'ils laissent sécher avant d'enlever l'excès par une friction des téguments, au moyen d'un tampon imbibé d'alcool.

Cette pratique a un inconvénient : c'est qu'elle laisse les mains rêches et qu'elle risquerait d'excorier un peu l'épiderme, si on la renouvelait plusieurs fois dans la journée. Aussi, lorsqu'on n'est pas pressé par le temps, afin d'éviter l'irritation de la peau par l'iode en excès, on peut se borner à se laver pendant quelques minutes à la brosse et au savon; puis les mains, séchées avec une gaze aseptique, sont arrosées au niveau des doigts avec la teinture d'iode qu'on étend peu après, avec un tampon imbibé d'alcool, sur toute la main et sur les avant-bras.

Toilette du malade. — Les procédés utilisés pour la toilette chirurgicale du malade ne diffèrent pas essentiellement de ceux qui sont employés pour la toilette du chirurgien. L'usage de la brosse, du savon et de l'alcool est à peu près général. Un grand nombre de chirurgiens, dans le but de dégraisser la surface cutanée et de favoriser son mouillage parfait par les solutions antiseptiques, font usage de l'éther.

Pour ce qui est des antiseptiques proprement dits, leur usage est presque général; cependant quelques chirurgiens ne croient pas utile de s'en servir. En résumé, les principaux procédés utilisés pour la toilette chirurgicale des malades peuvent, comme ceux utilisés pour la toilette du chirurgien, tenir en quelques formules brèves :

1° Brosse, savon, alcool;

2° Brosse, savon, alcool, éther;

3° Brosse, savon, alcool, éther, sublimé au 1/1000e ou permanganate au 1/1000e et bisulfite, alcool.

Les diverses opérations que nous venons de décrire constituent, si l'on peut dire, le rite classique de la désinfection du champ opératoire. L'accomplissement de ce rite n'exige pas moins de 15 à 20 minutes, ce qui est beaucoup quand il s'agit de certaines interventions d'urgence. Aussi bien il est admis aujourd'hui par la plupart des chirurgiens que si le procédé habituel de désinfections que nous venons de décrire produit un nettoyage parfait *en surface*, il ne produit qu'un nettoyage imparfait ou même nul *en profondeur*. Au bout de peu de temps, en effet, les glandes sudoripares et surtout sébacées déversent à la surface de la **peau** leur contenu plus ou moins infecté. La méthode classique de désinfection n'est donc pas exempte d'inconvénients et il était important de chercher un procédé qui, tout en présentant des garanties de sécurité au moins aussi grandes, fût d'une exécution plus simple et plus rapide.

Ces divers avantages se trouvent réalisés par l'emploi de la teinture d'iode.

L'iode, comme tous les oxydants, est un antiseptique énergique; de plus, surtout lorsqu'il est employé en solution dans un liquide tel que l'alcool, la benzine, il s'infiltre avec la plus grande facilité dans les espaces intercellulaires et les fentes lymphatiques de la peau, dans les canaux excréteurs de ses glandes, et peut de la sorte pénétrer dans les couches profondes de l'épiderme, voire jusque dans l'épaisseur même du derme.

Il y a longtemps déjà, d'ailleurs, que les propriétés antiseptiques de la teinture d'iode ont été mises à profit par divers chirurgiens, soit pour le badigeonnage des plaies suturées, soit même pour la conservation du matériel de suture. Toutefois, l'emploi *exclusif* de la teinture d'iode pour la désinfection du champ opératoire est de date beaucoup plus récente; il semble qu'il doive être rapporté à Heusner qui, en 1906, proposa d'utiliser une solution d'iode dans la benzine. Mais, si l'emploi de la benzine comme dissolvant de l'iode pouvait, théoriquement, présenter quelques avantages, la solution de Heusner ne présentait pas moins quelques inconvénients, si bien que la méthode était déjà presque oubliée quand, en 1908, Grossich (de Fiume) la fit en quelque sorte revivre en proposant le remplacement de la benzine iodée par la teinture d'iode, préparation banale que l'on trouve partout toute préparée. Grossich fit bientôt connaître que les résultats qu'il avait obtenus au cours d'une série considérable d'opérations de toute nature (cures radicales, laparotomies, amputations) l'autorisaient à considérer la teinture d'iode comme l'antiseptique de choix pour la désinfection de la peau.

Bientôt un grand nombre de chirurgiens utilisaient le procédé, quelques-uns en le modifiant légèrement et, dans tous les cas, les résultats obtenus furent jugés excellents, si bien que la question se trouvait jugée au point de vue pratique. Des recherches expérimentales entreprises par Walther et Touraine confirmèrent d'ailleurs les données fournies par la pratique chirurgicale; ces recherches établirent, en un mot, la réalité de la pénétration rapide de l'iode à travers la peau, son efficacité au point de vue de la destruction des germes, et enfin la durée relativement longue de ses effets.

Malgré cette double démonstration de la possibilité de réaliser par l'emploi exclusif de la teinture d'iode une asepsie rigoureuse de la peau, quelques chirurgiens demeuraient encore hésitants et, tout en admettant l'efficacité de la teinture d'iode, ils estimaient qu'il ne devait pas être inutile ou qu'il était prudent, au moins dans certains cas, en présence par exemple de peaux particulièrement sales et septiques, de pratiquer tout d'abord un nettoyage de la peau par les procédés habituels.

Sur ce point particulier, Heusner et Grossich s'étaient pourtant déjà prononcés et ils avaient montré l'inutilité et même les inconvénients du savonnage de la peau avant l'application de la solution iodée, faisant observer que le lavage à l'eau et au savon, en gonflant les cellules épidermiques, pouvaient obstruer les espaces intercellulaires et lymphatiques de la peau, en même temps que les conduits excréteurs des glandes et le collet des follicules pileux et entraver de la sorte la pénétration de l'iode.

Walther soumit encore ce point particulier de la méthode au contrôle de l'expérimentation et fit voir que les inconvénients du savonnage préalable signalés par Heusner et Grossich étaient réels. Il nous semble cependant qu'il y a là une question d'espèces et que, s'il peut y avoir des inconvénients a faire précéder le badigeonnage à la teinture d'iode d'un savonnage préalable de la peau quand il s'agit d'une opération d'urgence devant être pratiquée dans le plus bref délai possible, il ne peut y avoir que des avantages à préparer le champ opératoire par un nettoyage préalable quand il s'agit, par exemple, d'une opération ne devant être pratiquée que le lendemain, surtout si l'on prend la précaution de faire suivre le savonnage d'une déshydratation à l'éther et à l'alcool.

Existe-t-il des *indications* et des *contre-indications* spéciales de la méthode? En principe, il ne semble pas, d'après ce que nous avons dit, qu'il puisse y avoir de *contre-indications* générales, c'est-à-dire tirées de la nature de l'opération à pratiquer. Toutefois, l'iode étant un caustique, il y a lieu de surveiller son emploi en certaines régions; il peut, autrement dit, y avoir des *contre-indications* locales : régions à peau très fine et mince, voisinage des muqueuses. Enfin il ne faut pas oublier que certains sujets sont d'une sensibilité extrême à l'action de l'iode et réagissent à cette action par des accidents parfois fort graves.

Puisqu'il ne semble pas y avoir à la méthode de *contre-indications* tirées de la nature de l'opération à pratiquer, c'est assez dire combien en sont nombreuses les *indications*. Celles-ci découlent en effet de deux particularités de ce mode de désinfection, savoir : *la rapidité et la facilité de son emploi*, d'une part; *le pouvoir de pénétration du désinfectant*, d'autre part.

C'est en se basant sur ces deux particularités essentielles que Guibé, dans une excellente étude du procédé de Grossich, a groupé de la manière suivante ses indications . « La désinfection par la teinture d'iode semble indiquée :

1° Dans la chirurgie d'extrême urgence où l'on n'a pas le temps de procéder à un nettoyage sérieux de la région (plaies artérielles, de la carotide par exemple, plaies du cœur, etc.).

2° Dans le cas où le nettoyage par les procédés ordinaires présente des inconvénients ou des dangers, quand il est très douloureux (abcès, péritonite), ou quand il peut exposer à la rupture d'une collection dans l'abdomen, au retour d'une hémorragie.

3° Quand, au cours d'une intervention, il y a lieu d'allonger une incision sur une région non préparée ou de pratiquer une contre-ouverture dans les mêmes conditions.

4° Quand on manque d'eau stérilisée, soit qu'on n'ait pas le temps, soit qu'on n'ait pas le moyen d'en préparer. C'est dire que ce mode de stérilisation de la peau trouvera des indications étendues en cas de guerre, de voyages, etc.

5° Enfin une dernière indication, tirée du pouvoir de pénétration de la teinture d'iode, est la désinfection de certaines peaux, soit dans les régions où la peau est épaisse ou munie de glandes volumineuses, comme telles difficiles à désinfecter profondément (peau du dos, de l'aisselle, cuir chevelu), soit surtout pour les peaux profondément infectées, telles que celles qui entourent les orifices fistuleux ou les anus contre nature, spécialement les anus de l'intestin grêle ou du cæcum, et qui sont le siège de lésions d'irritation chronique presque indésinfectables par les procédés ordinaires. »

Manuel opératoire. — Le manuel opératoire est des plus simples. Nous nous sommes déjà expliqué sur les avantages ou les inconvénients qu'il pouvait y avoir à préparer le champ opératoire par un nettoyage préalable et nous avons conclu qu'il y avait là, avant tout, une question d'espèces.

Nous supposons donc le cas d'une opération qui n'a pas été prévue d'avance. Dans ce cas les différents temps de la désinfection peuvent être groupés comme suit :

1° Rasage à sec de la région, s'il y a lieu.

2° Au moment de l'intervention, à l'aide d'un tampon d'ouate hydrophile trempé dans la teinture d'iode on badigeonnera largement toute la région opératoire. Si l'on doit pratiquer l'anesthésie locale, on pourra commencer aussitôt la teinture d'iode sèche.

3° Au moment d'inciser la peau, repasser une couche de teinture d'iode sur la ligne d'incision.

4° L'opération terminée, repasser un peu de teinture d'iode sur la ligne de suture.

5° Avant de mettre le pansement, passer une compresse imbibée d'alcool sur toute la région badigeonnée d'iode, de manière à enlever l'excès d'iode.

Telle est la technique très simple de la désinfection de la peau par la teinture d'iode. A l'heure actuelle il est pourtant un détail du procédé, détail d'importance, semble-t-il, qui n'est pas rigoureusement fixé : c'est le *titre* de la teinture d'iode qu'il conviendrait d'employer de préférence. Plusieurs chirurgiens, en effet, ont signalé comme un inconvénient de la méthode le fait que, dans les jours suivants, la peau présenterait une coloration cuivrée et apparaîtrait comme boursouflée. Mais on sait depuis longtemps que, chez les sujets à peau délicate, on peut observer à la suite des badigeonnages de teinture d'iode la formation de phlyctènes et quelquefois même un peu d'œdème. Ce sont là, en général, des accidents de peu d'importance et qui ne doivent pas être considérés comme des phénomènes d'infection au début. Toutefois, dans ces derniers temps, quelques chirurgiens auraient observé des accidents plus graves, de véritables brûlures, et même du sphacèle.

Ces accidents doivent-ils être attribués à une susceptibilité particulière du sujet? au fait que la teinture d'iode du dernier Codex est trop concentrée pour cet usage particulier? ou peut-être à l'emploi de teintures d'iode trop anciennes, ayant subi les altérations dont nous parlerons plus tard (p. 333)? Ce sont là des points sur lesquels l'expérience ne s'est pas encore prononcée, mais qui n'en dictent pas moins l'observation de certaines précautions, notamment celle dont il est question plus haut et qui constitue le cinquième temps de la technique.

Désinfection des plaies. — La teinture d'iode n'est pas seulement un précieux agent de désinfection de la peau ; elle est aussi et surtout un précieux agent de désinfection des plaies et dans certains cas son emploi résume à lui seul tout le traitement de certaines plaies.

Ici, en effet, la désinfection classique perd beaucoup de ses droits à cause des inconvénients qu'elle présente, inconvénients qui ont été parfaitement soulignés par Guibé dans l'étude que nous avons déjà rappelée.

« En effet, cette désinfection, non pas de la plaie elle-même, mais de la peau avoisinante, est généralement *douloureuse* ; elle est presque toujours *difficile*, car cette peau est souillée de sang, de poussières et de toutes sortes de souillures professionnelles (boue, cambouis, graisse, etc.), enfin elle est *dangereuse* parce qu'il est presque impossible, en la pratiquant, de ne pas inoculer la plaie, peut-être encore aseptique, avec les saletés entraînées par l'eau et les liquides de lavage. La teinture d'iode ne présente aucun de ces inconvénients : son application est facile, sans danger et sans douleur, réserve faite de la cuisson qu'elle peut provoquer sur la plaie à vif. »

La désinfection et le traitement des plaies par la teinture d'iode ne sont d'ailleurs pas choses nouvelles puisque, dès 1855, Boinet en signalait les avantages[1]. C'est d'ailleurs dans ce but que Grossich avait été amené à l'utiliser au début. Toutefois c'est Reclus qui, en France, a appelé l'attention des praticiens sur les avantages considérables de l'emploi *immédiat* de la teinture d'iode au point de vue du traitement des plaies traumatiques, et notamment au point de vue du traitement des plaies de la main résultant d'accidents du travail.

La méthode consiste à badigeonner la région blessée avec la teinture d'iode. A l'aide d'un pinceau ou d'un tampon d'ouate hydrophile on dépose une couche de teinture tout autour de la plaie et sur la plaie elle-même, et cela, bien entendu, le plus tôt possible après l'accident. On laisse évaporer l'alcool, qui abandonne

---

1. Boinet. — Des applications locales de teinture d'iode sur les ulcères, plaies de mauvaise nature, inflammations virulentes, contagieuses, et comme moyen préventif de l'infection purulente et absorption des virus. *Gazette hebdomadaire de médecine de Paris*, 1855, II.

sur la surface cruentée la couche d'iode. Lorsqu'elle est bien sèche on la recouvre d'une compresse aseptique et d'un manchon d'ouate hydrophile que l'on assure par quelques tours de bande. Le soir ou le lendemain, on renouvelle le pansement, que plus tard on espace et auquel on ne touche guère que tous les trois ou quatre jours. L'application de la teinture ne doit pas être précédée de brossage ni de lavage de la plaie. La teinture d'iode se suffit à elle-même et au cas ou l'on serait appelé auprès d'un blessé déjà traité par les solutions antiseptiques, on assécherait d'abord les tissus avant d'appliquer le topique iodé.

Nous devons rappeler ici qu'au cours de la présente guerre l'expérience a démontré que certaines plaies et plus spécialement les plaies produites par éclats d'obus ou par shrapnell deviennent très rapidement le siège d'une évolution septique qui, envahissant de proche en proche les espaces intermusculaires et le tissu conjonctif, devient ainsi le point de départ des infections qui se manifestent ultérieurement malgré l'avivement chirurgical de la plaie. Il importe donc de mettre le plus tôt possible de semblables plaies à l'abri de l'infection. Il va de soi que lorsque la désinfection de la plaie peut être faite par un nettoyage chirurgical précoce cette méthode demeure la méthode de choix: mais tous ceux qui au cours de cette guerre ont fait du service dans un poste de secours ou même dans une ambulance de première ligne savent que, malheureusement, pour des raisons diverses, il est le plus souvent impossible, notamment après les grandes actions, de procéder à un nettoyage assez précoce et assez complet des plaies pour mettre ces plaies à l'abri de l'infection, d'où la nécessité d'avoir recours à une méthode de désinfection basée sur l'emploi d'un antiseptique approprié.

Au début de la guerre on a beaucoup employé la teinture d'iode, mais on n'a pas tardé à se rendre compte que le plus souvent ce produit ne donnait que des résultats médiocres.

En effet, outre que son application est douloureuse. le simple badigeonnage de la plaie, tel qu'il était habituellement pratiqué, n'aboutissait qu'à une désinfection superficielle et incomplète. Aussi bien, des considérations d'ordre pratique devaient faire préférer un antiseptique pulvérulent à un antiseptique liquide. Après de nombreux essais, H. Vincent a constaté que c'est l'hypochlorite de chaux qui s'est de beaucoup manifesté le plus actif à la dose la plus faible. Pour rendre ce produit plus maniable il était nécessaire de l'incorporer à un excipient convenablement choisi. De tous les excipients essayés c'est l'acide borique pulvérisé qui a donné les résultats les meilleurs. Le saupoudrage doit être abondant; dans le cas de plaies profondes il convient de faire pénétrer le désinfectant dans toutes les anfractuosités. C'est dans ces conditions seulement que l'antiseptique peut empêcher ou entraver la germination du *B. perfringens* et des autres bactéries ensemencées en même temps que lui et apportées par la terre, les débris de pantalon et de capote.

Il va sans dire que la méthode prophylactique de désinfection des plaies ne supprime pas l'acte opératoire, qu'elle a seulement pour but d'immobiliser en quelque sorte la plaie dans son état primitif et de permettre ainsi au chirurgien d'intervenir plus efficacement qu'il ne l'aurait pu faire après le même délai sur une plaie de même nature mais qui n'aurait été que protégée par un simple pansement aseptique.

De cette méthode prophylactique de désinfection des plaies on peut rapprocher une autre méthode, qu'on pourrait presque dire curative, de désinfection des plaies, méthode qui a été fort employée elle aussi au cours de cette guerre et qui est connue sous le nom de Carrel-Dakin. La méthode de H. Vincent par sa simplicité est la méthode de choix au poste de secours; la méthode de Carrel est celle qu'on emploiera à l'ambulance chirurgicale pour préparer la plaie à l'acte opératoire plus ou moins prochain; elle ne se propose pas seulement, en effet, comme la méthode de Vincent, une immobilisation momentanée de l'infection, mais une véritable stérilisation de la plaie.

Le traitement d'une plaie par la méthode de Carrel comporte trois phases :

1° Un nettoyage mécanique chirurgical; 2° une stérilisation chimique de la plaie; 3° sa fermeture chirurgicale.

La stérilisation chimique consiste dans une désinfection continue de la plaie par irrigation répétée au moyen d'un liquide antiseptique (liquide de Dakin) qui n'est autre qu'une solution d'hypochlorite de soude. Elle nécessite l'emploi d'un dispositif spécial, d'ailleurs simple, et l'application de pansements destinés à assurer le contact prolongé de l'antiseptique avec toutes les parties de la plaie. Les progrès de la stérilisation sont suivis au jour le jour par l'examen microscopique des sérosités ; ce contrôle rend possible la détermination du moment où l'on peut procéder à la fermeture chirurgicale de la plaie sans faire courir un danger au blessé.

Nous n'entrerons pas ici dans le détail de la technique de la stérilisation des plaies par la méthode de Carrel, technique que l'on trouvera minutieusement décrite dans des ouvrages spéciaux[1], nous avons cru seulement devoir, ne fût-ce qu'en raison des grands services qu'elle a rendus au cours de cette guerre, indiquer les principes de la méthode. Aussi bien, pour être avant tout une méthode de guerre, elle n'en mérite pas moins d'être retenue comme susceptible de pouvoir, dans des circonstances déterminées, rendre aussi des services dans la chirurgie du temps de paix.

On trouvera au chapitre des hypochlorites (p. 278) tous renseignements utiles concernant la poudre de Vincent et le liquide de Dakin.

Stérilisation des instruments. — Les procédés qui peuvent être employés pour la stérilisation des instruments peuvent être ramenés à deux :

1° La stérilisation par les antiseptiques ;

2° La stérilisation par la chaleur, sous ses différentes formes.

A. Stérilisation par les antiseptiques. — C'est le procédé le plus ancien, le seul mis en usage au début de la période antiseptique. Beaucoup de chirurgiens, pour les raisons que nous allons faire connaître, l'ont aujourd'hui abandonné ; il peut cependant encore rendre des services, au moins dans certains cas particuliers.

On a successivement préconisé de nombreux agents antiseptiques : phénol ordinaire, phénols divers, antiseptiques minéraux. De tous ces antiseptiques, le plus employé fut d'abord le phénol ordinaire en solution concentrée : 1/40e ou même 1/20e. Les expériences des bactériologistes, celles de Miquel notamment, ont démontré que le pouvoir antiseptique de ces solutions était beaucoup moins grand qu'on ne le croyait généralement, que non seulement les solutions au 1/40e ou au 1/20e ne tuaient pas certains germes résistants tels que le *subtilis* ou les *spores du charbon*, mais que des microbes beaucoup moins résistants : le *gonocoque*, le *bacille de la tuberculose*, etc., pouvaient parfaitement échapper à l'action de ces solutions. Les solutions de phénol n'ont donc pas un pouvoir antiseptique absolu et l'on ne doit pas compter sur elles pour réaliser une désinfection rigoureuse des instruments.

Dans la pratique toutefois, à défaut de moyens plus efficaces,

---

1. Consulter notamment : Carrel et Dehelly, *Le traitement des plaies infectées*, 1 vol. in-8 (Masson et Cie, éditeurs).

elles peuvent cependant rendre de grands services, au moins comme moyens adjuvants, pour parfaire la désinfection commencée à l'aide de la brosse, du savon et de l'alcool. Le phénol a d'ailleurs un autre inconvénient très sérieux, c est son action irritante pour la peau.

Parmi les antiseptiques minéraux pouvant servir à la désinfection des instruments il faut tout de suite éliminer le sublimé. En effet, ce sel est décomposé par la plupart des métaux : le mercure en est précipité à la surface des instruments sous la forme d'un enduit noirâtre très adhérent, et ces instruments sont rapidement détériorés.

Étant donné le pouvoir antiseptique généralement très élevé des sels de mercure, on a cherché à utiliser des sels mercuriels n'offrant pas le même inconvénient. En 1890, Chibret proposa l'oxycyanure de mercure. Ce composé est beaucoup moins irritant pour les tissus que le sublimé, et les plaies notamment, supportent beaucoup plus facilement le contact des solutions d'oxycyanure que celui des solutions de sublimé. Abstraction faite de cette propriété, les solutions d'oxycyanure de mercure présentent l'avantage de ne pas se décomposer au contact des métaux tels que l'or, l'argent, l'acier, le nickel, de telle sorte, qu'au point de vue spécial de la désinfection des instruments, l'oxycyanure de mercure constitue un agent précieux. Aussi, depuis les travaux de Chibret et les communications ultérieures de Monod et Macaigne, ce composé était-il assez couramment employé dans les services de chirurgie.

A plusieurs reprises cependant, les chimistes ont appelé l'attention sur la variabilité de composition des produits désignés dans le commerce sous le nom d'oxycyanure de mercure. Ces produits sont toujours en réalité, soit du cyanure de mercure, soit des mélanges en proportions variables de cyanure et d'oxyde de mercure. Il est dès lors certain que les chirurgiens ont souvent employé du cyanure de mercure au lieu et place d'oxycyanure qu'ils croyaient employer ; et, comme ils ne se sont pas aperçus de la substitution, on pouvait, a priori, penser que les propriétés physiologiques de ces deux composés mercuriels devaient être très voisines, sinon identiques. Nous avons pensé cependant qu'il y avait intérêt à être fixé d'une manière plus rigoureuse sur ce point et, dans ce but, nous avons étudié comparativement les propriétés antiseptiques et l'équivalent toxique du cyanure de mercure et du véritable oxycyanure.

Pour la détermination du pouvoir antiseptique, nous avons opéré, dans les conditions les plus variées, sur un certain nombre d'espèces microbiennes : *staphylocoque doré*, *staphylocoque blanc*, *bacterium coli*, *typhique*, *charbon*, *pyocyanique*, etc., et nous sommes arrivés à cette conclusion, que la puissance anti septique du cyanure de mercure est tout à fait comparable à celle de l'oxycyanure vrai. Les équivalents toxiques de ces deux produits sont aussi très analogues, très voisins d'ailleurs de celui du sublimé.

Le cyanure de mercure enfin est tout aussi stable que l'oxycyanure en présence des métaux qui servent habituellement à la construction des instruments de chirurgie. L'on peut donc indifféremment employer le cyanure ou l'oxycyanure de mercure pour la désinfection des instruments. Il y a lieu dès lors de donner la préférence à celui de ces composées qui, pratiquement, présente le plus d'avantages. Or :

1° Le cyanure de mercure est le produit commercial courant; l'oxycyanure vrai est un produit de laboratoire qui n'existe pour ainsi dire pas dans le commerce;

2° Le cyanure de mercure, environ 5 fois plus soluble dans l'eau que l'oxycyanure, se dissout facilement à froid; l'oxycyanure ne se dissout que très lentement à la température ordinaire;

3° L'oxycyanure de mercure n'est pas un corps stable; ses solutions se décomposent et noircissent dès la température de 80°.

En résumé, le cyanure de mercure est aussi antiseptique que l'oxycyanure, il n'est pas plus toxique, il est plus stable que l'oxycyanure et il y a lieu de l'employer délibérément, au lieu et place de l'oxycyanure. Voici une formule de solution pour désinfection d'instruments :

Cyanure de mercure	1 gramme.
Borate de soude	2,5
Chromate jaune de potasse	0,5
Eau	1000 grammes.

(Denigès).

B. *Stérilisation par la chaleur.* — Les procédés basés sur l'emploi de la chaleur sont au nombre de quatre : le flambage, l'ébullition, l'étuve sèche et l'autoclave.

Flambage. — C'est un moyen simple, excellent, très pratique, mais qui n'est applicable naturellement qu'à la stérilisation des instruments entièrement métalliques. Les instruments étant disposés dans une cuvette en porcelaine, on les arrose avec quelques grammes

d'alcool qu'on enflamme ensuite. Cette manière de procéder est
rapide et très efficace ; toutefois, si l'on a versé dans la cuvette
une trop grande quantité d'alcool on s'expose à prolonger plus qu'il
ne convient l'action de la chaleur et à détremper l'acier de quelques
instruments délicats. Pour remédier à cet inconvénient on a proposé de refroidir immédiatement les instruments en versant dessus,
soit une solution antiseptique faible (cyanure de mercure au
1/1000), soit plus simplement de l'eau bouillie refroidie.

Ébullition. — Un certain nombre de bactériologistes se sont attachés
à démontrer que certains microbes particulièrement résistants, le
vibrion septique, le *subtilis* et quelques autres, n'étaient pas
détruits par l'eau bouillante. Il n'en est pas moins vrai que les
résultats obtenus dans la pratique d'un grand nombre de chirurgiens montrent que l'ébullition constitue un procédé de stérilisation
parfaitement efficace. Comme il n'exige pour être mis en œuvre
l'emploi d'aucun appareil compliqué, encombrant ou coûteux, il
apparaît comme le procédé de choix dans un grand nombre de
circonstances, à la campagne notamment.

L'application du procédé est des plus simples : on fait bouillir
de l'eau dans un récipient quelconque (une poissonnière est le récipient qui convient le mieux) ; quand l'eau est en pleine ébullition,
on y plonge les instruments et on les y maintient pendant 1/4 d'heure
environ. On les retire au moyen d'une longue pince flambée, et on
les dépose dans un bain antiseptique contenu dans une cuvette dans
laquelle on a préalablement fait brûler quelques grammes d'alcool.

Dans le but d'élever le point d'ébullition de l'eau et d'obtenir
une ébullition plus parfaite, quelques chirurgiens ajoutent à l'eau
certaines substances salines. C'est ainsi qu'avec 1 p. 100 de carbonate de soude on obtient un liquide bouillant à 104° ; avec 2 p. 100
de benzoate de soude un liquide bouillant à 106°.

Il convient d'éviter l'emploi des eaux calcaires pour cette opération. Avec ces eaux, en effet, les instruments peuvent assez rapidement être mis hors d'usage, par suite de la précipitation des
sels calcaires à leur surface. On peut cependant remédier assez
facilement à cet inconvénient en prenant la précaution d'ajouter à
l'eau quelques grammes de bicarbonate de soude. Après quelques
minutes d'ébullition en présence de ce sel alcalin les sels calcaires
se précipitent et l'on peut alors plonger les instruments dans le
liquide sans craindre la formation à leur surface d'une couche
adhérente de carbonate de chaux.

Étuves sèches. — La stérilisation par la chaleur sèche est une méthode absolument parfaite, à la condition bien entendu qu'elle soit convenablement appliquée. L'étuve à air sec la plus connue et actuellement la plus employée dans les services de chirurgie est celle de Poupinel. Nous ne décrirons pas ici cet appareil, d'ailleurs fort connu, car il ne fait pas partie du matériel du médecin praticien.

Autoclaves. — Appliquée à la stérilisation des instruments de chirurgie, la vapeur d'eau sous pression donne une sécurité absolue; toutefois, dans la pratique, elle offre l'inconvénient d'être d'un emploi assez difficile et d'exiger des appareils fort coûteux. Ce procédé présente encore un autre inconvénient grave, celui de rouiller les instruments. On peut, il est vrai, remédier à cet inconvénient en plaçant les instruments dans une solution de borate de soude à 2 p. 100.

Aussi bien, ce procédé est à peu près abandonné aujourd'hui pour la stérilisation des instruments, et presque exclusivement réservé pour les objets de pansement.

Préparation et stérilisation des objets de pansement.

Éponges. — On trouve dans le commerce un assez grand nombre de sortes d'éponges qui diffèrent les unes des autres par la taille, la souplesse ou la spongiosité de leur tissu. Les principales sortes pouvant convenir aux divers usages chirurgicaux sont : les *fines grecques* à tissu doux et résistant et généralement très propres, exemptes notamment de petits cailloux; les *silquis*, beaucoup moins résistantes que les précédentes, mais très spongieuses; enfin les *oreilles d'éléphant*, immenses éponges mesurant quelquefois plus d'un mètre carré de surface sur deux à quatre centimètres d'épaisseur. Ces grosses éponges sont très résistantes et on y peut tailler à volonté des éponges volumineuses, d'un tissu feutré très solide. Dans la pratique il est bon en effet d'avoir à sa disposition des éponges de tailles différentes, petites, moyennes et grosses.

Quand on a choisi un lot convenable d'éponges assorties, il faut d'abord les nettoyer. Pour cela on commence par les battre convenablement avec un maillet de bois afin de les assouplir et de briser les parties calcaires ou siliceuses renfermées dans leurs pores. Cela fait, on les lave à grande eau afin de les débarrasser des débris provenant de l'opération précédente. Elles sont alors plongées pendant quatre heures dans une solution d'acide chlorhydrique à 1 p. 100. Au sortir de ce bain elles sont exprimées et lavées afin d'être complètement privées d'acide chlorhydrique, puis immergées dans une solution de permanganate de potasse à 4 p. 100 jusqu'à ce qu'elles aient pris une teinte brun chocolat. Au sortir de ce bain on les lave à grande eau et on les plonge dans une solution d'acide sulfureux obtenu en mélangeant 600 centilitres de bisulfite de soude à 55° B. à 20 litres d'eau additionnée de 30 centilitres d'acide chlorhydrique. Les éponges sont laissées dans ce bain jusqu'à décoloration complète, puis elles sont exprimées et lavées à l'eau bouillante jusqu'à ce qu'elles soient totalement privées d'acide sulfureux, ce qui exige un lavage prolongé. Ce lavage est nécessaire, car s'il reste un peu d'acide sulfureux, celui-ci se transforme rapidement en acide sulfurique qui corrode le tissu des éponges. Les éponges ainsi préparées sont immergées dans des bocaux que l'on doit boucher hermétiquement et contenant soit une solution d'acide phénique à 5 p. 100, soit une solution de sublimé à 1 p. 1000.

Compresses-éponges. — Le prix très élevé des éponges a beaucoup restreint leur emploi et beaucoup de chirurgiens les ont remplacées par les compresses-éponges. Voici comment l'on prépare ces compresses-éponges dans le service du Professeur Pozzi :

On plie en plusieurs doubles des morceaux de gaze de manière à former des carrés de 30 centimètres de côté, et composés de huit épaisseurs. On ourle exactement ces compresses sur tous leurs bords. Puis elles sont bouillies pendant deux heures au moins, soit dans la solution phéniquée à 50 p. 1000, soit dans le sublimé à 1 p. 1000. On les conserve dans une solution fraîche au même titre, qu'on doit renouveler toutes les semaines. Au moment de s'en servir, on les lave soigneusement dans de l'eau chaude stérilisée.

Tampons. — On donne le nom de tampons à des bourdonnets de la grosseur d'une petite mandarine, qu'on prépare avec une substance hydrophile quelconque. et qui, montés au bout d'une pince, sont destinés à tamponner certaines plaies ou certaines cavités de manière à absorber le pus ou les liquides amassés au niveau de ces plaies ou dans ces cavités. Les tampons peuvent être préparés avec de la charpie ou avec de la tarlatane, mais on les prépare presque toujours avec du coton hydrophile.

Le coton hydrophile préalablement débarrassé de tous les corps étrangers qui peuvent se trouver à sa surface, est divisé en petites masses de dimensions convenables qu'on roule entre les mains de manière à leur donner une forme plus ou moins arrondie et de consistance suffisante. Quelques chirurgiens, dans le but d'éviter que les brins d'ouate de la surface de ces petites masses ne soient retenus aux parties à essuyer, ont l'habitude de les faire enfermer dans une sorte de bourse de tarlatane. Ces tampons sont stérilisés par voie sèche ou par voie humide.

Pour la stérilisation par voie sèche, on les enferme dans des boîtes métalliques, voire dans des bocaux de verre fermant à l'émeri et on les porte pendant trois quarts d'heure dans l'étuve de Poupinel qu'on chauffe à 150°.

Pour stériliser les tampons par voie humide, on commence par les faire bouillir pendant 15 à 20 minutes dans l'eau : on les exprime ensuite et on les introduit dans une solution antiseptique. On peut encore les stériliser à l'autoclave. Pour cela, après les avoir fait bouillir pendant un quart d'heure comme précédemment, on les entasse dans des boîtes métalliques qu'on porte dans l'autoclave. On fait une stérilisation d'un quart d'heure à la température de 130°.

Compresses proprement dites. — Pour protéger les abords du champ opératoire au cours d'une opération, pour recouvrir à un moment donné des organes ou des parties à ménager, pour certains pansements humides, on se sert de doubles de toile ou de tarlatane de 20 à 30 centimètres de côté, et qu'on désigne sous le nom de compresses.

On choisit de la toile ou de la tarlatane assez forte pour résister aux différentes manipulations qu'on doit lui faire subir. S'il s'agit d'un tissu neuf, il faut d'abord lui enlever l'apprêt. Pour cela, après avoir taillé dans le tissu des morceaux de dimension convenable, on les fait bouillir dans une lessive alcaline. Cela fait, on les exprime à grande eau et on en forme des carrés ou des rectangles de 30 à 40 cm. de côté et composés de plusieurs épaisseurs; on ourle ensuite exactement ces compresses sur leurs bords.

Les procédés employés pour la stérilisation de ces compresses sont très variables. Terrillon et Chaput conseillent de les mettre à bouillir dans une solution de permanganate à 5 p. 1000, jusqu'à réduction complète du permanganate (environ une demi-heure), puis de les traiter par le bisulfite pour les décolorer et enfin de les laver à l'eau chaude jusqu'à disparition de toute trace d'acide sulfureux. On peut alors, soit les faire sécher et les stériliser à sec dans une boîte métallique pendant une heure à 150-160° dans le stérilisateur Poupinel, soit les autoclaver dans de l'eau distillée ou une solution d'acide phénique ou de sublimé.

B. — *Antisepsie médicale proprement dite.*

L'application de la méthode antiseptique à la médecine proprement dite, c'est-à-dire au traitement des maladies déterminées par la présence et le développement dans l'organisme de microbes pathogènes, est la dernière en date. C'est qu'ici le but à atteindre est autrement difficile que dans les circonstances que nous avons précédemment examinées.

Ici, en effet, il ne s'agit pas seulement d'empêcher des microbes de pénétrer dans l'organisme à travers une cavité naturelle périphérique ou à la faveur d'un traumatisme superficiel : il s'agit, au contraire, d'aller atteindre des microbes plus ou moins profondément situés dans les tissus de l'organisme. Or, tous ou presque tous les antiseptiques énergiques sont aussi des poisons plus ou moins violents. D'autre part, ce n'est pas par leur seule présence dans nos tissus, en tant que corps étrangers, que certains microbes constituent pour nous des ennemis redoutables : c'est par leurs produits de sécrétion, par leurs toxines. Ces toxines charriées par le sang imprègnent bientôt nos tissus, pénétrant pour ainsi dire tous les éléments anatomiques de ces tissus et, par un mécanisme que nous ne connaissons encore que fort mal, mortifient ces éléments, sinon morphologiquement, du moins physiologiquement, temporairement ou définitivement.

L'application des antiseptiques au traitement des maladies infectieuses généralisées comporte donc une double difficulté : difficulté de trouver un antiseptique réellement efficace dont l'équivalent thérapeutique soit suffisamment éloigné de l'équivalent toxique, difficulté de trouver un agent capable, non seulement de détruire les microbes, mais encore de neutraliser les effets des toxines sécrétées par ces microbes.

Cette double difficulté apparaît à certains médecins comme tellement insurmontable qu'ils nient la possibilité de réaliser efficacement la stérilisation du milieu intraorganique et rejettent l'antisepsie médicale comme méthode thérapeutique.

Bouchard s'est élevé avec énergie contre l'opinion pessimiste de ces thérapeutes et il a dressé contre cette opinion des arguments d'une valeur indiscutable. « On ne conteste plus, dit-il, la valeur de l'antisepsie chirurgicale, mais on oppose à l'antisepsie médicale une fin de non-recevoir absolue. On dit que l'agent infectieux étant dans l'intimité des tissus, il faudra pour l'atteindre imprégner tout l'organisme de la substance antiseptique, qui impressionnera également les cellules du malade et les cellules pathogènes, qui tuera le malade avant de tuer le microbe.

Ce sophisme peut être réfuté par trois arguments.

1° Il y a des substances inoffensives pour l'organisme qui tuent, je ne dis pas les microbes, mais certains microbes. L'oxygène, indispensable à l'homme, empêche la vie de toute une catégorie de ferments; l'argent à dose insignifiante pour un organisme animal, arrête le développement d'un aspergillus.

2° Il y a des maladies médicales. la dysenterie, la fièvre typhoïde, la diphtérie, etc., où l'agent infectieux est, au moins pour un temps, limité à la surface de certains organes et pourrait être atteint localement. sans imprégnation de toute l'économie par la substance antiseptique.

3° La thérapeutique antiseptique médicale ne se propose pas de tuer le microbe, comme on le répète faussement, elle se propose seulement d'entraver sa pullulation. En effet, quand, dans les maladies infectieuses, la victoire se décide en faveur des germes, c'est que ces derniers se renouvellent incessamment pour que de nouveaux combattants, toujours plus nombreux, succèdent à ceux qui se sont usés dans la lutte pour la vie contre les cellules animales. On peut espérer que des modifications peu considérables de l'organisme infecté pourraient entraver la pullulation indéfinie de certains microbes qui l'auraient déjà envahi.

Duclaux, de son côté, se basant sur ce fait que l'introduction, dans le liquide de Raulin, d'un seize-cent-millième de nitrate d'argent empêche presque complètement le développement de l'*aspergillus niger*, fait remarquer que, si on suppose un microbe pathogène aussi sensible que l'est l'aspergillus au nitrate d'argent, il suffirait de 40 milligrammes de cet antiseptique pour faire disparaître le microbe du corps d'un homme de 60 kilogrammes.

C'est évidemment dans cet ordre d'idées qu'il faut chercher la solution du problème de l'antisepsie médicale. Jusqu'ici, il est vrai, nous ne connaissons pas. à proprement parler, d'antiseptiques vraiment spécifiques à l'égard des principaux microbes pathogènes connus: mais nous connaissons des substances douées d'une véritable spécificité à l'égard de parasites autres que des microbes, telle la quinine à l'égard des hématozoaires du paludisme, tel l'iodure de potassium à l'égard du champignon qui produit l'actinomycose, tels l'iode et le mercure à l'égard du spirochœte de la syphilis. Le microbe du rhumatisme articulaire aigu n'est pas connu. mais tout porte à croire qu'il existe et l'action si remarquable du salicylate de soude sur les manifestations inflammatoires, fébriles et douloureuses du rhumatisme autorisent à considérer cette substance comme un véritable antiseptique spécifique.

Ainsi, l'antisepsie médicale, bien que généralement moins

sûre, moins bien réglée, plus limitée, plus empirique aussi, si l'on veut, que l'antisepsie chirurgicale, n'en existe pas moins comme méthode thérapeutique.

Principaux agents de l'antisepsie médicale. — Nous mentionnerons ici, pour mémoire seulement, l'emploi de certains agents naturels (air, eau, lumière) dans le traitement de quelques maladies infectieuses. Il s'agit là en effet de procédés thérapeutiques particuliers dont il est souvent difficile d'interpréter le mode d'action et qu'on ne saurait légitimement faire rentrer dans le cadre de la médication antiseptique proprement dite.

A cette médication on pourrait, plus justement peut-être, rattacher des moyens thérapeutiques tels que la purgation, la diurèse, la diaphorèse qui, soit mécaniquement, soit en stimulant certains appareils glandulaires, sont susceptibles de favoriser l'expulsion des microbes ou l'élimination de leurs produits de sécrétion. Toutefois les véritables agents de l'antisepsie médicale, comme ceux de l'antisepsie chirurgicale, sont représentés par des substances chimiques, minérales ou organiques, naturelles ou artificielles. Leur nombre est très grand, mais moins élevé cependant que celui des antiseptiques susceptibles d'être utilisés en chirurgie. C'est que, l'emploi médical des antiseptiques étant avant tout subordonné à la nécessité de ne pas nuire au malade, l'on ne peut utiliser que des substances d'une toxicité assez faible pour que la dose antiseptique soit en même temps une dose inoffensive pour le malade.

Les substances minérales susceptibles d'être utilisées comme antiseptiques médicaux sont peu nombreuses. On ne peut guère citer que l'iode et l'acide borique parmi les métalloïdes et les sels argentiques parmi les métaux.

Les composés mercuriels ne sont pas habituellement comptés parmi les antiseptiques médicaux proprement dits. De fait ils ne sont guère utilisés à l'intérieur que dans le traitement de la syphilis et l'opinion que, dans cette affection, leur efficacité relève d'une action antiseptique spécifique ne repose encore que sur une hypothèse.

Les antiseptiques médicaux sont surtout fournis par la chimie organique et ils appartiennent presque tous au groupe des phénols, des acides phénols ou des éthers phénoliques : créosote, gaïacol, naphtols, acide salicylique, acide benzoïque, salols, benzonaphtols, etc.

CHAPITRE VIII

MÉDICATION ANTIPARASITAIRE

Les bactéries pathogènes ne sont pas les seuls êtres vivants dont la présence et le développement à la surface ou dans l'intérieur du corps humain constituent un danger pour la santé. Des êtres plus élevés en organisation, appartenant soit au règne animal, soit au règne végétal, peuvent aussi envahir le corps de l'homme, vivre à ses dépens et devenir, par des mécanismes divers, la cause de trouble organiques plus ou moins graves, de maladies variées, que, dans leur ensemble, on désigne sous le nom d'affections parasitaires.

A l'exception de parasites externes tels que le Pou, la Puce, la Punaise, jusqu'au xviie siècle, les médecins ne connurent qu'un petit nombre de parasites animaux : le Tœnia, l'Ascaride, l'Oxyure et la Filaire de Médine. Ce n'est qu'à partir de cette époque que la connaissance des entozoaires de l'homme et des animaux fît des progrès sensibles. Toutefois, il faut arriver à la seconde moitié du xixe siècle pour voir s'élargir, se multiplier et se préciser les études relatives au parasitisme animal.

Le nombre des parasites animaux aujourd'hui connus est considérable ; on a pu suivre les différentes phases de l'évolution de la plupart de ceux qui se développent directement, ou les migrations et les métamorphoses de beaucoup de ceux dont le développement exige le passage dans un hôte intermédiaire et. de la connaissance de tous ces faits, tirer des enseignements dont l'hygiène a largement profité.

La connaissance des parasites végétaux de l'espèce humaine ainsi que la notion du rôle important joué par ces parasites dans la production d'un grand nombre de maladies sont de date beaucoup plus récente. C'est en effet dans une série de notes publiées par Gruby de 1841 à 1844 que, pour la première fois, furent décrits et rattachés au règne végétal les parasites du Muguet, du Favus et de la Mentagre contagieuse. Depuis cette époque, un grand nombre d'autres parasites végétaux ont été découverts et décrits : tous, sans exception, appartiennent à la grande classe des champignons.

Il en est de ces champignons comme des microbes proprement dits : les uns vivent en parasites comme de simples saprophytes, d'autres sont de véritables agents pathogènes et provoquent des maladies que leur commune origine étiologique a fait désigner sous le non de *Mycoses*. On sait combien les Mycoses aujourd'hui connues sont nombreuses; le champ de la mycologie pathologique s'élargit d'ailleurs tous les jours et il est impossible d'en prévoir les limites, celles-ci reculant au fur et à mesure qu'on étudie mieux les maladies des différentes races humaines. Ainsi, il y a loin, comme on voit, de l'helmintologie rudimentaire du début du XVIIe siècle à la parasitologie du XXe siècle, telle qu'elle est sortie des longues et patientes recherches des médecins naturalistes, et l'on peut aujourd'hui, à bon droit, la considérer comme une branche prépondérante de la médecine.

La connaissance chaque jour plus parfaite de l'origine, du développement, des besoins nutritifs des nombreux parasites animaux ou végétaux qui peuvent s'abattre sur l'homme, a naturellement fait surgir une thérapeutique nouvelle, curative, ou prophylactique. Ce sont les agents ou les moyens de cette thérapeutique que nous devons maintenant examiner.

Pour mettre plus de clarté dans l'étude des moyens ou des agents de la médication antiparasitaire, la plupart des thérapeutes présentent la question du parasitisme sous une forme qui est contraire à la vérité ou du moins ils ne l'examinent que sous une de ses faces. Pour la plupart de ceux qui ont écrit des livres de thérapeutique il n'y a en effet que deux sortes de parasites : ceux qui vivent à la surface de la peau ou à une faible profondeur dans ce tégument (ectozoaires) et ceux qui vivent dans l'intestin (entozoaires). Cette manière de voir simplifie évidemment beaucoup la question et elle cadre même, si l'on veut, avec les faits de parasitisme qui se présentent le plus fréquemment dans la pratique; toutefois, faut-il encore faire remarquer qu'il s'agit là d'une conception tout à fait incomplète du parasitisme, et que l'étude de la médication antiparasitaire ramenée au traitement des seuls cas de parasitisme que l'on peut faire entrer dans ce cadre conventionnel, ne résume pas toute la thérapeutique antiparasitaire, qu'elle ne représente qu'une partie de ses moyens.

Le siège, ou mieux la localisation dans le corps humain de beaucoup de parasites animaux ou végétaux est en effet beaucoup plus varié que ne le laisse supposer le système de répartition adopté par les thérapeutes. Sans même parler des formes larvaires de Cestodes que l'on peut rencontrer dans certains organes profonds, on rencontre souvent en différents endroits du corps les formes adultes de nombreux Nématodes ou Trématodes. Les migrations de l'*Ascaris* sont bien connues; l'*Eustrongilus gigas* se rencontre dans les voies urinaires, la *Filaria bancrofti* dans le sang, la *Filaria lentis* dans les milieux de l'œil, la *Fasciola hepatica* dans le foie; la *Bilharzia hematobia*, suivant le point du système veineux où elle siège, détermine une maladie qui se localise au rectum ou à l'appareil génito-urinaire.

De même, plusieurs parasites végétaux siègent ailleurs que dans le tégument cutané. Si chez le bœuf, par exemple, l'actinomycose produit presque exclusivement des tumeurs siégeant à l'angle de la mâchoire inférieure (ostéosarcomes), il n'en est plus de même chez l'homme. Chez ce dernier, en effet, l'actinomycose n'est plus une maladie locale; elle peut s'attaquer à tous les organes, se présenter dans toutes les régions du corps, revêtir en un mot les aspects les plus divers. L'aspergillose pulmonaire est encore un exemple des localisations variées que peuvent présenter certains parasites végétaux.

Il est vrai que les parasites animaux ou végétaux qui vivent dans la profondeur de nos tissus ou dans nos humeurs, tout comme les microbes qui se développent dans l'intimité de nos organes, sont par cela même, le plus souvent, soustraits à l'action des agents parasiticides. C'est que dans la mise en œuvre de la médication antiparasitaire, comme dans l'application de la médication antiseptique, le médecin doit à la fois se préoccuper du parasite et des organes qui l'abritent et se garder de combattre un mal par un pire. Or, nous ne connaissons pas beaucoup de substances médicamenteuses qui, à une dose déterminée, soient très nuisibles pour les parasites et inoffensives pour l'organisme. La plupart des médicaments parasiticides ou simplement antiparasitaires que l'expérimentation a fait reconnaître efficaces, sont en effet plus toxiques pour l'homme que pour le parasite et ne sont dès lors utilisables qu'à la condition que le parasite siège dans une région superficielle ou peu profonde du corps, dans une région telle, en un mot, qu'il soit possible de faire agir directement le médicament sur le parasite en réduisant au minimum sa pénétration dans le milieu intérieur.

Est-ce à dire que nous soyons complètement désarmés contre les parasites qui vivent de préférence dans le « milieu intérieur »? Non, car, sans parler des moyens mécaniques ou chirurgicaux que l'on peut diriger contre certains d'entre eux, nous connaissons aussi quelques substances peu toxiques et douées cependant d'une sorte de spécificité à l'égard de certains parasites animaux ou végétaux : ainsi se comportent la quinine à l'égard du *plasmodium malariæ* et l'iodure de potassium à l'égard du champignon de *l'actinomycose*. Il est donc permis d'espérer que nous ne serons pas toujours aussi désarmés que nous le sommes actuellement contre la majorité des parasites du milieu inférieur. En attendant nous devons nous borner à connaître les moyens ou agents divers que nous pouvons utiliser pour lutter contre les parasites que leur localisation habituelle nous permet d'aborder directement.

Les connaissances de plus en plus précises que nous possédons sur le cycle évolutif des principaux parasites animaux ou végétaux, sur les causes naturelles ou accidentelles qui déterminent la transmission à l'homme de ces parasites, font une part de plus en plus importante à la prophylaxie dans la thérapeutique des affections parasitaires. Ce que nous savons par exemple du rôle de quelques-uns de nos animaux domestiques, le bœuf, le porc, le mouton, le chien, ou de celui de nos commensaux tels que le rat, la souris ou les oiseaux, dans la transmission directe ou indirecte à l'homme d'un grand nombre de parasites, impose, soit aux individus, soit aux collectivités, l'observation de mesures hygiéniques de la plus haute importance, puisque l'application de ces mesures rendrait évitables la plupart de ces affections parasitaires.

La thérapeutique prophylactique de ces affections constitue donc aujourd'hui l'un des chapitres les plus importants de l'hygiène générale et nous ne saurions évidemment l'aborder ici avec tous les développements qu'elle comporte.

Parasites animaux.

Les animaux parasites de l'homme appartiennent tous aux plus bas échelons de l'échelle zoologique : insectes, acariens, vers, protozoaires.

Insectes. — De nombreux insectes peuvent vivre aux dépens du corps humain, soit à titre de parasites, soit à titre de pseudo-parasites ; toutefois ce parasitisme est surtout intéressant à considérer au point de vue de la pathologie exotique. Dans nos régions il n'y a guère lieu de lutter que contre 4 ou 5 insectes très banaux : le Pou de tête (*Pediculus capitis*), le Pou des vêtements (*P. vestimenti*), le Morpion (*Phthirius pubis*), la Punaise (*Acanthia lectularia*) et enfin la Puce (*Pulex irritans*). Ces divers insectes sont plutôt des hôtes de nos vêtements que des parasites proprement dits ; ils ne viennent sur la peau que pour y chercher leur nourriture. On ne les rencontre d'ailleurs d'une manière habituelle que sur le corps de personnes vivant dans un milieu où les soins de propreté et d'hygiène les plus élémentaires sont négligés.

La thérapeutique prophylactique de ce parasitisme spécial tient d'ailleurs tout entière dans les soins minutieux de propreté appliqués tant au corps qu'au vêtement et au logement.

Les insecticides dont le cas échéant le médecin peut avoir à conseiller l'emploi sont assez nombreux. Contre le pou de tête il existe un remède banal : la poudre de staphysaigre. Le mercure métallique (onguent gris) ou le sublimé constituent des remèdes particulièrement efficaces contre le morpion. La poudre de pyrèthre est le parasiticide habituellement employé pour la destruction des punaises ; dans quelques cas cependant, lorsque ces dernières sont par trop nombreuses, ce moyen est insuffisant et l'on est forcé d'avoir recours à un nettoyage complet de la literie, voire à une véritable désinfection des appartements.

Acariens. — Un grand nombre d'acariens peuvent accidentellement s'attaquer à l'homme, mais une seule espèce mérite de nous arrêter, c'est le *sarcoptes scabiei*, qui est l'agent de la gale de l'homme.

Le nombre des substances employées comme acaricides est assez considérable ; quelques-unes détruisent à la fois les acares et leurs œufs, d'autres n'atteignent que les premiers ou n'ont que peu d'action sur les seconds. Avec ces dernières substances, une seule application n'est pas suffisante pour guérir la gale; les œufs restés vivants éclosent au bout de quelques jours et l'on est souvent obligé de recommencer plusieurs fois le traitement.

Le meilleur *antipsorique* aujourd'hui connu est le *soufre*, et c'est ce médicament qui est la base de la méthode de traitement si fréquemment employée aujourd'hui et qu'on désigne sous le nom de *frotte* (p. 366). L'emploi de la frotte n'est pas toujours possible; on peut alors avoir recours à d'autres parasiticides, tels que le pétrole, l'huile de cade, la naphtaline, le naphtol, etc.

Vers. — Les parasites que l'on rencontre le plus souvent dans l'espèce humaine appartiennent à la classe des vers. On peut rencontrer des formes larvaires ou des formes adultes de vers dans les régions les plus diverses de l'organisme. Nous n'aurons ici en vue que ceux de ces parasites qui vivent habituellement dans le tube digestif.

Les vers intestinaux appartiennent soit à l'ordre des *Cestodes*, soit à celui des *Nématodes*.

Anthelmintiques. — On donne le nom d'anthelmintiques à l'ensemble des substances médicamenteuses utilisées pour l'expulsion des vers intestinaux. Nous disons pour l'*expulsion* et non pour la *destruction* des vers intestinaux, parce que nous ne connaissons pas encore de substance capable de détruire, de tuer les vers dans le canal intestinal, sans déterminer en même temps des phénomènes toxiques chez l'individu qui les héberge.

L'analyse des phénomènes morbides qui caractérisent l'helminthiase nous apprend d'ailleurs que la plupart de ces phénomènes sont le résultat de troubles mécaniques occasionnés par la seule présence du parasite et qu'ils disparaissent par le fait seul de son éloignement, de son expulsion. Point n'est donc besoin de chercher des substances capables de tuer le parasite *in situ*; il suffit de chercher des substances capables de paralyser, d'étourdir le parasite, capables en un mot de le transformer momentanément en une matière inerte qu'on expulsera par un moyen mécanique approprié, la purgation par exemple.

Tous les anthelmintiques que nous connaissons n'agissent peut-être pas par ce mécanisme; peut-être certains de ces médicaments agissent-ils au contraire en excitant, en impressionnant tel ou tel appareil sensitif ou sensoriel du parasite et en le déterminant à s'éloigner spontanément d'un milieu dont ses sensations, si obtuses soient elles, lui ont permis d'apprécier le changement de composition.

Choix des anthelmintiques. — Pour qu'une substance puisse être utilisée comme médicament anthelmintique, il ne suffit pas qu'elle soit capable d'expulser le parasite en agissant sur lui par l'un ou l'autre des mécanismes que nous venons d'examiner. Il faut encore, ou qu'elle soit inabsorbable ou peu absorbable par la muqueuse digestive, ou que, étant notablement absorbable par cette muqueuse, elle soit assez peu toxique pour que l'ingestion de la dose nécessaire pour expulser le parasite ne provoque l'apparition d'aucun trouble organique important.

Peu de substances remplissent cette condition et c'est la raison du nombre relativement restreint des médicaments anthelmintiques. Parmi les médicaments employés comme tels il n'en est même que fort peu dont l'action porte uniquement sur le parasite, c'est-à-dire dont l'administration ne soit pas suivie de quelques malaises plus ou moins fâcheux, traduisant l'action secondaire exercée par le médicament sur tel ou tel organe ou appareil.

L'administration intempestive ou mal réglée de quelques anthelmintiques peut d'ailleurs avoir des conséquences souvent fort graves, provoquer de véritables empoisonnements ou même amener la mort. L'observation de quelques règles générales ou de quelques précautions spéciales à chaque cas particulier, et que nous indiquerons un peu plus loin, diminue dans une certaine mesure les dangers inhérents à l'emploi des médicaments anthelmintiques.

Division des anthelmintiques. — Bien qu'appartenant tous à une même classe zoologique, les parasites intestinaux dont nous nous occupons en ce moment ne sont pas tous également sensibles à une même substance médicamenteuse.

Quelques anthelmintiques très efficaces contre les Nématodes le sont moins ou même pas du tout contre les Tæniadés. C'est ce qui justifie la division des anthelmintiques en deux groupes : celui des *tænifuges* et celui des *vermifuges*, ce dernier comprenant surtout les médicaments utilisés pour l'expulsion des nématodes que le langage populaire désigne plus particulièrement sous le nom de *Vers*.

Il convient toutefois de remarquer que cette distinction n'a rien d'absolu. C'est ainsi que le remède de choix contre l'Ankylostome est la fougère mâle qui appartient au groupe des *tænifuges*. Les vers intestinaux du groupe des Cestodes sont habituellement plus résistants que ceux du groupe des Nématodes et les tænifuges sont en général des médicaments plus énergiques que les vermifuges proprement dits.

Leur emploi comporte dès lors l'observation de quelques précautions ayant pour but de faciliter leur action sur le parasite et de réduire au minimum les phénomènes secondaires fâcheux qui peuvent résulter de leur pénétration dans la circulation générale. C'est ainsi qu'il est utile de soumettre le malade, dès la veille, à la diète lactée, voire de lui administrer un purgatif. Il est évident, en effet, que la dose du médicament anthelmintique nécessaire pour provoquer l'expulsion d'un tænia pourra, toutes choses égales d'ailleurs, être d'autant plus faible que le canal digestif sera dans un état de vacuité plus parfait. Dans ce cas, en effet, la presque totalité du médicament pourra agir immédiatement sur le parasite au lieu de se perdre en partie dans le contenu intestinal.

L'administration d'un tænifuge doit toujours être accompagnée ou suivie de l'administration d'un purgatif. Le choix du purgatif n'est pas toujours indifférent. C'est ainsi que l'huile de ricin, pour des raisons que nous expliquerons plus tard, ne convient pas comme purgatif, à la suite de l'administration d'extrait de fougère mâle.

L'expulsion d'un tænia ne doit être considérée comme complète qu'autant que l'on peut constater la présence de la tête. Dans le cas contraire, en effet, le parasite se reforme graduellement et l'on doit, au bout d'un temps plus ou moins long, recommencer le traitement. C'est afin de soutenir le parasite au moment de sa chute et d'éviter qu'il se divise en fragments plus ou moins nombreux, pour faciliter en un mot l'élimination du segment céphalique, qu'on doit recommander au malade soumis au traitement d'aller à la selle au-dessus d'un vase rempli d'eau tiède.

Il peut arriver enfin que, malgré toutes les précautions, le traitement échoue une première fois. On doit alors se garder de recommencer aussitôt le traitement, mais au contraire attendre cinq à six semaines, c'est-à-dire le temps nécessaire pour que le parasite ait pu se reconstituer.

Le nombre des tænifuges utilisés soit dans la thérapeutique européenne, soit dans la thérapeutique exotique est assez considérable. Quatre ou cinq seulement de ces substances méritent d'être connues du praticien de nos pays ; ce sont : la *Fougère mâle*, l'*Écorce de racine de grenadier*, le *Kousso*, les *Semences de courge*, le *Kamala*.

Vermifuges. — Le nombre des substances réputées vermifuges est assez considérable. De ce nombre, en effet, sont des substances aromatiques plus ou moins antispasmodiques, telles que la *valériane* et l'*assa-fœtida* ; des purgatifs tels que le *jalap*, l'*aloès* ;

des substances minérales telles que le *mercure* et le *calomel*; des substances organiques telles que le *chloroforme*, l'*éther*, la *glycérine*, l'*essence de thérébentine*, le *thymol*; enfin des produits végétaux spécifiques dont les plus importants sont le *semen contra* et son principe actif (*santonine*), la *tanaisie* et la *mousse de Corse*. A cette liste déjà longue on pourrait ajouter des remèdes populaires dont le plus vanté est l'ail.

Le choix du vermifuge et celui du mode d'administration dépendent essentiellement de l'espèce de vers qu'il s'agit d'expulser ou, ce qui revient au même, du siège habituel du parasite dans l'intestin, chaque espèce ayant, en effet, son siège de prédilection. Soient, par exemple, les oxyures. On trouve écrit dans certains ouvrages que ces parasites siégeant uniquement dans le rectum, la méthode de choix pour leur expulsion est celle qui consiste à porter directement le vermifuge dans le rectum. On sait aujourd'hui que ces parasites vivent dans la portion terminale de l'intestin grêle et non dans le rectum, qu'on ne trouve dans le rectum que les mâles devenus inutiles après la fécondation, ou les femelles dont les œufs sont parvenus à maturité. L'administration d'un vermifuge par la voie rectale ne constitue donc pas à elle seule une méthode de traitement sûrement efficace; aux moyens locaux : lavements, pommades, suppositoires, à base de différentes substances (sel marin, glycérine, savon, assa-fœtida, calomel et onguent napolitain, etc.), il est indispensable de joindre l'administration par la voie buccale d'un vermifuge approprié.

Parasites végétaux.

Agents destructeurs des parasites végétaux. — Lorsque les parasites végétaux siègent dans la profondeur de l'organisme, il n'est pas toujours facile, pour des raisons que nous connaissons bien maintenant, de chercher à les atteindre au moyen des substances médicamenteuses qui les détruisent *in vitro*. Cependant nous connaissons au moins un médicament inoffensif pour l'homme et qui se comporte pourtant comme un véritable spécifique à l'égard d'un parasite végétal : le champignon de l'actinomycose. Ce médicament, c'est l'iodure de potassium.

L'influence bien connue de l'argent sur le développement de beaucoup de champignons inférieurs, avait permis d'espérer que les sels de ce métal seraient des médicaments héroïques pour lutter contre un grand nombre d'affections mycosiques. En vérité des topiques beaucoup plus banaux ont donné de meilleurs résultats dans le traitement des affections épiphytaires. Quant aux affections mycosiques plus ou moins généralisées, elles sont heureusement assez rares; on n'a fait jusqu'ici aucune tentative sérieuse et suivie dans le but de découvrir des médicaments doués d'une action spécifique comparable à celle que manifeste l'iodure de potassium à l'égard de l'actinomycose.

Nous n'aurons donc guère à mentionner ici que les agents médicamenteux utilisés pour la destruction des parasites végétaux qui siègent à la surface des muqueuses, à la surface de la peau ou à une faible profondeur dans ce tégument. Parmi les chámpignons qui peuvent se rencontrer à la surface des muqueuses le *muguet* est de beaucoup le plus répandu. On sait que Gubler, dès 1847, a établi que le muguet ne se développe que si le mucus buccal est franchement acide. Comme corollaire on a conseillé les alcalins (bicarbonate et borate de soude) pour détruire le microphyte.

Il résulte cependant des expériences de Linossier et Roux que les alcalins, loin d'entraver le développement du muguet, ne font que l'activer. L'on peut néanmoins, en dépit de ces faits en apparence contradictoires, considérer comme vraie l'action utile des alcalins dans le traitement du muguet. Le muguet, en effet, se développe surtout bien quand le mucus buccal est acide parce que l'acidité du milieu buccal favorise le dédoublement de certaines matières alimentaires, telles que le lactose et la caséine, et leur transformation en substances plus simples, immédiatement utilisables par le champignon. Lors donc qu'à l'aide des alcalis on neutralise constamment le mucus buccal, le dédoublement des mêmes produits ne s'acomplissant pas, le champignon ne trouve plus à sa disposition sous une forme directement assimilable les substances nutritives dont il a besoin et il ne peut plus se développer normalement. On le voit, en effet, dans ces conditions, prendre sa forme élémentaire, la forme de levure. Il devient alors moins volumineux et finit par disparaître.

Certaines dermatomycoses paraissent être heureusement influencées par un traitement général. Toutes néanmoins réclament un traitement local. Les agents parasiticides utilisés dans ce but sont assez nombreux : ce sont des composés métalloïdiques ou métalliques tels que l'iode et certains sels de plomb ou de mercure, des composés organiques définis ou non, acide salicylique, pyrogallol, acide chrysophanique, icthyol, huile de cade, etc., etc.

CHAPITRE IX

MODIFICATEURS DES APPAREILS, DES ORGANES ET DES FONCTIONS

MÉDICATIONS PHYSIOLOGIQUES

Les deux grandes médications que nous venons d'étudier comprenaient essentiellement l'examen des moyens, des procédés ou des agents médicamenteux proprement dits, destinés à protéger l'organisme contre l'action des parasites de toute nature qui peuvent l'envahir. Ces médications étant avant tout dirigées contre les causes extrinsèques de la maladie, les moyens, les procédés ou les agents médicamenteux qu'elles mettent en œuvre remplissent d'autant mieux leur but fondamental qu'ils concentrent davantage leur action sur ces causes extrinsèques, c'est-à-dire qu'ils respectent davantage l'état fonctionnel des organes ou des appareils du malade.

Mais, toutes les maladies ne sont pas d'origine parasitaire et d'ailleurs, parmi ces dernières, il en est dont le traitement ne saurait être limité à l'emploi de moyens propres à lutter contre l'agent parasitaire. Autrement dit, en dehors ou à côté des causes pathogéniques de toute nature qui créent la maladie, il y a lieu de considérer la maladie elle-même, c'est-à-dire les troubles organiques et fonctionnels qui la caractérisent.

Les troubles fonctionnels ou organiques que l'on peut observer dans les maladies sont extrêmement nombreux et extrêmement variés aussi quant à leur mécanisme et à leurs conséquences médiates ou immédiates. Ils peuvent n'intéresser qu'un organe ou qu'un appareil, être plus ou moins localisés en un mot ou, au contraire, s'étendre à tout un groupe d'organes plus ou moins synergiques ; ils peuvent être dus à un obstacle mécanique temporaire ou être au contraire sous la dépendance de processus chimiques ou histopathologiques devant, plus ou moins lentement mais presque fatalement, aboutir à une dégénérescence organique définitive.

Ces troubles, suivant le nombre des appareils sur lesquels ils portent, suivant le siège et l'importance fonctionnelle des organes atteints, sont plus ou moins graves et plus ou moins facilement curables. Mais, curables ou non, ils réclament toujours une intervention thérapeutique, soit que, par cette intervention, on soit à même de retarder l'éclosion des accidents graves ou mortels, soit qu'il s'agisse simplement d'atténuer ou de supprimer les phénomènes douloureux qui font cortège à la maladie.

Cette thérapeutique, organique si l'on peut dire, emprunte ses moyens d'action aux différents agents physiques ou chimiques capables d'agir, soit mécaniquement, soit physiologiquement, sur les organes ou appareils atteints, pour les modifier dans un sens favorable à la réalisation d'un état physologique nouveau, différent de l'état physiologique créé par la maladie et aussi voisin que possible de l'état physiologique normal.

Il va sans dire que nous sommes loin de posséder pour chaque organe ou appareil des modificateurs spécifiques, c'est-à-dire nous permettant de ramener au type physiologique normal l'état fonctionnel de tous les organes ou appareils atteints par la maladie.

Toutefois, la clinique, d'une part, et l'expérimentation physiologique, d'autre part, nous ont appris que beaucoup d'agents médicamenteux portaient plus spécialement leur action sur tel ou tel organe ou appareil. Cette notion va nous permettre de répartir assez logiquement ces agents en un certain nombre de groupes correspondant aux principaux appareils ou aux principales fonctions, autrement dit d'étudier séparément et dans leurs grandes lignes les principales médications intrinsèques.

I

MÉDICATION TOPIQUE

Sous le nom de topiques on désigne les agents médicamenteux utilisés dans le but de modifier localement le tégument cutané ou les muqueuses des cavités qui sont en-communication immédiate avec le milieu extérieur.

On peut diviser les topiques en trois groupes principaux :

Topiques émollients, adoucissants et protectifs;

Topiques astringents;

Topiques caustiques.

Topiques émollients, adoucissants et protectifs. — Cette classe de médicaments comprend toute une série de substances très différentes les unes des autres au point de vue de leurs caractères physiques ou de leur composition chimique, mais qui, toutes, ont pour but de permettre aux tissus malades sur lesquels on les applique d'accomplir dans les meilleures conditions possibles le travail de réparation dont ils doivent être le siège pour aboutir à la guérison.

Les modes d'action des médicaments de ce groupe sont extrêmement variables .et l'on peut, en se basant précisément sur leur mécanisme, répartir ces médicaments en plusieurs sous-groupes :

a. Topiques émollients ou adoucissants. — Le mode d'action des topiques émollients ou adoucissants est très complexe et peut être différemment interprété suivant la nature des émollients employés et suivant les conditions de leur application.

D'une manière générale on reconnaît aux émollients la propriété de relâcher les tissus, de les rendre plus mous, de diminuer leur tonicité et leur irritabilité et d'émousser leur sensibilité.

L'une des causes de ces différentes actions doit être attribuée à la nature même des substances employées comme topiques émollients. Ces substances sont en effet représentées, soit par des produits d'origine végétale tels que les *gommes*, les *mucilages*, les *huiles*, les *matières amylacées*, les *sucres*, soit par des produits d'origine animale tels que les *graisses*, les *cires*, la *gélatine*, soit enfin par des produits organiques divers tels que la *vaseline*, la *paraffine*, etc.

Or, toutes ces substances sont chimiquement neutres et, dès lors, dépourvues de toute espèce d'affinité chimique pour les tissus; de plus, la plupart d'entre elles sont douées d'une propriété physique particulière, la *viscosité*, qu'elles peuvent en quelque sorte communiquer aux éléments anatomiques des tissus avec lesquels on les met en contact. Les éléments anatomiques ainsi lubrifiés perdent naturellement de leur tonicité, ils adhèrent moins étroitement les uns aux autres, les tissus qu'ils forment deviennent plus souples, plus élastiques, et peuvent subir sans douleur certaines déformations; les surfaces de ces tissus deviennent plus glissantes, ce qui permet dans certains cas le cheminement facile et l'élimination spontanée ou l'extraction mécanique de corps étrangers arrêtés dans quelque cavité de l'organisme. Aussi bien, le thérapeute fait, dans certains cas, intervenir dans l'application de ces topiques un autre facteur qui vient encore renforcer les propriétés émollientes naturelles de quelques-uns de ces topiques : la chaleur. Il est bien évident que le rôle de ce facteur ne saurait être négligé dans l'interprétation du mode d'action des cataplasmes, ces vieux médicaments quelque peu démodés aujourd'hui mais quelquefois utiles cependant, notamment pour -hâter la marche de certains processus inflammatoires superficiels et calmer la douleur qui les accompagne.

Toutefois, il ne faut pas perdre de vue que beaucoup de topiques émollients, de par leur nature même, constituent d'excellents milieux de culture et que, sous peine d'aller à l'encontre de l'effet thérapeutique cherché, on doit, au moins dans le cas dont nous venons de parler, faire précéder et faire suivre leur emploi des soins antiseptiques les plus rigoureux.

Topiques protectifs proprement dits (topiques adhésifs). — Ces topiques sont des agents passifs, c'est-à-dire sans affinité aucune pour les tissus, et dont le rôle, purement mécanique en somme, se borne à isoler les tissus malades du contact de l'air, à les protéger contre l'action nuisible des poussières et des germes atmosphériques ou contre la douleur que leur contact immédiat avec l'air provoquerait. Les principaux topiques adhésifs utilisés en thérapeutique sont : le *collodion*, la *gutta-percha*, le *cooutchouc*.

Topiques pulvérulents. — L'action des protectifs pulvérulents qu'on emploie surtout pour le pansement des plaies est aussi une action essentiellement mécanique, un peu différente toutefois de celle des topiques adhésifs proprement dits, en ce sens que leur rôle ne se borne pas à la formation d'une couche adhésive imperméable, mais qu'ils ont aussi pour effet de permettre l'absorption des humeurs plus ou moins septiques qui tendent à se former au niveau des surfaces vives sur lesquelles on les applique. C'est dire que les topiques pulvérulents doivent répondre aux deux conditions principales suivantes : 1° se présenter sous la forme d'une poudre extrêmement fine ; 2° présenter pour les tissus ou les humeurs avec lesquels on les met en contact, assez peu d'affinité chimique pour ne pas se dissoudre et pénétrer en quantité notable dans la circulation générale.

Seules, quelques substances minérales (le charbon de bois, le talc) remplissent rigoureusement ces deux conditions. Parmi les autres substances couramment employées comme protectifs pulvérulents, il n'en est pour ainsi dire pas qui les réunisse absolument. C'est ainsi que l'iodoforme. l'iodol. l'aristol, le carbonate de chaux, le sous-nitrate de bismuth et d'autres encore ne répondent pas rigoureusement à la condition d'insolubilité que nous avons posée. D'une part, en effet, l'insolubilité de ces substances dans l'eau, si faible soit-elle. n'est pas absolue; d'autre part, les conditions de solubilité au contact des tissus ou liquides organiques sont bien différentes des conditions de solubilité dans l'eau pure. La présence de matières organiques dans ces liquides, leur température, leur réaction. l'intervention de ferments divers, constituent autant de conditions parfaitement capables d'augmenter la solubilité de corps relativement insolubles dans l'eau pure. Le passage dans les urines de certains éléments constituants de ces protectifs pulvérulents, les phénomènes d'intoxication que l'on peut voir se manifester à la suite de l'emploi immodéré de certains d'entre eux, sont d'ailleurs des preuves formelles que quelques corps réputés insolubles peuvent se dissoudre et être absorbés au niveau des plaies ou des muqueuses.

Topiques astringents. — On donne le nom d'astringents ou de *styptiques* aux médicaments qui, en vertu d'affinités spéciales pour les matières organiques et particulièrement pour les matières albuminoïdes ou mucoïdes, ont la propriété d'exercer à la surface ou au sein des tissus sur lesquels on les applique des modifications moléculaires qui ont pour effet immédiat d'amener le resserrement et la condensation de ces tissus et par suite d'augmenter leur consistance. On attribue, comme nous venons de le dire, les actions astringentes à l'affinité des substances qui sont capables de les produire pour les matières albuminoïdes. De fait. presque tous les médicaments doués de propriétés astringentes précipitent *in vitro* les matières albuminoïdes sous la forme de combinaisons insolubles.

Il est à remarquer toutefois que les combinaisons insolubles que donnent les matières albuminoïdes avec les substances astringentes ne sont pas d'une très grande stabilité. La matière albuminoïde, du moins celle des tissus vivants. n'est pas définitivement insolubilisée, définitivement fixée, du fait de sa combinaison avec la plupart des substances astringentes; elle peut, par le jeu incessant des échanges qui s'effectuent au sein des tissus, être mobilisée à nouveau, faire retour à l'organisme, soit sous sa forme actuelle, soit sous telle autre que nous connaissons mal. Le fait importe peu en lui-même, mais il vaut d'être signalé, parce qu'il nous apprend que les altérations morphologiques ou moléculaires que subissent les tissus sous l'influence des astringents ne sont pas en général des altérations profondes, définitives, nécrosantes, mais des altérations superficielles, temporaires, réparables. Et c'est ce qui les distingue des altérations produites par les agents caustiques que nous apprendrons bientôt à connaître.

Le premier effet des astringents est en somme de former à la surface des tissus, et au moment même de leur application, une sorte de couche protectrice dont le rôle principal est sans doute très analogue à celui des protectifs adhésifs dont nous avons déjà parlé. Toutefois il y a, entre les protectifs adhésifs proprement dits et les protectifs créés par un processus astringent, cette différence, que les tissus ou les humeurs ne prennent aucune part à la formation de la couche protectrice constituée par les premiers, tandis qu'ils participent à la formation de la couche protectrice constituée par les derniers.

Cette différence dans le mode de formation de la couche protectrice dans les deux cas entraîne sans doute une différence dans le mode d'action de ces deux classes de topiques. Le mode d'action des premiers serait purement mécanique, celui des seconds emprunterait à l'intervention *active* de certains éléments des tissus ou des humeurs des caractères un peu spéciaux, de nature à les faire apparaître comme mieux appropriés à la protection des tissus.

On conçoit bien en effet que, du fait de l'excitation chimique qu'ils provoquent au niveau des éléments anatomiques, les astringents puissent, non seulement produire des effets locaux plus intenses et moins passifs que ceux qui résultent d'une simple protection mécanique, mais en outre provoquer la mise en jeu de phénomènes secondaires plus ou moins éloignés, capables de favoriser dans une certaine mesure la guérison du tissu malade. C'est un fait bien connu par exemple que les astringents ont la propriété d'exciter non seulement les nerfs gustatifs mais, d'une manière plus générale, les terminaisons des nerfs sensitifs. C'est l'excitation des nerfs gustatifs qui révèle la saveur dite astringente des substances de ce groupe.

On a prétendu aussi que les astringents jouissaient de la propriété de faire contracter les fibres musculaires lisses des vaisseaux et, dès lors, se comportaient comme des vaso-constricteurs. C'est même à cette propriété qu'on a voulu attribuer le pouvoir hémostatique des astringents. Mais il paraît démontré que la vaso-constriction que l'on peut observer à la suite de l'emploi des astringents n'est pas produite par l'action directe de ces corps sur les vaisseaux, qu'elle n'est qu'une constriction mécanique due au resserrement des tissus.

Principaux astringents. — On peut distinguer dans ce groupe de médicaments :

a. Des *astringents minéraux*;

b. Des *astringents organiques*.

a. **Astringents minéraux.** — Beaucoup de substances inorganiques ont la propriété de précipiter l'albumine (certains acides, des sels alcalins ou alcalino-terreux en solution concentrée) et pourraient peut-être, dès lors, figurer parmi les médicaments astringents. Ce sont surtout les sels métalliques qui fournissent les astringents habituels. Les principaux sont : l'*alun*, le *sulfate de zinc*, *de fer*, *de cuivre*, le *perchlorure de fer*, les *acétates de plomb*.

b. **Astringents organiques.** — L'*acide gallique*, et surtout le *tannin*, représentent les types de ce groupe. A côté viennent se placer de très nombreux produits végétaux tannifères dont les plus usités sont : la *noix de galle*, l'*écorce de chêne*, les *écorces de quinquina*, la *racine de ratanhia*, les *feuilles de noyer*, le *cachou* et le *kino*. Beaucoup d'autres produits végétaux, un grand nombre de feuilles notamment, contiennent encore du tannin et sont ou pourraient être utilisés comme médicaments astringents : la *feuille de busserole* ou *raisin d'ours*, les *feuilles de ronces*, les *feuilles de plantain*, les *roses de Provins*, les *fleurs de grenadier*, etc., etc.

Topiques caustiques. — On désigne sous le nom de caustiques des substances qui, en vertu de l'action chimique énergique qu'elles exercent sur les matières organiques, ont la propriété de mortifier, de brûler les tissus sur lesquels on les fait agir.

Les altérations morphologiques ou moléculaires produites par les caustiques sur les éléments anatomiques sont des altérations profondes, définitives, nécrosantes. C'est d'ailleurs parce que les tissus traités par les substances qui nous occupent sont primitivement, rapidement et définitivement mortifiés, brûlés, comme ils le seraient par le feu, qu'on a donné à ces substances le nom de caustiques (de καῦσις, combustion).

Dans le langage ordinaire on emploie d'ailleurs le mot *brûler* pour exprimer le fait de toucher les tissus au moyen des caustiques. Aussi bien, dans beaucoup de cas, on substitue volontiers aujourd'hui aux agents caustiques chimiques l'emploi du feu sous différentes formes. Quoi qu'il en soit la partie mortifiée porte le nom d'escarre.

Le mécanisme de la formation de l'escarre, autrement dit le processus chimique qui aboutit à la mortification des tissus sous l'influence des caustiques est généralement complexe. Les caustiques étant en général des substances très avides d'eau, on peut admettre que la déshydratation des tissus représente le premier temps de leur action. L'action se poursuivant, et les caustiques ne trouvant plus d'eau libre à leur disposition, s'hydratent aux dépens de l'eau moléculaire des matières organiques : il y a alors dislocation complète de la molécule organique et mort des éléments anatomiques.

La rapidité et l'intensité de l'escarrification varient nécessairement suivant une foule de conditions inhérentes, les unes à la nature de l'agent caustique, à son degré de dilution, à la durée de son application, les autres à la nature du tissu.

La formation de l'escarre est le phénomène objectif, primitif et local, déterminé par l'application des caustiques ; mais l'application de ces substances s'accompagne d'autres phénomènes objectifs ou subjectifs plus ou moins tardifs et qu'il convient de signaler. Tout d'abord, l'application des agents caustiques, quels qu'ils soient, provoque toujours de la douleur, d'autant plus vive que le tissu est plus riche en filets nerveux.

Parmi les résultats plus éloignés de l'action des caustiques il faut ranger les processus de répartition qui s'accomplissent au-dessous de l'escarre. Il est difficile de pénétrer l'intimité de ces processus de réparation ; leur mécanisme doit d'ailleurs être fort variable et lié sans doute au siège et à la nature des éléments pathologiques qu'il s'agit de détruire.

Dans beaucoup de cas on doit probablement pouvoir rapprocher les effets des caustiques des actions antiseptiques ou antitoxiques locales. On s'expliquerait bien alors que les tissus, débarrassés des éléments pathogéniques qui les ont altérés, tendent tout naturellement à accomplir, par les moyens habituels, un travail de régénération. Mais dans beaucoup d'autres cas, dans la généralité des cas peut-on dire, les agents caustiques, loin de se comporter comme des antiseptiques, déterminent une inflammation accompagnée de l'apparition de sérosités ou même de pus; la région devient douloureuse, tuméfiée, tendue; l'escarre soulevée et distendue par le pus se craquèle, se disloque, et finalement se détache en laissant échapper l'humeur septique qui s'était formée au-dessous d'elle. Et l'on aperçoit alors généralement un tissu cicatriciel sain. Que s'est-il passé? On ne le sait pas. On dit que l'agent caustique a produit une irritation des tissus, que cette irritation a stimulé les éléments anatomiques de ces tissus, qu'elle a provoqué l'entrée en scène des éléments qui concourent à la défense de l'organisme. Explications un peu confuses et qui ne font que déguiser l'ignorance où nous sommes du mécanisme vrai de certaines actions curatives.

Les *indications* des caustiques découlent tout naturellement de la propriété fondamentale de ces agents : destruction des tissus pathologiques proprement dits, destruction des venins et des virus; d'où leur emploi pour la cautérisation des caries, l'ouverture de kystes et d'abcès, l'assainissement de certains foyers septiques, etc., etc.

Dangers que peut présenter l'emploi des caustiques. — L'emploi des caustiques n'est pas absolument exempt d'inconvénients et le médecin qui a recours à ces agents ne doit jamais perdre de vue :

1° Que beaucoup d'agents caustiques étant des poisons généraux actifs, il convient de les employer sous une forme qui permette de localiser le plus possible leur action. La forme solide est donc *a priori* la forme de choix. Lorsque le médicament ne se prête pas à un emploi facile sous cette forme, on fait usage de solutions concentrées avec lesquelles on pratique des attouchements à l'aide d'un instrument approprié à la nature chimique du caustique (pinceau, baguette de verre, etc.);

2ᵉ Que le travail cicatriciel qui se fait au niveau de certains tissus après l'action des agents caustiques peut, si cette action n'a pas été suffisamment ménagée, amener des désordres locaux assez graves, capables dans quelques cas d'amener une gêne fonctionnelle de certains organes.

Division des caustiques. — On peut diviser les caustiques en deux groupes principaux : les *caustiques physiques* et les *caustiques chimiques*.

a. Caustiques physiques. — Les caustiques physiques sont en somme représentés par un seul agent physique : la chaleur; mais, les moyens d'application de cet agent sont au nombre de trois : le fer rouge, le thermo-cautère et le galvano-cautère.

b. **Caustiques chimiques**. — Un nombre considérable de produits chimiques sont capables de produire, après un temps plus ou moins long, des effets caustiques sur les tissus ; mais, seuls méritent vraiment le nom de caustiques, les agents chimiques dont l'action est assez rapide et assez intense pour amener la mortification des tissus dans un temps relativement court.

Quelques auteurs subdivisent ces derniers en caustiques escarrotiques et caustiques cathérétiques. Pour eux les escarrotiques sont des caustiques énergiques, produisant rapidement une croûte plus ou moins épaisse, une escarre ; les cathérétiques (de καθαίρεω, détruire) sont des caustiques à action plus faible, qui détruisent les tissus mais qui, néanmoins, ne les brûlent pas, ne les mordent pas sur-le-champ. En fait, la barrière entre les escarrotiques et les cathérétiques est tout à fait artificielle et il est beaucoup plus simple de subdiviser les caustiques d'après leur nature chimique. On peut ainsi distinguer :

1° Des *caustiques acides* (acides sulfurique, chlorhydrique, azotique, acide chromique, acide acétique) ;

2° Des *caustique alcalins* (soude et potasse caustiques, chaux) ;

3° Des *caustiques salins* (protochlorure d'antimoine, chlorure de zinc, chromate de potasse, nitrate d'argent, nitrate de mercure).

II

MÉDICATION RÉVULSIVE

Aucune méthode thérapeutique n'a autant passionné les esprits que celle qui est fondée sur la révulsion, et on peut dire que depuis les origines de la médecine, la médication révulsive n'a pas cessé d'être à l'ordre du jour.

Nous ne voulons ici, ni refaire l'historique si souvent fait déjà de cette méthode thérapeutique, ni prendre parti dans les discussions qu'elle soulève encore périodiquement dans les sociétés savantes. Nous nous proposons simplement d'exposer aussi succinctement et aussi clairement que possible l'état actuel de la médication révulsive, c'est-à-dire de faire connaître son but, d'indiquer la nature des moyens qu'elle utilise et le mécanisme physiologique de l'action de chacun d'eux.

Définition et but de la révulsion. — Tous les thérapeutes sont d'accord pour reconnaître que la médication révulsive puise ses origines dans le célèbre aphorisme d'Hippocrate : *Duobus doloribus, simul, sed non in eodem loco obortis, vehementior obscurat alterum.* Sans discuter la question de savoir si cet aphorisme est réellement fondé, s'il a la valeur d'une loi pathologique générale ou s'il est seulement l'expression d'un antagonisme pathologique plus ou moins fréquent, nous nous appuierons sur lui pour définir la révulsion et nous dirons : par révulsion on doit entendre toute irritation tissulaire ou toute lésion organique locale et bénigne provoquée dans le but d'atténuer ou de faire disparaître un état morbide préexistant, plus grave, et localisé à une autre partie du corps.

Le but de la révulsion est donc, si l'on veut, de substituer une maladie bénigne, superficielle, facilement et plus ou moins spontanément curable, à une maladie primitive rebelle. La substitution naturelle, spontanée d'une maladie à une autre maladie, le transport d'un produit morbide d'un point sur un autre de l'organisme, sont des faits cliniques indiscutables qui ont été observés par les médecins de tous les temps : ce sont eux qui ont conduit Hippocrate à formuler son aphorisme et ce sont eux encore que le langage moderne a exprimés et renfermés dans un seul mot : les *métastases.* On pourrait donc dire que le but de la révulsion est la création artificielle de métastases.

Révulsion et dérivation. — Quelques auteurs ont cru devoir distinguer la révulsion de la dérivation et ériger cette dernière en méthode thérapeutique distincte, différente de la précédente à la fois par son but et par le mécanisme de son action.

Pour Manquat, par exemple, la dérivation est l'imitation d'un procédé naturel ; elle repose sur la mise en œuvre d'une action mécanique de l'ordre des phénomènes de l'hydraulique ; son but est de détourner mécaniquement le sang ou une humeur, d'une partie du corps sur une autre partie ou à l'extérieur.

Certes, dans le domaine des théories thérapeutiques, toutes les opinions sont défendables ; cependant, il nous semble que, dans l'espèce, distinguer la dérivation de la révulsion, c'est compliquer inutilement les choses. La révulsion telle que nous l'avons définie n'est pas, en effet, autre chose qu'une dérivation, puisqu'elle tend à supprimer un état morbide siégeant en un point, en créant ailleurs un état morbide ayant un caractère de suppléance; elle ne fait en somme que dériver un mal d'un point vers un autre.

La seule différence entre la révulsion telle que nous l'entendons et la dérivation telle que l'entendent certains auteurs, réside donc surtout dans la nature des moyens d'action utilisés dans les deux cas. Dès lors, il est beaucoup plus simple, nous semble-t-il, de faire entrer la dérivation dans le cadre de la médication révulsive, ou, si l'on préfère, de faire rentrer la révulsion dans le cadre de la médication dérivative. La chose n'a aucune importance; ce qui importe c'est, dans un but de simplification, de rapprocher, sinon de réunir, des procédés thérapeutiques qui, au fond, tendent, sinon vers des buts identiques, du moins vers des buts très analogues.

AGENTS DE LA MÉDICATION RÉVULSIVE OU DÉRIVATIVE

On peut subdiviser ces agents en trois groupes principaux : 1° Agents ou moyens mécaniques; 2° Agents physiques; 3° Agents médicamenteux.

A. Les agents ou moyens mécaniques utilisés dans la médication révulsive ou dérivative sont : les émissions sanguines et les ventouses sèches. Certaines manœuvres de massage peuvent aussi être considérées comme se rattachant plus particulièrement à cette médication. Nous ne parlerons ici que des émissions sanguines.

Émissions sanguines.

On doit entendre par émissions sanguines toute soustraction de sang provoquée dans un but thérapeutique. Deux procédés sont utilisés dans ce but : la saignée et l'application des ventouses scarifiées.

Saignée. — La saignée est une émission sanguine obtenue par un moyen chirurgical simple qui consiste dans l'ouverture d'une veine périphérique. C'est un procédé thérapeutique fort ancien qui a eu ses périodes de vogue et ses périodes d'oubli ou de dénigrement, et dont l'histoire est intimement liée à celle des variations des doctrines médicales à travers les siècles. Nous ne rappellerons pas ici les différentes phases de cette éternelle querelle et nous

nous bornerons à indiquer brièvement les différents effets que la thérapeutique actuelle cherche à obtenir au moyen de la saignée, et à rappeler quelques faits relatifs à la physiologie du sang ou à la pratique de la saignée.

But de la saignée. — La saignée consistant dans la soustraction volontaire d'une certaine quantité de sang, elle permet, théoriquement du moins, de réaliser deux actions principales : une action déplétive ou une action dépurative, ou une action à la fois déplétive et dépurative.

Action déplétive de la saignée. — Nous ne connaissons aucun moyen qui permette d'évaluer rigoureusement la quantité de sang renfermée à un moment donné dans l'organisme, et c'est par l'emploi de procédés n'ayant qu'une valeur approximative que les physiologistes l'ont évaluée. chez l'homme sain, à 1/13 environ du poids du corps. Un homme du poids moyen de 65 kilos aurait donc environ 5 kilogrammes de sang.

L'imperfection des moyens physiologiques expérimentaux pour l'évaluation de la quantité de sang, laisse bien supposer que les procédés cliniques doivent être plus incertains encore, et qu'il est dès lors extrêmement difficile de dire d'un homme malade qu'il a trop de sang.

Pour affirmer la pléthore on se base généralement sur des signes physiques tels que les caractères du pouls et la congestion de la face ou sur la constatation de certains troubles fonctionnels, cérébraux, cardiaques ou respiratoires. Mais il n'est rien moins que démontré que ces signes témoignent d'une augmentation réelle de la quantité du sang. C'est dire qu'il est fort difficile de légitimer la pratique de la saignée considérée en tant que médication déplétive proprement dite, et c'est en définitive la pratique seule, qui a appris à connaître les quelques états pathologiques pouvant en bénéficier.

Les cliniciens modernes ont singulièrement réduit les indications de la saignée déplétive, et, à ce point de vue, les choses ont bien changé depuis Broussais et Bouillaud. Broussais, on le sait, saignait systématiquement dans la pneumonie; il saignait quelquefois jusqu'à la syncope. Mais il faut remarquer que pour Broussais, la saignée n'était pas un simple moyen mécanique décongestif, c'était l'un des moyens de la méthode contro-stimulante. Saignée et émétique, telles étaient en effet les armes du contro-stimulisme, une erreur doctrinale qui fut fatale à bien des pneumoniques.

Les cliniciens de la seconde moitié du siècle dernier et, tout près

de nous, Potain, Hanot et Jaccoud ont ramené à de plus étroites
et de plus justes limites les indications de la saignée dans la pneumonie. Avec eux, la saignée dans la pneumonie a été vraiment
ramenée au rôle de moyen mécanique, utile à mettre en œuvre pour
lutter contre les congestions locales, pulmonaires ou cérébrales.

En somme, l'opinion des cliniciens modernes est que les indications de la saignée, considérée comme moyen déplétif, sont
restreintes et limitées au traitement d'urgence des troubles fonctionnels symptomatiques d'un trouble circulatoire : dilatation du
cœur droit avec stase pulmonaire et suffocation menaçante.

Saignée dépurative. — Quand le sang renferme des poisons,
poisons minéraux ou végétaux venus du dehors, ou matières
extractives ou toxines ayant pris naissance au sein même de
l'organisme, ón peut, en soustrayant une certaine quantité de
sang, amender dans une certaine mesure l'intensité des phénomènes toxiques déterminés par ces poisons, retarder l'éclosion des
accidents graves qu'ils pourraient provoquer, voire empêcher
l'empoisonnement définitif de l'organisme.

En ce qui concerne les auto-intoxications, rappelons que c'est
surtout dans l'éclampsie urémique, telle qu'on l'observe dans
l'éclampsie puerpérale et dans certaines néphrites aiguës, que la
saignée employée comme moyen dépuratif se montre surtout
efficace et parfois même héroïque.

Pour ce qui est des empoisonnements proprement dits, c'est-à-
dire des intoxications déterminées par des poisons minéraux ou
végétaux, la littérature médicale est fort peu riche en documents
précis permettant de porter un jugement ferme sur la valeur de la
saignée comme moyen général de traitement.

Théoriquement cependant, la saignée apparaît comme un moyen
général de traitement devant se montrer efficace dans un grand
nombre d'empoisonnements. De plus, les expériences de laboratoire montrent que cette opération, surtout lorsqu'elle est suivie
d'une injection de sérum artificiel, permet souvent la survie d'animaux qui auraient certainement succombé sans cette double intervention.

Nous avons qualifié de dépurative l'action de la saignée dans les
circonstances que nous venons d'examiner. Qu'il s'agisse, en effet,
des auto-intoxications ou des empoisonnements par introduction de
substances toxiques dans l'organisme, on admet, en effet, que la
saignée agit en dépurant l'organisme, c'est-à-dire en éliminant

rapidement du sang une certaine quantité de poison que l'organisme, abandonné à ses propres moyens, n'aurait pas éliminé assez rapidement ou n'aurait éliminé que peu ou pas, par suite d'une insuffisance rénale par exemple.

Il est très rationnel d'interpréter de la sorte le rôle de la saignée dans le cas qui nous occupe. Cependant il n'est pas absolument démontré que ce soit là, même dans les empoisonnements proprement dits, le seul mode d'action de la saignée et lorsqu'on analyse avec soin les résultats expérimentaux obtenus par l'action de la saignée chez les animaux intoxiqués, on se prend à douter que cette opération agisse uniquement comme nous venons de le dire. Nous avons eu personnellement l'occasion de constater que, chez des animaux empoisonnés par une dose de strychnine sûrement mortelle, les phénomènes d'intoxication étaient amendés rapidement par la soustraction d'une quantité de sang relativement peu considérable, à peine égale par exemple au 1/10e de la masse totale. Or, en admettant que la totalité du poison se trouve dans le sang, on n'enlève dans ces conditions que la dixième partie du poison, une quantité bien faible. comme on voit, vraiment insuffisante pour expliquer les résultats obtenus.

L'action de la saignée doit donc être plus complexe que ne le laisse entendre l'interprétation que nous en avons donnée plus haut.

Phénomènes consécutifs à la saignée. Accidents qui peuvent en résulter. — Les effets de la saignée ne se bornent pas, comme on pourrait le croire, à une simple modification de la mécanique circulatoire; ils se traduisent aussi par des modifications de divers ordres. La saignée, en définitive, est une hémorragie, et toute hémorragie, qu'elle soit traumatique, spontanée ou provoquée, entraîne primitivement des changements dans la composition du sang, et secondairement des modifications organiques ou fonctionnelles dont la nature et l'importance dépendent essentiellement de la quantité de sang qui s'est écoulée hors des vaisseaux.

Les changements provoqués par l'hémorragie dans la constitution du sang portent : 1° *sur les éléments figurés de ce liquide*; 2° *sur les substances qui y sont dissoutes.*

L'hémorragie a pour premier effet de diminuer le nombre des éléments figurés du sang et. notamment, celui des globules rouges. Sans doute, l'organisme tend à ramener aussi rapidement que possible au type normal le liquide sanguin modifié par l'hémorragie, tant dans sa masse que dans sa composition initiale, mais nous connaissons mal la marche du processus de réparation qui se fait dans ce but.

La sortie d'une certaine quantité de sang hors des vaisseaux change évidemment les conditions physico-chimiques qui président aux phénomènes de l'osmose et de la diffusion. La diminution de pression dans les vaisseaux change les conditions d'équilibre des liquides organiques interstitiels ; ceux-ci doivent tendre à pénétrer dans le système circulatoire proprement dit et ainsi se fait, plus ou moins rapidement, la réparation volumétrique du sang. Mais la réparation globulaire se fait plus lentement, et, les deux réparations ne marchant pas de pair, il en résulte que les globules rouges se trouvent, au moins pendant un certain temps, moins nombreux que primitivement par rapport à la masse totale du sang.

D'un autre côté, si l'on s'en rapporte aux quelques analyses que nous possédons relativement à la composition du sérum avant et après les hémorragies, on doit admettre que les altérations que subit le sang du fait des hémorragies ne portent pas seulement sur les éléments figurés, mais aussi sur le sérum. Ces altérations sont démontrées à la fois par l'aspect opalin que prend le sérum après plusieurs saignées, et par l'augmentation de la quantité des peptones. Ainsi, le sang subit toute une série de modifications sous l'influence de la saignée. Parmi ces modifications la plus importante est la diminution du nombre des hématies, car celle-ci diminue d'autant la capacité respiratoire du sang : d'où un ralentissement des combustions organiques. Or, on connaît toute l'importance de ces dernières, soit dans l'état de santé, soit dans l'état de maladie.

Il est bien certain, cependant, qu'une simple saignée, modérément forte, 300, 400, 500 grammes, faite chez un homme vigoureux, ne peut pas entraîner de ce fait des conséquences bien graves ; mais on conçoit, par contre, les conséquences fort graves que devaient avoir les saignées répétées et abondantes qui étaient si souvent pratiquées au temps de Broussais !

La diminution de l'intensité des combustions organiques n'est pas le seul phénomène secondaire qui puisse se manifester à la suite, et du fait de la saignée. On peut encore observer, à la suite de cette opération, toute une série de symptômes généraux plus ou moins étroitement liés eux aussi aux variations qualitatives ou quantitatives post-hémorragiques subies par le sang. La pâleur de la face, le refroidissement des extrémités, l'accélération et la peti-

tesse du pouls, de la dyspnée, des vertiges, des bourdonnements
d'oreilles, des syncopes enfin, tels sont les phénomènes qu'on peut
observer au cours ou à la suite des grandes hémorragies. Ces phénomènes ne se présentent pas constamment à l'occasion d'une
saignée modérée, ou du moins, dans ce cas ils ne revêtent ordinairement pas un caractère alarmant. Toutefois, chez des sujets
anémiés ou pusillanimes, quelques-uns d'entre eux peuvent se
montrer et devenir inquiétants. C'est ainsi que des syncopes
peuvent survenir au cours ou à la suite de l'opération et dans
quelques cas ces syncopes ont été irrémédiables.

Émissions sanguines locales.

Les émissions sanguines locales diffèrent de la saignée à la fois
par leur but, par le mécanisme de leur action, par la nature des
procédés qui permettent de les réaliser.

Les émissions sanguines locales ont pour but : ou bien de produire une action révulsive au niveau de certains points douloureux
ou qui sont le siège d'une inflammation, ou bien de produire la
décongestion de certains organes profonds, en relation vasculaire
plus ou moins directe avec une région déterminée de la périphérie.

L'action révulsive qu'on peut attendre d'une saignée locale
s'explique par ce fait, que cette petite opération a pour tout premier
effet de produire une irritation locale. Les multiples petites incisions qu'on pratique sur la peau dans le but d'atteindre le réseau
capillaire intradermique entraînent naturellement l'excision de
petits filets nerveux superficiels ; toute émission sanguine locale
produit donc nécessairement de la douleur, des modifications vasculaires et une exsudation. Or, ainsi que nous le verrons un peu
plus tard, ces trois phénomènes : douleur, modifications vasculaires,
exsudation, sont les trois termes constants de la médication révulsive, le point de départ de toute une série d'actes réflexes dont la
mise en jeu permet d'expliquer l'efficacité de cette médication.

Le mécanisme de l'action décongestive que les émissions sanguines locales sont capables de déterminer au niveau de certains
organes profonds, est tout à fait différent de celui de la saignée
générale. Cette dernière, nous l'avons vu, équivalait à l'ouverture
d'une sorte de soupape de sûreté sur le trajet d'un large vaisseau
veineux, ce qui avait pour effet de mettre en quelque sorte en
libre communication avec l'extérieur tout le territoire vasculaire

de l'organisme. En pratiquant des saignées locales, au contraire,
on cherche à mettre à profit les communications anastomotiques
qui existent entre les réseaux cutanés et les réseaux viscéraux, pour
produire la décongestion de tel ou tel organe profond.

En empruntant les voies les plus directes pour décongestionner
un organe on réalise nécessairement une économie de sang. Or ce
que nous avons dit de l'importance et de la gravité de quelques-uns
des phénomènes qui peuvent accompagner les grandes hémorragies,
suffit à démontrer qu'il y a un intérêt majeur à réduire au minimum
les pertes de sang, à moins cependant que la soustraction du sang
soit faite, non dans un but décongestif, mais dans un but dépuratif.
Dans ce dernier cas, en effet, l'efficacité de la saignée étant — dans
de certaines limites cependant — proportionnelle à la quantité de
sang éliminée, la saignée générale est naturellement le procédé de
choix.

La connaissance des régions périphériques qui sont en relation vasculaire directe avec tel ou tel organe profond, est fort importante pour
obtenir des saignées locales un rendement thérapeutique maximum.

Les travaux de Binz, de Reid, de J. Renaut et de quelques autres
savants nous ont fourni sur ce point des données fort intéressantes ;
ils ont permis par exemple de définir quelques points optima correspondant aux principales indications qui peuvent se présenter
dans la pratique. Ce sont ces travaux qui ont permis de dresser le
tableau qu'on trouvera un peu plus loin et relatif aux points où il-
convient d'appliquer les sangsues pour réaliser le mieux possible
la décongestion d'un certain nombre d'organes.

**Agents et procédés utilisés pour obtenir des émissions
sanguines locales.** — Trois agents ou procédés principaux sont
utilisés pour obtenir des émissions sanguines locales : 1° les scarifications simples ; 2° les ventouses scarifiées ; 3° les sangsues.

Scarifications simples. — Les scarifications simples constituent une variété de saignée locale que l'on pratique dans le but
d'exercer une déplétion sanguine autour d'un point enflammé. On
ne la pratique aujourd'hui que sur un petit nombre d'organes (conjonctives, col de l'utérus). Le procédé consiste à faire, au niveau de
ces organes, des incisions courtes et très superficielles au moyen
d'un bistouri d'une forme particulière (bistouri scarificateur).

Ventouses scarifiées. — Ce procédé consiste à pratiquer une
série de scarifications sur un endroit de la peau où l'on a fait préalablement un appel de sang au moyen de ventouses sèches.

Ces scarifications peuvent à la rigueur se faire au moyen d'un bistouri quelconque, mais il est infiniment plus commode et moins barbare d'avoir recours au petit instrument connu sous le nom de *scarificateur*.

Abandonnées à elles-mêmes au contact de l'air, les scarifications ne laisseraient échapper qu'une petite quantité de sang, tant à cause des coagulations qui pourraient se produire qu'en raison de la faible pression sous laquelle le sang s'échappe du fin réseau vasculaire cutané. Pour hâter et augmenter l'écoulement, on doit donc faire le vide au-dessus de la surface d'écoulement, chose qu'il est facile de réaliser en appliquant de nouveau les ventouses au niveau de la région scarifiée.

Le sang qui s'écoule s'amasse dans la partie déclive des ventouses; on laisse celles-ci en place jusqu'à ce qu'on ait soustrait la quantité de sang voulue.

Il peut arriver que les petites incisions viennent à être oblitérées par un coagulum : il suffit alors d'enlever la ventouse qui les recouvre, de passer une éponge humide sur les plaies et de replacer la ventouse.

La quantité de sang extraite par une ventouse varie nécessairement suivant le diamètre de la ventouse et suivant la profondeur et le nombre des incisions : elle est ordinairement de 15 à 20 grammes par ventouse.

L'action des ventouses scarifiées est une action à la fois déplétive et révulsive. Elles peuvent dans la plupart des cas remplacer les sangsues; elles n'occasionnent pas plus de douleurs et elles ont surtout l'avantage de permettre de régler d'une manière à peu près rigoureuse la quantité de sang que l'on désire retirer; enfin, elles n'exposent pas à une hémorragie consécutive. Leurs indications sont assez nombreuses. A ce point de vue il nous suffira de signaler les services qu'elles peuvent rendre pour soulager rapidement les douleurs violentes de certaines péricardites, le lombago, les points de côté de la pneumonie et de la pleurésie, etc.. etc.

Il n'est pourtant pas toujours possible d'appliquer commodément des ventouses scarifiées : elles ne s'adaptent bien en effet qu'aux surfaces planes ou convexes; encore leur application est-elle souvent difficile ou même impossible chez des sujets très maigres. Enfin il n'est pas possible de les appliquer au niveau des régions étroites et anfractueuses, à la surface de certains organes tels que les amygdales.

Sangsues. — Les Sangsues sont des vers annélides qui vivent surtout dans les eaux des douves, des marais, qui se renouvellent lentement. Elles ont un corps demi-cylindrique, brunâtre, d'une longueur variant de 15 à 20 centimètres dans son plus grand état d'extension, à 4 ou 6 dans son état de contraction. Le diamètre atteint son maximum vers le milieu du corps et diminue progressivement vers les extrémités.

La partie antérieure du corps se termine par une sorte de cuilleron à la face ventrale duquel s'ouvre la bouche. Celle-ci est armée de 3 mâchoires chitineuses armées de denticules très acérés. Faisant suite à la bouche, un pharynx ovoïde allongé, à parois musculaires puissantes, représentant à la fois un réservoir et un appareil de succion. Enfin un estomac avec cæcums latéraux augmentant de volume de haut en bas, les deux derniers très volumineux et descendant parallèlement jusqu'au voisinage de l'anus.

Il existe un assez grand nombre de variétés de sangsues. Deux de ces variétés sont employées en médecine : la *sangsue verte* (Hirudo officinalis), de couleur olivâtre, et la *sangsue grise* (H. medicinalis). Les marchands les distinguent suivant leur grosseur en : filets ou petites, petites moyennes, grosses moyennes, mères ou grosses et enfin vaches. La première et la dernière sorte ne doivent pas être employées.

On conserve les sangsues dans des pots de grès contenant de l'argile humide ou, plus ordinairement, dans des vases de faïence ou de verre remplis d'eau et dont le fond a été recouvert de sable grossier. Pour empêcher les sangsues de sortir du vase, on recouvre celui-ci d'une toile peu serrée. Les sangsues sont des animaux très délicats et qui peuvent périr sous l'influence de causes en apparence fort légères; aussi doit-on avoir soin de les changer d'eau tous les jours et de maintenir dans un endroit frais et parfaitement éclairé le vase qui les renferme.

La place sur laquelle on doit appliquer des sangsues doit être lavée à l'eau tiède savonneuse, puis soigneusement rincée à l'aide d'eau tiède pure, de manière à ramollir l'épiderme et à le débarrasser de toutes les matières malodorantes.

Pour faire *prendre* les sangsues, c'est-à-dire pour les déterminer à se fixer sur la peau, on peut employer différents moyens.

On commence par les essuyer au moyen d'un linge fin, puis, suivant l'étendue de la région sur laquelle on se propose de les faire agir, on introduit une ou plusieurs sangsues à la fois dans un petit vase qu'on renverse ensuite sur la peau et dont on maintient les bords appliqués jusqu'à ce qu'on s'aperçoive que les sangsues ont pris. En guise de petit vase on emploie souvent une *pomme* dans laquelle on a creusé une cavité de dimensions convenables.

Pour exciter les sangsues à mordre on recommande d'humecter d'abord les parois du vase avec quelques gouttes de vin dont on laisse écouler l'excès.

La disposition des parties sur lesquelles on se propose de faire agir les sangsues ne permet pas toujours l'emploi comme vase d'un petit verre ou d'un pot de pharmacie. On se sert alors d'une espèce de petite seringue formée d'un tube de verre légèrement effilé à un bout : on introduit la sangsue dans ce tube par l'ouverture la plus large et on la force à sortir la tête par la petite ouverture en la poussant doucement avec un petit piston de verre. Quand la tête commence à émerger à l'extrémité de la seringue on applique celle-ci sur le point où la sangsue doit mordre. On se sert de ce moyen pour appliquer une sangsue sur les gencives, sur une amygdale, sur le col de l'utérus, à la marge de l'anus, etc.

Dès que les sangsues ont mordu, qu'elles sont fixées, on les laisse en place jusqu'à ce qu'elles se détachent et tombent d'elles-mêmes. La durée de la période de succion peut varier dans d'assez larges limites : une demi-heure à deux heures. Si, pour une raison quelconque, l'on croyait devoir interrompre la succion, il ne faudrait pas arracher les sangsues, mais tout simplement faire tomber quelques gouttes d'eau salée au niveau de la piqûre.

La quantité de sang tiré par une sangsue de taille moyenne peut varier entre 3 et 5 grammes. Après la chute spontanée de la sangsue il peut encore s'écouler une dizaine de grammes de sang : on favorise d'ailleurs cet écoulement au moyen de lotions d'eau chaude ou de cataplasmes. Lorsqu'on veut arrêter l'écoulement on lave les plaies avec un peu d'eau simple ou vinaigrée et l'on recouvre alors toute la région avec une plaque d'amadou. Dans certains cas, non seulement l'écoulement de sang ne s'arrête pas spontanément, mais l'hémorragie ne cède que difficilement ou même pas du tout aux petits moyens ordinaires. On doit alors cautériser isolément chaque piqûre, soit à l'aide du crayon de nitrate d'argent, soit à l'aide du thermo-cautère.

Dans quelques cas enfin, l'hémorragie prend, par son abondance et par sa résistance à l'action des divers hémostatiques, un caractère vraiment inquiétant. Cela se présente surtout chez les hémophiliques; aussi doit-on, chez ces sujets, s'abstenir le plus possible de provoquer des émissions sanguines. Il est de règle aussi d'être réservé à cet égard chez les vieillards et chez les enfants.

Il peut arriver qu'une sangsue placée sur la gencive ou sur une amygdale descende dans l'œsophage, ou que, placée sur la marge de l'anus, elle rampe dans le rectum. Dans les deux cas on les expulse facilement du tube digestif au moyen d'eau salée.

La morsure produite par les sangsues laisse après elle une cicatrice indélébile. Le médecin doit donc, au moins chez les femmes, s'abstenir de poser des sangsues au niveau des régions telles que la face, la nuque, la partie antérieure du cou, les bras et les épaules. Dans le cas où il reconnaîtrait la nécessité de faire une application de sangsues à l'un de ces endroits, il devrait avertir la malade ou son entourage des conséquences de cette application au point de vue esthétique.

Tableau indiquant les régions du tégument cutané en communication veineuse directe avec les organes profonds dont la congestion peut réclamer un traitement par les émissions sanguines locales.

ORGANES OU RÉGIONS INTÉRESSÉES	SURFACES CUTANÉES EN CONNEXION AVEC CES ORGANES OU RÉGIONS	VOIES DE COMMUNICATION
Typhlite et pérityphlite (Appendicite).	Aine.	Veines spermatique, circonflexe iliaque et iléo-lombaire.
Foie.	Anus.	Veine porte, vaisseaux anaux et périanaux, veines hémorroïdales,
Utérus.	Anus.	Veines utérines et veines hémorr.
Vessie et prostate.	Anus.	Veines prostatiques et hémorr.
Testicule.	Aine.	Veines spermatiques et veines de la rég. inguinale.
Péricarde.	3e, 4e et 5e espaces intercost. gauches.	Veines du péricarde, mammaire interne.
Surcharge du cœur droit.	Au niveau des veines thyroïdiennes.	Jugulaire.
Poumons.	3e espace intercostal droit entre la colonne vertéb. et l'omoplate.	Veines bronchiques, veines azygos, intercostale supérieure.
Larynx.	Espace hyo-thyroïdien.	Veines sup. du larynx et veine laryngée sup.
Moelle.	Région spinale.	Réseaux vasculaires périvertébraux.
OEil, iritis, apoplexie rétinienne.	Apophyse mastoïde.	Veine ophtalmique, sinus caverneux, petreux et latéraux.
Cerveau.	Angle de la mâchoire.	Sinus crâniens.
Amygdale et voile du palais.	Angle de la mâchoire.	
Rein.	Triangle de J.-L. Petit.	Circ. veineuse du rein, atmosphère adipeuse périrénale, vaisseaux sanguins sous-cutanés du triangle de J.-L. Petit.

Agents physiques.

Les agents physiques utilisables dans le but de déterminer au niveau de la peau des modifications tissulaires de l'ordre de celles que nous avons considérées comme caractérisant la révulsion sont : le froid et la chaleur. L'équilibre chimique et fonctionnel de nos cellules est en effet étroitement subordonné à des conditions de température. Toute élévation de température au-dessus du degré normal, tout abaissement au-dessous de ce degré est une cause d'irritation pour nos tissus et peut dès lors aboutir à la production d'une action révulsive.

Il est clair que l'intensité de l'excitation que nos tissus peuvent éprouver de la part du froid ou de la chaleur est subordonnée au degré de ce froid ou de cette chaleur. Plus ce degré est éloigné de celui de la température normale pour laquelle nos tissus sont organisés, plus ces tissus réagissent, et plus profondes sont les modifications objectives, moléculaires et fonctionnelles par lesquelles se traduit l'irritation qu'ils ont éprouvée.

On peut en somme, aussi bien à l'aide du froid qu'à l'aide de la chaleur, en réglant convenablement le degré de ces agents et la durée de leur action. déterminer une simple rougeur de la peau (rubéfaction), provoquer le soulèvement de l'épiderme, soit sous la forme de petites cloches isolées et plus ou moins rapprochées les unes des autres (vésiculation et pustulation), soit sous la forme d'une large phlyctène (vésication), produire enfin une véritable mortification de la peau et des tissus sous-jacents (cautérisation).

Ainsi donc, la chaleur et le froid peuvent être considérés comme des agents de la médication révulsive. Toutefois, dans la pratique, le froid n'est guère utilisé comme agent de révulsion proprement dite. Tout au plus peut-on rattacher à la méthode révulsive la réfrigération obtenue à l'aide du chlorure de méthyle et appliquée au traitement de certaines névralgies.

La chaleur est beaucoup plus fréquemment utilisée comme agent de révulsion. Les moyens ou les procédés qui permettent de l'utiliser comme tels sont assez nombreux; nous citerons les pointes de feu, le marteau de Mayor, les compresses d'eau chaude.

Pointes de feu. — Anciennement on appliquait des pointes de feu au moyen de tiges de fer montées sur un manche de bois. Aujourd'hui on se sert du thermo-cautère de Paquelin. La technique du procédé est trop connue pour qu'il soit nécessaire de la décrire ici. Rappelons seulement que la cautérisation doit être superficielle et que, pour calmer la douleur qui suit l'application des pointes de feu, il convient de saupoudrer largement la région cautérisée au moyen de poudre d'amidon.

Marteau de Mayor. — Les métaux étant bons conducteurs de la chaleur se mettent rapidement en état d'équilibre de température avec le milieu qui les entoure. C'est sur ce principe que repose le procédé de révulsion par le marteau de Mayor. Celui-ci n'est pas autre chose qu'un marteau ordinaire qu'on plonge dans l'eau chaude (60°, 70°, 80°) et qu'on applique sur la peau après l'avoir essuyé.

On peut avec le marteau de Mayor produire, soit de la simple rubéfaction, soit une véritable vésication. Pour obtenir la simple rubéfaction on plonge le marteau dans de l'eau chauffée seulement vers 55° ou 60° et on interpose un petit carré de soie entre la peau et la tête du marteau. Pour obtenir de la vésication on plonge le marteau dans de l'eau plus chaude (70° à 80°) et on applique ensuite la tête du marteau sur la peau, soit directement, soit après avoir, comme précédemment, interposé un linge fin. Au bout de quelques secondes on provoque ainsi un soulèvement de l'épiderme.

La révulsion qu'on obtient au moyen du marteau de Mayor est fort douloureuse. Aussi cet instrument n'est-il que bien rarement utilisé; on a cependant beaucoup vanté son utilité pour lutter contre les syncopes (asphyxie, submersion, strangulation, etc.) : on l'applique alors sur les régions épigastrique et précordiale.

Compresses d'eau chaude. — L'eau chaude appliquée sur la peau produit sur cette dernière une action révulsive qui, elle aussi, peut aller de la simple rubéfaction à la vésication. Par ce moyen on ne cherche ordinairement qu'à obtenir la rubéfaction. Dans ce but on fait usage de linges spongieux ou même de véritables éponges qu'on trempe dans de l'eau chauffée vers 55° ou 60° et qu'on applique ensuite sur la peau. Avant d'appliquer ces compresses on doit les exprimer suffisamment pour localiser l'action rubéfiante à l'endroit même de l'application et ne pas risquer de brûler le malade.

La rubéfaction au moyen de l'eau chaude a été plus particulièrement recommandée dans le but de combattre les accès de suffocation qui peuvent s'observer chez l'enfant au cours de certaines affections telles que la laryngite striduleuse. On applique alors les compresses au devant du larynx.

Agents médicamenteux.

Les agents médicamenteux capables d'irriter la peau et de déterminer de ce fait une action révulsive sont nombreux. et, à vrai dire, ces substances médicamenteuses sont les véritables agents de la médication révulsive proprement dite.

Pour la commodité de l'étude on les subdivise ordinairement en : *rubéfiants, vésiculants* et *vésicants*. Or, comme tous les agents physiques dont nous avons parlé dans le paragraphe précédent, presque tous les agents médicamenteux dont il nous reste à parler maintenant, suivant la manière dont ils sont employés, suivant surtout le temps pendant lequel on les fait agir sur les téguments, sont capables de produire une action simplement rubéfiante ou, au contraire, une action franchement vésicante. Leur subdivision en agents rubéfiants, vésiculants et vésicants est donc tout à fait artificielle. Cette réserve faite, il n'y a d'ailleurs aucun inconvénient à maintenir cette subdivision.

Rubéfiants. — Parmi les substances médicamenteuses de ce groupe, la plus employée est la farine de moutarde. L'essence de térébenthine, le chloroforme, l'iode, peuvent aussi être placés dans ce groupe.

Vésiculants et vésicants. — Les médicaments de ce groupe sont beaucoup plus nombreux. Parmi les vésiculants nous citerons : le *tartre stibié* et la *résine de thapsia*; parmi les vésicants proprement dits : l'ammoniaque, l'huile de croton, la résine d'euphorbe et enfin et surtout la poudre de cantharides.

Coup d'œil d'ensemble sur les agents de la médication révulsive. Mécanisme général des actions dites révulsives. — Dans les pages qui précèdent nous avons défini la révulsion : nous avons montré que cette médication puisait ses origines et ses principales indications dans des faits d'observation clinique qui ont été relevés par les médecins de tous les temps : nous avons enfin énuméré les principaux agents mécaniques, physiques ou médicamenteux qui ont été ou qui sont encore employés pour produire la révulsion.

Pour être complet, il nous resterait à exposer le mécanisme physiologique des actions révulsives, c'est-à-dire à faire connaître la nature des modifications tissulaires périphériques par lesquelles ces actions se manifestent, objectivement ou subjectivement, et à faire voir comment ces modifications tissulaires locales, morphologiques ou physiologiques, peuvent devenir le point de départ de modifications organiques ou fonctionnelles plus profondes, plus générales, pouvant aboutir et, de fait, aboutissant dans beaucoup de cas à des effets thérapeutiques incontestables. Malheureusement nous devons avouer qu'abstraction faite des émissions sanguines dont le mécanisme physiologique et les effets thérapeutiques sont d'ordinaire faciles à interpréter, nous ne savons que bien peu de chose sur le mécanisme général des actions révulsives.

La question qui nous occupe a pourtant fait l'objet de nombreux et intéressants travaux, mais il faut reconnaître qu'aucun de ces travaux n'a abouti à des résultats assez précis, assez rigoureux, assez généralisables surtout, pour qu'on puisse les considérer comme de nature à dégager complètement la médication révulsive du caractère d'empirisme qui la marque depuis tant de siècles et à l'élever au rang des méthodes thérapeutiques vraiment scientifiques.

Aussi bien, nous n'avons pas l'intention de nous attarder à l'examen ou à la critique des nombreux travaux sur lesquels on a essayé de fonder une théorie du mécanisme thérapeutique des actions révulsives; nous voulons seulement faire une analyse sommaire des phénomènes généraux qui accompagnent la plupart des actions révulsives, et examiner quelles sont les conclusions que l'on peut logiquement déduire de ces phénomènes, au point de vue de leur répercussion sur l'organisme.

Lorsqu'on considère les modifications locales objectives ou subjectives produites par la plupart des agents auxquels nous avons reconnu des propriétés révulsives, on se rend compte immédiatement que ces modifications se résument dans l'apparition de trois phénomènes : 1° apparition d'une douleur; 2° modifications vasculaires; 3° formation d'un exsudat ou d'une infiltration. Voyons quels sont les caractères et quelles peuvent être les conséquences de ces trois phénomènes.

1° *Douleur*. — La précocité de ce premier phénomène, sa modalité, son intensité, sa durée, varient suivant le révulsif employé et, toutes choses égales d'ailleurs, suivant la sensibilité du sujet. Mais, ce qu'il faut retenir, c'est que c'est un phénomène constant.

Le système nerveux périphérique est donc toujours atteint par les irritants cutanés du groupe des révulsifs. Quels sont ou quels peuvent être les effets secondaires que l'on peut, légitimement, rattacher à ce phénomène primitif : la douleur? Ces effets peuvent être nombreux. Ils consistent, en effet, ou peuvent consister, dans une excitation générale du système nerveux, dans l'apparition de phénomènes anesthésiques (pulvérisation de chlorures de méthyle), dans l'apparition enfin de toute une série de phénomènes réflexes : sensitifs, moteurs, sécrétoires, inhibitoires. Parmi les effets secondaires liés à une excitation primitive et douloureuse des nerfs sensitifs, l'un des plus inattendus est précisément la disparition des phénomènes douloureux siégeant au voisinage du point d'application des révulsifs. Il semble en définitive que, sous l'influence des révulsifs, il y ait véritablement transport. *dérivation* de phénomènes douloureux d'un point à un autre (dérivation des douleurs névralgiques, des points de côté, etc.).

C'est sans doute dans cette singulière substitution qu'il faut chercher l'origine de l'expression d'*anesthésiques douloureux*, expression en apparence paradoxale, par laquelle Liebreich désignait certains irritants cutanés.

Parmi les phénomènes secondaires moteurs d'origine réflexe déterminés par les révulsifs, il faut mentionner ceux qui peuvent se produire dans la sphère de l'innervation cardiaque et respiratoire. Nous avons vu en effet que l'application, très douloureuse, du marteau de Mayor au niveau du creux épigastrique ou de la région précordiale constituait un excellent moyen pour lutter contre les syncopes.

2° *Modifications vasculaires.* — Parmi les modifications locales objectives qui accompagnent l'action des révulsifs on peut, avons-nous dit, enregistrer les modifications vasculaires. Ces modifications vasculaires consistent dans une congestion plus ou moins intense de la peau.

A vrai dire la congestion ne constitue pas en général la modification vasculaire initiale. Toute excitation cutanée produit habituellement, en effet, non pas de la rougeur, mais de la pâleur de la peau, et c'est encore là un phénomène réflexe dont la cause est bien connue. Mais la vaso-constriction ne dure pas longtemps, elle est bientôt remplacée par de la vaso-dilatation : les vaso-moteurs d'abord excités ne réagissent bientôt plus à l'excitation, et à la vaso-constriction succède bientôt la vaso-dilatation paralytique; et c'est en définitive la vaso-dilatation qui est le phénomène apparent, objectif. et qui caractérise ce que l'on pourrait appeler la période d'état de l'action révulsive.

Quelles sont les conséquences médiates ou immédiates de cette congestion. dans quelle mesure intervient-elle dans l'atténuation ou la disparition des processus inflammatoires locaux ou généraux qu'un empirisme plusieurs fois séculaire nous a appris à considérer comme atténués ou guéris par les révulsifs? Il est bien difficile de répondre scientifiquement à cette question.

Sans doute, François Franck a bien démontré que la vaso-dilatation périphérique consécutive aux excitations cutanées pouvait ne pas être limitée à la région directement excitée et s'étendre pour ainsi dire à toute la circulation périphérique; sans doute, il a bien démontré aussi que ces excitations cutanées influençaient la circulation dans deux sens différents, la vaso-dilatation périphérique ayant sa contre-partie dans l'appareil vasculaire de certains organes profonds : les artères des reins et des testicules par exemple se resserrant énergiquement, en même temps que se dilataient celles de la périphérie. Toutefois, les expériences de François Franck n'ont pas démontré la généralisation de la vaso-constriction à tous les organes profonds, ni sa constance sous l'influence des excitations cutanées produites par tous les révulsifs. Si bien que l'action décongestive générale exercée par les révulsifs sur les organes profonds est encore un peu hypothétique.

3° *Exsudat et infiltration.* — Le troisième terme constant de toute action révulsive est la formation d'un exsudat ou d'une infiltration, d'un exsudat dans le cas des révulsifs énergiques, d'une infiltration dans le cas des révulsifs simplement rubéfiants. Infiltration ou exsudation ne sont d'ailleurs que les deux termes extrêmes d'un même phénomène.

Quel est au juste le rôle de l'exsudat dans les effets thérapeutiques de la médication révulsive? L'exsudation proprement dite serait-elle un moyen d'évacuation de certains poisons ou aurait-elle seulement pour effet de prolonger, de faire durer l'irritation cutanée, et d'amener par là la persistance des phénomènes réflexes dont nous avons parlé plus haut?

Il est difficile de se faire une idée nette de l'opinion des anciens médecins sur le rôle de l'exsudat dans la médication révulsive. Cependant, si l'on se souvient du soin qu'ils prenaient, dans beaucoup de circonstances, de favoriser ou d'entretenir l'exsudation (cautères, sétons, vésicatoires permanents), on est porté à croire qu'ils considéraient l'exsudation comme un moyen d'évacuation des « humeurs de mauvaise nature » dont la présence dans le corps était une cause de troubles morbides.

L'opinion des modernes sur le rôle de l'exsudat ne diffère pas beaucoup de celle des anciens. Il semble en effet ressortir des recherches les plus récentes, que toute action révulsive a une répercussion sur la formule leucocytaire du sang, ce qui revient à admettre que toute action révulsive retentit sur la fonction hématopoïétique.

La leucocytose provoquée par l'application d'un révulsif ne présente pas les mêmes caractères suivant qu'on la considère dans le sang lui-même ou dans l'exsudat et — fait capital — la formule leucocytaire des exsudats diffère, suivant qu'il s'agit d'un exsudat provoqué chez un homme sain ou d'un exsudat provoqué chez un homme malade. Dans le *sang*, la leucocytose déterminée par l'application d'un vésicatoire, par exemple, porte presque exclusivement sur les polynucléaires *neutrophiles*, à l'exclusion des autres formes et notamment des *éosinophiles* dont' le nombre demeure constant ou même diminue.

Les choses se passent tout autrement si l'on considère, non plus la formule leucocytaire du sang, mais celle du liquide d'exsudation. Si l'on examine, par exemple, le liquide d'une phlyctène obtenue par l'application d'un vésicatoire chez un homme sain, on constate que ce liquide tient en suspension une forte proportion de polynucléaires *éosinophiles* (20 à 25 0/0). Si l'on pratique le même examen chez des individus atteints de maladies infectieuses, chez des tuberculeux, par exemple, on constate :

1° Que les polynucléaires *éosinophiles* sont peu nombreux;
2° que ces polynucléaires éosinophiles reparaissent si l'organisme reprend le dessus et triomphe de l'infection.

Il y aurait donc une sorte d'antagonisme entre le processus infectieux et l'*éosinophilie*, antagonisme qui tient sans doute à l'action exercée par les toxines microbiennes sur les organes hématopoiétiques et notamment sur la moelle des os. Sous l'influence de ces toxines, la moelle osseuse donnerait naissance à des polynucléaires *neutrophiles*, mais elle se trouverait dans l'impossibilité de fournir des *éosinophiles*. L'application d'un vésicatoire inciterait à la production des éosinophiles et ceux-ci apparaîtraient dans le liquide de la phlyctène en nombre d'autant plus grand que l'imprégnation infectieuse serait moins intense, c'est-à-dire que l'organisme résisterait avec plus de succès à l'intoxication produite par les poisons microbiens.

Cette relation entre la quantité des *éosinophiles* et l'état de résistance de l'organisme semble bien indiquer le rôle capital de ces éosinophiles dans la défense de l'organisme. Et c'est par ce fait que la cantharidine, exerçant une action chimiotoxique intense sur l'élément acidophile de la moelle osseuse, favorise la défense de l'organisme, que l'on pourrait expliquer l'efficacité des vésicatoires. Dans cette brève étude des modifications leucocytaires liées à l'action des vésicatoires, nous avons laissé de côté les modifications portant sur les variétés de leucocytes autres que les *éosinophiles*. C'est en effet sur les variations subies par ces derniers que sont basées la plupart des déductions que l'on peut tirer de cette étude. Il est bon de dire cependant que l'influence du vésicatoire ne se fait pas sentir seulement à l'égard des éosinophiles, mais aussi à l'égard des autres éléments leucocytaires. D'une manière générale on peut donc admettre une influence du vésicatoire sur la fonction hématopoïétique. Ces faits paraissent de nature à jeter une vive lumière sur le mécanisme des effets thérapeutiques de la médication révulsive.

Ajoutons cependant que toutes les recherches que nous venons de résumer n'ont porté que sur des liquides d'exsudation obtenus au moyen du vésicatoire ordinaire, c'est-à-dire au moyen de la cantharidine. Peut-on étendre à tous les vésicants et à tous les rubéfiants les conclusions auxquelles ont abouti les recherches faites avec la cantharidine et considérer l'excitation de fonction hématopoïétique comme une conséquence générale de toute action révulsive? Doit-on admettre en un mot que l'un des effets généraux de la médication révulsive est de favoriser la mise en œuvre des moyens de défense de l'organisme? De nouvelles expériences pourraient seules permettre de répondre à cette question. Si elles autorisaient à y répondre affirmativement on s'expliquerait mieux certains procédés de la vieille thérapeutique (cautères, sétons, vésicatoires permanents) et, une fois de plus, on serait à même de constater que la vieille médecine, inconsciemment, mais avec une sorte de clairvoyance instinctive, poursuivait en somme des buts très analogues à ceux que la médecine moderne cherche à atteindre en s'inspirant des enseignements qu'elle puise dans les découvertes de laboratoire.

III

MÉDICATION CARDIO-VASCULAIRE

La médication cardio-vasculaire a pour but de corriger dans la mesure du possible les troubles dynamiques dont l'appareil circulatoire peut être le siège. L'appareil circulatoire est en somme un appareil purement mécanique. mais extrêmement complexe et dont l'intégrité fonctionnelle est liée, non seulement aux altérations primitives de ses propres éléments, mais encore à celles des différents appareils, organes ou territoires anatomiques avec lesquels il est en relations plus ou moins immédiates. C'est dire que non seulement l'étiologie, mais encore la pathogénie des troubles dynamiques dont il peut être le siège sont extrêmement complexes.

La nature des troubles dynamiques dont l'appareil circulatoire peut être le siège est naturellement moins variée. Qu'ils soient primitifs ou qu'ils soient secondaires. ces troubles ne peuvent en définitive se traduire que par des modifications dans le rythme, dans la fréquence ou dans la force des mouvements du cœur, et c'est à ramener vers le type normal ce rythme, cette fréquence ou cette force troublés, que tendent les agents de la médication cardio-vasculaire.

C'est en agissant, les uns plus spécialement sur les vaisseaux, les autres sur la fibre cardiaque, d'autres encore sur le système nerveux intra- ou extra-cardiaque, ou, le plus souvent, en agissant simultanément sur ces différents éléments de l'appareil circulatoire, que les agents médicamenteux cardio-vasculaires peuvent produire les effets qu'on en attend.

Il est bien évident que les troubles dynamiques de l'appareil circulatoire s'accompagnent nécessairement de modifications dans la tension sanguine. Les médicaments cardio-vasculaires agissant sur le contenant, l'appareil circulatoire proprement dit, doivent nécessairement aussi modifier les conditions d'équilibre du contenu. c'est-à-dire du liquide sanguin. C'est dire que les agents cardio-vasculaires modifient aussi la pression sanguine de manière à l'adapter aux nouvelles conditions volumétriques ou énergétiques qu'ils ont créées. soit dans l'appareil moteur proprement dit, soit dans la canalisation.

La plupart des médicaments cardio-vasculaires sont en même temps des diurétiques; mais il faut remarquer que la plupart d'entre eux sont des diurétiques d'un ordre spécial, des diurétiques indirects. des diurétiques occasionnels, comme les appelle le professeur Pouchet, c'est-à-dire des médicaments produisant la diurèse, non pas en vertu d'une action spéciale sur l'épithélium rénal, mais parce qu'ils modifient le régime hydraulique de l'organisme

On a essayé d'établir dans le groupe des médicaments cardio-vasculaires des subdivisions basées sur la nature précise des modifications imprimées par ces médicaments à la mécanique circulatoire. Et c'est ainsi qu'on a distingué des stimulants, des toniques, des dépresseurs du cœur. En ce qui concerne les stimulants et les toniques cardiaques il est de toute évidence qu'il s'agit de distinctions purement conventionnelles et sans aucun intérêt. Quant aux dépresseurs du cœur, il n'y a pas lieu de les considérer comme des médicaments cardiaques pour la raison que l'action dépressive qu'ils exercent sur le cœur n'est pour ainsi dire jamais recherchée dans un but thérapeutique, mais qu'elle est au contraire l'expression d'une action secondaire de ces médicaments, action que l'on s'efforce d'éviter lorsque, à un titre quelconque, on fait usage des substances capables de la produire.

Il n'y a donc pas lieu d'établir de subdivisions dans le groupe des médicaments cardiaques proprement dits. Au point de vue pratique il y a simplement lieu de connaître les principaux caractères physiologiques différentiels qui distinguent chaque médicament de ce groupe et qui sont, en effet, de nature à guider le médecin dans l'application de la médication cardio-vasculaire au traitement de tel ou tel état pathologique particulier.

Dans l'état actuel de nos connaissances, la distinction plus fréquemment faite par les pharmacologistes, entre les modificateurs *cardiaques* proprement dits et les modificateurs *vasculaires* est peut-être plus légitime. Il ne faut pourtant pas attacher à cette distinction plus d'importance qu'elle n'en mérite, car il ne serait pas difficile non plus de montrer que dans beaucoup de cas elle est fort artificielle.

Ces réserves faites, nous pouvons grouper de la manière suivante les agents de la médication cardio-vasculaire :

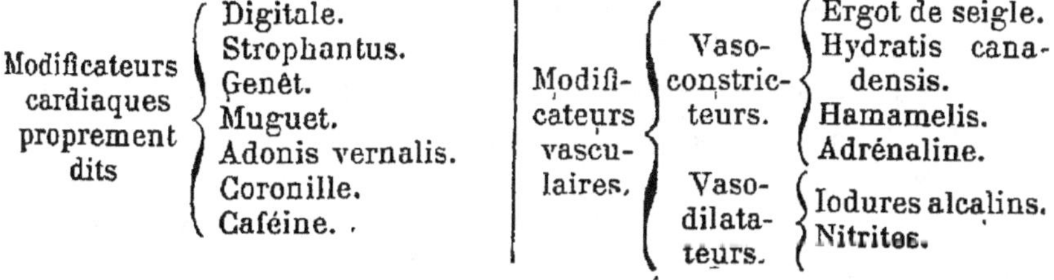

IV

MÉDICATION DIURÉTIQUE

On donne le nom de diurétiques aux substances douées de la propriété d'augmenter la quantité d'urine excrétée par les reins.

Modes d'action des diurétiques. — Les substances dites diurétiques ne peuvent évidemment augmenter la quantité d'urine excrétée à un moment donné par le rein que par deux mécanismes généraux : soit en exagérant l'un ou l'autre des processus physiologiques rénaux qui règlent normalement l'excrétion urinaire, soit en remédiant aux troubles fonctionnels extra-rénaux qui sont la cause occasionnelle du ralentissement de l'excrétion urinaire.

De nombreuses conditions interviennent, comme on sait, pour régler, qualitativement et quantitativement, l'excrétion urinaire : l'état des glomérules, l'état des canalicules urinifères, la composition chimique du sang, la pression artérielle générale, la vitesse du sang, la pression artérielle locale, le système nerveux.

Toute substance capable de favoriser le fonctionnement de l'un ou de l'autre des appareils rénaux que nous venons d'énumérer, toutes les substances capables d'agir sur le sang ou sur l'appareil circulatoire dans un sens favorable à la réalisation de l'état physique le plus approprié à une excrétion urinaire aussi parfaite que possible, sont donc des diurétiques ; et l'on aperçoit immédiatement qu'il existe, au moins théoriquement, deux grandes classes de diurétiques :

1° Des diurétiques directs ou rénaux ;

2° Des diurétiques indirects ou mécaniques.

Les premiers produisent la diurèse par une sorte d'action propre, élective sur l'un ou l'autre des appareils de la glande rénale ; les seconds ne produisent la diurèse que secondairement, grâce à l'action qu'ils exercent sur la circulation. Et c'est à ce titre que beaucoup des médicaments cardio-vasculaires que nous avons étudiés sont des diurétiques.

Il ne faudrait pas croire cependant qu'il existe une ligne de démarcation absolument tranchée entre ·ces deux classes de diurétiques ; quelques substances, en effet, paraissent déterminer la diurèse en modifiant à la fois l'état fonctionnel du rein et celui de l'appareil circulatoire.

Diurétiques directs ou rénaux. — Le type des diurétiques directs ou rénaux paraît être la théobromine. Cette substance, en effet, ne modifie pas sensiblement la tension sanguine. Dans cette classe aussi l'on doit faire entrer l'urée, les sels alcalins (nitrate et acétate de soude et surtout de potasse) employés comme diurétiques dès la plus haute antiquité, les produits végétaux tels que le chiendent, les queues de cerise, les baies de genièvre, l'asperge, la carotte, le persil, les stigmates de maïs, produits dont une longue expérience a aussi consacré les propriétés diurétiques.

Les sucres, spécialement la glucose et le sucre de lait, sont également considérés par la plupart des auteurs comme des diurétiques directs. Le professeur Richet le premier a montré que l'injection intra-veineuse de lactose détermine une polyurie intense. C'est au sucre de lait que Richet et Moutard-Martin attribuent les propriétés diurétiques du lait. Il est à remarquer cependant que l'administration du lactose par l'estomac ne donne pas tout à fait les mêmes résultats que l'injection intra-veineuse.

Diurétiques indirects ou mécaniques. — Avec les réserves que nous avons faites précédemment, l'on peut faire entrer dans cette classe l'eau et la plupart des médicaments cardio-vasculaires.

L'eau et, d'une manière plus générale, les boissons aqueuses (tisanes sucrées ou non, eaux minérales) sont des diurétiques parce que l'ingestion d'une grande quantité de liquide aqueux augmente la masse du sang et par cela même la pression sanguine. Il est probable cependant que les tisanes et les eaux minérales n'agissent pas seulement en raison de la masse liquide qu'elles introduisent dans l'organisme, mais aussi par quelques-unes des substances qu'elles tiennent en dissolution (glucosides ou sels minéraux). Aussi bien, s'il paraît bien démontré qu'il existe un certain parallélisme entre la pression artérielle et la sécrétion urinaire, il ne paraît pas cependant qu'il y ait une relation étroite et absolue entre la pression sanguine générale et la quantité d'urine produite, car, on a pu observer expérimentalement une augmentation de la pression artérielle sans augmentation correspondante de la diurèse et, inversement, une augmentation de la diurèse sans augmentation correspondante de la pression artérielle.

Le problème est d'ailleurs très difficile à élucider, pour cette raison que, si l'on peut déterminer la pression dans les gros troncs artériels, il n'est pas possible de faire la même détermination dans les capillaires glomérulaires. Or rien ne prouve que la pression au niveau de ces capillaires suive rigoureusement les variations de la pression dans les gros troncs artériels.

Quelques phénomènes observés dans l'étude expérimentale de plusieurs toni-cardiaques montrent bien d'ailleurs que l'augmentation de la pression sanguine ne s'accompagne pas nécessairement d'une augmentation de la sécrétion urinaire. C'est ainsi que l'on peut voir, chez le chien. la sécrétion urinaire s'arrêter au moment où, sous l'influence de fortes doses de digitaline, la pression artérielle atteint un chiffre très élevé. Lauder-Brunton attribue cet arrêt ou cette diminution de la sécrétion urinaire à ce fait que. sous l'influence des doses élevées de digitaline ou autres médicaments analogues, l'action vaso-constrictive de ces médicaments se fait sentir jusque dans les ramifications de l'artère rénale. Les choses se passent en somme comme elles se passeraient si l'on plaçait une ligature sur l'artère rénale.

En somme ce n'est pas la pression générale du sang qui importe au point de vue de l'activité de la sécrétion urinaire, c'est la pression locale dans les artères du rein, c'est la quantité de sang qui passe dans les reins. Et la conclusion de tous ces faits, c'est qu'il est possible d'obtenir la diurèse au moyen de deux catégories de médicaments à action pour ainsi dire antagonistique : les toni-cardio-vasculaires, d'une part, qui augmentent la pression sanguine et refoulent le sang vers le rein, et les vaso-dilatateurs, d'autre part, qui abaissent la pression sanguine mais qui dilatent les vaisseaux du rein et y laissent affluer une quantité plus grande de sang.

Effets des diurétiques. Indications générales. — Les indications de l'emploi des diurétiques découlent naturellement de la nature des modifications que la diurèse apporte, soit dans la composition chimique des urines, soit dans le régime hydraulique des humeurs de l'économie.

Les modifications apportées dans la composition chimique des urines par l'emploi des diurétiques sont assez mal connues dans les détails. Toutefois, il est bien établi que l'action des diurétiques n'a pas seulement pour effet d'augmenter la quantité d'eau éliminée, mais encore la masse des substances contenues dans l'urine. Au premier abord le fait n'est pas évident, car, en général, la densité de l'urine après l'action des diurétiques est inférieure à la densité de l'urine précédemment émise. Mais, si l'on détermine le poids du résidu total de ces urines, on se rend compte que ce poids est supérieur à celui du résidu total déterminé dans l'urine spontanément excrétée.

Il est assez difficile de déterminer rigoureusement la nature des produits sur lesquels porte principalement cette augmentation. Il est vraisemblable que la plupart des produits normaux et pathologiques sont entraînés en plus grande quantité.

Ainsi, il y a deux grandes indications à l'emploi des diurétiques :

1° Quand il s'agit de soustraire de l'eau à l'organisme ;

2° Quand il est utile de favoriser l'élimination des matières résiduelles ou des principes toxiques.

Il ne faudrait pas croire cependant que l'action des diurétiques suffise dans tous les cas à libérer l'organisme des collections liquides qui peuvent l'encombrer. Les épanchements pleurétiques, par exemple, ne paraissent guère influencés par l'emploi des diurétiques. C'est principalement dans les hydropisies cardiaques que les diurétiques du groupe des toni-cardiaques font merveille. De même, dans l'œdème brightique, l'action des diurétiques associée à celle du régime déchloruré donne parfois des résultats surprenants.

<h1 style="text-align:center">V</h1>

MÉDICATION SUDORIFIQUE OU DIAPHORÉTIQUE

La médication diaphorétique ou sudorifique a pour but de produire une stimulation plus ou moins énergique des appareils sudoripares, de manière à provoquer, soit une légère augmentation de la sécrétion des glandes sudoripares, soit une abondante transpiration.

Anciennement, on réservait le nom de diaphorétiques aux agents physiques ou médicamentaux ne provoquant qu'une stimulation légère des glandes sudoripares, et l'on réservait le nom de sudorifiques à ceux dont l'action aboutissait à la production d'une véritable transpiration. En vérité il n'y a pas lieu de faire une semblable distinction, car un même agent physique ou une même substance médicamenteuse peut se comporter, soit comme diaphorétique, soit comme sudorifique proprement dit, suivant le mode de son emploi.

Le nombre des substances susceptibles de provoquer une exagération de la sécrétion sudorale est considérable, car l'on peut dire que la plupart des poisons, à une certaine phase de leur action, produisent ce phénomène. Mais il est bien évident qu'au point de vue thérapeutique, on ne doit considérer comme sudorifiques que les agents physiques ou les substances médicamenteuses susceptibles d'exagérer le phénomène de la sueur sans provoquer d'autre

part, ni primitivement, ni secondairement, l'apparition de phénomènes toxiques.

**Composition chimique de la sueur. Son rôle physiolo-
gique.** — La sueur contient environ 98 à 99 0/0 d'eau, une petite
quantité de composés minéraux (chlorures, sulfates et phosphates
alcalins), des sels d'acides gras tels que des lactates alcalins, une
petite quantité d'urée et autres matières organiques telles que des
graisses, de la cholestérine, de la créatinine. En somme, ce qui
domine, au moins dans la sueur normale ou provoquée par une
élévation de température, ce sont les matières minérales. Voici
d'ailleurs quelques chiffres trouvés par Favre et qui se rapportent à
l'analyse de 100 centilitres de sueur et de 100 centilitres d'urine
recueillis en même temps chez un individu à l'état normal.

	Sueur.	Urine.
Chlorures	2,40	1,07
Sulfates	0,012	0,55
Phosphates	traces	0,38
Alcalis (comptés en soude)	0,30	0,178
Somme des matières organiques	1,63	9,97
Eau	95,65	87,852

On connaît mal la composition chimique des sueurs morbides et
celle de la sueur provoquée par l'administration de certaines
substances médicamenteuses. Toutefois, d'après le professeur
Gautier, l'albumine peut se montrer dans la sueur du rhumatisme
articulaire aigu; l'acide urique dans celle des goutteux. Dans
certaines sueurs morbides (urémie, choléra, empoisonnement par
le phosphore, etc.), l'urée apparaîtrait quelquefois en si grande
abondance qu'elle cristalliserait à la surface de la peau.

Enfin, l'on sait qu'un très grand nombre de matières odorantes :
ail, asa fœtida, etc., ou de substances médicamenteuses : iodures,
bromures, arsenic, etc., passent dans la sueur et sont ainsi partiellement éliminées.

Ainsi, en dehors de son rôle primordial de régulateur thermique, la sudation nous apparaît comme l'un des moyens utilisés
par l'organisme pour l'élimination de certaines substances inutiles
ou nuisibles, comme une fonction supplémentaire de la fonction
urinaire, et c'est ce qui a permis de dire que la peau est le
« vicaire du rein ». Et c'est ce rôle de suppléance de la peau,
soupçonné par les anciens bien avant que les recherches physio-

logiques modernes en aient démontré la réalité, qui a été l'origine de la médication sudorifique.

Mécanisme de la sécrétion sudorale. — La transpiration est un phénomène continu, mais qui, habituellement, ne se manifeste par aucun signe objectif. Mais la transpiration peut devenir un phénomène visible dans plusieurs circonstances : 1° quand la température ambiante devient voisine ou supérieure à la température du corps; 2° quand, par suite d'un travail musculaire énergique, la température du corps tend à s'élever au-dessus de la normale; 3° enfin dans certaines circonstances normales ou pathologiques : émotions, dyspnée, asphyxie, certains empoisonnements, agonie, etc.

Quel est donc le mécanisme du phénomène?

1° La sudation est commandée par le système nerveux. En effet, dans certaines maladies liées à des lésions du système nerveux, on peut observer, soit la suppression de la sudation dans une région déterminée du corps (lésions dégénératives du système nerveux), soit, au contraire, une hypersécrétion permanente (lésions irritatives).

2° L'existence de nerfs excito-sudoraux se distribuant aux glandes sudoripares et provoquant la sécrétion sudorale a été mise hors de doute par les travaux de Goltz (1875). Ces nerfs se trouvent dans le sciatique et ses branches pour le membre postérieur, dans le médian et le cubital pour le membre supérieur. Les nerfs sudoripares du membre inférieur quittent la moelle par les racines antérieures des deux derniers nerfs dorsaux et des quatre premiers nerfs lombaires, passent par les *rami communicantes*, gagnent ainsi les ganglions sympathiques et, de là, le sciatique. Les nerfs sudoripares du membre supérieur quittent la moelle par les racines antérieures des six premiers nerfs dorsaux, gagnent le médian et le cubital par l'intermédiaire des rameaux communiquants et du sympathique.

On connaît moins bien l'origine et la distribution des nerfs excito-sudoraux des autres régions du corps. On admet que, pour la face, ces nerfs excito-sudoraux sont contenus dans le sous-orbitaire.

Quelques physiologistes ont tenté de démontrer l'existence de nerfs *fréno-sudoraux*, analogues aux nerfs fréno-sécréteurs des glandes salivaires, mais les expériences invoquées en faveur de l'existence de ces nerfs ne sont pas absolument démonstratives.

La sudation qui se produit sous certaines influences, sous l'influence de la chaleur extérieure ou du travail musculaire, par exemple, s'accompagne habituellement de la congestion de la peau et, dès lors, on pourrait croire qu'il y a une corrélation nécessaire entre la sudation et la congestion, que la sudation est une conséquence de la vaso-dilatation, que les nerfs excito-secrétoires, en un mot, ne sont que des nerfs vaso-dilatateurs. Il n'en est rien, et la secrétion de la sueur est indépendante de la circulation.

En effet, dans beaucoup de cas, la sudation peut s'observer au niveau d'une peau exsangue (sueurs froides émotives, sueurs de l'agonie, etc.). Inversement on peut observer au niveau de la peau une congestion intense sans qu'il y ait en même temps production de sueur. Enfin, si l'on coupe le sciatique chez le chat et qu'on excite le bout périphérique de ce sciatique au moyen de courants très faibles, on peut voir la peau de la région pâlir en même temps que des gouttes de sueur viennent perler au niveau de la pulpe digitale de la patte. Il y a mieux : on peut, par excitation du sciatique, provoquer pendant plusieurs minutes une hypersécrétion sudorale dans une patte de chat amputée.

Il n'y a donc pas de corrélation nécessaire, absolue, entre la sudation et l'état de la circulation périphérique, mais il n'en est pas moins vrai que, au point de vue de l'abondance de la sécrétion, il y a un rapport entre la sudation et la vaso-dilatation. Les éléments de la sueur étant en définitive empruntés au sang, on conçoit en effet que l'afflux sanguin soit nécessaire pour amener une sécrétion abondante et continue de sueur. C'est ce qui explique que l'excitation du sciatique ne puisse produire la sudation que pendant quelques minutes dans la patte amputée du chat.

Agents physiques et substances médicamenteuses sudorifiques. Mécanisme de leur action. — Au premier rang des agents sudorifiques il faut placer la chaleur. L'air chaud (bain turc), la vapeur d'eau chaude (bain de vapeur) sont parmi les moyens les plus fréquemment utilisés pour provoquer une abondante transpiration. L'ingestion d'eau chaude exerce aussi une action énergique sur le fonctionnement de la peau. Ces agents agissent par excitation réflexe des centres sudoripares.

Enfin il existe toute une série de produits chimiques doués d'une sorte d'action spécifique sur les appareils qui président au fonctionnement des glandes sudoripares, centres sudoripares ou terminaisons nerveuses sudorales.

Parmi les agents qui produisent une hypersécrétion sudorale

par action directe sur les centres sudoraux, il faut d'abord mentionner l'acide carbonique. L'état asphyxique du sang est donc une cause d'hypersécrétion sudorale. On sait que les sueurs froides de l'agonie apparaissent au moment où les téguments du mourant deviennent livides ou bleuâtres. C'est encore à l'excitation des centres par l'acide carbonique qu'il faut attribuer les sueurs dans les asphyxies (asphyxie cardiaque, pulmonaire, mécanique).

Certains médicaments, lorsqu'ils sont ingérés à une dose suffisamment élevée, finissent par émousser le centre respiratoire; dès lors la respiration se ralentit, l'oxygène est inhalé en moindre quantité, l'acide carbonique exhalé diminue également, de sorte que le sang devient plus ou moins rapidement asphyxique. On voit alors se produire des sueurs plus ou moins abondantes. C'est là le mécanisme de la production des sueurs profuses que l'on peut voir survenir sous l'action de l'opium.

Enfin plusieurs substances provoquent la sueur en excitant les terminaisons périphériques des nerfs excito-sudoraux. Parmi ces substances une seule est à retenir au point de vue thérapeutique, c'est le jaborandi et son alcaloïde, la pilocarpine, dont nous étudierons plus tard en détail l'action sur la sécrétion.

Quelques autres substances végétales, les fleurs de sureau, le bois de gaïac, la salsepareille, le sassafras, sont également réputées sudorifiques, mais cette action est loin d'être démontrée physiologiquement et il est vraisemblable que l'eau chaude dans laquelle on les fait habituellement infuser et qu'on absorbe avec elles, a un rôle important dans la production de la sueur.

VI

MÉDICATION ANHYDROTIQUE

La médication anhydrotique a pour but de modérer ou de supprimer la sécrétion sudorale. Elle repose sur l'emploi d'un certain nombre de substances médicamenteuses qui, à l'encontre de celles que nous venons d'énumérer, ont la propriété d'exercer une action modératrice sur l'un ou l'autre des appareils qui président à la sécrétion sudorale. On sait que des sueurs profuses, fort gênantes pour les malades, peuvent se montrer au cours d'un certain nombre d'affections.

Tantôt l'on prête à la production de ces sueurs une action favorable à l'évolution de la maladie et l'on ne fait rien pour les arrêter; tantôt, au contraire, on les considère comme une cause d'affaiblissement pour les malades, et l'on tente de les modérer ou de les supprimer en administrant un anhydrotique approprié. Tel est le cas des sueurs nocturnes des phtisiques.

On connaît à l'heure actuelle un assez grand nombre de substances anhydrotiques. De toutes, la plus active, la plus connue et la plus employée, est la belladone ou son principe actif, l'atropine. Parmi les autres médicaments anhydrotiques employés avec plus ou moins de succès comme succédanés de l'atropine, nous citerons : l'acide camphorique, le tellurate de soude, l'acétate de thallium, l'agaric et l'agaricine. Enfin, quelques substances telles que l'aldéhyde formique, le bichromate de potasse, le tanin, l'acide picrique, etc., ont été proposées comme anhydrotiques locaux. D'après ce que nous avons dit plus haut du mécanisme normal de la sécrétion sudorale, il est facile de concevoir en vertu de quelles actions antagonistiques les substances anhydrotiques peuvent agir. Il n'est pourtant pas toujours possible de préciser quel est, des différents mécanismes antagonistiques possibles, celui qui est mis en œuvre par certaines des substances précédentes.

VII

MÉDICATION BÉCHIQUE

La médication béchique (βήξ, toux) comprend l'ensemble des moyens utilisés pour calmer la toux. La toux est un acte physiologique, tantôt volontaire, tantôt involontaire, caractérisé par une secousse subite d'expiration plus ou moins bruyante. Grâce à cette secousse, les gaz intra-pulmonaires sont brusquement chassés au dehors par l'effet des muscles expirateurs, et produisent une sorte de chasse mécanique des mucosités qu'ils rencontrent sur leur passage.

La toux volontaire est en somme une sorte de moyen de défense employé par l'homme pour se débarrasser des mucosités qui peuvent encombrer son arbre aérien.

Mais la toux est aussi, et le plus souvent, un acte réflexe, qui peut encore, dans beaucoup de cas, être considéré comme un moyen de défense de l'organisme. On sait, en effet, que l'introduction du moindre corps étranger dans la trachée est immédiatement suivie d'une secousse expiratoire, d'un accès de toux plus ou moins violent, destiné à chasser le corps étranger des voies aériennes.

C'est le bulbe qui est le centre de la toux. C'est dire qu'il n'y a pas que les irritations portées sur la muqueuse trachéale qui soient susceptibles de provoquer l'acte réflexe de la toux. La figure schématique ci-dessous, empruntée à Lauder-Brunton, montre combien sont nombreuses, au contraire, les voies centripètes de la toux.

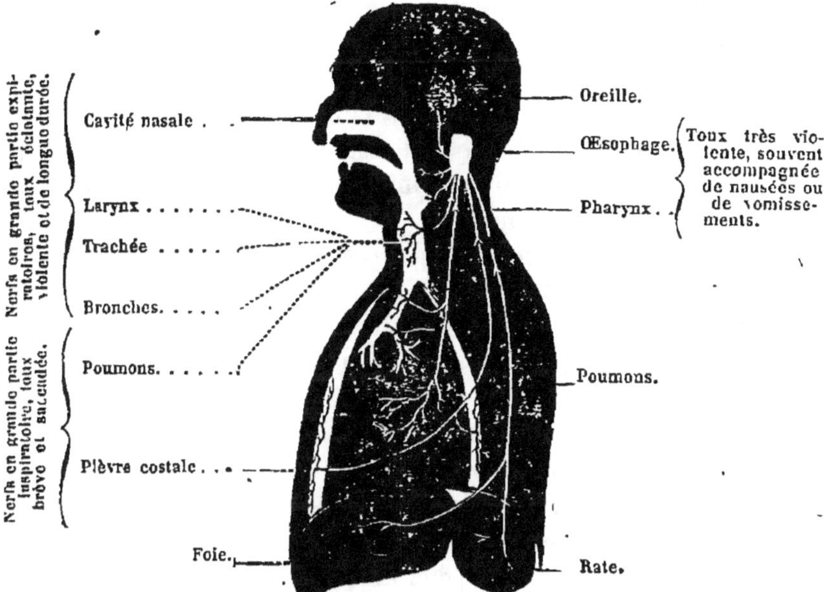

Fig. 1. — Schéma des nerfs afférents, qui peuvent exciter la toux. Ces nerfs se rendent au centre respiratoire dans l'ordre suivant (de haut en bas) : méat auditif, pharynx, partie supérieure de l'œsophage, larynx, trachée, bronches, poumons, plèvre costale, foie et rate. (Lauder Brunton.)

La toux, acte réflexe utile dans certains cas, devient un phénomène extrêmement pénible et nuisible lorsqu'elle est déterminée par certains processus irritatifs plus ou moins permanents. C'est alors que la thérapeutique doit intervenir pour diminuer sa fréquence ou son intensité.

Les moyens préconisés pour combattre la toux sont extrêmement nombreux. En premier lieu il convient de citer l'éducation des réflexes, c'est-à-dire l'acte volontaire qui consiste à résister au besoin de tousser, ce que, dans ces dernières années, on a appelé la *discipline de la toux*, méthode fort en honneur dans les sanatoria allemands où l'on ne permet aux tuberculeux de tousser qu'à la condition de cracher. On sait en effet que certains malades, qui ont d'abord toussé pour expectorer, continuent à tousser même lorsqu'ils n'ont plus rien à expectorer. L'acte réflexe devient alors une sorte d'habitude que les malades entretiennent.

La discipline de la toux, pour utile qu'elle soit, ne réussit pas toujours, et c'est alors que doit intervenir la médication béchique. Les médicaments réputés béchiques sont extrêmement nombreux. Parmi les béchiques les plus anciens il faut d'abord citer les tisanes dites pectorales : tisanes de fleurs pectorales, de bouillon blanc, de coquelicot, de mauve, de guimauve, de violettes, de tussilage, de dattes, de figues, de jujubes, etc., etc. Certaines substances mucilagineuses (lichen d'Islande, mousse de Corse), ou certaines préparations sucrées et mucilagineuses (loochs), sont également employées comme béchiques.

Ces divers remèdes ne sont pas doués d'une action sédative très énergique, mais leur ancienneté même, le fait qu'ils sont pour ainsi dire employés d'une manière presque instinctive comme calmants de la toux, prouve cependant qu'ils ne doivent pas être dépourvus de toute action.

C'est que, ainsi que nous l'avons vu, le réflexe qui provoque la toux peut avoir et, de fait, a fréquemment son point de départ, soit dans une irritation de la muqueuse pharyngienne, soit même dans une irritation de l'œsophage ou de l'estomac. Or, toutes les substances que nous venons d'énumérer renfermant des principes sucrés, gommeux ou mucilagineux, agissent probablement en lubrifiant la muqueuse de ces différents organes et en atténuant par conséquent la sensibilité des extrémités nerveuses sensitives dont l'irritabilité provoque la toux.

Lorsque la toux est provoquée par une irritation ayant son point de départ dans la trachée ou dans les ramifications bronchiques, on ne peut pas compter sur ces remèdes pour diminuer la sensibilité de la région irritée et l'on doit avoir recours à des médicaments plus actifs, capables, soit d'atteindre le centre de la toux et de diminuer son impressionnabilité, soit de s'éliminer au niveau de la muqueuse trachéo-bronchique et de diminuer l'excitabilité des extrémités nerveuses sensitives de cette région.

Un grand nombre de médicaments ont été présentés comme susceptibles de produire l'un ou l'autre de ces effets : des substances végétales telles que le Grindelia robusta ou le Drosera, des carbures substitués tels que le chloroforme et surtout le bromoforme, des huiles essentielles telles que le gomenol, des produits aromatiques tels que la créosote et le benjoin, des alcaloïdes tels que la codéine.

L'action sédative de quelques-unes de ces substances paraît avoir été un peu exagérée. Nous verrons dans la seconde partie de cet ouvrage quelle confiance on peut accorder à chacune d'elles.

VIII

MÉDICATION EXPECTORANTE

Cette médication se rattache à la précédente, en ce sens, qu'ayant pour but de faciliter l'expectoration des sécrétions bronchiques, elle tend, par cela même, à éliminer l'une des causes déterminantes de la toux.

· Dans le groupe des expectorants viennent encore se ranger des substances végétales telles que le polygala, la scille, l'ipéca ; des substances minérales telles que l'acétate d'ammoniaque, les iodures alcalins, les antimoniaux ; des substances organiques telles que les dérivés de la térébenthine (terpine et terpinol), l'eucalyptus, et enfin quelques baumes (benjoin, styrax, etc.).

Le mécanisme de l'action de ces médicaments est fort variable : quelques-uns, le polygala et la scille par exemple, paraissent avoir une action propre sur les sécrétions bronchiques qu'ils semblent fluidifier ; d'autres, l'ipéca et les antimoniaux, exercent peut-être aussi une action du même genre, mais ils paraissent surtout faciliter l'expectoration en agissant, par l'intermédiaire du système nerveux, sur l'appareil musculaire de l'arbre bronchique. On remarquera d'ailleurs que ces derniers médicaments, employés à des doses suffisamment élevées, sont des vomitifs. Employés à doses plus faibles, ils peuvent provoquer une sorte d'état nauséeux et agir ainsi, par action réflexe, sur les muscles expirateurs et par conséquent sur l'appareil pulmonaire tout entier. Aussi bien, lorsque l'appareil bronchique est vraiment encombré de mucosités, le vomissement constitue l'un des moyens expectorants les plus efficaces et l'on sait qu'il est le seul que l'on puisse vraiment employer chez les tout jeunes enfants qui ne savent pas encore expectorer.

Quand au mode d'action des médicaments du groupe des térébenthinés, il est fort mal connu. On admet que les doses faibles de ces produits excitent la sécrétion bronchique, tandis que les doses élevées dessèchent au contraire la muqueuse bronchique,

IX

MÉDICATION ANTITHERMIQUE OU ANTIPYRÉTIQUE

La médication antithermique ou antipyrétique comprend l'ensemble des moyens utilisés en thérapeutique pour lutter contre l'élévation anormale de température qui se manifeste au cours d'un grand nombre de maladies.

Autrefois, l'on confondait habituellement l'élévation anormale de la température avec cet état particulier et anormal de l'organisme qu'on appelle la fièvre, et l'on aurait pu définir la médication antithermique : l'ensemble des moyens utilisés en thérapeutique pour combattre la fièvre.

Or l'on sait aujourd'hui que, s'il est vrai que l'élévation de température représente le symptôme le plus fréquent ou, suivant l'expression du professeur Pouchet, le phénomène le plus tapageur de la fièvre, il n'en est pas moins vrai qu'il paraît exister une hyperthermie simple, indépendante de l'état fébrile proprement dit, c'est-à-dire ne s'accompagnant pas des troubles cardiaques et respiratoires, des modifications sécrétoires, des phénomènes nerveux, etc., qui caractérisent l'état fébrile proprement dit.

On sait aussi que, inversement, ces derniers phénomènes peuvent se montrer sans qu'il y ait en même temps hyperthermie, d'où le nom de pyrexies apyrétiques ou celui, plus précis, de pyrexies athermiques, employé aujourd'hui pour désigner ces états particuliers de l'organisme dans lesquels la maladie évolue avec le cortège habituel des symptômes fébriles, moins l'élévation thermique.

Il semble dès lors qu'on doive faire une distinction entre les antithermiques et les antipyrétiques. Les antithermiques seraient les agents capables de régler l'appareil thermo-régulateur pour la température normale lorsque cet appareil, pour une cause qui lui est propre, pour une cause essentielle, est un instant déréglé, c'est-à-dire est agencé pour une température supérieure à la température normale. Les antipyrétiques seraient les moyens ou les agents médicamenteux capables de modifier ou de supprimer l'une ou l'autre des causes premières qui, par l'un des mécanismes que nous examinerons. provoquent la fièvre pyrétique.

Toutefois il faut reconnaître que, dans la pratique, cette distinction ne s'impose pas et qu'il serait même fort difficile sinon impossible, d'adapter à cette conception une classification des moyens ou des agents médicamenteux utilisés pour lutter contre l'élévation anormale de la température.

Quoi qu'il en soit, avant d'énumérer les moyens thérapeutiques utilisés pour lutter contre l'élévation anormale de la température et d'examiner les divers mécanismes de leur action, il convient d'exposer, au moins brièvement, les faits théoriques ou positifs qu'on a invoqués ou qu'on invoque encore pour expliquer l'hyperthermie. Ce n'est évidemment qu'à la lumière de ces faits que l'on peut essayer de comprendre le mode d'action des procédés thérapeutiques utilisés pour combattre l'hyperthermie et l'opportunité de leur emploi dans les diverses circonstances qui peuvent se présenter.

La thermogenèse. — La chaleur animale a nécessairement pour origine l'énergie chimique latente dans les aliments. Les sucres et les graisses en s'oxydant, en brûlant ; les matières albuminoïdes en s'oxydant et en se dédoublant, en se protéolysant, libèrent de l'énergie, et cette énergie chimique libérée se transforme partie en chaleur, partie en travail. Or, comme le travail lui-même représente une nouvelle source d'énergie transformable en chaleur, l'on peut dire en définitive que la majeure partie de l'énergie libérée au sein de l'organisme est transformée en chaleur. La chaleur animale ayant toujours pour origine en dernière analyse des réactions chimiques, et des réactions s'accomplissant au sein de la plupart des cellules, on peut dire que les foyers de formation de la chaleur animale sont en nombre infini.

L'organisme produisant incessamment de la chaleur doit nécessairement, pour rester en équilibre de température, en perdre incesssamment aussi, et en perdre autant qu'il en produit. Cette perte de chaleur se fait nécessairement à la périphérie, soit au niveau de la peau, soit au niveau du poumon. Au niveau de la peau, la chaleur se perd en partie par rayonnement et en partie par vaporisation de l'eau qui s'élimine par la perspiration cutanée, toute transformation de liquide en vapeur se faisant avec absorption de chaleur. C'est en somme par ce même double mécanisme que la chaleur se perd au niveau du poumon.

La rapidité et l'intensité avec laquelle l'organisme se débarrasse de la chaleur qu'il produit dépend donc de l'intensité du rayonnement et de l'intensité avec laquelle se produit la vaporisation de l'eau excrétée au niveau de la peau ou perspirée au niveau du poumon. Or, toutes choses égales d'ailleurs, le rayonnement dépend de l'étendue et de l'abondance de la nappe sanguine périphérique, autrement dit de l'état de contraction ou de dilatation des vaisseaux cutanés, et, toutes choses égales d'ailleurs, l'intensité de la perspiration cutanée ou pulmonaire est subordonnée au fonctionnement des glandes sudoripares d'une part et au rythme respiratoire d'autre part.

Tout cela, circulation périphérique, production de la sueur, rythme respiratoire, est sous la dépendance du système nerveux. C'est donc en dernière analyse cet appareil qui règle la déperdition calorifique ou, si l'on préfère, la régulation calorifique. Cette régulation suppose évidemment trois termes : un appareil nerveux sensitif, percepteur ; un appareil central enregistreur, et un appareil nerveux moteur chargé de conduire les ordres colligés par l'appareil central. C'est donc que la régulation thermique est un phénomène d'ordre réflexe. Les nerfs sensitifs de la peau représentent les voies centripètes du réflexe régulateur, les nerfs vasomoteurs, moteurs, sudoripares, en représentent les voies centrifuges. Quant à savoir où se trouvent les centres de la régulation thermique, c'est là une question encore bien peu connue, malgré les nombreuses recherches expérimentales auxquelles elle a donné lieu.

Il paraît résulter de ces recherches qu'il existe, tant dans la moelle que dans le cerveau, un certain nombre de centres thermorégulateurs : les uns, centres cérébraux, seraient des centres inhibiteurs ; les autres, centres médullaires, seraient des centres excitateurs. De fait, la section de la moelle dans la région cervicale, ou l'ablation de la moelle dorso-lombaire, lorsqu'elle est pratiquée dans des conditions permettant la survie de l'animal, détermine en quelques heures un abaissement considérable de température, et l'on voit en même temps se produire une vaso-dilatation intense et une résolution musculaire complète dans toutes les parties du corps innervées par des filets issus de la moelle au-dessous de la section.

Il semble donc qu'il y ait dans la moelle des centres excitateurs thermiques, puisque la destruction de la moelle amène un abaissement de température. Toutefois si, au moyen de couvertures, on protège l'animal contre le refroidissement, on constate qu'après un certain temps, plusieurs semaines, l'animal, même privé de couvertures, se maintient à la température de 38°. C'est donc que les vrais centres thermo-excitateurs ne se trouveraient pas dans la portion médullaire détruite, mais bien dans la portion sus-dorsale. L'ablation de la moelle dorsale lombaire ne ferait qu'inhiber momentanément les centres thermo-régulateurs situés dans la portion sus-dorsale.

Mais en quels points de cette portion du système nerveux central sont situés ces centres? Le fait que la piqûre ou certaines lésions traumatiques ou expérimentales des hémisphères cérébraux produit de l'hyperthermie, semblerait indiquer que ces centres sont situés dans ces hémisphères. Mais, d'un autre côté, le fait que l'on peut, chez certains animaux, notamment chez les pigeons, enlever les hémisphères cérébraux sans provoquer en même temps de l'hyperthermie, semble indiquer que les centres thermo-régulateurs ne sont pas situés dans les hémisphères.

L'hyperthermie déterminée par certains traumatismes cérébraux devrait, d'après le professeur Richet, être mise sur le compte, non pas de la lésion proprement dite, mais de l'excitation psychique causée par la lésion. Aussi bien, c'est un fait d'observation banale, que les violentes excitations psychiques peuvent amener, momentanément, une élévation de température.

Il résulte de ce qui précède que l'on ne peut situer les centres thermo-régulateurs que dans la partie de l'axe cérébro-spinal comprise entre les hémisphères cérébraux et la moelle dorsale, sans cependant qu'il soit actuellement possible de préciser davantage leur localisation.

Fièvre. — La fièvre, abstraction faite de celle que l'on peut observer dans les pyrexies athermiques que nous avons signalées, est un syndrome caractérisé : 1° par une hyperthermie plus ou moins élevée; 2° par toute une série de troubles fonctionnels dont les plus importants sont : l'accélération des mouvements du cœur et des mouvements respiratoires, des modifications du côté des appareils sécrétoires et excrétoires, des troubles nerveux divers (lassitude et assoupissement ou, au contraire, excitation cérébrale). Le syndrome fébrile est donc un syndrome extrêmement complexe, et nous pouvons dire tout de suite que les physiologistes aussi bien que les cliniciens en sont encore à trouver une explication satisfaisante de la cause première qui détermine l'apparition des phénomènes que l'on observe dans la fièvre.

Nous n'avons pas à entrer ici dans l'exposé des nombreuses discussions auxquelles cette importante question a donné lieu. Toutefois, comme l'histoire pharmacodynamique des antipyrétiques est nécessairement liée aux conceptions diverses que l'on peut se faire sur le mécanisme des phénomènes fébriles, il est nécessaire de résumer, au moins brièvement, l'état de la question.

Un grand nombre de théories ont été émises pour expliquer la fièvre.

1° *Théorie de Traube*. — Pour Traube. l'hyperthermie fébrile n'a pas pour cause première une hyperproduction de calorique. mais bien un trouble de l'appareil thermo-régulateur qui a pour effet de diminuer les pertes de chaleur, tant par rayonnement que par évaporation. C'est dire que le trouble porterait surtout sur le système nerveux vaso-moteur. D'après cet auteur, la cause fébrigène irriterait le système nerveux vaso-moteur et produirait une vaso-constriction énergique, avec toutes ses conséquences au point de vue de l'intensité de la radiation et de l'évaporation.

2° *Théorie de Liebermeister*. — La théorie de Traube cadre bien avec certains faits expérimentaux, mais elle ne peut pas être considérée comme l'expression du mécanisme général de l'hyperthermie fébrile. Si tel était en effet le mécanisme vrai de l'hyperthermie, on ne comprendrait pas la constance relative de cette hyperthermie chez les fébricitants. La perte de chaleur chez les fébricitants peut en effet être au moins égale à celle de l'homme sain. Prenons trois individus ayant l'un 39°, l'autre 41°, le troisième 37°. Mettons ces trois individus dans un bain chaud : ils conserveront l'un et l'autre leur température respective. Mettons les deux fébricitants dans un bain froid, ils conserveront encore, à quelques dixièmes de degré près, leur température initiale; du moins ils la ramèneront rapidement au degré initial. La régulation thermique se fait donc, chez le fébricitant comme chez l'individu sain, mais, chez le fébricitant, l'appareil thermo-régulateur est réglé pour une température supérieure à la température normale.

Cette théorie est fort séduisante; elle établit la réalité du fonctionnement de l'appareil régulateur thermique chez les fébricitants comme chez l'individu sain, fonctionnement prouvé par la constance relative de la température chez les fébricitants pendant un temps donné, quelle que soit la température ambiante; mais, cette théorie n'explique pas les variations plus ou moins périodiques de la température chez les fébricitants, à moins de supposer que la cause fébrigène règle périodiquement l'appareil thermique pour une température donnée.

3° *Théorie de Senator*. — La fièvre est due à deux causes principales : 1° à une hyperproduction de chaleur par suite d'une activité plus grande des processus protéolytiques; 2° à une rétention de chaleur passagère par contraction alternative des artérioles cutanées (conformément, en somme, à la théorie de Traube).

4° *Théorie de Cl. Bernard*. — La fièvre n'est que l'exagération des phénomènes physiologiques de combustion, par l'excitation des nerfs qui régissent cet ordre de phénomènes. L'hyperthermie serait sous la dépendance des nerfs du grand sympathique et serait produite soit par une paralysie des nerfs vaso-constricteurs ou frigorifiques, soit par une excitation des nerfs vaso-dilatateurs ou calorifiques.

Causes de la fièvre. — Nous n'avons fait que schématiser les principales théories modernes qui ont été proposées pour expliquer l'hyperthermie fébrile. Comme on le voit, la plupart de ces théories reposent bien plus sur des hypothèses que sur des faits précis, et en réalité nous savons bien peu de chose sur la fièvre.

Aussi bien, que l'hyperthermie fébrile soit le fait d'un réglage particulier de l'appareil thermo-régulateur, l'expression d'une exagération des phénomènes de combustion organique ou la conséquence d'une rétention passagère de la chaleur produite en quantité normale, il n'en reste pas moins à chercher la cause primitive, occasionnelle de la fièvre.

Ce point particulier, et en somme capital, de l'histoire de la fièvre, est lui aussi passé par bien des phases. On en est aujourd'hui à la phase des *substances pyrétogènes*. Les substances pyrétogènes seraient extrêmement nombreuses. On aurait déterminé de l'hyperthermie fébrile par injection de toute une série de substances naturelles ou artificielles. Mais, en vérité, beaucoup des expériences qui ont été faites sur ce sujet ne sont pas à l'abri de toute critique. Jusqu'ici, en somme, il paraît surtout établi que les substances pyrétogènes sont principalement représentées par les produits de sécrétion des organismes inférieurs, microbes ou protozoaires, qu'on rencontre dans les diverses affections fébriles.

Mais comment agissent ces produits de sécrétion? Sont-ils des agents pyrétogènes directs, immédiats, produisant la fièvre par suite d'une sorte d'action spécifique qu'ils exercent sur le système nerveux, ou sont-ils des agents indirects, agissant médiatement? Sont-ce de simples agents provocateurs, n'amenant la fièvre que secondairement, en vertu des modifications réactionnelles qu'ils impriment à tels ou tels éléments cellulaires, aux leucocytes par

exemple, dont ils modifieraient plus ou moins la force défensive?
on ne le sait pas.

Des agents antipyrétiques. — Nous n'avons pas à examiner
ici la question de savoir si l'on doit ou non traiter la fièvre. Il s'agit
là d'une question de clinique sur laquelle d'ailleurs les cliniciens
sont loin d'être d'accord, ainsi que cela résulte des intéressantes
discussions qui se sont produites sur ce sujet au Congrès de Médecine de Paris de 1900. Contentons-nous donc de passer en revue les
divers moyens physiques ou médicamenteux journellement utilisés
dans la pratique pour lutter contre l'hyperthermie fébrile, et
d'essayer de déterminer leur mode d'action.

Hydrothérapie. — La balnéation est un des moyens antithermiques les plus usités pour combattre l'hyperthermie fébrile grave.
On peut, à ce point de vue, distinguer deux sortes de balnéation :
la balnéation froide et la balnéation tiède.

La balnéation froide elle-même peut être réalisée par des
procédés très divers, dont deux ou trois surtout sont fréquemment
utilisés aujourd'hui.

Le premier procédé, dit du drap mouillé, consiste à plonger un
drap dans de l'eau à 10°, à exprimer l'excès de liquide et à envelopper ensuite durant 10′ environ le malade dans ce drap.

Le second procédé, préconisé par Brand, consiste à donner,
toutes les 3 heures, des bains à la température de 20°, ou même
de 18° dans les grandes hyperthermies. Le procédé de Brand a
surtout été utilisé dans le traitement des fièvres typhoïdes graves.
C'est une méthode de traitement qui a eu et a encore ses partisans
et ses adversaires. Ces derniers lui reprochent sa trop grande
rigueur. Il est bien certain que beaucoup de malades le supportent
péniblement et que, d'un autre côté, il nécessite une surveillance
de tous les instants et un personnel et une installation que le
médecin n'a pas toujours à sa disposition. Aussi, beaucoup de
cliniciens remplacent-ils le grand bain froid de Brand par le bain
chaud graduellement refroidi, mais d'une durée plus prolongée
que dans le bain de Brand (20′ à 1/2 heure).

Le malade est plongé dans un bain dont la température est
inférieure de 2° (Bouchard), de 5° (Ziemssen) à sa température
propre. On l'y laisse séjourner quelques instants, puis, par des
additions successives d'eau froide, la température du bain est
ramenée aux environs de 20° (Bouchard) de 25° (Ziemssen). Dès
que le malade réagit à la température du bain par un frisson, il est

sorti de l'eau et replacé dans son lit préalablement chauffé. Ce bain conviendrait particulièrement aux malades dont le cœur est affaibli ou qui présentent de l'emphysème.

Comment agissent les bains froids dans les pyrexies? Au point de vue de la température proprement dite, l'effet de ces bains est très variable suivant les sujets, c'est-à-dire suivant la nature de la maladie et suivant sa gravité, et aussi suivant la température initiale du bain. En ce qui concerne les typhiques plongés dans un bain de 25° à 30°, les travaux de Ségallas et de ses élèves ont abouti aux conclusions suivantes; au sortir du bain, la température périphérique (axillaire) fortement abaissée, commence aussitôt à remonter; la température centrale au contraire continue à baisser jusqu'au moment où elle n'est plus supérieure que de quelques dixièmes de degré à la température périphérique. A partir de ce moment, les deux températures remontent parallèlement et atteignent généralement, après deux heures environ, le degré constaté avant le bain.

Les choses paraissent donc se passer comme si le bain avait tout d'abord pour effet de dépouiller les parties périphériques du corps d'une partie de leur chaleur; il arrive donc un moment où la température axillaire est très inférieure (2° et plus) à la température centrale. Si, à ce moment, le malade est retiré du bain, la chaleur centrale va tendre à se répandre vers la périphérie, il va se faire, du centre vers la périphérie, une sorte de nivellement qui aura pour effet d'égaliser la température centrale et la température périphérique. Si, pendant ce nivellement, l'hyperproduction de chaleur a subi un temps d'arrêt, la température finale du fébricitant pourra demeurer pendant un certain temps à un degré inférieur au degré initial. De fait, dans un grand nombre de cas les choses paraissent se passer ainsi, et c'est ce qui explique l'état de bien-être qu'éprouvent les malades pendant l'heure ou pendant les deux heures qui suivent le bain : c'est que, pendant ce temps, les fébricitants sont des fébricitants non pas apyrétiques au sens absolu du mot, mais apyrétiques par rapport à leur état initial.

D'ailleurs les choses ne se passent pas toujours de la sorte : certains malades ne se réchauffent pas graduellement après le bain, leur peau reste froide, leurs extrémités présentent de l'algidité; chez certains autres la température revient rapidement au degré primitif ou même au-dessus; chez d'autres enfin on constate, même pendant le bain, une forte élévation de la température centrale. Toutes ces anomalies sont en général d'un pronostic fâcheux.

Les bains froids dans les pyrexies n'agissent pas seulement sur l'élément thermique; ils agissent aussi sur le système nerveux. sur l'appareil cardiaque et l'appareil respiratoire, sur l'appareil rénal; enfin ils paraissent aussi modifier les processus de combustion organique qui sont peut-être la cause profonde des pyrexies.

Le bain froid agit d'abord sur le système nerveux par voie réflexe cutanée. Cette action a pour effet d'augmenter le tonus artériel et de régulariser le rythme cardiaque. Toutefois, il peut arriver aussi, chez certains malades pusillanimes ou dont le cœur est très fatigué, que l'impression périphérique déterminée par l'immersion soit assez vive pour que l'action réflexe qui en résulte provoque une syncope, et c'est un des dangers qui ont été signalés parmi ceux qui sont inhérents à l'emploi de la méthode de Brand. Cet accident possible mis à part, la balnéation froide agit favorablement sur le cœur en augmentant sa force et sa régularité. De même la respiration devient plus ample, plus profonde et plus régulière, et ainsi la ventilation pulmonaire s'accomplit d'une manière plus parfaite. L'action réflexe déterminée par l'immersion paraît aussi retentir sur le phénomène de la toux, qui devient plus facile, moins pénible, plus efficace.

Le système nerveux central bénéficie aussi des effets de l'immersion; il est fréquent, en effet, de voir les phénomènes délirants ou subdélirants s'amender ou de voir le malade sortir de l'état de torpeur dans lequel il se trouvait et reprendre conscience du monde extérieur.

La diurèse peut augmenter dans des proportions considérables. L'urine diurne serait, non seulement plus abondante, mais encore plus toxique, ce qui prouve qu'il y a élimination des toxines. Il est vraisemblable que c'est dans cette action de la balnéation sur l'appareil rénal que réside vraiment l'effet bienfaisant par excellence de cette médication. Enfin, sous l'influence de la balnéation froide, il y aurait diminution des processus protéolytiques dont l'augmentation d'activité chez le fébricitant serait l'une des causes, sinon la cause unique de l'hyperthermie. Il est possible qu'il en soit vraiment ainsi; toutefois il faut bien reconnaître qu'une démonstration expérimentale rigoureuse de cette action est, dans la pratique, entourée de telles difficultés, que l'on est en droit de considérer que, jusqu'ici, la preuve formelle n'en a pas été faite.

Antipyrétiques proprement dits. — Le nombre des substances médicamenteuses susceptibles de manifester, dans des conditions ou des circonstances déterminées, des propriétés antithermiques, est considérable; mais, toutes ces substances ne méritent pas de figurer dans le groupe pharmacologique des antithermiques, c'est-à-dire dans la liste des médicaments pratiquement utilisables comme antipyrétiques. L'action antithermique de beaucoup d'entre elles est en effet corrélative d'une action véritablement toxique.

L'on peut, très logiquement, répartir dans six groupes chimiques principaux les substances méritant, théoriquement si l'on peut dire, le nom d'antipyrétiques. Ces six groupes sont :

1° Le groupe des alcools et des phénols;

2° Le groupe des acides aromatiques;

3° Le groupe des anilides et de l'amidophénol;

4° Le groupe des hydrazines;

5° Le groupe du pyrrol;

6° Le groupe de la quinoléine.

Quelques-uns de ces groupes renferment un grand nombre de produits; mais, ainsi que nous le disions plus haut, beaucoup de ces produits ne sont que théoriquement des antipyrétiques. Les produits du groupe des alcools et des phénols, par exemple, sont plutôt des antiseptiques que des antipyrétiques proprement dits; ceux du groupe des hydrazines sont trop toxiques pour être utilisables; enfin, on rencontre dans les divers autres groupes beaucoup de produits que l'expérimentation clinique a définitivement jugés comme inutiles ou nuisibles. Cela étant, l'on peut, dans le but de simplifier l'étude des produits qui nous occupent, répartir ces produits en 4 groupes seulement, ne contenant eux-mêmes qu'un petit nombre de médicaments, comme l'indique le tableau suivant :

Antipyrétiques médicamenteux.

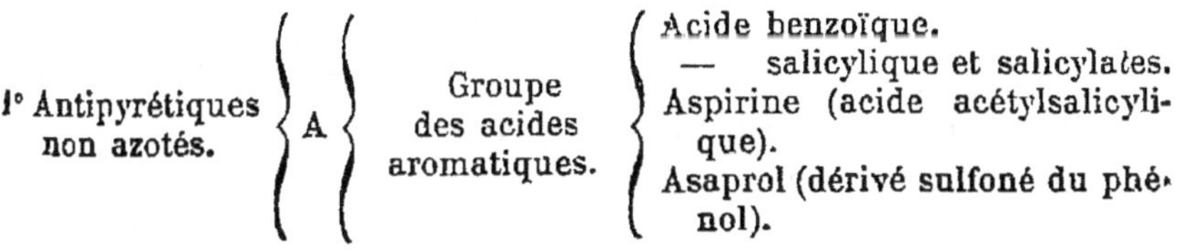

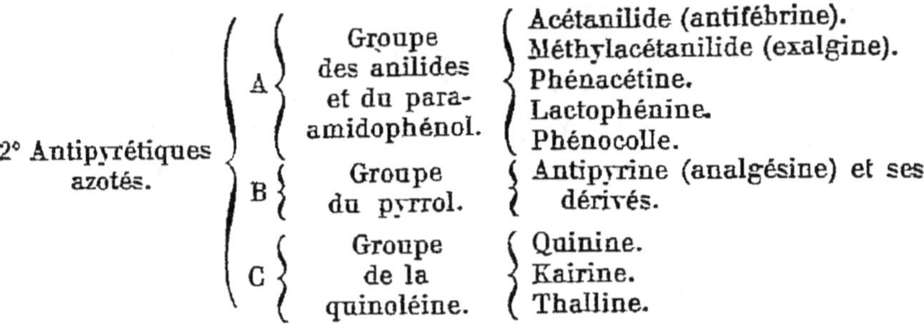

On remarquera que tous les médicaments antipyrétiques se rattachent à la série aromatique et que, dans cette série, ce sont les groupements fonctionnels caractérisés par la présence de l'azote dans le noyau, qui fournissent le plus grand nombre de ces médicaments.

Mode d'action des médicaments antipyrétiques. — Pour définir rigoureusement le mode d'action des divers médicaments antipyrétiques, il faudrait d'abord connaître le mécanisme des divers troubles organiques qui peuvent aboutir à l'hyperthermie; autrement dit, il faudrait savoir quelle est, dans chaque cas particulier. la pathogénie du symptôme hyperthermique. Or, cela, nous ne le savons pas; nous ne pouvons jusqu'ici que rattacher cette pathogénie aux deux ou trois processus généraux que nous avons envisagés antérieurement, sans qu'il nous soit toujours possible de dire quel est, de ces processus généraux, celui qui est intervenu pour créer l'état hyperthermique. Ne sachant pas exactement ce qu'est la fièvre, pourquoi et comment elle apparaît, nous ne pouvons évidemment pas savoir en quoi consiste l'action antipyrétique de telle ou telle substance, pourquoi et comment elle atténue ou supprime un phénomène dont nous ignorons la cause vraie.

Dans quelques cas, cependant, il est possible, sinon d'affirmer, du moins de présumer la nature des actions antipyrétiques. Par exemple, lorsque l'hyperthermie est causée par la présence dans l'organisme d'un germe pathogène et que nous voyons cette hyperthermie s'atténuer sous l'influence d'un médicament donné, nous avons le droit de supposer que l'action antipyrétique de ce médicament relève de son pouvoir antiseptique. Telle doit être la cause de l'action antithermique des médicaments spécifiques tels que la quinine et le salicylate de soude.

Nous avons vu que. dans quelques cas, on pouvait peut-être rattacher l'hyperthermie à une exagération des processus protéolytiques. Dès lors il serait rationnel de rattacher l'action de quelques antipyrétiques à l'influence que ces antipyrétiques peuvent exercer sur les phénomènes de combustion organique. De fait, on a bien publié un certain nombre de travaux sur l'influence de quelques antipyrétiques sur les échanges; mais, dans cet ordre de faits, l'expérimentation est si délicate, et si délicate aussi l'interprétation des résultats, qu'il serait, croyons-nous, prématuré de faire état de ces résultats pour définir le mode d'action de tel ou tel groupe d'antipyrétiques.

Enfin, s'il est vrai, comme cela paraît probable, que certaines hyperthermies sont sous la dépendance d'une excitation anormale du système nerveux, on pourrait appeler *nervins* les antipyrétiques qui paraissent agir en diminuant l'excitabilité du système nerveux.

Pratiquement, on ne peut guère apprécier l'action modératrice de ces antipyrétiques que dans le domaine des phénomènes sensitifs; et c'est pourquoi on a appelé antithermiques *analgésiques* les antipyrétiques dont l'efficacité paraît relever d'une action sur le système nerveux. Mais il est essentiel de retenir que l'épithète d'analgésique n'implique en aucune manière que les antithermiques ainsi qualifiés limitent rigoureusement leur action aux éléments nerveux qui président à la sensibilité. En résumé, nous connaissons encore mal le mode d'action de la plupart des antipyrétiques, et cela, pour la raison que dans la plupart des cas nous ne connaissons ni la cause initiale, ni le mécanisme de l'hyperthermie.

X

MÉDICATION HÉMOSTATIQUE

La médication hémostatique comprend l'ensemble des moyens ou des procédés mis en œuvre pour lutter contre les hémorragies, c'est-à-dire contre la sortie du sang hors des vaisseaux.

Suivant la situation du vaisseau saignant, l'hémorragie peut être externe ou interne. Le traitement des hémorragies externes peut être médical ou chirurgical. Le traitement médical peut suffire lorsqu'il s'agit d'une hémorragie très superficielle et peu abondante; le traitement chirurgical s'impose au contraire lorsqu'il s'agit d'une hémorragie traumatique abondante.

Bien que les progrès de la chirurgie aient permis d'appliquer le traitement chirurgical à quelques cas d'hémorragies internes, l'on peut dire que la plupart des hémorragies internes échappent au traitement chirurgical et ne relèvent que du traitement médical. La médication hémostatique, telle que nous avons à l'envisager, se résume donc dans l'étude des agents médicamenteux susceptibles d'être utilisés dans le but de lutter contre les hémorragies.

Mécanisme de l'hémostase spontanée. — Ainsi que l'a bien fait remarquer Vaquez, une substance médicamenteuse ne peut avoir de propriétés hémostatiques qu'à la condition qu'elle soit capable de réaliser un quelconque ou plusieurs des phénomènes physiologiques qui provoquent l'hémostase spontanée. Or, que se passe-t-il lorsqu'on pratique la section d'un vaisseau de moyen calibre? De deux choses l'une, ou l'hémostase spontanée ne se produit pas et la mort survient dans un laps de temps relativement court, ou l'hémostase spontanée se produit et l'animal survit. Dans ce dernier cas, on peut observer plusieurs phénomènes.

On peut, dans quelques cas, assister à une rétraction progressive du vaisseau dans les tissus de voisinage, rétraction qui provoque la formation d'un caillot. Beaucoup plus souvent l'hémostase se produit autrement. Tout d'abord, l'écoulement du sang par l'ouverture du vaisseau amène un abaissement de la pression artérielle, abaissement qui peut être assez considérable pour produire la syncope; et l'apparition de cet accident marque souvent la fin d'une hémorragie.

Cet accident, fréquent dans les grandes hémorragies, est beaucoup plus rare au cours des hémorragies d'importance moyenne. Aussi bien, qu'il y ait syncope ou non, il est nécessaire qu'un autre phénomène intervienne pour arrêter l'hémorragie; cet autre phénomène, c'est la formation d'un caillot d'obturation; si bien, qu'en définitive, le mécanisme vrai de l'hémostase spontanée peut être ramené à un phénomène unique : la coagulation du sang au niveau de l'ouverture saignante. Les autres phénomènes : rétraction du vaisseau, abaissement de la tension artérielle, ne sont pas les causes essentielles de l'hémostase et ils ne sont à retenir que parce qu'ils sont susceptibles de favoriser la formation du caillot en rendant plus lent l'écoulement et en favorisant dès lors le contact du sang avec les tissus de voisinage, contact qui est, dans l'espèce, la cause déterminante de la coagulation spontanée.

Le rôle des modifications de la pression sanguine dans la réalisation de l'hémostase est d'ailleurs tout à fait douteux ou en tous cas fort mal connu puisque, d'une part, la clinique apprend que la réalisation de l'hémostase, dans toute une série des maladies, ne paraît pas le moins du monde liée à l'état de la tension sanguine et que, d'autre part, parmi les médicaments couramment employés comme hémostatiques, plusieurs sont des vaso-constricteurs et augmentent, au moins primitivement, la pression sanguine. De plus, plusieurs des moyens physiques ou mécaniques préconisés pour lutter contre certaines hémorragies paraissent aussi agir en mettant en jeu un mécanisme vaso-constricteur : tels sont les procédés de la clef froide, des sachets de glace, des enveloppements froids, si souvent utilisés pour arrêter certaines hémorragies. D'autres moyens hémostatiques, par contre, paraissent agir en amenant la décongestion du système vasculaire de certains territoires profonds : ce sont les moyens dérivatifs proprement dits, ventouses sèches ou scarifiées, sangsues, saignée, si souvent utilisés, comme on sait, pour combattre l'apoplexie cérébrale.

En somme, si nous parvenons à concevoir, théoriquement, un état de la tension vasculaire favorable à la réalisation de l'hémostase spontanée ou provoquée, il ne nous est pas toujours possible de concilier nos conceptions théoriques avec les faits que la pratique nous oblige à enregistrer et, dans l'état actuel de nos connaissances, nous ne pouvons pas faire une classe homogène, de moyens ou agents médicamenteux amenant l'hémostase par modification de l'état de la tension sanguine.

Ces réserves faites, voici les agents médicamenteux qui, ne paraissant pas agir en favorisant directement la coagulation du sang, peuvent être considérés comme agissant en vertu d'une action directe sur le système vasculaire et, secondairement, sur la pression artérielle : *ergot de seigle, digitale, sulfate de quinine, hydrastis canadensis, ipéca et émétique, adrénaline.* Cette liste pourrait être beaucoup allongée, mais elle comprendrait alors des médicaments toxiques, d'un emploi clinique difficile ou impossible.

Au premier rang des substances favorisant l'hémostase en vertu d'une action directe sur la coagulation du sang, il faut placer les *sels de calcium.* On sait que, lorsque par un procédé approprié (précipitation à l'état d'oxalate insoluble) on débarrasse le sang du calcium qu'il renferme, ce sang devient incoagulable, mais qu'il suffit de recalcifier ce sang pour le voir se coaguler. Tel a été le point de départ de l'emploi des sels de calcium comme hémostatiques.

D'autres substances que les sels de calcium ont également la propriété de hâter la coagulation du sang. Parmi les substances minérales douées de cette propriété on peut citer l'*eau oxygénée*, l'*alun*, le *perchlorure de fer*, le *nitrate d'argent*, etc. Ces substances, qui ne sont naturellement que des hémostatiques locaux, ne sont d'ailleurs pas également recommandables. Nous examinerons, à propos de l'étude particulière de chacune d'elles, les avantages ou les inconvénients qu'elles peuvent offrir. Plusieurs substances organiques agissant, soit comme agents de coagulation, soit comme vaso-constricteurs locaux, peut-être simultanément à ce double titre, peuvent encore être rangées parmi les hémostatiques locaux ; tels sont : le *tanin*, la *cocaïne*, l'*antipyrine*. Enfin, il est une substance organique complexe, la gélatine, qui a eu une grande vogue et qui, après avoir été préconisée comme hémostatique local, a été fort employée, non seulement comme hémostatique général, mais encore en dehors des hémorragies, dans le but d'augmenter la coagulabilité du sang et de favoriser la formation de couches de renforcement au niveau des poches anévrysmales. Il semble que les propriétés hémostatiques de la gélatine aient été fort exagérées. Nous avons montré, avec notre maître Gley, que la gélatine chimiquement pure, c'est-à-dire débarrassée par dialyse des sels de calcium qu'elle renferme, n'augmente pas la coagulabilité du sang.

En résumé, la médication hémostatique, considérée au point de vue physiologique et médical, est loin d'être parfaitement réglée, et comme l'a dit Vaquez : « scientifique par son point de départ, cette thérapeutique retombe bien vite dans l'empirisme lors de ses applications à la clinique ».

<h1 style="text-align:center">XI</h1>

<h3 style="text-align:center">EMMÉNAGOGUES</h3>

On donne habituellement le nom d'emménagogues (de ἔμμηνα, menstrues, et ἄγειν, pousser) aux médicaments doués de la propriété d'agir sur la circulation locale de l'utérus, de manière à congestionner la muqueuse de cet organe et à provoquer ainsi l'apparition des règles tardives ou supprimées.

Manquat fait observer très justement que l'on doit se demander s'il existe des médicaments véritablement emménagogues. Il importe de remarquer, en effet, que la production du flux menstruel n'est pas absolument sous la dépendance de l'état de congestion des vaisseaux utérins. Lorsque, sous l'influence d'une cause physiologique ou pathologique, l'hémorragie périodique vient à être supprimée, il n'est pas d'emménagogue à proprement parler, c'est-à-dire de médicament capable de faire réapparaître cette hémorragie en agissant simplement sur les vaisseaux de l'utérus. Ce n'est que lorsque l'organisme de la femme est en imminence d'hémorragie périodique que certains médicaments peuvent hâter l'apparition du flux menstruel. Ce n'est qu'avec ces réserves que l'on peut admettre l'existence des emménagogues.

L'existence de ce groupe de médicaments étant admise, il conviendrait encore de faire remarquer que tous les médicaments réputés emménagogues ne rentrent pas dans la définition que nous avons donnée précédemment. Certains médicaments tels que le fer, l'arsenic, etc., peuvent en effet, dans certaines circonstances, apparaître comme des emménagogues ; mais ces médicaments ne sont pas des emménagogues au sens vrai du mot, car ce n'est pas en agissant d'une manière quelconque sur l'état de la circulation utérine qu'ils facilitent le retour des règles. La médication martiale par exemple n'est pas dirigée primitivement contre l'aménorrhée, elle est dirigée primitivement contre un état général dont l'aménorrhée ou la dysménorrhée ne représentent qu'une manifestation secondaire. Par cela même que le fer peut améliorer l'état général de la malade, atténuer ou faire disparaître l'état chlorotique, il régularise par cela même la fonction menstruelle, mais il ne le fait qu'indirectement. Ce médicament et d'autres analogues ne sont donc pas des emménagogues vrais, directs ; ce ne sont que des emménagogues indirects.

On doit au contraire considérer comme des emménagogues directs les médicaments qui paraissent aider la manifestation de la fonction menstruelle en agissant plus ou moins directement sur l'organe qui en est le siège, c'est-à-dire en réalisant au niveau de cet organe les conditions mécaniques ou physiologiques les mieux adaptées à la production du flux menstruel. Il convient d'ailleurs d'ajouter que l'on connaît fort mal le mode d'action intime de ces divers emménagogues et nous sommes en définitive en présence d'un groupe de médicaments dont l'emploi est plus empirique que scientifique.

Quelques auteurs distinguent dans le groupe des emménagogues directs un sous-groupe d'emménagogues abortifs. En vérité, cette distinction n'est pas fondamentale, car il n'existe vraisemblablement entre ces deux espèces d'emménagogues qu'une différence d'énergie. Nous distinguerons donc simplement des emménagogues directs et des emménagogues indirects.

Emménagogues directs.	Emménagogues indirects.
Apiol	Fer
Armoise	Arsenic
Absinthe	Phosphore
Seneçon	Manganèse (?).
Safran	
Sabine	
Rue.	

XII

ANESTHÉSIE ET ANESTHÉSIQUES

Le mot anesthésie ($\check{\alpha}$ privatif, $\alpha\iota\sigma\theta\eta\sigma\iota\varsigma$, sensibilité) exprime d'une manière générale la suppression, les altérations de la sensibilité consciente. Les anesthésiques sont donc, en principe, des agents susceptibles d'atteindre les centres nerveux qui président à la conscience, d'anéantir la volonté et l'intelligence et d'abolir ainsi les sensibilités de divers ordres dont l'organisme peut être le siège.

Mais on connaît aujourd'hui des agents qui, sans atteindre les centres nerveux, sans éteindre ni la volonté, ni l'intelligence, sans rendre l'organisme inapte à percevoir certaines impressions périphériques, ont la propriété de supprimer, dans une région déterminée du corps, la sensibilité à la douleur.

On doit donc distinguer deux sortes d'anesthésiques :

1° Des anesthésiques généraux;

2° Des anesthésiques locaux ou analgésiques ($\check{\alpha}$ privatif, $\alpha\lambda\gamma o\varsigma$, douleur) [1].

Il convient toutefois de remarquer que cette distinction entre les anesthésiques généraux et les anesthésiques locaux n'est pas fondamentale, absolue; car il est possible de réaliser l'anesthésie localisée avec plusieurs des substances qui servent habituellement à la production de l'anesthésie générale et, inversement, plusieurs des substances ordinairement utilisées pour la seule production de

---

1. En vérité toute anesthésie est en même temps une analgésie puisque toute anesthésie s'accompagne de suppression de toute perception douloureuse, mais, depuis Beau, on réserve ce mot pour exprimer l'insensibilité à la douleur coïncidant avec la conservation plus ou moins complète des autres sensibilités.

l'anesthésie localisée peuvent servir à réaliser l'anesthésie générale. Avec ces substances, on réalise l'un ou l'autre des deux modes d'anesthésie suivant la manière dont on les fait agir sur l'organisme.

Anesthésiques généraux. — Nous ne ferons pas ici l'exposé de la physiologie générale de l'anesthésie. Une étude attentive de la chloroformisation nous permettra en effet de suivre et d'analyser pas à pas la nature et l'ordre chronologique des phénomènes physiologiques par lesquels passe l'organisme conscient avant d'aboutir à cet état d'insensibilité, d'obscure vitalité, de végétatisme si l'on peut ainsi s'exprimer, que crée l'anesthésie générale. Il nous suffira donc, en fait de généralités, d'examiner rapidement quels sont les caractères essentiels des véritables anesthésiques généraux, et d'énumérer les principales substances qui offrent ces caractères.

Le trait distinctif des anesthésiques généraux, dit Dastre, est l'universalité de leur action et le caractère passager et transitoire de cette action. « L'anesthésique agit sur tous les éléments anatomiques, sur toutes les variétés de protoplasma, depuis la cellule végétale jusqu'à la cellule nerveuse; il atteint toutes les activités physiologiques, depuis la germination de la plante jusqu'à la sensibilité consciente.

« Cette influence paralysante est *temporaire*, de telle sorte que l'activité vitale est seulement suspendue, rendue latente, et qu'elle peut reparaître après avoir sommeillé quelques moments : ceci revient à dire que le protoplasma ne subit, du fait de l'anesthésique, aucune altération définitive et profonde. »

Il faut enfin, pour qu'une substance remplissant ces deux conditions essentielles soit un *bon anesthésique*, pratiquement utilisable en physiologie et en médecine, qu'elle remplisse une troisième condition ; à savoir, que son action s'exerce d'une manière graduelle et successive.

Plusieurs composés minéraux et un nombre presque illimité de composés organiques permettent de produire l'anesthésie, mais un petit nombre seulement de ces composés sont de bons anesthésiques généraux, et l'on peut dire que, pratiquement, quatre composés seulement se prêtent à la réalisation de l'anesthésie chirurgicale : chez l'homme, le *protoxyde d'azote*, le *chloroforme*, l'*éther* et le *chlorure d'éthyle*.

Il est difficile de saisir la cause intime qui fait de telle molécule minérale ou organique un composé doué des propriétés anesthé-. siques. Entre le protoxyde d'azote d'une part, et le chloroforme, l'éther ou le chlorure d'éthyle d'autre part, il n'existe aucune analogie physique ou chimique. Le chloroforme a une fonction chimique différente de celle de l'éther ou du chlorure d'éthyle. La propriété anesthésique n'est donc pas l'apanage d'une fonction chimique unique. Mais il est à remarquer que tous ces composés sont gazeux ou très volatils, et voici qu'à défaut d'un lien de parenté chimique, nous saisissons au moins un lien de parenté physique entre ces divers anesthésiques généraux. La volatilité paraît, en effet, être une condition essentielle pour qu'une substance donnée puisse être un bon anesthésique. On conçoit bien, en effet, que, toutes choses égales d'ailleurs, l'action d'un anesthésique sera d'autant plus passagère et transitoire et s'exercera d'une manière d'autant plus graduelle, que cet anesthésique sera plus diffusible d'une part, et qu'il sera plus rapidement éliminé du milieu organique, d'autre part.

Noús verrons cependant à propos du chlorure d'éthyle que la très grande volatilité d'un anesthésique constitue dans certaines circonstances un inconvénient.

Anesthésiques locaux ou analgésiques. — L'anesthésie localisée est cet état particulier d'analgésie que Beau définissait en disant que c'est un état d'insensibilité à la douleur coïncidant avec une conservation plus ou moins complète des autres sensibilités tactiles.

On doit donc comprendre sous le nom d'anesthésiques locaux des substances douées de la propriété de réaliser l'insensibilisation d'une partie limitée de l'organisme, sans la modifier ou l'altérer d'une manière prolongée. Les anciens paraissent avoir connu quelques moyens d'anesthésie locale. Pline et Dioscoride parlent d'une certaine *pierre de Memphis* qui s'appliquait sur les parties qu'on voulait rendre insensibles, après l'avoir broyée et délayée dans du vinaigre. Cette pierre était certainement une variété de carbonate de chaux; le vinaigre en dégageait l'acide carbonique et c'est ce gaz qui, en se dégageant au niveau de la partie qu'on voulait insensibiliser, produisait une sorte d'engourdissement de la région.

Dans des temps plus récents divers chirurgiens ont eu quelquefois recours à des moyens tels que la narcotisation par l'opium. Un chirurgien anglais du xviiie siècle, Jacques Moore, avait recours à la compression pratiquée sur le trajet du tronc nerveux. Ces divers moyens produisaient une sorte d'engourdissement, mais ils étaient incapables de réaliser l'anesthésie locale telle que nous l'obtenons de nos jours.

Les moyens que l'on possède aujourd'hui pour réaliser l'anesthésie locale sont infiniment plus commodes et plus sûrs; ces moyens sont de deux ordres :

1° La *réfrigération,* qui peut être obtenue par des procédés ou par des agents très divers;

2° L'*action spécifique* d'un certain nombre de substances. En vérité, seuls, les corps qui rentrent dans cette seconde catégorie constituent les véritables anesthésiques locaux. Ceux de la première catégorie sont bien aussi, si l'on veut, des anesthésiques locaux, mais ils ne le sont (du moins en général) qu'en vertu de la production d'un phénomène *physique* corrélatif de l'une de leurs propriétés : la volatilité; autrement dit leur pouvoir anesthésique n'est pas essentiel, il est secondaire.

Les procédés d'anesthésie localisée basés sur la production du froid n'en sont pas moins intéressants à connaître.

Procédés d'anesthésie locale basés sur la réfrigération. — Il est de connaissance presque-vulgaire que le froid très vif engourdit les membres et les rend inaptes ou malhabiles à recueillir les impressions tactiles ou douloureuses. Le baron Larey raconte que pendant la campagne de Russie il amputa la jambe à un jeune soldat adossé à un pan de mur et qui soutenait lui-même le membre mutilé, pendant que quelques camarades maintenaient un manteau au-dessus de sa tête pour le préserver de la neige.

Bien que cette notion soit fort ancienne, ce n'est cependant que vers le milieu du siècle dernier que les chirurgiens songèrent à l'utilisation méthodique du froid pour la production de l'anesthésie locale.

a. Réfrigération par un mélange de glace et de sel marin. — En 1850, J. Arnott, de Brighton, montra qu'un grand nombre de petites opérations, notamment celles qu'on pouvait avoir à faire sur les doigts, pouvaient être pratiquées sans douleur en prenant la précaution d'entourer le doigt, pendant quelques minutes, à l'aide d'un linge contenant un mélange réfrigérant obtenu avec de la glace et du sel marin. Dans ces conditions, en effet, on voit la peau pâlir, s'anémier, et, finalement, devenir insensible à la douleur. Velpeau adopta le procédé indiqué par Arnott et, comme lui, il pratiqua de la sorte un grand nombre de petites opérations.

Le procédé était en somme assez grossier et il n'était pas toujours d'une application facile.

b. Réfrigération par évaporation rapide de liquides très volatils. — On sait que lorsqu'un liquide volatil passe à l'état de vapeur. ce changement d'état s'accompagne d'une absorption de chaleur. La quantité de chaleur absorbée dans un temps donné par le changement d'état est régie par la température d'ébullition du liquide considéré, d'une part, et par la chaleur spécifique de ce liquide d'autre part. La quantité de chaleur absorbée, autrement dit le froid produit, est d'autant plus élevée que le point d'ébullition du liquide est plus bas et sa chaleur spécifique plus faible. Tel a été le point de départ des procédés d'anesthésie locale à l'aide de liquides très volatils.

Le premier liquide employé dans ce but fut l'éther. A l'origine on se contentait d'immerger la partie dolente dans le liquide réfrigérant, ou bien on versait l'éther sur la région à opérer; mais il fallait, dans ce dernier cas, pour obtenir un abaissement de température suffisant pour produire l'indoloréité, employer une quantité d'éther relativement considérable. Pour remédier à cet inconvénient, A. Richet eut l'idée d'activer l'évaporation de l'éther au moyen d'un insufflateur spécial, qui n'était autre chose qu'une sorte de soufflet. Cet appareil insufflateur fut peu à peu perfectionné et, en 1865, Richardson fit connaître le petit appareil pulvérisateur encore en usage aujourd'hui. Ce fut là un véritable progrès.

La pratique de l'anesthésie localisée au moyen de l'éther exige un certain nombre de précautions qui sont les suivantes :

1° Employer de l'éther pur, ayant par conséquent une densité de 0,723 et un point d'ébullition égal à 36°,5. On conçoit en effet que, si l'éther employé renfermait de l'eau ou de l'alcool. liquides moins volatils que l'éther et à chaleur spécifique plus élevée, l'évaporation de ce liquide complexe serait beaucoup plus lente et le froid produit beaucoup moins considérable.

2° Faire la pulvérisation rapidement : dans le cas contraire l'anesthésie se produit difficilement et le malade peut même n'éprouver que la sensation primitive et douloureuse du froid;

3° Enfin *il ne faut pas perdre de vue que les vapeurs d'éther sont inflammables et que, mélangées à l'air, elles peuvent constituer des mélanges explosifs.* Il convient donc de s'abstenir de faire des pulvérisations d'éther dans une chambre où il y aurait de la lumière ou du feu. Ces mêmes raisons rendent impossible l'emploi du thermo-cautère pour les opérations. Pour parer à ces inconvénients on a cherché à employer d'autres liquides que l'éther.

Réfrigération par le bromure d'éthyle. — Le bromure d'éthyle C^2H^5Br bout à 38°,5 ; il produit des effets très analogues à ceux de l'éther ; ses vapeurs ne sont pas inflammables et l'on peut dès lors opérer à la lumière et employer le thermo-cautère. Ses vapeurs sont sans inconvénient pour l'opéré et pour l'opérateur.

Réfrigération par le chlorure de méthyle. — Le chlorure de méthyle CH^3Cl bout à — 23°. C'est dire qu'il est gazeux à la température ordinaire et qu'on ne peut l'avoir à l'état liquide qu'à la condition de le maintenir *sous pression* dans un réservoir métallique. Les siphons de chlorure de méthyle, leur maniement, tout cela est banal et trop connu pour qu'il soit nécessaire d'y insister ; le chlorure de méthyle sort du siphon à l'état de liquide pulvérisé qui s'évapore aussitôt et produit un froid intense.

La réfrigération produite par l'évaporation de ce liquide extrêmement volatil détermine au niveau de la région traitée des phénomènes secondaires qui sont devenus le point de départ d'une nouvelle application du chlorure de méthyle.

Le premier effet de la réfrigération est de produire une vaso-constriction énergique qui se manifeste par la pâleur des téguments ; mais lorsque la réfrigération a été *courte* et *rapide* une réaction intense ne tarde pas à se produire ; à la vaso-constriction primitive succède bientôt une dilatation vasculaire énergique et l'on voit les tissus d'abord anémiés et pâlis devenir rouges, hyperhémiés. Cette double et intense modification des tissus aboutit en somme à la production d'une action révulsive intense. Le professeur Debove l'a mise à profit pour le traitement de certaines névralgies rebelles, notamment pour le traitement de la névralgie sciatique. Mais cette action révulsive, si elle n'est pas convenablement réglée, peut dépasser le but et aboutir à l'escarrification.

Réfrigération par le chlorure d'éthyle. — Le chlorure d'éthyle C^2H^5Cl bout à 11° au-dessus de zéro. C'est donc *a priori*, au point de vue de la réfrigération, un produit inférieur au chlorure de méthyle. Mais en revanche il est beaucoup plus maniable que ce dernier et il n'expose pas aux mêmes dangers. On le renferme aujourd'hui dans de petites ampoules cylindriques, en verre, munies à l'une de leurs extrémités d'une petite garniture métallique percée de très petits orifices. La chaleur de la main suffit pour porter le liquide à une température supérieure à celle de son ébullition, de telle sorte que la vapeur de chlorure d'éthyle s'échappe avec force à travers les orifices de la garniture, entraînant avec elle de petits jets de liquide qu'on dirige sur les points à insensibiliser.

Stypage. — Dans les divers procédés de réfrigération que nous venons d'indiquer, l'agent de réfrigération est appliqué directement sur les tissus. Avec des réfrigérants d'intensité moyenne cette application directe ne présente pas de graves inconvénients. Par contre, avec un agent aussi énergique que le chlorure de méthyle, on s'expose, comme nous l'avons vu, à dépasser le but et à produire une véritable mortification des tissus. On peut éviter cet inconvénient au moyen des procédés indirects de réfrigération.

Le plus employé de ces procédés est celui qui a été imaginé par le docteur Bailly et qui est connu sous le nom de *stypage*. Il consiste à diriger le jet de chlorure de méthyle, non pas directement sur les tissus, mais sur un petit appareil constitué par un tampon d'ouate sèche non hydrophile et de bourre de soie. Le tampon est fixé dans un cadre de bois et muni d'un manche. On pulvérise du chlorure de méthyle à la surface du tampon ; celui-ci, mauvais conducteur, emmagasine le froid produit par l'évaporation du chlorure de méthyle, au point que sa température peut se maintenir pendant une période de 15 à 45 minutes entre 20° et 55° au-dessous de zéro. En promenant ce tampon sur la peau, en ayant soin bien entendu de ne pas le laisser trop longtemps sur un même point du tégument, on insensibilise très rapidement la région à opérer. On obtient d'ailleurs des effets variables, suivant le temps pendant lequel on maintient le tampon sur un même point de la peau : avec une ou deux secondes de contact, tout se borne à un refroidissement brusque suivi d'une légère stimulation locale ; quatre ou cinq secondes de contact produisent les mêmes phénomènes avec en plus une atténuation de la sensibilité ; un contact un peu plus prolongé aboutit à l'analgésie complète ; enfin, au delà d'une dizaine de secondes, on provoquerait la mortification des tissus. Il est en somme facile de graduer l'action du réfrigérant et d'obtenir, soit une action simplement révulsive, soit une action anesthésique franche.

Anesthésiques locaux à action spécifique. — En 1884, K. Koller montra que, si l'on met une solution de cocaïne au contact de la conjonctive, la cornée devient insensible et qu'on peut pratiquer sur la cornée et sur l'iris des opérations non douloureuses. La dose de cocaïne nécessaire pour produire cette insensibilisation est minime, de telle sorte que l'anesthésie demeure limitée à l'œil et qu'elle ne s'accompagne d'aucun phénomène général rappelant ceux que produit l'anesthésie générale. La cocaïne peut donc être considérée comme une substance douée d'une sorte d'action spécifique sur les terminaisons nerveuses sensitives, action en vertu de laquelle ces terminaisons nerveuses perdent la faculté d'être impressionnées par les excitations périphériques.

Après les publications de Koller on ne tarda pas à s'apercevoir qu'un certain nombre de substances chimiques plus ou moins définies, la plupart d'origine végétale, jouissaient de propriétés analogues à celles de la cocaïne. Toutefois, aucune autre substance ne manifestait au même degré que la cocaïne cette action spécifique, si bien que pendant fort longtemps cet alcaloïde demeura le seul anesthésique local couramment employé.

Dans un chapitre précédent, nous avons montré que, dans quelques circonstances, il était possible de saisir des relations de cause à effet entre la constitution chimique d'un médicament et son action physiologique. Quand la constitution chimique de la cocaïne eut été établie, au moins dans ses grandes lignes, on chercha naturellement à déterminer quel est, parmi les groupements fonctionnels qu'elle comporte, celui qui, par sa nature ou par sa position dans l'espace, crée l'action spécifique de la cocaïne. Nous ne reviendrons pas ici sur des considérations que nous avons assez longuement développées ailleurs (p. 60); qu'il nous suffise de dire que c'est en se basant sur des considérations de cette nature que les chimistes sont parvenus à préparer de toutes pièces des corps doués comme la cocaïne d'une action anesthésique locale. Les premiers en date de ces anesthésiques locaux de synthèse sont les *eucaïnes*.

Depuis les travaux de Merling sur les eucaïnes, bien d'autres anesthésiques locaux ont vu le jour ; mais, en fait, la plupart de ces anesthésiques n'ont acquis aucune importance thérapeutique, soit qu'ils se soient montrés moins actifs que les précédents, soit que leurs propriétés physiques et notamment leur faible solubilité ou leur pouvoir irritant les rendissent peu propres à la pratique des injections hypodermiques. Ce n'est donc que pour mémoire que nous signalerons, parmi les anesthétiques locaux de synthèse : l'holocaïne, l'orthoforme, la nirvanine, etc.

En somme, les recherches accomplies dans cette voie, pour intéressantes qu'elle fussent au point de vue théorique, n'avaient fourni que des résultats pratiques médiocres, lorsque M. Fourneau découvrit enfin un anesthésique local pour ainsi dire idéal : la stovaïne. Comme la cocaïne, en effet, la stovaïne est soluble dans l'eau, stable, énergiquement anesthésique; elle possède en outre l'avantage d'être moins toxique que la cocaïne.

· Beaucoup d'autres corps que ceux que nous venons d'énumérer : le gaïacol, l'eugénol, etc., peuvent bien aussi manifester des propriétés anesthésiques utilisables dans quelques circonstances déterminées, mais aucun de ces corps ne saurait être considéré comme anesthésique local au sens chirurgical du mot.

En résumé, parmi les nombreux anesthésiques locaux à action spécifique qui ont été proposés jusqu'ici. trois seulement sont vraiment à retenir : la cocaïne, la stovaïne et la novocaïne.

XIII

HYPNOTIQUES

On donne le nom d'hypnotiques (de ὑπνόω, j'endors) aux médicaments utilisés dans le but de provoquer le sommeil. Au premier abord cette définition paraît peu satisfaisante, car elle semble de nature à faire rentrer dans ce groupe de médicaments des substances telles que les anesthésiques généraux, qui, elles aussi, sont capables de provoquer le sommeil. Mais il faut remarquer que si les anesthésiques généraux sont capables de provoquer le sommeil, le but de ces médicaments n'est pas de provoquer ce phénomène physiologique. Le but fondamental de l'emploi des anesthésiques, c'est de provoquer, non pas le sommeil, mais l'abolition de la sensibilité générale. Le sommeil anesthésique n'est en somme qu'un phénomène en quelque sorte secondaire; il ne représente pas un but thérapeutique; il n'est qu'un moyen permettant d'atteindre le but véritable : l'abolition de la sensibilité.

Aussi bien, le sommeil anesthésique est bien différent du sommeil physiologique. Pendant le sommeil physiologique l'animal n'est pas, comme au cours de sommeil anesthésique proprement dit, complètement isolé du monde extérieur; il peut réagir à certaines excitations et manifester par des mouvements réflexes la perception de ces excitations. Or, le but, au moins le but idéal de l'emploi des hypnotiques, est précisément de provoquer un sommeil aussi comparable que possible au sommeil physiologique; c'est, autrement dit, de permettre à l'organisme en état d'insomnie de lutter contre les causes physiologiques ou pathologiques qui créent cet état d'insomnie. C'est dire que, pour bien comprendre le mécanisme de l'action des hypnotiques vrais, il faudrait d'abord connaître le mécanisme physiologique du sommeil normal ou, tout au moins, la nature des troubles physiologiques qui créent l'insomnie.

L'insomnie est en somme un symptôme qui apparaît au cours d'un très grand nombre d'affections; il n'y a pas une insomnie, il y a des insomnies. Cependant, à regarder les choses de près, il semble qu'on puisse rattacher les insomnies à deux types essentiels : les insomnies d'origine centrale et les insomnies d'origine périphérique. Les insomnies d'origine centrale seraient celles qui seraient occasionnées par un état d'excitabilité anormale des centres encéphaliques et notamment de ceux qui sont réputés présider à la production du sommeil naturel. Les causes déterminantes de cette excitabilité anormale paraissent d'ailleurs fort nombreuses : les unes seraient d'ordre mécanique (ramollissement, tumeurs, etc.); d'autres d'ordre chimique (ptomaïnes, caféiques, etc.); d'autres enfin seraient des causes essentielles, d'ordre psychique, impossibles à définir. Quant aux insomnies d'origine périphérique, elles pourraient être provoquées par des causes très diverses aussi : toutes les fortes excitations sensorielles ou sensitives. Parmi ces dernières la douleur est l'une des causes les plus fréquentes d'insomnie, et c'est ainsi que l'on voit des malades accablés de sommeil qui, aiguillonnés par la douleur, ne parviennent pas à s'endormir.

Modes d'action et classification des hypnotiques. — Si le mécanisme du sommeil naturel était parfaitement connu, si les causes de l'insomnie étaient moins nombreuses et mieux déterminées, il serait sans doute possible de définir le mode d'action des divers hypnotiques et, partant, de répartir ces médicaments en un certain nombre de groupes physiologiques. Mais nos connaissances, touchant cet ordre de phénomènes, sont trop imprécises pour qu'on puisse songer à en faire état pour établir une classification de ce genre.

On a cependant essayé de rattacher la classification des hypnotiques aux deux causes principales, qu'assez arbitrairement d'ailleurs, on reconnaît aux insomnies : d'après cela, il y aurait des hypnotiques *directs* et des hypnotiques *indirects*. Les premiers seraient les agents médicamenteux susceptibles de provoquer le sommeil en modifiant primitivement et directement les centres encéphaliques; les seconds seraient ceux qui sont capables de faire cesser l'état de veille, soit en atténuant ou en supprimant complètement les excitations sensitives périphériques dont l'acuité tenait les centres encéphaliques en éveil, soit en agissant sur l'écorce de manière à empêcher la transmission des perceptions sensitives aux centres proprement dits.

Un certain nombre de médicaments hypnotiques paraissent bien pouvoir, d'emblée, être rangés dans l'une ou l'autre de ces deux classes ; c'est ainsi que les hypnotiques du groupe du sulfonal paraissent constituer le type des hypnotiques directs, de même que le chloral et l'opium et, d'une manière plus générale, les hypnotiques analgésiques ou anesthésiques paraissent devoir être rangés parmi les hypnotiques indirects. Déjà, cependant, cette interprétation du mode d'action de ces derniers médicaments est quelque peu hypothétique, et mieux vaut en somme reconnaître que cette classification est bonne pour l'étude, mais, en fait, impossible à suivre rigoureusement dans la pratique.

A une certaine époque on attribuait une grande importance à l'état de la circulation cérébrale dans la production du sommeil et l'on avait voulu rattacher l'action des hypnotiques aux modifications vasculaires que ces médicaments déterminent dans la sphère cérébrale. En vérité, certains hypnotiques produisent de la congestion cérébrale, d'autres de l'anémie cérébrale, et il est dès lors impossible de rattacher l'hypnose thérapeutique à des modifications de cette nature.

Les tentatives faites pour rattacher l'action hypnotique des médicaments à leur constitution chimique, n'ont pas encore fourni de base certaine pour une classification rigoureuse de ces médicaments. Sans doute, ainsi que l'ont montré les travaux de Bauman et Kast, le groupe des disulfones paraît posséder, au point de vue qui nous occupe, une certaine spécificité pharmacodynamique ; de même, le groupement fonctionnel aldéhydique fournit un assez grand nombre d'hypnotiques ; mais on trouve aussi des hypnotiques dans le groupe des alcools tertiaires et dans des groupements fonctionnels encore plus complexes.

Si la classification chimique, pas plus que la classification physiologique, n'est irréprochable, il n'en est pas moins vrai, cependant, qu'au point de vue pratique, elle offre certains avantages. Elle permet en effet au médecin une évocation rapide et facile des principaux hypnotiques d'un usage courant. C'est là un avantage appréciable et c'est la raison qui nous engage à grouper les hypnotiques d'après leur nature chimique :

Principaux hypnotiques.

1° Hypnotiques à groupement fonctionnel aldéhydique. { Paraldéhyde. Chloral. Dérivés du chloral.

2° — — cétonique. { Sulfonals. Acétophénone (hypnone).

3° — — alcool tertiaire. { Hydrate d'amylène.

4° — — amide acide. { Uréthane. Hédonal.

5° — — du groupe des uréides. { Diethylmalonylurée(véronal).

6° — — de nature alcaloïdique. { Opium. Morphine et ses dérivés.

XIV

MÉDICATION PURGATIVE

On désigne sous le nom de purgatifs les substances médicamenteuses qui, indépendamment de toute action toxique, ont la propriété de favoriser ou de provoquer une évacuation abondante des matières contenues dans l'intestin.

L'évacuation intestinale provoquée constitue dans beaucoup de cas un moyen hygiénique ou thérapeutique des plus précieux Aussi, avant même d'étudier le mécanisme des actions purgatives et d'énumérer les agents médicamenteux qu'on peut utiliser pour les produire, il nous paraît nécessaire de rappeler brièvement quelques faits particulièrement importants relatifs à la physiologie normale ou pathologique de l'intestin.

Fonction évacuatrice de l'intestin. — Lorsque l'intestin a transformé en produits solubles et assimilables les matières alimentaires qui lui arrivent sans présenter encore cette double propriété; lorsqu'il a absorbé les produits solubles et assimilables provenant de cette transformation; lorsque l'intestin en un mot a accompli sa double fonction digestive (solubilisation et absorption), il lui reste encore à pourvoir à une troisième fonction, mécanique celle-là, la fonction évacuatrice.

La fonction évacuatrice de l'intestin n'a pas seulement pour but, comme on a coutume de le dire, l'élimination des résidus alimentaires, non digérés, auxquels sont venus s'ajouter certains éléments de la bile. Cette fonction a encore pour but l'élimination d'une partie des matériaux divers (mucus, etc.) déversés dans l'intestin par les glandes intestinales proprement dites, l'élimination des éléments figurés provenant de la desquamation de la muqueuse intestinale, enfin l'élimination des produits plus ou moins toxiques qui prennent naissance par suite des processus de fermentation que subissent les divers matériaux que nous venons d'énumérer, sous l'influence des microbes nombreux et variés qui sont les hôtes habituels ou accidentels du tube digestif. Ce sont tous ces matériaux réunis qui constituent les matières fécales.

La quantité journalière de ces matières, leur composition chimique, leurs caractères physiques, sont très variables et dépendent essentiellement du régime de l'individu, du degré de perfection de l'appareil d'absorption et des appareils glandulaires inclus dans les parois du tube digestif ou annexés à ce tube, de la nature enfin des microbes saprophytes ou pathogènes qui se rencontrent dans l'intestin.

C'est un fait d'observation banale que, toutes choses égales d'ailleurs, le régime végétarien fournit une quantité de matières fécales très supérieure à celle que donne le régime carné. Chacun a remarqué que chez les herbivores l'évacuation de ces matières est non seulement plus abondante, mais encore plus fréquente et plus facile que chez les carnivores. L'abondance des matières fécales chez les herbivores n'est pas due seulement à la grande quantité des aliments ingérés par ces animaux, mais encore à la qualité de ces aliments. Une grande partie des éléments qui rentrent dans la composition des tissus végétaux échappe en effet à l'action des sucs digestifs. Après l'action de ces sucs il reste donc dans l'intestin une quantité relativement énorme de résidus alimentaires. De plus, anatomiquement et physiologiquement, l'intestin des herbivoires est adapté à la quantité et à la qualité des aliments ingérés par ces animaux : sa longueur est énorme, sa surface muqueuse considérable, ses appareils glandulaires extrêmement nombreux. Le travail digestif déverse donc dans l'intestin une masse également considérable de sucs digestifs ou muqueux et d'éléments de desquamation.

La consistance ordinairement molle des matières fécales chez les herbivores est due, d'une part, à l'abondance même du suc intestinal, d'autre part, à la grande quantité d'eau que ces animaux absorbent, soit sous forme de boisson, soit du fait même de la nature de leurs aliments qui sont habituellement très hydratés. Enfin, la fréquence des évacuations s'explique par l'abondance même des résidus alimentaires, ces résidus jouant en quelque sorte à l'égard de l'intestin le rôle d'excitant permanent. Or l'évacuation est, ainsi que nous l'avons dit, un phénomène essentiellement mécanique dont la production est subordonnée aux mouvements de l'intestin.

Mouvements de l'intestin. — Quand on ouvre la cavité abdominale d'un animal, de manière à mettre à nu l'intestin, on voit que cet organe est animé de mouvements plus ou moins actifs qui se manifestent sous la forme de contractions circulaires se propageant de proche en proche, comme une onde, les uns vers l'anus (mouvements péristaltiques), les autres vers l'estomac (mouvements antipéristaltiques). Ces mouvements se produisent dans le gros intestin comme dans l'intestin grêle, mais avec une intensité moindre. Ils sont dus aux contractions de la tunique musculaire circulaire et de la tunique musculaire longitudinale de l'intestin. Ce sont ces mouvements qui, après que le chyme est arrivé dans le duodénum, en déterminent le brassage avec les sucs intestinaux et la lente progression de l'estomac vers le cæcum.

Dans l'état de santé ces mouvements s'accomplissent régulièrement, sans que l'individu en ait conscience; mais, sous l'influence de certaines causes pathologiques, ils peuvent s'exagérer et devenir douloureux (coliques) ou, au contraire, s'atténuer ou disparaître complètement (apéristaltisme), et déterminer des stases intestinales qui peuvent devenir le point de départ de phénomènes douloureux ou de troubles fonctionnels plus ou moins intenses.

Les mouvements de l'intestin sont évidemment placés sous la dépendance du système nerveux; mais le fait que l'on peut, pour ainsi dire à volonté, les exagérer, les atténuer ou même les arrêter, montre que le système nerveux qui les commande est particulièrement délicat et sensible. En second lieu, le fait que la section des vagues et des splanchniques ne les supprime pas, le fait surtout qu'ils peuvent s'observer sur une anse intestinale extraite du corps, montre qu'ils peuvent se produire indépendamment d'une action nerveuse d'origine centrale. On sait d'ailleurs que, comme le cœur, l'intestin possède un système nerveux propre (plexus d'Auerbach et de Meisner) qui, à l'état normal, suffit sans doute à le faire contracter. Toutefois les contractions de l'intestin n'échappent certainement pas à l'influence du système nerveux extra-intestinal, pneumogastrique et splanchnique. L'excitation des vagues, en effet, exagère les mouvements péristaltiques de l'intestin ; l'excitation des splanchniques, au contraire, les supprime ou les atténue. Les nerfs splanchniques seraient donc des nerfs modérateurs pour ces mouvements comme les pneumogastriques sont des nerfs modérateurs pour le cœur.

La mise en marche des contractions intestinales provient donc toujours d'une excitation nerveuse, soit d'origine centrale, soit d'origine locale, périphérique. A l'état normal ce sont les aliments eux-mêmes qui jouent le rôle d'excitant et qui déterminent l'apparition des mouvements péristaltiques. C'est en effet pendant la digestion que ces mouvements sont le plus évidents et, d'autre part, ils sont d'autant plus accentués que les résidus alimentaires sont plus abondants.

On comprend bien dès lors comment il se fait que, au point de vue de l'abondance et de la régularité des évacuations intestinales, le régime végétarien se montre très supérieur au régime carné. C'est que, avec le régime végétarien, il reste toujours dans l'intestin des résidus alimentaires non digérés et prêts à jouer le rôle d'excitant mécanique. La digestibilité de la viande, du lait, des œufs au contraire est si grande que ces matières sont presque totalement absorbées par la muqueuse digestive. Avec un pareil régime l'excitation mécanique de l'intestin est donc réduite au minimum : les mouvements péristaltiques deviennent dès lors paresseux et lents, les aliments ou leurs produits de décomposition insolubles finissent par s'accumuler dans les coudes intestinaux ou dans le cæcum, ils se déshydratent et durcissent et cet état de choses aboutit plus ou moins rapidement à la constipation avec toutes ses conséquences.

Il n'y a pourtant pas que les excitations mécaniques qui soient capables de provoquer ou d'exagérer le péristaltisme intestinal. Beaucoup de substances chimiques peuvent agir de même, et il est bien vraisemblable que l'action des aliments sur les mouvements de l'intestin ne tient pas seulement à l'excitation mécanique qu'ils produisent, mais aussi à l'excitation chimique qu'ils sont capables de déterminer.

Mais il est un certain nombre de substances chimiques qui possèdent à un très haut degré la propriété d'exciter, soit le système nerveux qui commande les mouvements péristaltiques de l'intestin, soit les fibres musculaires intestinales elles-mêmes.

Parmi ces substances il faut citer : l'acide carbonique, la caféine, la muscarine, la nicotine et enfin certains purgatifs.

Parmi ces irritants chimiques, l'acide carbonique est un des plus actifs, et c'est ce qui explique l'intensité du péristaltisme intestinal dans toutes les circonstances où l'acide carbonique s'accumule dans le sang : dans la strangulation, dans l'asphyxie et enfin au moment de la mort. A haute dose, toutes les substances que nous venons d'énumérer sont plus ou moins toxiques, et il ne saurait être question de les ranger parmi les substances couramment utilisables pour provoquer l'évacuation du contenu intestinal.

Mais, sans même parler des purgatifs proprement dits, dont nous étudierons un peu plus loin en détail l'action sur le tube digestif, nous devons signaler, parmi les substances banales capables d'exciter modérément le péristaltisme intestinal, les substances sucrées ou salines de certains fruits : figues, raisins, pruneaux, pommes, tomates, etc. Enfin chacun sait que certains constipés se trouvent très bien d'une gorgée d'eau froide ou au contraire très chaude prise, soit le matin au réveil, soit le soir au moment de se mettre au lit.

Ajoutons qu'il n'y a pas que les irritations locales, mécaniques ou chimiques, qui soient capables de réveiller le péristaltisme intestinal. Certaines excitations cérébrales, des influences psychiques, la frayeur, des émotions de toute nature, sont capables de produire des effets analogues.

Enfin, l'habitude, qu'on a si justement appelée une seconde nature, est encore l'un des excitants les plus efficaces du péristaltisme et l'éducation du tube digestif est, comme on sait, l'un des meilleurs moyens à opposer à certaines constipations.

A côté des substances qui, en agissant sur le système nerveux intestinal ou sur la fibre musculaire même de cet appareil sont capables d'exagérer ses mouvements péristaltiques, il faut mentionner celles qui sont capables de l'effet inverse.

Parmi les matières alimentaires proprement dites nous avons déjà signalé la viande et les aliments analogues. Certaines matières végétales peuvent aussi agir dans le même sens. C'est ainsi que l'usage exclusif et copieux du pain blanc, c'est-à-dire du pain préparé avec de la farine obtenue par la mouture du grain de blé décortiqué, amène la constipation chez beaucoup de personnes. Le pain intégral ou plus simplement le pain bis combat au contraire très efficacement la constipation, ce qui tient sans doute à ce que, le son étant incomplètement digestible, irrite au passage les parois intestinales.

Substances purgatives proprement dites. Mécanismes de leur action. — Les substances que nous avons énumérées précédemment, et auxquelles nous avons reconnu la propriété d'exciter mécaniquement ou chimiquement le péristaltisme intestinal, ne sauraient être considérées comme des purgatifs proprement dits. Les unes, en effet, sont des substances toxiques, les autres n'ont pas une action immédiate suffisamment énergique pour produire l'évacuation intestinale abondante qu'on attend de l'action des purgatifs vrais. Nous allons voir d'ailleurs qu'il n'est pas démontré que toutes les substances du groupe des purgatifs vrais produisent la purgation en exagérant simplement le péristaltisme intestinal. Un grand nombre de théories ont été émises pour expliquer le mécanisme de l'action des purgatifs. On peut les ramener à trois :

1° **Théorie de l'osmose ou théorie de Poiseuille.** — Le phénomène physique de l'osmose, sur lequel repose la théorie de Poiseuille, est trop connu pour qu'il soit utile d'en parler longuement ici. Nous nous bornerons donc à rappeler l'expérience classique de Dutrochet, car c'est cette expérience qui permet de se représenter le plus exactement la manière dont Poiseuille concevait la cause et le mécanisme des actions purgatives.

Dutrochet prenait un tube de verre dont l'extrémité inférieure plongeait dans une vessie contenant une solution saline et dont le bord libre était lié sur le tube de verre ; il plongeait la vessie dans un vase contenant de l'eau distillée et voyait bientôt le niveau du liquide s'élever dans le tube, tandis qu'il constatait que du sel était passé de la vessie dans l'eau distillée de la cuvette. Il y avait donc eu échange et passage d'une certaine quantité d'eau pure de l'extérieur à l'intérieur et d'une quantité plus faible de solution saline de l'intérieur à l'extérieur. Autrement dit, il s'était établi, entre les deux liquides séparés par la membrane, un double courant, l'un énergique, allant du liquide le moins dense (eau distillée dans le cas particulier) vers la solution la plus dense (solution saline) ; l'autre plus faible, du liquide le plus dense vers le liquide le moins dense. C'est à ce phénomène qu'on donne le nom d'osmose ; le courant qui se dirige du liquide le moins dense vers le liquide le plus dense est le courant endosmotique ; l'autre est le courant exosmotique.

Toutes choses égales d'ailleurs, la vitesse de passage d'une solution saline à travers une membrane, l'intensité du courant, si l'on peut dire, dépend de la nature du sel dissous, et chaque sel a un équivalent osmométrique qui lui est propre. Enfin, pour des solutions à différents titres d'un même sel, ou pour des solutions à différents titres de divers sels ayant même équivalent osmométrique, le courant le plus intense s'établit naturellement de la solution la moins dense vers la solution la plus dense et son intensité est proportionnelle à la différence de densité des deux solutions.

Ceci posé, la théorie de Poiseuille devient facile à comprendre. La cavité intestinale, d'une part, l'organisme représenté en l'espèce par l'appareil vasculaire, d'autre part, représentent deux vases séparés par une membrane animale qui n'est autre que la muqueuse intestinale. L'un de ces vases renferme un liquide, le sérum sanguin, qui contient des sels en dissolution. Si, dans le second vase, — la cavité intestinale, — on introduit une solution saline d'une densité supérieure à celle du sérum sanguin, il s'établira, en vertu des lois de l'osmose, un double courant osmotique entre le sérum sanguin et la solution saline introduite dans l'intestin et, en vertu des lois que nous avons rappelées plus haut, le courant le plus intense se fera du sérum sanguin vers l'intestin ; il y aura sortie d'une certaine quantité d'eau du sang. Cette eau, en pénétrant dans le canal intestinal, en rendra le contenu plus fluide et plus facile à expulser.

Telle est la théorie de Poiseuille. Cette théorie rencontra immédiatement des adversaires et des partisans.

Claude Bernard fit remarquer que toutes les substances à équivalent osmométrique élevé ne produisent pas la purgation, que le sucre de canne, par exemple, n'est pas purgatif, mais que, par contre, quelques substances dépourvues de la propriété dialytique sont des purgatifs.

Ainsi que l'a fait remarquer Patein, l'objection de Claude Bernard montre que la théorie de l'osmose est incomplète, qu'elle ne résume pas le mécanisme de toutes les actions purgatives, mais elle ne démontre pas qu'elle est fausse dans tous les cas, notamment en ce qui concerne les purgatifs salins.

L'expérimentation seule pouvait d'ailleurs en démontrer l'exactitude ou la fausseté, et l'expérience à faire s'impose immédiatement à l'esprit. Elle doit consister à introduire la solution saline, non plus dans le tube digestif, mais dans le sang. Si la théorie de Poiseuille est vraie, le courant endosmotique devra alors s'établir du tube digestif vers le sang, et il devra en résulter non une action purgative, mais une action constipante. Or, Rabuteau et d'autres après lui ont démontré que, lorsque l'expérience était convenablement menée, c'est-à-dire lorsqu'on introduisait dans une veine une quantité suffisante de sulfate de soude ou de magnésie, on déterminait effectivement chez les animaux de la constipation.

Il n'est donc pas douteux que l'action purgative, au moins des substances salines, est liée à l'accomplissement de phénomènes osmotiques. Est-ce à dire qu'il soit démontré que les sels purgatifs eux-mêmes ne déterminent la purgation qu'en vertu de cette seule action osmotique? Pas le moins du monde. La muqueuse intestinale, en effet, ne saurait être comparée à une membrane animale inerte. Que comme une membrane inerte elle se prête à l'accomplissement du phénomène physique de l'osmose, soit; mais elle ne perd pas pour cela sa qualité de membrane vivante, elle ne perd ni son irritabilité, ni sa fonction sécrétoire. Et nous en trouvons la preuve dans les expériences que nous allons relater maintenant et qui ont été le point de départ de la seconde théorie à laquelle on a voulu ramener les actions purgatives; la théorie de l'irritation.

2° Théorie de l'irritation. — Cette théorie ramène les actions purgatives, la plupart d'entre elles tout au moins et notamment celles qui sont produites par les sels purgatifs, à un processus d'irritation exercé par ces sels sur la muqueuse intestinale et qui aurait pour effet d'amener une hypersécrétion des éléments muqueux et des appareils glandulaires du tube digestif.

La réalité de cette hypersécrétion et l'explication de son mécanisme reposent sur deux expériences fondamentales : l'expérience de Moreau et celle de Vulpian.

1° *Expérience de Moreau.* — Moreau incise la paroi abdominale chez un animal, ouvre le péritoine, et met à nu une anse intestinale d'une certaine longueur. En exerçant sur cette anse une légère pression il la vide des produits qu'elle peut contenir et, au moyen de deux ligatures, il l'isole du reste de l'intestin. Au moyen d'une seringue de Pravaz, il injecte alors dans la cavité de cette anse une solution de 4 grammes de sulfate de magnésie dans 20 grammes d'eau. L'anse intestinale est replacée dans l'abdomen, la plaie refermée, et l'animal abandonné à lui-même durant vingt-quatre heures. Au bout de ce temps, Moreau ouvre de nouveau la cavité abdominale, examine l'anse intestinale isolée et constate qu'elle renferme 200 à 300 grammes de liquide formé de mucus et de suc intestinal et contenant de nombreux leucocytes. Les purgatifs salins mis en contact avec la muqueuse intestinale produisent donc une hypersécrétion plus ou moins intense ; les produits de la sécrétion déversés en abondance dans l'intestin augmentent la fluidité des matières fécales et facilitent leur évacuation.

Cette expérience, il faut bien le reconnaître, n'infirme en aucune façon la théorie de l'osmose. Les caractères du liquide qui s'accumule dans l'anse intestinale montrent bien que ce liquide provient, au moins en partie, des appareils muqueux ou glandulaires de l'intestin, mais ils ne démontrent pas qu'il provient exclusivement de ce processus et que les phénomènes osmotiques n'ont pas marché de pair avec ce processus.

2° *Expérience de Vulpian.* — Vulpian reprit l'expérience de Moreau ou institua des expériences analogues, mais il poussa plus loin l'analyse des résultats fournis par ces expériences et il arriva à cette conclusion que la plupart des purgatifs agissent, non seulement en provoquant l'exosmose et l'hypersécrétion glandulaire, mais encore en produisant un véritable catarrhe inflammatoire de l'intestin. Voici d'ailleurs les conclusions que Vulpian tire de ses expériences :

« En résumé les purgatifs introduits dans les voies digestives agissent en irritant la membrane muqueuse de ces voies. Cette irritation détermine des modifications de l'épithélium intestinal et une excitation des extrémités périphériques des nerfs intestinaux centripètes. Cette excitation est portée jusqu'aux ganglions nerveux thoraciques inférieurs et intra-abdominaux, ganglions des plexus solaires et mésentériques, ganglions des plexus de Meisner et d'Auerbach, puis elle se réfléchit par les nerfs vaso-moteurs sur les vaisseaux des parois intestinales, et par les nerfs sécréteurs sur les éléments anatomiques de la muqueuse, entre autres sur ceux des glandes de Lieberkün. Il en résulte une congestion plus ou moins vive de la membrane muqueuse intestinale (action réflexe vaso-dilatatrice), une desquamation épithéliale avec production rapide et abondante de mucus, diapédèse ou non de leucocytes, et une sécrétion active du suc intestinal, auquel se mêlent sans doute, dans certains cas, les produits d'une transsudation profuse, formés surtout d'eau et de certains sels du sang, et due au travail exagéré et vicié, dont les éléments de la membrane sont le siège.

C'est là, il me semble, ce qu'il y a d'essentiel dans le mécanisme de l'action des substances purgatives, quelles que soient d'ailleurs ces substances. Dans un certain nombre de cas, les actions réflexes dues à l'irritation produite par les purgatifs, ne s'effectuent pas uniquement en suivant les arcs diastaltiques que je viens d'indiquer; l'excitation peut être assez vive pour être transmise jusqu'à la moelle épinière et pour provoquer des douleurs. Tel est le mode de production des coliques; on sait qu'elles se manifestent et plus fréquemment et avec plus d'intensité lorsqu'on fait usage de certains purgatifs (les drastiques) que lorsqu'on en emploie d'autres (purgatifs salins).

3º **Théorie mécanique ou de l'exagération du péristaltisme.** — D'après cette théorie, la purgation a pour cause à peu près unique l'exagération du péristaltisme intestinal.

A l'état normal la sécrétion intestinale est un phénomène continu, mais les mouvements intestinaux s'accomplissant avec lenteur, les produits liquides de la sécrétion intestinale sont incessamment résorbés.

Sous l'influence des purgatifs, au contraire, les mouvements intestinaux devenant plus énergiques, les liquides de sécrétion, au fur et à mesure de leur arrivée dans la cavité intestinale, sont poussés de l'intestin grêle vers le cæcum et de celui-ci vers l'anus, sans qu'ils puissent séjourner assez longtemps dans la cavité intestinale pour pouvoir être résorbés. Ce serait là la véritable cause de la purgation; les liquides intestinaux n'étant plus résorbés constituent les selles diarrhéiques.

Le point de départ de cette théorie réside dans les expériences de Thiry et de Radziejewsky. Ces expériences consistaient à créer une fistule sur le côlon descendant d'un chien, puis à administrer à l'animal un purgatif en même temps que des aliments; ceux-ci, plus ou moins digérés, apparaissaient à l'origine de la fistule beaucoup plus rapidement que s'ils avaient été pris sans purgatif. De plus, Radzicjewsky, s'appliquant à l'analyse des selles provenant de la purgation, arrive à cette conclusion que ces selles renferment de la leucine, de la tyrosine et en outre de nombreux ferments qu'on ne trouve pas dans les matières fécales à l'état normal, en un mot que ces selles ressemblent beaucoup plus au contenu liquide de l'intestin grêle qu'à des matières fécales ramollies ou même mélangées d'exsudat.

L'argument tiré de la composition chimique des selles diarrhéiques après l'action des substances purgatives ne plaide nullement en faveur d'une exagération du péristaltime intestinal. On

peut, dans une certaine mesure, l'invoquer contre la théorie de
l'osmose, mais on ne saurait dans aucune mesure l'invoquer
contre la théorie de l'irritation, puisque cette dernière admet
précisément une hypersécrétion muco-glandulaire généralisée dans
tout le territoire intestinal.

Quant à l'expérience de la fistule de Thiry, on ne saurait non
plus lui accorder la valeur d'une preuve absolue et exclusive en
faveur de la théorie mécanique. Tout d'abord, en effet, il faut
reconnaître que dans cette expérience, l'animal est placé dans des
conditions qui s'éloignent singulièrement de celles de l'état normal ;
en second lieu, à l'expérience de Thiry, on peut opposer celle tout
aussi démonstrative de Legros et Onimus. Ces expérimentateurs
ayant introduit, tantôt du sulfate de soude, tantôt du sulfate
de magnésie par une fistule intestinale chez un chien, ont vu que
ces sels ne produisaient aucun changement dans la force ou dans
la fréquence des contractions péristaltiques. Les résultats furent
obtenus par la méthode graphique, à l'aide de l'entérographe,
ampoule pleine d'air introduite par la fistule intestinale et dont les
variations de volume accusaient les mouvements de contraction de
l'intestin : les tracés montrèrent des oscillations régulières et
continues, comme à l'état physiologique. Ajoutons que Legros et
Onimus, qui n'ont pas constaté d'exagération du péristaltisme intestinal sous l'influence des sels purgatifs, ont vu le phénomène se
produire à la suite de l'emploi d'autres substances purgatives ou
non : ipéca, poudre de seigle ergoté, huile de croton.

Vulpian lui-même avait constaté très nettement l'exagération de
ces mouvements chez un chien qui avait reçu de la teinture de
jalap.

Conclusions. — Le mode d'action des substances purgatives
ne saurait être ramené à un mécanisme physiologique unique,
caractérisé par des modifications portant exclusivement sur tels ou
tels éléments constitutifs de l'appareil intestinal. Le plus souvent
les purgatifs modifient simultanément plusieurs de ces éléments
et la purgation est le résultat des effets combinés de l'osmose, de
l'hypersécrétion des glandes propres ou des glandes annexes du
tube digestif, de la congestion catarrhale de la muqueuse et enfin
de l'exagération du péristaltisme intestinal.

Suivant les caractères physiques et la nature chimique du
purgatif employé, l'on peut voir l'un ou l'autre de ces mécanismes
prédominer, mais rarement cependant d'une manière assez évidente

pour qu'on soit autorisé à établir une classification rigoureuse des
purgatifs sur des considérations basées exclusivement sur le mode
d'action de chacun d'eux. On connaît d'ailleurs des substances
capables d'amener l'exonération intestinale sans produire d'action
purgative proprement dite. Telles sont les substances huileuses ou
mucilagineuses. Ces substances ne traversent pas la paroi intestinale, elles n'amènent ni fluxion catarrhale, ni hypersécrétion, elles
ne modifient pas sensiblement le péristaltisme intestinal ; elles ne
font que faciliter le glissement des matières.

**Effets généraux des purgatifs. Indications thérapeutiques
générales qui en dérivent.** — Les effets immédiats ou médiats
que l'on peut attendre de l'action des purgatifs sont nombreux et
ce sont eux qui dictent les indications générales des purgatifs.
Les purgatifs ont un premier effet immédiat, grossier si l'on peut
dire, qui est l'évacuation du contenu intestinal. Ce premier effet
peut être recherché :

a. Comme un moyen de traitement de certaines constipations ;

b. Dans le but d'empêcher l'absorption et de favoriser l'élimination rapide de certains poisons chimiques ou microbiens ;

c. Comme un moyen de réaliser l'antiseptie intestinale ;

d. Enfin dans le but d'aider à l'expulsion de certains parasites
animaux tués ou engourdis par l'administration préalable d'un
spécifique.

L'évacuation produite par les purgatifs peut donc être considérée
comme un moyen de dérivation locale, mécanique, ayant la valeur
d'une méthode thérapeutique préventive. Mais la dérivation locale,
mécanique, ne résume pas toute l'action des purgatifs sur l'organisme. Autrement dit l'action des purgatifs sur l'intestin peut
aboutir à d'autres effets : effets plus ou moins éloignés, secondaires,
liés aux diverses modifications que les éléments anatomiques ou
les appareils glandulaires, les vaisseaux de l'intestin, peuvent
subir sous l'influence des purgatifs ; effets physiologiques en un
mot, pouvant aboutir ou contribuer à une action curative générale.

On conçoit très bien, par exemple, que les sécrétions liquides
parfois si abondantes qui se déversent dans l'intestin du fait de
l'action irritante exercée par certains purgatifs sur la muqueuse
intestinale, puissent avoir une répercussion, aussi bien sur la composition du sang que sur la tension de ce liquide dans l'appareil
circulatoire. Que le liquide essentiellement aqueux qui se déverse
dans l'intestin au cours de la purgation y pénètre par voie d'osmose

ou autrement, il n'en vient pas moins du sang en dernière analyse. L'hypersécrétion intestinale déterminée par certains purgatifs a donc la valeur d'une sorte de saignée séreuse. Et ainsi s'explique l'efficacité des purgatifs comme hydragogues au cours de certaines hydropisies, dans les affections où l'élimination rénale étant insuffisante, il y a urgence à ouvrir plus largement une voie d'élimination supplémentaire.

Nous avons vu aussi, que l'irritation produite par un certain nombre de purgatifs sur la muqueuse gastro-intestinale se traduisait par l'hyperémie de cette muqueuse. Cette action autorise à rapprocher les purgatifs des révulsifs dont nous avons parlé antérieurement, à faire de ces médicaments des révulsifs intestinaux. Or, nous avons vu comment la vaso-dilatation périphérique déterminée par les révulsifs pouvait modifier la circulation de certains organes profonds.

Peut-être est-ce par le même mécanisme que les révulsifs, que les purgatifs peuvent agir efficacement dans les congestions cérébrales et les congestions du foie. On admet d'ailleurs que certains purgatifs (cholagogues) peuvent influencer secondairement, non seulement la circulation hépatique, mais encore la fonction biliaire proprement dite. Sous l'influence de ces purgatifs, dont le calomel est le type, il y aurait augmentation de la sécrétion biliaire.

Cette action des purgatifs sur la fonction biliaire proprement dite n'est pas, croyons-nous, absolument prouvée expérimentalement. C'est peut-être parce que l'évacuation intestinale peut, mécaniquement, libérer la voie d'écoulement de la bile dans l'intestin et faire de la sorte disparaître les symptômes de rétention biliaire, qu'on a attribué à certains purgatifs la propriété dite « cholagogue ».

Classification des purgatifs. — Le nombre des substances médicamenteuses utilisées comme purgatifs est assez élevé. Ces substances ont des origines très diverses : les unes sont représentées par des sels minéraux, d'autres sont constituées par des parties végétales (fruits, raisins, figues), quelques-unes enfin sont représentées par des principes organiques définis retirés des végétaux ou préparés artificiellement.

Tous les thérapeutes se sont efforcés d'établir dans ce groupe complexe des subdivisions plus ou moins méthodiques. Disons immédiatement qu'il est impossible d'arriver à une classification absolument rationnelle de ces médicaments. Quel que soit, en effet,

le purgatif considéré, le mécanisme de la purgation est en
général complexe et il est dès lors impossible d'adopter une classification purement physiologique. Quant à la classification basée
sur l'origine des purgatifs, elle conduit aux rapprochements les
plus inattendus.

La classification la plus simple est à notre avis celle qui est basée
sur les caractères habituels de l'évacuation produite par des doses
moyennes des différents purgatifs.

En se plaçant à ce point de vue on peut admettre quatre
groupes principaux de purgatifs :

1° Des purgatifs mécaniques ;

2° Des purgatifs laxatifs ;

3° Des purgatifs cathartiques ;

4° Des purgatifs drastiques.

Purgatifs mécaniques. — Les purgatifs mécaniques, eccoprotiques ou exonérateurs simples, sont ceux qui déterminent l'évacuation du contenu intestinal sans exercer aucune action notable
sur le tube digestif proprement dit. Celui-ci demeure en quelque
sorte passif ; ni sa tunique musculeuse, ni ses appareils glandulaires n'interviennent, soit pour favoriser l'évacuation, soit pour
modifier les caractères physiques ou chimiques des matières
évacuées. Cela revient à dire que ces purgatifs produisent l'évacuation intestinale en modifiant plutôt le *contenu* que le *contenant*. Ces purgatifs mécaniques sont en effet représentés, soit par
des huiles végétales, soit par des semences végétales renfermant en
abondance un principe mucilagineux, soit enfin par l'eau pure.

On comprend bien que ces substances, arrivant au contact de
matières plus ou moins durcies dans l'intestin pourront, ou
délayer ces matières, ou les recouvrir d'une sorte d'enduit visqueux qui facilitera leur exonération. Il est possible cependant,
il est même probable, que ces substances sont également capables
d'exciter très légèrement le péristaltisme intestinal : mais là certainement se borne leur action sur l'intestin. Il en résulte :

1° Que ces purgatifs provoquent des selles normales ou simplement ramollies ;

2° Qu'ils ne produisent pas de coliques ;

3° Qu'ils sont surtout indiqués pour prévenir ou faire disparaître
la stase des matières dans les parties inférieures de l'intestin grêle
ou dans le gros intestin.

Les principales substances utilisées comme purgatifs mécaniques sont : la *gélose* ou Agar-Agar, *la graine de moutarde blanche, la graine de lin, les semences de psyllium, l'huile d'olive, l'eau.*

Purgatifs laxatifs. — On peut ranger dans ce groupe les purgatifs qui, administrés à dose convenable, provoquent des évacuations intestinales liquides on semi-liquides, d'intensité moyenne, non accompagnées de coliques. On peut considérer que ces purgatifs amènent l'évacuation en augmentant la sécrétion intestinale d'une part, et en provoquant des phénomènes osmotiques d'autre part. Le groupe des purgatifs laxatifs est assez étendu et peut être subdivisé en trois classes assez nettement homogènes, tant par l'origine et la composition chimique, que par l'activité des produits qui les composent. Ces classes sont les suivantes :

a. Laxatifs sucrés.
- Glycérine.
- Miel.
- Manne.
- Casse.
- Tamarin.

b. Laxatifs huileux.
- Huile de Ricin.

c. Laxatifs minéraux.
- Soufre.
- Magnésie.
- Sulfate de soude.
- Sulfate de magnésie.
- Phosphate de soude.
- Citrate de magnésie.
- Tartrate de soude.
- Sulfovinate de soude.
- Eaux minérales purgatives, etc.

Purgatifs cathartiques. — Les purgatifs carthartiques (de κάθαρσις, purgation), comme les purgatifs drastiques que nous étudierons un peu plus loin, augmentent la sécrétion intestinale, mais produisent en outre l'exagération des mouvements péristaltiques. Leur action est cependant moins violente que celle des drastiques. Mais, ce qui les caractérise surtout, c'est la présence très générale, dans tous les produits de ce groupe, de principes chimiques particuliers, ayant tous au moins une réaction commune et une constitution chimique analogue qui permet de les rattacher au groupe de l'anthracène. De là le nom de « purgatifs du groupe anthracénique » par lequel on les désigne habituellement aujourd'hui. Ces purgatifs ne comprennent que des substances d'origine végétale. Ces substances sont : la *rhubarbe,* l'*aloès,* les *écorces de bourdaine* et de *cascara,* les *fruits du nerprun,* les *feuilles* et les *follicules du séné.*

Toutes ces substances présentent une réaction commune, connue sous le nom de réaction de Bornträger. Voici en quoi elle consiste : quand on agite avec de la benzine l'extrait alcoolique de la plante privé par chauffage au bain-marie de toute trace d'alcool, on obtient une solution benzénique jaune qui, agitée à son tour avec une solution aqueuse d'ammoniaque, colore cette dernière en rose ou en rouge cerise.

Toutes ces drogues renferment des principes ayant une constitution chimique analogue, telle, qu'on peut les rattacher au groupe de l'anthracène.

Nous ne pouvons pas faire connaître ici avec tous les détails qu'elle comporterait l'histoire chimique intégrale de toutes ces drogues. Toutefois, l'analogie de composition que nous venons de signaler est un fait si remarquable et encore si peu connu, au moins si peu classique, que nous croyons devoir être agréable à quelques lecteurs en essayant de donner ici une idée d'ensemble sur la chimie de ces produits naturels, en essayant de montrer comment et pourquoi on a pu faire de ces produits un groupe en quelque sorte isolé, aussi bien chimiquement que physiologiquement, en montrant eu un mot comment la spécificité pharmaco-dynamique de tous ces produits dérive précisément de leur spécificité chimique [1].

Considérons d'abord la rhubarbe. L'étude chimique de cette drogue a été faite par de nombreux savants, et déjà, au cours de la première moitié du siècle dernier, on avait découvert et décrit comme « principes actifs » toute une série de corps : rhéine, rhabarbine, acide rhabarbarique, jaune de rhubarbe. Or, en 1854, Schlossberger et Dœpping, reprenant l'étude chimique de la rhubarbe, reconnurent, dans tous les principes décrits avant eux sous les différents noms que nous venons d'indiquer, l'existence d'un corps bien défini, cristallisable en aiguilles jaunes solubles dans l'éther, l'alcool et la benzine, et qui formait en grande partie le contenu des rayons médullaires de la rhubarbe. Ils donnèrent à ce corps le nom de *chrysophane* ou *acide chrysophanique*. Un peu plus tard (1857), de la Rue et Müller reprirent l'étude de la rhubarbe et en retirèrent une nouvelle substance définie, cristallisant en prismes orangés, et qui différait de l'acide chrysophanique : ils lui donnèrent le nom d'*émodine*. Depuis cette

1. Ces notions n'ont encore en effet été exposées dans aucun ouvrage classique, sans doute parce que les auteurs de ces ouvrages ont pensé que ces notions, pour être comprises, exigeaient des connaissances chimiques approfondies. Telle n'est pas notre opinion et nous pensons que, de même qu'on peut lire un plan avec beaucoup d'intérêt sans avoir des connaissances topographiques ou architecturales spéciales, de même on peut lire et comprendre des formules chimiques développées sans être un chimiste professionnel.

èpoque, on a soumis à l'analyse toutes les drogues végétales que nous avons énumérées plus haut et, dans toutes, on a découvert, soit de l'émodine à l'état libre, soit des glucosides divers, plus ou moins complexes mais qui tous, sous des influences légères, se dédoublent en donnant : 1° un sucre (variable suivant le glucoside considéré), 2° divers produits parmi lesquels figure constamment l'émodine ou un corps analogue, une émodine en un mot. Or, l'émodine ou mieux les émodines sont, comme nous allons le voir un peu plus loin, des dérivés de l'anthracène. Aussi désigne-t-on aujourd'hui sous le nom générique d'*anthraglucosides*, les glucosides qui, en se dédoublant, fournissent *des émodines*. Parmi ces glucosides nous citerons : la *franguline* de la Bourdaine, la *purschianine* du Cascara sagrada, la *glucosennine* des sénés, l'*aloïne* de certains aloès.

Il ne nous reste plus maintenant, pour achever de schématiser cette question, qu'à montrer les relations de l'émodine ou des corps analogues avec l'anthracène.

L'anthracène est un carbure cyclique possédant deux noyaux benzéniques unis par deux atomes de carbone en position ortho. On peut donc le représenter par le schéma suivant :

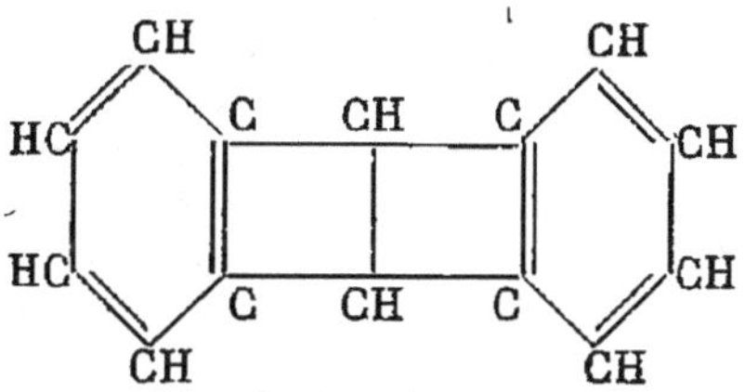

Anthracène.

Les deux CH placés dans le plan de symétrie de cette figure sont des carbures gras. Oxydés, ils se transforment suivant une loi générale en groupements cétoniques CO. Et, de fait, en traitant l'anthracène par des réactifs oxydants convenablement choisis on réalise cette transformation et on obtient un corps nouveau, l'*anthraquinone*.

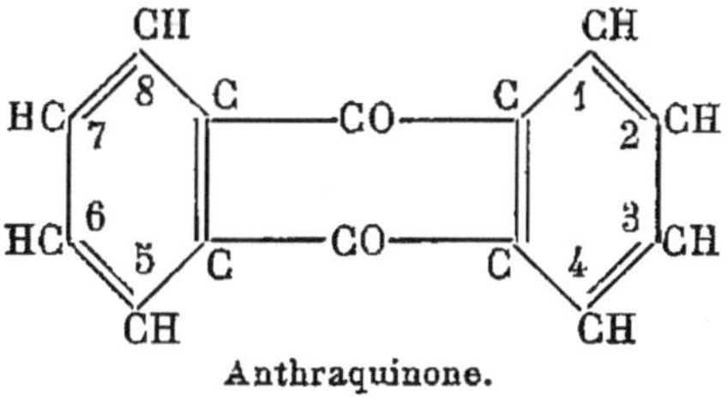

Anthraquinone.

Si, dans cette anthraquinone, nous remplaçons un ou plusieurs atomes d'H des noyaux par des oxhydriles OH, nous obtenons les phénols correspondant à cette anthraquinone. On donne à ces corps le nom d'*oxyanthraquinones*. On connaît des *monoxyanthraquinones*, des *dioxyanthraquinones*, des *trioxyanthraquinones*, etc., etc.

Les oxyanthraquinones peuvent exister sous plusieurs formes isomériques, suivant les sommets sur lesquels a porté la transformation des

atomes d'hydrogène en groupements phénoliques OH. C'est ainsi que
les dérivés diphénoliques, les *dioxyanthraquinones*, peuvent exister sous
10 formes isomériques. Or, déjà, nous voyons, avec ces isomères, apparaître un fait intéressant, à savoir que certains de ces isomères sont
doués de propriétés purgatives, tandis que d'autres en sont dépourvus.

C'est ainsi que le dérivé 1-2 (alizarine) est dépourvu de propriétés purgatives, tandis que le dérivé 1-3 (xanthopurpurine) est doué de propriétés
purgatives.

Alizarine (non purgative).   Xanthopurpurine (purgative).

Abstraction faite de ce que nous venons de dire à propos de l'influence de la position des groupes phénoliques OH sur la détermination
de la propriété purgative, les oxyanthraquinones proprement dites ne
sont pas très intéressantes à considérer car, jusqu'ici, aucune de ces
oxyanthraquinones n'a été utilisée comme substanec purgative. Il n'en
est pas de même des méthyloxanthraquinones, c'est-à-dire des dérivés phénoliques correspondants non pas à l'anthraquinone, mais à un homologue
supérieure de cette anthraquinone, la méthylanthraquinone.

Méthylanthraquinone.

L'acide chrysophanique, les émodines, ne sont pas autre chose, en
effet, que des oxyméthylanthraquinones.

Acide chrysophanique
(dioxyméthylanthraquinone).   Émodine ordinaire
(trioxyméthylanthraquinone).

Il est facile de comprendre que les oxyméthylanthraquinones, comme
les oxyanthraquinones, peuvent, suivant les positions occupées par les

groupes phénoliques dans les noyaux hexagonaux, se présenter sous plusieurs formes isomériques. Parmi ces isomères, les uns encore seront doués de propriétés purgatives, les autres en seront dépourvus. L'émodine de la rhubarbe ou de l'aloès des Barbades est le type des oxyméthylantroquinones purgatives. Il résulte en effet des travaux de Tschirsh et de ses élèves que c'est à ces corps, et notamment à l'émodine ou à des composés du même genre, que les produits végétaux que nous avons énumérés plus haut doivent leurs propriétés purgatives.

Et c'est pourquoi l'on peut désigner les différentes oxyméthylanthraquinones purgatives que l'on rencontre dans ces produits naturels sous le nom générique d'émodines.

Les différentes émodines se distinguent sans doute les unes des autres par le nombre et la position des groupes phénoliques, mais elles offrent un caractère chimique commun : la réaction de Borntrœger, et un caractère physiologique commun : leur action sur le péristaltisme intestinal.

Ainsi, c'est à l'anthraquinone, c'est-à-dire à un corps à fonction cétone quinonique que se rattachent les principes purgatifs renfermés dans toute une série de drogues végétales que, bien avant même la découverte des faits que nous venons d'exposer, et en se basant uniquement sur le caractère de leur action purgative, les pharmacologistes avaient été amenés à rassembler dans un même groupe. Mais quand furent connus les faits que nous venons de mentionner, on se demanda si l'action purgative était due à la spécificité du noyau anthracenique lui-même, ou si, au contraire, elle ne devait pas plutôt être attribuée à la fonction cétone quinonique greffée sur ce noyau. Etait-ce, autrement dit, le porte-greffe qui était le facteur dominant, essentiel, en l'espèce, ou était-ce la greffe elle-même, c'est-à-dire la fonction chimique, qui importait. Si c'était le porte-greffe, on ne devait pas retrouver la propriété purgative dans d'autres cétones quinoniques dérivées de noyaux tels que le noyau benzénique ou le noyau naphtalénique. Si c'était, au contraire, la greffe elle-même qui portait en elle la propriété purgative, des corps tels que la benzoquinone et la naphtoquinone devaient se montrer doués de propriétés purgatives, et l'on pouvait dès lors supposer que certains végétaux, dont l'empirisme avait révélé les propriétés purgatives, renfermaient peut-être des principes se rattachant à cette benzoquinone ou à cette naphtoquinone. Or, l'expérience a démontré que c'est bien, en effet, à la greffe que revient le rôle principal dans la détermination de l'action purgative : la benzo et la naphtoquinone sont, en effet, purgatives, et l'on a pu rattacher à l'une ou à l'autre de ces quinones des principes naturels doués d'actions purgatives. C'est ainsi que le *Perezon* qu'on a rencontré dans le *Perezia Oxylepis*, l'*Acourtia rigida*, l'*Acourtia formosa* (Composées), et l'*acide embélianique* isolé des fruits purgatifs de l'*Embelia ribes* (Myrsinacées) peuvent l'un et l'autre être rattachés au groupe des quinones benzéniques. De même le *Juglandin*, résine purgative (à la dose de 0,10-0,30) de l'écorce de *Juglans regia*, se rattache à l'oxynaphtoquinone.

La propriété purgative semble d'ailleurs si étroitement liée à la fonction quinonique dans les noyaux dont nous venons de parler, qu'on retrouve cette propriété dans des corps tels que les *aurines* et les *phtaléines* qui, sans être des composés quinoniques comparables à ceux que nous venons d'envisager, présentent cependant certaines propriétés qui permettent de les envisager comme des composés quinoniques. On a en effet admis l'hypothèse que les aurines et les phaleines peuvent se présenter sous deux formes tautomériques et qu'elles ne seraient matières colorantes qu'autant qu'elles renfermaient une fonction quinone :

$$C\underset{\diagdown}{\overset{\diagup}{\Big\langle}}\ \begin{array}{l} C^6H^4 - OH \\ C^6H^4 - OH \\ C^6H^4 = O \end{array}$$

Aurine (forme quinonique).

$$C^6H^4 \diagdown C \diagup \begin{array}{l} C^6H^4 - OH \\ C^6H^4 = O \\ CO^2Na \end{array}$$

Formule quinonique tautomère
(Phtaleine à l'état de sel, colorée).

Jusqu'ici toutefois, parmi ces composés chimiques artificiels capables de manifester des propriétés purgatives, la pratique n'a retenu que la phtaleine du phénol.

La connaissance de la plupart des données générales que nous venons d'exposer sommairement est surtout due à Tschirch. Il nous serait facile de montrer que ces données, malgré leur apparence spéculative, peuvent avoir pour le pharmacologiste un intérêt pratique indéniable, mais nous ne voulons ici que retenir l'intérêt qu'elles présentent au point de vue de la physiologie générale.

Les travaux de Tschirch peuvent en effet être considérés comme l'une des meilleures contributions qui aient été apportées à l'étude des relations qui peuvent exister entre la constitution chimique des médicaments et leurs propriétés pharmacodynamiques : ils établissent que, de même qu'il existe des groupements chimiques antipyrétiques, analgésiques, hypnotiques, etc., il y a aussi des groupements chimiques « eccoprotiques ».

Purgatifs drastiques. — Le mot drastique ne porte en lui la désignation d'aucun des caractères essentiels des purgatifs qu'on désigne sous ce nom. Le mot drastique dérive en effet du grec δράω, qui veut dire : j'agis. Par purgatifs drastiques on entend habituellement des purgatifs énergiques dont l'action sur le tube digestif est essentiellement caractérisée par une irritation intense se traduisant souvent par des coliques plus ou moins violentes et aboutissant à la production de selles liquides, nombreuses, abondantes, parfois sanguinolentes. C'est dire que l'emploi des purgatifs drastiques doit être surveillé. La plupart d'ailleurs ne sont jamais utilisés à titre de simples évacuateurs chez l'homme sain. L'action irritante intense qu'ils exercent sur l'intestin les fait surtout rechercher comme agents de dérivation, et c'est surtout dans les hydropisies d'origine cardiaque qu'ils trouvent leur véritable indication. Employés isolément ou associés à des diurétiques ou à des toni-cardiaques tels que la scille ou la digitale, ils peuvent, dans ces hydropisies, rendre de très grands services.

Les purgatifs drastiques, comme les cathartiques, sont exclusivement représentés par des produits d'origine végétale. On les rencontre dans les familles botaniques les plus diverses. Les principaux sont les suivants :

Convolvulacées.	Jalap. Turbith. Scammonée.
Cucurbitacées.	Coloquinte. Bryone. Concombre d'âne.
Clusiacées.	Gomme gutte.
Euphorbiacées.	Croton. Epurge. Mercuriale.
Berbéridées.	Podophylle.

La composition chimique de ces drogues est loin d'être aussi uniforme que celle des purgatifs cathartiques; cependant l'on peut dire que beaucoup d'entre elles doivent leur activité à des matières résinoïdes de nature glucosidique. Ces glucosides, sous diverses influences, se dédoublent et donnent :

1° Un sucre;

2° Des produits divers parmi lesquels on rencontre fréquemment des acides-alcools. Tel est par exemple le cas de la *jalapine* du jalap et de la *convolvuline* de la scammonée.

La fonction chimique acide-alcool pourrait donc, dans une certaine mesure, être considérée comme représentant un nouveau groupement eccoprotique.

XV

MÉDICATION VOMITIVE

Définition du vomissement. — Le vomissement est l'expulsion brusque et convulsive par la bouche des matières contenues dans l'estomac : cet acte est généralement précédé par une sensation particulière, une envie de vomir, qu'on désigne sous le nom de nausée.

Le vomissement peut être spontané ou provoqué. Le vomissement spontané peut s'observer soit chez l'individu sain, soit chez l'homme malade. Chez l'homme sain il peut survenir à la suite d'émotions ou d'influences psychiques variées telles que la vue ou même la simple évocation de certains spectacles plus ou moins répugnants. Un grand nombre de causes pathologiques (inflammation des méninges, tumeurs cérébrales, affections gastriques, affections utérines, présence d'un calcul dans le canal cholédoque, etc., peuvent s'accompagner de vomissements. Des vomissements peuvent aussi se produire sous l'influence de causes encore mal connues (vomissements du mal de mer, vomissements des hystériques).

Enfin on peut provoquer des vomissements, soit en irritant mécaniquement différents points de l'appareil digestif ou de ses annexes (voile du palais, pharynx, estomac, intestin), soit en administrant par la voie buccale, par la voie veineuse ou même par la voie souscutanée un certain nombre de substances médicamenteuses.

Mécanisme du vomissement. — L'étude du mécanisme physiologique du vomissement offre à considérer deux ordres de phénomènes, à savoir :

1° La cause initiale;

2° Le siège et la forme des mouvements musculaires mis en jeu par la cause initiale, et qui provoquent l'expulsion du contenu stomacal vers les premières voies.

La cause initiale est évidemment une excitation du système nerveux. On admet aujourd'hui qu'il existe au moins un centre nerveux spécial pour le vomissement. Ce centre, centre de Tumas, a été localisé par ce physiologiste dans les parties profondes de la moelle allongée, au voisinage du calamus scriptorius. D'autres physiologistes admettent cependant l'existence d'autres centres du vomissement : dans le corps strié au voisinage du noyau lenticulaire, dans les tubercules quadrijumeaux et dans le segment supérieur de la moelle épinière.

Qu'il existe un seul ou plusieurs centres du vomissement, cela n'a pas une grande importance. Admettons, pour simplifier les choses, qu'il n'en existe qu'un. Cela étant, toute excitation *portée* sur ce centre ou *transmise* à ce centre produira le vomissement. Le vomissement, autrement dit, peut se produire par excitation directe du centre, par action directe comme on dit quelquefois, ou au contraire par excitation périphérique, par action indirecte ou réflexe.

Le vomissement par action réflexe est de beaucoup le plus fréquent, qu'il s'agisse de vomissement spontané ou de vomissement provoqué par les substances médicamenteuses vomitives.

Les voies centripètes susceptibles de conduire au centre l'*ordre expulsif* sont très nombreuses; leur point de départ peut être situé dans le cerveau (vomissement par influence psychique), dans un organe profond tel que le foie, l'utérus, la vessie, le poumon, etc. (vomissements qui se produisent dans les nombreux états pathologiques que nous avons, énumérés). Toutefois, un certain nombre de nerfs paraissent plus particulièrement adaptés à la trans-

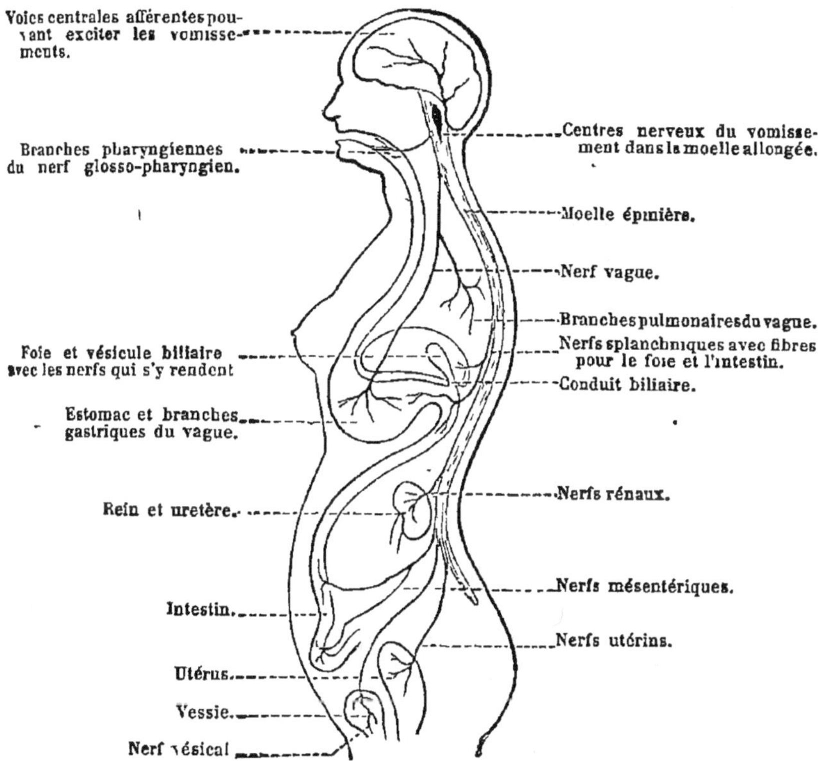

Fig. 2. — Schéma montrant les nerfs afférents par lesquels le centre du vomisment peut être excité. (Lauder Brunton.)

mission « d'ordres expulsifs » au centre du vomissement. C'est ainsi que les excitations du glosso-pharyngien produisent facilement, et suivant qu'elles sont plus ou moins intenses, la nausée ou le vomissement (nausée ou vomissement par irritation mécanique du voile du palais, du pharynx et des amygdales). Mais les irritations les plus efficaces pour amener le vomissement sont celles qui portent sur les éléments nerveux sensitifs de l'estomac et qui sont transmis au centre par les rameaux gastriques du vague.

Glosso-pharyngien et *rameaux gastriques du vague*, telles sont en définitive les voies centripètes ordinaires du vomissement provoqué.

Quoi qu'il en soit, le centre du vomissement, qu'il soit excité directement ou qu'il le soit indirectement par l'intermédiaire de l'une ou de l'autre des nombreuses voies centripètes que nous avons énumérées et qui sont en partie représentées dans le schéma ci-dessus, le centre du vomissement enregistre l'ordre expulsif et, suivant l'expression de Fonsagrives, « il éveille la moelle et lui commande les associations musculaires aboutissant au vomissement ».

Les voies centrifuges du vomissement sont donc les nerfs moteurs des muscles qui se contractent harmoniquement pour produire l'expulsion du contenu stomacal. Pendant longtemps on a attribué le vomissement aux seules contractions de l'estomac : on sait aujourd'hui que, sans demeurer absolument inerte pendant le vomissement, l'estomac ne joue cependant aucun rôle moteur important dans la production de cet acte. Ce sont les contractions brusques et énergiques du diaphragme et des muscles abdominaux qui, en comprimant l'estomac, amènent l'expulsion de son contenu. À l'appui de cette opinion on peut invoquer les expériences suivantes :

1° L'expulsion du contenu stomacal n'a pas lieu quand l'estomac a été mis à nu sur un animal vivant ;

2° Le vomissement ne se produit pas après que, par section de la moelle dorsale supérieure, on a amené la paralysie du diaphragme et des muscles abdominaux ;

3° Il peut encore se produire après la seule section des phréniques qui paralyse le diaphragme, mais permet encore la contraction des muscles abdominaux ou après que, inversement, on a coupé les muscles abdominaux et conservé les nerfs phréniques ;

4° Enfin, Magendie a fait voir que le vomissement pouvait encore se produire après injection d'émétique dans les veines, lorsqu'on avait remplacé l'estomac par une vessie remplie d'eau.

C'est donc bien par l'action combinée du diaphragme et des muscles abdominaux ou, comme on dit, par l'action de la presse abdominale, que se produit l'expulsion du contenu stomacal.

Dispositions anatomiques pouvant faciliter ou pouvant empêcher le vomissement. — La situation de l'estomac par rapport à l'œsophage a une très grande importance à ce point de vue. Le vomissement se produira d'autant plus facilement que l'estomac sera placé plus directement dans le prolongement de l'œsophage; il se produira d'autant plus difficilement que l'estomac et l'œsophage formeront entre eux un angle plus aigu. C'est grâce à des dispositions anatomiques de cet ordre que le vomissement se produit plus facilement chez les carnivores ou chez les omnivores que chez les herbivores. C'est aussi parce que, chez le jeune enfant, le fond de l'estomac est à peine développé et que celui-ci ne constitue pour ainsi dire qu'un prolongement de l'œsophage, que chez lui le vomissement est particulièrement facile. Il est vrai que le plus souvent ce qu'on appelle le vomissement chez l'enfant mériterait plutôt le nom de régurgitation, car cette évacuation s'accomplit sans le secours de la presse abdominale.

Effets physiologiques secondaires produits par le vomissement. — Les effets du vomissement ne se bornent pas à l'évacuation du contenu stomacal; le vomissement ne fait pas que modifier l'état du tube digestif, il modifie aussi d'autres appareils et l'on peut même dire que l'organisme tout entier en ressent plus ou moins les effets.

Parmi les phénomènes qui marchent de pair ou qui suivent de près l'acte du vomissement proprement dit, on peut tout d'abord noter des modifications importantes de la respiration et de la circulation.

Les modifications de la respiration s'expliquent' aisément puisque, en définitive, le vomissement peut être considéré comme une profonde inspiration suivie d'une expiration brève et violente. L'appareil nerveux et musculaire de la respiration, d'abord violemment excité, se montre au bout d'un certain temps plus ou moins déprimé, soit du fait du travail anormal auquel il vient de faire face, soit du fait de l'inhibition partielle des centres sous l'influence de l'action persistante du vomitif administré. Et, de fait, on observe habituellement un ralentissement des mouvements respiratoires dans la période de calme qui succède à la période d'agitation du vomissement.

L'appareil circulatoire éprouve aussi des modifications importantes pendant et après le vomissement. Déjà, pendant la période nauséeuse qui précède le vomissement proprement dit, on peut observer une grande pâleur de la face et, bientôt après, la fréquence et la petitesse du pouls. Cela tient à ce que les vomitifs ne localisent pas leur action excitante primitive sur les centres vomitifs; les autres centres, et notamment le centre vaso-constricteur et les noyaux d'origine des pneumogastriques, la ressentent en même temps, et cette action irritante arrivant aux vaisseaux par l'intermédiaire du sympathique, et au cœur par l'intermédiaire des filets accélérateurs, produit, d'une part, la vaso-constriction (pâleur de la face), et, d'autre part, l'accélération des mouvements du cœur.

Mais ces appareils nerveux, comme les précédents, finissent par se fatiguer, soit du fait du travail anormal auquel ils viennent de faire face, soit du fait de l'action persistante de l'excitant ; les voies centrifuges qui avaient conduit l'excitation jusqu'au cœur ou jusqu'aux vaisseaux reviennent à leur état normal ou perdent même de leur tonicité normale ; enfin, le vomitif entraîné dans le torrent circulatoire arrive au cœur, excite les fibres d'arrêt du pneumogastrique et c'est, finalement, le ralentissement des mouvements du cœur et la vaso-dilatation paralytique qui succèdent à l'accélération et à la vaso-constriction initiales. Et comme en même temps le muscle cardiaque a été plus ou moins atteint par le médicament, le ralentissement des mouvements du cœur s'accompagne d'une diminution de l'énergie des contractions cardiaques et d'un abaissement de la pression sanguine. Ces modifications de l'appareil circulatoire sont importantes à considérer, elles sont particulièrement marquées avec certains vomitifs (tartre stibié), et, ainsi que nous le verrons un peu plus tard, elles imposent l'abstention absolue des vomitifs dans certains états pathologiques.

Le vomissement mettant violemment en œuvre l'appareil musculaire thoracique presque tout entier, fatigue naturellement beaucoup cet appareil musculaire ; mais la fatigue musculaire produite par le vomissement s'étend aussi aux autres groupes musculaires. Après l'emploi de certains vomitifs (tartre stibié), la faiblesse musculaire est particulièrement marquée, ce qui prouve que cette faiblesse musculaire n'est pas due au seul effort du vomissement, mais qu'elle est plutôt l'expression de l'action pharmacodynamique spéciale que les vomitifs, ou au moins certains d'entre eux, exercent sur le tissu musculaire ou le système nerveux moteur.

Sécrétions ou excrétions. — On admet que sous l'influence du vomissement il y a une augmentation générale de toutes les sécrétions. Cette opinion est peut-être un peu exagérée, mais il n'en est pas moins vrai qu'un certain nombre au moins d'appareils sécréteurs sont excités au cours des vomissements.

La production de sueurs froides pendant le vomissement a été observée par tout le monde ; elle doit sans doute être attribuée à l'effort musculaire et à l'état d'anxiété qui accompagne le vomissement. Ce sont sans doute les mêmes causes qui produisent l'hypersécrétion lacrymale.

L'hypersécrétion gastrique et intestinale, au moins dans les vomissements provoqués par l'administration des émétiques par la voie buccale, s'explique très bien par l'action irritante exercée par ces médicaments sur la muqueuse gastrique et intestinale.

Quant à la sécrétion bronchique, on admet aussi, sans en avoir d'ailleurs aucune preuve, qu'elle est également augmentée. Ce qui a sans doute fait conclure à l'influence des vomitifs sur cette sécrétion, c'est que, du fait même du vomissement, l'évacuation des sécrétions trachéo-bronchiques est rendue plus facile et plus abondante. Mais il s'agit surtout là d'un phénomène mécanique qui doit être rapporté à la compression énergique et au malaxage que subit l'appareil broncho-pulmonaire, du fait des contractions et des décontractions brusques et énergiques dont toute la cage thoracique est le siège durant les efforts du vomissement. Cette compression et ce malaxage modifient la consistance des sécrétions bronchiques, ils les rendent plus fluides, ils déblayent les petites ramifications, font passer les sécrétions des petites bronches dans les grosses et de celles-ci dans la trachée, facilitant par cela même leur expectoration.

Quoi qu'il en soit, cette action mécanique est un des effets secondaires les plus intéressants parmi ceux qui accompagnent l'acte du vomissement, et c'est très souvent pour obtenir cette action que le médecin a recours à la médication vomitive.

Principaux vomitifs. — Classification. — Toutes les substances capables de provoquer le vomissement ne méritent pas d'être retenues comme vomitifs médicamenteux. On doit entendre par vomitifs ou émétiques vrais les agents médicamenteux qui, à dose modérée et en vertu d'une propriété en quelque sorte spécifique, sont susceptibles de provoquer des nausées et des efforts de vomissement, sans donner lieu à des troubles organiques ou fonctionnels persistants ou trop marqués.

Les principales substances utilisées comme émétiques vrais sont : l'*émétique*, l'*ipéca* et l'*apomorphine*. Plus rarement, et à défaut des émétiques précédents, on peut faire usage du *sulfate de cuivre*.

Tous les pharmacologistes se sont naturellement évertués à établir pour les vomitifs comme pour les autres médicaments une classification soi-disant rationnelle. Mais, pas plus pour les vomitifs que pour la plupart des autres médicaments, nous ne possédons de base suffisamment solide pour l'établissement d'une classification absolument rationnelle.

L'une des classifications proposées pour les vomitifs mérite cependant de nous arrêter un moment en raison de son intérêt théorique. Nous voulons parler de la classification proposée par Lauder-Brunton.

Lauder-Brunton divise les vomitifs en trois groupes :

1° *Vomitifs périphériques* provoquant le vomissement par irritation des terminaisons du pneumogastrique. L'ipéca serait le type de ces vomitifs.

2° *Vomitifs centraux* modifiant directement les centres d'innervation. L'apomorphine est le type de ces vomitifs.

3° *Vomitifs mixtes* participant des propriétés des uns et des autres, agissant tout à la fois sur les terminaisons du nerf vague et sur le centre d'innervation qui règle l'action vomitive.

Cette classification répond bien, comme on voit, à la conception physiologique que nous nous sommes faite du vomissement. Mais si nous connaissons bien les différents mécanismes physiologiques susceptibles d'engendrer le vomissement, nous connaissons beaucoup moins bien quel est, parmi ces différents mécanismes, celui qui correspond au mode d'action propre aux divers vomitifs. Abstraction faite de l'apomorphine, dont l'action émétique se manifeste d'une façon rapide et constante après injection hypodermique de doses relativement faibles, et qu'on peut dès lors, pour cette raison, considérer comme un véritable vomitif central, nous ne savons pas quelle est exactement la part qui revient à l'action centrale ou à l'action périphérique dans le vomissement déterminé par les autres vomitifs.

Les groupes physiologiques établis par Brunton sont vraisemblablement moins étanches que ne l'admet ce savant. Toutefois, ces réserves faites, nous adopterons cette classification, d'abord parce que nous n'en avons pas de meilleure à proposer et ensuite parce qu'elle offre le grand avantage de synthétiser en quelques mots les mécanismes physiologiques des actions vomitives.

Modes d'administration des vomitifs. — L'apomorphine s'administre par la voie hypodermique.

Tous les autres vomitifs s'administrent par la voie buccale et sous des formes pharmaceutiques diverses que nous examinerons en faisant l'étude spéciale de chacun d'eux.

L'administration des vomitifs comporte néanmoins l'observation d'un certain nombre de règles générales qui sont les suivantes :

1° Administration par doses fractionnées toutes les 5 à 10 minutes, jusqu'à ce que le vomissement survienne. On arrive de la sorte à provoquer le vomissement au moyen de la plus petite dose possible du médicament et l'on réduit dès lors au minimum les inconvénients dus à la production des effets secondaires que nous avons examinés plus haut.

2° Faire prendre au malade, dans l'intervalle des cinq à dix minutes qui sépare l'administration de chaque dose, un verre ou un demi-verre d'eau tiède. Le rôle de l'eau tiède est double : l'eau tiède possède en effet un certain pouvoir émétique; de plus, il est clair, d'après ce que nous savons du mécanisme du vomissement, que plus l'estomac sera distendu, plus il sera énergiquement comprimé et plus le vomissement se produira facilement. Le vomissement *à vide* est même en quelque sorte impossible et le malade qui a l'estomac vide et flasque ne vomit que lorsqu'il a rempli son estomac d'air. Chacun a remarqué que l'homme qui essaye de vomir avec l'estomac vide ne parvient à vomir qu'après un certain temps de nausées préparatoires, pendant lesquelles il exécute un grand nombre de déglutitions.

Ce n'est que lorsque l'estomac est rempli de gaz à une tension suffisante, que la contraction du diaphragme et des muscles abdominaux peut exercer sur lui une compression assez énergique pour amener la projection de son contenu vers les premières voies. Le diaphragme et les muscles abdominaux n'ont pas attendu pour se contracter que l'estomac soit suffisamment distendu; ils se sont contractés dès qu'ils en ont reçu l'ordre de la moelle. Mais ils se sont contractés à vide, c'est-à-dire inefficacement.

Ces contractions à vide sont très douloureuses, parce que l'estomac ne faisant pas ressort, elles ne sont pas amorties : on comprend bien dès lors le second rôle de l'eau tiède administrée comme nous l'avons dit plus haut. Ajoutons que lorsqu'on administre un vomitif dans le but de débarrasser rapidement l'estomac de certains poisons très solubles, il est prudent de ne pas administrer une trop grande quantité d'eau tiède, celle-ci pouvant favoriser la dissolution du poison ou son entraînement dans l'intestin, dans l'intervalle de deux efforts de vomissement, alors que le pylore contracté pendant l'effort est revenu à son état normal.

XVI

MÉDICATION ANTI-VOMITIVE

Il serait naturel de faire suivre l'étude de la médication vomitive de celle de la médication anti-vomitive. Malheureusement nous ne connaissons aucune substance qui, à dose modérée et inoffensive, soit véritablement douée d'une action spécifique opposée à celle des vomitifs, c'est-à-dire qui soit capable de produire, soit sur les nerfs sensitifs périphériques, soit sur le centre du vomissement, une action inhibitrice spécifique.

La pathogénie des vomissements est des plus complexes; le vomissement, en effet, n'est pas une maladie, c'est un symptôme; ce n'est pas habituellement un trouble physiologique essentiel, c'est une manifestation pathologique secondaire due à une cause plus ou moins profonde. C'est donc à la cause même de la maladie à laquelle il fait cortège qu'il convient ordinairement de s'adresser si l'on veut essayer d'en amener la cessation définitive. Mais, dans beaucoup de cas, le médecin se trouve désarmé vis-à-vis de la cause et il est bien forcé alors de tenter quelque chose contre le symptôme.

Les quelques médicaments qui constituent jusqu'ici les seules armes plus ou moins efficaces que le médecin ait à sa disposition pour essayer d'arrêter les vomissements sont : ou des anesthésiques locaux, ou des paralysants du système nerveux central. Parmi les premiers nous citerons : la glace, l'acide carbonique (potion de Rivière), la cocaïne; parmi les seconds : le chloroforme, l'éther, la morphine, le chloral, le bromure de potassium. Dans ces dernières années, on a beaucoup vanté le cérium (oxalate ou valérianate), mais la pratique est loin d'avoir consacré ce nouveau médicament comme anti-émétique spécifique.

Un choix judicieux entre ces différents médicaments ne peut être basé que sur le diagnostic de la cause pathogénique.

Il est bien évident que si le vomissement a simplement pour cause une irritation périphérique s'exerçant par exemple au niveau du pharynx ou au niveau de la muqueuse stomacale, il ne sera pas ordinairement nécessaire d'avoir recours à un paralysant central. On cherchera donc d'abord à faire disparaître la cause de l'irritation. Quand l'irritation part de l'estomac on peut y parvenir par

le lavage de l'estomac, voire par l'administration d'*un vomi-*
tif : vomitus vomitu curatur, disait en effet l'ancienne médecine.
Si, la cause de l'irritation ayant disparu, l'hyperexcitabilité de
l'organe persiste, on pourra alors administrer l'un ou l'autre des
analgésiques locaux que nous avons énumérés plus haut. De simples
badigeonnages avec un analgésique approprié, la cocaïne par
exemple, permettent aussi d'arrêter des vomissements ayant pour
cause une hyperexcitabilité de la région pharyngienne.

Quand le vomissement, tout en étant d'origine réflexe, a pour
cause une irritation nerveuse ayant son point de départ dans un
viscère profond, ou quand le vomissement est d'origine centrale, il
est clair qu'alors on a beaucoup moins à attendre de l'action des
analgésiques locaux et beaucoup plus au contraire de celle des
paralysants du système nerveux central.

Enfin, il est des vomissements dont on ignore absolument la
pathogénie : tels sont par exemple les vomissements des hystériques ou ceux du mal de mer. Contre ceux-là on est en droit de
tout essayer, à la condition bien entendu de n'employer que des
moyens ou des agents médicamenteux inoffensifs. Et de fait, contre
les vomissements du mal de mer, on a tout essayé sans parvenir
encore à trouver l'antivomitif de choix. C'est, évidemment, que le
réflexe qui produit ces vomissements n'a pas son point de départ
dans une région unique. Le réflexe part souvent de l'estomac et il
est alors provoqué par le ballottement produit par le roulis; c'est
dans ce cas que l'on a pu essayer avec succès l'immobilisation de
l'estomac au moyen d'une ceinture fortement serrée autour de
la taille. Dans d'autres cas les vomissements du mal de mer
paraissent avoir pour cause un réflexe d'origine centrale déterminé, par exemple, par des impressions visuelles. Dans ce cas,
c'est la position horizontale (tête basse, sans coussins), qui paraît
être le moyen préventif de choix. Quoi qu'il en soit, parmi les
nombreux médicaments préconisés contre le mal de mer, ce sont
le bromure et le chloral, pris par doses fractionnées, qui paraissent
donner les meilleurs résultats.

Signalons enfin, pour terminer, une médication qui rend quelquefois des services pour le traitement des vomissements : c'est la
médication révulsive (vésicatoires, sinapismes, pulvérisations d'éther
sur le creux épigastrique).

XVII

MÉDICATION EUPEPTIQUE

En prenant le mot eupeptique dans son sens étymologique, on doit entendre par médication eupeptique l'ensemble des moyens ou des agents médicamenteux utilisés dans le but de remédier à l'imperfection des actes digestifs, ou, si l'on préfère, l'ensemble des moyens ou des agents médicamenteux utilisés pour exciter les fonctions digestives et améliorer la digestion.

En vérité, les causes pathogéniques susceptibles d'amener des troubles dans l'accomplissement des actes digestifs sont extrêmement nombreuses; très souvent, les troubles digestifs ne sont que des phénomènes morbides intercurrents, symptomatiques d'une maladie générale ou d'une affection viscérale quelconque. L'amélioration ou la disparition de ces troubles digestifs est nécessairement subordonnée à l'amélioration ou à la guérison de la maladie primitive.

Il est évident qu'il ne saurait être question de qualifier d'eupeptique la médication qui a été dirigée contre la maladie primitive, sous prétexte que cette médication a amené la disparition des troubles digestifs. En principe, on ne devrait donc faire rentrer dans le cadre de la médication eupeptique que les moyens ou les agents médicamenteux susceptibles de remédier aux troubles fonctionnels primitifs de l'estomac et de l'intestin.

En dépit des progrès réalisés depuis trente ou quarante ans dans le domaine de la pathologie gastro-intestinale, il règne encore beaucoup d'obscurité et dans l'étiologie et dans la pathogénie des affections gastro-intestinales. C'est ce qui explique la difficulté qu'on éprouve à délimiter exactement le cadre de la médication dite eupeptique, l'espèce d'empirisme dont cette médication demeure encore entachée, la persévérance enfin avec laquelle nous continuons à employer, à titre d'eupeptiques, des médicaments introduits en thérapeutique par les médecins des premiers âges, et dont nous ignorons complètement ou à peu près et les indications précises et le mode d'action réel. La chose serait pourtant peu importante en elle-même si elle n'entraînait quelquefois les médecins à essayer successivement et sans discernement les effets eupeptiques de la plupart des remèdes réputés tels, et si elle ne les exposait à créer ainsi de toutes pièces ces dyspepsies médicamenteuses sur lesquelles Hayem a si justement attiré l'attention des cliniciens.

Abstraction faite de toute considération relative à la cause pathogénique qui peut les engendrer, on voit toujours les affections gastro-intestinales se manifester soit par des troubles de la motricité, soit par des troubles de la fonction sécrétoire, ordinairement accompagnés de phénomènes douloureux plus ou moins intenses. Parfois enfin, l'état dyspeptique n'est marqué par aucun trouble moteur ou sécrétoire apparent, il n'est accompagné d'aucun phénomène douloureux appréciable, il se traduit simplement par un état organique particulier, une sorte d'atonie générale caractérisée par l'absence d'appétit. L'anorexie est certainement un phénomène d'origine nerveuse, mais dont il est impossible de préciser la nature. A peu près constant au début et à la période d'état des affections fébriles, ce phénomène est fréquent dans les affections mentales, dans la neurasthénie, dans l'hystérie; on peut aussi en quelque sorte le créer par l'administration de certains médicaments : il apparaît en définitive comme une sorte d'inhibition nerveuse.

Quoi qu'il en soit, c'est contre cet ensemble de troubles fonctionnels de l'appareil digestif que sont dirigés les moyens ou les agents de la médication eupeptique.

Moyens ou agents de la médication eupeptique.

Les moyens ou agents de la médication eupeptique peuvent être répartis dans trois groupes principaux :

A. Moyens physiques ;

B. Moyens mécaniques ;

C. Agents chimiques.

A. **Moyens physiques.** — Parmi les moyens physiques utilisés comme eupeptiques on peut citer les excitants thermiques et les excitants électriques.

C'est un fait d'observation banale que les excitants thermiques sont capables d'activer les fonctions digestives. Un grand nombre de nos habitudes culinaires ou hygiéniques n'ont pas d'autre origine que ce fait d'observation. On a l'habitude de dire que l'absorption d'un potage chaud au début du repas « ouvre l'appétit ». On exprime ainsi un fait réel, à savoir, que l'excitation thermique produite sur la muqueuse de l'estomac par l'ingestion d'un liquide chaud, active par voie réflexe le fonctionnement des glandes digestives et éveille la motricité de l'estomac.

Lorsque, après un repas un peu copieux, on éprouve une sensation de pesanteur dans l'estomac, l'ingestion d'une infusion chaude de café, de thé ou de tilleul, suffit très souvent pour faire disparaître cette sensation de pesanteur. C'est encore que l'excitation thermique a réveillé la motricité stomacale et favorisé le cheminement du bol alimentaire vers le duodénum. Les boissons très chaudes excitent aussi le péristaltisme intestinal et favorisent par là l'évacuation régulière des produits de la digestion, notamment l'expulsion des gaz provenant des fermentations digestives.

La chaleur peut aussi agir sur les phénomènes douloureux qui ont leur siège dans l'estomac ou dans l'intestin, non seulement lorsque l'excitant thermique est porté directement au contact de la muqueuse de l'appareil digestif, mais même lorsqu'on le fait agir à travers la paroi abdominale et épigastrique : l'application d'un fer chaud au creux épigastrique pour calmer les douleurs d'estomac, l'application de linges ou de cataplasmes chauds sur le ventre pour calmer les coliques, sont autant de moyens thérapeutiques fréquemment utilisés dans la médecine populaire.

L'excitation électrique a été employée comme moyen thérapeutique dans le but de réveiller la motricité de l'appareil digestif et de combattre les troubles dyspeptiques dus à l'atonie gastro-intestinale (méthode de Heinhorn). Cette méthode n'est pas encore absolument réglée ou, en tout cas, elle n'a pas encore pris place parmi les méthodes thérapeutiques usuelles.

B. **Moyens mécaniques.** — Parmi les moyens mécaniques auxquels on peut avoir recours dans le traitement de certains troubles fonctionnels de l'appareil digestif nous mentionnerons :

1° Le lavage de l'estomac ;

2° Le massage épigastrique et abdominal.

Le lavage de l'estomac, imaginé en 1802 par Casimir Renault, dans le but d'évacuer le contenu stomacal après ingestion de substances toxiques, n'a été employé comme moyen thérapeutique proprement dit qu'en 1867, à la suite des travaux de Kussmaul. L'appareil de Kussmaul était une sorte de pompe aspirante munie de robinets et d'un maniement assez compliqué. Le tube qu'on introduisait dans l'œsophage était en caoutchouc rigide ; son introduction dans l'œsophage était une opération incommode, on était exposé à blesser l'organe. En 1879, Faucher fit connaître un procédé très simplifié de lavage de l'estomac et, à partir de ce moment, la méthode se vulgarisa rapidement.

Le tube de Faucher est un simple tube en caoutchouc souple de 1 m. 50 de long et de 8 à 12 millimètres de diamètre, muni à son extrémité inférieure d'un orifice terminal, et portant, à 8 ou 10 millimètres de cette extrémité, une ouverture latérale un peu plus longue que large (8/10 millim.). A 40 ou 50 centimètres de l'extrémité inférieure, ce tube porte un index saillant ou un trait noir qui indique la longueur maxima que l'on peut introduire dans le canal œsophagien. L'extrémité supérieure du tube est légèrement évasée de manière à pouvoir être facilement adapté à un entonnoir de verre (ou au besoin de métal, ou à un appareil analogue). Le tube de Faucher répond à presque tous les besoins, cependant sa souplesse même présente quelquefois des inconvénients.

C'est pour parer à ces inconvénients que le Professeur Debove a fait construire un tube comprenant deux parties de consistance inégale : une partie inférieure (gastro-œsophagienne) à parois molles mais épaisses, et une partie supérieure plus flexible, soudée à la première et destinée à rester hors de la bouche. Grâce à cette disposition ce tube est mieux en main que celui de Faucher, c'est-à-dire que l'opérateur en perçoit mieux le cheminement et qu'il peut de la sorte mieux conduire et graduer les poussées successives qui doivent amener l'extrémité inférieure du tube jusqu'à l'estomac.

Mode d'action du lavage de l'estomac. — A considérer la nature des affections gastriques dont le lavage de l'estomac constitue l'un des modes de traitement, on se rend compte que le lavage agit, soit comme moyen mécanique d'évacuation, soit, plus rarement, comme moyen d'excitation des glandes gastriques.

Le rôle évacuant du lavage de l'estomac dans les empoisonnements est évident et il n'y a pas lieu de s'y arrêter. Mais c'est aussi comme évacuant qu'il agit dans la plupart des autres circonstances où il est employé. Le lavage, en effet, évacue non seulement les débris alimentaires et le mucus qui stagnent dans l'estomac, mais encore le suc gastrique sécrété en excès, les gaz provenant de fermentations anormales, les substances toxiques apportées par certains aliments, celles qui sont fabriquées *in situ* par ces microbes divers ou qui sont fabriquées ailleurs et qui sont éliminées au niveau de la muqueuse stomacale.

· Il évacue sans doute aussi toute une flore bactériologique encore mal connue, mais dont le rôle pathogénique dans certaines dyspepsies n'est peut-être pas négligeable.

Le rôle du lavage de l'estomac comme excitant des glandes gastriques n'a pas été démontré expérimentalement, mais il paraît établi par les résultats thérapeutiques très différents que fournit le lavage dans les différentes formes d'hyperchlorhydrie. On sait en effet que le lavage de l'estomac n'est indiqué ni dans les formes atténuées de l'hyperchlorhydrie, ni dans l'hyperchlorhydrie discontinue à crises plus ou moins espacées, et que c'est au contraire l'hypochlorhydrie qui en constitue la véritable indication.

Le lavage de l'estomac est également utilisé, il est vrai, dans l'hyperchlorhydrie continue, mais on conçoit que, dans ce cas particulier, on fasse passer au second plan les effets du lavage sur l'excitation glandulaire, car ce qui importe avant tout c'est d'évacuer le liquide abondant et acide dont l'accumulation dans la poche stomacale pourrait présenter les plus graves inconvénients.

Ajoutons qu'on admet que l'excitation mécanique provoquée par le lavage de l'estomac peut retentir, non seulement sur la motricité de l'estomac, mais aussi sur celle de l'intestin. C'est en partie à cette action sur la motricité intestinale qu'il faudrai. rapporter les bons effets signalés par certains cliniciens dans le traitement de l'occlusion intestinale par le lavage.

Massage. — Il y a longtemps que l'on connaît les effets éminemment salutaires de l'exercice et notamment de la marche sur le fonctionnement de l'appareil digestif. Pendant la marche, en effet, l'activité de la respiration est portée à son maximum. On sait en outre que, pendant la marche, le tronc effectue des mouvements suivant les trois plans de l'espace et qu'il éprouve en outre un mouvement de torsion autour de son axe. Cette série de mouvements harmonisés exerce, sans doute par voie réflexe, une influence des plus favorables sur la motricité de l'appareil digestif, et telle est apparemment la cause de l'heureuse influence de la marche sur l'accomplissement des fonctions digestives.

Dans ces dernières années on a cherché à utiliser dans le même but les effets d'un excitant mécanique artificiel : le massage. Bornons-nous à dire ici qu'on admet que le massage abdominal convenablement pratiqué a pour effet de favoriser l'expulsion des gaz, tant par l'œsophage que par l'anus, de réveiller la motricité stomacale, et d'empêcher par là les stases gastriques, enfin d'exciter le péristaltisme intestinal.

Agents chimiques ou médicamenteux. — Cette classe comprend de nombreuses substances médicamenteuses, aussi différentes que possible les unes des autres, tant par leurs origines et leurs caractères chimiques ou organoleptiques, que par le mécanisme de leur action.

A vrai dire même, le mode d'action de quelques-unes de ces substances est fort mal connu ou même ne l'est pas du tout. La tradition médicale ou même la tradition populaire nous les a léguées, nous les avons conservées, et nous les transmettrons peut-être nous-mêmes à la génération médicale qui nous remplacera, sans lui transmettre en même temps l'explication de leur action thérapeutique.

La plupart des substances végétales à composition complexe dont nous parlerons sont dans ce cas.

Par contre, il est toute une série de médicaments chimiques à composition définie ou de produits physiologiques à fonction définie, sur le rôle et les indications desquels les découvertes biologiques modernes nous ont mieux renseignés.

Quoi qu'il en soit, c'est en se basant, d'une part, sur l'origine, la composition et les caractères organoleptiques de ces médicaments, d'autre part, sur leur mode d'action présumé ou réel, qu'on peut subdiviser ce groupe de médicaments en un certain nombre de sous-groupes, qui sont :

1° Les digestifs ou stomachiques carminatifs ;
2° Les digestifs ou stomachiques amers ou apéritifs ;
3° Les digestifs salins ;
4° Les digestifs biologiques.

Digestifs carminatifs. — Ces médicaments sont représentés par des drogues végétales douées d'une odeur et d'une saveur aromatiques plus ou moins prononcées, qu'elles doivent à la présence dans certaines cellules de leurs tissus, de produits volatils du groupe des huiles essentielles.

On rencontre des drogues de ce genre dans plusieurs familles végétales ; toutefois c'est la famille des Labiées et celle des Ombellifères qui en fournissent le plus grand nombre ou, tout au moins, qui fournissent celles qui sont le plus fréquemment employées.

Voici d'ailleurs un tableau où se trouvent réunis, d'après leur origine botanique, les produits végétaux que l'on peut rattacher au groupe pharmacologique qui nous occupe en ce moment :

Ombellifères.	Fruits de fenouil. — de cumin — d'aneth. — d'anis. — badiane. — coriandre. Fruits et racine d'angélique.
Labiées.	Feuilles de menthe. — mélisse. — d'hysope. — marjolaine.
Crucifères.	Raifort, Cochléaria. Moutarde.
Pipéritées.	Poivre noir.
Myristicées.	Noix muscade. Macis.
Lauracées.	Cannelle de Ceylan.
Verbénacées.	Verveine odorante ou citronnelle.
Myrtacées.	Clous de girofle.

Les effets favorables de la plupart de ces substances sur les fonctions digestives sont connus depuis fort longtemps, au point que quelques-unes d'entre elles entrent dans l'alimentation journalière de l'homme à titre de condiments (poivre, moutarde, etc.).

Le mode d'action de ces substances varie essentiellement suivant la dose à laquelle elles sont ingérées. Les essences renfermées dans quelques-unes, notamment dans les Ombellifères, sont de véritables poisons du système nerveux central, et c'est à ces essences qu'il faut attribuer une partie des phénomènes d'intoxication que l'on observe chez les buveurs d'absinthe ou de liqueurs analogues. Mais, pour que ces essences puissent agir comme poisons du système nerveux central, il faut qu'elles soient ingérées en quantité suffisante pour pouvoir pénétrer dans la circulation générale. Or, à titre de digestifs carminatifs, les drogues dont nous venons de parler sont généralement utilisées sous la forme d'infusions théiformes, c'est-à-dire en quantité juste suffisante pour pouvoir communiquer à l'eau chaude dans laquelle on les a fait infuser une odeur et une saveur légèrement aromatiques. On ne saurait

dans ces conditions admettre le passage dans le sang d'une quantité pondérable d'essence, et c'est dans une action purement locale
et non dans une action générale qu'il faut chercher l'explication
des effets de ces drogues sur les fonctions digestives.

C'est évidemment en stimulant tout d'abord le sens du goût et
celui de l'odorat, que les condiments dont nous nous servons tous
les jours favorisent la digestion. Cette excitation sensorielle nous
permet de manger avec appéttit des aliments peu savoureux par
eux-mêmes, et c'est un premier résultat qui n'est pas négligeable.
De plus les excitations sensorielles sont capables de provoquer par
action réflexe la sécrétion salivaire. On sait que la vue, voire
la seule évocation de certains aliments fait déjà, suivant l'expression vulgaire, « venir l'eau à bouche »; à plus forte raison
l'excitation des nerfs sensitifs et sensoriels de la langue produit-
elle une action de cette nature.

L'absorption d'une infusion aromatique agit évidemment à ce
point de vue comme celle des condiments, et voici que se trouve
ainsi établie l'utilité des digestifs carminatifs comme excitants de
la sécrétion salivaire.

De semblables phénomènes réflexes peuvent se produire au
niveau de la muqueuse stomacale et un peu plus tard au niveau
des premières portions de l'intestin; mais ici ces phénomènes
réflexes ne se traduisent pas seulement par une augmentation des
sécrétions, mais encore par une augmentation de la motricité
stomacale et intestinale.

Ce dernier phénomène est particulièrement intéressant à considérer, car il a pour effet, d'une part, de régulariser le cheminement
des matières de l'estomac vers le duodénum et de celui-ci vers
les portions inférieures de l'intestin grêle; d'autre part, de favoriser
l'expulsion des produits gazeux qui tendent à s'accumuler tant
dans l'estomac que dans l'intestin. Cette expulsion se fait, soit par
la bouche (éructations), soit par l'anus (flatuosités), et elle aboutit
en dernière analyse à ce résultat, que le langage populaire un peu
vulgaire, mais fort exact, traduit par le mot « soulagement »,
voulant exprimer par là que, sous l'influence de ces expulsions
gazeuses, il y a disparition de la sensation pénible qui accompagne
la distention de l'estomac ou de l'intestin par des gaz, sensation
qui se traduit par de la douleur, de la dyspnée, de l'anxiété, voire
par des nausées.

En définitive, les carminatifs agissent favorablement dans la digestion parce qu'ils ont la propriété de provoquer, soit par l'intermédiaire du glosso-pharyngien, soit par l'intermédiaire du vague, toute une série de réflexes sensoriels, sécrétoires ou moteurs qui se coordonnent en vue de la perfection des actes digestifs.

Digestifs amers. — C'est à ces médicaments surtout que nous faisions allusion dans une des .pages précédentes, quand nous parlions des eupeptiques que la tradition nous a légués, mais dont nous ne connaissons pour ainsi dire pas le mode d'action. Ce n'est pas que la pharmacologie expérimentale ne se soit déjà emparée de ce groupe de médicaments et n'ait essayé d'en élucider le mode d'action. De nombreux travaux, au contraire, ont été publiés sur la question, mais la plupart de ces travaux sont tellement fantaisistes ou ont été dirigés de telle manière qu'il est préférable de n'en pas parler.

Nous voulons pourtant, à titre d'exemple et en faveur de l'exactitude de l'opinion que nous venons d'exprimer, citer une des expériences par lesquelles on a cherché à élucider l'action prétendue apéritive des amers. Traube ayant cru observer que chez les cardiaques présentant de la stase veineuse, dont l'appétit et la digestion sont troublés, l'administration de la digitale (substance douée d'une saveur amère) relève l'appétit, améliore les fonctions digestives et relève la pression sanguine, crut pouvoir supposer que c'est en vertu d'une amélioration de la *circulation et d'une augmentation de la pression sanguine que les amers agissent favorablement dans la digestion.* Aussitôt Köhler entreprend de vérifier expérimentalement l'hypothèse de Traube. Dans ce but, il injecte des solutions amères dans la veine jugulaire d'un animal, il constate que, après s'être abaissée pendant un moment, la pression sanguine s'élève, et il en conclut immédiatement que l'hypothèse de Traube est l'expression de la vérité. De semblables expériences et de semblables déductions se passent de commentaires.

A l'heure actuelle et en se basant sur les résultats fournis par d'autres expériences qui ne sont pas non plus à l'abri de toute critique, certains pharmacologistes, et notamment Stockvis, admettent que le mécanisme de l'action thérapeutique des amers peut être résumé comme il suit :

1° Excitation des nerfs du goût, d'où résulte, par voie réflexe, une augmentation de la sécrétion salivaire;

2° Excitation de la muqueuse œsophagienne;

3° Excitation de la muqueuse stomacale.

On remarquera que, d'après cet exposé, le mode d'action des amers ne serait pas très différent de celui des carminatifs. Mais alors on se demande comment il se fait que les effets thérapeutiques de ces deux groupes de médicaments ne soient pas identiques. Les uns, en effet, les carminatifs, sont utilisés comme adjuvants de la digestion et trouvent surtout leur indication dans cet état particulier que les anciens cliniciens qualifiaient de dyspepsie flatulente. Les amers, au contraire, sont surtout utilisés comme apéritifs et trouvent principalement leurs indications dans ces états particuliers de l'organisme qui sont caractérisés par une sorte d'atonie générale dont l'anémie et l'anorexie constituent les signes les plus fréquents ou les plus apparents. C'est donc bien que les modes d'action de ces deux groupes de médicaments ne sont pas aussi analogues que certains pharmacologistes veulent bien l'admettre, c'est donc bien en définitive que nous ne savons pas grand'chose sur le mécanisme vrai par lequel les substances dites amères agissent sur l'économie.

Aussi bien, beaucoup de cliniciens commencent à douter fortement de la prétendue action apéritive des amers; quelques-uns accusent même ces médicaments d'avoir engendré plus de dyspepsies qu'ils n'en ont guéries. La vérité est que les indications de ces médicaments ne reposant sur aucune base physiologique sérieuse, on les emploie un peu à tort et à travers. Dès qu'un malade accuse de l'anorexie ou présente des signes plus ou moins évidents d'anémie, vite on formule une mixture amère, plus ou moins complexe : quinquina, noix vomique, colombo, gentiane, condurango, etc. Et comme si les ressources naturelles ne suffisaient pas, on s'adresse encore aux prétendus excitants digestifs extraits du règne minéral ou créés dans des laboratoires de spécialistes : persodine, composés du vanadium, orexine, etc. La fortune de la plupart de ces remèdes n'est que passagère, mais les dyspepsies médicamenteuses qui peuvent résulter de leur emploi abusif sont quelquefois plus durables.

En signalant, comme nous venons de le faire, les lacunes qui existent dans nos connaissances relatives aux indications et au mode d'action des digestifs amers, nous ne prétendons pas condamner des médicaments dont une longue expérience a consacré les effets utiles dans certaines circonstances; nous avons voulu seulement montrer que l'emploi abusif ou inconsidéré de ces médicaments pouvait aller à l'encontre du but poursuivi.

Principaux digestifs amers utilisés en thérapeutique. — On ne doit pas faire entrer dans le groupe des digestifs amers toutes les substances naturelles ou artificielles douées d'amertume. C'est là un point sur lequel tous les pharmacologistes sont d'accord. Les opinions paraissent moins unanimes sur celui de savoir quelles sont les substances amères que l'on doit considérer comme des « digestifs amers ».

Nothnagel et Rosbach groupent sous le nom de « substances amères » un certain nombre de végétaux, avec leurs principes cristallisables, indifférents, tous dépourvus d'azote, encore inconnus dans leur constitution et ne possédant qu'une activité physiologique peu accentuée.

Cette définition, plus ou moins modifiée, a été adoptée par la plupart des auteurs. Elle est pourtant assez vague et, de plus, elle n'est pas, ou elle n'est plus parfaitement exacte, en ce qui concerne au moins l'état de nos connaissances sur la nature chimique des principes cristallisables renfermés dans quelques-unes des substances végétales du groupe. C'est ainsi que les beaux travaux du professeur Bourquelot nous ont parfaitement éclairés sur la nature chimique des principes amers de la racine de gentiane. Enfin, si l'on s'en tenait scrupuleusement à la définition de Nothnagel, on devrait retirer du groupe des digestifs amers, le quinquina, la fève de Saint-Ignace, et sans doute beaucoup d'autres produits.

Et, de fait, la noix vomique et la fève de Saint-Ignace ne figurent généralement pas dans ce groupe de médicaments. On les place parmi les modificateurs du système nerveux, sous prétexte que la brucine et la strychnine sont des modificateurs de ce système. Mais est-ce donc que les autres amers ne modifient pas, eux aussi, le système nerveux? est-ce que l'hypersécrétion salivaire, l'hypersécrétion du suc gastrique, et aussi l'augmentation de la motricité stomacale et du péristaltisme intestinal, tous les actes réflexes, en un mot, qu'on attribue à l'action des amers, ne sont pas également des phénomènes d'origine nerveuse? Dès lors, pourquoi ne pas faire une place, dans les digestifs amers, à la noix vomique et à la fève de Saint-Ignace. Et si l'on ne veut pas leur reconnaître la qualité d'amers digestifs, pourquoi les prescrit-on à chaque instant comme tels? Ouvrons, par exemple. l'un des nombreux traités de thérapeutique écrits dans ces dernières années; dans aucun nous ne voyons figurer la noix vomique au chapitre des digestifs amers, mais, dans tous, nous la trouvons indiquée à titre d'amer dans les dyspepsies et notamment dans les hypopepsies. Et cela démontre une fois de plus la pauvreté et l'impuissance des systèmes de classifications quand même.

Sans donc nous préoccuper plus qu'il ne convient des limites étroites assignées au groupe des amers digestifs par la définition de Nothnagel, nous considérons comme tels, non seulement les substances végétales qui répondent à cette définition, mais encore des substances amères telles que le quinquina, la noix vomique, la fève de Saint-Ignace qui, soit en raison de leur amertume, soit pour toute autre raison, sont journellement utilisées au même titre que les autres substances végétales amères. Cela ne signifie pas d'ailleurs que le quinquina, la noix vomique et la fève de Saint-Ignace sont des digestifs amers et rien de plus, cela signifie que, aux doses et dans les circonstances où ces substances sont utilisées dans quelques affections de l'appareil digestif, elles méritent de figurer parmi les digestifs amers.

D'après cela, nous considérerons comme digestifs amers les médicaments suivants que, dans un but purement mnémotechnique, nous avons groupés, en tenant compte de leur origine naturelle.

Lichens.	Lichen d'Islande.
Gentianées.	Gentiane. Trèfle d'eau. Petite centaurée.
Simarubées.	Quassia. Simarouba.
Ménispermées.	Colombo.
Rutacées.	Écorce d'oranges. Angusture vraie.
Rubiacées.	Cascarille. Quinquina.
Composées.	Camomille. Absinthe. Pissenlit. Chardon.
Ulmacées.	Houblon.
Asclépiadées.	Condurango.

Strychnées.   { Noix vomique.
               { Fève de Saint-Ignace.

Labiées. | Germandrée.

Digestifs salins. — Sous le nom de digestifs salins, on désigne un certain nombre de médicaments chimiques à composition définie, d'origine minérale, et qui sont surtout utilisés dans le but de favoriser ou de régulariser les actes digestifs qui ont leur siège dans l'estomac.

Les médicaments qui constituent le groupe des digestifs dits « salins » appartiennent presque tous, en effet, à la catégorie des composés chimiques qui, formés par l'union d'un acide et d'une base, méritent bien le nom de sels ; toutefois, parmi les médicaments que les thérapeutes font figurer dans ce groupe, il en est au moins un, la magnésie, qui, chimiquement parlant, n'est pas un sel mais une base. Parmi ceux qui méritent vraiment le qualificatif de « salins », — et c'est un fait important à considérer, — les uns sont des sels *neutres*, les autres sont des sels chimiquement *acides*, mais doués d'une réaction *alcaline*. Et, à vrai dire, c'est cette particularité, l'*alcalinité*, qui paraît constituer leur caractère le plus typique et le plus important, car c'est lui qui permet le mieux de concevoir leur mode d'action le plus habituel.

Et c'est précisément parce que leur action thérapeutique la plus évidente est liée à leur qualité même de « composés alcalins » que beaucoup de pharmacologistes ont cru devoir faire rentrer dans le même groupe médicamenteux des corps tels que la magnésie ou l'eau de chaux, qui ne sont pas des sels mais qui, étant doués d'une réaction alcaline, sont susceptibles d'applications thérapeutiques analogues. Aussi bien, ce sont ces corps à réaction alcaline qui, parmi les digestifs dits « salins », occupent le premier rang, au point que quelques thérapeutes ramènent toute l'histoire des digestifs salins à celle des alcalins.

Cette conception ne nous paraît pas absolument légitime, car il est au moins un sel neutre, le chlorure de sodium, dont l'importance et le rôle dans l'accomplissement des actes digestifs ne sauraient être méconnus. Nous ferons donc rentrer ce corps banal dans le groupe des digestifs salins qui, dès lors, réserve faite de la qualité chimique vraie de la magnésie et de l'eau de chaux, pourrait être constitué de la manière suivante :

1° Un sel neutre (chimiquement et colorimétriquement). { Chlorure de sodium.

2° Des sels chimiquement acides mais à réaction alcaline. { Bicarbonate de soude. Quelques eaux minérales.

3° Des oxydes terreux ou alcalino-terreux.............. { Eau de chaux. Magnésie

Modes d'action des digestifs salins. — Ces médicaments, comme d'ailleurs la plupart de ceux que nous avons étudiés dans les pages précédentes, sont des eupeptiques, soit parce qu'ils modifient la motricité stomacale, soit parce qu'ils modifient qualitativement ou quantitativement les sécrétions digestives et notamment le suc gastrique. Nous verrons d'ailleurs qu'en dépit de nombreux travaux, la nature vraie des modifications engendrées par ces médicaments, et notamment par le bicarbonate de soude, n'est pas toujours connue avec certitude. C'est donc que, contrairement à ce que l'on pourrait croire, les indications de ce médicament ne sont pas toujours, dans tous les cas, réglées d'une manière mathématique. Elles le sont cependant dans quelques cas particuliers et le médecin possède en somme, avec le groupe des alcalins, des médicaments extrêmement utiles.

Digestifs biologiques ou suppléants des sécrétions digestives. — Ce sont les substances médicamenteuses représentées, soit par les divers éléments qui entrent dans la constitution des sucs digestifs, soit par ces sucs digestifs eux-mêmes.

L'idée première d'utiliser les composants mêmes des sucs digestifs pour le traitement de certains troubles de la fonction digestive revient à Corvisart, qui, dès 1851, mettant à profit les récentes découvertes faites par différents savants dans le domaine de la chimie physiologique, introduisait la pepsine en thérapeutique.

La découverte de la pepsine, et plus tard celle des autres ferments digestifs, fit admettre un moment que beaucoup de dyspepsies n'étaient rien de plus que l'expression de maladies par insuffisance fermentaire, et l'on pensa être enfin en présence des véritables médicaments eupeptiques. Malheureusement une expérience plus prolongée montra que les ferments digestifs n'étaient pas le moins du monde les médicaments héroïques qu'on avait cru enfin posséder, et cela pour la raison qu'il ne paraît pas y avoir, à proprement parler, de dyspepsies par insuffisance de tel ou tel ferment digestif. Ce n'est en somme que dans l'apepsie correspondant à l'atrophie glandulaire totale ou presque totale que l'on pourrait parler de troubles digestifs par insuffisance fermentaire, et encore, dans ce cas, l'insuffisance pepsique n'est-elle pas à elle seule la cause des troubles digestifs. D'ailleurs, même dans ce cas, il s'établit dans l'appareil digestif une suppléance fonctionnelle fermentaire, naturelle et spontanée : la trypsine supplée la pepsine, l'intestin, en un mot, remplit sa tâche et celle de l'estomac, et il assure en somme si bien le travail digestif que, souvent et pendant fort longtemps, l'apepsie peut passer inaperçue.

Les ferments digestifs, considérés comme médicaments eupeptiques, eurent donc le sort de beaucoup d'autres médicaments, c'est-à-dire qu'après avoir été loués démesurément ils tombèrent dans l'oubli, et dans un oubli peut-être aussi injustifié que l'engouement qui les avait accueillis. Quelques cliniciens modernes, et non des moins expérimentés, ont en effet montré que, sans être des panacées, les ferments digestifs pouvaient rendre des services réels dans quelques formes dyspeptiques. C'est par un examen attentif et raisonné de la nature des troubles chimiques de la fonction digestive que l'on peut arriver à découvrir leurs véritables indications.

Pendant longtemps on n'utilisa comme digestifs biologiques que l'acide chlorhydrique, la pepsine et la pancréatine. Plus récemment, on a ajouté à cette liste des ferments dont quelques-uns existent bien chez les animaux et chez l'homme, mais dont les végétaux offrent une source plus abondande. C'est ainsi que la *maltase* est venue prendre rang parmi les médicaments ferments. Cette diastase se rencontre bien dans l'intestin grêle et dans le pancréas des animaux, mais on l'obtient en plus grande quantité et plus commodément en s'adressant aux graines amylacées en germination.

On a également introduit en thérapeutique un ferment végétal très comparable à la pepsine et à la trypsine : la *papaïne*, qu'on retire du suc laiteux du *Carica papaya*.

Enfin, dans ces dernières années, on a introduit dans le groupe des digestifs biologiques des sucs gastriques complets et naturels, empruntés à divers animaux et qu'on a désignés par différents noms destinés à couvrir des produits plus ou moins spécialisés.

Pas plus que les ferments isolés, ces sucs digestifs complets ne paraissent devoir révolutionner la thérapeutique des affections dyspeptiques. Quoi qu'il en soit, on peut présenter de la manière suivante les principaux digestifs biologiques utilisés en thérapeutique :

1° Un acide................. | L'acide chlorhydrique.

2° Des ferments............. {
Pepsine.
Pancréatine.
Invertine.
Maltase.
Papaïne.
Sécrétine.
Kinases.

3° Des sucs digestifs naturels. | Désignés sous différents noms.

DEUXIÈME PARTIE

PHARMACOLOGIE SPÉCIALE

Livre I. Médicaments d'origine minérale. — *Livre II.* Médicaments organiques proprement dits. — *Livre III.* Produits médicamenteux d'origine végétale et leurs principes actifs. — *Livre IV.* Produits médicamenteux d'origine animale.

LIVRE I

MÉDICAMENTS D'ORIGINE MINÉRALE

CHAPITRE PREMIER

RAPPEL DE QUELQUES NOTIONS FONDAMENTALES DE CHIMIE MINÉRALE

Objet de la chimie minérale. — Les corps simples aujourd'hui connus sont au nombre de 66. Quelques-uns de ces corps simples existent dans la nature à l'état libre (oxygène, azote, certains métaux, etc.); mais, la plupart d'entre eux ne s'y rencontrent que sous la forme de combinaisons variées. C'est que la plupart des corps simples ont des affinités chimiques plus ou moins énergiques, des affinités telles, qu'ils tendent à s'unir les uns aux autres, par voie de combinaison, pour former des corps composés doués de propriétés nouvelles.

Certains corps simples présentent vis-a-vis d'autres corps simples des affinités particulièrement énergiques, si énergiques que, non seulement ils tendent à se combiner de préférence à ces autres corps simples lorsqu'ils les rencontrent à l'état de liberté, mais qu'ils tendent même à se combiner avec eux lorsqu'ils les rencontrent déjà engagés dans d'autres combinaisons. La chimie minérale a pour but d'étudier : 1° *les propriétés spécifiques des corps simples; 2° les phénomènes dans lesquels on voit les corps simples s'unir ou se séparer pour aboutir* à des corps doués de propriétés nouvelles ; elle étudie non seulement les propriétés des corps nouvellement formés dans ces phénomènes d'union et de désunion, d'analyse et de synthèse, mais encore les lois générales qui président à ces phénomènes.

Nomenclature. — Les corps simples étant au nombre de 66 et pouvant, par leur union réciproque, engendrer une quantité innombrable de corps composés, il est de toute nécessité d'adopter un système de nomenclature permettant, d'une part, de désigner les corps simples au moyen d'un mot bref ; d'autre part, de désigner et de caractériser au moyen d'une expression spécifique, également brève, les corps composés jouissant de propriétés analogues.

Nomenclature des corps simples. — On a conservé, pour désigner les corps simples connus depuis longtemps déjà, les noms par lesquels ils avaient été primitivement désignés. Aux corps simples nouvellement isolés, on a donné des noms le plus souvent insignifiants, faciles à retenir et à distinguer de ceux des corps simples plus anciennement connus.

Classification des corps simples. — On a divisé les corps simples en deux groupes : les métalloïdes, au nombre de 15, et les métaux, au nombre de 51. Cette division en métalloïdes et métaux est basée sur deux caractères différentiels d'ordre chimique.

Au point de vue physique, les métaux sont caractérisés par un éclat particulier qualifié d'*éclat métallique* ; au point de vue chimique, ils sont caractérisés par la propriété qu'ils ont de former avec l'oxygène au moins un oxyde *basique*.

Les métalloïdes ne possèdent généralement pas l'éclat métallique ; enfin, ils ne forment jamais d'oxyde *basique* en se combinant avec l'oxygène : tous leurs composés oxygénés sont ou des oxydes *acides* ou des oxydes *neutres*.

L'étude des caractères individuels des corps simples métalloïdiques ou métalliques, l'observation de la nature des combinaisons dans lesquelles ces corps simples entrent le plus habituellement, ont abouti à cette notion, qu'il y a, aussi bien parmi les métalloïdes que parmi les métaux, des *séries* de corps simples doués de propriétés analogues et formant comme des espèces de *familles naturelles*. En cherchant à se rendre compte des raisons qui déterminaient ces analogies, on a vu que l'une de ces raisons déterminantes était une propriété particulière, essentielle, commune à tous les corps d'une même famille et qui n'est autre que la *valence*.

La *valence* d'un corps peut être définie par l'aptitude de ce corps à s'unir à un nombre déterminé d'atomes d'hydrogène. Pour fixer les idées, examinons les combinaisons les plus simples qu'un certain nombre d'éléments, le chlore, l'oxygène, l'azote, le carbone, par exemple, sont aptes à former avec l'hydrogène. Ces combinaisons les plus simples sont : l'acide chlorhydrique HCl, l'eau H^2O, l'ammoniaque NH^3, le gaz des marais CH^4. Or :

Dans l'acide chlorhydrique HCl, 1 atome de chlore est uni à 1 atome d'hydrogène
   — l'eau H^2O, 1 —   d'oxygène   —   2   —
   — l'ammoniaque NH^3, 1 —   d'azote   —   3   —
   — le gaz des marais CH^4, 1 —   de carbone   —   4   —

Si nous appelons *valence* la faculté de s'unir à 1 atome d'hydrogène, nous dirons que :

Le chlore possède une fois cette faculté : il est monovalent.
L'oxygène — deux — : — bivalent.
L'azote — trois — : — trivalent.
Le carbone — quatre — : — quadrivalent.

En tenant compte à la fois des analogies chimiques et de la valence des différents corps simples, on peut, dans la liste des corps simples, établir un certain nombre de groupes *élémentaires* qu'on a appelés des familles naturelles.

Enfin, dans chacune de ces familles naturelles, on a rangé les éléments d'après la grandeur de leur poids atomique.

Voici comment on peut, d'après ces données, dresser la liste des corps simples actuellement connus.

MÉTALLOÏDES.

Hydrogène : H = 1.

		Poids atomique.			Poids atomique.
Fluor	F	19	Azote	N	14
Chlore	Cl	35,5	Phosphore	P	31
Brome	Br	80	Arsenic	As	75
Iode	I	127	Antimoine	Sb	120
Oxygène	O	16	Carbone	C	12
Soufre	S	32	Bore	B	11
Sélenium	Se	79,5	Silicium	Si	28
Tellure	Te	128			

MÉTAUX [1].

		Poids. atomique.			Poids atomique.
Potassium	K	39	Magnésium	Mg	24
Sodium	Na	23	Zinc	Zn	65
Lithium	Li	75	Cadmium	Cd	112
Thallium	Th	204			
Cæsium	Cs	133	Aluminium	Al	27
Rubidium	Rb	85	Glucinium	Gl	9,1
			Cerium	Ce	141
Calcium	Ca	40			
Strontium	Sr	87,5	Fer	Fe	56
Baryum	Ba	137	Manganèse	Mn	55

1. Nous ne rappelons ici que les noms des métaux les plus connus, c'est-à-dire des seuls métaux intéressants à connaître, soit au point de vue thérapeutique, soit au point de vue de leurs applications dans le domaine de la chimie biologique.

MÉTAUX (*suite*).

	Poids atomique.			Poids atomique.	
Chrome	Cr	59.5	Étain	Sn	118
Nickel	Ni	59	Bismuth	Bi	208
Cobalt	Co	59			
Vanadium	Va	51,3	Cuivre	Cu	63
Uranium	Ur	240	Plomb	Pb	207
Tungstène	Tu	184	Mercure	Hg	20
			Palladium	Pd	10
			Argent	Ag	108
Molybdène,	Mo	96	Platine	Pt	195
Osmium	Os	190	Iridium	Ir	192
			Or	Au	196

Nomenclature des corps composés minéraux. — A l'époque (1787) où furent posées les bases de la nomenclature chimique, Lavoisier venait de découvrir le rôle capital que joue l'oxygène dans les phénomènes de la combustion et de la respiration. On attribua donc à l'oxygène une importance à part et l'on admit pour les composés oxygénés une nomenclature particulière. Rappelons donc d'abord brièvement la signification des termes encore actuellement usités pour nommer les composés oxygénés.

Anhydrides. — Certains éléments, le soufre, le phosphore, l'arsenic, le carbone, et d'autres métalloïdes encore, lorsqu'ils sont portés à une température suffisamment élevée, brûlent dans l'air, c'est-à-dire se combinent avec l'oxygène de l'air. Les composés ainsi formés ont reçu le nom générique d'*anhydrides*.

Lorsqu'un de ces éléments ne forme qu'un seul anhydride on désigne ce composé en faisant suivre le mot anhydride du nom du corps simple avec la terminaison *ique*. Ainsi, on dit anhydride carbonique pour désigner la combinaison du carbone et de l'oxygène.

Certains éléments, le phosphore par exemple, forment avec l'oxygène deux anhydrides.

On conserve la terminaison *ique* pour celui des deux qui renferme le plus d'oxygène; l'autre prend la terminaison *eux*.

Ex. :   Anhydride phosphorique
               Anhydride phosphoreux.

D'autres éléments tels que le chlore peuvent même former avec l'oxygène plus de deux anhydrides. On a alors recours, pour désigner ces anhydrides, à quelques préfixes conventionnels, ainsi on dit :

          Anhydride hypochloreux
          Anhydride chloreux
          Anhydride chlorique.

Acides. — Les anhydrides, comme leur nom l'indique, ne renferment pas dans leur molécule les éléments de l'eau, mais ils peuvent se combiner à l'eau et donner ainsi naissance à des corps nouveaux, doués de propriétés particulières, plus ou moins analogues à celles du vinaigre (acetum) et que, pour cette raison, on a nommés : *acides*. Comme le vinaigre, en effet, les acides ont une saveur piquante et comme lui ils rougissent la teinture bleue de tournesol.

A chaque anhydride correspondant un acide particulier, on désigne cet acide correspondant en remplaçant simplement le mot anhydride par le mot acide. On dira par exemple :

> Acide phosphoreux
> Acide phosphorique

pour désigner les acides résultant de l'hydratation de l'anhydride phosphoreux et de l'anhydride phosphorique.

Bases. — Les métaux peuvent, eux aussi, dans certaines conditions, se combiner avec l'oxygène pour donner des composées oxygénés. La plupart de ces composés oxygénés peuvent, comme les anhydrides précédents, se combiner à l'eau. Les hydrates ainsi formés n'ont pas une saveur acide, mais bien une saveur alcaline et, au lieu de rougir la teinture de tournesol, ils ramènent au bleu la teinture de tournesol préalablement rougie par un acide. Cette faculté de neutraliser les effets des acides nous les fait apparaître comme des composés en quelque sorte antagonistes des acides : on leur a donné le nom de bases ou d'oxydes basiques.

Quand un métal ne forme avec l'oxygène qu'un seul oxyde on le désigne en faisant précéder le nom du métal du mot oxyde ou du mot hydrate d'oxyde, suivant que cet oxyde est ou n'est pas hydraté :

> Ex. :   Oxyde de zinc,
>   Hydrates d'oxyde de zinc.

Si le métal forme avec l'oxygène plusieurs oxydes, on peut, pour les distinguer, se servir des terminaisons *eux* ou *ique* déjà employées pour les anhydrides ou les acides.

> Ex. :   Oxyde mercureux,
>   Oxyde mercurique.

Enfin beaucoup d'oxydes basiques sont communément désignés par les noms sous lesquels ils étaient autrefois connus ; c'est ainsi que l'on dit :

> Potasse pour oxyde de potassium,
> Soude pour oxyde de sodium,
> Chaux pour oxyde de calcium,
> Magnésie pour oxyde de magnésium.

Sels. — Les acides et les bases sont susceptibles de se combiner entre eux pour donner des composés d'une nature particulière : les sels.

A regarder les choses de près, on peut envisager les sels comme des composés résultant de la substitution d'un métal à l'hydrogène des acides.

Les caractères d'un sel dépendent donc à la fois de la nature de l'acide et de celle du métal générateur.

Soit, par exemple. l'acide nitrique. Cet acide a pour formule NO^3H ou, ce qui revient au même, NO^2-OH : il ne contient qu'un seul atome d'hydrogène. Or l'hydrogène est un élément monovalent; il ne peut donc être rigoureusement *remplacé* dans la molécule NO^2-OH que par un métal de même valence : potassium, sodium, lithium, etc. En faisant le remplacement par du potassium, nous obtiendrons donc un sel, l'azotate potassium, de formule

$$NO^2 - OK = NO^3K.$$

Nous pouvons cependant faire un sel avec de l'acide nitrique et un métal bivalent tel que le calcium; mais, pour former ce sel nous devrons prendre deux molécules d'acide nitrique, une molécule pour satisfaire chacune des deux valences du métal. L'azotate de calcium n'aura donc pas pour formule NO^2-OCa, mais bien $\begin{matrix} NO^2 - O \\ NO^2 - O \end{matrix}\Big\rangle Ca = (NO^3)^2Ca.$

Soit au contraire l'acide sulfurique, SO^4H^2 ou mieux $SO^2\big\langle\begin{matrix} OH \\ OH \end{matrix}$.

Cet acide renferme deux atomes d'hydrogène; il est dit *bibasique*, ce qui veut dire que, pour être complètement salifié. c'est-à-dire neutralisé, il exigera non pas *un*, mais *deux* atomes d'un métal monovalent tel que le potassium. La formule du sulfate *neutre* de potassium sera donc

$$SO^4K^2 \quad ou \quad SO^2\big\langle\begin{matrix} OK \\ OK \end{matrix}.$$

Par contre, il suffira de faire intervenir *un* seul atome d'un métal bivalent pour effectuer la salification, la neutralisation complète de l'acide sulfurique.

La formule du sulfate neutre de calcium sera donc

$$SO^4Ca \quad ou \quad SO^2\big\langle\begin{matrix} O \\ O \end{matrix}\big\rangle Ca.$$

L'on peut cependant n'introduire dans la molécule de l'acide sulfurique qu'*un* seul atome métallique monovalent ; mais alors la bibasicité de cette molécule n'est pas satisfaite, puisqu'un atome d'un élément monovalent ne pouvant remplacer qu'un seul atome d'hydrogène, la molécule du composé ainsi obtenu conserve encore le second des deux atomes d'hydrogène de l'acide sulfurique. Le sel ainsi obtenu aura donc

pour formule :
$$SO^4KH \quad ou \quad SO^2\big\langle\begin{matrix} OK \\ OH \end{matrix}.$$

On nomme ce sel : sulfate *acide* de potassium; sulfate *acide* parceque, renfermant encore un atome d'hydrogène, il n'a pas encore perdu *totalement* son caractère *acide*, autrement dit, l'aptitude à contracter une nouvelle combinaison avec un nouvel atome de potassium ou de tel autre métal monovalent.

Ainsi, les acides qui, comme l'acide azotique NO^3H, ne contiennent qu'un atome d'hydrogène remplaçable par un métal sont dits : acides *monobasiques*; les acides qui, comme l'acide sulfurique SO^4H^2, en contiennent deux, sont dits : acides *bibasiques*; ceux qui, comme l'acide phosphorique PO^4H^3, en contiennent trois, sont dits : acides *tribasiques*.

Nomenclature des composés minéraux non oxygénés. — Les métalloïdes peuvent se combiner, soit avec des métalloïdes autres que l'oxygène, soit avec des métaux. On obtient ainsi des composés binaires *non oxygénés*.

On nomme ces composés en terminant par *ure* le nom de l'élément électronégatif et en mettant ensuite le nom de l'élément électropositif [1].

Ex. : Chlorure de plomb,
Sulfure de mercure,

Un métalloïde peut quelquefois se combiner en plusieurs proportions, soit avec un autre métalloïde, soit avec un métal. Si le composé contient un atome de l'élément électropositif pour 1, 2, 3, 4, 5, etc., atomes de l'élément électronégatif, on fait précéder le nom en *ure* de l'élément électropositif des préfixes proto, bi, tri, tétra, penta, etc,

Ex. : Protosulfure de potassium
Bisulfure   —
Trisulfure   —
Tétrasulfure   —
Pentasulfure   —

Exceptions à la règle de nomenclature précédente. — Nous avons vu que, dans les composés oxygénés, le caractère acide était en somme imprimé à la molécule par le seul fait de la présence de l'hydrogène dans la molécule. Le caractère acide ou acidogène de l'hydrogène se retrouve aussi dans les composés binaires, non oxygénés, que cet élément forme avec les autres métalloïdes. Pour marquer le caractère acide de ces composés binaires non oxygénés, on a dû adopter pour eux une nomenclature analogue à celle que nous avons indiquée pour les composés acides oxygénés. Ainsi, l'hydrogène forme avec le chlore, le brome, l'iode, le soufre, des composés binaires à caractère acide : on donne à ces composés le nom générique d'acide et l'on spécifie le composé au moyen d'un nom formé des deux radicaux des noms des métalloïdes et de la terminaison *ique*.

Ex. : Acide sulfhydrique (sulf-hydr-ique),
Acide chlorhydrique (chlor-hydr-ique).

Classification pharmacologique des médicaments d'origine minérale. — Les quelques principes généraux que nous venons de rappeler d'une façon tout à fait sommaire sont parfaitement suffisants pour permettre au médecin de lire et de comprendre les quelques faits d'ordre

---

1. Quand on décompose par le courant électrique un composé binaire, ce composé se décompose en ses deux éléments. On donne le nom d'électronégatif à celui des éléments qui se porte au pôle positif et le nom d'électropositif à celui qui se porte au pôle négatif.

chimique que nous aurons à mentionner désormais à l'occasion de l'étude spéciale des médicaments d'origine minérale.

Nous suivrons pour cette étude l'ordre général adopté par les chimistes. Toutefois. nous n'avons pas cru devoir adopter rigoureusement le plan d'exposition suivi dans les ouvrages de chimie pure. Dans ces ouvrages. en effet. on étudie d'abord isolément les propriétés générales des éléments métalloïdiques. puis les caractères généraux des oxydes, des sulfures et des sels proprements dits. et enfin les propriétés des différents métaux et de leurs dérivés.

Cette division présenterait au point de vue pharmacologique de nombreux inconvénients. et il nous a paru préférable de grouper dans un même chapitre. à côté de chaque élément simple. les composés minéraux dont l'action pharmacodynamique est directement liée à la présence dans la molécule de l'élément simple considéré.

Si l'on examine en effet la plupart des sels ou des composés binaires utilisés comme médicaments, on se rend compte que l'action physiologique et les effets thérapeutiques de ces médicaments sont analogues, tantôt à ceux de l'élément métalloïdique. tantôt à ceux de l'élément métallique générateurs.

Considérons par exemple les principaux iodures utilisés comme médicaments : iodures alcalins et iodures de mercure. Il est clair que les propriétés pharmacodynamiques des premiers découlent directement de celles de l'iode, tandis que les propriétés pharmacodynamiques des seconds découlent directement de celles du mercure.

Il est donc tout à fait légitime de placer l'étude pharmacologique des iodures alcalins à côté de celle de l'élément directeur. c'est-à-dire de l'iode. et il est tout à fait naturel aussi de renvoyer l'étude des iodures de mercure au chapitre des composés mercuriels, puisque c'est la présence du mercure dans la molécule de ces corps qui leur imprime leur caractère pharmacodynamique fondamental, qui leur communique leur propriété thérapeutique spécifique.

L'étude des iodures alcalins, autrement dit, ressortit à la médication iodique : celle des iodures de mercure à la médication mercurielle.

Telle est l'idée directrice qui nous a servi de guide dans la rédaction de la partie de cet ouvrage consacrée à l'étude des médicaments d'origine minérale.

Enfin il est à peine besoin d'ajouter que nous avons relégué tout à fait au second plan le côté purement chimique de l'histoire des médicaments. De la préparation des médicaments. de leurs caractères physiques. de leurs propriétés chimiques. nous n'avons retenu que les faits les plus importants. ceux dont la connaissance est indispensable pour leur emploi rationnel.

I

FLUOR, ACIDE FLUORHYDRIQUE, FLUORURE DE SODIUM

Le fluor et l'acide fluorhydrique ne présentent aucun intérêt au point de vue thérapeutique. Ce sont des gaz doués d'affinités chimiques énergiques, et qui sont, dès lors, énergiquement caustiques et toxiques. Ils sont d'ailleurs, au moins le fluor, d'un maniement si difficile que, pratiquement, il n'y a pas lieu de les considérer comme des médicaments possibles.

Les brûlures produites par l'acide fluorhydrique sont extrêmement graves et ne guérissent que très lentement.

Le *fluorure de sodium* se présente ordinairement sous la forme d'une poudre blanche, facilement soluble dans l'eau, d'une saveur peu prononcée. C'est probablement un corps assez toxique; toutefois, son équivalent toxique n'a jamais été rigoureusement déterminé. C'est cependant là un point important et qui mériterait d'être élucidé. Le fluorure de sodium, en effet, jouit de propriétés antiseptiques assez énergiques pour qu'on ait songé à l'employer comme conservateur d'un certain nombre de produits alimentaires : vin, bière, lait, conserves, etc.

En raison de ses propriétés antiseptiques, le fluorure de sodium a été également conseillé pour le traitement de certaines affections putrides, notamment pour le traitement des cystites à fermentation ammoniacale. Le pus de ces cystites est riche en mucine, et il a, de ce fait, une consistance glaireuse particulière qui rend difficile son expulsion mécanique par les lavages faits avec de l'eau bouillie ou avec des solutions antiseptiques ordinaires. Or, le fluorure de sodium, outre son action antiseptique, aurait la propriété de fluidifier ce pus glaireux. Ce sont ces considérations qui ont conduit Tuffier à conseiller de l'employer, au moins au début, dans le traitement de ces cystites glaireuses. Il fait tous les deux jours un lavage de la vessie avec la solution suivante :

Fluorure de sodium................ 0 gr. 25 à 1 gramme.
Eau distillée bouillie.............. 1 000 grammes.

Le fluorure de sodium présente, au point de vue de son action sur les *ferments*, une propriété intéressante : en solution étendue, en solution au 1/1000ᵉ par exemple, il entrave la pullulation des *ferments figurés*, mais il n'empêche pas l'action des *ferments solubles*. Cette propriété le rend précieux pour l'étude des fermentations par ferments solubles.

II

CHLORE, HYPOCHLORITES ALCALINS ET HYPOCHLORITE DE CHAUX, ACIDE CHLORHYDRIQUE ET CHLORURE DE SODIUM

CHLORE : Cl.

Caractères. — Le chlore est un gaz qui a une couleur jaune verdâtre (χλωρός, jaune verdâtre). Il possède une odeur forte et suffocante ; il est très soluble dans l'eau (eau de chlore).

Ce qui caractérise le chlore, aussi bien chimiquement que physiologiquement, *c'est son action sur l'hydrogène*. Le chlore, en se combinant à l'hydrogène, donne de l'acide chlorhydrique HCl, et cette combinaison se fait avec un grand dégagement de chaleur. Or, le dégagement de chaleur qui accompagne la combinaison d'un élément avec un autre élément mesure en quelque sorte l'affinité de ces deux éléments l'un pour l'autre. Le chlore a donc une grande affinité pous l'hydrogène : cette affinité est telle que, non seulement le chlore se combine immédiatement à l'hydrogène libre, à la température ordinaire et sous la seule influence de la lumière, mais qu'il peut même enlever l'hydrogène déjà combiné à d'autres éléments. C'est ainsi que le chlore, en dissolution dans l'eau, décompose cette eau à la température ordinaire, sous la seule influence des rayons lumineux :

$$H^2O + Cl^2 = 2HCl + O$$

On dit souvent que le chlore est un *oxydant*. Et, de fait, dans la réaction que nous venons d'indiquer, le chlore nous apparaît bien comme tel, puisque, en se combinant à l'hydrogène de l'eau, il met en liberté de l'oxygène. Supposons qu'il y ait dans l'eau, au moment où s'accomplit cette réaction, un corps oxydable, ce corps s'emparerait immédiatement de l'oxygène mis en liberté par le chlore et il s'oxyderait : donc le chlore est bien, indirectement, un agent d'oxydation.

C'est grâce à ce pouvoir oxydant que le chlore est employé comme décolorant; c'est aussi grâce à ce pouvoir oxydant que le chlore détruit la structure et compromet la solidité des tissus organiques sur lesquels on le fait agir trop longtemps; *c'est enfin en vertu de ce même pouvoir oxydant que le chlore se comporte comme un désinfectant énergique.*

Inconvénients de l'emploi du chlore en nature. — Le chlore étant un corps gazeux est, par cela même, difficilement transportable et maniable.

Mais on connaît des dérivés chlorés, solides ou liquides, plus maniables par conséquent que le chlore lui-même, et qui ont la propriété de se décomposer et de fournir du chlore sous des influences légères : ces composés sont les substances que l'on désigne vulgairement sous le nom de *chlorures décolorants*, mais qui sont en réalité essentiellement constituées par des hypochlorites, c'est-à-dire par des sels de l'acide hypochloreux. Ces hypochlorites fournissant facilement du chlore jouissent de la plupart des propriétés de cet élément; aussi est-ce à eux qu'on s'adresse ordinairement dans la plupart des circonstances où l'on désire utiliser les propriétés décolorantes ou les propriétés désinfectantes du chlore.

Acide hypochloreux ClOH. — L'acide hypochloreux, qui prend naissance toutes les fois que l'on fait agir du chlore sur de l'eau tenant en suspension ou en dissolution certains oxydes métalliques (oxyde de mercure, soude ou potasse) est un liquide rouge, d'une odeur pénétrante. Il est fort peu stable, car, sous la seule influence des rayons solaires, il se décompose en ses éléments.

La décomposition de l'acide hypochloreux peut être schématisée de la manière suivante :

$$[\mathrm{Cl - O - H}] \; [\mathrm{Cl - O - H}] = Cl^2 + O + H^2O.$$

Ce schéma nous montre que l'acide hypochloreux est un corps plus oxydant encore que le chlore lui-même, puisque sa décomposition fournit non seulement du chlore, mais en outre de l'oxygène.

Hypochlorites. — L'acide hypochloreux en nature se décomposant avec une extrême facilité ne peut pas être employé sous cette forme. On a alors songé à employer, au lieu de l'acide hypochloreux lui-même, certains de ses sels. Les hypochlorites sont infiniment plus stables en effet que l'acide hypochloreux, toutefois ils le sont encore assez peu pour régénérer leur acide hypochloreux sous des influences relativement légères : ils offrent donc tous les avantages de l'acide hypochloreux sans en offrir les inconvénients.

Au point de vue pharmacologique, deux hypochlorites nous intéressent particulièrement. ce sont :

1° L'hypochlorite de chaux;

2° L'hypochlorite de soude.

HYPOCHLORITE DE CALCIUM

Syn. : **CHLORURE DE CHAUX, POUDRE DE JAVEL**

On peut, au point de vue des usages médicaux, distinguer deux sortes de chlorure de chaux :

1° Le chlorure de chaux sec :

2° Le chlorure de chaux liquide.

Chlorure de chaux sec. Préparation. Composition. — Le chlorure de chaux sec se prépare en faisant passer un courant de chlore sur de la chaux éteinte. étendue en couches minces sur le sol de chambres spéciales.

La réaction qui se passe dans ces conditions peut être exprimée par l'équation :

$$4Cl + 2CaO = (ClO)^2Ca + CaCl^2.$$
$$\text{Hypochlorite} \qquad \text{Chlorure}$$
$$\text{de calcium.} \qquad \text{de calcium.}$$

En vérité le produit désigné dans le commerce sous le nom de chlorure de chaux ne contient pas seulement, comme l'indique la formule précédente, de l'hypochlorite de calcium ou du chlorure de calcium; il contient en outre un excès de chaux. L'acide carbonique de l'air, en effet, agissant sur le produit, décomposerait assez rapidement l'hypochlorite de calcium avec mise en liberté d'acide hypochloreux, si ce produit ne renfermait un peu de chaux libre. Celle-ci a donc pour but de fixer l'acide carbonique de l'air et d'empêcher que cet acide carbonique ne vienne décomposer le principe actif du produit : l'hypochlorite de calcium.

Caractères. — Le chlorure de chaux sec se présente sous la forme d'une poudre blanche, douée d'une odeur chlorée caractéristique. Dans la pratique il est rare de rencontrer du chlorure de chaux parfaitement sec. Ce produit renfermant, en effet, du chlorure de calcium, substance très avide d'eau, est, par cela même, très hygrométrique.

Les acides, même les plus faibles, comme l'acide carbonique, décomposent le chlorure de chaux en donnant de l'anhydride hypochloreux et le sel de calcium correspondant à l'acide employé :

$$\begin{array}{ccccccc} \mathrm{ClO}\!\!\diagdown & & & & & & \\ \quad\quad\diagup\mathrm{Ca} & + & \mathrm{CO^2} & = & \mathrm{CO^3Ca} & + & \mathrm{Cl^2O} \\ \mathrm{ClO}\!\!\diagup & & & & & & \end{array}$$

Hypochlorite de calcium.	Acide carbonique.	Carbonate de chaux.	Anhydride hypochloreux.

L'anhydride hypochloreux, corps éminemment instable, ainsi que nous l'avons vu, se décompose aussitôt en chlore et en oxygène.

L'hypochlorite de chaux n'est donc pas autre chose en somme qu'une source de chlore et d'oxygène, et c'est pour cette double raison qu'il est un agent d'oxydation de premier ordre et par cela même un antiseptique et un désinfectant énergique.

Sa valeur comme désinfectant est naturellement proportionnelle à la quantité d'hypochlorite qu'il contient, ou, ce qui revient au même, à la quantité de chlore qu'il peut dégager en se décomposant.

Un bon chlorure de chaux doit pouvoir dégager jusqu'à deux cents fois son volume de chlore.

Chlorure de chaux liquide[1]. — Le chlorure de chaux liquide s'obtient en traitant une partie de chlorure de chaux sec par quarante-cinq parties d'eau et filtrant. C'est donc en définitive une solution contenant de l'hypochlorite de calcium, du chlorure

1. Cette préparation ne figure plus au nouveau *Codex*.

de calcium et une petite quantité de chaux. Préparé suivant les indications du Codex (1884) le chlorure de chaux liquide doit dégager deux fois son volume de chlore.

Usages. — Le chlorure de chaux, abstraction faite de ses usages industriels. n'est guère utilisé que pour désinfecter les fosses d'aisances ou les sols ayant porté des ordures. Il présente d'ailleurs, spécialement au point de vue de la désinfection des fosses d'aisances, un inconvénient sérieux et qui en fait de plus en plus abandonner l'emploi, c'est son odeur forte. persistante et désagréable.

Nous avons vu précédemment (p. 122) qu'au cours de cette guerre le chlorure de chaux avait cependant rendu les plus grands services pour le pansement primitif des plaies de guerre. Vincent a préconisé dans ce but le mélange suivant :

Hypochlorite de chaux. . . . . 10 grammes.
Acide borique off. pulvérisé et bien sec. . . 90 —

Conserver en flacon sec, en verre coloré.

Calmette a préconisé le chlorure de chaux *liquide* pour le traitement des morsures venimeuses.

Le chlorure de chaux a enfin été conseillé pour combattre les empoisonnements produits par l'hydrogène sulfuré. Cet antidotisme est basé sur l'action du chlore sur l'hydrogène sulfuré :

$$H^2S + Cl^2 = 2HCl + S$$

Pour produire la petite quantité de chlore nécessaire à la réalisation de cette réaction dans les voies aériennes, il suffit de mettre une petite quantité de chlorure de chaux sec dans un linge imbibé d'eau légèrement acidulée par du vinaigre.

HYPOCHLORITE DE SOUDE
Syn. : LIQUEUR DE LABARRAQUE, CHLORURE DE SOUDE LIQUIDE

Principe de sa préparation. — La liqueur de Labarraque s'obtient en faisant agir le carbonate de soude sur l'hypochlorite de calcium. La réaction qui se produit peut s'exprimer par la formule suivante .

$$(ClO)^2Ca + CO^3Na = 2ClONa + CO^3Ca$$

| Hypochlorite de calcium. | Carbonate de sodium. | Hypochlorite de sodium. | Carbonate de calcium. |

Le carbonate de chaux se précipite et on le sépare par filtration de la liqueur surnageant qui renferme l'hypochlorite de soude. La liqueur de Labarraque n'est pas toutefois une simple solution d'hypochlorite de soude. Nous avons vu, en effet, que l'hypochlorite de calcium du commerce ou chlorure de chaux était en réalité un mélange d'hypochlorite de calcium proprement dit $(ClO)^2Ca$, de chlorure de calcium $CaCl^2$ et de chaux libre $Ca(OH)^2$. Quand on fait agir ce mélange sur le carbonate de soude, le chlorure de calcium et la chaux libre agissent pour leur propre compte sur le carbonate de soude suivant les équations :

$$CaCl^2 \; + \; CO^3Na^2 \; = \; CO^3Ca \; + \; 2NaCl$$

Chlorure de calcium.   Carbonate de soude.   Carbonate de chaux.   Carbonate de sodium.

$$Ca(OH)^2 \; + \; CO^3Na^2 \; = \; CO^3Ca \; + \; 2NaOH$$

Hydrate de chaux.   Carbonate de soude.   Carbonate de chaux.   Soude caustique.

La liqueur de Labarraque renferme donc de l'hypochlorite de calcium comme produit principal, du chlorure de sodium et de la soude caustique comme produits secondaires. La présence de ce dernier produit donne à la liqueur de Labarraque des propriétés caustiques, irritantes, qui constituent dans certaines circonstances un inconvénient sérieux.

Caractères. — La liqueur de Labarraque se présente sous l'aspect d'un liquide incolore ou légèrement jaunâtre, doué d'une odeur chlorée caractéristique; elle a une réaction nettement alcaline (coloration rouge avec la phénolphtaléine).

Usages. — La liqueur de Labarraque est uniquement employée comme antiseptique ou désinfectant externe, pour le pansement de plaies putrides. Roux l'a également préconisée en lavages dans l'angine diphtéritique. Pour ces divers usages on l'emploie à la dose de 50 à 100 grammes par litre; elle paraît d'ailleurs devoir être remplacée dans la plupart de ses applications par le liquide de Dakin qui s'en distingue par deux caractères essentiels, à savoir qu'il ne renferme pas d'alcali caustique libre et qu'il a une teneur en hypochlorite à peu près constante, comprise entre 0,45 et 0,50 p. 100.

Étant donnée la place prise par ce produit au cours de cette guerre dans le traitement des plaies infectées (voir p. 122), nous croyons devoir entrer ici dans quelques détails concernant sa préparation et ses caractères.

LIQUIDE DE DAKIN
Syn. SOLUTION CHIRURGICALE D'HYPOCHLORITE

Préparation. — Pour préparer 10 litres de solution, peser exactement:

Chlorure de chaux (à 25 p. 100 de chlore actif). 184 grammes.
Carbonate de soude sec...................... 92   —
Bicarbonate de soude 76   —

Introduire dans un flacon de 12 litres le chlorure de chaux et 5 litres d'eau ordinaire, agiter vivement pendant quelques minutes et laisser en contact pendant douze heures.

En même temps faire dissoudre à froid dans les 5 autres litres d'eau le carbonate et le bicarbonate de soude et verser en une seule fois la solution des sels de soude dans le flacon contenant la macération de chlorure de chaux; agiter vivement pendant quelques instants et laisser reposer pour permettre au carbonate de chaux formé de se déposer. Au bout d'une demi-heure siphoner le liquide et le filtrer sur un double papier pour obtenir un liquide parfaitement limpide *qui sera conservé à l'abri de la lumière.*

Remarques. — Le liquide de Dakin devant avoir une teneur à peu près constante en hypochlorite (0.45 à 0.50 p. 100) et le titre en chlore actif du chlorure de chaux commercial étant des plus variables, il est de toute nécessité de déterminer la teneur en Cl actif du chlorure de chaux dont on dispose, car les quantités respectives de chlorure de chaux, de carbonate, de bicarbonate de soude à employer pour la préparation du produit sont naturellement subordonnées à la teneur du chlorure de chaux en Cl actif.

Le titre du chlorure de chaux dont on dispose étant connu on se reportera au tableau suivant établi par Daufresne et qui donne les quantités de chlorure de chaux, de carbonate et de bicarbonate de soude qui doivent être employées pour préparer 10 litres de liquide de Dakin.

Titre du chlorure de chaux	QUANTITÉS A EMPLOYER POUR PRÉPARER 10 LITRES DE SOLUTION DE DAKIN DE 0,45 A 0,50 P. 0/0 ClONa			Titre du chlorure de chaux	QUANTITÉS A EMPLOYER POUR PRÉPARER 10 LITRES DE SOLUTION DE DAKIN DE 0,45 A 0,50 P. 0/0 ClONa		
	Chlorure de chaux.	Carbonate de soude sec.	Bicarbonate de soude.		Chlorure de chaux.	Carbonate de soude sec	Bicarbonate de soude.
	Grammes.	Grammes.	Grammes.		Grammes.	Grammes.	Grammes.
20	230	115	96	29	159	80	66
21	220	110	92	30	154	77	64
22	210	105	88	31	148	74	62
23	200	100	84	32	144	72	60
24	192	96	80	33	140	70	59
25	184	92	76	34	135	68	57
26	177	89	72	35	132	66	55
27	170	85	70	36	128	64	53
28	164	82	68	37	124	62	52

Empoisonnements par la chlore et les hypochlorites. — Lorsque le chlore est inhalé ou lorsque les hypochlorites sont ingérés en quantité notable, on peut voir survenir des accidents extrêmement graves et même mortels. Les intoxications par le chlore gazeux s'observent principalement chez les ouvriers occupés à la fabrication du chlorure de chaux.

Tous les chimistes ont plus ou moins éprouvé les effets du chlore : ce gaz, respiré même en petite quantité, produit dans les premieres voies une sensation douloureuse intense aussitôt suivie d'éternuements et de violents accès de toux.

L'inhalation de quelques bouffées de chlore n'est jamais bien dangereuse parce que l'individu, poussé par l'instinct de la conservation, s'empresse de s'éloigner du lieu de l'accident et de rechercher le grand air. Mais il n'en est pas de même des inhalations brusques et massives de grandes quantites de chlore, accident qui peut se produire dans une usine ou même dans un laboratoire par suite de la rupture d'un appareil à chlore. Alors, en effet, l'homme tombe comme foudroyé: immédiatement il est en proie à une dyspnée intense, puis surviennent des sueurs froides, de la cyanose, le pouls devient rapide et filiforme, et si l'on ne vient pas rapidement à son secours, l'individu succombe bientôt, soit à l'asphyxie proprement dite, soit à un arrêt primitif du cœur.

Les accidents mortels par le chlore sont assez rares.

Les empoisonnements par les *hypochlorites* sont beaucoup plus fréquents que les empoisonnements par le chlore proprement dit. Ces empoisonnements sont volontaires ou accidentels, volontaires le plus souvent.

Les lésions produites par les hypochlorites sur le tube digestif dépendent naturellement de la quantité de produit absorbé et de la richesse en hypochlorite de ces produits. On peut cependant dire *a priori* que, à l'autopsie d'un individu ayant succombé à un empoisonnement par absorption d'eau de Javel ou de chlorure de chaux, on trouvera une muqueuse buccale et pharyngée blanche et friable et que tout le contenu intestinal dégagera une odeur chlorée caractéristique. Les chlorures décolorants du commerce présentent une richesse en hypochlorite extrêmement variable et il est impossible de fixer, même approximativement, la dose toxique de ces produits. Un chlorure de chaux *éventé*, comme on dit dans le langage populaire, peut ne plus guère contenir que du chlorure de calcium et du carbonate de chaux. On conçoit qu'un pareil produit ne doive pas être très dangereux et c'est ce qui explique quelques-uns des faits, au premier abord surprenants, que l'on peut rencontrer dans la littérature toxicologique, ce fait par exemple que, dans un cas, la guérison aurait pu être obtenue après ingestion de 700 grammes environ d'eau de Javel.

Traitement des subintoxications par le chlore gazeux. — Transporter le plus rapidement possible le malade à l'air libre, lui faire respirer des vapeurs *très diluées* d'ammoniaque. Cette inhalation de vapeurs ammoniacales a pour but de transformer rapidement en chlorhydrate d'ammoniaque le chlore libre qui peut encore se trouver dans les voies aériennes.

Traitement de l'empoisonnement par les hypochlorites. — Les hypochlorites parvenus dans l'estomac, milieu acide, se décomposent immédiatement, au moins partiellement, et fournissent de l'anhydride hypochloreux, lequel fournit aussitôt du chlore et de l'oxygène. C'est donc encore ici le chlore qui est en définitive l'élément dangereux.

En dehors des moyens généraux tels que le lavage de l'estomac, qui a surtout pour but l'élimination du poison non encore décomposé, il y a donc lieu de chercher à neutraliser le plus rapidement possible la quantité plus ou moins grande de chlore déjà mis en liberté. On peut y parvenir par l'emploi de divers antidotes chimiques. Celui que le médecin pourra se procurer le plus rapidement est encore l'ammoniaque ; il fera donc prendre au malade quelques gorgées d'eau tiède additionnée d'une petite quantité d'ammoniaque. Une eau minérale sulfureuse pourrait aussi rendre des services dans ce cas. On sait enfin que les hypochlorites, comme les hypobromites, ont la propriété de décomposer l'urée en se décomposant eux-mêmes (formation d'azote, d'acide carbonique et d'un chlorure, principe de l'une des méthodes classiques de dosage de l'urée dans l'urine). L'urée apparaît donc comme un antidote chimique des hypochlorites. Malheureusement l'urée est un produit qu'on n'a pas toujours sous la main. Quelques toxicologues ont osé conseiller aux médecins n'ayant à leur disposition ni urée, ni ammoniaque, ni eau sulfureuse, de ne pas hésiter à faire boire de l'urine au malade !

CHLORATE DE POTASSE : ClO^3K. — Syn. : SEL DE BERTHOLLET

Caractères. — Le chlorate de potasse se présente sous la forme de cristaux incolores, aplatis, de forme plus ou moins régulièrement hexagonale. Lorsqu'on prend une pincée de ces cristaux entre le pouce et l'index, on les réduit facilement en poudre fine. Projetés sur des charbons ardents ou dans une flamme, les cristaux de chlorate de potasse fusent en activant la combustion du corps enflammé. Cette expérience très simple montre déjà que le chlorate de potasse se décompose sous l'influence d'une température suffisamment élevée. Il se décompose en effet en chlorure de potassium et oxygène d'après la formule :

$$ClO^3K = KCl + 3O.$$

Le chlorate de potasse se décomposant facilement en donnant de l'oxygène est encore un de ces corps qu'on qualifie d'oxydants. C'est en vertu de ce pouvoir oxydant que le chlorate de potasse agit énergiquement sur certaines substances oxydables telles que le soufre, le charbon, certaines matières organiques. *L'on ne doit jamais écraser, piler, du chlorate de potasse en présence de ces substances.*

Le chlorate de potasse est soluble dans l'eau. Pratiquement il faut 20 grammes d'eau pour dissoudre 1 gramme de chlorate de potasse. Il est également soluble dans la glycérine, mais moins que dans l'eau (3 p. 100 au lieu de 5 p. 100) ; il est insoluble dans l'alcool. Ce dernier liquide précipite même le chlorate de potasse de ses solutions dans l'eau ou dans la glycérine.

Action physiologique et applications thérapeutiques du chlorate de potasse.

Historique. — Découvert par Berthollet en 1786, le chlorate de potasse fut introduit en thérapeutique par Fourcroy en 1797. Berthollet ayant démontré que, sous certaines influences, le chlorate de potasse pouvait se décomposer en chlorure de potassium et oxygène, Fourcroy en conclut que la même réaction pouvait se passer dans l'organisme et qu'on avait dès lors dans le chlorate de potasse une sorte de médicament respiratoire, susceptible d'être utilisé dans un certain nombre de maladies telles que la syphilis, le typhus, etc., considérées à cette époque comme s'accompagnant d'une oxygénation insuffisante ; un médicament capable, en un mot, d'apporter directement de l'oxygène dans l'intimité des tissus.

On administra d'abord le chlorate de potasse à faible dose. Ces faibles doses, si elles ne firent pas de bien aux malades, ne leur firent aucun mal ; mais les médecins de l'époque, encouragés par l'innocuité relative du nouveau médicament, en augmentèrent graduellement les doses et quelques-uns les augmentèrent au point de déterminer chez leurs malades l'apparition de véritables symptômes d'intoxication. Ces accidents calmèrent un peu l'enthousiasme de la première heure et peu à peu le chlorate de potasse fut à peu près délaissé. Ce n'est que beaucoup plus tard, ainsi que nous le verrons, qu'il fut de nouveau employé en thérapeutique, mais dans un but tout à fait différent de celui que lui avait assigné Fourcroy.

Absorption et élimination du chlorate de potasse. — Grâce à son pouvoir osmotique très élevé, le chlorate de potasse est absorbé par les muqueuses avec une grande facilité et éliminé rapidement par divers émonctoires. C'est la voie rénale qui est sa voie d'élimination principale ; toutefois on le retrouve dans la plupart des produits de sécrétion : salive, larmes, sueur, lait, bile, mucus nasal.

Le chlorate de potasse est-il décomposé dans l'organisme ? — Contrairement à l'opinion de Fourcroy et des médecins de son époque, le chlorate de potasse n'est pas décomposé dans l'organisme, car, en recueillant aussi exactement que possible, pendant une période de 48 heures, les différentes sécrétions mentionnées ci-dessus, on arrive à retrouver, en nature, dans l'ensemble de ces sécrétions, 95 à 99 p. 100 du chlorate ingéré.

Le fait que le sang des individus empoisonnés par le chlorate de potasse renferme de la *méthémoglobine* est invoqué par quelques auteurs en faveur d'une décomposition au moins partielle du chlorate de potasse dans l'organisme. Mais ce fait ne constitue nullement une preuve en faveur de cette théorie. En effet : 1° la méthémoglobine n'est pas un produit d'oxydation de l'oxyhémoglobine, mais un isomère de l'oxyhémoglobine ; 2° la transformation de l'oxyhémoglobine en méthémoglobine ne s'accomplit pas seulement sous l'influence des produits d'oxydation ; elle peut s'accomplir sous l'influence des agents chimiques les plus divers, voire sous l'influence des agents de réduction. Il semble, en un mot, que la transformation de l'oxyhémoglobine en méthémoglobine marche de pair avec la mort des globules rouges ; elle nous apparaît en quelque sorte comme la forme inerte, la forme morte de l'oxyhémoglobine, et, si dans les empoisonnements par le chlorate de potasse on trouve de la méthémoglobine dans le sang, c'est parce que les hautes doses de ce sel tuent les globules et non pas parce que le chlorate de potasse se décompose *in vivo* en chlorure de potassium et oxygène.

Action du chlorate de potasse sur les sécrétions. — Le chlorate de potasse est considéré comme un excitant des sécrétions en général, spécialement comme un excitant des sécrétions salivaire et urinaire.

Usages. — En 1856, Isambert appela l'attention des cliniciens sur l'action locale, en quelque sorte élective, exercee par le chlorate de potasse sur la muqueuse de la bouche et des organes annexes, action locale faisant du chlorate de potasse une sorte de médicament spécifique de certaines affections de ces organes, notamment des stomatites.

Bien que le chlorate de potasse puisse être employé avec avantage dans plusieurs variétés de stomatites ou d'affections glandulaires des premières voies, c'est surtout dans la stomatite ulcéromembraneuse et dans la stomatite mercurielle, avec ou sans ulcérations, qu'il se recommande particulièrement. Dans la gingivostomatite mercurielle, la salivation ne diminue pas notablement sous l'influence du chlorate de potasse, mais on voit la gingivite rétrograder et les ulcérations s'améliorer rapidement. Le chlorate de potasse peut même agir dans ce cas comme agent prophylactique et permettre d'éviter les effets secondaires fâcheux produits par le traitement mercuriel au niveau de la muqueuse buccale.

Mécanisme de l'action thérapeutique du chlorate de potasse. — Il est vraisemblable que les causes de l'efficacité du chlorate de potasse dans les affections que nous venons d'envisager sont multiples. Sans doute on doit faire intervenir, pour une part tout au moins, l'état de propreté où la bouche se trouve maintenue grâce à des gargarismes répétés. Cependant, ce n'est pas là la cause unique de l'action utile du chlorate de potasse, car les lavages simples ne produisent pas un effet aussi utile. Le chlorate n'agit pourtant pas comme antiseptique, pour la raison qu'il est à peu près complètement dépourvu de propriétés antiseptiques. Il faut donc faire intervenir une autre cause, une sorte d'action topique exercée par le chlorate de potasse, non seulement à la surface de la muqueuse buccale ou gingivale, mais à l'intérieur même des cellules épithéliales, et plus loin encore, au niveau des cellules des canaux excréteurs des glandes salivaires.

Modes d'emploi du chlorate de potasse. Posologie. Formulaire. — Le chlorate de potasse s'emploie le plus souvent sous forme de gargarisme et en vérité sa diffusibilité est assez grande pour que, même sous cette forme, il puisse suffisamment pénétrer la muqueuse buccale pour y exercer son action topique spécifique. Cependant, dans le but de faire un drainage médicamenteux plus parfait des canaux excréteurs des glandes salivaires, on l'administre souvent à l'intérieur, à la dose de 3 ou 4 grammes par jour, sous forme de solution dans l'eau. Son élimination se faisant par la plupart des voies excrétrices on est bien sûr, dans ces conditions, qu'il ira impressionner les canaux excréteurs des glandes salivaires et ces glandes elles-mêmes.

<table>
<tr><td>Potion :</td><td></td><td>Solution :</td><td></td></tr>
<tr><td>Chlorate de potasse......,.</td><td>2 gr.</td><td>Chlorate de potasse......</td><td>3 gr.</td></tr>
<tr><td>Eau distillée ....</td><td>120 —</td><td>Eau ....</td><td>150 —</td></tr>
<tr><td>Sirop de framboises......</td><td>40 —</td><td></td><td></td></tr>
</table>

Une cuillerée à soupe toutes les heures.

Une cuillerée à potage toutes les heures.

Les tablettes de chlorate de potasse du Codex renferment chacune 0 gr. 10 de chlorate de potasse.

Pour gargarismes, on formule des solutions aqueuses à 4 ou 5 p. 100, additionnées ou non d'un sirop astringent tel que le sirop de mûres.

Incompatibilités. — Parmi les incompatibilités présentant un intérêt pratique, il n'y a en somme à signaler que l'association du chlorate de potasse et des iodures alcalins. Ces sels mélangés *in vitro* ne donnent aucune réaction, mais, en présence de l'acide chlorhydrique de l'estomac, il y a mise en liberté d'iode, comme l'indique l'équation :

$$ClO^3K + 6KI + 6HCl = 7KCl + 3H^2O + 6I.$$

L'iode ainsi mis en liberté au niveau de la muqueuse stomacale pourrait exercer sur cette muqueuse une action irritante; il est donc bon de s'abstenir de prescrire en même temps, pour l'usage interne, du chlorate de potasse et de l'iodure de potassium.

Empoisonnements par le chlorate de potasse. — Absorbé par la voie digestive, le chlorate de potasse n'est pas très toxique. puisque différents observateurs ont pu administrer 10, 20, 30 et jusqu'à 50 grammes de chlorate de potasse sans provoquer d'accidents sérieux. Avec ces hautes doses, on observe de la salivation, des nausées, du pyrosis et d'abondantes selles verdâtres.

Mais il est important de remarquer que, pour que ces fortes doses ne soient pas toxiques, il faut qu'elles soient administrées *par doses fractionnées*. Dans ces conditions, le chlorate. sel très diffusible. s'élimine rapidement et n'a pour ainsi dire pas le temps d'exercer d'action nocive.

Il n'en est pas de même lorsque le sel est administré à forte dose en une seule fois; dans ce cas les globules sanguins sont tués en grand nombre, leurs cadavres vont obstruer les canalicules du rein (Marchand)

et celui-ci se ferme en quelque sorte. Alors le chlorate de potasse s'accumule dans l'organisme et y détermine des phénomènes d'intoxication
rapidement mortels. Il convient donc de toujours se préoccuper de l'état
des reins chez les malades auxquels on se propose d'administrer du
chlorate de potasse.

Les empoisonnements par le chlorate de potasse, fréquents il y a
une trentaine d'années, à l'époque où, à la suite des publications de
Seegmuller, le chlorate de potasse était devenu le médicament par
excellence de la dipthérie bucco-pharyngienne, sont devenus beaucoup
plus rares. Cependant on relate encore de temps en temps un empoisonnement accidentel ou un empoisonnement volontaire par cette substance.

La *symptomatologie* de l'empoisonnement par le chlorate n'offre à con-
siderer aucun phénomène pathognomonique : des troubles gastro-intestinaux, des sueurs froides, de la cardialgie, parfois des convulsions,
autant de troubles banals en somme et qu'on peut relever au cours d'em-
poisonnememts provoqués par une infinité d'autres substances. Les phénomènes qui présentent le plus de netteté sont peut-être ceux que l'on
peut observer du côté de l'appareil urinaire : dans la majorité des cas il
y a une diminution considérable de la diurèse ou même une anurie complète, pouvant persister pendant plusieurs jours. On a signalé aussi que
les muqueuses, ainsi que la peau des régions sous-unguéales, prenaient
une teinte gris bleuâtre. Mais cette coloration peut s'observer dans une
foule d'intoxications, dans toutes les intoxications, pourrait-on dire, où
il y a altération profonde du sang, formation de méthémoglobine et,
dès lors, insuffisance respiratoire plus ou moins intense.

Traitement. — 1° Lavage de l'estomac.

2° Faire prendre au malade des boissons abondantes, surtout beaucoup
de lait.

Par ce moyen on combat l'inflammation locale de la muqueuse
gastro-intestinale, on favorise l'élimination du sel par le rein, et surtout
on remédie autant que faire se peut à l'une des causes des accidents
toxiques déterminés par le chlorate : la déshydratation du sang, l'hyper-
tonicité.

3° Au besoin, saignée suivie d'une injection de sérum physiologique.

CHLORATE DE SOUDE ClO³Na.

Ce sel, peu employé aujourd'hui, a été préconisé par M. Brissaud pour le traitement du *cancer épithélial de l'estomac*.
M. Brissaud le donnait à la dose de 8 à 16 grammes par jour. Le
chlorate de soude est moins toxique que le chlorate de potasse,
cependant la dose de 16 grammes par jour est assez difficilement
tolérée. Les médecins, qui l'utilisent encore chez les cancéreux,
à défaut d'un autre médicament plus efficace, le donnent ordinairement à la dose de 8 à 10 grammes par jour.

Caractères différentiels du chlorate de soude et du chlorate de potasse. — Le chlorate de soude, comme celui de potasse, est un sel incolore et cristallisé. mais les cristaux de chlorate de soude sont *plus transparents* que ceux du chlorate de potasse et ils n'ont pas le même aspect lamellé. Sa *saveur* est moins marquée, moins fade que celle du chlorate de potasse. Il est beaucoup plus soluble dans l'eau (30 p. 100 au lieu de 5 p. 100).

Mode d'administration. — S'administre généralement sous forme de solutions et par doses très fractionnées.

Solution :

Chlorate de soude........................	10 grammes.
Eau distillée............................	100 —

A prendre par cuillerées à café dans les 24 heures.

ACIDE CHLORHYDRIQUE HCl. SYN. : ACIDE MURIATIQUE. — ESPRIT DE SEL.

Préparation. — L'acide chlorhydrique se prépare dans les laboratoires en faisant réagir l'acide sulfurique sur le chlorure de sodium :

$$2NaCl + SO^4H^2 = SO^4Na^2 + 2HCl.$$

Caractères. — L'acide chlorhydrique est un gaz incolore, d'une odeur piquante, d'une saveur très acide.

Il est très soluble dans l'eau et le produit *liquide* ordinairement désigné sous le nom d'acide chlorhydrique est une solution de gaz acide chlorhydrique dans l'eau. La dissolution d'acide chlorhydrique obtenu par saturation de l'eau, à la température ordinaire, contient 34 pour 100 de gaz HCl.

L'acide chlorhydrique est un acide énergique qui rougit fortement la teinture de tournesol. Il donne avec le nitrate d'argent un précipité blanc de chlorure d'argent, insoluble dans l'acide azotique, soluble dans l'ammoniaque. La solution chlorhydrique donne d'épaisses fumées blanches quand on approche une baguette de verre préalablement trempée dans l'ammoniaque.

L'acide chlorhydrique dans le suc gastrique. — On sait depuis longtemps que le suc gastrique est acide et qu'il présente un certain nombre des réactions de l'acide chlorhydrique, mais on discute encore sur la question de savoir s'il contient véritablement de l'acide chlorhydrique HCl *libre*, ou si, au contraire, cet acide n'y figure qu'à l'état de combinaisons organiques plus ou moins instables douées de propriétés acides comparables à celles de l'acide libre, capables dès lors d'agir *physiologiquement* comme une solution d'acide chlorhydrique libre, mais incapables de manifester intégralement toutes les propriétés *chimiques* des solutions purement minérales de cet acide. En présence de cette incertitude, la plupart des auteurs emploient aujourd'hui le terme d'acide chlorhydrique *physiologiquement libre* pour désigner l'acide chlorhydrique *actif* du suc gastrique, quel que soit l'état sous lequel il existe réellement dans ce suc.

Le dosage de cet acide actif ou physiologiquement libre dans le suc gastrique donne d'ailleurs des écarts assez marqués suivant la méthode employée pour faire ce dosage (méthodes de Mintz, de Tapfer, de Hayem et Winter). Quoi qu'il en soit, dans les analyses de suc gastrique, on exprime la quantité de cet acide chlorhydrique supposé libre, par la lettre H.

La valeur de ce coefficient, dans un suc gastrique de composition moyenne, oscille autour de 0 gr. 45 p. 1000. Mais la richesse du suc gastrique en acide chlorhydrique actif, tel que nous venons de le définir, n'est pas le critérium de l'activité fonctionnelle de l'estomac; son évaluation seule ne permet pas de mesurer les coefficients digestifs du suc gastrique. Sans parler des ferments digestifs proprement dits, le suc gastrique contient en effet encore des chlorures fixes et des combinaisons chloro-organiques. C'est la somme de l'acide chlorhydrique supposé libre et des combinaisons chloro-organiques que l'on désigne dans les analyses sous le nom de *chlorhydrie* et que l'on exprime par le symbole H + C.

Dans un suc gastrique de composition moyenne, la valeur de H + C oscille aux environs de 2,15.

On désigne par F le chlore fixe (c'est-à-dire celui des chlorures) et par T le chlore total (chlore actif, plus chlore des combinaisons chloro-organiques, plus chlore des chlorures).

Nous ne pouvons pas examiner plus longuement ici cette intéressante question du chimisme stomacal. A titre de renseignement, nous donnerons simplement un tableau indiquant la valeur moyenne des différents coefficients gastriques déterminés chez des individus en bonne santé. Les chiffres sont exprimés en acide chlorhydrique et rapportés à 1 000 centimètres cubes.

Acidité totale	$A = 1,90$
Chlore total	$T = 3,21$
Acide chlorhydrique actif	$H = 0,44$
Combinaisons chloro-organiques	$C = 1,70$
Chlore fixe	$F = 1,07$
Chlorhydrie	$H + C = 2,14$

Action de l'acide chlorhydrique sur les sécrétions gastrique et pancréatique. — On connaît fort mal l'action des solutions d'acide chlorhydrique sur la sécrétion de l'estomac. Un seul fait expérimental semble bien acquis, c'est que, chez le chien porteur d'un cul-de-sac stomacal isolé, l'acide chlorhydrique n'exerce aucune action sur l'appareil sécrétoire de l'estomac (Paulow).

En est-il de même chez l'homme et notamment chez l'individu atteint d'une déviation fonctionnelle de l'appareil sécrétoire de l'estomac? Il est bien difficile de le dire avec certitude, car il faut bien le reconnaître, le chimisme stomacal est encore si obscur, les méthodes d'investigation si peu unifiées, que les déterminations expérimentales faites chez l'homme laissent toujours place au doute. Quant aux résultats cliniques annoncés par les différents observateurs, ils sont souvent contradictoires.

Si l'acide chlorhydrique n'exerce aucune action sur la sécrétion stomacale, par contre, il exerce une action tout à fait remarquable sur la sécrétion pancréatique. Les expériences de Paulow sur ce point sont si nettes qu'on est autorisé aujourd'hui à considérer l'acidité du suc gastrique comme l'excitant naturel et spécifique de la sécrétion pancréatique.

Applications thérapeutiques. — Les incertitudes qui règnent sur l'action de l'acide chlorhydrique sur la sécrétion stomacale rendent naturellement aussi peu rigoureuses que possible les indications thérapeutiques de cet acide dans le traitement des dyspepsies.

Depuis les observations de Hayem on utilise surtout l'acide chlorhydrique chez les hypopeptiques. Chez ces malades ce médicament aurait un double effet :

1° Il relèverait le processus digestif par augmentation de la chlorhydrie $(H + C)$; cette augmentation porterait principalement sur le cofficient C, c'est-à-dire sur les produits chloro-organiques;

2° Grâce à son action antiseptique, il empêcherait ou retarderait les fermentations anormales.

Modes d'administration. Posologie. — On administre l'acide chlorhydrique sous forme de solution, de mixture, de limonade. Cette dernière préparation est fort commode.

La dose journalière chez l'adulte est de 0 gr. 40 à 0 gr. 50. On pourrait au besoin aller jusqu'à 1 gr. et même 2 gr. Chez l'enfant on donne 4 à 5 gouttes par année d'âge.

Solution :

Acide chlorhydrique.....   2 gr.
Eau distillée............   200 —
   Une cuillerée à soupe dans un peu d'eau sucrée, une demi-heure après le repas.

Mixture :

Pepsine extractive....   10 gr.
Acide chlorhydrique..   2 —
Chlorhydrate de co-
  caïne..............   0 gr. 15
Eau chloroformée sa-
  turée..............   150 —
   1 à 2 cuillerées à café par jour à la fin du repas.

Limonade :

Acide chlorhydrique dilué
  au 1/10...............   20 gr.
Sirop de sucre...........   125 —
Eau.....................   875 —
   F. S. A. 1/2 verre après chaque repas.

Potion (Comby) :

Acide chlorhydrique..   V gouttes.
Sirop de framboises..   20 gr.
Eau distillée........   80 —
   A faire prendre par cuillerées à café de deux en deux heures (Diarrhée verte).

Nota. — Il est bon de recommander aux malades de se rincer la bouche après avoir pris une préparation à base d'acide chlorhydrique, de manière à enlever les traces d'acide dont les parois de la bouche demeurent humectées et qui pourraient, à la longue, attaquer les dents.

Toxicologie. — L'acide chlorhydrique n'est pas un poison à action élective ; c'est un poison corrosif, au même titre que l'acide azotique et que l'acide sulfurique. Nous décrirons cette forme particulière d'empoisonnement à l'occasion de l'étude de ce dernier acide. Les seuls caractères différentiels qui séparent l'action de l'acide chlorhydrique de celle de l'acide sulfurique tiennent à ce que l'acide chlorhydrique est moins corrosif que l'acide sulfurique. Dès lors il produit sur le tube digestif des lésions moins profondes que celles que détermine l'acide sulfurique, et le traitement, qui d'ailleurs est le même que dans le cas de ce dernier acide, a plus de chances d'être efficace.

CHLORURE DE SODIUM : NaCl

État naturel. — Le chlorure de sodium ou sel marin est un des corps les plus répandus dans la nature. On le rencontre en effet :

1º Au sein de la terre où il forme des couches épaisses, de véritables mines de *sel gemme*, qui sont le résidu de l'évaporation de mers anciennes;

2º En dissolution dans les eaux de la mer;

3º Dans beaucoup d'eaux minérales;

4º Enfin il entre dans la composition de tous les tissus ou liquides animaux.

Caractères. — Le chlorure de sodium est un sel incolore et transparent d'une saveur salée caractéristique, très soluble dans l'eau, insoluble dans l'alcool absolu. La solubilité du chlorure de sodium dans l'eau varie peu avec la température :

$$100 \text{ p. d'eau dissolvent 36 p. de sel marin à } + 15°.$$
$$- \qquad 39,6 \text{ p.} \qquad - \qquad + 100°.$$

Les cristaux de sel marin sont anhydres, mais ils retiennent toujours de l'eau entre les lamelles dont ils sont formés, et c'est à cause de cela qu'ils *décrépitent* quand on les chauffe.

On peut, *par une calcination modérée*, chasser toute l'eau *d'interposition* du chlorure de sodium : on a alors le sel marin *décrépité*. Par un chauffage plus prolongé on peut *fondre* le chlorure de sodium. Le chlorure de sodium est *volatil* au rouge vif, et c'est un fait qu'il ne faut pas perdre de vue lorsqu'on se propose de doser le chlorure de sodium dans des organes après calcination préalable.

Les solutions de sel marin donnent avec le nitrate d'argent un précipité blanc de chlorure d'argent, insoluble dans l'acide azotique, soluble dans l'ammoniaque. C'est sur cette réaction que repose le procédé de dosage pondéral ou volumétrique du chlorure de sodium.

Rôle physiologique du chlorure de sodium. — Le sel marin est un des éléments minéraux indispensables à l'homme et aux animaux. L'homme emprunte à ses aliments la plus grande partie du chlorure de sodium dont il a besoin ; toutefois, la quantité de chlorure de sodium qui lui est fournie par les aliments n'est pas toujours suffisante ; le fait se produit surtout lorsque l'alimentation est essentiellement végétale. Les végétaux, en effet, contiennent surtout des sels de potasse et c'est cette particularité qui explique l'appétit bien connu des herbivores pour le sel.

L'homme civilisé faisant usage d'un alimentation mixte n'absorbe pas, du fait de cette alimentation, une quantité de chlorure de sodium tout à fait suffisante pour ses besoins et il ajoute toujours une certaine quantité de sel à sa nourriture. Toutefois, il est clair que beaucoup de personnes ajoutent à leurs aliments une quantité de sel tout à fait anormale et hors de proportion avec les besoins réels de leur organisme. Il s'agit alors d'une perversion particulière du sens du goût, d'un besoin d'excitation factice, comparable à celui que peuvent créer les excitants tels que l'alcool et le tabac. Cet abus de sel est généralement sans inconvénient chez l'homme en état de santé ; nous verrons qu'il peut n'en être pas ainsi dans quelques cas pathologiques. Quoi qu'il en soit, l'homme a besoin d'introduire journellement dans son organisme une certaine quantité de chlorure de sodium, quantité qu'il est impossible de déterminer rigoureusement, mais qu'on peut estimer à 7 ou 8 grammes. Quel est donc le rôle de ce composé minéral dans l'organisme ? Ce rôle est double : il est à la fois d'ordre chimique et d'ordre physique.

A. **Rôle chimique.** — Le rôle chimique du chlorure de sodium, c'est-à-dire la détermination précise des réactions biologiques dans lesquelles il intervient chimiquement, est encore assez mal connu. Il n'est en définitive qu'un seul phénomène dans la production duquel on puisse affirmer l'intervention chimique du chlorure de sodium, c'est la formation de l'acide chlorhydrique du suc gastrique. En effet :

1° En soumettant pendant longtemps des animaux à une alimentation déchlorurée on parvient à faire produire a ces animaux un suc gastrique ne contenant plus d'acide chlorhydrique.

2° En soumettant au contraire des animaux à une alimentation hyperchlorurée, on parvient à faire sécréter à ces animaux un suc gastrique hyperchlorhydrique. Cette formation d'acide chlorhydrique aux dépens du chlorure de sodium se fait dans la profondeur des glandes fundiques et pyloriques de l'estomac. Quant à son mécanisme, on l'ignore complètement et, à cet égard, on n'a pu faire jusqu'ici que des hypothèses que nous n'avons pas à examiner.

Rôle physique. — Les cellules de nos tissus ne peuvent remplir convenablement leur rôle qu'à la condition d'être en état d'équilibre physique, d'équilibre osmotique, comme on dit, avec le milieu interstitiel dans lequel elles baignent. Or, à chaque instant, soit du fait de l'absorption de l'eau et des matières alimentaires, soit du fait des processus chimiques qui s'accomplissent au sein des tissus, soit enfin du fait de l'excrétion urinaire et de l'évaporation pulmonaire et cutanée, la concentration moléculaire du milieu organique se trouve modifiée. Et cependant, à l'état normal, c'est-à-dire à l'état de santé, la concentration moléculaire des humeurs de l'organisme se maintient à peu près fixe, ainsi qu'en témoignent les déterminations cryoscopiques.

Pour qu'il en soit ainsi, il est nécessaire que l'organisme ait à sa disposition des substances dont les molécules soient facilement mobilisables, c'est-à-dire puissent se transporter aisément d'un point à un autre de l'organisme, de manière à aller combler rapidement les *vides moléculaires* qui peuvent se produire, ou, au contraire, à se *replier* rapidement hors des points où il y aurait encombrement moléculaire.

Pour que des molécules puissent assurer ce service de *mobilisation rapide*, il est nécessaire que ces molécules répondent à deux conditions :

1° Qu'elles soient aussi petites, aussi légères que possible ;

2° Qu'elles soient inertes au point de vue chimique, c'est-à-dire qu'elles ne prennent aucune part ou qu'elles ne prennent qu'une part peu importante aux *opérations* chimiques qui s'accomplissent autour d'elles.

Plusieurs des substances qu'on rencontre dans l'organisme remplissent dans une certaine mesure ces deux conditions; mais, c'est le chlorure de sodium qui, par son abondance et par la petitesse de ses molécules (58,5) d'une part, par son inertie chimique d'autre part, réalise le mieux ces conditions.

Le chlorure de sodium est donc, par excellence, le *régulateur de la pression osmotique.*

Il est dès lors nécessaire que la quantité de chlorure de sodium qui séjourne dans l'organisme reste à peu près constante.

Dans les conditions normales, c'est le rein qui est chargé de veiller à cela, c'est le rein qui est chargé de faire le recensement du *nombre* et de la *qualité* des molécules nécessaires au maintien de l'équilibre osmotique ; c'est le rein en un mot qui est chargé de laisser sortir de l'organisme le *trop plein* moléculaire des humeurs et de retenir dans l'organisme le nombre de molécules nécessaire et suffisant pour assurer la fixité de la concentration moléculaire des humeurs.

Le rein, lorsqu'il est sain, anatomiquement et fonctionnellement, s'acquitte de sa tâche avec une perspicacité admirable ; il sait distinguer les molécules utiles de celles qui seraient inutiles ou nuisibles.

On sait par exemple que, chez l'homme sain, le sang renferme environ 4 grammes de chlorures p. 1000 et 0 gr. 50 d'urée seulement. Or, chez le même homme sain, on trouve dans l'urine (en chiffres ronds) 10 grammes de chlorures et 20 grammes d'urée p. 1000, soit 2 fois plus d'urée que de chlorures. Comme le sang renferme 8 fois plus de chlorures que d'urée, on peut en conclure que le travail de soustraction du rein à l'égard des divers principes du sang a un caractère d'électivité incontestable, que ce travail de soustraction est notamment beaucoup plus actif (environ 16 fois) pour l'urée que pour les chlorures. C'est que l'urée est une substance de déchet, une crasse humorale dont l'organisme doit se débarrasser rapidement, tandis que le chlorure de sodium est un élément utile.

Le rôle capital du chlorure de sodium dans l'établissement et le maintien de l'équilibre osmotique de l'organisme justifie et explique bien la recherche instinctive du sel par les animaux et par l'homme, surtout par les animaux herbivores et par les hommes plus spécialement végétariens. Mais, en fait, la quantité journalière de chlorure de sodium nécessaire et suffisante pour assurer la permanence de l'équilibre osmotique n'est pas très considérable et la plupart des individus ingèrent journellement une quantité de sel bien supérieure à la dose simplement utile. Ce chlorure de sodium doit être considéré comme une ration de luxe, et cela est si vrai que le rein laisse librement passer cet excès, qu'il l'élimine activement, comme s'il s'agissait d'une substance inutile ou nuisible.

Le rôle du chlorure de sodium en pathologie. — Ainsi, à l'état normal, c'est-à-dire chez l'individu sain, et malgré la nombreuse série des actes qui tendent à modifier la concentration moléculaire du sang et des liquides interstitiels de l'organisme, ces humeurs gardent, ou tout au moins recouvrent rapidement, une concentration moléculaire constante et appropriée aux conditions physico-chimiques les plus favorables à l'accomplissement des processus vitaux.

Cette constance est assurée par l'*entrée* journalière d'une certaine quantité de chlorure de sodium dans l'organisme et par la *sortie*, au niveau du rein principalement, de l'excès de chlorure ingéré. Supposons que, la quantité de chlorure de sodium ingéré par un individu demeurant constante, l'élimination rénale du chlorure vienne à diminuer. Il arrivera alors que le sang sera surchargé de chlorure de sodium et que sa concentration moléculaire augmentera. Mais la concentration moléculaire du sang ne pouvant être augmentée au delà d'une certaine limite sans qu'il en résulte des troubles circulatoires et nutritifs extrêmement graves, le sang tendra immédiatement à se débarrasser de l'excès de chlorure de sodium qu'il tient en dissolution.

La voie rénale étant fermée à l'élimination chlorurée, l'organisme devra mettre en jeu un autre mécanisme régulateur pour ramener le sang à sa composition normale. Les glandes de la peau, les glandes salivaires, le tube digestif lui-même, pourront bien, dans une certaine mesure, suppléer le rein; toutefois, la capacité d'élimination de ces émonctoires n'est pas suffisante pour suppléer intégralement l'élimination rénale insuffisante. Mais une autre voie reste ouverte à la diffusion des chlorures contenus dans le sang et cette voie, c'est l'intimité même des tissus, les espaces lymphatiques interstitiels, les espaces plasmatiques intercellulaires. Mais, l'apport dans ces humeurs interstitielles d'un supplément de chlorure de sodium ne serait pas non plus sans danger pour la vie cellulaire des tissus, et les humeurs interstitielles devenues *hypertoniques* tendent elles aussi à revenir à leur état de concentration moléculaire habituel. Ne pouvant se déconcentrer par appauvrissement en sel (toutes les issues étant fermées ou insuffisantes), elles vont tendre à se déconcentrer par dilution, c'est-à-dire en faisant un appel d'eau. Et de la sorte va se constituer un œdème.

Cette conception toute nouvelle de la pathogénie de certains œdèmes n'est pas une pure vue de l'esprit, car on a pu, chez des animaux, provoquer expérimentalement de l'œdème du poumon par injection intraveineuse d'une solution de chlorure de sodium hypertonique, et, de plus, on a aujourd'hui la preuve, à la fois clinique et expérimentale, que la pathogénie de l'œdème brightique relève bien du mécanisme que nous venons d'indiquer.

Les observations de Widal et d'Achard sont particulièrement instructives à cet égard. Elles ont en effet abouti à cette notion que, dans certaines formes de néphrites et à certaines périodes de leur évolution, alors que prédominent les lésions épithéliales, le rein peut être frappé d'insuffisance partielle portant avant tout sur l'élimination des chlorures, et que cette insuffisance aboutit à un syndrome qu'on a appelé chlorurémie (terme qui n'est que passagèrement exact, d'après ce que nous avons dit plus haut); mais qui, dans tous les cas, est caractérisé par une hydratation rapide de l'organisme provoquant « la formation d'œdèmes plus ou moins étendus, par une augmentation du poids du corps, par de l'oligurie avec hypochlorurie *comparativement* aux chlorures ingérés, et souvent par une poussée d'albuminurie ».

Le mal de Bright n'est pas la seule maladie au cours de laquelle on ait signalé la rétention des chlorures; on a signalé ce phénomène au cours d'affections très diverses. Il convient cependant de remarquer que les expériences faites par les cliniciens pour établir la réalité du phénomène de la rétention chlorurée dans beaucoup de maladies ne paraissent pas avoir toujours été conduites avec une grande rigueur scientifique. De nouvelles recherches démontreront peut-être que la rétention chlorurée vraie est un phénomène plus rare qu'on ne le croit aujourd'hui, à moins qu'elles ne démontrent que c'est au contraire un phénomène beaucoup plus banal qu'on ne le suppose, ne relevant pas toujours du mécanisme physiologique auquel on le rattache aujourd'hui et n'ayant pas dès lors, dans tous les cas, la valeur diagnostique qu'on a voulu lui attribuer.

Le rôle du sel en thérapeutique.

Les propriétés chimiques du chlorure de sodium d'une part, ses propriétés physiques, moléculaires, d'autre part, permettent, *a priori*, d'accorder à ce sel quelques propriétés médicamenteuses; le rôle du chlorure de sodium dans la pathogénie de certaines affections permet par contre d'admettre, *a priori* aussi, que ce sel pourra être pour certains malades une substance nuisible et qu'il pourra devenir nécessaire de le supprimer de l'alimentation de ces malades.

Le chlorure de sodium comme médicament. — *a. Le sel comme antidote et comme neutralisant chimique.* —Le chlorure de sodium ayant la propriété de donner par double décomposition avec le nitrate d'argent un composé insoluble dans l'eau et dès lors inerte, est indiqué comme contrepoison dans l'intoxication par ingestion de nitrate d'argent. Cette même propriété permet de l'utiliser dans le but de limiter l'intensité ou la durée de l'action topique ou cautérisante des solutions ou des crayons de nitrate d'argent.

b. Le sel comme hémostatique. — Le chlorure de sodium, comme beaucoup de sels neutres d'ailleurs, lorsqu'il est employé en solution concentrée, a la propriété de coaguler les albumines du sang. Cette propriété peut être utilisée pour arrêter les hémorragies superficielles. Dans ce but on emploie généralement des solutions à 10 ou 15 p. 100.

c. Le sel comme vomitif ou purgatif. — Appliqué sur une muqueuse à l'état pulvérulent ou en solution hypertonique, le chlorure de sodium détermine au niveau du point touché une irritation locale.

Lorsque cette action irritante locale s'exerce au niveau de la muqueuse stomacale, elle peut provoquer le vomissement par action réflexe; lorsqu'elle s'exerce au niveau de la muqueuse intestinale, elle peut provoquer la purgation. Le chlorure de sodium est rarement utilisé comme vomitif, mais *Cantani* a proposé l'emploi des lavements avec des solutions hypertoniques de chlorure de sodium dans le but de produire une action dérivative intestinale dans les hydropisies brightiques.

Les solutions de chlorure de sodium ne traversent pas la peau intacte, mais on admet qu'elles peuvent produire une certaine excitation cutanée; c'est à cette excitation cutanée qu'on attribue les effets des bains d'eau de mer ou d'eau de sources fortement salées, telles que celles dont nous parlerons un peu plus loin.

Solutions salines dites « sérums artificiels ».

Comme hémostatique, comme purgatif et vomitif, comme excitant cutané, le chlorure de sodium est employé en solutions *hypertoniques*, et c'est parce qu'il est employé en solutions hypertoniques qu'il produit : l'action coagulante pouvant aboutir à l'hémostase, l'action irritante pouvant aboutir au vomissement, l'action irritante et osmotique pouvant aboutir à la purgation. Mais on conçoit que le chlorure de sodium, employé en solution *isotonique* au sérum sanguin puisse produire, *intus* et *extra*, des effets tout différents. Dans ces conditions, en effet, les solutions de chlorure de sodium ne modifieront pas l'équilibre osmotique du milieu organique et elles permettront de pratiquer sans inconvénient le lavage des plaies, des muqueuses à épithélium délicat (fosses nasales, conjonctives), des séreuses; elles permettront enfin d'introduire dans l'organisme proprement dit, soit par voie sous-cutanée, soit par voie intraveineuse, une grande quantité d'eau sans crainte de léser les tissus ou d'altérer les éléments figurés du sang.

En vérité les solutions dites isotoniques de chlorure de sodium ne sont pas celles qui conviennent le mieux au maintien de l'intégrité morphologique et fonctionnelle des éléments anatomiques. Cela est évident *à priori* puisque les humeurs organiques et notamment le sérum sanguin ne contiennent pas que du chlorure de sodium. Pour ne parler que des éléments minéraux, le sérum sanguin contient en effet des carbonates alcalins, des phosphates alcalins ou terreux, une petite quantité de sulfate de potasse. Aussi a-t-on proposé un grand nombre de formules de sérums artificiels, renfermant toutes du chlorure de sodium mais renfermant en outre d'autres sels que le chlorure de sodium, voire des sels ne figurant pas dans la composition du sérum sanguin.

Sérothérapie artificielle.

La sérothérapie artificielle est une méthode thérapeutique qui utilise les sérums artificiels comme agents médicamenteux. Il y a lieu de distinguer, parmi les sérums artificiels, les *sérums isotoni-*

ques et les *sérums hypertoniques*. Ces derniers ne peuvent être utilisés qu'en injections sous-cutanées et à faibles doses (sérothérapie minima); les premiers peuvent être administrés par la voie veineuse et à doses massives (sérothérapie maxima).

Cette division de la sérothérapie artificielle en *sérothérapie minima* et *sérothérapie maxima* est due au Prof. Landouzy. Elle est des plus heureuses, car elle marque la distinction capitale qui doit être faite entre deux procédés thérapeutiques parfaitement différents l'un de l'autre, non seulement au point de vue de la posologie des agents médicamenteux utilisés pour leur réalisation, mais encore au point de vue du mécanisme de l'action thérapeutique de ces agents, de leurs indications, de leur mode d'administration.

Sérothérapie minima.

Définition. — La sérothérapie minima est un procédé thérapeutique qui consiste à introduire dans le tissu cellulaire sous-cutané une petite quantité d'un sérum artificiel hypertonique.

Action physiologique. — Il est difficile de préciser la nature de l'action physiologique de pareilles injections. On ne peut jusqu'ici que leur reconnaître un effet légèrement hypotenseur, dû à l'appel d'eau que font les solutions hypertoniques au point du tissu cellulaire sous-cutané où elles sont introduites.

Toutefois, cet effet physiologique lui-même doit être bien faible, au moins dans le cas de l'emploi des sérums concentrés aux doses minimes de 1 à 2 centimètres cubes! Aucune autre explication scientifique de l'action de ces sérums ne peut être donnée, si bien que beaucoup de cliniciens attribuent volontiers à la suggestion les quelques résultats thérapeutiques obtenus à l'aide de ces médicaments.

Applications thérapeutiques. — La sérothérapie minima a été préconisée dans la neurasthénie, l'artériosclérose, le rhumatisme chronique. Enfin, quelques auteurs ont voulu faire des injections de petites doses de sérums concentrés, un moyen de diagnostic précoce de la tuberculose pulmonaire. Les observations apportées en faveur de la réalité de cette propriété nouvelle des sérums concentrés ne sont pas encore assez nombreuses pour permettre d'élever l'emploi de ces injections au rang de méthode diagnostique certaine.

Mode d'emploi et posologie des sérums concentrés. —

Les sérums concentrés s'emploient habituellement en injections sous-cutanées. On utilise cependant la voie rectale.

Les doses à employer en injections sous-cutanées varient suivant la nature et le degré de concentration du sérum. Le sérum de Chéron ($\Delta = -2°,06$) s'emploie à la dose de 5 à 10 centimètres cubes ; le sérum de Trunecek ($\Delta = -3°,10$) s'emploie habituellement à dose plus faible : on commence ordinairement par 1 centimètre cube, mais on peut graduellement élever les doses jusqu'à 5 centimètres cubes. Ces injections sont souvent douloureuses. La durée de la médication n'est pas absolument réglée. En ce qui concerne le sérum de Trunecek on peut pratiquer une dizaine d'injections, puis continuer le traitement par des lavements, quitte à revenir plus tard aux injections.

Principaux sérums concentrés utilisés dans la sérothérapie minima.

A. — *Sérum de Chéron.*

Acide phénique neigeux	1	gramme.
Chlorure de sodium	2	grammes.
Phosphate de soude	4	—
Sulfate de soude	8	—
Eau distillée	100	—

1 à 10 cc.

B. — *Sérum de Crocq.*

Phosphate de soude	2	grammes.
Eau distillée	100	—

C. — *Sérum de Trunecek.*

Sulfate de soude	0 gr. 44
Chlorure de sodium	4 gr. 92
Phosphate de soude	0 gr. 15
Carbonate de soude	0 gr. 21
Sulfate de potasse	0 gr. 40
Eau distillée	100 grammes.

1 à 5 cc.

Sérothérapie maxima.

Définition. — La sérothérapie maxima est une méthode thérapeutique qui consiste à introduire dans l'organisme, soit par la voie sous-cutanée, soit par la voie véineuse, un volume relativement considérable d'un sérum artificiel isotonique ou tout au moins d'une concentration moléculaire aussi voisine que possible de celle du sérum sanguin.

Delbet a proposé de donner à cette opération thérapeutique le nom d'*hématocatharsise*, mais depuis les travaux de physiologie expérimentale publiés sur la question par Dastre et Loye on a conservé l'expression de *lavage du sang* employée par ces auteurs pour désigner l'opération qui nous occupe.

Étude expérimentale du lavage du sang. — Dastre et Loye ont étudié chez le chien les effets des grandes injections de solutions salines isotoniques. Ils ont montré que, chez l'animal sain, et à la condition de faire pénétrer le liquide avec lenteur (1 à 2 centimètres cubes par minute et par *kilogramme* de poids d'animal), on pouvait, sans aucun danger pour l'animal, faire pénétrer dans l'organisme, par la voie veineuse, des quantités relativement énormes de solutions salines isotoniques, supérieures à la masse du sang. Dans ces conditions toutefois, l'organisme n'emmagasine pas la totalité du liquide injecté; il n'en conserve qu'un poids égal à celui de son propre sang.

Ce n'est pas naturellement l'appareil vasculaire seul, qui emmagasine cet excès de liquide. Dès que l'augmentation de tension produite par le liquide injecté dépasse dans l'appareil vasculaire une certaine limite, l'excès de liquide passe dans les *organes d'entrepôt* (séreuses, foie, etc.).

Mais ces organes d'entrepôt eux-mêmes ont une capacité limitée et il arrive un moment où ils ne sont plus aptes à emmagasiner le liquide injecté. C'est alors que le rein joue le rôle de vanne et donne issue au liquide qui ne trouve plus à se loger dans les organes d'entrepôt. L'animal, suivant l'expression de Dastre, est alors à l'état de *vase percé*.

Il s'établit en définitive, à travers les séreuses d'abord, à travers le rein ensuite, un mécanisme régulateur de cet épandage hydraulique. Mais certains états physiologiques ou pathologiques peuvent s'opposer au bon fonctionnement de ce mécanisme régulateur. C'est ainsi que, chez le chien endormi par le chloroforme, l'injection de grandes quantités d'eau dans les veines n'est pas suivie d'élimination, mais d'accumulation dans les tissus. Achard et Gaillard ont également montré que certains traumatismes des centres nerveux pouvaient gêner les échanges régulateurs qui s'accomplissent à travers le péritoine. L'œdème ainsi produit par la rétention aqueuse ne constituerait pas un phénomène très grave s'il n'affectait que le tissu conjonctif sous-cutané, mais il peut atteindre les viscères, notamment les reins, et amener la mort.

Les effets des grandes injections de solutions salines isotoniques ont aussi été étudiés expérimentalement chez des chiens préalablement rendus malades par hémorragie abondante ou par intoxication. On a ainsi pu voir que, chez des animaux rendus presque exsangues et en état de mort imminente, on pouvait, en remplaçant le sang perdu par une solution saline isotonique, ranimer les contractions cardiaques et voir l'animal revenir graduellement à la vie.

Chez des animaux ayant reçu une dose mortelle de *certaines* substances toxiques on peut aussi retarder l'éclosion des phénomènes d'empoisonnement, voire, empêcher la mort. Mais il faut pour cela que l'injection ne soit pas trop tardive. Dans le cas de la strychnine par exemple, si elle est faite après l'apparition des premiers phénomènes convulsifs, elle demeure inefficace. Ce point particulier de l'action physiologique des sérums artificiels n'est pas encore complètement élucidé; nous y reviendrons d'ailleurs un peu plus tard. Dans les *infections*, et contrairement à ce que l'on pourrait penser *a priori*, le lavage du sang ne favorise pas l'élimination de toxines, il paraît plutôt hâter l'évolution des accidents et la mort des animaux.

Applications thérapeutiques. — Les phénomènes observés et les résultats obtenus chez les animaux à l'aide des injections massives de solutions salines isotoniques ont conduit les cliniciens à utiliser le lavage du sang comme méthode thérapeutique dans un certain nombre d'affections.

a. Hémorragies. — Jusqu'ici, c'est dans le traitement de l'adynamie consécutive aux grandes hémorragies de toute nature que les injections massives de sérums artificiels isotoniques ont donné les succès les plus évidents. Dans ce cas, en effet, cette méthode thérapeutique donne souvent des résultats vraiment surprenants. La quantité de liquide à injecter varie nécessairement suivant l'abondance de l'hémorragie. C'est le pouls radial qui, le plus souvent, sert de guide. Lorsqu'on le perçoit nettement, c'est-à-dire lorsqu'il reparaît avec des caractères sinon normaux, du moins rassurants, on peut suspendre l'injection. Il faut savoir toutefois que les modifications cardiaques et circulatoires produites par une première injection ne sont pas toujours définitives et qu'on peut, au bout d'un temps plus ou moins long, voir réapparaître des signes de collapsus. On pousse alors une nouvelle injection, et il n'est pas rare que l'on soit ainsi amené à injecter plusieurs litres de solution saline dans une journée (jusqu'à 6 et 7 litres). Dès que l'amélioration paraît, sinon définitive, du moins plus persistante, on espace les injections.

Comment expliquer l'efficacité des injections de sérum dans le cas que nous venons d'examiner? Le phénomène initial déterminé par l'injection consiste dans le *relèvement de la pression sanguine* tombée, du fait de l'hémorragie abondante, à un niveau inférieur à celui qui est sans doute nécessaire pour que la fibre musculaire et les appareils nerveux intra et extra-cardiaques puissent accomplir convenablement leur fonction.

Toutefois, les solutions salines, malgré leur dénomination de sérums artificiels, ont une composition bien trop éloignée de celle du sérum sanguin, pour qu'elles puissent vraiment remplacer ce liquide naturel. Elles ne peuvent que le suppléer *momentanément* et pour ainsi dire *mécaniquement*. Et c'est pourquoi l'amélioration obtenue à la suite d'une première injection n'est que passagère. Elle ne devient sans doute définitive qu'après que l'organisme a pu, tant par le jeu des organes hématopoïétiques que par les processus nutritifs habituels, faire la réparation sanguine *qualitative* rendue nécessaire par la sortie au dehors du sang normal, et par son remplacement par une solution saline artificielle et physiologiquement inerte ou tout. au moins insuffisante. Le rôle de cette solution saline n'en a pas moins été capital puisqu'elle a maintenu l'organisme en état d'équilibre *physique*, lui donnant ainsi le temps de refaire son équilibre *physiologique* intégral.

b. Intoxications. — Le lavage du sang a été aussi préconisé dans les empoisonnements. Il est évident *a priori* que, toutes choses égales d'ailleurs, les résultats que l'on obtiendra dans ces circonstances par l'emploi de 'cette méthode thérapeutique seront très différents suivant la nature de la substance toxique. On pouvait admettre *a priori* ce que l'expérience a déjà confirmé, à savoir, que les lavages du sang seraient surtout utiles dans les intoxications déterminées par les poisons du sang proprement dit, c'est-à-dire par les substances dont l'action se porte principalement sur les éléments figurés du sang, et qui rendent dès lors ce liquide plus ou moins impropre à l'accomplissement de son rôle physiologique.

La théorie permettait aussi de prévoir et l'expérience a encore confirmé que, dans ces sortes d'empoisonnements, le lavage du

sang ne pouvait pas suffire pour empêcher l'évolution des phénomènes toxiques. Le lavage du sang, en effet, est impuissant à
débarrasser rapidement l'organisme de la substance toxique énergiquement fixée sur les éléments figurés de ce liquide. Pour
éliminer rapidement le poison, il est de toute nécessité d'éliminer
les éléments figurés eux-mêmes. On ne peut obtenir ce résultat
qu'au moyen de la saignée. Ce n'est qu'après, que l'injection
d'une solution saline peut intervenir à propos pour faire la réparation physique rendue nécessaire par la soustraction d'une certaine quantité de sang. C'est à cette double opération qu'on donne
quelquefois le nom de *saignée-transfusion*.

    c. Choléra et entérites infantiles. — Dans le choléra, dans les
entérites infantiles graves, dans tous les cas en un mot où des
diarrhées profuses entraînent une déshydratation excessive de
l'organisme, la sérothérapie maxima est indiquée, et, de fait, elle a
souvent déjà donné des résultats intéressants.

Dans le choléra, à la période algide, marquée par le refroidissement de l'organisme et l'apparition des phénomènes de collapsus,
une injection de un à deux litres de sérum artificiel produit le
plus souvent une amélioration évidente : le pouls se relève, la
respiration se régularise, les phénomènes d'asphyxie s'atténuent
ou disparaissent, le malade éprouve un grand bien-être. Bientôt
cependant il présente de légers frissons : ils sont l'expression de
l'un des moyens utilisés par l'organisme pour revenir à la température normale. Ce mouvement réactionnel peut même être assez
intense pour amener momentanément la température à un degré
supérieur à la normale. Si, en même temps que s'atténuent les
troubles thermiques et cardio-respiratoires, on voit survenir une
diurèse abondante ; l'on est en droit de considérer l'amélioration
comme réelle. Le plus souvent, en effet, dans ce cas, le malade
entre rapidement en convalescence.

Il n'en est malheureusement pas toujours ainsi et il arrive, qu'en
dépit du sérum, les phénomènes d'algidité et de collapsus ne s'amen-
dent pas ; la diarrhée persiste, l'hydratation artificielle ne parvient
pas à compenser la déshydratation qui se fait par la voie intestinale.

C'est que, pas plus dans le choléra que dans les autres maladies
infectieuses, la sérothérapie maxima n'est une médication étiologique ; c'est une médication purement physiologique, une médication physique pourrait-on presque dire, une médication adjuvante en un mot, capable de permettre à l'organisme de reprendre

haleine et de maintenir en action ses moyens de défense naturels, mais incapable de suppléer complètement ces derniers. Et c'est là la raison des insuccès de la sérothérapie artificielle dans le traitemènt des maladies infectieuses proprement dites, aussi bien que dans celui des maladies qui sont sous la dépendance d'un trouble profond de la nutrition.

Contre-indications. — Les injections massives augmentant la tension sanguine, on ne les emploiera pas chez les individus déjà « hypertendus » ou pourvus d'un cœur malade, incapable de résister à un effort même momentané. D'autre part, la régulation hydraulique à la suite des injections se faisant surtout par l'intermédiaire du rein, il est de toute évidence que l'intégrité de cet organe s'impose, sous peine de voir survenir l'anasarque du tissu conjonctif sous-cutané, voire celui des viscères. On s'abstiendra donc de l'emploi de la sérothérapie maxima chez les malades atteints de néphrite chronique et sujets à l'hypertension, chez les brightiques, les cardiaques, les cirrhotiques, chez les malades porteurs d'un épanchement inflammatoire, chez ceux enfin dont l'appareil pulmonaire est congestionné.

**Principaux sérums artificiels
utilisés dans la sérothérapie maxima.**

A. — *Sérum dit physiologique.*

Chlorure de sodium....................... 7 gr. 5
Eau distillée stérilisée................... 1000 grammes.

Nota. — Cette solution dite physiologique est en réalité *hypotonique.* Pour avoir une solution de chlorure de sodium isotonique ($\Delta = 0°,55$) il faut employer une solution à 9 gr. 1 de chlorure de sodium pour 1000.

Dans la pratique, et en présence d'un cas d'urgence, le médecin pourrait obtenir rapidement une solution saline à un degré de concentration convenable en faisant dissoudre dans un litre d'eau bouillie deux cuillerées à café de sel fin, dit sel de table.

B. — *Sérum de Hayem.*

Chlorure de sodium.................... 5 grammes.
Sulfate de soude crist. pur............. 10 —
Eau distillée stérilisée........ .... 1000 —

C. — *Sérum de Cantani.*

Chlorure de sodium.................... 4 grammes.
Carbonate de soude crist................ 2 —
Eau distillée bouillie.................. 1000 —

D. — *Sérum de Locke.*

Chlorure de sodium......................	9 grammes.
— de calcium......................	0 gr. 20
— de potassium...................	0 gr. 20
Carbonate de soude...........	1 gramme.
Glycose..................................	1 —
Eau distillée bouillie........	1000 grammes.

E. — *Sérum gélatiné.*

Gélatine blanche (grenetine)............	50 grammes.
Chlorure de sodium	8 —
Eau distillée.........................	1000 · —

Modes d'emploi et posologie des sérums isotoniques. — Les sérums artificiels isotoniques peuvent, suivant les circonstances, être administrés par la voie sous-cutanée (hypodermoclyse), par la voie veineuse (lavage du sang proprement dit), enfin par la voie rectale. La quantité de sérum à injecter varie suivant l'âge des sujets, l'état de leur cœur, suivant enfin la nature de l'affection et le but que l'on se propose d'atteindre. Les petites doses (10, 20, 50 cc.) plus ou moins répétées sont employées dans quelques affections chroniques à titre de stimulants (?) et dans les diarrhées infantiles graves. Les hautes doses (200 à 500 cc. et au delà) sont utilisées chez les adultes (hémorragies, choléra, empoisonnements).

Eaux minérales chlorurées sodiques.

Un grand nombre d'eaux minérales renferment du chlorure de sodium, mais la proportion de cet élément dans ces eaux est extrêmement variable. Parfois il n'y figure que dans une proportion très faible, dans une proportion qui, comparée à celle de tel ou tel autre élément, peut être considérée comme secondaire : ces eaux-là ne doivent pas être comptées comme eaux minérales chlorurées sodiques proprement dites. Il existe par contre des eaux minérales dans la composition desquelles le chlorure de sodium figure dans une proportion telle que cet élément devient prédominant ; ce sont ces eaux qui constituent la classe des eaux minérales chlorurées sodiques proprement dites.

Répartition géographique et origine géologique. — En France, les eaux minérales chlorurées sodiques sont particuliè-

Eaux minérales chlorurées sodiques françaises.

NOMS DES STATIONS	NOMS DES SOURCES	SITUATION	TEMPÉ- RATURE	NaCl P. 1000	MINÉ- RALISATION TOTALE P. 1000	OBSERVATIONS
1er GROUPE : *Eaux chlorurées sodiques simples (région de l'Est et du Sud-Est).*						
				Grammes.	Grammes.	
Luxeuil...............	Etuves (Grand-Bain)........... Source des Dames. Source des Béné-dictins	Haute-Saône.	51 à 52° 42 à 43° 42°	0,73 0,74 0,73	1,17 1,15 1,16	Les sources de Luxeuil sont a nombre de 15 environ. G radio-actifs. Il existe aussi Luxeuil des sources considéré comme ferrugineuses.
Bourbonne-les-Bains..	Puits n° 1......... Puits n° 13........	Haute-Marne.	55°4 65°	5,12 5,20	7,18 7,22	Ces eaux sont également rich en chlorure de lithium : 0, à 0,08 p. 1 000.
Salins...............	Puits-à-Muire	Jura.	10 à 11°	22,75	26	
Lons-le-Saunier......	....			10	....	
Salins-Moûtiers	Grande Source.... Petite Source.....	Savoie.	34 à 35°	12,48	10,70	Donnent ensemble l'énorme d bit de 35 000 hectolitres p 24 heures.
Bourbon-Lancy........	Descures .... Reine	Saône-et-Loire.	54° 52°	1,27 1,28	1,81 1,82	Les eaux de Bourbon-Lancy co tiennent des gaz radio-actifs riches en hélium.
Brides-les-Bains	Ybord	»	»	1,85	5,70	

2ᵉ GROUPE : *Eaux chlorurées sodiques simples (région pyrénéenne et méditerranéenne).*

				Grammes.	Grammes.	
Dax	Eaux salées	Landes.	....	225	368	Ces eaux proviennent des salines situées aux environs de Dax où l'on exploite un puissant gisement de sel gemme.
Salies-de-Béarn	Bayaa .... Oraas........ ....✗	B.-Pyrénées.	»	245 293	256 301	
Biarritz-Briscous	....	»	»	293	307	
Salies du Salat.......	Source Salée......	Haute-Garonne.	10 à 12°	30	34	
Balaruc.............	....	Hérault.	48°	7	10	

3ᵉ GROUPE : *Eaux chlorurées sodiques mixtes (région du Centre).*

					Grammes.	Grammes.	
La Bourboule........	Rive droite.	Perrière .. Sedaiges.. Choussy ..	P.-de-D.	56°	3,16	5,64	1,92 bicarbonates alcalins. 0,20 — terreux. 5 à 6 milligr. arsenic. Cette quantité relativement énorme d'ars. caractérise vraiment ces eaux.
	Rive gauche.	Fenestre..	»	18 à 19°	0,32	0,91	
Châtel-Guyon		Deval............ Gargouilloux...... Vernière......... Sardon	»	27 à 33°	1,85	6	3 gr. environ de carbonate de chaux et de magnésie, plus 1 gr. 30 de chlorure de Mg. Ce sont en somme des eaux essentiellement magnésiennes, bicarbonatées et chlorurées. Leur teneur en sel de Mg et l'action thérapeutique qui y correspond les distinguent de toutes les autres eaux d'Auvergne.

rement nombreuses dans le Jura, les Alpes et la région pyrénéenne.

L'étude géologique des terrains de ces différentes régions montre que l'origine du chlorure de sodium de ces eaux provient, dans tous les cas, de la dissolution des gîtes de sel gemme qui constituent sur toute l'étendue du territoire français un horizon parfaitement défini. Plusieurs de ces gîtes sont d'ailleurs exploités pour l'extraction du sel et, dans beaucoup de cas, ce sont les eaux-mères de cette exploitation qui servent au traitement hydro-minéral. Ces eaux-mères, comme on le verra plus loin, sont extrêmement riches en sel et sont plus spécialement utilisées pour le traitement hydro-minéral externe.

Enfin on rencontre aussi dans la région du Plateau Central quelques eaux minérales riches en chlorure de sodium. Ces eaux minérales sourdent dans des terrains ayant une origine et une composition géologique très différentes de celles des précédents et il est beaucoup plus difficile de se rendre compte de la genèse du chlorure de sodium qu'on rencontre dans ces eaux.

D'ailleurs, à côté du chlorure de sodium on rencontre dans ces eaux des proportions relativement élevées d'autres principes (bicarbonates alcalins et terreux, chlorure et sulfate de magnésium, arsenic). La présence de ces principes donne à ces eaux des caractères et des propriétés spéciales qui ne permettent pas de les considérer comme des eaux minérales chlorurées sodiques simples. Nous avons cru devoir en faire un groupe spécial.

Quant aux eaux minérales qui, en même temps que du chlorure de sodium, renferment des éléments sulfurés, nous avons cru devoir les rattacher au grand groupe des eaux sulfureuses (voir page 377).

Classification. — On pourrait répartir les eaux minérales chlorurées sodiques en un certain nombre de groupes basés sur un de leurs caractères dominants, tel par exemple que leur richesse en sel ou leur température. Il nous paraît plus rationnel, préférable tout au moins au point de vue mnémotechnique, de les répartir d'après leur origine géographique.

Nous ne pouvons donner ici en détail la composition chimique de toutes les eaux minérales chlorurées sodiques, mais nous avons cru utile d'indiquer les caractères essentiels des principales d'entre elles; ce sont ces caractères que nous avons essayé de résumer dans le tableau des deux pages précédentes.

La France est, comme on voit, suffisamment riche en eaux minérales chlorurées sodiques pour n'être pas tributaire de l'étranger. C'est donc uniquement pour mémoire que nous donnons ici un tableau des principales sources chlorurées sodiques de l'étranger. Les plus connues de ces sources sont celles qui sont situées en Allemagne, dans une vallée dirigée de l'est à l'ouest, occupant la Hesse, le Nassau et la Prusse Rhénane.

B. — Eaux minérales chlorurées sodiques étrangères.

NOMS DES STATIONS	NOMS DES SOURCES	SITUATION	TEMPÉRATURE	NaCl P. 1000	MINÉRALISATION TOTALE P. 1000
				Grammes.	Grammes.
Nauheim	Kurbrunnen ...	Hesse.	21°	14,20	17,4
	Friedrich-Wilhem.			40,3	15,4
Hambourg...	Elisabethquelle.	»	....	9,8	13,9
Kreuznach...	Elisenquelle ...	Prusse Rhénane.	10° à 30°	9,5	11,8
Wiesbaden ..	Kochbrunnen ..	Nassau.	67°	6,8	8,70
Baden-Baden.	Hauptstollenquelle	Grand-duché de Bade.	65°	2	....

Modes d'emploi des eaux chlorurées sodiques. — Les tableaux qui précèdent montrent combien la teneur en chlorure de sodium des eaux minérales chlorurées sodiques est variable. Cette particularité permet de distinguer dans ces eaux deux types principaux : 1° des eaux chlorurées sodiques *faibles*, renfermant moins de 5 grammes de chlorure de sodium ; 2° des eaux chlorurées sodiques *fortes*, renfermant plus de 5 grammes de chlorure de sodium.

Les premières sont utilisées en boissons et en bains ou douches ; les secondes ne peuvent être utilisées qu'en bains ou douches.

Action physiologique des eaux chlorurées sodiques. — Les effets physiologiques des eaux minérales chlorurées sodiques faibles varient naturellement suivant leur richesse en sel, leur température, leur minéralisation totale et la nature des éléments minéraux qui accompagnent le chlorure de sodium. Il est donc impossible d'en donner une description d'ensemble.

D'une manière générale ces eaux sont légèrement purgatives; aussi les a-t-on conseillées dans la constipation habituelle. Dans ce cas on devra donner la préférence aux eaux chlorurées sodiques dans lesquelles. à côté du chlorure de sodium, on trouve une proportion notable d'éléments purgatifs tels que des sulfates alcalins ou des sels de magnésium. Le type de ces eaux est celle de Châtel-Guyon.

Les eaux chlorurées sodiques fortes, employées sous forme de bains ou de douches, sont surtout recommandées dans la chlorose, dans l'anémie, dans la scrofule, dans certains états diathésiques enfin tels que la goutte, le rhumatisme chronique, l'obésité. On a prétendu en effet que les bains chlorurés sodiques augmentaient toujours les échanges azotés. Le fait est possible, mais il n'est pas démontré rigoureusement. Ce qu'on peut affirmer, c'est que la peau intacte n'absorbe pas le chlorure de sodium, pas plus d'ailleurs que les autres composés salins qui figurent dans la composition des eaux minérales en général. Mais l'action physiologique des bains hydrominéraux n'est pas subordonnée à l'absorption des composés salins au niveau de la peau. L'excitation cutanée que produisent les bains ou les douches, les phénomènes, nerveux et vaso-moteurs qui sont la conséquence de cette excitation périphérique, sont parfaitement suffisants pour produire au sein de l'organisme des effets physiologiques susceptibles d'aboutir à une action thérapeutique. Si l'on ajoute à cela qu'une saison à une station hydrominérale place les malades dans des conditions de climat et d'altitude différentes de celles où ils vivent habituellement, qu'elle les oblige à une vie physique différente aussi de celle qu'ils mènent habituellement, qu'elle est de nature enfin à éloigner d'eux les soucis ou les préoccupations qui hantent aujourd'hui tant de cerveaux surexcités, on ne s'étonnera pas des effets souvent si salutaires que beaucoup de malades retirent du traitement hydrominéral.

Le chlorure de sodium dans l'alimentation thérapeutique. Régime hypochloruré.

Il y a longtemps qu'on a reconnu les inconvénients que peut présenter une nourriture trop salée dans certaines maladies. Toutefois cette observation était purement empirique, et c'est seulement depuis que le rôle du chlorure de sodium dans la pathogénie de l'œdème brightique a été bien mis en lumière, qu'on a pu se rendre compte de la cause de l'action nocive du chlorure de sodium dans quelques maladies.

L'idée première de soumettre certains malades à un régime hypochloruré revient à MM. Ch. Richet et Toulouse. Dès 1899, en effet, ils instituaient ce régime chez des épileptiques soumis au traitement bromuré. Ils avaient pensé qu'en diminuant la quantité de chlorure de sodium ingéré par ces malades avec leurs aliments, ils appauvriraient leurs humeurs et leurs tissus en chlorure de sodium et qu'il serait dès lors possible de substituer, dans une certaine mesure, des molécules bromurées aux molécules chlorurées manquantes, d'augmenter en quelque sorte l'appétence des cellules pour le bromure, et de rendre par là plus efficace et plus durable l'action dépressive du bromure sur les cellules nerveuses. Et c'est pour marquer le caractère substitutif de cette méthode de traitement qu'ils l'ont désignée sous le nom de thérapeutique *métatrophique*.

Les malades de MM. Richet et Toulouse pouvaient supporter sans inconvénient d'une façon très prolongée l'abstinence de sel, c'est-à-dire la privation de sel ajouté comme condiment aux aliments qu'on leur donnait ; mais il est à remarquer que la ration quotidienne constituant leur régime hypochloruré contenait environ 2 grammes de chlorure de sodium *naturel*.

Chez les épileptiques soumis à ce régime et auxquels on administrait en même temps 2 à 4 grammes de bromure de sodium seulement, les accès devenaient moins fréquents. Nous n'avons pas à examiner ici la question de savoir si cette méthode thérapeutique est définitivement jugée au point de vue clinique, mais nous devons faire remarquer qu'on n'a jusqu'ici donné aucune preuve directe que cette méthode d'hypochloruration de MM. Richet et Toulouse fût réellement une méthode thérapeutique méritant le nom de métatrophique qui lui a été donné, autrement dit, on n'a donné aucune preuve directe de la substitution isomoléculaire du bromure de sodium au chlorure de sodium. Nous savons que les humeurs organiques doivent, quoi qu'il arrive, équilibrer leur concentration moléculaire à un taux déterminé, mais il est bien certain que ces humeurs ne peuvent pas faire cet équilibre avec n'importe quelle espèce de sel, et il est douteux que les bromures alcalins eux-mêmes, en dépit de leur analogie chimique avec le chlorure de sodium, puissent remplacer ce dernier élément pour assurer l'équilibre osmotique de nos humeurs et de nos tissus. L'expérimentation clinique semble d'ailleurs avoir déjà démontré que le régime hypochloruré combiné à la médication bromurée ne peut pas toujours être continué longtemps sans inconvénients (troubles nerveux variés, albuminurie, etc.).

Aussi bien, la question des régimes hypochlorurés considérés comme méthode thérapeutique se présente aujourd'hui sous un aspect tout différent. Il ne s'agit plus ici d'une méthode thérapeutique métatrophique, mais d'une méthode thérapeutique reposant sur les notions nouvellement acquises relativement au rôle physique du sel dans l'établissement et dans le maintien de l'équilibre osmotique de nos humeurs et de nos tissus.

Lorsque Achard eut mis en lumière le rôle de la rétention chlorurée dans la pathogénie de l'œdème, Widal eut l'idée d'appliquer le régime hypochloruré de MM. Richet et Toulouse au traitement de l'œdème brightique. Étant donné, en effet, le mécanisme de la formation de cet œdème, il est clair que, chez un brightique qui n'a pas encore d'œdème, on évitera la production de l'œdème en supprimant les chlorures de l'alimentation, de manière à ne laisser à l'organisme que la quantité de chlorure de sodium juste suffisante pour assurer le maintien de son équilibre osmotique. Il est clair aussi que, chez un brightique ayant déjà de l'œdème, on favorisera la disparition de cet œdème : d'une part, en suspendant d'urgence tout apport de sel dans l'organisme, d'autre part, en agissant sur le rein de manière à produire de la polyurie. A la faveur de cette polyurie, en effet, une certaine quantité de sel pourra franchir la barrière rénale. Et c'est ainsi que, graduellement, l'organisme revenant à son taux normal de chlorure de sodium, il n'y aura plus de raison pour que l'eau soit retenue en excès.

C'est parce que le lait contient relativement peu de chlorures qu'il est, depuis longtemps déjà, considéré comme un aliment de choix chez certains brightiques. En somme, les anciens médecins, en combinant l'emploi des diurétiques et du régime lacté chez les brightiques, faisaient de la déchloruration sans le savoir.

Mais il ne suffit pas, pour qu'un aliment convienne à un brightique, que cet aliment ne renferme que peu ou pas de sel; il faut encore que cet aliment, à la dose, si l'on peut ainsi s'exprimer, où il peut pratiquement être ingéré par le malade, contienne, en quantité suffisante et dans des proportions convenables, les divers matériaux combustibles (graisses, hydrates de carbone, albumine), générateurs de la chaleur animale; il faut de plus qu'il ne contienne pas une quantité surabondante, inutilisable ou nuisible, de l'un de ces éléments combustibles.

A l'état normal, comme l'a démontré le Professeur Gautier, l'adulte doit recevoir par jour, en moyenne, 100 grammes d'albumine et 400 à 450 grammes de principes ternaires. Or le lait seul ne peut, dans aucune mesure, assurer cette proportion harmonique et nécessaire entre l'albumine et les composés ternaires. Cela ressort clairement des chiffres du tableau suivant établi par M. Gautier.

	1 850 cc. de lait contiennent	4750 cc. de lait contiennent	3 litres de lait contiennent
Albumine...........	100 grammes	258 grammes	162 grammes
Matériaux ternaires .	154 —	400 —	250 —

« Donner 3 litres de lait par jour à un adulte, c'est donc lui fournir une quantité surabondante, inutilisable, d'albuminoïdes, en même temps qu'une proportion beaucoup trop faible, tout à fait insuffisante, de matériaux ternaires. Si l'on voulait recevoir par le lait seul la quantité de 400 grammes nécessaire de ces substances ternaires (graisse et sucre), il faudrait consommer par jour 4750 centimètres cubes de lait, auquel cas on introduirait dans l'économie les poids excessifs de 258 grammes de matières protéiques et de 170 grammes de corps gras. »

D'ailleurs, 3 litres de lait renferment de 5 à 7 grammes de chlorure de sodium, c'est-à-dire environ 4 fois plus que certains régimes mixtes dont nous parlerons plus loin. Enfin le régime lacté absolu est souvent mal toléré; il peut à la longue amener des troubles gastriques ou intestinaux variés, et beaucoup de malades finissent par en éprouver un dégoût absolu. Il n'est donc pas, même pour les brightiques, le régime diététique idéal ou même inoffensif qu'on a cru qu'il était, et il y avait lieu de chercher des combinaisons alimentaires plus rationnelles et plus variées, mieux adaptées que le lait aux goûts des malades, aussi peu chlorurées que possible et remplissant dès lors la condition fondamentale d'un régime approprié au traitement préventif ou curatif de l'œdème brightique.

Pour constituer un pareil régime il convient avant tout de connaître la teneur en sel des principaux aliments usuels; voici un tableau fournissant ce premier renseignement [1] :

	Grammes.		
Lait de l'assistance publique de Paris..	1,57	d'après	Widal et Javal.
Lait de ferme	2 à 2,50	—	Meillère.
Beurre frais	1 à 14	—	Duclaux.
Viande crue (consommée à l'hôpital Tenon)	0,35	—	Meillère.
Bouillon	10 à 15	—	Divers.
Œufs	1,66	—	Kœnig.
Brochet (poisson d'eau douce)	0,48	—	Gautier.
Aiglefin (poisson de mer)	5,40		
Pain de ménage	5 à 6	—	Divers.
Blé	0,13	—	Gautier.
Farine	0,17	—	»
Haricots	0,50	—	Kœnig.
Pois	0,68	—	»
Lentilles	1,40	—	»
Pommes de terre	0,80	—	»
Riz	0,07	—	»
Fraises	0,24	—	Moleschott.
Cerises	0,14	—	»
Prunes	0,03	—	»
Poires	traces	—	»
Sucre	0	—	»
Vin rouge ou blanc des hôpitaux	0,06	—	Meillère.
Bière	0,10 à 0,15		Divers.

Ce tableau peut servir de base pour la composition *qualitative* d'un régime déchloruré; nous indiquerons un peu plus loin sur quelles bases on doit s'appuyer pour la composition *quantitative* d'un pareil régime; mais il est utile d'examiner d'abord de plus près, les avantages ou les inconvénients de quelques-uns des aliments mentionnés dans le tableau ci-dessus.

Viande. — La teneur de la viande en sel est dans quelques échantillons un peu plus élevée que ne l'indique le chiffre du tableau. Toutefois cet aliment peut, d'une manière générale, être considéré comme fort peu chloruré. On pourra la donner crue, grillée ou rôtie dans du beurre non salé ou dessalé et additionnée

---

1. Ces chiffres indiquent la teneur en sel par kilogr. de substance. Il est à peine besoin de dire qu'on ne dose pas le chlorure de sodium dans les aliments, on y dose le chlore. Pour calculer la quantité de chlorure de sodium correspondant au chiffre de chlore trouvé il faut multiplier ce chiffre par le coefficient 1,647.

d'un peu de vinaigre ou de jus de citron, ou bouillie et assaisonnée d'huile, de vinaigre ou d'un peu de moutarde.

Poissons. — Parmi les poissons, seuls les poissons d'eau douce peuvent entrer dans un régime de déchloruration. On pourra les faire frire dans du beurre non salé ou les préparer au court-bouillon et les assaisonner à la vinaigrette ou au jus de citron.

Œufs. — Un œuf de 50 grammes ne renfermant guère que 0 gr. 07 à 0 gr. 08 de chlorure de sodium, on voit tout le parti que l'on pourra tirer de cet excellent aliment. On pourra prescrire les œufs en nature ou faire entrer les jaunes dans la composition de sauces variées.

Pain. — Le pain de ménage ou celui qui est habituellement fabriqué par les boulangers contient toujours une notable proportion de sel. Dans certains pains de luxe on trouve jusqu'à 12 et 15 grammes de sel par kilogramme. Dans les grandes villes on trouve facilement aujourd'hui du pain non salé. Mais ce pain non salé présente l'inconvénient de se dessécher assez rapidement [1].

Pommes de terre et farineux. — Les pommes de terre étant très pauvres en sel pourront entrer largement dans la composition du régime déchloruré. Les pommes de terre bouillies pourront même être prescrites en guise de pain.

Parmi les aliments végétaux, ce sont d'ailleurs les farineux auxquels on doit donner la préférence.

Les haricots verts, les petits pois au beurre ou au sucre, les lentilles sont d'excellents aliments pour les brightiques. La plupart des substances végétales (carottes, poireaux cuits en asperges, les salades cuites) conviennent également.

Le riz est un aliment particulièrement précieux dans le cas qui nous occupe : on pourra le préparer au sucre et au lait et en faire des entremets variés. Le sucre, les pâtisseries sans sel, tous les fruits, les compotes, les confitures peuvent être donnés abondamment.

Le chocolat, renfermant peu de sel et contenant jusqu'à 2 grammes de théobromine pour 100 grammes, convient aussi admirablement aux brightiques.

Le thé et le café, la bière et le cidre, le vin lui-même à dose modérée peuvent être permis aux brightiques. D'une façon géné-

---

1. Remarquons en passant que ce phénomène est un peu de même ordre que celui qui se passe dans l'organisme : le sel paraît en effet retenir de l'eau dans la pâte du pain comme il en retient dans l'organisme.

rale il faut assurer aux malades l'absorption quotidienne de un litre et demi à deux litres de liquide par jour.

Composition quantitative de la ration. — Le nombre des aliments peu salés et pouvant à ce titre entrer dans la composition du régime déchloruré est assez considérable et point n'est besoin de condamner les brightiques aux 3 litres à 3 litres et demi de lait qui, pendant longtemps, ont constitué le régime de ces malades. Mais il nous reste à voir comment on peut, quantitativement, composer avec les divers aliments que nous avons passés en revue, un régime qui, tout en répondant à la condition fondamentale d'être peu riche en sel, soit en outre adapté aux principes généraux de l'alimentation physiologique.

Pour cela il importe de connaître :

1° Les principes généraux mêmes de l'alimentation physiologique.

2° La teneur des aliments en principes constituants fondamentaux (graisses, hydrates de carbone, albumine), c'est-à-dire leur valeur thermique.

En ce qui concerne les principes généraux de l'alimentation physiologique, nous ne pouvons que rappeler ici que le nombre de calories nécessaires à un homme adulte accomplissant un travail modéré peut être évalué à 2 600 environ. Ce nombre de calories peut être fourni par les quantités ci-dessous des divers principes alimentaires fondamentaux, en regard desquelles nous avons indiqué le nombre de calories correspondant :

Ration alimentaire moyenne de l'homme adulte et sain.	Nombre de calories correspondant.
100 grammes d'albumine	$100 \times 4^c,2 =$ 420 calories.
60 — de graisse.............	$60 \times 9^c,3 =$ 558 —
400 — d'hydrates de carbone.	$400 \times 4^c,1 = 1\,640$ —
	Total $= 2\,618$ calories.

Mais il est évident que, pour l'homme malade, il est inutile et qu'il pourrait même être nuisible d'avoir recours à un régime alimentaire aussi substantiel. Cet homme, en effet, n'accomplissant aucun travail actif, n'utiliserait pas intégralement une pareille alimentation. On peut admettre comme parfaitement suffisante dans le cas qui nous occupe une alimentation susceptible de fournir 1500 calories environ. La ration alimentaire physiologique doit donc être diminuée. La diminution doit porter surtout sur l'albumine. En effet, la combustion des graisses et des hydrates de carbone est totale et n'aboutit pas, comme la combustion des albumines, à la formation de molécules résiduelles, susceptibles de devenir encombrantes si elles ne sont pas éliminées, susceptibles d'imposer au rein un certain travail lorsqu'elles sont éliminées.

On doit donc se borner à faire entrer dans la ration la quantité d'albumine simplement nécessaire pour assurer la conservation ou la réparation des tissus. 60 grammes d'albumine constituent une quantité suffisante pour ce travail d'entretien. En ajoutant à ces 60 grammes d'albumine 50 grammes de graisse et 200 grammes d'hydrates de carbone, on composera une ration susceptible de fournir les 1500 calories nécessaires.

Pour composer pratiquement cette ration, il faut connaître la teneur en principes alimentaires fondamentaux, des principaux aliments bruts. Voici un tableau indiquant cette teneur pour 100 grammes de quelques substances brutes, ainsi que le nombre de calories correspondantes :

	Albumine.	Graisse.	Hydrates de carbone.		Calories.
100 gr. de lait renferment.....	3,6	3,6	4,4 et fournissent		67
— œufs (2 œufs)........	12	12	0,50	—	164
— viande	21	2	0,50	—	109
— pain................	7	0,5	52	—	250
— pommes de terre...	1,3	traces	20	—	88
— lentilles	20	2,5	50	—	308
— riz	5	1	78	—	356
— pois................	23	1,5	62	—	323
— beurre	traces	86	traces	—	800
— poisson d'eau douce.	15 à 18	1 à 2	traces	—	80 environ.
— fromage du Cantal..	25	35	traces	—	430

A l'aide de ces données, il est facile de composer une ration alimentaire équivalant à un nombre de calories déterminé. Il est à remarquer que la plupart des régimes hypochlorurés dont les formules ont été publiées jusqu'ici, équivalent à un nombre de calories supérieur à 1 500. Voici d'ailleurs quelques-uns de ces régimes, avec, en regard, le nombre de calories correspondant :

A. (TOULOUSE ET LAUFER.)

	Gr.	Calories.
Lait	1 000	670
Pommes de terre	300	264
Œufs	n° 2	164
Viande	300	327
Farine	200	720
Sucre	50	205
Beurre	40	320
Total		2 670

B. (WIDAL ET JAVAL.)

	Gr.	Calories.
Pommes de terre	1 000	880
Viande crue dégraissée	400	436
Beurre	80	640
Sucre	100	410
Total		2 366

C.

	Gr.	Calories.
Pain déchloruré	500	1 250
Viande crue	400	436
Beurre	80	640
Sucre	100	410
Total		2 736

D. (WIDAL ET GADAUD.)

	Gr.	Calories.
Pain déchloruré	200	500
Viande	200	218
Légumes	250	80 [1]
Beurre	50	400
Sucre	40	164
Eau	1 lit. 1/2	0
Vin	30 centil.	25
Café	30 centil.	15 ?
Total		1 402

E. (ACHARD ET PAISSEAU.)

	Gr.	Calories.
Pommes de terre	1 000	880
Viande	300	327
Beurre	50	400
Riz	125	445
Total		2 052

F. (ACHARD.)

	Gr.	Calories.
Pain déchloruré	200	500
Pommes de terre	300	264
Riz	100	356
Sucre	100	410
Beurre	25	200
Total		1 730

Remarques sur l'emploi des régimes déchlorurés dans quelques maladies autres que le mal de Bright. — Les résultats souvent remarquables obtenus avec la cure de déchloruration dans le traitement de l'œdème brightique ont conduit certains cliniciens à penser que beaucoup d'autres maladies hydropigènes pourraient bénéficier de cette méthode de traitement. Nous ne pouvons entrer ici dans le détail de la discussion de cette importante question, mais il nous paraît indispensable de montrer que, dans quelques-unes au moins de ces affections, les indications, l'opportunité, l'utilité et le mécanisme enfin de l'action de la cure de déchloruration ne sont pas les mêmes que dans l'œdème brightique.

Remarquons, en effet, que le mécanisme même de l'action de la cure de déchloruration dans l'œdème brightique autorise *a priori* à admettre que cette cure ne peut avoir d'action directe, immé-

1. Nous avons calculé ce nombre de calories en supposant qu'il s'agissait de légumes frais herbacés (choux-fleurs). On voit la faible valeur thermique de ces légumes.

diate, que dans les hydropisies liées à une rétention chlorurée d'origine rénale. c'est-à-dire à une rétention chlorurée due à une imperméabilité rénale, au moins relative, pour le chlorure de sodium. Or, telle n'est pas la cause pathogénique qui intervient dans la production de beaucoup des épanchements ou des infiltrations qu'on a essayé de traiter par les régimes déchlorurés. Le fait, par exemple, que chez les asystoliques hydropiques, la polyurie déterminée par la digitale s'accompagne de polychlorurie, ne prouve pas que chez ces malades il y ait eu, antérieurement, une rétention chlorurée vraie, d'origine rénale, fonctionnelle ; il ne prouve pas en un mot que chez ces malades il y a eu hydropisie parce qu'il y a eu hyperchloruration de l'organisme, comme cela se passe dans le mal de Bright.

C'est même le contraire qui est la vérité : chez les cardiaques hydropiques. c'est l'hydropisie qui est le phénomène primitif et l'hyperchloruration qui est le phénomène subséquent ; dans le mal de Bright, en un mot, c'est *le sel qui attire l'eau*, tandis que, chez les cardiaques, c'est *l'eau qui attire le sel*.

Voici, en effet, comment les choses se passent. Chez le cardiaque, sous l'influence de la défaillance cardio-vasculaire, la chasse sanguine ne se faisant plus d'une manière régulière, le régime hydraulique se trouve modifié, troublé ; le courant osmotique est contrarié et il se fait des stases humorales dans certaines régions : l'hydropisie est constituée ou tout au moins amorcée. A cette période, si les troubles cardio-vasculaires n'augmentent pas, s'il se fait une compensation relative, les choses pourront demeurer plus ou moins longtemps dans cet état ; les flaques humorales produites n'augmenteront pas d'importance et elles pourront même rétrocéder graduellement si, grâce à l'horizontalité obtenue par le repos au lit et grâce à l'administration d'un toni-cardiaque, on a pu faire la réparation cardio-vasculaire nécessaire.

Mais supposons qu'à cette même période, le malade, en admettant même que ses troubles cardio-vasculaires n'aillent pas en s'aggravant, au lieu de se mettre au régime lacté, ingère des aliments quelconques, très salés : alors, le sel, entraîné par le courant osmotique dévié, suivant l'expression de Widal, ira s'accumuler dans les régions où, sous l'influence de la défaillance cardio-vasculaire, se sont constituées, primitivement, des infiltrations, des flaques humorales. C'est donc bien ici l'eau qui a attiré le sel. Le malade continuant à ingérer du sel, la concentration moléculaire des humeurs infiltrées ira en augmentant, il se fera de véritables *lacs salés, hypertoniques*, et c'est alors, et alors seulement, que ces infiltrats hypertoniques attireront de nouvelles quantités de liquide et que les œdèmes augmenteront d'autant.

Comme on le voit, le sel n'intervient pas *primitivement* dans la constitution des œdèmes chez les cardiaques, il n'intervient que *secondairement* pour augmenter le volume, l'importance de ces œdèmes. Ces œdèmes n'étant pas liés primitivement, fondamentalement à une hyperchloruration de l'organisme, mais à un trouble cardio-vasculaire, le régime déchloruré seul sera naturellement impuissant à les faire disparaître : ils ne pourront disparaître qu'avec les troubles cardio-vasculaires qui les ont engendrés.

Le régime déchloruré, en un mot, n'est pas et ne peut pas être une méthode thérapeutique à proprement parler curative dans les hydropisies d'origine cardiaque ; il peut *à un moment donné*, et pour la raison que nous avons indiquée, être utile de ne pas donner de sel aux cardiaques, mais l'abstention de sel ne peut pas, à elle seule, faire disparaître les œdèmes. Il n'y a qu'un moyen capable de faire disparaître et les œdèmes et l'hyperchloruration *passive* qui en est la conséquence, c'est de tonifier le cœur et l'appareil vasculaire et de modifier par là les conditions d'hydrostatique qui tiennent les œdèmes sous leur dépendance.

Ajoutons que le rôle secondaire du sel dans la production des œdèmes cardiaques est bien démontré par cette observation faite par Widal, à savoir que tout cardiaque, même alors qu'il vient d'être libéré d'une crise d'asystolie avec œdème, n'est pas sensible au chlorure de sodium ingéré. Bien plus, non seulement chez certains cardiaques sortis d'asystolie, le sel demeure sans effet sur les œdèmes, mais on peut voir le poids de ces malades diminuer progressivement malgré un supplément quotidien de 10 grammes de chlorure de sodium, ajouté aux aliments.

Nous avons tenu à examiner et à discuter avec quelque soin cette question du régime déchloruré dans le traitement de quelques affections hydropigènes, pour bien montrer que ce régime doit avant tout être considéré comme une médication pathogénique, et non pas comme l'espèce de panacée que quelques-uns tendent à en faire.

Il est hors de doute que, dans ces derniers temps, quelques médecins ont institué ce régime un peu à tort et à travers, dans des affections sans rapport aucun avec une hyperchloruration organique vraie. Il y a là un danger qu'il convient de signaler. Il ne faut pas perdre de vue, en effet, qu'il peut y avoir un véritable danger à pousser trop loin la déchloruration de l'organisme, car, en dehors de son rôle physique important dans le maintien de l'équilibre osmotique de nos humeurs et de nos tissus, en dehors même de son rôle chimique dans la formation du suc gastrique, le chlorure de sodium paraît avoir un autre rôle physiologique non moins important, qui est d'assurer l'accomplissement régulier des phénomènes de combustion organique et l'élimination des déchets provenant de cette combustion. C'est grâce aux sels alcalins, en effet, et particulièrement au chlorure de sodium, que s'éliminent par les reins la plupart des produits de désassimilation : urée, amides complexes, leucomaïnes, etc., soit que ces corps s'unissent directement au chlorure de sodium, soit que les produits de décomposition des tissus soient solubilisés et véhiculés au dehors par la soude, comme les acides biliaires, soude originaire elle-même du sel marin (A. Gautier).

III

BROME ET BROMURES ALCALINS

BROME

Caractères. — Le Brome, découvert en 1826 par Balard·dans les eaux mères des marais salants, se présente sous la forme d'un liquide dense, d'une couleur rouge brun. Il bout à la température de 63°, mais il a déjà, à la température ordinaire, une tension de vapeur considérable, de telle sorte que, lorsqu'on débouche un flacon contenant du brome, il se répand immédiatement dans la salle des vapeurs possédant une odeur tout à fait caractéristique et extrêmement irritantes. C'est pour éviter en partie cet inconvénient qu'on conserve ordinairement le brome sous une couche d'eau.

Le brome offre avec le chlore une étroite parenté chimique. Comme le chlore, il a pour l'hydrogène une très grande affinité; il donne avec les métaux des bromures isomorphes avec les chlorures correspondants. Comme le chlore, et pour les mêmes raisons, il joue le rôle de corps oxydant en présence de l'eau et d'un corps oxydable.

Propriétés physiologiques. Usages. — Le brome, comme le chlore, plus que le chlore même, est un irritant et un caustique énergique et dangereux. La muqueuse des voies respiratoires est particulièrement sensible à son action. L'inhalation d'une petite quantité de brome produit immédiatement du larmoiement et de la toux. Si la quantité de vapeurs de brome inhalées est un peu considérable, on peut voir survenir des accidents inquiétants : spasme de la glotte, crachements de sang.

Répandu sur la peau, le brome détermine des brûlures très profondes et extrêmemēnt douloureuses.

Le traitement des accidents déterminés par les inhalations de vapeurs de brome est le même que celui des accidents déterminés par les inhalations de chlore. Contre les brûlures occasionnées par le brome. le meilleur topique est le liniment oléo-calcaire.

Au point de vue thérapeutique proprement dit, le brome est peu ou pas employé. On l'a cependant préconisé comme antiseptique. C'est en effet un excellent antiseptique, mais un antiseptique si peu maniable qu'il est pour ainsi dire inutilisable.

Dans les laboratoires. le brome sert à préparer la solution d'hypobromite de soude destinée au dosage de l'urée dans les urines.

BROMURES ALCALINS

Caractères généraux des bromures. — Les bromures solubles, traités par une dissolution de chlore, se colorent en jaune foncé. Le brome mis en liberté se rassemble quand on agite la liqueur avec un peu d'éther. Les dissolutions de bromure forment avec l'azotate d'argent un précipité blanc jaunâtre, jouissant des mêmes propriétés que le chlorure correspondant. Sous l'action de l'acide sulfurique concentré, les bromures solubles laissent dégager un gaz acide, rougeâtre et fumant à l'air; c'est un mélange d'acide bromhydrique et de brome.

a. BROMURE DE POTASSIUM : KBr

Caractères. — Le bromure de potassium se présente sous la forme de cristaux cubiques, anhydres, incolores, d'une saveur salée et piquante; il est très soluble dans l'eau, peu soluble dans l'alcool.

b. BROMURE DE SODIUM : NaBr

Caractères. — Trémies ou cristaux cubiques, incolores, déliquescents; sensiblement solubles dans leur poids d'eau, solubles dans 15 parties d'alcool. La saveur du bromure de sodium est un peu moins salée et désagréable que celle du bromure de potassium.

c. BROMURE DE LITHIUM : LiBr

Caractères. — Il cristallise en fines aiguilles incolores; les fabricants le livrent souvent coulé en plaques; c'est un corps déliquescent.

d. BROMURE D'AMMONIUM (NH⁴)Br

Caractéres. — Prismes incolores, très solubles dans l'eau, peu solubles dans l'alcool. Il jaunit assez rapidement à l'air avec dégagement de brome et formation d'acide bromhydrique.

Action physiologique des bromures alcalins.

De tous les bromures alcalins, le plus important est le bromure de potassium; on peut le considérer comme le type des composés bromés.

Action locale, absorption, élimination. — Les muqueuses absorbent le bromure de potassium avec une grande rapidité. Administré par la voie stomacale et en solution suffisamment étendue, il ne produit aucun effet local appréciable. Dans ces conditions, d'ailleurs, il est rapidement absorbé, et au bout de fort peu de temps on peut le retrouver dans les urines et même dans la salive.

Les solutions concentrées de bromure de potassium sont assez irritantes pour les muqueuses et l'ingestion de semblables solutions peut amener des douleurs épigastriques plus ou moins vives ou même provoquer des vomissements,

Action sur le système nerveux. — Le bromure de potassium est avant tout un dépresseur du système nerveux; c'est là son action pharmacodynamique fondamentale.

Cerveau. — Aux doses moyennes, thérapeutiques, de 3 à 5 grammes, le bromure de potassium paraît atteindre primitivement le système nerveux central et particulièrement le cerveau. Peu de temps après l'administration de ces doses, l'individu ressent une sensation de lassitude, d'obnubilation cérébrale : la tête devient lourde, l'idéation plus vague et plus difficile; graduellement, en un mot, le sujet perd conscience du monde extérieur, et cet état peut être assez marqué pour aboutir au sommeil.

On a pourtant beaucoup discuté sur la question de savoir si, oui ou non, le bromure de potassium méritait le nom d'hypnotique. Sous l'influence du bromure de potassium, dit Krosz, ce n'est nullement de la somnolence, un sommeil irrésistible qu'on éprouve, comme sous l'influence des narcotiques; c'est plutôt un sentiment de repos qui *invite* au sommeil; une diminution de l'impressionnabilité réflexe du cerveau, de sorte que des impressions qui, à l'état normal, provoqueraient une réaction vive, passent alors presque entièrement inaperçues. En vérité ce raisonnement est un peu subtil, car il conviendrait que l'on démontrât d'abord que les substances réputées hypnotiques vrais amènent le sommeil par un autre mécanisme.

En résumé, si le bromure de potassium rend nos cellules psychomotrices moins sensibles aux bruits ou aux impressions extérieurs, c'est bien, en somme, qu'il exerce une action sur ces cellules, c'est bien qu'il en abolit plus ou moins complètement les propriétés fonctionnelles et qu'il leur permet ainsi cet état particulier qui constitue le sommeil, et l'on ne voit pas que les hypnotiques proprement dits agissent autrement, si ce n'est à l'intensité près.

Le bromure de potassium, non seulement diminue l'excitabilité réflexe du cerveau, mais il diminue aussi l'excitabilité directe des zones psychomotrices, ainsi que cela résulte de l'expérience bien connue d'Albertoni. Albertoni, après avoir examiné, chez un chien trépané, le degré d'excitabilité de la région motrice sur un côté du cerveau, soumet l'animal à l'action du bromure et examine, à des intervalles variables, l'excitabilité directe et réflexe du cerveau. Il constate que le bromure diminue cette excitabilité au point qu'avec une dose suffisante il devient impossible de provoquer un accès épileptiforme par excitation électrique de l'écorce cérébrale.

Moelle. — Le bromure diminue aussi l'excitabilité de la moelle. On en a la preuve par ce fait que chez un individu à qui on a administré une dose suffisante de bromure on peut toucher la base de la langue, le voile du palais, le pharynx, l'épiglotte, sans donner lieu à aucun mouvement de défense et sans déterminer ni toux, ni nausées, aucun des actes réflexes en un mot qui accompagnent habituellement le chatouillement de la muqueuse de ces organes.

Avec une dose suffisamment élevée de bromure on peut d'ailleurs constater une diminution ou même la disparition de la sensibilité au niveau de la plupart des muqueuses. Cette diminution de la sensibilité est bien d'origine centrale. En effet : le bromure de potassium, comme les hypnotiques proprement dits, peut empêcher l'action tétanisante de la strychnine ; de plus, si, chez un animal, on ligature les troncs vasculaires afférents à un membre déterminé et qu'on administre ensuite à cet animal une dose convenable de bromure, on constate que même les excitations portées sur le membre dont les troncs vasculaires ont été ligaturés ne provoquent aucun mouvement réflexe. Chez cet animal cependant, le médicament n'a pas pu entrer en contact avec les origines périphériques des conducteurs nerveux.

Nerfs périphériques. — Cela ne veut pas dire que les nerfs périphériques ne puissent pas, eux aussi, éprouver l'action dépressive que le bromure de potassium exerce sur les centres nerveux. En effet, en *badigeonnant* une muqueuse, celle du pharynx par exemple, avec une solution de bromure de potassium, on peut émousser suffisamment la sensibilité de cette muqueuse pour pouvoir ensuite la toucher sans provoquer les actes réflexes habituels. On peut donc admettre que le bromure de potassium est une dépresseur du système nerveux en général, mais plus particulièrement du système nerveux central, et notamment du cerveau.

Cœur. — C'est un fait bien connu que les hautes dose de bromure ou les doses moyennes longtemps continuées peuvent aussi déprimer le cœur, ralentir son rythme et diminuer son énergie.

Action physiologique des autres bromures alcalins. — Ce que nous venons de dire du bromure de potassium peut s'appliquer dans les grandes lignes, non seulement aux autres bromures alcalins, mais encore à quelques autres composés bromés. C'est donc bien l'élément brome qui imprime à tous ces corps leur caractère physiologique fondamental. Sans doute, le bromure de potassium et les autres bromures alcalins n'agissent pas sur l'organisme d'une manière rigoureusement identique, mais les différences sont d'ordre secondaire et en somme le groupe des bromures alcalins est un groupe pharmacodynamique très homogène.

Applications thérapeutiques. — Les applications thérapeutiques du bromure de potassium ou mieux des bromures découlent de l'action physiologique fondamentale de ces corps. Les bromures étant des modérateurs du pouvoir réflexe pourront rendre des services dans tous les cas où il y a lieu de modérer ce pouvoir réflexe. C'est dire que les indications des bromures sont nombreuses.

Les bromures sont rarement utilisés comme hypnotiques proprement dits, mais, associés à certains hypnotiques et notamment au chloral, ils se montrent très utiles dans les insomnies nerveuses de toute nature.

Les bromures sont fréquemment utilisés dans les affections dites spasmodiques, caractérisées par l'hyperexcitabilité de certains groupes musculaires de la vie organique, hyperexcitabilité qu'on suppose elle-même liée à une exagération du pouvoir réflexe de certains centres cérébraux ou médullaires. C'est à ce titre que la médication bromurée est utilisée dans le traitement de la *coqueluche*, des *convulsions*, des *vomissements incoercibles*, des *cardiopathies nerveuses*, du *tétanos*, de l'*éclampsie*, de l'*intoxication par la strychnine*, etc.

Mais il est une maladie dans le traitement de laquelle la médication bromurée occupe une place à part, véritablement prépondérante, c'est l'épilepsie. Dans cette maladie l'usage prolongé des bromures diminue la fréquence et l'intensité des accès, il peut même les espacer tellement qu'ils semblent avoir disparu. Mais le résultat ne peut être obtenu qu'à l'aide d'un traitement longtemps continué. Il arrive, en effet, que des accès reparaissent chez des épileptiques qu'on pouvait croire guéris, dès qu'on vient à cesser le traitement par les bromures. C'est que la médication bromurée ne saurait être considérée comme une médication-curative; c'est une médication purement physiologique qui paraît s'adresser à l'élément nerveux dont l'hyperexcitabilité temporaire ou permanente tient le système neuro-musculaire sous la menace constante d'un paroxysme fonctionnel.

Administration des bromures dans l'épilepsie. Posologie; formes pharmaceutiques. — C'est le bromure de potassium qui a été le premier employé dans le traitement de l'épilepsie et c'est encore lui qui est le plus communément prescrit aujourd'hui. Mais la médication bromurée devant pour ainsi dire être continuée indéfiniment chez les épileptiques, le bromure, suivant l'expression de Voisin, devant être un véritable *aliment* pour les épileptiques, on a supposé que ce médicament, en sa qualité de sel de potassium, pouvait, à la longue, exercer une action nocive sur le cœur. Brown-Séquard et Charcot proposèrent donc de lui substituer le bromure de sodium; plus tard ils préconisèrent le bromure d'ammonium qui, par sa qualité de sel ammoniacal, pouvait, pensaient-ils, contre-balancer l'action dépressive que l'élément bromé peut exercer sur le cœur.

Enfin quelques cliniciens proposèrent d'employer la médication polybromurée, c'est-à-dire d'administrer simultanément les trois bromures alcalins. Cette méthode ne s'est pourtant pas généralisée.

La dose de bromure qui doit être prescrite dépend de la gravité de la maladie, c'est-à-dire du degré d'excitabilité anormale de l'écorce. Mais on peut, d'une manière générale, considérer que, dans chaque cas, il y a des doses trop faibles et qui demeureront inefficaces, et des doses trop fortes, susceptibles d'exposer le malade aux accidents que nous décrirons plus loin. La dose nécessaire et suffisante est comprise entre ces doses extrêmes, mais il n'est pas possible de la déterminer rigoureusement *a priori*. D'après Voisin, il faudrait commencer par des doses relativement faibles qu'on élèverait jusqu'à ce qu'on obtienne l'anesthésie complète du pharynx. Mais on a fait remarquer que le réflexe pharyngien peut manquer chez beaucoup d'épileptiques qui ne sont pas soumis à la médication bromurée. C'est donc seulement par tâtonnements qu'on peut arriver à connaître la dose nécessaire et suffisante dans un cas donné. Dans la grande majorité des cas les doses de 4 à 8 gr. sont suffisantes. Dans tous les cas on se souviendra qu'il paraît établi qu'en combinant le régime hypochloruré à la médication bromurée il est possible d'obtenir des résultats thérapeutiques avec des doses moindres de bromure.

Chez les enfants, comme sédatif et antispasmodique, le bromure se prescrit à la dose de 0 gr. 30 à 0 gr. 50 par année d'âge. Mais en cas d'urgence cette dose peut être dépassée et atteindre 1 gr. par année d'âge.

Comment on doit administrer les bromures. — Les bromures doivent toujours être administrés en solution suffisamment étendue. On les prescrit en dissolution dans l'eau pure ou additionnée de sirop d'écorces d'oranges. On prescrit souvent aussi le bromure sous la forme de sirop d'écorces d'oranges amères bromuré. Le sirop d'écorces d'oranges amères a pour effet de masquer dans une certaine mesure la saveur salée désagréable du bromure. Dans tous les cas il est bon de prescrire des préparations telles, que chaque cuillerée à soupe renferme 1 gr. de bromure.

On recommandera aux malades de diluer chaque prise, soit dans un demi-verre d'eau alcaline, eau de Vichy par exemple, soit même, surtout les prises du soir, dans une tasse d'infusion de tilleul: Enfin, comme antipasmodique simple, le bromure peut être prescrit en potion, associé à d'autres médicaments plus ou moins sédatifs (chloral, antipyrine, etc.).

On n'est pas absolument d'accord sur la question de savoir à quels moments de la journée l'on doit administrer les bromures chez les épileptiques. Tout d'abord il est un principe absolu, c'est de fractionner les doses, c'est-à-dire de faire prendre la dose quotidienne en deux ou trois fois dans la journée.

Afin d'éviter dans la plus large mesure possible les troubles digestifs que le bromure produit chez quelques malades, on conseille généralement de faire prendre le médicament au moment des repas. Il faut bien reconnaître cependant que, lorsque le bromure est pris en solution suffisamment étendue, il ne produit ordinairement ni nausées, ni sensation de cuisson épigastrique, et qu'on peut très bien, dès lors, le faire prendre en dehors des repas. Dans tous les cas, lorsque les accès surviennent habituellement la nuit, il est tout indiqué de réserver pour le soir la majeure portion de la dose quotidienne.

FORMULAIRE.

a. Bromure de potassium. 20 gr.
    Eau distillée.......... 300 —

b. Bromure de potassium. 20 gr.
    Eau distillée.......... 20 —
    Sirop d'écorces d'oran-
      ges amères.......... 380 —

c. Bromure de potassium. 10 gr.
    Bromure de sodium ... 5 —
    Bromure d'ammonium. 5 —
    Eau distillée... ...... 300 —

Chacune de ces préparations contient 1 gramme de bromure par cuillerée à soupe.

d. Arséniate de soude... trois cgr.
    Bromure de potassium. 20 gr.
    Eau distillée........ 300 —

Chaque cuillerée à soupe contient 1 gr. de bromure et un milligramme et demi d'arséniate de soude.

e.   *Bromidia.*
    Extrait de jusquiame.
    Extrait de chanvre in- $\overline{aa}$ 0gr20
      dien..............
    Hydrate de chloral....
    Bromure de potassium. $\overline{aa}$ 20 gr.
    Eau distillée ..... Q. S. p. 100

1 cuillerée à café le soir.

Accidents de la médication bromurée (bromisme)

Il y a lieu de considérer :

1° Les accidents du bromisme aigu ;

2° Les accidents du bromisme chronique.

Les accidents du bromisme aigu sont quelquefois désignés sous le nom d'*ivresse bromique*. Cette ivresse consiste essentiellement dans la céphalalgie, une irritabilité plus ou moins marquée, de la sécheresse des muqueuses et finalement dans une sorte d'état demi-comateux avec ralentissement du pouls et de la respiration.

Ce bromisme aigu peut, chez des sujets particulièrement susceptibles, se manifester sous l'influence de doses relativement faibles de bromure, 4 à 6 gr. et même moins. Le plus souvent cependant cette ivresse bromique se manifeste dans les cas où des doses massives de bromure ont été administrées.

Le *bromisme chronique* se manifeste habituellement chez les malades depuis longtemps soumis au traitement bromuré; on l'observe surtout quand l'élimination rénale du médicament est insuffisante. Ce bromisme chronique se traduit par un affaiblissement de l'intelligence et de la mémoire, par l'embarras de la parole, par de l'amaigrissement, par un état d'hébétude, par des troubles digestifs variés; tout un ensemble symptomatique en un mot, pouvant jusqu'à un certain point faire croire à un début de paralysie générale.

Enfin il est une catégorie d'accidents qui peuvent, eux aussi, être rattachés au bromisme chronique, bien que pouvant apparaître prématurément, mais qui, par leur fréquence, par leurs caractères et quelquefois aussi par leur gravité méritent une place à part parmi les accidents du bromisme chronique : ce sont les troubles cutanés, l'acné bromique, comme on dit quelquefois. L'acné bromique ne revêt pas un type unique, mais on peut remarquer qu'il a un caractère hypertrophique souvent très marqué. L'éruption est quelquefois sèche, mais plus souvent humide, pustuleuse : ces pustules souvent volumineuses peuvent être isolées, disposées en groupes ou même fusionnées et infiltrées en placard. Très souvent elles sont confondues avec des syphilides.

Traitement des accidents du bromisme. — La plupart des accidents du bromisme chronique pouvant être rattachés à une élimination rénale insuffisante du médicament, on préviendra autant que faire se peut ces accidents, en favorisant l'élimination rénale par l'administration de boissons abondantes. Le lait devra donc entrer largement dans l'alimentation des malades soumis à la médication bromurée. Si, en dépit du régime lacté, l'élimination demeure lente, on pourra de temps en temps administrer un diurétique direct tel que la théobromine. Au besoin on suppléera à l'élimination rénale insuffisante par l'administration d'un purgatif drastique. Dans le but d'éviter ou de réduire au minimum les accidents cutanés on veillera avec le plus grand soin à la propreté de la peau.

D'après Féré, l'administration simultanée des antiseptiques intestinaux et du bromure permettrait de combattre très efficacement les accidents cutanés. Les préparations arsenicales auraient aussi une action préventive.

IV

IODE ET IODURES ALCALINS

IODE : I

État naturel. — On extrait l'iode, soit des eaux mères des cendres de varech, soit des eaux mères provenant de l'extraction des nitrates de soude. Dans les cendres de varech il se rencontre à l'état d'iodure alcalin, à côté des bromures.

Caractères. — C'est un corps solide, gris d'acier, doué de l'éclat métallique, fondant à 113° et bouillant à 175° en donnant une vapeur d'une belle coloration violette. L'iode émet déjà des vapeurs à la température ordinaire.

L'iode est très peu soluble dans l'eau (1/6000° environ); il est au contraire très soluble dans l'alcool, l'éther, le sulfure de carbone et les iodures alcalins; il se dissout aussi avec facilité dans les lessives alcalines, la potasse par exemple, en se transformant en iodure, iodate et hypoiodite.

Réactifs de l'iode. — L'iode libre peut être mis en évidence au moyen d'un certain nombre de réactions caractéristiques, dont la plus importante est la coloration bleue que des traces de ce corps développent à la température ordinaire, au contact de l'empois d'amidon. Cette coloration disparaît lorsqu'on élève la température vers 80° et elle reparaît par le refroidissement; si l'on fait bouillir, la décoloration devient permanente.

Répartition de l'iode dans la nature. Cycle évolutif de cet élément. — Depuis l'époque déjà lointaine où Courtois découvrit l'iode dans les eaux mères des cendres de varech, l'étude physiologique de ce métalloïde a fait l'objet d'un nombre considérable de travaux et on a vu que ce corps était infiniment répandu non seulement dans le monde inorganique, mais encore dans le monde organisé, chez les plantes et chez les animaux.

Sa présence et sa répartition inégale dans certains organes de l'homme notamment; les troubles consécutifs à sa disposition ou à sa diminution dans quelques-uns de ces organes, ont ouvert aux physiologistes et aux cliniciens des horizons nouveaux, précisant pour ceux-là le rôle de certaines glandes, éclairant pour ceux-ci l'étiologie ou la pathogénie de certaines affections.

Nos connaissances actuelles sur cette importante question sont surtout dues aux beaux travaux du professeur Gautier, dont nous ne pouvons naturellement donner ici qu'un très court aperçu.

L'air renferme-t-il de l'iode? — Si de l'iode existe dans l'air, il peut s'y rencontrer sous plusieurs états :

a. A l'état d'iode libre (vapeurs d'iode); à l'état d'acide iodhydrique ou de corps organiques iodés volatils;

b. A l'état d'iodures minéraux (alcalins ou terreux);

c. A l'état de combinaisons organiques complexes, non définies (schizophytes, algûes, spores iodées).

Ayant recherché l'iode dans l'air, sous ces différents états, M. Gautier est arrivé à cette conclusion, que l'atmosphère ne contient ni iode libre, ni composés iodés gazeux, volatils, ni composés iodés à l'état de sels solubles (iodures, iodates ou autres), mais seulement de l'iode sous forme de combinaisons organiques complexes, non définies (schizophytes, algues, spores iodées).

A Paris 1 000 litres d'air fournissent 0 mmgr. 0013 d'iode.

A la mer   —   —   0 —   0167 —

L'air de la mer est donc environ 10 fois plus riche en iode complexe que l'air des continents. L'iode de l'air des continents doit donc avoir une origine marine. Mais, où l'air marin puise-t-il lui-même cet iode sous forme de combinaisons complexes? Il ne peut évidemment le puiser que dans la mer elle-même : ces matériaux iodés lui viennent en effet de l'immense réseau cryptogamique [1] qui vit à la surface de la mer. Ce sont ces matériaux, ces débris, ces spores ou autres éléments organiques microscopiques, généralement iodés, qui, lorsque l'eau est soulevée, pulvérisée par les vents, sont entraînés dans l'atmosphère marine et de là transportés dans l'atmosphère des continents. L'iode de l'atmosphère a donc essentiellement une origine marine et organique et, quelque minimes qu'elles soient, ces petites proportions d'iode contenues dans l'air ont leur importance.

L'iode dans l'eau de mer. — Jusqu'aux travaux de M. Gautier, il était classique que l'iode existe dissous dans l'eau de mer à l'état d'iodure alcalin. Or il n'en est rien : l'eau de mer, du moins à la surface et jusqu'à une certaine profondeur, ne contient pas d'iode minéral. Ce n'est que dans les parties profondes et éternellement obscures de la mer, dans les couches où jamais, par conséquent, ne se manifestent les phénomènes d'assimilation liés à l'influence de la lumière, qu'on rencontre de l'iode minéral, de l'iode sous la forme d'iodure. Ces iodures proviennent des couches géologiques qui forment le fond de la mer. Et si, dans les couches supérieures de la mer, cet iode minéral ne se retrouve pas, c'est que, dans ces couches supérieures, il est pris pour les êtres vivants et transformé par eux en iode organique. Quand ces êtres meurent, quand leurs débris sont emportés par les vents qui soulèvent les flots, cet iode devenu organique constitue, ainsi que nous l'avons vu, la provision iodée de l'atmosphère.

1. C'est à ce réseau cryptogamique qu'on donne le nom de plankton.

L'iode dans les eaux douces. — L'iode atmosphérique entraîné par les pluies va approvisionner d'iode les eaux de sources et de rivières, les eaux douces en un mot. Comme on peut s'y attendre, les eaux douces ne contiennent pas une grande quantité d'iode, M. Gautier a trouvé que :

Une tonne d'eau de Seine ne contient que 0 gr. 005 I.
—   Marne   —   0 gr. 003 I.

Mais si l'on tient compte du débit considérable de ces fleuves, on voit que c'est encore une quarantaine de kilogrammes d'iode qui, tous les jours, circulent sous les ponts de Paris !

L'iode dans les végétaux. — Puisque l'air, l'eau et la terre renferment de l'iode, il est naturel de penser que les végétaux terrestres, marins ou fluviatiles doivent aussi en contenir. C'est en effet ce qui arrive, et l'on peut dire que toutes les plantes marines ou d'eau douce renferment de l'iode. Quelques-unes de ces dernières, des plantes médicinales précisément, telles que le cresson, en contiennent des quantités relativement élevées.

L'iode chez les animaux. — Tous les animaux comestibles, marins ou d'eau douce, contiennent de l'iode. Chez les animaux supérieurs, presque tous les organes ou milieux de l'organisme contiennent également de l'iode. Bourcet, dans ses expériences sur le lapin, a trouvé de l'iode partout, excepté dans la graisse, le cerveau, le pancréas et les globes oculaires. Gley et Bourcet ont vu que, dans le sang, l'iode est renfermé uniquement dans le sérum sous une forme vraisemblablement analogue à celle sous laquelle on le rencontre dans le corps thyroïde.

Mais, dans la plupart des humeurs ou organes, l'iode n'existe qu'en très petite quantité, nullement comparable à celle qu'on rencontre dans le corps thyroïde. La richesse en iode du corps thyroïde varie d'ailleurs beaucoup avec l'espèce d'animal et aussi avec d'autres conditions telles que le climat, l'alimentation, l'époque de l'année, l'âge. Chez l'homme, dès la naissance, le corps thyroïde contient de l'iode.

Voici démontrée l'immense diffusion de l'iode aussi bien dans le monde inorganique que dans le monde organisé. Il est facile de comprendre comment les grands systèmes que nous venons d'examiner s'empruntent les uns aux autres. contribuant ainsi, chacun pour sa part, à l'existence d'une sorte de cycle de transformation de la matière iodée à la surface du globe.

Action physiologique et applications thérapeutiques de l'iode.

Action locale. — En solution concentrée l'iode communique à la peau une coloration jaune. Après un badigeonnage léger, tout se borne là ; au bout de peu de temps d'ailleurs la coloration disparaît spontanément, grâce à la pénétration de la solution iodée dans les couches profondes de la peau.

Si, au contraire, on fait un badigeonnage abondant, c'est-à-dire

,si l'on applique plusieurs couches successives de la solution iodée, l'application est bientôt suivie de picotements, de démangeaison et finalement d'inflammation de la région touchée. Cette inflammation traduit une migration des globules blancs vers les points touchés par la substance. Bientôt l'épiderme se détache sous forme d'écailles plus ou moins grandes.

Chez les sujets à peau délicate, on peut observer la formation de phlyctènes et quelquefois même un peu d'œdème. On a remarqué que les applications de teinture d'iode étaient surtout douloureuses et les accidents consécutifs d'autant plus fréquents que la teinture d'iode employée était plus ancienne. C'est que, dans la teinture d'iode ancienne et conservée à l'abri de la lumière [1], il existe toujours une quantité plus ou moins grande d'acide iodhydrique HI qui a pris naissance par suite de l'action prolongée de l'iode sur l'alcool. C'est cet acide iodhydrique, très caustique, qui produirait les accidents d'irritation intense qu'on a quelquefois l'occasion d'observer.

Action générale. — Administrée à l'intérieur à la dose de quelques gouttes, la teinture d'iode ne produit aucun effet général immédiatement appréciable. Il s'agit en somme ici d'un médicament dont il est extrêmement difficile d'expliquer le mécanisme de l'action thérapeutique ; nous reviendrons d'ailleurs un peu plus loin sur ce point.

Quand la dose d'iode absorbée est suffisamment forte, on observe des nausées, des vomissements, des douleurs épigastriques intenses. La toxicité de l'iode dépend beaucoup du véhicule avec lequel il est absorbé. S'il s'agit par exemple de teinture d'iode, le métalloïde rencontrant dans l'estomac des liquides aqueux, sera précipité de sa solution alcoolique et se trouvera sous la forme solide, en contact avec la muqueuse stomacale. Cette muqueuse pourra être ulcérée et il en résultera naturellement des accidents plus ou moins graves. La même quantité d'iode serait évidemment beaucoup mieux supportée si le métalloïde restait dissous, si l'iode se trouvait par exemple en présence d'iodure de potassium comme dans la solution de Lugol, car, dans ces conditions, l'iode se combinerait beaucoup plus rapidement aux matières albuminoïdes ou amylacées de l'estomac.

La dose toxique d'iode est donc fort mal connue. Gardner dit

1. La teinture d'iode doit en effet être conservée dans des flacons en verre blanc et non dans des flacons on verre coloré.

avoir vu mourir en peu d'heures un enfant qui avait absorbé
1 gr. 30 de teinture d'iode (soit 0 gr. 10 d'iode environ); Orfila
a pris lui-même 0 gr. 30 d'iode qui ont produit des accidents
assez nets, mais de peu de durée; Rabuteau cite un accident non
mortel à la suite de l'ingestion de 6 grammes de teinture d'iode et
Bourgouin un autre cas où l'ingestion accidentelle d'un verre de
teinture d'iode n'a pas amené la mort. Il s'agit ici, il est vrai, de
malades qui ont reçu des soins immédiats.

Applications thérapeutiques de l'iode. — Mode d'action.
— L'iode est employé :

1° A l'extérieur :

a) Comme révulsif.

b) Comme désinfectant de la peau et de certaines plaies.

2° En injection dans quelques cavités, comme topique;

3° A l'intérieur, pour combattre certaines maladies paraissant
relever d'un trouble de la nutrition.

a) *L'iode comme révulsif.* — Nous avons exposé dans un chapitre spécial (1re partie, page 158) le mécanisme de l'action thérapeutique des médicaments dits révulsifs et il serait superflu d'en
reparler ici.

b) *L'iode comme désinfectant.* — L'iode, comme la plupart
des agents d'oxydation, est un antiseptique; toutefois, jusqu'ici,
les propriétés antiseptiques de l'iode n'avaient guère reçu d'applications importantes. Dans ces dernières années, au contraire, à
la suite des observations de Heusner et de Grossich, elles ont
reçu une application pratique particulièrement importante, application que nous avons étudiée avec tous les détails qu'elle comporte, dans la première partie de cet ouvrage (voir p. 117).

c) *L'iode comme topique.* — L'iode comme topique est employé
dans un assez grand nombre de circonstances, en injections dans
les séreuses ou dans certaines cavités pathologiques : kystes de
l'ovaire, sacs d'échinocoques, hydrocèles, plèvre, articulations.

C'est surtout dans le traitement de l'hydrocèle que les injections
iodées sont utilisées : elles en constituent pour ainsi dire le traitement classique.

Quelques chirurgiens emploient de la teinture d'iode pure; quelques-uns de la teinture d'iode étendue de 1/4 ou 1/3 de son
volume d'une solution d'iodure de potassium.

Aujourd'hui, cependant, la plupart des chirurgiens font usage d'une solution d'iode dans l'iodure de potassium (solution de Lugol), dont voici la formule :

Iode.. 1 partie.
Iodure de potassium .... 2 —
Eau distillée................................... 30 —

Après avoir ponctionné l'hydrocèle, et pendant que la canule est encore en place, on injecte dans la cavité vaginale une certaine quantité de solution iodée, quantité variable suivant le volume de l'hydrocèle. On laisse le liquide en place pendant quelques minutes, puis on le fait écouler.

Le mécanisme de l'action thérapeutique de l'iode utilisé en injections dans les cavités normales ou pathologiques dont nous venons de parler est sans doute complexe. On peut admettre qu'il agit :

1° Sur les éléments anatomiques enflammés de la paroi;

2° Sur les éléments pathogènes qui peuvent exister dans la cavité;

3° En vertu enfin d'un processus biologique spécial, consistant dans la production d'un afflux leucocytaire, avec prépondérance marquée de mononucléaires.

Préparations iodées employées pour l'usage externe. — En dehors de la solution de Lugol que nous venons de mentionner, deux préparations sont à retenir au point de vue de l'emploi de l'iode pour l'usage externe : le *coton iodé* et la *teinture d'iode*.

Coton iodé. — Le coton iodé est une préparation utilisée comme topique révulsif et que l'on obtient en fixant, par volátilisation, sur du coton écru et sec, de l'iode métalloïdique. Le coton iodé préparé suivant les indications du codex doit donner à l'analyse un minimum de 4 p. 100 d'iode. C'est un révulsif assez énergique dont il convient de surveiller l'emploi.

Teinture d'iode. — La teinture d'iode s'obtient en dissolvant 10 p. d'iode dans 90 p. d'alcool à 95°. La teinture d'iode de l'ancien codex ne contenait que 1/13 de son poids d'iode.

C'est un liquide rouge brun foncé précipitant par l'eau; elle doit être conservée dans un flacon de verre blanc bouchant à l'émeri.

La teinture d'iode subit, avec le temps, un certain nombre d'altérations; au bout de quelques jours elle contient notamment une quantité notable d'acide iodhydrique, qui provient principalement de l'action de l'iode sur l'alcool, d'après l'équation :

$$CH^3 - CH^2OH + 2I = CH^3\text{-}CHO + 2HI.$$

Alcool.   Iode. Aldéhyde. Acide
iodhydrique.

Cette réaction se poursuit pendant les premiers mois qui suivent la préparation de la teinture, puis elle va en s'affaiblissant, gênée qu'elle est par des réactions secondaires qui prennent naissance quand la quantité d'acide iodhydrique formé a atteint un taux déterminé. Mais la quantité d'acide iodhydrique qui existe à ce moment dans la teinture est relativement importante, et quelques auteurs admettent que c'est à la présence de cet acide qu'il faut attribuer quelques-uns des accidents locaux que l'on observe dans quelques cas.

L'iode à l'intérieur. — Depuis plusieurs siècles les médecins ont employé les préparations iodées dans le traitement du goitre, des adénopathies, du lymphatisme, de la scrofule, etc. Il est même fort curieux de constater que dans ces maladies ils ont souvent utilisé la médication iodique sans s'en douter. C'est ainsi qu'ils agissaient lorsque, dans le traitement de ces affections, ils utilisaient la poudre d'éponge calcinée, ou lorsqu'ils conseillaient l'usage alimentaire du cresson.

La découverte de l'existence normale de l'iode dans certaines glandes avait déjà montré à quel point la thérapeutique empirique des anciens avait été clairvoyante. Les notions nouvelles acquises dans ces dernières années sur le rôle de certains organes lymphoïdes paraissent devoir à leur tour légitimer l'emploi des préparations iodées dans le traitement des affections ganglionnaires.

Des recherches récentes, il semble résulter, en effet, que l'iode est l'excitant par excellence du tissu lymphoïde.

Lorsqu'on injecte dans le péritoine d'un animal une quantité de solution iodée suffisante pour déterminer, soit une intoxication suraiguë, soit une intoxication subaiguë, on constate que ces intoxications n'ont pas atteint l'activité des organes lymphoïdes. Les injections répétées et non mortelles déterminent même une forte hyperactivité de ces organes, ainsi qu'en témoigne l'examen des follicules dans les ganglions et dans la rate ; on ne constate pas dans ces follicules de processus nécrosant, mais au contraire un processus essentiellement actif, aboutissant à la formation d'un grand nombre de cellules lymphoïdes.

Telle est la notion nouvelle qui semble se dégager des travaux récents concernant l'action de l'iode sur l'économie.

Quelque soit l'intérêt de ces résultats expérimentaux, il est utile cependant de remarquer que ce sont des résultats de laboratoire et qu'ils ont été obtenus par l'emploi de doses relativement considérables d'iode en nature. Les préparations iodées employées à dose thérapeutique, par la voie digestive, et qui pénètrent nécessairement dans la circulation sous forme de combinaison organique complexe, sont-elles susceptibles de déterminer dans le tissu lymphoïde une activité de même ordre, sinon de même grandeur ? Il serait téméraire de l'affirmer, mais l'iode n'en demeure pas moins, dans quelques-unes des circonstances où il a été recommandé, sinon un médicament héroïque, du moins un médicament qui paraît doué d'une certaine activité.

Principales préparations iodées·utilisées en thérapeutique. Posologie et mode d'emploi. — Nous ne ferons pas entrer les iodures alcalins dans le groupe des préparations iodées proprement dites. Ces médicaments, en effet, aussi bien par leur action pharmacodynamique que par leurs applications thérapeutiques les plus fréquentes, méritent une place à part parmi les iodiques.

Nous laisserons de côté aussi les produits organiques iodés naturels représentés par le corps thyroïde ou les divers produits qu'on en a retirés. La médication thyroïdienne a en effet une importance physiologique et des indications thérapeutiques spéciales, et nous l'étudierons séparément dans la partie de ce livre consacrée aux médicaments d'origine animale.

Parmi les préparations iodées proprement dites nous rangerons donc :

1° Les préparations à base d'iode métalloïdique;

2° Les albumines iodées artificielles;

3° Les huiles iodées;

4° Les tannoïdes iodés naturels ou artificiels.

A. *Préparations à base d'iode métalloïdique.* — Les plus simples et les plus usitées de ces préparations sont la teinture d'iode et les solutions d'iode dans l'iodure de potassium.

L'iode métalloïdique a été utilisé, soit en nature, par la voie gastrique, soit en vapeur, par la voie pulmonaire. Actuellement il n'est guère utilisé qu'en nature par la voie gastrique, sous forme de teinture d'iode.

Nous avons indiqué précédemment la composition de la teinture d'iode du nouveau Codex. Ajoutons que 1 gramme de cette teinture correspond à LXI gouttes, comptées au compte-gouttes normal.

Doses indiquées par le Codex : 0 gr. 25 pour une dose, 1 gramme par 24 heures, soit XV à LX gouttes.

On prescrit X à XX gouttes matin et soir au moment du repas, dans un peu de vin, de café noir ou de lait.

On peut encore prescrire :

Iode...	0 gr. 20
Iodure de potassium.........................	0 gr. 40
Eau distillée.................................	150 grammes.

Chaque cuillère à soupe de cette solution renferme 0 gr. 02 d'iode et 0 gr. 04 d'iodure de potassium. Une cuillerée à chaque repas dans un demi-verre d'eau.

B. *Albumines iodées artificielles.* — L'iode se combine facilement avec un grand nombre de matières albuminoïdes. Lorsqu'on ajoute à du lait, par exemple, une solution d'iode dans l'iodure de potassium, le lait prend une coloration brune, mais il suffit d'agiter le mélange pour voir, presque instantanément, disparaître cette coloration brune. On peut ainsi faire absorber au lait une quantité relativement élevée d'iode.

Il s'agit bien là d'une véritable combinaison, car, dans ce lait iodé, l'iode n'est plus décelable par ses réactifs ordinaires. C'est en effet la caséine du lait qui a fixé l'iode, car si l'on précipite cette caséine au moyen de l'acide acétique, on obtient, non pas de la caséine ordinaire, mais une caséine renfermant 6 à 7 p. 100 d'iode dissimulé. D'autres substances albuminoïdes que la caséine : l'albumine de l'œuf, les peptones, peuvent ainsi se combiner à l'iode pour donner des combinaisons analogues. C'est à ces divers produits que l'on donne le nom d'albumines iodées artificielles.

Ces combinaisons sont encore assez mal connues au point de vue chimique; elles ne le sont guère mieux au point de vue physiologique. On admet qu'elles constituent les convoyeurs par excellence de l'iode à travers l'organisme, qu'elles représentent comme une espèce de réserve iodée, réserve inoffensive, dans laquelle les éléments cellulaires pourront venir puiser le métalloïde au fur et à mesure de leurs besoins.

Quoi qu'il en soit, dans ces dernières années, on a spécialisé et lancé, sous différents noms, un grand nombre de produits albuminoïdes iodés. A notre avis, ces produits ne présentent aucun intérêt, car il existe un moyen fort simple et aussi peu coûteux que possible de réaliser une albuminoïde iodée; ce moyen consiste à prescrire aux malades de prendre de la teinture d'iode dans du lait.

C. *Huiles iodées*. — Les huiles grasses incomplètes et, d'une manière plus générale, les glycérides incomplets, c'est-à-dire les glycérides dans la constitution desquels rentrent des acides gras non saturés, ont la propriété de fixer l'iode dans leur molécule. Dès 1850, Personne, pharmacien en chef de l'hôpital du Midi, avait observé cette propriété et il avait proposé de substituer ces huiles iodées à l'huile de foie de morue.

Ce n'est pourtant que beaucoup plus récemment que l'utilisation des huiles iodées en thérapeutique fut remise en question (Winternitz, 1897). Il convient toutefois de remarquer que l'huile iodée préparée en Allemagne et connue sous le nom d'*Iodipin*, n'est pas une huile simplement iodée, mais bien une huile *chloroiodée*; elle est, en effet, obtenue par l'action du chlorure d'iode, ICl, sur l'huile.

En France, l'étude des huiles iodées a été reprise par Lafay. L'huile iodée préparée par le procédé de Lafay (action de l'acide iodhydrique sur l'huile) présente l'avantage d'être complètement exempte de chlore et d'être beaucoup plus riche en iode que le produit allemand : elle contient en effet 40 p. 100 de son poids d'iode, soit 54 centigrammes par centimètre cube.

Caractères de l'huile iodée. — L'huile iodée française, à 40 p. 100 d'iode, se prépare au moyen de l'huile d'œillette, chimiquement plus incomplète que l'huile de sésame employée en Allemagne. Elle se présente sous l'aspect d'un liquide qui, par sa couleur et sa limpidité, rappelle l'huile originelle; sa consistance est sensiblement plus épaisse, elle est plus dense que l'eau (D = 1,35 à + 15°). Insoluble dans l'eau et l'alcool, elle se dissout dans les solvants habituels des corps gras.

L'iode qu'elle renferme est entièrement à l'état de combinaison organique, car elle ne donne aucune des réactions de ce métalloïde. Elle est très résistante à l'action des acides; agitée pendant quelques minutes avec une solution froide de carbonate de soude, elle ne cède à ce réactif que des traces d'iode. Les sucs digestifs alcalins ne la décomposent qu'au bout d'un temps assez long (10 à 12 heures). Le sang, au contraire, effectuerait cette décomposition assez rapidement.

On devrait donc admettre que l'huile iodée traverse l'estomac sans subir dans cet organe aucune décomposition, et qu'elle est résorbée en nature par l'intestin.

On admet enfin que l'huile iodée se comporte dans l'organisme comme· un corps gras quelconque, et qu'elle se localise dans le tissu adipeux. Elle constituerait là une véritable réserve d'iode. Son élimination est, en effet, très lente, puisqu'on retrouve de l'iode dans l'urine 25, 30 et même 40 jours après qu'on a cessé l'administration de l'huile iodée.

La stabilité relativement grande des huiles iodées, la lenteur avec laquelle elles abandonnent leur iode à l'organisme, expliquent bien l'innocuité très grande de ces médicaments et la rareté des accidents d'iodisme, à la suite d'une administration même prolongée de ces produits. Ce sont là évidemment des avantages qui peuvent être invoqués en faveur de l'emploi de l'huile iodée dans certaines affections. Toutefois, on n'a pas assez remarqué, que la stabilité même de ce composé iodé et la lenteur de son élimination constituaient aussi, *a priori*, des inconvénients graves quand il s'agit de faire un traitement iodé rapide et intensif. Et c'est ce qui explique pourquoi il est impossible de considérer l'huile iodée comme un véritable succédané de l'iodure de potassium, notamment pour le traitement des accidents de la syphilis tertiaire.

Modes d'administration. Posologie. — On utilise de l'iodipine à trois titres différents : 10 p. 100; 25 p. 100; 40 p. 100. On l'administre par la voie buccale, ou par la voie hypodermique.

La quantité à administrer par l'une ou l'autre de ces voies dépend naturellement du titre de l'iodipine employée et du but que l'on se propose d'atteindre. Voici, d'ailleurs, les quantités d'iodure de potassium auxquelles correspondent 1 gramme des différentes iodipines habituellement employées.

	Iodure de potassium
1 gr. d'iodipine à 10 p. 100 équivaut. par sa teneur en iode, à	0 gr. 130
— 25 — — —	0 gr. 425
— 40 — — —	0 gr. 523

Jusqu'ici on a surtout utilisé l'huile à 25 p. 100. Chez l'adulte, on pourrait administrer sans aucun inconvénient, soit par la voie buccale, soit par la voie hypodermique, 10 à 15 grammes de cette huile, ce qui correspondrait, comme teneur en iode, à 5 à 7 grammes environ d'iodure de potassium. Le plus souvent cependant on n'utilise que des quantités moindres, 5 à 10 grammes.

Par la voie buccale on utilise, soit la potion émulsive, soit les capsules. L'on peut même plus simplement prescrire l'huile en nature, à prendre dans du lait, du café ou de la bière.

D. *Tannoïdes iodés.* — Les tannins, comme les graisses et les albumines, jouissent de la propriété d'absorber et de dissimuler de l'iode. Le sirop iodotannique et le sirop de raifort iodé, employés depuis si longtemps dans le traitement de la scrofule, sont des types de médicaments de ce genre.

A. SIROP DE RAIFORT IODÉ.	B. SIROP IODOTANNIQUE.
Teinture d'iode... 10 grammes.	Iode.............. 2 grammes.
Sirop de Raifort	Tannin........... 4 —
composé........ 990 —	Eau distillée...... 360 —
Mêlez.	Sucre............ 640 —
Chaque cuillère à soupe renferme 0 gr. 02 d'iode.	Chaque cuillère à soupe renferme 0 gr. 04 d'iode et 0 gr. 08 de tannin.

En faisant dissoudre 20 grammes de phosphate monocalcique dans 970 grammes de sirop iodotannique on obtient le sirop *iodotannique phosphaté.*

Le codex donne aussi la formule d'un *vin iodotannique* phosphaté : 20 grammes de ce vin contiennent 4 centigrammes d'iode et 40 centigrammes de phosphate monocalcique.

IODURES ALCALINS

Les iodures alcalins susceptibles d'être utilisés en thérapeutique sont au nombre de quatre : ce sont les iodures de potassium, de sodium, de lithium et d'ammonium. Dans la pratique on n'en utilise que deux : celui de potassium et celui de sodium.

IODURE DE POTASSIUM : Ki

Caractères. — L'iodure de potassium se présente sous la forme de cristaux cubiques, incolores, transparents quand le sel est rigoureusement pur, mais qui sont habituellement blancs et opaques parce qu'ils renferment presque toujours un peu de carbonate de potasse.

Ils ont une saveur salée, piquante, un peu nauséeuse.

Quand le sel est très pur, il s'altère rapidement à la lumière ; la présence d'une petite quantité de carbonate de potasse retarde cette altération.

L'iodure de potassium est très soluble dans l'eau (dans moins de son poids d'eau), assez soluble dans l'alcool (1 p. 48), très soluble aussi dans la glycérine (1 p. 3). La solution aqueuse d'iodure de potassium dissout abondamment l'iode.

IODURE DE SODIUM : NaI

Caractères. — Prismes clinorhombiques incolores, déliquescents, très solubles dans l'eau, solubles aussi dans l'alcool.

IODURE DE LITHIUM : LiI

Caractères. — Sel incolore, très déliquescent, très soluble dans l'eau, soluble dans l'alcool.

Action physiologique des iodures alcalins.

Action locale. — L'action locale des iodures alcalins est peu marquée ; ce sont des composés peu irritants pour la peau qui, d'ailleurs, lorsqu'elle est intacte, ne les absorbe dans aucune mesure. Les muqueuses, au contraire, absorbent les iodures alcalins avec une grande facilité, ainsi qu'en témoigne le passage extrêmement rapide de ces médicaments dans les divers produits de sécrétion ou d'excrétion.

Action sur le cœur et la circulation. — L'action que les iodures alcalins, administrés à l'homme à doses thérapeutiques et par la voie buccale, exercent sur l'appareil circulatoire est peu ou pas connue. On ne peut en effet, *a priori*, conclure des modifications cardio-vasculaires observées sur un chien de 10 kilogrammes auquel on administre 2 à 3 grammes d'iodure par la voie veineuse, à celles qui se passent chez un homme de 70 kilogrammes, absorbant 1 à 2 grammes d'iodure par la voie buccale.

Cette réserve faite, l'opinion classique qui a prévalu jusqu'ici est celle de G. Sée et Lapique, d'après laquelle, dans l'action des iodures sur la circulation, il y a lieu de distinguer deux périodes.

1° Dans une première période, qu'ils appellent *phase de l'alcali*, le cœur s'accélère, la pression s'élève immédiatement de plusieurs centimètres et reste longtemps à ce niveau élevé. Pendant cette phase on observe de la vaso-constriction.

2° Dans une deuxième période, qu'ils qualifient de *phase de l'iode*, et qui apparaît environ une heure après la première injection, la pression descend très lentement et d'une façon continue, tandis que le cœur est un peu accéléré. Cette chute se continue pendant une heure ou deux, passe par un minimum, puis remonte lentement. L'abaissement de pression coïncide avec une vaso-dilatation.

Si, au lieu d'expérimenter avec l'iodure de potassium, on expérimente avec l'iodure de sodium, la première phase est peu marquée ; c'est ce qui a fait admettre aux auteurs que la première phase était due à l'action du potassium.

Le professeur Pouchet est arrivé, sur le même sujet, à des résultats sensiblement différents des précédents ; mais nous n'insisterons pas davantage sur ce point, car les nombreux travaux qui ont été publiés sur l'action des iodures sur la circulation n'ont en somme qu'un intérêt théorique et n'expliquent pas le moins du monde le mode d'action des petites doses d'iodure dans les affections cardio-vasculaires qu'on traite habituellement par ce médicament.

Action des iodures alcalins sur la nutrition. — Tous les cliniciens sont à peu près d'accord pour admettre une influence des iodures sur la nutrition ; mais le désaccord commence dès qu'il s'agit d'établir dans quel sens s'exerce cette influence. Pour les uns, en effet, les iodures font maigrir ; pour les autres ils font engraisser. La vérité c'est que, d'une manière générale, il est très difficile de déterminer l'influence d'un médicament sur les phénomènes de la nutrition en se bornant à observer les effets que ce médicament détermine chez les malades, pour la raison qu'il est ordinairement difficile d'établir rigoureusement le bilan des entrées et des sorties chez de pareils sujets.

Il résulte des expériences instituées par Henrijean et Corin sur les animaux, que les iodures activent les processus de désassimilation et particulièrement ceux qui portent sur les matières albuminoïdes. D'après les mêmes auteurs l'influence des iodures sur la nutrition se traduirait aussi par une augmentation du quotient respiratoire. On s'expliquerait l'augmentation du quotient respiratoire en admettant la formation de graisse aux dépens des matières albuminoïdes.

Applications thérapeutiques des iodures. — Comme l'ont fait très justement remarquer Nothnagel et Rossbach, il n'est peut-être pas de médicament qui ait été administré d'une manière aussi désordonnée que l'iodure de potassium ; si bien, disent-ils, que l'on pourrait s'exprimer ainsi : dans tous les cas où l'on ne sait que faire, on prescrit de l'iodure de potassium.

En réalité, en s'inspirant des enseignements de la pratique, on peut ramener à 3 les principales applications de la médication iodurée :

1° Affections du cœur et des vaisseaux ;
2° Affections de l'appareil respiratoire ;
3° Affections parasitaires.

Affections du cœur et des vaisseaux. — Depuis les recherches expérimentales dont nous avons parlé précédemment, il est devenu classique de dire que les iodures alcalins sont avant tout des vaso-dilatateurs, des dépresseurs de la tension artérielle et que, de ce fait, ils activent la circulation périphérique et les circulations viscérales, régularisent la circulation pulmonaire, activent la circulation et par suite la nutrition du myocarde.

En vérité, ainsi que nous l'avons vu, il est difficile d'admettre que les petites doses d'iodure que l'on administre dans quelques affections cardio-vasculaires et qui se montrent suffisantes, modifient d'une manière sensible l'état de la pression intra-vasculaire. Cela ne veut pas dire, d'ailleurs, que ces petites doses d'iodure longtemps continuées n'agissent dans aucune mesure sur la circulation; cela veut simplement dire que nous ne connaissons pas parfaitement la nature vraie et profonde de cette action.

Quoi qu'il en soit, l'expérimentation clinique a depuis longtemps déjà montré les bons effets des iodures dans le traitement de toute une série d'affections cardio-vasculaires : sclérose du muscle cardiaque, sclérose coronaire. arythmies de la vieillesse ordinairement liées à des dégénérescences du myocarde, aortite chronique. artério-sclérose, anévrysmes de l'aorte, etc.

D'une manière générale, dans les différentes affections que nous venons d'énumérer, on emploie les iodures à doses faibles (0 gr. 15 à 0 gr. 50 par jour). Le traitement devant en général être soutenu. avec intermittences bien entendu, pendant des mois ou même des années, beaucoup de cliniciens donnent la préférence à l'iodure de sodium qui passe pour être moins toxique que celui de potassium. Il est des cas cependant où l'iodure de sodium ne peut pas remplacer celui de potassium; c'est ce qui arrive lorsque la lésion artérielle (anévrysme par ex.) est d'origine syphilitique.

Affections de l'appareil respiratoire. — Bien que les iodures aient été préconisés pour le traitement de nombreuses affections de cet appareil, c'est surtout dans l'asthme que ces iodures apparaissent comme des médicaments vraiment utiles. G. Sée ramenait à 3 causes principales l'action favorable de ce médicament dans cette affection :

1° Grâce à l'hyperémie résultant de ses propriétés vaso-dilatatrices, il favoriserait l'hypersécrétion bronchique; les exsudats visqueux seraient liquéfiés, leur expulsion deviendrait ainsi plus facile et. comme conséquence, la ventilation pulmonaire se ferait d'une manière plus parfaite.

2° En régularisant la circulation intra-pulmonaire, les iodures contribueraient aussi à empêcher les stases veineuses qui peuvent être une cause de dyspnée.

3° La ventilation pulmonaire devenant plus facile et l'hématose se faisant mieux, l'acide carbonique, dont l'accumulation dans le sang produirait une excitation anormale du bulbe, est graduellement éliminé; d'où, encore, régularisation de la respiration.

La dose journalière d'iodure à administrer aux asthmatiques varie entre 1 gr. 50 et 2 grammes. Ici encore, le traitement devant être continué pendant une période de temps indéfinie, il est bon de suspendre la médication de temps en temps. G. Sée l'interrompait pendant un jour tous les 8 ou 10 jours, puis pendant une semaine tous les mois. Quelques malades ne supportent pas indéfiniment une ioduration intensive; on peut alors essayer de réduire un peu la dose initiale. Dans le but de corriger les effets de l'iodure sur les muqueuses et particulièrement sur la muqueuse de l'appareil digestif on associe ordinairement l'iodure à l'extrait de thébaïque. Ajoutons enfin que, dans cette affection comme dans quelques autres, l'iodure de potassium se montre plus efficace que l'iodure de sodium.

Affections parasitaires. — Les deux affections parasitaires dans lesquelles l'iodure de potassium apparaît doué d'une véritable action spécifique sont l'actinomycose et la syphilis.

Dans l'actinomycose le traitement doit être institué de bonne heure; les doses utiles varient entre 3 à 6 grammes.

Le traitement ioduré de la syphilis a été préconisé pour la première fois par Walace (1832) et vulgarisé en France par Ricord.

Pendant longtemps on a cru que, seuls, les accidents de la période tertiaire pouvaient bénéficier du traitement ioduré. Aujourd'hui on l'utilise à toutes les périodes de la syphilis. Toutefois les doses employées varient suivant la nature et l'intensité des manifestations syphilitiques. Voici d'ailleurs les indications données par le Pr Fournier pour la réglementation du traitement ioduré : « Pour un homme adulte 2 grammes par jour, pour une femme 1 gramme à 1 gr. 50. Je n'abaisse jamais (pour un homme) au-dessous de 2 grammes la dose initiale. Le plus souvent, en ville, je procède de la façon suivante : le soir de la première visite, 1 gramme; — le lendemain 2 grammes; quelques jours après 2 à 3 grammes (sauf en cas de corysa importun). »

Une fois la tolérance assurée, on doit d'ailleurs élever graduellement les doses. C'est ainsi que pour un traitement ioduré d'un mois, le Pr Fournier prescrit généralement une dose de 2 grammes pour la première semaine, de 3 grammes pour la période qui suit et de 4 grammes pour les quinze derniers jours du mois.

Enfin, dans certains cas (accidents cérébraux, gommes du voile du palais, du larynx, etc.), on doit employer des doses beaucoup plus élevées, 6, 8, 10 grammes.

On ignore absolument le mécanisme de l'action de l'iodure de potassium dans la syphilis; ce qu'il y a de certain, c'est qu'il est impossible de le remplacer, sous prétexte d'analogies chimiques ou physiologiques, par les autres iodures alcalins.

Modes d'administration des iodures. — La voie de choix pour l'administration des iodures est la voix buccale. Quelques malades éprouvent, il est vrai, pour ce médicament, une répugnance insurmontable. Dans ce cas, d'ailleurs assez rare, on peut avoir recours à la voie rectale.

La forme la plus habituelle pour l'administration des iodures est la solution aqueuse. Le titre de la solution peut varier suivant les cas. Lorsqu'on veut faire prendre au malade 2 grammes d'iodure par jour, il est avantageux de prescrire la solution au 1/15e, c'est-à-dire une solution renfermant 1 gramme d'iodure par cuillerée à soupe; on prescrit alors :

> Iodure de potassium....................... 20 grammes.
> Eau distillée 300   —

Si, au contraire, le malade doit prendre en une seule fois 0 gr. 50 d'iodure, ou 1 gramme en deux fois dans les vingt-quatre heures, il est préférable de faire usage de la solution au 1/30e qui ne renferme que 0 gr. 50 par cuillerée; on prescrit alors :

> Iodure de potassium..................... 10 grammes.
> Eau distillée............................. 300   —

Afin de masquer dans une certaine mesure la saveur désagréable de l'iodure, on l'associe fréquemment au sirop d'écorces d'oranges amères. On prescrit par exemple :

> Iodure de potassium .... 15 grammes.
> Eau distillée............................. 15   —
> Sirop d'écorces d'oranges amères.......... 300   —

Chaque cuillerée à soupe de ce sirop renferme 1 gramme d'iodure.

Cette association ne masque d'ailleurs qu'imparfaitement la saveur de l'iodure; de plus, pendant les chaleurs de l'été, cette préparation se conserve mal; enfin — détail qui peut avoir son importance dans la pratique — la préparation iodurée ainsi formulée est beaucoup plus coûteuse. Aussi bien, il est toujours possible d'atténuer dans une large mesure la saveur désagréable de la solution iodurée en la faisant prendre au milieu du repas, diluée dans un peu de bière ou de lait, ou le soir au moment de se mettre au lit, diluée dans une infusion de tilleul.

On associe souvent aux iodures d'autres médicaments destinés, les uns à augmenter la tolérance de l'organisme pour l'iodure, les autres doués d'une action synergique. C'est ainsi qu'on associe fréquemment l'iodure, soit à la belladone, soit à l'extrait d'opium; à la belladone pour réduire au minimum les effets de l'iodure sur la muqueuse naso-pharyngienne, à l'extrait d'opium pour réduire au minimum les effets souvent fâcheux de l'iodure sur la muqueuse gastro-intestinale :

```
Iodure de potassium .....................  )
Teinture de Lobéliée....................  } ãã 10 grammes.
    —     de Polygala....................  )
Extrait d'opium........................      0 gr. 10
Eau...................................    300 grammes.
```
1 cuillerée à soupe matin et soir (asthme).

Enfin, parmi les associations synergiques, on peut citer surtout les associations iodo-hydrargyriques.

Accidents de la médication iodurée. — Bien que les iodures soient des corps peu toxiques, on peut, au cours d'un traitement ioduré, voir survenir de nombreux accidents, les uns graves, les autres plus ou moins bénins, traduisant une intolérance plus ou moins marquée du sujet pour le médicament.

Il importe de remarquer que la gravité des accidents d'iodurisme n'est pas corrélative de la dose d'iodure administrée; autrement dit, les petites doses comme les fortes peuvent provoquer les mêmes accidents. Les accidents d'iodurisme, en un mot, ne sont pas liés à la toxicité spécifique des iodures; ce n'est pas, comme le fait si justement remarquer le Pr Pouchet, l'agent médicamenteux qui détermine la formule des accidents; c'est le sujet lui-même qui exprime à sa manière son intolérance pour cet agent.

Les accidents qui peuvent se manifester au cours de la médication iodurée sont extrêmement nombreux et aussi variés que possible. Toutefois, en s'en tenant à ceux qu'on a le plus souvent l'occasion d'observer, on peut citer parmi les plus communs :

1° *Des troubles digestifs.* — Saveur métallique de la salive, inappétence. diarrhée.

2° *Des troubles sécrétoires.* — Turgescence et hypersécrétion des muqueuses oculaire, pituitaire et laryngo-bronchique (coryza iodurique). Ces troubles s'accompagnent assez souvent de céphalée gravative.

3° *Des troubles cutanés.* — L'accident le plus fréquent est l'acné. Cet acné est habituellement bénin. Dans certains cas cependant il peut devenir confluent et revêtir la forme anthracoïde. On peut d'ailleurs, au cours de la médication iodurique, observer d'autres accidents cutanés : plaques érythémateuses, bulles pemphigoïdes, etc. Certaines éruptions iodiques peuvent en imposer pour des accidents de nature spécifique.

D'après Féré, ces accidents sont, comme quelques-uns des accidents du bromisme, l'expression d'un état dyspeptique occasionné par le médicament, et l'on pourrait, sinon les éviter, du moins les atténuer en prenant certaines précautions. De fait il semble qu'en faisant prendre le médicament dans du lait, au moment du repas, et en administrant en outre des antiseptiques intestinaux, ou des alcalins et des diurétiques, on parvient à les rendre aussi bénins que possible.

Outre ces accidents fréquents et ordinairement peu graves, on a accusé les iodures de pouvoir occasionner des accidents beaucoup plus graves, voire mortels. Parmi ces accidents graves possibles on cite habituellement l'œdème de la glotte et l'hémorragie cérébrale. On a encore accusé les iodures de pouvoir provoquer des hémoptysies chez les tuberculeux. Un accident assez fréquent, sur lequel le Pr Fournier a appelé l'attention, est le purpura iodique. Signalons enfin les troubles nerveux divers : céphalalgie, troubles sensitifs et sensoriels divers, délire, etc., dont l'ensemble constitue l'ivresse iodique, accident d'ailleurs des plus rares.

Élimination des iodures, recherche dans les urines. — Les iodures s'éliminent principalement au niveau des reins, mais on en peut trouver aussi dans la salive, dans les larmes, dans la sueur.

La recherche dans les urines est des plus simples : on verse dans un tube à essai 10 centimètres cubes environ de l'urine à essayer ; on y ajoute 2 à 3 centimètres cubes de chloroforme et quelques gouttes d'acide nitrique ou de perchlorure de fer, et on agite. Le chloroforme se colore en violet s'il y a des iodures.

Incompatibilités. — L'iodure de potassium est décomposé par un grand nombre de substances : acides, sels acides, eau oxygénée, paraldéhyde, etc. Il fait des doubles décompositions avec beaucoup de sels de métaux lourds et d'alcaloïdes. Dans certains cas, les précipités formés sont solubles dans un excès de réactif, et la double décomposition effectuée ne constitue pas une cause d'incompatibilité proprement dite. Mais il peut arriver que la double décomposition s'effectue dans des conditions telles que le produit qui prend naissance présente les plus graves inconvénients. C'est ce qui se produit lorsqu'on pratique des insufflations de calomel (collyre sec au calomel) dans les yeux d'un malade soumis au traitement ioduré. L'iodure s'éliminant en partie avec les larmes, fait avec le calomel un iodomercurate extrêmement irritant et susceptible de provoquer au niveau de la cornée une douleur extrêmement vive. On a même signalé de ce fait la production de perforations.

CHAPITRE III

I

OXYGÈNE, OZONE, EAU OXYGÉNÉE ET SUCCÉDANÉS

OXYGÈNE : O

Caractères. — L'oxygène est un gaz incolore et sans saveur. Sa densité est 1.1050. Un litre d'oxygène pèse donc 1,193 × 1,2050 = 1 gr. 429. Il est peu soluble dans l'eau qui n'en dissout que 49 millièmes de son volume à 0° ; il faut, par suite, environ 20 litres d'eau pour dissoudre 1 litre d'oxygène.

L'oxygène est éminemment propre à la combustion et on sait qu'une bougie ou une allumette imparfaitement éteinte se rallume instantanément quand on la plonge dans une éprouvette pleine d'oxygène. Beaucoup de corps simples *brûlent* aussi à une température plus ou moins élevée en présence de l'oxygène : ce sont là des *combustions vives*. Mais à côté de ces *combustions vives*, dans lesquelles les corps sont portés à l'incandescence, viennent se placer, sous le nom de combustions *lentes*, des phénomènes d'oxydation qui n'élèvent pas notablement la température parce que la chaleur dégagée lentement se communique aux corps voisins ou est immédiatement transformée en une autre forme d'énergie.

Les plus remarquables de ces combustions lentes sont celles qui s'accomplissent dans l'intérieur de l'organisme et qui sont l'origine de la chaleur animale.

L'oxygène considéré comme agent thérapeutique. — L'oxygène pur, séparé de l'azote atmosphérique ou retiré de certaines combinaisons oxygénées, est-il doué d'aptitudes physiques ou chimiques spéciales, de nature à lui communiquer des propriétés physiologiques également spéciales, pouvant être utilisées dans un but thérapeutique?

Autrement dit, les différentes applications thérapeutiques qui en sont journellement faites, sont-elles vraiment indiquées et légitimées par des aptitudes physiologiques spéciales de ce gaz, différentes de celles qu'il possède lorsqu'il est considéré à l'état de mélange avec l'azote atmosphérique? Aucun fait d'observation clinique, aucun fait d'ordre expérimental n'autorise à reconnaître à l'oxygène pur des propriétés physiologiques spéciales. Toutefois, l'identité des propriétés de l'oxygène considéré à l'état pur et de l'oxygène de l'air atmosphérique ne condamne pas d'avance et en bloc toutes les tentatives d'applications thérapeutiques de l'oxygène. Pour juger en effet de l'utilité ou de l'opportunité des applications de l'oxygène il y a lieu avant tout de considérer les modes d'administration de ce gaz. A ce point de vue on doit distinguer deux cas :

1° Administration d'oxygène en inhalations ;

2° Administration d'oxygène en injections hypodermiques.

Les principaux états physiologiques ou pathologiques dans lesquels l'emploi de l'oxygène pur est recommandé sont au nombre de trois :

1° Les asphyxies aiguës ;

2° Les asphyxies lentes ;

3° Quelques maladies dites de la nutrition.

Enfin, on a également utilisé l'oxygène pur comme agent antiseptique.

Voyons ce que l'on peut attendre de l'emploi de l'oxygène dans ces différents cas, suivant qu'il est administré en inhalation ou en injection.

A. L'oxygène en inhalation dans les asphyxies. — La Physiologie expérimentale nous apprend que la quantité d'oxygène absorbée au niveau des capillaires pulmonaires est à peu près indépendante de la proportion d'oxygène contenue dans le milieu gazeux offert aux poumons [1]. Autrement dit, le sang, dans un

1. A la condition bien entendu que la proportion d'oxygène dans l'atmosphère considérée soit cependant telle que sa tension demeure supérieure à la tension de dissociation de l'oxyhémoglobine, laquelle oscille aux environs de 80 millimètres de mercure.

temps donné, ne peut absorber qu'une quantité d'oxygène limitée : 1° par le degré de solubilité de l'oxygène dans le sérum ; 2° par le degré d'affinité de l'hémoglobine pour l'oxygène.

Or la quantité d'oxygène renfermée dans l'air ordinaire est parfaitement suffisante pour pourvoir à la capacité respiratoire du sang, en admettant même que, du fait de l'asphyxie, cette capacité respiratoire soit, dans les premiers moments, un peu plus grande qu'à l'état normal. La tension de l'oxygène dans l'air atmosphérique est en effet de 1/5 d'atmosphère, soit 159 millimètres de mercure. Dans l'air intra-alvéolaire, un peu moins riche en oxygène (16 p. 100 environ au lieu de 20,95) la tension de l'oxygène est de 121 mm. 6.

Ce sont en somme ces conditions d'absorption de l'oxygène par le sang qui se trouvent exprimées dans la loi bien connue de Pflüger et de Voit, que ce n'est point la quantité d'oxygène offerte aux tissus qui règle la consommation de l'oxygène. mais que ce sont les besoins des cellules. c'est-à-dire leur activité chimique qui déterminent cette consommation. On savait d'ailleurs déjà depuis les expériences de Lavoisier et celles plus récentes de Regnault et Reiset, que la consommation d'oxygène reste la même dans l'oxygène pur et dans l'air ordinaire. On ne voit donc pas comment les inhalations d'oxygène pur pourraient rendre plus de services que l'air ordinaire dans les différentes formes d'asphyxie aiguës ou lentes où il est d'usage de les employer.

Il est un cas d'asphyxie lente où l'on peut à la rigueur concevoir que, dans une certaine mesure, les inhalations d'oxygène pur puissent exercer une action utile. C'est le cas où l'insuffisance respiratoire étant sous la dépendance de la paralysie ou de l'atonie des fibres lisses des petites bronches, et celles-ci ne concourant plus à produire le mélange de l'air ancien avec le nouveau, il se fait de la sorte une accumulation progressive d'air résiduel dans les alvéoles. Dans ce cas, on conçoit : 1° qu'en substituant de l'oxygène pur à de l'air ordinaire, contenant toujours, surtout dans les salles d'hôpitaux, une certaine quantité d'acide carbonique, on parvienne à diminuer la tension de ce gaz dans le résidu respiratoire ; 2° que cet oxygène pur puisse jouer un rôle utile en excitant légèrement les muscles des bronches et en leur permettant ainsi de recouvrer momentanément leur intégrité fonctionnelle.

B. L'oxygène pur en inhalations dans l'intoxication par l'oxyde de carbone. — Les données ne sont pas tout à fait les mêmes en ce qui concerne l'utilité de l'oxygène pur dans le traitement des intoxications par l'oxyde de carbone. On sait que l'oxyde de carbone détermine la mort en se fixant sur l'hémoglobine dont il supprime la fonction de vecteur d'oxygène, qu'en un mot il produit la mort par le mécanisme de l'anoxhémie, ce qui équivaut en définitive à une asphyxie.

Jusqu'en ces derniers temps on a considéré comme une sorte de dogme, que la combinaison de l'oxyde de carbone avec l'hémoglobine était une combinaison d'une telle stabilité que le globule rouge touché par l'oxyde de carbone devait être considéré comme un globule définitivement mort, c'est-à-dire comme un globule incapable de recouvrer désormais sa propriété fondamentale, celle de vecteur d'oxygène. Or, en vérité, la carboxyhémoglobine n'est pas aussi stable qu'on le pensait jadis, et s'il est vrai que l'oxyde de carbone prend facilement la place de l'oxygène dans l'oxyhémoglobine, il n'est pas moins vrai que l'oxygène peut, lui aussi, dans des conditions déterminées, prendre la place de l'oxyde de carbone dans la carboxyhémoglobine. Autrement dit, le système hémoglobine (Hb), oxyde de carbone (CO), oxygène (O), obéit aux lois physico-chimiques sur les états réversibles, et si l'on veut mettre en équation l'orientation de ce système, on ne devra exprimer cette orientation ni par la formule (1) ci-dessous, ni par la formule (2), mais bien par la formule (3) qui indique une action réversible :

(1) $HbO + CO = HbCO + O.$
Oxy-   Oxyde   Carboxy-   Oxygène.
hémoglobine. de carbone. hémoglobine.

(2) $HbCO + O = HbO + CO.$
Carboxy-   Oxygène.   Oxy-   Oxyde
hémoglobine.   hémoglobine. de carbone.

(3) $HbO + CO \rightleftarrows HbCO + O.$

Cette dernière formule exprime en définitive que, quand de l'hémoglobine se trouve en présence d'un mélange d'oxyde de carbone et d'oxygène elle se partage entre ces deux gaz. En fait c'est bien ce qui arrive, et l'expérimentation permet de constater que les proportions respectives de carboxyhémoglobine et d'oxyhémoglobine qui se forment dans le système sont fonction des proportions relatives des deux gaz dans le mélange gazeux, c'est-à-dire de leur tension.

L'expérience démontre par exemple que le mélange se fait à parties égales, c'est-à-dire qu'il se forme 50 p. 100 de carboxyhémoglobine et 50 p. 100 d'oxyhémoglobine quand l'hémoglobine est mise en présence d'un mélange gazeux formé de 1 volume d'oxyde de carbone pour 220 volumes d'oxygène. L'air atmosphérique ne contenant que 1/5 environ de son volume d'oxygène, le volume d'air atmosphérique qui, mélangé à 1 volume d'oxyde de carbone donnerait lieu à un partage de l'hémoglobine en deux parties égales, serait donc environ 5 fois 220 volumes, soit 1100 volumes [1].

Cela revient à dire que suivant que dans le mélange oxyde de carbone et air la proportion d'oxyde de carbone est supérieure ou inférieure à $\dfrac{1}{1100}$, il y aura plus ou moins de 50 p. 100 d'hémoglobine transformée en carboxyhémoglobine, et que l'intoxication sera plus ou moins grave.

Quoi qu'il en soit, puisque l'expérience démontre que l'oxygène peut déplacer l'oxyde de carbone de la carboxyhémoglobine et que la substitution est d'autant plus rapide et plus complète que la tension de l'oxygène agissant est elle-même plus élevée, on peut immédiatement déduire de cette double donnée qu'en cas d'intoxication par l'oxyde de carbone il y aura lieu :

1° De soustraire le plus tôt possible l'intoxiqué à l'atmosphère oxycarbonée;

2° De le faire respirer dans une atmosphère enrichie en oxygène, c'est-à-dire dans une atmosphère où le gaz sera à une tension supérieure à celle qu'il possède dans l'air atmosphérique.

Théoriquement on pourrait réaliser cette dernière condition en faisant respirer à l'intoxiqué de l'air atmosphérique comprimé à plusieurs atmosphères. Pratiquement il est plus simple et moins dangereux pour le malade de lui faire respirer de l'oxygène pur à l'aide d'un dispositif qui permette à cet oxygène d'arriver aux poumons à une tension suffisante, notablement supérieure à la tension partielle qu'il possède dans l'air atmosphérique.

Le procédé habituellement employé dans la pratique pour les inhalations d'oxygène et qui consiste à faire respirer aux malades de l'oxygène à l'aide d'une tétine étroite en relation par un tube

1. La proportion d'oxyde de carbone et d'air serait exactement $= \dfrac{1}{220 \times \dfrac{100}{21}} = \dfrac{1}{1\,048}$

de caoutchouc long et étroit avec un ballon d'oxygène, est un procédé absolument insuffisant pour la raison que dans ces conditions la quantité d'oxygène surajoutée à l'air libre dans lequel le malade continue en réalité à respirer est insignifiante.

Pour que le traitement de l'intoxication oxycarbonée soit vraiment efficace, il faut que l'intoxiqué respire dans un milieu suroxygéné. Cette condition ne peut être réalisée qu'à l'aide d'un dispositif spécial qui consistera essentiellement dans une chambre

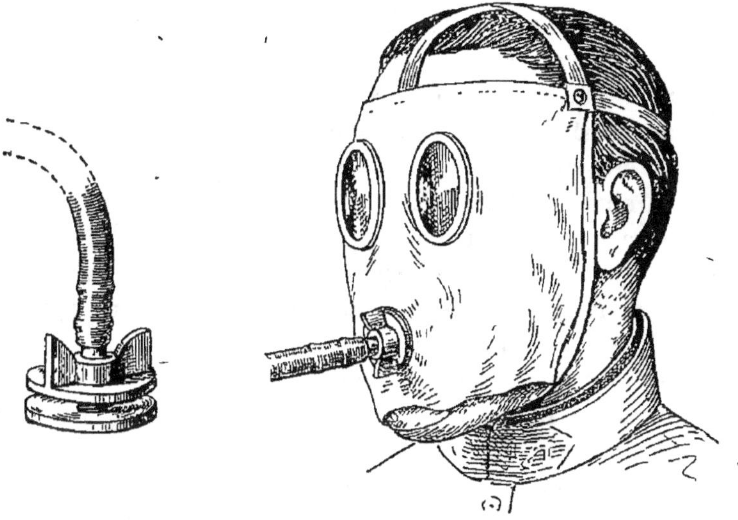

Fig. 2 *bis*. — Dispositif simple pour inhalation d'oxygène.

à gaz placée autour des orifices respiratoires et reliée à un générateur d'oxygène. Cette chambre ne doit pas être étanche, tant pour éviter l'asphyxie dans le cas d'arrêt d'arrivée de l'oxygène que pour éviter une compression exagérée dans le cas de débit trop grand du générateur.

C. L'oxygène pur en inhalation dans quelques maladies de la nutrition. — On a proposé d'employer les inhalations d'oxygène dans le traitement d'un grand nombre d'affections, telles que le diabète, l'obésité, la chlorose, etc. Ce mode de traitement est tout à fait illusoire. il est condamné d'avance par la physiologie expérimentale, et l'expérience clinique, qui juge en dernier ressort, ne pourrait pas, croyons-nous, apporter un seul exemple précis et indiscutable d'amélioration d'une de ces maladies par les seules inhalations d'oxygène pur.

L'oxygène comme antiseptique. — L'influence de l'action de l'oxygène sur le développement et les attributs fonctionnels des microbes anaérobies étant mise à part, il n'est pas démontré que l'oxygène pur, c'est-à-dire sous sa forme physico-chimique normale, essentielle, et à la pression ordinaire, soit doué de propriétés antiseptiques supérieures à celles de l'air ordinaire.

Aussi bien, actuellement, on ne s'adresse guère à l'oxygène proprement dit dans le but de provoquer des actions antiseptiques, mais bien aux produits peroxydés que nous étudierons un peu plus loin et qui sont susceptibles de fournir, sous des influences diverses, de l'eau oxygénée, elle-même capable de fournir de l'oxygène à un état particulier, dit naissant, état sous lequel l'oxygène paraît en effet doué de propriétés biologiques particulières, plus énergiques que celles de l'oxygène ordinaire.

Les injections d'oxygène. — Comme il arrive bien souvent dans les sciences, c'est une observation accidentelle qui a été le point de départ de la nouvelle méthode. Domine, de Valence, ayant injecté par mégarde, par suite de la défectuosité d'un appareil, de l'air au lieu du sérum à un typhique, constata un résultat qui lui parut tellement remarquable qu'il décida de renouveler l'injection chez ce malade, non plus avec de l'air, mais avec de l'oxygène. Depuis cette observation plusieurs médecins essayèrent l'emploi des injections d'oxygène dans le traitement de diverses maladies infectieuses, mais c'est *Félix Ramond* qui, le premier, étudia systématiquement les effets de l'oxygène dans le traitement des états asphyxiques et précisa la technique de ces injections. Nous laisserons ici de côté tout ce qui a trait à cette technique que l'on peut trouver longuement décrite dans diverses publications et notamment dans les publications de F. Ramond[1] et de A. Martinet[2], et nous nous bornerons à examiner la méthode du point de vue physiologique.

La question qui se pose d'abord est celle de savoir si l'oxygène porté par injection dans le tissu cellulaire sous-cutané, ou plus profondément même, peut être absorbé. Or cette absorption ne fait aucun doute et Ramond a pu injecter au même malade plusieurs litres d'oxygène dans la même journée. Quant à la

1. Félix Ramond, Injections sous-cutanées d'oxygène. *Progrès médical*, 3 septembre 1910 et 21 octobre 1911.
2. A. Martinet et F. Hœckel, *Presse médicale*, 26 mars 1913.

vitesse de résorption de l'oxygène injecté, elle est réglée par deux phénomènes, un phénomène d'ordre mécanique : capacité de distension du tissu cellulaire envisagé, et un phénomène d'ordre physiologique : le degré même d'anoxhémie de l'organisme, résultant, soit de l'insuffisance de la ventilation pulmonaire, soit des nombreuses circonstances qui, avec une ventilation pulmonaire normale, peuvent mettre l'organisme en état d'anoxhémie. En fait, le phénomène d'ordre mécanique est ici relativement secondaire et c'est le phénomène physiologique qui est important.

Admettre que la vitesse d'absorption ou de résorption de l'oxygène injecté est réglée par le degré même d'anoxhémie de l'organisme, c'est du même coup, remarquons-le, admettre que le sang peut s'oxygéner par un autre mécanisme que la fixation de l'oxygène au niveau des alvéoles pulmonaires et c'est aussi, dès lors, justifier la méthode au point de vue physiologique et en même temps définir son rôle, qui apparaît en définitive comme un rôle de suppléance.

On sait qu'on avait admis autrefois que c'est au niveau même des poumons que s'accomplissent les phénomènes d'oxydation dans le sang, l'oxygène étant ainsi consommé en son point même de pénétration et l'acide carbonique produit en son point même d'élimination ; mais l'analyse des gaz du sang pris dans le cœur droit et dans le cœur gauche, dans les artères et dans les veines, montre que cette hypothèse ne répond pas à la réalité des faits et que l'on doit admettre que c'est au niveau des capillaires généraux que l'oxygène absorbé au niveau des poumons disparaît et que se forme par conséquent l'acide carbonique qui est éliminé aux poumons.

Les oxydations se faisant au niveau des capillaires, on avait admis que les produits de désintégration des tissus pénétraient dans les capillaires, et que c'est dans les capillaires même, c'est-à-dire dans le sang et non dans les tissus que s'accomplissaient les oxydations. Mais toute une série de faits et de considérations de divers ordres permettent au contraire d'admettre que ce sont les tissus eux-mêmes qui sont le siège essentiel des oxydations. Autrement dit, il se produit au niveau des capillaires, entre le sang et la lymphe hématique, des échanges gazeux qui, à ce niveau comme au niveau des poumons, se font toujours suivant les lois physiques des échanges gazeux à travers les membranes perméables au gaz. Il n'est donc pas douteux que l'oxygène injecté dans les tissus n'est pas seulement résorbé mécaniquement, mais qu'il peut intervenir chimiquement, au même titre que l'oxygène fixé au niveau des poumons dans les processus d'oxydation dont les tissus sont le siège. Quand donc une circonstance quelconque intervient pour faire obstacle à une hématose régulière au niveau des poumons, on est autorisé à chercher à suppléer à l'insuffisance de l'hématose pulmonaire par un apport d'oxygène dans la profondeur même des tissus. Et ainsi la méthode des injections d'oxygène nous apparaît avec son véritable caractère, c'est-à-dire comme une méthode de suppléance, comme une méthode vicariante. Mais cela étant admis, on conçoit bien tout de même que la méthode des injections d'oxygène ne peut, pratiquement, être considérée que comme une méthode de fortune, dont l'opportunité et l'efficacité sont nécessairement subordonnées aux causes mêmes qui créent l'état anoxhémique, et c'est en somme cette considération qui doit guider et qui, de fait, a guidé F. Ramond dans la fixation des indications de la méthode. Ne pouvant entrer ici dans l'examen et la discussion détaillés de ces indications, disons que les injections sous-cutanées d'oxygène paraissent surtout devoir être recommandées :

1° Dans les asphyxies purement mécaniques (sténose laryngée ou trachéale par corps étranger, œdème, compression par une tumeur). Les injections d'oxygène doivent être ici considérées comme un moyen précaire, pouvant simplement permettre d'attendre le moment d'une intervention qui, de toute façon, doit être rapide.

2° Dans quelques cas de dyspnée par troubles mécaniques ou fonctionnels de l'appareil circulatoire (dyspnées asystoliques, dyspnées emboliques). C'est encore ici, au moins dans les dyspnées asystoliques, un moyen de fortune, une indication purement symptomatique, dont on ne saurait attendre aucun résultat définitif.

3° Dans les dyspnées toxiques : dyspnées toxiques de l'urémie, du diabète, dyspnées par intoxication oxycarbonée. Ce n'est évidemment encore que dans cette dernière, parce qu'elle n'est en quelque sorte que d'ordre mécanique, que l'on peut attendre un résultat curatif et définitif.

OZONE O³

Modes de formation de l'ozone. — Van Marum, dès 1783, avait remarqué que l'oxygène, renfermé dans un tube de verre et soumis à l'action des étincelles électriques, acquiert une odeur particulière et possède la propriété de se combiner avec le mercure à la température ordinaire. Plus tard, en 1840, Schœnbein constata que l'oxygène dégagé dans la décomposition de l'eau par la pile possède une action particulière et un pouvoir oxydant plus énergique que l'oxygène ordinaire. Depuis cette époque on a observé que l'ozone se formait dans un assez grand nombre de circonstances, mais c'est encore dans les circonstances observés par Van Marum, c'est-à-dire dans l'action des étincelles électriques sur l'oxygène, que l'ozone prend naissance en plus grande quantité. C'est en somme en régularisant cette action de l'étincelle électrique sur l'oxygène que l'on prépare aujourd'hui l'ozone dans les laboratoires et dans l'industrie.

Nature de l'ozone. — L'ozone est une modification allotropique de l'oxygène ; c'est de l'oxygène condensé. L'expérience montre que 2 volumes d'ozone donnent en se décomposant 3 volumes d'oxygène. L'ozone est donc formé de 3 volumes d'oxygène condensés en 2 vol. :

$$3 \, O \, (3 \text{ vol.}) = O^3 \, (2 \text{ vol.}).$$

Caractères. — L'ozone est un gaz incolore sous une petite épaisseur ; il est bleu lorsqu'il est examiné sous une épaisseur un peu considérable. Il a une odeur forte et pénétrante.

L'ozone a des propriétés oxydantes beaucoup plus énergiques que celles de l'oxygène ordinaire : c'est là sa propriété chimique fondamentale. Il oxyde à froid l'iode et la plupart des métaux, il altère le caoutchouc, il décolore l'indigo.

Propriétés physiologiques. — Les propriétés physiologiques proprement dites de l'ozone sont encore assez mal connues. On sait cependant que les inhalations d'oxygène ou d'air fortement ozonisé sont très irritantes pour la muqueuse des voies respiratoires.

Usages. — Grâce à ses propriétés oxydantes, l'ozone est un antiseptique énergique, et les hygiénistes font actuellement de nombreux essais dans le but d'appliquer les propriétés antiseptiques de l'ozone à la stérilisation en grand des eaux de boisson ; mais ce procédé de stérilisation des eaux est loin d'être parfaitement réglé. On a essayé aussi d'utiliser les propriétés antiseptiques de l'ozone pour le traitement de quelques maladies infectieuses. D'une manière générale, les résultats obtenus (dans le traitement de la tuberculose notamment) ne sont pas très encourageants. Dans ces dernières années cependant, à la suite d'expériences faites par le professeur Bordier, quelques cliniciens ont essayé l'emploi de l'ozone dans le traitement de la coqueluche. Les résultats obtenus sont, paraît-il, assez satisfaisants; toutefois, les cas observés sont trop peu nombreux pour permettre de juger définitivement la valeur de cette nouvelle méthode de traitement.

EAU OXYGÉNÉE : H_2O_2

Principe de la préparation de l'eau oxygénée. — Lorsqu'on fait agir de l'acide chlorhydrique étendu sur de la baryte, on obtient de l'eau ordinaire, en vertu de l'équation :

$$BaO + 2HCl = BaCl_2 + H_2O.$$

Si l'on fait agir le même acide chlorhydrique, non plus sur du protoxyde de baryum (baryte), mais sur du bioxyde de baryum, on obtient de l'eau oxygénée :

$$BaO_2 + 2HCl = BaCl_2 + H_2O_2.$$

L'eau oxygénée est donc de l'eau H_2O sur laquelle, par un procédé approprié, on a fixé un atome d'oxygène : c'est un *peroxyde d'hydrogène*.

L'eau oxygénée obtenue au moyen de la réaction que nous venons d'indiquer n'est pas pure: outre le chlorure de baryum et les impuretés apportées par le baryte, elle contient de l'eau H_2O, puisqu'elle est préparée avec de l'acide chlorhydrique étendu.

Par des procédés chimiques spéciaux on débarrasse d'abord cette solution du chlorure de baryum et d'autres impuretés qu'elle peut contenir et on obtient finalement une solution aqueuse d'eau oxygénée.

Degré de concentration de l'eau oxygénée. — La solution aqueuse d'eau oxygénée obtenue par purification du produit brut est peu riche en produit H_2O_2. On la concentre plus ou moins par des procédés appropriés. On apprécie et on exprime commercialement le degré de concentration des solutions d'eau oxygénée, par le nombre de volumes d'oxygène que ces solutions peuvent dégager dans la décomposition de la quantité d'H_2O_2 qu'elles renferment. Quand on dit, par exemple, qu'une eau oxygénée est à 10, 20, 30 volumes, on veut dire par là que cette eau oxygénée peut, en se décomposant, dégager 10, 20, 30 fois son volume d'oxygène.

Caractères. — Au maximum de concentration, l'eau oxygénée est un liquide dense et qui peut dégager 475 fois son volume d'oxygène. Mais une eau oxygénée d'une pareille concentration n'est pas et ne pourrait pas être employée en thérapeutique. Une eau oxygénée aussi concentrée est une simple curiosité de laboratoire et l'on ne peut la conserver qu'avec des précautions spéciales.

On ne peut guère employer en thérapeutique qu'une eau oxygénée concentrée à 20 volumes au maximum; mais, le plus souvent, la concentration de l'eau oxygénée destinée aux usages thérapeutiques ne dépasse pas 12 volumes.

L'eau oxygénée des pharmacies se présente sous l'aspect d'un liquide incolore, inodore, doué d'une saveur à la fois métallique et acide assez désagréable. Elle se dissout facilement dans l'eau, l'alcool et l'éther.

L'eau oxygénée est un composé peu stable ; sous un grand nombre d'influences elle se décompose en eau et oxygène :

$$H^2O^2 = H^2O + O.$$

C'est l'instabilité de l'eau oxygénée, la facilité avec laquelle elle peut fournir de l'oxygène dit *naissant*, qui est la raison même de son emploi en thérapeutique. La *chaleur* décompose facilement l'eau oxygénée. A la température de 20°, la décomposition se fait déjà assez vite quand la liqueur est concentrée. On lui donne de la stabilité en l'étendant d'eau et en la rendant légèrement acide. Dans ces conditions elle ne se décompose pas sensiblement au-dessous de 50° (du moins spontanément) ; et c'est afin d'avoir une eau oxygénée d'une certaine stabilité que l'on ne fait usage dans la pratique que d'eau oxygénée peu concentrée et rendue acide. L'acidité de l'eau oxygénée est due, ordinairement, à l'acide sulfurique. Cette acidité est un inconvénient pour certaines applications de l'eau oxygénée et on doit alors la neutraliser.

L'eau oxygénée se décompose *au contact d'un grand nombre de corps*.

Certains corps décomposent l'eau oxygénée par simple contact, sans éprouver eux-mêmes aucune altération, c'est-à-dire sans fixer l'oxygène qui est mis en liberté dans cette décomposition : tel est le cas d'un grand nombre de corps pulvérulents : l'or, le platine, le palladium, l'argent, le charbon, le bioxyde de manganèse, la fibrine, les globules rouges du sang, beaucoup de matières organiques vivantes, les objets de pansement imprégnés de sang, de sérosités, de pus. D'autres corps décomposent l'eau oxygénée en retenant l'oxygène libéré : c'est le cas de la plupart des corps très oxydables.

Importance de ces données dans la détermination des propriétés thérapeutiques de l'eau oxygénée. — Ainsi, l'eau oxygénée est une source d'oxygène dit naissant. Or, nous savons déjà que les corps oxydants sont doués de deux propriétés fondamentales : ce sont des agents de décoloration et ce sont des agents désodorisants, désinfectants et antiseptiques.

Mais, les conditions mêmes dans lesquelles l'eau oxygénée peut libérer son oxygène peuvent permettre à cette substance de réaliser d'autres actions que les précédentes.

Nous avons vu, par exemple, que la fibrine ou les globules rouges avaient la propriété de provoquer la décomposition de l'eau oxygénée. Or, l'expérience montre que, lorsque cette décomposition s'accomplit dans le sang vivant, elle s'accompagne d'une coagulation du sang. L'eau oxygénée a donc des propriétés *hémostatiques*. Enfin l'eau oxygénée pouvant dégager un grand volume d'oxygène.

on conçoit bien que, lorsque ce dégagement aura lieu au sein d'une cavité close ou partiellement close, il pourra en résulter des effets *mécaniques*, des effets de *drainage* ou de *décollement*. La pratique a montré en effet que l'eau oxygénée pouvait être utilisée pour obtenir des effets mécaniques de cet ordre.

Ainsi, la seule considération des propriétés chimiques de l'eau oxygénée, l'examen attentif des conditions dans lesquelles ces propriétés chimiques peuvent se manifester, nous conduisent, pour ainsi dire *a priori*, à reconnaître à ce produit toute une série de propriétés physiologiques ou mécaniques susceptibles d'être utilisées dans un but thérapeutique.

Propriétés décolorantes;
—   désodorisantes, désinfectantes et antiseptiques;
—   hémostatiques;
—   mécaniques.

Telles sont en effet les propriétés physiologiques fondamentales de l'eau oxygénée.

Propriétés décolorantes de l'eau oxygénée. — Les propriétés décolorantes de l'eau oxygénée sont surtout utilisées dans l'industrie; nous devons cependant signaler l'utilisation de ces propriétés en art dentaire, pour blanchir les dents noircies ou cariées.

Propriétés désodorisantes de l'eau oxygénée. — Les propriétés désodorisantes de l'eau oxygénée sont bien connues; on les constate d'ailleurs facilement en versant une certaine quantité d'eau oxygénée, soit sur des matières fécales, soit sur le pus très fétide retiré des abcès abdominaux. Malheureusement, le prix encore relativement élevé de l'eau oxygénée n'a pas permis jusqu'ici d'utiliser largement ces propriétés.

Propriétés désinfectantes et antiseptiques. — Tous les observateurs qui ont étudié, dans les conditions les plus variées, le pouvoir antiseptique de l'eau oxygénée, ont reconnu que ce produit est l'un des agents les plus puissants de l'arsenal antiseptique.

Le pouvoir antiseptique de l'eau oxygénée est naturellement variable, non seulement suivant l'espèce microbienne considérée, mais aussi suivant la richesse du produit employé en H^2O^2. Miquel, en recherchant quelles sont les quantités des divers antiseptiques nécessaires pour empêcher la putréfaction d'un litre de bouillon, a constaté que 0 gr. 050 d'eau oxygénée à 10 volumes produisent ce résultat et se comportent à ce point de vue comme 0 gr. 025 de biiodure de mercure ou 0 gr. 070 de sublimé. Dans la classification générale des antiseptiques qu'il a établie, l'eau oxygénée occupe le 3e rang entre le biiodure de mercure et le sublimé.

Nous savons déjà que c'est à sa qualité d'oxydant énergique, à sa qualité de source abondante d'oxygène dit naissant, que l'eau oxygénée doit principalement son pouvoir antiseptique. Et c'est parce que sa décomposition est particulièrement facilitée par son contact avec des tissus enflammés, souillés de sang et de sérosités, que l'eau oxygénée constitue pour les plaies en général un des meilleurs antiseptiques actuellement connus. Mais on doit faire intervenir un autre mécanisme pour expliquer les résultats particulièrement favorables de l'emploi de l'eau oxygénée dans quelques circonstances.

On sait en effet que l'eau oxygénée est l'antiseptique de choix pour la désinfection des plaies ou des régions anfractueuses, couvertes d'aspérités ou présentant des replis nombreux, des sortes de clapiers à peu près inaccessibles aux solutions antiseptiques ordinaires. En poussant une injection d'eau oxygénée dans ces plaies ou dans ces régions anfractueuses, on en réalise au contraire parfaitement la désinfection. C'est que la pression exercée sur la masse liquide par l'oxygène provenant de la décomposition des premières portions d'eau oxygénée, fait pénétrer partout la mousse gazeuse provenant de cette décomposition et une certaine quantité même de l'eau oxygénée, non encore décomposée ; il se produit de la sorte, non seulement une action antiseptique *in situ*, mais un véritable lavage des replis infectés. Et quand l'eau oxygénée a été complètement décomposée, l'eau, H^2O, qui provient de cette décomposition entraîne sans doute avec elle, en s'écoulant des anfractuosités de la plaie ou de la région contaminée, une grande quantité des produits septiques logés dans ces anfractuosités et qui n'auraient pas été atteints par un liquide antiseptique autre que l'eau oxygénée.

Enfin, si l'on considère que l'eau oxygénée (au moins dans les conditions où l'on peut avoir à mettre à profit ses propriétés antiseptiques) est peu ou pas toxique, on est en droit de conclure que ce produit est vraiment un antiseptique précieux.

Aussi son emploi comme désinfectant s'est-il rapidement généralisé : désinfection préopératoire du rectum et du vagin ; abcès.

phlegmons diffus, plaies anfractueuses, septicémie gazeuse et autres infections anaérobiques, infections de la cavité buccale, etc., telles sont aujourd'hui ses principales indications.

Modes d'emploi de l'eau oxygénée comme antiseptique. — Jusqu'ici, les chirurgiens ont été assez hésitants en ce qui concerne le degré de concentration de l'eau oxygénée destinée à la réalisation de l'antisepsie des plaies ou des champs opératoires. Les pansements ou les lavages à l'eau oxygénée à 10 ou 12 volumes provoquent quelquefois en effet de la douleur chez certains malades, ou déterminent autour de la plaie un érythème accompagné d'un prurit intense. Quelques chirurgiens ont même accusé l'eau oxygénée de dissoudre les catguts. En vérité ce n'est pas l'eau oxygénée qui produit tous ces accidents ou incidents, c'est l'acide sulfurique qu'elle renferme et dont la présence est nécessaire pour assurer sa conservation. En général 0 gr. 50 d'acide sulfurique par litre suffisent parfaitement pour assurer la conservation d'une eau oxygénée à 10 ou 12 volumes; mais on trouve dans le commerce des eaux oxygénées titrant 5 et 6 gr. d'acide par litre. L'emploi de pareils produits pour les usages chirurgicaux peut évidemment offrir de nombreux inconvénients. Mais rien n'est plus facile que d'obtenir de l'eau oxygénée neutre : il suffit, *au moment de l'employer* ou peu de temps auparavant, de la neutraliser par addition de borate de soude jusqu'à obtention d'un produit neutre au tournesol. Dans ces conditions il n'y a aucun inconvénient à faire usage, soit pour des pansements, soit pour des lavages prolongés d'une plaie, d'eau oxygénée à 10 ou 12 volumes. On peut même, avec un pareil produit, et dans le but de circonscrire certains foyers septiques, faire des injections de quelques centimètres cubes dans le tissu cellulaire sous-cutané ou même dans des tissus plus profonds.

FORMULAIRE :

Pour les usages chirurgicaux :
    Eau oxygénée neutre à 10 ou 12 volumes.

Pour l'antisepsie de la cavité buccale :

Eau oxygénée à 10 volumes	20 cc.
Borate de soude	0 gr. 50
Alcool de menthe	5 grammes.
Eau distillée	Q. S. pour 100 cc.

Collutoire contre le muguet :

Borate de soude...........................	5 grammes.
Glycérine.................................	25 —
Eau oxygénée à 10 vol...:.................	20 —

Cinq ou six applications par jour à l'aide d'un tampon d'ouate.

Propriétés hémostatiques de l'eau oxygénée. — L'eau oxygénée est un hémostatique précieux pour combattre les hémorragies capillaires ou en nappe, et elle peut rendre de réels services pour arrêter l'écoulement du sang dans les épistaxis, l'avulsion des dents, l'avulsion des polypes naso-pharyngiens, le curettage des végétations adénoïdes, etc.

On se sert de la solution ordinaire à 10 ou 12 volumes dont on imbibe un tampon d'ouate hydrophile qu'on maintient sur le point saignant ou avec lequel on badigeonne la surface d'écoulement.

Propriétés décollantes de l'eau oxygénée. — Les propriétés décollantes de l'eau oxygénée ont été observées et signalées pour la première fois par Mikulicz et vulgarisées en France par le professeur Poncet.

Il arrive qu'un pansement, appliqué depuis un certain temps sur une plaie saignante ou purulente, contracte avec la surface de cette plaie de telles adhérences, que l'enlèvement de ce pansement présente de grandes difficultés et est fort douloureux pour le malade. L'eau oxygénée peut encore dans ce cas rendre de grands services : « Un aide muni d'un flacon d'eau oxygénée en verse lentement et en petite quantité au niveau des bords de la plaie, là où le chirurgien exerce des tractions avec une main sur la gaze à détacher en même temps qu'avec les doigts de l'autre main il la sépare des tissus vivants. La mousse gazeuse comparable à la mousse du lait chaud est parfois si abondante qu'elle masque le champ opératoire et peut gêner les manœuvres : il faut l'essuyer et l'enlever avec des compresses de gaze stérilisée » (Poncet).

Succédanés de l'eau oxygénée. — On connaît depuis assez longtemps déjà un certain nombre de sels oxygénés, les *carbonates* et les *borates* alcalins notamment, doués de la propriété de fixer, dans certaines conditions, un atome d'oxygène supplémentaire sur leur molécule. Cette fixation d'un atome d'oxygène supplémentaire dans la molécule de ces sels est toujours assez faible pour que les composés peroxydés ainsi obtenus abandonnent facilement leur atome d'oxygène supplémentaire sous des influences peu énergiques.

C'est ainsi que ces composés, simplement dissous dans l'eau, abandonnent spontanément cet atome d'oxygène ; mais celui-ci, *au lieu de se dégager*, se fixe immédiatement sur l'eau de dissolution, engendrant ainsi, par une réaction aussi simple que possible, de l'eau oxygénée.

Parmi les composés doués de cette propriété, le plus connu est celui que l'on désigne sous le nom de *Perborate de soude* et qui a pour formule $BoO^3Na + 4H^2O$.

Caractères. — Il se présente sous la forme d'une poudre blanche se conservant parfaitement à l'abri de l'humidité.

Il se dissout dans environ 40 fois son poids d'eau (25 p. 1000). Mais, en fait, il n'existe pas de solutions de perborate de soude car, aussitôt que ce sel est entré en solution dans l'eau, il se décompose en oxygène et métaborate de soude : ,

$$BO^3Na \text{ dissous} = BO^2Na + \text{oxygène.}$$

Perborate   Métaborate
de soude.   de soude.

Et comme l'oxygène ainsi libéré se fixe aussitôt sur l'eau de dissolution, on peut exprimer la réaction de décomposition du perborate de soude dans l'eau par l'équation :

$$BO^3Na + H^2O = BO^2Na + H^2O^2.$$

Il en résulte que la solution de perborate de soude dans l'eau n'est pas autre chose que de l'eau oxygénée tenant en dissolution du métaborate de soude.

Il est bien évident que, pour que le perborate mis en contact avec de l'eau fournisse de l'eau oxygénée, il est indispensable que la dissolution s'effectue à froid ou tout au moins au-dessous de 50° ; dans le cas contraire, ce n'est pas de l'eau oxygénée que l'on obtiendrait, mais bien un dégagement d'oxygène.

L'eau oxygénée obtenue au moyen de la dissolution saturée et froide de perborate de soude dans l'eau titre 1 volume et demi environ. On peut toutefois obtenir avec le perborate de soude une eau oxygénée beaucoup plus riche ; il suffit pour cela de mettre en contact avec l'eau un excès de perborate de soude et d'ajouter ensuite une certaine quantité d'acide citrique ou tartrique, qui augmente la solubilité du perborate. Voici, par exemple, une formule permettant d'obtenir une eau oxygénée à 10 ou 12 volumes :

    Perborate de soude...................... 170 grammes.
    Acide citrique pur....................... 60   —
    Eau.....................................   1 litre.

Filtrer si la solution est trouble.

Usages. — Le perborate de soude a été préconisé depuis
quelque temps pour remplacer l'eau oxygénée officinale à laquelle
on a surtout reproché son acidité. Mais nous avons vu avec quelle
facilité on pouvait remédier à cet inconvénient.

L'on peut d'ailleurs reconnaître à l'eau oxygénée obtenue au
moyen du perborate de soude l'inconvénient d'être alcaline.

Enfin il est un fait d'ordre économique qu'il n'est peut-être pas
inutile de signaler à des médecins praticiens, c'est que l'eau
oxygénée obtenue au moyen du perborate revient à un prix beaucoup plus élevé que celui de l'eau oxygénée officinale.

Le perborate de soude n'en est pas moins un produit intéressant
parce que, facilement transportable, il permet de préparer extem-
poranément de l'eau oxygénée, la préparation de cette dernière
n'exigeant que du perborate et de l'eau.

II

SOUFRE ET SES COMPOSÉS

SOUFRE : S

Le soufre peut se présenter sous un grand nombre d'états allotropiques différents, Au point de vue pharmacologique, il suffit de connaître
les deux formes grossières sous lesquelles il peut se présenter. Ces
deux formes sont : *le soufre en canons et le soufre en poudre (fleur de soufre)*.

Le soufre en canons est plus pur que le soufre en poudre. Celui-ci
contient toujours en effet de l'anhydride sulfureux. Toutefois, comme
la fleur de soufre (soufre sublimé) se prête beaucoup mieux que le soufre
en canons aux emplois pharmaceutiques, c'est toujours celle-là qu'on
utilise pour les usages thérapeutiques. Il suffit d'ailleurs, pour obtenir
la fleur de soufre à un état de pureté suffisant, de la soumettre à des
lavages répétés dans l'eau distillée. On obtient ainsi le soufre *lavé et pur*
du Codex.

En précipitant une solution étendue de polysulfure de sodium par une
solution étendue d'acide chlorhydrique on obtient une variété de soufre
que l'on désigne sous le nom de soufre précipité ou de magistère de
soufre et qui diffère du soufre sublimé par son état de division plus

avancé, sa couleur plus pâle, presque blanche et plus terne. Il exhale, surtout dans les premiers temps qui suivent sa préparation, une odeur particulière, due à la présence d'une petite quantité de bisulfure d'hydrogène que des lavages multipliés ne parviennent pas à enlever.

Caractères. — Le soufre lavé et pur se présente sous la forme d'une poudre jaune citron, insipide et inodore, insoluble dans l'eau, peu soluble dans l'alcool, facilement soluble dans la benzine, les huiles essentielles et surtout dans le sulfure de carbone.

Le soufre a les plus grandes analogies chimiques avec l'oxygène.

Avec l'hydrogène il donne l'hydrogène sulfuré H^2S.

Avec le carbone il donne le sulfure de carbone CS^2.

Avec les métaux il donne des sulfures dont quelques-uns sont fréquemment utilisés en thérapeutique : tels sont les sulfures alcalins.

Il peut enfin se combiner avec l'oxygène et donner de la sorte toute une série d'anhydrides qui, en se combinant aux éléments de l'eau, engendrent des acides proprement dits, dont les plus importants sont : l'acide sulfureux et l'acide sulfurique.

Action physiologique du soufre en nature. — L'un des usages les plus banals, les plus populaires, pourrait-on dire, du soufre en nature, c'est celui qu'on en fait comme *parasiticide*. Le soufre, en effet, exerce une action toxique sur les êtres inférieurs : arachnides, vers intestinaux, etc. Il est également toxique pour certains parasites végétaux tels que l'*oïdium* qui attaque la vigne. Administré par la voie digestive et à des doses relativement faibles, 5 à 10 grammes, le soufre se comporte comme un purgatif doux.

Usages, posologie et formulaire du soufre en nature. — A. *Comme parasiticide.* — Depuis les travaux de Bazin et de Hardy, le soufre est devenu l'agent classique du traitement de la gale par la méthode dite de la *frotte*, dont nous rappelons ici les différents temps :

1er temps : Friction rude, pendant vingt minutes, sur toute la surface du corps avec du savon noir et de l'eau tiède.

2e temps : Bain tiède prolongé (1/2 heure à 1 heure) pour calmer l'irritation produite par la frotte, ramollir l'épiderme et ouvrir les sillons qui abritent les œufs et les larves du sarcopte.

3e temps : Friction de vingt minutes avec la pommade d'Helmerich (pommade antipsorique), dont voici la formule :

Soufre sublimé	10	grammes.
Carbonate de potasse	5	—
Eau distillée	5	—
Huile d'œillette	5	—
Axonge	35	—

Le malade reste enduit de la pommade jusqu'au lendemain matin.

4ᵉ temps : Un grand bain amidonné, et poudrage du corps avec de la poudre d'amidon.

Enfin entre le 3ᵉ et 4ᵉ temps, c'est-à-dire dans la journée durant laquelle le malade demeure enduit de pommade d'Helmerich, on doit désinfecter ses vêtements en les passant à l'étuve.

Le soufre est également employé dans le traitement d'un grand nombre de dermatoses non parasitaires, notamment dans les dermatoses appartenant au groupe des éruptions séborrhéiques. Dans ces dermatoses on ne doit pas utiliser le soufre sous forme de pommade d'Helmerich, celle-ci étant très irritante. On emploie, soit la pommade soufrée simple, soit des lotions soufrées.

Pommade soufrée simple du Codex :		*Lotion soufrée :*	
Soufre sublimé............	10 gr.	Soufre précipité..........	5 gr.
Huile d'amandes douces...	10 —	Alcool à 90°..............	25 —
Axonge benzoïné.........	80 —	Eau......................	50 —

B. *Comme laxatif.* — Dans la médecine humaine le soufre n'est que rarement utilisé comme laxatif. Ce n'est guère que dans les coliques saturnines que son emploi est recommandé. Dans ce cas il paraît favoriser l'élimination du plomb par un double mécanisme, à savoir : 1° par son action purgative proprement dite ; 2° en formant avec le plomb un sulfure de plomb insoluble.

C'est sous forme de miel soufré qu'on administre généralement le soufre dans les coliques saturnines. Cette association du miel au soufre dans le cas qui nous occupe offre un double avantage : d'une part elle facilite l'ingestion du médicament ; d'autre part, l'action propre du miel renforce l'action laxative du soufre.

Miel soufré :

Miel	80 grammes.
Soufre...................................	20 —

25 à 30 grammes par jour.

Le soufre a été conseillé encore pour le traitement d'autres affections, notamment pour le traitement de quelques affections des voies respiratoires. On a expliqué son action favorable dans ces affections par la formation d'hydrogène sulfuré dans le tube digestif et par l'élimination de ce gaz par le poumon. On le donne alors sous forme de tablettes (tablettes à 0 gr. 10 : 10 à 12 par jour).

ANHYDRIDE SULFUREUX, SULFITES
ET HYPOSULFITES

Mode de formation. — L'anhydride sulfureux peut s'obtenir, soit par la réduction de l'acide sulfurique, soit par l'oxydation du soufre. Ce dernier procédé est celui qu'on utilise ordinairement dans l'industrie. Le moyen le plus simple de réaliser l'oxydation du soufre consiste à faire brûler du soufre au contact de l'air :

$$S + 2O = SO^2.$$

Caractères. — L'anhydride sulfureux est un gaz incolore, doué d'une odeur vive et pénétrante, provoquant la toux. Il est très soluble dans l'eau : à 0° celle-ci en dissout en effet 80 fois son volume.

La solution d'anhydride sulfureux renferme en réalité, non de l'*anhydride* sulfureux SO^2, mais l'hydrate de cet anhydride, autrement dit de l'*acide sulfureux,*

$$SO^2 + H^2O = SO\begin{matrix} {}^{OH} \\ {}_{OH} \end{matrix}$$

acide *bibasique* donnant naissance à deux séries de sels : les sulfites neutres et les bisulfites.

L'oxygène *sec* n'a pas d'action, à froid, sur l'anhydride sulfureux. En présence de l'eau, au contraire, le gaz sulfureux s'empare de l'oxygène à la température ordinaire pour former de l'acide sulfurique :

$$SO^2 + H^2O + O = SO^4H^2.$$

Cette action de l'oxygène sur le gaz sulfureux en présence de l'eau est très importante à retenir : c'est elle, en effet, qui explique la présence de l'acide sulfurique dans l'eau de pluie des villes industrielles, où l'on brûle de grandes quantités de houille pyriteuse et où l'atmosphère contient par conséquent du gaz sulfureux ; c'est aussi cette action qui explique l'altération des linges, des tentures, des objets métalliques soumis à la désinfection par le gaz sulfureux. Cette action constitue d'ailleurs la propriété la plus importante de l'anhydride sulfureux et c'est sur elle que sont fondées les principales applications industrielles de ce gaz : c'est grâce en effet à ses propriétés réductrices énergiques que l'anhydride sulfureux altère beaucoup de matières colorantes en s'emparant de leur oxygène. L'industrie tire parti de ces propriétés décolorantes pour le blanchiment d'une foule de matières organiques végétales ou animales.

Le gaz sulfureux est surtout utilisé comme désinfectant.

SULFITES DE SOUDE

L'acide sulfureux étant un acide bibasique donne avec le sodium deux sels différents : un sulfite neutre et un sulfite acide ou bisulfite.

Le sulfite neutre n'est pas utilisé en thérapeutique.

SULFITE ACIDE OU BISULFITE : $SO\big\langle{}^{ONa}_{OH}$

Caractères. — Le bisulfite de soude peut s'obtenir cristallisé, mais, tel qu'on le rencontre dans les pharmacies, il se présente sous la forme d'un liquide de couleur jaune paille, à odeur légèrement sulfureuse, de saveur acide et désagréable. Ce liquide est miscible à l'eau en toutes proportions.

Lorsqu'on traite la solution de bisulfite par un acide, il se dégage immédiatement de l'anhydride sulfureux.

Le bisulfite décolore instantanément le permanganate de potasse. On utilise cette propriété pour le blanchiment des éponges destinées aux usages chirurgicaux.

HYPOSULFITE DE SOUDE : $S^2O^3Na^2 + 10H^2O$

L'acide hyposulfureux ou thiosulfurique $S^2O^3H^2$ est un acide qui a une constitution toute particulière : c'est un acide sulfurique dont l'un des oxhydriles est remplacé par un sulfhydrile :

$$SO^2\big\langle{}^{OH}_{OH}\quad \text{acide sulfurique.}$$

$$SO^2\big\langle{}^{OH}_{SH}\quad \text{acide hyposulfureux,}$$

d'où le nom d'acide thiosulfurique qu'on lui donne quelquefois.

L'hyposulfite de soude est le sel neutre de sodium correspondant à cet acide :

$$S^2O^3Na^2\quad \text{ou}\quad SO^2\big\langle{}^{ONa}_{SNa}$$

Caractères. — C'est un corps cristallisé en gros prismes rhomboïdes obliques, de saveur amère et salée. très solubles dans l'eau, insolubles dans l'alcool.

Il se distingue des sulfites par une réaction caractéristique : une solution aqueuse de sulfite de soude traitée par un acide dégage de l'anhydride sulfureux, mais ne se trouble pas ; une solution d'hyposulfite de soude traité par un acide dégage elle aussi de l'anhydride sulfureux, mais est immédiatement troublée par suite de la formation d'un dépôt de *soufre* :

$$SO^3Na^2 + 2HCl = 2NaCl + H^2O + SO^2.$$
Sulfite
de soude.

$$S^2O^3Na^2 + 2HCl = 2NaCl + H^2O + SO^2 + S.$$
Hyposulfite
de soude.

Lorsqu'on verse une solution d'hyposulfite de soude dans de la teinture d'iode, cette solution est décolorée par suite de la formation d'iodure de sodium et de tétrathionate de soude :

$$2S^2O^3Na^2 + 2I = 2NaI + S^4O^6Na^2.$$

Cette réaction peut être mise à profit pour le traitement des empoisonnements par l'iode.

L'hyposulfite de soude dissout les chlorures, bromures et iodures d'argent. La photographie utilise cette propriété.

ACIDE SULFURIQUE : SO^4H^2 ou $SO^2\begin{smallmatrix}\diagup OH \\ \diagdown OH\end{smallmatrix}$.
Syn. : HUILE DE VITRIOL

Caractères. — L'acide sulfurique pur est un liquide incolore, très dense ($D = 1,843$), de saveur brûlante. C'est un acide excessivement énergique ; étendu de mille fois son poids d'eau, il rougit encore la teinture de tournesol. C'est un corps extrêmement avide d'eau. Quand on mêle de l'eau et de l'acide sulfurique il se produit une élévation de température qui peùt dépasser 100° ; aussi, doit-on. lorsqu'on veut opérer le mélange. verser lentement l'acide dans l'eau et agiter en même temps afin de répartir la chaleur dégagée dans toute la masse du liquide et éviter toute projection. En versant l'eau dans l'acide concentré on déterminerait de véritables explosions.

Propriétés physiologiques. — L'acide sulfurique concentré est un caustique des plus violents ; grâce à son extrême avidité pour l'eau, il mortifie pour ainsi dire instantanément les tissus et produit de la sorte des cicatrices irréparables.

C'est dire que l'acide sulfurique concentré, absorbé par la voie buccale, est un poison corrosif des plus violents.

L'acide sulfurique très dilué a une action peu marquée. sur l'organisme. Parvenu dans le tube digestif, il est immédiatement transformé en sulfate alcalin, et c'est sous cette forme qu'il pénètre dans la circulation et est éliminé au niveau du rein.

Applications thérapeutiques de l'acide sulfurique dilué. Sous prétexte que les acides, *in vitro*, coagulent le sang, on a préconisé l'acide sulfurique comme hémostatique. C'est là une méthode de traitement purement illusoire pour la raison que l'acide sulfurique dilué ne pénètre pas en nature dans le sang.

Sous prétexte que l'acide sulfurique donne avec les sels de plomb un sulfate insoluble, on a recommandé l'acide sulfurique dilué pour combattre les coliques de plomb, voire dans le but de prévenir l'intoxication saturnine chronique !

En définitive l'acide sulfurique n'est d'aucune utilité comme agent thérapeutique.

Le Codex et les formulaires n'en persistent pas moins à conserver les formules de la *Limonade sulfurique* et de l'*eau de Rabel*, deux préparations parfaitement inutiles.

Empoisonnements par l'acide sulfurique concentré. — L'acide sulfurique n'est pas vénéneux ; il ne produit pas la mort en vertu d'une propriété toxique essentielle, moléculaire, il produit la mort en créant des lésions tissulaires ou organiques graves. Son action corrosive et par suite son action toxique est naturellement proportionnelle à sa concentration, à sa quantité, et au temps pendant lequel il est demeuré en contact avec les tissus à l'état d'acide concentré.

Les empoisonnements par l'acide sulfurique s'observent fréquemment ; ils se produisent par suite de méprises (acide sulfurique pris pour de l'huile de ricin par exemple), ou ils sont le résultat de tentatives de suicide. Beaucoup de produits à base d'acide sulfurique sont à la portée du public : eau de Rabel délivrée sur ordonnance médicale, acide sulfurique ordinaire employé à divers usages industriels, solution d'indigo dans l'acide sulfurique, employée en teinturerie, produits qu'on peut se procurer librement chez le premier droguiste venu.

Symptômes et lésions. — L'ingestion d'acide sulfurique concentré produit immédiatement une douleur extrêmement vive au niveau de toutes les muqueuses qui ont été touchées par le liquide. Peu de temps après la déglutition apparaissent des vomissements violents. Les matières évacuées ont un aspect variable suivant la nature des aliments qui se trouvaient dans l'estomac au moment de l'ingestion de l'acide : elles peuvent être composées de masses caillebotées de couleur brunâtre ou de débris végétaux complètement noirs par suite de la carbonisation subie par la cellulose sous l'influence de l'acide. On peut y rencontrer de véritables lambeaux de muqueuse.

Les douleurs dans la région stomacale deviennent de plus en

plus fortes, l'individu se tord, pousse des gémissements rauques, il est couvert de sueurs froides; puis survient de la dyspnée, le pouls devient lent et petit, et la mort arrive ordinairement après quelques heures.

Dans quelques cas, lorsque la quantité d'acide sulfurique absorbée n'a pas été par trop massive, la mort peut ne se produire qu'au bout de plusieurs jours, voire de plusieurs semaines : les lésions n'ont pas été immédiatement assez graves pour entraîner la mort, mais elles ont abouti à un rétrécissement cicatriciel de l'œsophage, à une altération fonctionnelle définitive de la muqueuse stomacale ou à la production lente d'eschares dont la chute plus ou moins tardive s'accompagne d'hémorragies.

Les *lésions* qu'on observe à l'autopsie portent ordinairement sur toute la première portion de l'appareil digestif : lèvres, langue, arrière-bouche, œsophage, estomac, premières portions de l'intestin. Ces lésions consistent, ou bien en taches, ou bien en pertes de substance. Les taches, d'une coloration gris ardoisé au début, brunissent après quelques heures.

Dans les endroits qui n'ont été atteints que par une petite quantité d'acide, la muqueuse est simplement raccornie et blanchâtre. C'est surtout au niveau de l'estomac ou dans les premières parties de l'intestin, au niveau des replis de la muqueuse, qu'on trouve des lésions plus profondes, des lésions par perte de substance; ces lésions offrent l'aspect d'eschares brunes.

Lorsque la dose ingérée a été élevée, l'acide a pu fuser à travers la paroi stomacale et venir en contact avec le foie, la rate, etc. On trouve alors au niveau de ces organes des lésions du même ordre que les précédentes.

Brûlures produites par l'acide sulfurique. — Les projections d'acide sulfurique peuvent déterminer des brûlures fort graves et même mortelles, si elles n'ont pas été lavées à temps ou si, ce qui arrive quelquefois, une partie du vitriol a pénétré dans les fosses nasales ou a été aspiré par la voie buccale. Dans ce cas en effet il peut survenir de l'œdème de la glotte amenant rapidement l'asphyxie et la mort.

La brûlure par l'acide sulfurique n'est heureusement pas instantanée, c'est-à-dire que l'acide ne mord pas immédiatement la peau. Ce n'est qu'au bout d'une demi-minute environ que l'épiderme est vraiment entamé et que se produisent alors les brûlures si douloureuses et qui laissent toujours après elles des cicatrices indélébiles. Si bien que, si on a pu, promptement et largement, laver la région atteinte par le vitriol, les suites de l'attentat peuvent ne pas être fort graves. Malheureusement, les yeux sont souvent atteints dans ces sortes d'attentats, et la sensibilité et la délicatesse de ces organes sont telles qu'ils peuvent être rapidement détruits.

Traitement de l'empoisonnement par l'acide sulfurique. — Le traitement de l'empoisonnement par l'acide sulfurique, lorsque cet empoisonnement a été produit par l'ingestion d'une quantité notable d'acide concentré, demeure presque toujours inefficace. Le lavage de l'estomac au moyen du tube de Faucher est impossible à faire ; les souffrances du malade sont telles, en effet, qu'il est incapable de se prêter à l'opération. D'ailleurs l'introduction du tube dans un œsophage attaqué par un corrosif tel que l'acide sulfurique pourrait ne pas être sans danger. On doit donc se borner à faire prendre au patient, tout d'abord des boissons alcalines froides (magnésie calcinée en suspension dans l'eau), et un peu plus tard des boissons albumineuses ou mucilagineuses, de manière à neutraliser et à diluer le plus possible l'acide qui a pu rester dans l'estomac après les vomissements spontanés. Un peu plus tard on fera prendre au malade des morceaux de glace et, pour lutter contre les douleurs d'estomac, on administrera de temps en temps une cuillerée à bouche de la solution suivante :

Chlorhydrate de cocaïne.............. Dix centigrammes.
Eau distillée........................ 250 grammes.

Le topique de choix pour le pansement des brûlures par l'acide sulfurique est naturellement le liniment oléo-calcaire. Le traitement de la brûlure des yeux est beaucoup plus délicat. On a conseillé l'instillation de quelques gouttes d'une solution étendue de sous-acétate de plomb liquide ; mais, d'après Lewin, ce collyre n'est pas à recommander, ce médicament pouvant entraîner des opacités cornéennes qui ne se résolvent que lentement en laissant parfois un ulcère de la cornée. Le traitement d'urgence consiste en grands lavages avec une solution alcaline : bicarbonate de soude à 2 p. 100, eau de Vichy.

HYDROGÈNE SULFURÉ : H^2S

État naturel. — L'hydrogène sulfuré se forme dans la putréfaction d'un grand nombre de matières organiques contenant du soufre (putréfaction des jaunes d'œuf, fermentation des matières fécales). On rencontre de l'hydrogène sulfuré dans un grand nombre d'eaux minérales.

Il se produit d'ailleurs de l'hydrogène sulfuré toutes les fois que des eaux chargées de *sulfates* se trouvent au contact de matières organiques; les sulfates sont d'abord réduits à l'état de sulfures et l'acide carbonique de l'air libère ensuite l'hydrogène sulfuré de ces sulfures en passant lui même à l'état de carbonate :

1° $SO^4Ca + H^8$ (provenant des matières organiques) $= CaS + 4H^2O$

2° $CaS + CO^2 + H^2O = H^2S + CO^3Ca.$

Cette formation d'hydrogène sulfuré aux dépens des sulfates peut s'observer dans la boue des rues où le sulfate de calcium est réduit par les matières organiques contenues dans les eaux ménagères. Certains végétaux inférieurs (sulfuraires) interviennent d'ailleurs aussi dans la réduction des sulfates en sulfures.

Caractères. — L'hydrogène sulfuré est un gaz incolore, d'une odeur fétide rappelant celle des œufs pourris, d'où le nom d'air puant que lui avait donné Rouelle. Il est très soluble dans l'eau.

L'hydrogène sulfuré est un acide faible.

A la température ordinaire, l'oxygène ou l'air *secs* n'ont aucune action sur l'hydrogène sulfuré. En présence de l'eau, l'oxygène attaque au contraire l'hydrogène sulfuré. Si, par exemple, on abandonne à lui-même un flacon imparfaitement rempli d'une dissolution d'hydrogène sulfuré, cette dissolution se décompose peu à peu : l'oxygène de l'atmosphère du flacon s'empare de l'hydrogène de l'acide et donne de l'eau en mettant en liberté le soufre qui communique un aspect laiteux à la solution :

$$H^2S + O = H^2O + S.$$

En présence des corps poreux, l'action de l'oxygène sur l'hydrogène sulfuré est plus complète encore, l'oxydation est plus profonde et il se forme de l'acide sulfurique :

$$H^2S + O^4 = SO^4H^2.$$

Dumas a montré que ce phénomène se produit constamment dans les etablissements d'eaux minérales sulfureuses : les toiles qui séparent les baignoires s'imprègnent très rapidement d'acide sulfurique, formé dans le tissu aux dépens de l'hydrogène sulfuré et de l'air humide ; aussi ces toiles sont-elles rapidement détériorées.

Les métaux tels que l'argent, le fer, le cuivre, le plomb, qui, en se combinant avec le soufre, dégagent plus de chaleur que l'hydrogène, forment avec l'hydrogène sulfuré des sulfures :

$$Ag + H^2S = AgS + H^2.$$

Propriétés physiologiques. — *Toxicité.* — L'hydrogène sulfuré est un gaz très toxique. L'empoisonnement par ce gaz est toujours accidentel : on en observe de fréquents exemples chez les ouvriers qui travaillent dans les fosses d'aisances, les usines à gaz, les égouts, peut-être aussi dans certains caveaux de cimetières. Le plus souvent cependant, les gaz qui déterminent ces accidents sont des mélanges fort complexes et il est bien probable que l'on met souvent sur le compte de l'hydrogène sulfuré des asphyxies qui sont dues à d'autres gaz, à l'acide carbonique par exemple.

On exagère beaucoup notamment la quantité d'hydrogène sulfuré existant dans les fosses d'aisance et dans d'autres milieux où pourrissent des matières animales. Ogier ayant eu l'occasion d'analyser l'air de deux fosses d'aisances non vidées depuis plusieurs mois, n'y a pas trouvé la moindre trace d'hydrogène sulfuré. Voici d'ailleurs la composition trouvée par M. Hanriot pour les gaz prélevés dans des fosses ventilées, d'une part, et dans des fosses non ventilées, d'autre part :

	FOSSES NON VENTILÉES			FOSSES VENTILÉES		
	1	2	3	1	2	3
Hydrogène sulfuré..	0,03	0,04	0,05	0,01	0,01	»
Ammoniac	3,2	3,3	3,7	1,2	1,9	»
Acide carbonique...	9,6	11	10,8	4	0,6	»
Oxygène	3,8	0	3,7	12,1	12,6	»
Formène	28,6	} 85,19	81,75	82,69	84,89	»
Hydrogène	9,3					
Azote	45,27					

Presque tout l'hydrogène sulfuré est à l'état de sulfhydrate d'ammoniaque non dissocié dont la tension de vapeur est assez faible [1].

Quoi qu'il en soit, l'hydrogène sulfuré, lorsqu'il est introduit dans les voies respiratoires, est un gaz extrêmement toxique. Un oiseau succombe immédiatement dans une atmosphère à $1/1500^e$ d'H^2S, un chien dans une atmosphère à $1/800^e$. D'après Brouardel et Loye ce gaz est mortel pour l'homme à la dose de 0,12 p. 100.

---

1. Il en serait tout autrement si les matières de la fosse devenaient acides, soit par fermentation, soit par addition directe de divers acides (égouts). Dans tous les cas la quantité de 0,5 p. 100 d'hydrogène sulfuré ne serait pas suffisante pour provoquer des accidents foudroyants. Quoi qu'il en soit, il est à remarquer qu'aucun désinfectant ne saurait rendre respirable l'air vicié d'une fosse. En admettant qu'il puisse absorber CO^2, H^2S et NH^3 il ne pourrait ramener l'oxygène qui fait défaut. Le seul moyen de rendre inoffensif l'air d'une fosse est d'y pratiquer une ventilation énergique au moment où les ouvriers doivent y descendre.

Il y a lieu de distinguer deux formes dans l'empoisonnement par l'hydrogène sulfuré :

Une première forme, où la mort est foudroyante et brutale et due à une action sur les centres nerveux ;

Une deuxième forme, où la mort est lente et doit être attribuée à la fois à des phénomènes d'asphyxie et à une action s'exerçant sur les éléments histologiques eux-mêmes, particulièrement sur les cellules des centres nerveux.

L'hydrogène sulfuré, si toxique lorsqu'il pénètre dans l'organisme par la respiration, cesse de l'être lorsqu'il est introduit dans l'estomac ou dans l'intestin à l'état de solution aqueuse. On raconte que Monge avait l'habitude de boire, par plaisir, de l'eau contenant en dissolution de l'hydrogène sulfuré. Chez les individus intoxiqués par l'hydrogène sulfuré, le sang est noir, les organes gonflés de sang ; les muscles eux-mêmes offrent une coloration foncée ; l'aspect du cadavre est ainsi très différent de celui qu'on observe dans l'empoisonnement oxycarbonique. Le sang présente d'ailleurs des caractères spectroscopiques particuliers sur lesquels nous ne pouvons insister ici.

Traitement. — Le traitement doit être surtout prophylactique et consister dans une large ventilation des fosses d'aisances avant la vidange. Les ouvriers qui descendent dans une fosse doivent être attachés de manière à pouvoir en être retirés facilement aux premiers signes d'asphyxie.

Aussitôt retirée, la victime sera portée au grand air, débarrassée de ses vêtements et lavée des souillures de matières fécales qu'elle peut présenter à la face. Si le malade est en état de mort apparente on pratiquera rapidement la respiration artificielle.

Pour lutter contre les effets du poison on a conseillé les inhalations de petites quantités de chlore (voir p. 276).

SULFURES ALCALINS

MONOSULFURE DE SODIUM $Na^2S,9H^2O$

Il se présente sous la forme de prismes rhomboïdaux droits, de coloration blanc verdâtre, déliquescents, peu solubles dans l'alcool. C'est un corps très altérable qui, au contact de l'eau, se transforme peu à peu en carbonate et hyposulfite de soude.

Usages. — Il sert à préparer un sirop d'ailleurs assez rarement employé et qui renferme 0 gr. 10 de monosulfure pour 100. On le rencontre dans plusieurs eaux minérales sulfureuses.

Trisulfure de potassium. — Le trisulfure de potassium qu'on appelle encore foie de soufre, est celui qui sert à la préparation des bains sulfureux. Le foie de soufre est en réalité un corps de composition complexe formé par un mélange de polysulfures et d'hyposulfite de potassium.

Il se présente sous la forme de masses solides, de couleur brun hépatique ou verdâtre, répandant une odeur d'hydrogène sulfuré, solubles dans l'eau.

Les bains sulfureux produisent une excitation de la surface cutanée, une sorte de stimulation générale qu'on utilise pour le traitement de certaines arthropathies, notamment dans le rhumatisme chronique. La dose est de 100 grammes pour un bain. Ces bains sulfureux ont aussi la réputation de faciliter l'élimination par la peau de certains métaux toxiques (plomb, mercure).

EAUX MINÉRALES SULFUREUSES

On donne le nom d'eaux minérales sulfureuses à des eaux minérales naturelles qui contiennent comme éléments prédominants de l'hydrogène sulfuré, un sulfure alcalin ou alcalinoterreux ou un hyposulfite.

Les eaux minérales sulfureuses présentent un certain nombre de caractères communs qui sont les suivants :

1º Elles dégagent une odeur particulière, *sui generis*, qui rappelle celle des œufs pourris ;

2º Elles communiquent à certains métaux, notamment à l'argent et au plomb, une coloration noire ;

3º Abandonnées à l'air libre, elles se troublent ordinairement et deviennent laiteuses par suite de la formation d'un précipité de soufre ;

4º Elles contiennent souvent une matière organique particulière que l'on désigne sous le nom de *glairine* ou de *barégine*.

Classification. — On peut diviser les eaux minérales sulfureuses en 3 grands groupes :

1º Eaux sulfurées sodiques et eaux chloro-sulfurées sodiques ;

2º Eaux sulfurées calciques ;

3º Eaux sulfureuses dégénérées.

EAUX SULFURÉES SODIQUES

Composition. — Ces eaux constituent un groupe parfaitement défini; elles présentent en effet toute une série de caractères communs dont les principaux sont les suivants :

1° Température élevée, pouvant atteindre 77° à 78° (Ax, Olette);

2° Minéralisation faible, ne s'éloignant guère de 0 gr. 25 par litre et atteignant rarement 0 gr. 35;

3° Constance des éléments constitutifs essentiels, comprenant, avec le monosulfure de sodium : l'hyposulfite de soude, le sulfate et le chlorure de la même base, souvent une quantité relativement élevée de silice et, enfin, d'une manière à peu près constante, de l'acide borique.

Voici d'ailleurs, à titre d'exemple, l'analyse des eaux de Cauterets, que l'on peut considérer comme des eaux sulfurées sodiques types [1] :

COMPOSITION DE QUELQUES SOURCES DE CAUTÉRETS	SOURCES		
	CÉSAR	DES ESPAGNOLS	DE LA RAILLÈRE
Acide carbonique libre...........	0gr,0238	0gr,0188	0gr.0267
Sulfure de sodium................	0 ,0243	0 ,0219	0 ,0205
Hyposulfite de sodium...........	0 ,0119	0 ,0158	0 ,0090
Silicate de sodium...............	0 ,0281	0 ,0245	0 .0241
— de calcium................	0 ,0130	0 ,0134	0 ,0165
— de magnésium............	0 .0020	0 ,0021	0 ,0029
Silice en excès sur ces silicates....	0 ,0454	0 ,0476	0 .0414
Sulfate de sodium................	0 .0282	0 .0320	0 ,0334
— de potassium............	0 .0064	0 .0068	0 ,0057
Chlorure de sodium..............	0 ,0656	0 ,0632	0 ,0484
— de lithium...............	traces	traces	traces
Iodure de sodium et bromure......	traces	traces	traces
Borates. Phosphates.............	traces	traces	traces
Oxyde de fer....................	traces	traces	0 ,0008
Ammoniaque....................	traces	traces	traces
Sulfarsénite de sodium...........	traces	traces	traces
Matière organique	0 ,0292	0 .0120	0 ,0240
Total................	0gr,2541	0gr,2393	0gr,2267

Répartition géographique. — Sur le territoire continental de

1. D'après Willm.

la France, les eaux sulfurées sodiques sont presque toutes concentrées dans l'intérieur de la chaîne des Pyrénées, dont elles occupent surtout la partie centrale et orientale. Telles sont, pour ne citer que les principales :

1° Les sources de Cauterets dans la vallée de Saint-Savin (Hautes-Pyrénées) ;

2° Celles de Saint-Sauveur et de Barèges dans les vallées du Lavedan et du Bastan (Hautes-Pyrénées) ;

3° Celles de Bagnères-de-Luchon sur la Pique (Haute-Garonne) ;

4° Ax dans la vallée de l'Ariège (Ariège) ;

5° Enfin, vers l'extrémité orientale de la chaîne : les Graus d'Olette, le Vernet, Amélie-les-Bains, la Preste, etc., échelonnées dans les vallées de la Têt et du Tech et formant une sorte de ceinture demi-circulaire autour du massif du Canigou (Pyrénées-Orientales).

EAUX CHLORO-SULFURÉES SODIQUES

Les eaux sulfurées sodiques renferment toujours une certaine proportion de chlorure de sodium, ordinairement assez faible et comparable à celle du sulfure. Dans quelques sources de cette catégorie toutefois, le chlorure de sodium devient prépondérant et la minéralisation en est augmentée, au point de s'élever au double de la moyenne. De là la nécessité d'introduire dans le groupe des eaux sulfurées sodiques une subdivision.

Dans les Pyrénées on compte plusieurs groupes de sources chloro-sulfurées sodiques. Les plus importantes sont :

1° Eaux-Bonnes (Basses-Pyrénées) ;

2° Labassère (Hautes-Pyrénées).

Ces sources occupent dans la chaîne des positions très remarquables. Le premier groupe est situé à l'extrémité occidentale et au nord de la bande que forment les sulfurées sodiques franches dans la partie centrale de la montagne ; le groupe de Labassère émerge dans des positions symétriques, sur le flanc septentrional du Pic du Midi ; il occupe en somme une place intermédiaire entre Barèges, franchement sulfurée sodique, et Bagnères-de-Bigorre, franchement chlorurée sodique, c'est-à-dire une place intermédiaire entre les représentants des deux grandes catégories de sources que renferme la région pyrénéenne.

Parmi les chloro-sulfurées types, il faut enfin compter les eaux d'Uriage (Isère).

EAUX SULFURÉES CALCIQUES

Les nécessités de la classification obligent à rapprocher les eaux sulfurées calciques des précédentes, mais il importe de remarquer que ces eaux n'ont rien de commun avec les précédentes, en dehors de la présence du principe sulfureux. A quelque point de vue qu'on les compare, en effet, le contraste est manifeste.

« Les eaux sulfurées sodiques sont presque constamment à une température élevée, tandis que les eaux sulfurées calciques sont le plus souvent froides.

« Les premières prennent naissance au centre de grands massifs montagneux ; les secondes appartiennent, pour la plupart du moins, à la plaine.

« Les unes constituent une famille naturelle parfaitement définie ; les autres, qui contiennent toujours, originairement, du sulfate de chaux, empruntent ce sulfate de chaux aux terrains les plus variés.

« Les eaux sulfurées sodiques ont une genèse mal connue, elles s'élaborent dans des laboratoires mystérieux, dans des conditions de temps, de température et de pression dont on ne peut se faire qu'une idée très vague ; la réaction à laquelle les sources sulfurées calciques doivent leur existence est au contraire constamment peu profonde, assez souvent superficielle, toujours facile à saisir[1]. »

A l'origine, ces sources sont constamment séléniteuses, c'est-à-dire qu'elles contiennent comme élément essentiel du sulfate de chaux, et c'est ce sulfate de chaux qui, en se réduisant, c'est-à-dire en perdant son oxygène, se transforme en sulfure de calcium. Cette réduction peut s'accomplir suivant plusieurs processus. Dans la plupart des cas la réduction est produite par une matière bitumineuse imprégnant les assises que la source séléniteuse doit traverser pour arriver au jour. C'est le cas des eaux d'Allevard (Isère), de Gréoux et de Digne (Basses-Alpes). Dans quelques cas, la réaction est plus superficielle encore ; elle est due au passage de l'eau minérale à travers un dépôt tourbeux ou chargé de matières organiques. C'est ce qui arrive notamment à Enghien (Seine-et-Oise) et à Pierrefonds (Oise).

1. E. Jacquot et Willm, *Les eaux minérales de la France.*

EAUX SULFUREUSES DÉGÉNÉRÉES

On donne ce nom aux eaux sulfureuses dont les sulfures ont été transformés en hyposulfites, voire en sulfates, par l'action de l'oxygène de l'air. La plus connue des eaux de ce groupe est celle d'Aix-les-Bains (Savoie). Cette eau renferme environ 0 gr. 0035 d'hydrogène sulfuré par litre, 0 gr. 008 à 0 gr. 010 d'hyposulfite et 0 gr. 07 à 0 gr. 08 de sulfate de calcium.

Applications thérapeutiques des eaux sulfureuses. — Les eaux minérales sulfureuses ont été recommandées pour le traitement d'un grand nombre d'affections parmi lesquelles nous citerons : des affections des voies respiratoires (bronchite chronique, laryngites glanduleuses, etc.) ; le rhumatisme chronique, les névralgies rhumatismales ; quelques dermatoses.

Il est une propriété des eaux minérales sulfureuses qu'il importe de mettre en lumière, c'est la propriété que possèdent ces eaux de favoriser l'élimination du mercure chez les individus soumis au traitement mercuriel. On peut, chez certains malades, en combinant judicieusement le traitement mercuriel et l'administration des eaux sulfureuses, éviter les phénomènes d'hydrargyrisme.

Le mécanisme de cette action des eaux sulfurées a été bien étudié par A. Desmoulière dans le laboratoire du Professeur Gaucher, et il a vu qu'elle devait être attribuée au pouvoir dissolvant que les principaux éléments de ces eaux (monosulfure de sodium, chlorure de sodium, hyposulfites) exercent sur les combinaisons albuminoïdes insolubles que le mercure forme dans l'organisme.

Tableau récapitulatif des principales eaux minérales sulfureuses.

NOMS DES STATIONS	SITUATION	TEMPÉRATURE	SULFURATION OU CHLORURATION		DIVERS
A. — EAUX SULFURÉES SODIQUES SIMPLES.					
Cauterets........	Hautes-Pyr.	40° à 45°	0 gr. 025	Na²S.	930 m. d'altitude. 22 sources. Les thermes des Œufs sont les plus considérables et les plus modernes.
St-Sauveur......	»	22° à 34°	»		770 m. d'altitude.
Barèges.........	»	32° à 45°	0 gr. 04	—	12 sources. 1 230 m. d'altitude.
Bagnères-de-Luchon..........	Hte-Garonne.	35° à 65°	0.003 à 0.076	—	630 m. d'altitude. 19 sources.
Ax..............	Ariège.	31° à 77°	0.01 à 0,026	—	716 m. d'altitude. 55 sources.
Graus d'Olette...	Pyr.-Or.	27° à 79°	0,015 à 0,023	—	22 000 hectol. par 24 heures.
Vernet..........	»	36° à 58°	0,009 à 0,02	—	620 m. d'altitude.
Amélie-les-Bains.	»	57° à 62°	0.01 à 0,025	—	250 m. d'altitude. Hôpital militaire important.
La Preste.......	»	44°	0,009	—	1 100 m. d'altitude.
B. — EAUX CHLORO-SULFURÉES SODIQUES.					
Eaux-Bonnes....	Basses-Pyr.	22° à 37°	0 gr. 015 / 0 gr. 26	Na²S. / NaCl.	750 m. d'altitude.
Labassère.........	Hautes-Pyr.	12° à 13°	0 gr. 046 / 0 gr. 25	Na²S. / NaCl.	Eau très stable, facilement transportable. Peu utilisée sur place.
Uriage..........	Isère.	25°	0 gr. 012 / 6 gr. 11	Na²S· / NaCl·	415 m. d'altitude.
C. — EAUX SULFURÉES CALCIQUES.					
Allevard	Isère.	16°	0 gr. 037	H²S.	485 m. d'altitude. Surtout employée en inhalations froides ou chaudes.
Gréaux..........	Basses-Alpes.	36°	0 gr. 0025	H²S.	Ces deux sources renferment 2 gr. à 2 gr. 50 de chlorure de sodium.
Digne	»	»	0 gr. 0005	H²S.	
Enghien.........	S.-et-O.	10° à 15°	0,025 à 0,04	H²S.	
Pierrefonds......	Oise.	13°	0 gr. 0022	H²S.	
D. — EAUX SULFUREUSES DÉGÉNÉRÉES.					
Aix-les-Bains....	Savoie.	45° à 47°	0 gr. 004 / 0 gr. 009	H²S. / Hyposulf.	260 m. d'altitude.

III

TELLURE Te

Caractères. — Le Tellure est un métalloïde d'aspect métallique, blanc comme l'antimoine, fondant un peu au-dessus de 400°.

Pour l'ensemble de ses propriétés chimiques il se rapproche du soufre et du sélénium. Il donne notamment un acide tellurique TeO^4H^2 correspondant à l'acide sulfurique SO^4H^2.

Tellurate de soude. — Le sel de sodium de cet acide, $TeO^4Na^2 + 5H^2O$, a été introduit en thérapeutique. Il se présente sous la forme d'une poudre amorphe, blanchâtre, soluble dans l'eau et dans l'alcool. Il a été proposé comme agent antisudorifique, particulièrement pour combattre les sueurs nocturnes des phtisiques.

Mode d'administration et posologie. — On l'administre sous forme pilulaire, à la dose de 0 gr. 05 centigrammes par jour. Il peut être administré pendant assez longtemps sans inconvénient sérieux; toutefois l'ingestion prolongée de tellurate communique à l'haleine une odeur alliacée.

CHAPITRE IV

I

AMMONIAQUE ET SELS AMMONIACAUX

AMMONIAC : NH^3

Le gaz ammoniac se prépare dans les laboratoires en faisant réagir la chaux sur un sel ammoniacal, le chlorhydrate par exemple :

$$2NH^4Cl + CaO = 2NH^3 + CaCl^2 + H^2O.$$

Dans l'industrie on l'obtient en distillant sur de la chaux, soit les eaux vannes résultant de la fermentation des urines, soit les eaux ammoniacales provenant de l'épuration du gaz d'éclairage ou de la calcination de la houille dans les fours à coke.

Le gaz ammoniac proprement dit n'est guère utilisé sous sa forme gazeuse, mais bien sous forme de solution dans l'eau. A la température ordinaire, l'eau dissout en effet 700 fois environ son volume de gaz ammoniac; cette solution est connue sous le nom d'ammoniaque ou d'alcali volatil.

Caractères de la solution ammoniacale. — L'ammoniaque est un liquide incolore, doué d'une odeur irritante et d'une saveur caustique caractéristiques; comme les dissolutions alcalines proprement dites (soude et potasse) elle verdit le sirop de violettes, ramène au bleu la teinture rouge de tournesol et neutralise les acides les plus énergiques.

Sels ammoniacaux NH^4 (R). — La solution ammoniacale donne avec les hydracides tels que les acides chlorhydrique, bromhydrique, iodhydrique des composés isomorphes des chlorure, bromure ou iodure de potassium. Avec les oxacides tels que les acides sulfurique, azotique, phosphorique, elle forme des sels qui rappellent les sulfates, azotates ou phosphates de potassium, par leur forme cristalline, leur solubilité et toutes leurs réactions chimiques.

Les principaux sels ammoniacaux utilisés en thérapeutique sont : le *chlorure* et l'*acétate d'ammonium*.

Chlorure d'ammonium NH^4Cl. — Ce sel, qu'on appelle vulgairement sel ammoniacal, se présente sous l'aspect d'une poudre blanche formée de cubes ou d'octaèdres anhydres, élastiques. Il est soluble dans 3 parties d'eau froide et dans son poids d'eau bouillante, dans 9 à

10 parties d'alcool à 90°, Il est inodore et à une saveur piquante, âcre et salée.

Acétate d'ammonium $CH^3\text{-}COONH^4$. — C'est le composé ammoniacal le plus employé en thérapeutique. C'est un corps solide et cristallin, mais on ne l'emploie guère que sous forme de dissolution aqueuse au 1/5e. C'est la dissolution que l'on trouve mentionnée dans les formulaires sous le nom d'*acétate d'ammoniaque liquide* ou d'*esprit de Mindérérus*.

Action physiologique de l'ammoniac et des sels ammoniacaux.

Action locale de la solution ammoniacale. — L'ammoniaque, appliquée sur la peau, produit une irritation qui peut aller de la simple rubéfaction jusqu'à la vésication, et même, si le contact est quelque peu prolongé, jusqu'à l'escharification.

Action générale des ammoniacaux. — A faible dose et convenablement diluée, l'ammoniaque ne produit aucun trouble appréciable des organes digestifs. Absorbée en solution concentrée et à dose assez considérable, elle produit naturellement dans le tube digestif des effets locaux analogues à ceux qu'elle détermine au niveau de la peau, et ces phénomènes d'irritation et de corrosion s'accompagnent de douleurs très aiguës, de vomissements parfois sanguinolents et de diarrhée.

Ce sont ces effets locaux de l'ammoniaque sur le tube digestif qui, dans l'empoisonnement aigu, dominent la scène. Quand la dose a été un peu considérable, la mort survient rapidement. L'action irritante locale s'étend souvent d'ailleurs aux voies aériennes et le malade peut succomber en quelques heures à un œdème de la glotte.

L'action générale de l'ammoniaque se manifeste surtout du côté du système nerveux. Cette action de l'ammoniaque se retrouve d'ailleurs dans les sels ammoniacaux eux-mêmes.

L'effet principal de l'ammoniac et des sels ammoniacaux est de produire, à certaines doses, des convulsions violentes.

Cet effet convulsivant de la molécule ammoniacale est très général et on le retrouve, non seulement dans les sels ammoniacaux proprement dits, mais encore dans les amines ou ammoniaques composées ainsi que dans beaucoup d'alcaloïdes.

Les convulsions déterminées par l'ammoniaque et les sels ammoniacaux ne représentent qu'une phase, la phase extrême, de leur action sur l'organisme.

Les doses faibles de ces substances ne font en effet que stimuler le système nerveux central; cette stimulation se traduit par une exaltation de l'excitabilité réflexe, d'où : accélération de la respiration et des mouvements du cœur, phénomènes vaso-moteurs, élévation de la pression artérielle.

En somme on peut résumer l'action de l'ammoniaque et des sels ammoniacaux en disant que ce sont, à doses modérées, des stimulants du système nerveux, et qu'avec des doses plus élevées, la stimulation va jusqu'à la production d'effets convulsivants, effets convulsivants qui demeurent en dernière analyse la caractéristique toxicologique des sels ammoniacaux.

Applications thérapeutiques. — L'ammoniaque liquide est surtout employée à l'extérieur à titre de révulsif.

Parmi les préparations employées dans ce but on peut citer :

Le liniment ammoniacal du Codex :

Huile d'olive......	90 grammes.
Ammoniaque liquide......	10 —

En substituant l'huile camphrée à l'huile d'olive on obtient le liniment ammoniacal camphré du Codex.

L'eau sédative :

Ammoniaque liquide......	60 grammes.
Alcool camphré......	10 —
Chlorure de sodium......	60 —
Eau distillée......	1 000 —

Le Baume opodeldoch :

Savon animal râpé et desséché......	95 grammes.
Camphre pulvérisé......	75 —
Ammoniaque ordinaire......	30 —
Essence de romarin......	20 —
Essence de thym......	5 —
Alcool à 90°......	775 —

L'action caustique de l'ammoniaque est aussi utilisée dans le but de neutraliser les effets produits par la piqûre de certains insectes (moustiques, fourmis, guêpes, etc.).

A l'intérieur, la solution ammoniacale est fréquemment utilisée pour combattre l'ivresse. Elle agit dans ce cas par deux mécanismes : 1° en provoquant le vomissement et par suite l'expulsion des liquides alcooliques encore renfermés dans l'estomac, 2° comme stimulant du système nerveux central, c'est-à-dire en luttant contre les phénomènes adynamiques qui caractérisent l'état d'ivresse confirmée. C'est aussi comme stimulant nerveux diffusible qu'on utilise l'acétate d'ammoniaque en thérapeutique, pour lutter contre le coma et les collapsus de toute nature. Dans les bronchites sèches on administre souvent l'acétate d'ammoniaque dans le but d'exciter la sécrétion bronchique.

Formulaire :

a. Contre l'ivresse on administre en plusieurs fois, à quelques minutes d'intervalle, X à XX gouttes d'ammoniaque dans un verre d'eau.

b. L'acétate d'ammoniaque s'administre toujours sous forme de potions :

Acétate d'ammoniaque liquide............	10	grammes.
Teinture de cannelle.....................	5	—
Sirop d'éther...........................	30	—
Eau de tilleul	100	—

Une cuillerée à soupe toutes les heures.

II

COMPOSÉS OXYGÉNÉS DE L'AZOTE

L'azote, en se combinant à l'oxygène, donne naissance à un très grand nombre de combinaisons; trois seulement de ces combinaisons sont intéressantes à considérer au point de vue thérapeutique, soit en elles-mêmes, soit par les dérivés, sels ou éthers, qui s'y rattachent. Ce sont :

Le protoxyde d'azote...........................	N^2O
L'acide azoteux ou nitreux.....................	NO^2H
— azotique.................................	NO^3H

PROTOXYDE D'AZOTE : N^2O

Obtention. — Le protoxyde d'azote s'obtient en décomposant par la chaleur l'azotate d'ammonium :

$$NO^3.NH^4 = N^2O + 2H^2O.$$

Caractères. — Le protoxyde d'azote est un gaz incolore, inodore, possédant une saveur légèrement sucrée. Sa densité est de 1,527. A la température ordinaire il se dissout dans son volume d'eau.

Action physiologique. — Le protoxyde d'azote, découvert par Priestley en 1776, fut étudié tout d'abord au point de vue physiologique par Davy, qui lui donna le nom de gaz hilarant à cause des phénomènes particuliers qu'il avait observés au cours des expériences faites avec ce gaz. Toutefois c'est un dentiste, Horace Wels, qui, en 1840, eut le premier l'idée d'appliquer le protoxyde d'azote à l'insensibilisation chirurgicale.

Le protoxyde d'azote est-il véritablement doué de propriétés anesthésiques spécifiques? Oui; mais, pour que ces propriétés puissent se manifester utilement, c'est-à-dire pour qu'elles puissent être utilisées pour la réalisation de l'anésthésie chirurgicale, il est nécessaire de se placer dans certaines conditions qui ont été bien définies par Paul Bert et qui découlent tout naturellement de la manière dont le protoxyde d'azote se comporte dans le sang.

En effet, quand du protoxyde d'azote arrive dans le sang, il se dissout dans le plasma à la façon d'un gaz ordinaire, c'est-à-dire en suivant les lois de Dalton; mais, ainsi dissous, il ne peut pas se fixer directement sur l'hémoglobine à la façon de l'oxygène. Aussi bien, s'y fixerait-il, que les éléments anatomiques ne sauraient l'utiliser, puisque, à la température de l'organisme, le protoxyde d'azote n'est pas dissociable, c'est-à-dire qu'il ne contient pas d'oxygène utilisable pour la respiration. Le protoxyde d'azote n'est donc pas respirable; mais il n'est pas un poison du sang, c'est un simple gaz inerte, indifférent, ne permettant pas la vie lorsqu'il est respiré seul, mais ne tuant pas lorsqu'il est respiré mélangé à de l'oxygène.

Il n'est pas tout à fait exact cependant de dire que le protoxyde d'azote est un gaz inerte, indifférent, car l'asphyxie produite par ce gaz respiré seul n'est pas une asphyxie simple se manifestant bientôt par de l'angoisse et de l'oppression. Les souffrances de l'asphyxie déterminée par le protoxyde d'azote peuvent, en effet, être comme voilées par une sorte d'ivresse et, de la sorte, la mort peut survenir sans que l'organisme puisse être secouru par le sentiment de la conservation.

Ce caractère particulier de l'asphyxie produite par le protoxyde d'azote respiré seul révèle donc déjà une sorte d'action spécifique de ce gaz sur le système nerveux et il semble dès lors, d'après ce que nous avons dit, qu'il suffise de mélanger du protoxyde d'azote à une quantité d'air suffisante, pour dégager l'action nerveuse spécifique de l'action asphyxique et aboutir à la production de l'anesthésie.

En vérité il n'en est rien, et, lorsqu'on mélange simplement du protoxyde d'azote et de l'oxygène, ce mélange traverse le poumon sans provoquer l'asphyxie, mais sans non plus provoquer l'anesthésie : le système nerveux est bien impressionné, on note quelques bourdonnements d'oreilles, quelques troubles de la vision, une sensation d'allégement, une légère diminution de la sensibilité, mais on n'observe pas les phénomènes de l'anesthésie générale proprement dite, les phénomènes traduisant la paralysie complète des centres nerveux. Ce sont ces faits que Dastre a résumés dans la formule suivante : Le protoxyde pur anesthésie mais tue ; le protoxyde mélangé à l'air ne tue pas, mais il n'anesthésie pas.

C'est d'ailleurs l'observation de ces différences qui conduisit Paul Bert à préciser les conditions très spéciales dans lesquelles il faut se placer pour obtenir avec le protoxyde d'azote une anesthésie générale vraie. Paul Bert fit le raisonnement suivant : Pour que le protoxyde d'azote détermine l'anesthésie il doit être employé pur. Or, quand il est employé pur, il est offert aux poumons à la pression atmosphérique extérieure. Il est donc vraisemblable que c'est parce qu'il faut qu'il arrive aux poumons à cette tension qu'on doit l'employer pur. Mais, si on pouvait l'offrir aux poumons à cette tension tout en le mélangeant à de l'air ordinaire ou à de l'oxygène, il anesthésierait tout de même et il n'asphyxierait pas. Il suffirait donc en somme d'offrir aux poumons un mélange d'air et de protoxyde d'azote, dont la tension totale serait naturellement supérieure à une atmosphère, mais où la tension propre du protoxyde serait égale à une atmosphère. Dans ces conditions, en effet, les lois de la dissolution des gaz nous enseignent que la quantité du protoxyde d'azote absorbée par le sang sera la même que si ce protoxyde d'azote était seul et pur. Mais, pour que ce mélange puisse assurer la respiration du sujet, il faudra que la quantité d'oxygène ajoutée soit telle que sa tension corresponde à 1/5e ou, plus exactement, à 21/100e d'atmosphère.

Autrement dit, pour obtenir la réalisation d'une anesthésie chirurgicale vraie, il faut faire respirer au sujet un mélange de 5 volumes de protoxyde et de 1 volume d'oxygène mesurés à la pression atmosphérique.

Dans ces conditions, en effet, on obtient une anesthésie générale parfaite, presque idéale, en ce sens que les appareils de la vie végétative conservent leur intégrité fonctionnelle et que le retour à la vie normale se fait plus rapidement qu'avec aucun autre anesthésique, puisqu'il suffit de quelques aspirations à l'air libre pour provoquer ce retour à la vie normale.

Malgré ces avantages l'emploi du protoxyde d'azote ne s'est pas généralisé dans la grande chirurgie, pour la raison que la méthode comporte des appareils et une installation compliqués qu'il est difficile de réaliser dans la pratique.

ACIDE NITREUX : NO^2H et NITRITES : NO^2R

L'acide nitreux ou azoteux ne présente en lui-même aucun intérêt, mais il fournit à la thérapeutique un certain nombre de dérivés dont quelques-uns constituent des médicaments précieux. Ces dérivés sont, soit des sels de l'acide nitreux, des *nitrites*, soit des éthers de cet acide, éthers que l'on peut d'ailleurs considérer comme des sels d'une nature particulière et que, pour cette raison, on désigne encore sous le nom générique de nitrites.

Les nitrites salins proprement dits, les nitrites métalliques les plus connus, sont ceux de soude et de potasse. Un seul nitrite alcoolique est utilisé, c'est le nitrite d'amyle.

Tous les nitrites, qu'ils soient salins ou alcooliques, paraissent doués d'une propriété pharmacodynamique commune, en quelque sorte spécifique, et que l'on doit par conséquent considérer comme *appartenant au groupement nitreux*. La nature de l'élément métallique ou du radical alcoolique substitué à l'atome d'hydrogène du groupement acide peut modifier l'intensité ou la durée de l'action spécifique de ce groupement, mais elle n'en altère pas la nature fondamentale. Ces nitrites sont des modificateurs cardio-vasculaires; leur dominante pharmacodynamique consiste dans une action vaso-dilatatrice s'accompagnant d'une diminution très marquée de la pression artérielle : d'où le nom d'hypotenseurs qu'on a donné à ces médicaments.

NITRITE D'AMYLE : $C^5H^{11} - NO^2$

Lorsqu'on fait réagir l'alcool amylique $C^5H^{11} - OH$ sur l'acide nitreux $ANO^2 - H$, il y a combinaison avec élimination d'une molécule d'eau, comme l'indique la formule suivante :

$$C^5H^{11} - \boxed{OH + H} - NO^2 = C^5H^{11} - NO^2 + H^2O.$$

et on obtient ainsi le nitrite d'amyle ou éther amylnitreux.

Caractères. — C'est un liquide de consistance un peu huileuse. légèrement coloré en jaune. possédant une odeur pénétrante caractéristique, plus léger que l'eau, bouillant à la température de 95°. Ce corps s'altère assez rapidement au contact de l'air et de la lumière; aussi doit-on le conserver à l'abri de ces agents; dans ce but on le conserve habituellement dans de petites ampoules de verre jaune et scellées à la lampe. Il est insoluble dans l'eau, mais miscible à l'alcool, à l'éther et au chloroforme.

Action physiologique. — Quand on fait inhaler à un individu quelques gouttes (VIII à X gouttes) de nitrite d'amyle, on observe bientôt les phénomènes suivants :

1° Accélération du pouls;

2° Battements énergiques au niveau des carotides et des temporales;

3° Vaso-dilatation énorme des vaisseaux périphériques;

4° Abaissement de la pression sanguine.

La vaso-dilatation débute au niveau des vaisseaux de la face qui se congestionne rapidement; la rougeur gagne ensuite le cou, puis la partie supérieure de la poitrine et envahit enfin la région abdominale.

Les membres inférieurs conservent, du moins en apparence, leur intégrité vasculaire.

D'après certains auteurs, les vaisseaux des organes internes participeraient aussi à la vaso-dilatation produite par le nitrite d'amyle. C'est ainsi que chez des animaux trépanés on pourrait constater la dilatation des vaisseaux de la pie-mère. Par contre les vaisseaux du poumon ne se dilateraient pas (?)

Quoi qu'il en soit, l'énorme dilatation du système vasculaire périphérique a naturellement pour conséquence un abaissement plus ou moins considérable de la pression sanguine.

On admet que l'action vaso-dilatatrice exercée par le nitrite d'amyle est une action directe, c'est-à-dire qu'elle résulte de l'action du médicament sur les éléments vaso-moteurs propres des vaisseaux. Il ne s'agit pas, autrement dit, d'une action centrale telle qu'une paralysie des centres vaso-moteurs.

Les modifications amenées par le nitrite d'amyle du côté de la respiration sont moins caractéristiques que celles qui se produisent du côté de la circulation. Cependant, ici encore, avec les doses thérapeutiques, on peut noter une accélération des mouvements respiratoires et une augmentation de l'amplitude de ces mouvements.

Avec les doses thérapeutiques, les seuls phénomènes réactionnels qui soient à retenir, en dehors de ceux que nous avons signalés, ce sont ceux qui se passent du côté du système nerveux : dès les premières inhalations les malades éprouvent habituellement un peu de lourdeur de tête, un peu de vertige, quelques troubles oculaires, une sorte d'ivresse en somme ; mais tout cela est ordinairement fugace.

Applications thérapeutiques. — D'après ce que nous venons de dire de l'action physiologique du nitrite d'amyle, il apparaît immédiatement que ce corps ne constitue pas un médicament curatif proprement dit ; c'est un médicament symptomatique. A ce titre il peut rendre de grands services dans un certain nombre d'affections.

C'est surtout dans les crises d'angine de poitrine qu'il apparaît comme un médicament précieux. Si, dès les premières douleurs précordiales, on fait inhaler au malade VIII à X gouttes de nitrite d'amyle, très souvent l'accès avorte et le malade éprouve un soulagement immédiat. Cependant il n'en est pas toujours ainsi, ce qui tient sans doute à la variabilité des causes mécaniques ou physiologiques susceptibles de créer l'accès d'angine de poitrine

D'après Huchard, le nitrite d'amyle, dans le cas qui nous occupe, aurait une double action :

1° Il agirait en activant la circulation intramyocarditique entravée par l'oblitération et le spasme des artères coronaires ;

2° En dilatant les artères périphériques et en abaissant la tension sanguine, il diminuerait le travail du cœur.

Le nitrite d'amyle peut aussi rendre des services dans certaines intoxications, notamment dans les intoxications qui s'accompagnent de phénomènes vaso-constricteurs énergique (chloroforme, cocaïne).

Toutefois, dans des cas de cette nature, il faut employer le nitrite avec modération, les fortes doses ayant une action diamétralement opposée à celle des petites.

Mode d'administration. — **Posologie.** — Le nitrite d'amyle s'administre toujours en inhalations. Le plus souvent le médicament est contenu dans des ampoules en verre jaune scellées à la lampe. Au moment du besoin on brise la pointe de l'ampoule et l'on fait tomber quelques gouttes de liquide sur un mouchoir ou sur un tampon d'ouate que l'on maintient à quelques centimètres des narines du malade.

L'accoutumance se produisant assez rapidement, il est bon de commencer par des doses faibles : III à V gouttes, que l'on augmente progressivement si le besoin s'en fait sentir. Dans tous les cas il convient de ne pas dépasser XX à XXV gouttes.

NITRITE DE SODIUM : NO^2Na

Caractères. — Le nitrite de sodium se présente sous la forme de prismes rhomboïdaux incolores, déliquescents, très solubles dans l'eau. C'est un sel très instable et dans la pratique il se présente le plus souvent sous la forme d'un sel jaunâtre, coloration qui est due aux vapeurs nitreuses.

Action physiologique. — Elle est tout à fait comparable à celle du nitrite d'amyle, à cela près qu'elle se manifeste plus tardivement mais dure plus longtemps.

Mode d'administration. Posologie. — Le nitrite de sodium s'administre soit sous forme de potion, soit sous forme de solution. La dose journalière ne doit pas dépasser 0,50 centigrammes.

Potion :	
Nitrite de sodium.	1 gramme.
Eau distillée......	120 grammes.
Sirop d'écorces d'o-ranges amères..	25 —

Deux à trois cuillerées à soupe par jour.

Solution :	
Nitrite de sodium.	0,50 centigr.
Nitrate de potassium..........	1 gramme.
Bi-carbonate de sodium.,.........	2 grammes.
Eau distillée......	150 —

A prendre par cuillerées à soupe dans les 24 heures.

Toxicité des nitrites. — Les nitrites sont des médicaments très toxiques dont il convient de surveiller l'emploi. Sous l'influence de doses un peu élevées, il se produit du côté du système nerveux et du côté de l'appareil circulatoire des phénomènes traduisant une action dépressive très marquée. De plus, il se produit, sous l'influence de ces doses, une véritable intoxication du sang, surtout due à la transformation de l'oxyhémoglobine en méthémoglobine.

ACIDE NITRIQUE : NO^3H et NITRATES : NO^3R

Pas plus que l'acide nitreux, l'acide nitrique libre ne constitue, à vraiment parler, un médicament. C'est un agent caustique extrêmement énergique, un poison corrosif.

Les symptômes de l'empoisonnement par l'acide nitrique sont analogues à ceux que déterminent les autres acides minéraux. Le diagnostic de l'empoisonnement par l'acide nitrique ne présente aucune difficulté, car l'attention est tout de suite attirée par la coloration jaune spéciale des taches que l'on remarque sur les doigts, les lèvres, la langue. Les taches que l'on relève sur les vêtements ont une coloration orangée et se distinguent assez bien des taches d'acide chlorhydrique ou sulfurique.

NITRATE DE POTASSIUM : NO³K
Syn. : AZOTATE DE POTASSIUM, SEL DE NITRE

Le nitrate de potassium est très répandu dans la nature ; on le rencontre notamment dans un' très grand nombre de végétaux (bourrache, pariétaire, chiendent, etc.).

Il se présente sous la forme de prismes incolores, d'une saveur fraîche et piquante, solubles dans 4 p. d'eau froide, presque insolubles dans l'alcool. \

Action physiologique. — Absorbé à haute dose, le sel de nitre, comme tous les sels de potassium, est toxique. Toutefois, comme l'absorption et l'élimination de ce sel sont très rapides, on peut en absorber sans inconvénient des doses relativement considérables, à la condition que ces doses soient fractionnées.

A doses modérées (1 à 3 grammes par jour), le nitrate de potassium n'exerce sur l'organisme aucun effet bien marqué, si ce n'est du côté du rein. Il passe, en effet, et à juste titre semble-t-il, pour un diurétique.

Mode d'administration. — Le nitrate de potassium s'administre toujours en solution étendue. Habituellement on le fait prendre dissous dans une tisane (chiendent, queues de cerises, etc.).

Il entre dans la composition de la *poudre de Dower*, ainsi que dans celle de la *poudre des Voyageurs*, poudre fort en honneur autrefois dans le traitement de la blennorrhagie et dont voici la formule :

Poudre de gomme arabique................	60	grammes.
Nitrate de potassium......................	10	—
Poudre de guimauve.......................	10	—
— de réglisse.....................	20	—
Sucre de lait.............................	60	—

NITROGLYCÉRINE. Syn. : TRINITRINE, GLONOÏNE, TRINITROGLYCÉRINE : $C^3H^5(NO^3)^3$

Si, dans la glycérine, alcool triatomique, on éthérifie chacune des fonctions alcooliques au moyen d'une molécule d'acide nitrique, on obtient, par le mécanisme ordinaire, l'éther trinitrique de la glycérine. La réaction peut s'exprimer comme suit :

$$CH^2.\boxed{OH + H} - NO^3 \quad CH^2 - NO^3$$
$$CH.\boxed{OH + H} - NO^3 = CH. - NO^3 + 3H^2O.$$
$$CH^2.\boxed{OH + H} - NO^3 \quad CH^2 - NO^3$$

Caractères. — La nitroglycérine se présente sous la forme d'un liquide de consistance huileuse, incolore ou légèrement coloré en jaune, insoluble dans l'eau, soluble dans l'alcool.

C'est un liquide explosif. Mélangé à des poudres inertes, telles que la sciure de bois, le tripoli, etc., il constitue la dynamite.

Action physiologique. — Bien que la nitroglycérine représente, non pas un dérivé *nitreux*, comme le nitrite d'amyle, mais un dérivé *nitrique*, il est remarquable de constater que, dans ses grandes lignes, son action physiologique est comparable à celle du nitrite d'amyle ou, d'une manière plus générale, à celle des nitrites.

Pour expliquer cette analogie on a supposé que la nitroglycérine était réduite dans l'organisme et transformée en dérivé nitreux.

Usages. Mode d'emploi. Posologie. — Les usages de la trinitrine sont les mêmes que ceux du nitrite d'amyle, elle n'est d'ailleurs jamais employée en nature; on se sert toujours de la solution alcoolique au $1/100^e$.

La trinitrine passe pour un médicament extrêmement toxique; c'est là un point qu'il y aurait lieu de vérifier. Quoi qu'il en soit, il est usage de n'employer que des doses extrêmement faibles de ce médicament, III à IV gouttes de la solution au $1/100^e$. On administre la trinitrine de deux manières principales, soit par la voie buccale, soit par la voie hypodermique. Voici les formules dont on fait usage dans l'un et l'autre cas :

A. Solution alcoolique de trinitrine	B. Solution alcoolique de trinitrine
au $1/100^e$..... XXX gouttes.	au $1/100^e$..... XXX gouttes.
Eau distillée... 300 grammes.	Eau distillée.... 10 grammes.
2 à 3 cuillerées à soupe par jour.	Injecter 1/4 de centim. cube deux ou trois fois par jour.

TÉTRANITROL. — Syn. : TÉTRANITRATE D'ERYTHROL, ÉRYTHRITE TÉTRANITRÉE : $C^4H^6(NO^3)^4$

L'Érythrite est un corps 4 fois alcool. Si on éthérifle chaque fonction alcoolique par une molécule d'acide nitrique, on obtient un dérivé tétranitrique : c'est le tétranitrol.

Caractères. — C'est un corps de consistance huileuse, insoluble dans l'eau, pas très soluble non plus dans l'alcool.

Action physiologique. — Analogue à celle des corps que nous avons étudiés précédemment; toutefois l'action cardio-vasculaire débute plus tardivement, mais persiste plus longtemps.

Mode d'administration. Posologie. — Le tétranitrol s'emploie à la dose de 5 à 10 milligrammes. On l'administre habituellement sous forme de comprimés.

III

PHOSPHORE ET COMPOSÉS PHOPHORÉS UTILISÉS EN THÉRAPEUTIQUE (MÉDICATION PHOPHORÉE).

Considérations générales. — Le phosphore est un élément indispensable au développement de l'organisme. Il n'est pas un de nos tissus, pas une de nos cellules, qui n'en renferme sous une forme quelconque. L'on peut dire que l'organisme tout entier baigne dans un milieu phosphoré, et qu'il n'est pas une cellule de cet organisme qui puisse se développer et accomplir sa fonction sans le secours du phosphore.

On pressent bien dès lors que si, pour une raison quelconque, l'organisme vient à manquer de phosphore, soit que les sources auxquelles il puise normalement ce phosphore viennent à lui faire défaut, soit que, ces sources ne lui manquant pas, il y ait insuffisance dans l'assimilation ou exagération dans la désassimilation de la matière phosphorée. il puisse en résulter des troubles graves pour la santé. La médication phosphorée a précisément pour but de venir en aide à l'organisme lorsque, pour l'une ou l'autre des raisons que nous venons d'énumérer, il est ou tend à être en déficit de matière phosphorée.

Il n'est certainement pas de médication ayant soulevé autant de discussions que la médication phosphorée. C'est qu'il n'existe peut-être aucune question de physiologie pathologique aussi complexe que celle qui nous occupe.

Les composés phosphorés sont, comme nous le verrons, extrêmement nombreux : les uns sont de nature minérale, les autres de nature organique; les uns ne se rencontrent pas habituellement dans les substances qui font la base de l'alimentation de l'homme et des animaux; d'autres, au contraire, font partie de la composition de ces substances. Dès lors la question se pose de savoir si tous les composés phosphorés, quels qu'ils soient, peuvent assurer les besoins de l'homme en phosphore, ou si, au contraire, seules, les combinaisons phosphorées organiques que l'on rencontre dans les aliments sont susceptibles d'assurer ces besoins?

Chimistes, physiologistes, cliniciens sont intervenus dans le débat sans y apporter, croyons-nous, d'arguments définitifs permettant de considérer la question comme résolue, au moins au point de vue thérapeutique.

Car, il faut bien le dire, la question a été plus étudiée au point de vue physiologique qu'au point de vue thérapeutique, c'est-à-dire plus étudiée sur l'homme ou l'animal sain que sur l'homme malade. Sans doute, c'est beaucoup de définir la forme chimique la plus favorable à l'accomplissement de la nutrition phosphorée chez l'homme sain, mais ce n'est pas encore résoudre complètement au point de vue thérapeutique la question de la médication phosphorée.

Il est bien évident, en effet, que les troubles de la nutrition, lorsqu'ils ne sont pas accidentels, mais vraiment organiques, pathologiques, ne se réparent, ni aussi rapidement, ni aussi simplement, que ceux que l'on peut momentanément observer chez l'homme sain. A un homme sain en déficit momentané de tel ou tel élément fondamental par suite d'un travail physique ou cérébral exagéré, il pourra suffire de fournir cet élément en quantité suffisante pour voir l'organisme assimiler cet élément en quantité convenable et combler ainsi rapidement le déficit. Mais, dans un organisme malade, les choses ne se passent pas de même, pour la raison que la cause initiale du déficit en tel ou tel élément n'est pas due, ordinairement, à une insuffisance dans l'apport alimentaire, mais à un défaut dans l'utilisation de cet apport.

Il est classique par exemple de dire que chez les enfants rachitiques il y a déficit de phosphate de chaux. Soit. Mais pourquoi y a-t-il déficit de phosphate de chaux chez ces enfants? Est-ce parce que leur nourriture n'a été ni assez phosphatée, ni assez calcaire? Pas le moins du monde, car la plupart de ces enfants ont eu à leur disposition une nourriture essentiellement phosphatée et calcaire; mais ces enfants, pour une raison que nous ignorons, n'ont pas pu utiliser intégralement le phosphore et la chaux de cette alimentation.

Ce n'est pas davantage le défaut de phosphates calcaires ou magnésiens qui crée l'ostéomalacie; c'est l'impossibilité pour le tissu osseux de fixer et d'utiliser ces phosphates. A de pareils malades on peut donner du phosphore, de la chaux et de la magnésie sous n'importe quelle forme, on ne parviendra pas à consolider leur système osseux.

Cela ne veut pas dire que la médication phosphorée doive être considérée comme thérapeutiquement inutile. Toutes les affections caractérisées par une exagération de la désassimilation phosphorée n'ont pas, en effet, des causes aussi profondes et aussi irrémédiables que les maladies dont nous venons de parler. Chez certains malades le déficit en phosphore peut être dû à une alimentation insuffisante; il peut être utile alors de faire prendre à ces malades un supplément de phosphore. Enfin certains composés phosphorés paraissent agir en vertu d'une action pharmacodynamique particulière : les uns, les phosphates calcaires, en modifiant par exemple l'état du tube digestif, peuvent permettre une meilleure utilisation des principes alimentaires; d'autres, certains composés phosphorés organiques notamment, agissent peut-être en excitant dans une certaine mesure la nutrition normale des cellules.

Quoi qu'il en soit, la médication phosphorée n'en demeure pas moins, dans la pratique médicale, sinon par les résultats qu'elle donne, du moins par la fréquence de son emploi, une des plus importantes, et nous devons dès lors l'exposer avec quelques détails.

Division du sujet. — On peut répartir en deux groupes principaux les médicaments phosphorés utilisés en thérapeutique :

1° Phosphore métalloïdique et combinaisons minérales du phosphore;

2° Combinaisons phosphorées organiques.

Le premier groupe offre à étudier :

Le phosphore blanc ou phosphore ordinaire.
Le phosphure de zinc.

Les composés oxygénés du phosphore et leurs sels. { Acide hypophosphoreux et hypophosphites.
Acide phosphorique et phosphates.

Le deuxième groupe offre à étudier :

L'acide glycérophosphorique et les glycérophosphates.
La phytine ou acide anhydro-oxyméthylène-diphosphorique.
Les lécithines ou graisses phosphorées.
Les nucléines et les acides nucléiniques.

PHOSPHORE : Ph

Caractères. — Le phosphore est un corps solide qui, récemment fondu, est flexible et peut être rayé par l'ongle ; il est incolore ou d'une couleur légèrement ambrée. Son odeur rappelle un peu celle de l'ail ou celle de l'ozone. Il fond à 44°,2. Il est à peu près insoluble dans l'eau, peu soluble aussi dans l'alcool et dans l'éther. Les huiles grasses en dissolvent d'assez grandes quantités ; il en est de même des graisses instestinales et de la bile.

Le phosphore luit toutes les fois qu'il s'oxyde lentement à l'air ; le phénomène cesse dès qu'on fait intervenir un gaz ou une vapeur (éthylène, essence de térébenthine, etc.) qui, mêlé à l'air, même en très petite quantité, empêche cette oxydation.

L'oxydation du phosphore à la température ordinaire est souvent assez rapide pour que la chaleur dégagée par cette oxydation détermine l'inflammation du phosphore : de là le danger de le manier directement avec les doigts.

Action physiologique.

Absorption. — Le phosphore étant très oxydable, d'une part, et, d'autre part, très peu soluble dans l'eau, on a admis pendant longtemps qu'il ne pouvait pas être absorbé en nature par les parois digestives, ce qui revenait en somme à dire que, ni les effets thérapeutiques produits par l'administration des faibles doses de phosphore en nature, ni les effets toxiques déterminés par l'ingestion de doses plus élevées, n'étaient imputables au phosphore lui-même, mais devaient être attribués aux produits de transformation du phosphore dans le tube digestif.

Toutefois, on n'était pas d'accord sur la nature vraie des transformations subies par le phosphore dans le tube digestif : les uns croyaient à la formation d'hydrogène phosphoré; les autres à la formation de produits d'oxydation : acides phosphoreux, hypophosphoreux ou même phosphorique.

On admet aujourd'hui que le phosphore peut être absorbé en nature par les parois du tube digestif. En effet :

1° Le phosphore est un peu soluble dans l'eau ;

2° Il se dissout bien dans les graisses intestinales et dans la bile ; -

3° On peut retrouver du phosphore en nature dans les tissus et dans les produits d'excrétion des individus ayant succombé à une intoxication aiguë par le phosphore.

Action sur le système osseux. — Parmi les effets produits par de petites quantités de phosphore administrées pendant longtemps, on a surtout étudié ceux qui se manifestent du côté du système osseux. Cette étude a été faite par Wegner et par Kassowitz (de Vienne) ; elle mériterait, croyons-nous, d'être reprise.

D'après Wegner, les modifications osseuses produites par le phosphore sont surtout manifestes sur les animaux jeunes, encore dans leur période de croissance. Chez ces animaux, sous l'influence de faibles doses longtemps continuées, on observerait un développement beaucoup plus marqué, non seulement du système osseux, mais même du système musculaire; en tout cas, le phosphore favoriserait la formation de tissu compact; dans les os longs, l'écorce osseuse deviendrait plus épaisse aux dépens de la largeur de la cavité médullaire. Lorsque, chez les animaux en voie d'accroissement, on interromprait de temps en temps l'administration du phosphore, à l'autopsie de ces animaux on trouverait, à partir du cartilage intermédiaire, des couches alternantes de tissu condensé, compact, et de tissu ordinaire, à mailles larges (?).

Kassowitz a confirmé quelques-uns des résultats décrits par Wegner, mais il a surtout montré que l'administration de doses élevées de phosphore produisait des effets inflammatoires caractérisés par un développement exagéré des vaisseaux de la moelle et la résorption des sels calcaires de la substance osseuse. L'administration de ces doses élevées aboutirait en somme à la production d'une sorte de rachitisme expérimental.

Action sur la nutrition. — Elle est fort mal connue. Sur la foi d'expériences déjà anciennes, on admet que, sous l'influence du phosphore, la désassimilation de l'albumine s'accroît, tandis que les processus d'oxydation décroissent. Toutefois la désintégration de la molécule albuminoïde ne se ferait pas aussi complètement qu'à l'état normal; la molécule albuminoïde fournirait, dans tous les cas, de la graisse. Comme, d'autre part, il y aurait diminution des processus d'oxydation, cette graisse incomplètement brûlée s'accumulerait dans certains organes : d'où les phénomènes de dégénérescence graisseuse dont nous reparlerons un peu plus loin, à propos de l'intoxication par le phosphore.

Applications thérapeutiques. — Elles sont bien peu importantes. On a beaucoup employé autrefois le phosphore dans le traitement du rachitisme, mais l'expérience clinique n'a pas ratifié les résultats annoncés par quelques physiologistes, au point de vue de l'action du phosphore sur la consolidation des os. Comme le phosphore est, en somme, un médicament d'un maniement dangereux, il a été peu à peu abandonné. *Dans tous les cas, il est toujours prudent de ne prescrire que des doses très faibles de phosphore. On a prescrit jusqu'à 2 et 3 milligrammes par jour; mais ces doses sont beaucoup trop élevées et il est prudent de ne pas dépasser la dose de 1 milligramme par jour.*

Quoi qu'il en soit, la préparation phosphorée la plus rationnelle serait, le cas échéant, *l'huile de foie de morue phosphorée.* Il existe au Codex une préparation phosphorée désignée sous le nom *d'huile phosphorée au centième* et dont voici la formule :

Huile phosphorée au centième (Codex) :

Phosphore blanc.........................	1 gramme.
Huile d'amande décolorée.................	95 grammes.
Éther officinal [1]	4 —

Cette préparation, qui contient *5 centigrammes* de phosphore par *cuillerée à café*, n'est pas destinée à être administrée telle qu'elle; c'est une sorte de solution mère, destinée à l'obtention rapide de *l'huile de foie de morue phosphorée*, dont voici la formule :

Huile de foie de morue phosphorée (Codex) :

Huile de foie de morue.......................	497 gr. 50
Huile phosphorée au centième.................	2 gr. 50
M.	

---

[1] L'éther a pour but d'empêcher l'oxydation du phosphore.

Une cuillerée à café de cette huile de foie de morue phosphorée renferme environ *un quart de milligramme* de phosphore.

Dose par 24 heures : une à quatre cuillerées à café, suivant l'âge.

Intoxication par le phosphore. — Il y a deux formes d'intoxication à considérer :

1° L'intoxication aiguë;

2° L'intoxication lente, chronique, ou phosphorisme.

Intoxication aiguë. — L'empoisonnement aigu par le phosphore a été fréquemment observé; il est ordinairement occasionné par l'absorption d'une sorte d'émulsion de phosphore, obtenue en faisant macérer dans de l'eau tiède un certain nombre de bouts d'allumettes. L'intoxication aiguë par le phosphore est aussi assez souvent accidentelle et occasionnée, soit par l'absorption d'une pâte phosphorée destinée à la destruction des rats, *soit par des préparations médicinales.*

Doses toxiques. — Bien qu'il soit impossible de fixer rigoureusement la dose mortelle de phosphore, on peut pratiquement considérer comme mortelles les doses suivantes : 1 centigramme pour l'enfant; 10 centigrammes pour l'adulte.

On connaît des cas d'intoxication mortelle occasionnée par 60 à 75 allumettes, ce qui correspondrait à 3 ou 4 centigrammes de phosphore si l'on admet qu'une allumette contient en moyenne 1/2 milligramme de phosphore.

Symptômes. — L'ingestion de phosphore ne produit tout d'abord de douleur, ni dans la bouche, ni dans l'œsophage, ni dans l'estomac. Ce n'est qu'au bout de quelques heures que le malade éprouve quelques douleurs d'estomac et commence à avoir des éructations alliacées, puis, un peu plus tard, des vomissements, un sentiment de soif plus ou moins ardente; ces premiers phénomènes s'accompagnent habituellement d'une céphalalgie assez intense.

Ces phénomènes, qui représentent la *première période* de l'intoxication phosphorée, peuvent s'amender assez rapidement, disparaître même à peu près complètement, au point que le malade se figure avoir échoué dans sa tentative de suicide ou avoir échappé à l'empoisonnement, s'il s'agit d'une intoxication accidentelle. Mais, si la dose de phosphore a été suffisante, cette accalmie n'est que momentanée et, dès le lendemain ou le surlendemain, on voit apparaître les accidents plus graves qui caractérisent la *deuxième période* de l'intoxication : vomissements plus ou moins incoercibles, évacuations alvines douloureuses, ictère avec augmentation de volume du foie, épistaxis, hémorragies diverses; troubles sensitifs et sensoriels variés. Enfin le pouls devient irrégulier, petit, intermittent, les battements du cœur deviennent de plus en plus faibles, le malade s'engourdit progressivement et la vie s'éteint.

Tels sont les symptômes généraux et qu'on observe le plus fréquemment au cours de l'intoxication aiguë par le phosphore; mais, il va presque sans dire que les formes cliniques de cet empoisonnement peuvent beaucoup varier. La durée de l'évolution de ces accidents est elle-même très variable et peut aller de quelques heures à 4, 6, 8, 12 jours et plus. Les symptômes les plus constants et les plus caractéristiques sont l'ictère et l'hypertrophie du foie. Il est à remarquer cependant qu'à l'hypertrophie hépatique succède parfois une atrophie très marquée. Rarement cette atrophie se produit d'emblée.

Lésions cadavériques. — Les lésions que l'on peut observer chez l'individu ayant succombé à une intoxication aiguë par le phosphore se rattachent à deux processus généraux : la dégénérescence graisseuse rapide et la production d'hémorragies multiples.

La dégénérescence graisseuse peut atteindre plusieurs organes ou tissus (cœur, rein, muscles, diverses glandes); mais c'est surtout sur le foie qu'elle porte. Celui-ci est d'un jaune clair, de consistance molle, friable; il est habituellement augmenté de volume. Les autres organes atteints de dégénérescence graisseuse sont également mous et de coloration jaunâtre ou gris jaunâtre.

On ne trouve souvent dans le tube digestif aucune lésion ulcérative; le phosphore, en effet, surtout lorsqu'il est très divisé et dissous ou émulsionné dans des matières grasses, est peu irritant pour les muqueuses. Toutefois, surtout si l'intoxication a évolué lentement, on trouve des ecchymoses, des suffusions sanguines. Ces lésions se retrouvent d'ailleurs dans le péritoine, la plèvre, le péricarde.

Recherche du poison. — Dans l'empoisonnement par le phosphore deux symptômes surtout sont importants à considérer : l'ictère et les hémorragies. En rapprochant ces symptômes constants des autres phénomènes que nous avons décrits et des commémoratifs, il est presque toujours facile de faire avec certitude le diagnostic de l'empoisonnement. Toutefois, il ne faut pas perdre de vue qu'aucun des symptômes que nous avons décrits n'est réellement pathognomonique, de telle sorte que, dans certains cas, seule la recherche du poison peut lever tous les doutes.

La recherche du poison n'étant pas du domaine du médecin légiste, nous ne ferons qu'indiquer sommairement le principe sur lequel repose la méthode généralement suivie pour cette recherche.

Prélèvement des échantillons destinés à l'analyse. — C'est un principe absolu, en médecine légale, que les viscères ou les liquides destinés à l'analyse doivent être remis au chimiste tels qu'ils ont été retirés du corps et sans addition d'aucune substance. Dans le cas spécial de la recherche du phosphore cette précaution présente une importance particulière, car la recherche du poison peut être absolument entravée par la présence de certains liquides tels que l'alcool.

La recherche du phosphore doit en outre être faite aussi promptement que possible, alors qu'il existe encore dans les viscères du phosphore libre. L'oxydation du phosphore dans le cadavre est assez lente, mais dès que l'autopsie est faite et que les organes sont exposés à l'air l'oxydation marche assez rapidement. Il convient donc de mener l'autopsie aussi rapidement que possible, de ne pas laisser les organes exposés inutilement au contact de l'air et de les faire parvenir aussitôt que possible au chimiste.

Recherche chimique. — En procédant à l'autopsie, et abstraction faite des lésions dont nous avons parlé, le médecin aura pu faire des observations importantes. C'est ainsi qu'en examinant avec soin le contenu de l'estomac et de l'intestin il pourra retrouver des débris de bois, voire des bouts d'allumettes encore intacts. Il pourra également retrouver des fragments de soufre faciles à caractériser.

La méthode la plus employée pour la recherche chimique du phosphore libre est la *méthode de Mitscherlich*. C'est une méthode simple et d'une extrême sensibilité : elle est basée sur la phosphorescence des vapeurs de phosphore entraînées à la distillation.

Les matières suspectes, délayées dans une quantité d'eau suffisante, sont placées dans un ballon en communication avec un réfrigérant que l'on a soin d'enfermer dans une sorte de boîte de bois noircie à l'intérieur et munie, sur une de ses faces, de deux œillères permettant à l'opérateur d'apercevoir les lueurs qui se produisent dans le réfrigérant où viennent se condenser les vapeurs de phosphore entraînées par la vapeur d'eau. Les vapeurs condensées viennent d'ailleurs se réunir avec l'eau dans un petit récipient placé à l'extrémité de l'appareil. Ce liquide de condensation est donc soigneusement conservé : il servira plus tard à faire un certain nombre d'essais de contrôle et au besoin au dosage du phosphore.

Le procédé Mitscherlich, d'une si grande sensibilité, n'est pas toujours applicable; certaines substances empêchent en effet la

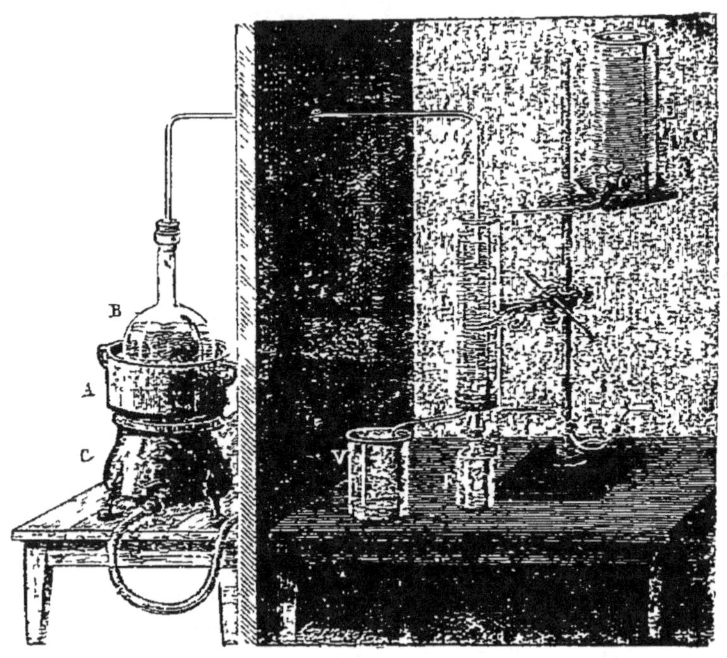

Fig. 3. — Appareil de Mitscherlich

phosphorescence; tels sont : l'alcool, l'éther, le chloroforme, l'essence de térébenthine, etc. D'où l'importance de la recommandation, que nous avons déjà faite, de n'ajouter aucune espèce de liquide étranger aux organes destinés à l'analyse.

Traitement de l'empoisonnement. — Lorsque le phosphore vient d'être ingéré on doit provoquer rapidement son expulsion, soit en administrant un éméto-cathartique, soit en faisant un lavage de l'estomac. On a proposé de faire ce lavage, non pas avec de l'eau simple, mais avec une solution de permanganate de potasse à 1 ou 2 p. 1000, solution susceptible de favoriser l'oxydation du phosphore.

L'antidote classique du phosphore est l'essence de térébenthine ancienne, c'est-à-dire plus ou moins ozonisée. Lethby, le premier, annonça que dans diverses fabriques d'allumettes chimiques, en Angleterre, les ouvriers se préservaient de l'action délétère du phosphore en portant sur la poitrine une petite fiole débouchée remplie d'essence de térébenthine. Audant, de Dax, ayant publié l'observation d'un individu qui avait survécu à l'ingestion d'une forte dose de phosphore suivie de l'absorption d'un verre d'essence de térébenthine, Personne entreprit une série d'expériences sur les chiens, et il arriva à cette conclusion que l'essence de térébenthine était réellement un excellent antidote.

Pour expliquer l'action de l'essence de térébenthine, Personne admettait que le phosphore agit comme poison en privant le sang de son oxygène et en empêchant l'hématose. Or, disait Personne, l'essence de térébenthine empêche l'oxydation du phosphore et, pénétrant avec lui dans la circulation, elle enlève au phosphore la propriété de s'oxyder aux dépens de l'oxygène du sang, et le poison peut être éliminé par l'urine sans avoir causé de désordres dans l'organisme.

La théorie de Personne est certainement inexacte, car nous savons aujourd'hui que c'est le phosphore en nature, et non pas ses produits d'oxydation, qui provoque les phénomènes toxiques; au point que le meilleur moyen d'empêcher ces phénomènes de se manifester consiste précisément à favoriser l'oxydation du poison. D'ailleurs, l'essence de térébenthine n'est pas un antidote d'une efficacité certaine. On ne devra cependant pas négliger de s'en servir. On l'administrera par doses fractionnées de 0,50 à 0,60 centigrammes, soit en nature, soit sous forme de potion émulsive. On administrera dans les vingt-quatre heures 4 à 6 grammes d'essence.

Empoisonnement chronique. — L'intoxication lente est celle que l'on observe chez les ouvriers qui fabriquent des allumettes; elle ne frappe pas ceux qui préparent le phosphore lui-même, car, dans les fabriques de phosphore, le métalloïde est travaillé sous une couche d'eau, et il ne se trouve pas dans l'état de division extrême, favorable à l'émission de vapeurs. Les premiers effets que ressentent les ouvriers qui commencent à travailler à la fabrication des allumettes chimiques consistent en perte d'appétit, maux d'estomac, troubles dyspeptiques divers; puis surviennent des douleurs de tête, de la toux, de l'oppression.

L'habitude fait ordinairement disparaître ces premiers accidents ; néanmoins, on constate chez les individus intoxiqués une altération grave de la santé ; le teint est jaune, les yeux cerclés de noir, les digestions sont laborieuses, le malade maigrit, il a de la diarrhée, ses membres deviennent douloureux. C'est cet état qu'on désigne sous le nom de cachexie phosphorique. Mais, l'accident le plus grave, qui tantôt apparaît 4 ou 5 mois après l'entrée de l'ouvrier dans l'atelier, tantôt met plusieurs années à se manifester, est la nécrose du maxillaire. Elle débute par une ostéo-périostite d'abord localisée, mais qui se propage rapidement ; elle détermine une suppuration abondante ; dans un grand nombre de cas elle aboutit à la nécrose. Les recherches de Roussel et de Magitot ont montré que, dans le plus grand nombre de cas, la carie dentaire était la cause occasionnelle de cet accident redoutable.

PHOSPHURE DE ZINC : P^2Zn^3

Caractères. — Il se présente sous la forme d'une poudre grisâtre, grenue, insoluble dans l'eau. Sous l'influence dè l'acide chlorhydrique étendu, il se décompose en fournissant de l'hydrogène phosphoré PH^3.

Usages. — On a proposé le phosphure de zinc comme succédané du phosphore. Il résulte de ce que nous venons de dire que l'absorption de phosphure de zinc donne naissance, non pas à du phosphore libre, mais bien à du phosphure d'hydrogène. Ses propriétés thérapeutiques sont d'ailleurs aussi douteuses que celles du phosphore libre ; toutefois, il présente au moins sur ce dernier, l'avantage d'être plus maniable et un peu moins toxique.

Posologie. — S'emploie à la dose de 0 gr. 005 milligrammes à 0 gr. 01 ou 0 gr. 02 centigrammes par jour sous forme de pilules :

```
Phosphure de zinc pulv..........................  0 gr. 10
Poudre de réglisse..............................  0 gr. 20
Sirop de gomme..................................  Q. S.
```

F. S. A. Pour 20 pilules.

COMPOSÉS OXYGÉNÉS DU PHOSPHORE

A. Acide hypophosphoreux : PO^2H^3 ou $PO\begin{cases} OH \\ H \\ H \end{cases}$ et hypophosphites.

— L'acide hypophosphoreux prend naissance dans la décomposition de l'eau par le phosphore en présence des alcalis ou des sulfures alcalins. L'acide hypophosphoreux libre n'est pas utilisé en thérapeutique, mais on utilise plusieurs de ses sels, notamment ceux de sodium et de calcium.

Hypophosphite de sodium : $PO\begin{cases} ONa \\ H \\ H \end{cases}$. — C'est un sel qui cristallise

en tables nacrées. Il est soluble dans 2 p. d'eau et dans 15 p. d'alcool à 90°.

Hypophosphite de calcium. — C'est un sel blanc habituellement pulvérent, soluble dans 6 p. d'eau.

Action physiologique et applications thérapeutiques des hypophosphites.

— Ces médicaments ont été introduits en thérapeutique par un médecin américain, Francis Churchill, qui les préconisa dans le traitement de la tuberculose. D'après Churchill ces médicaments augmentent l'appétit, accroissent les forces, activent l'hématose (?) Il est à peine besoin de dire qu'on a également reconnu aux hypophosphites, sans en fournir naturellement aucune démonstration scientifique, la qualité de modificateurs de la nutrition, la propriété d'augmenter les combustions organiques.

L'équivalent toxique des hypophosphites est lui-même mal connu. Aussi bien, ainsi que le fait remarquer le professeur Pouchet, qu'on utilise les hypophosphites, le phosphure de zinc ou le phosphore, il est prudent de ne pas administrer ces médicaments sans interruption au delà de quinze à vingt jours.

Mode d'administration. Posologie. — Les hypophosphites s'administrent à la dose de 0 gr. 10 à 0 gr. 50 par jour, soit en sirop, soit en solution dans l'eau.

a. Sirop d'hypophosphite de chaux	*b. Solution :*
Hypophosphite de chaux. 5 gr. Sirop de fleur d'oranger. 50 — Sirop de sucre........ 445 —	Hypophosphite de soude ou de chaux.......... 1 gr. Eau distillée.......... 200 —
20 gr. de ce sirop renferment 0 gr. 20 d'hypophosphite de chaux. On prépare de même le sirop d'hypophosphite de soude.	Chaque cuillerée à soupe de cette solution renferme 0 gr. 15 environ d'hypophosphite.

NOTA. — Les hypophosphites sont rarement prescrits par le médecin, mais ils figurent dans plusieurs produits spécialisés, notamment dans les émulsions d'huile de foie de morue.

ACIDE PHOSPHORIQUE PO$\diagdown^{OH}_{OH}$OH et PHOSPHATES

A. Acide phosphorique. — Il existe plusieurs composés désignés sous le nom générique d'acide phosphorique. Au point de vue thérapeutique, un seul est intéressant à connaître, c'est l'acide orthophosphorique, qui a pour formule PO^4H^3 ou mieux, en mettant en évidence ses 3 fonctions acides : $PO(OH)^3$.

Caractères. — L'acide phosphorique qui répond à cette formule est un liquide incolore, sirupeux, de saveur très acide, susceptible de cristalliser. Mais ce n'est pas là encore le corps usité en thérapeutique sous le nom d'acide phosphorique officinal. Ce dernier est une solution de l'acide précédent dans l'eau ; cette solution renferme 50 0/0 d'acide orthophosphorique vrai.

Action physiologique et applications thérapeutiques. — Jusqu'à ces dernières années l'acide phosphorique était peu ou pas employé en thérapeutique. Sa saveur extrêmement acide l'avait même fait considérer comme un caustique énergique, et on le rangeait presque dans la catégorie des toxiques acides, à côté des acides sulfurique et chlorhydrique

Dans ces dernières années, les travaux de Joulie et de ses élèves ont modifié l'opinion généralement répandue sur ce médicament. Les théories émises par Joulie, et soutenues depuis par plusieurs cliniciens distingués, sur la pathogénie de quelques affections, les résultats thérapeutiques obtenus dans le traitement de ces affections au moyen de l'acide phosphorique. n'ont peut-être pas reçu une consécration définitive, et il serait prématuré de parler ici de la médication par l'acide phosphorique comme d'une méthode thérapeutique désormais classique et ayant fait toutes ses preuves. Toutefois, l'originalité même des considérations biochimiques qui en ont été le point de départ, la sincérité de ceux qui l'ont expérimentée et défendue, nous paraissent des raisons suffisantes pour justifier un exposé sommaire de cette méthode dont les principes sont encore assez mal connus du corps médical.

Bases urologiques de la médication par l'acide phosphorique. — Il est bien évident que la régularité, l'intensité, la perfection en un mot, des combustions organiques, doit dépendre, dans une certaine mesure, de la réaction chimique des humeurs qui circulent dans l'organisme. Il doit exister, autrement dit, *un certain degré d'acidité* ou *d'alcalinité* du milieu organique, plus favorable que tout autre à l'accomplissement des combustions organiques. Pendant longtemps on a cru que, dans certains états diathésiques, en particulier dans ceux qui paraissent liés à un ralentissement de la nutrition (diathèse arthritique ou herpétique), le milieu organique était hyperacide. Cette hyperacidité était considérée comme défavorable à l'accomplissement des combustions organiques, et c'est à elle que l'on rapportait la plupart des troubles de nutrition cellulaire qu'on a l'occasion d'observer dans quelques-unes des maladies dites par ralentissement de la nutrition (goutte, rhumatisme chronique, quelques affections cutanées, etc.). Cette conception pathogénique avait naturellement abouti à faire considérer la médication alcaline comme la médication de choix dans le traitement de ces affections.

Il est difficile de déterminer le degré d'acidité ou d'alcalinité des humeurs circulantes, mais la réaction chimique de ces humeurs doit créer la réaction chimique des urines, et c'est précisément parce que l'urine émise par les ralentis avait été trouvée hyperacide, qu'on avait conclu à l'hyperacidité des humeurs de ces malades.

Anciennement, pour apprécier le degré d'acidité des urines, on se servait d'une solution titrée de *soude* qu'on versait dans l'urine préalablement additionnée d'un indicateur coloré ou colorable, dont le virage indiquait le terme de la réaction.

Joulie reprit l'étude de ce procédé, et conclut de ses recherches qu'il manquait de sensibilité, et que c'était ce défaut de sensibilité qui avait conduit à considérer comme hyperacides les urines et par suite les humeurs des ralentis. Il étudia dès lors et fit bientôt connaître un nouveau procédé de dosage de l'acidité urinaire (procédé au sucrate de chaux), qu'il considéra comme plus exact que le précédent. En appliquant ce procédé à l'examen des urines d'un grand nombre de malades réputés hyperacides, il arriva à cette conclusion que la plupart de ces malades étaient, non pas des *hyperacides*, mais des *hypoacides* et que, dès lors, le traitement des accidents qu'ils présentaient par la médication alcaline était une hérésie thérapeutique, qu'il y avait lieu au contraire d'instituer chez ces malades une médication acide, seule capable de relever le taux insuffisant de leur acidité humorale.

Choix de l'acide à employer. — Tout d'abord il est impossible de songer à employer un acide organique tel que l'acide citrique ou l'acide tartrique, puisque ces acides sont complètement brûlés et transformés en eau et acide carbonique. On ne peut pas davantage songer à employer des acides minéraux tels que les acides sulfurique ou chlorhydrique, d'abord parce que ces acides ne sont pas inoffensifs et ensuite, toujours d'après Joulie, parce que ces acides n'agiraient qu'en mettant en liberté de l'acide phosphorique, puisqu'ils trouvent dans le sang un excès de phosphate de soude. Seul, par conséquent, l'acide phosphorique se prête à la médication qu'il s'agit d'instituer.

Posologie. Mode d'emploi. — Les doses à employer sont extrêmement variables ; elles ne peuvent être déterminées que par un examen attentif de la formule urologique. Les élèves de Joulie attribuent les insuccès constatés par nombre de médecins, à l'insuffisance des doses. Il n'est pas rare qu'on soit amené à employer de 8 à 10 grammes, et même davantage, d'acide officinal par jour.

On prescrit de l'acide phosporique officinal qu'on fait prendre par gouttes dans une petite quantité d'eau simple ou sucrée. On peut encore, si l'on préfère, prescrire l'acide phosphorique sous forme de potion :

Acide phosphorique officinal..............	10 grammes.
Eau distillée..........................	120 —
Sirop de sucre........................	30 —

A prendre par cuillerées à café. Une cuillerée à café de cette potion renferme environ 0 gr. 30 d'acide officinal.

Remarque. — Nous n'insisterons pas ici sur les résultats thérapeutiques obtenus à l'aide de la méthode. de Joulie. Les lecteurs désireux de se documenter plus complètement sur cette question trouveront d'utiles renseignements dans le travail publié par J. Nicolaïdi [1].

Dans les quelques lignes qui précèdent nous avons seulement voulu schématiser la question de la médication phosphorique, telle qu'elle ressort des travaux de Joulie et de ses élèves. Il va sans dire que les indications très sommaires qui précèdent seraient tout à fait insuffisantes pour *pratiquer* convenablement cette méthode. La détermination de l'acidité urinaire ou, plus exactement, l'établissement et l'interprétation de la formule urologique

1. J. Nicolaïdi, *La médication phosphorique*, Doin, éditeur, Paris, 1904.

sur laquelle reposent les indications et la direction du traitement phosphorique, n'est pas en réalité une opération aussi simple qu'on pourrait le croire, et c'est là, il faut bien le reconnaître, l'un des principaux inconvénients de la méthode.

Ajoutons enfin que les considérations sur lesquelles Joulie s'est appuyé pour établir sa formule urologique ne sont peut-être pas à l'abri de toute critique. Mais les théories passent et les faits restent, et si la médication phosphorique a réellement la valeur que lui attribuent de nombreux et distingués cliniciens, il n'est pas à craindre qu'elle tombe dans l'oubli.

PHOSPHATES MINÉRAUX

L'acide phosphorique étant un acide tribasique, peut, en se combinant à un même métal, donner naissance à 3 sels, différents les uns des autres par leur basicité : un phosphate monométallique, un phosphate bimétallique, un phosphate trimétallique. C'est ainsi qu'avec le sodium on peut obtenir :

1° Un phosphate monosodique $PO\begin{cases} ONa \\ OH \\ OH \end{cases}$

2° Un phosphate disodique $PO\begin{cases} ONa \\ ONa \\ OH \end{cases}$

3° Un phosphate trisodique $PO\begin{cases} ONa \\ ONa \\ ONa \end{cases}$

On conçoit donc qu'il puisse exister un grand nombre de phosphates. Nous ne parlerons ici que de ceux qui sont le plus fréquemment utilisés. Ce sont :

Le phosphate disodique
— monacalcique
— bicalcique
— tricalcique

PHOSPHATE DISODIQUE

Syn. : **PHOSPHATE DE SOUDE** $PO\begin{cases} ONa \\ ONa \\ OH \end{cases} + 12H^2O$

Caractères. — Le phosphate disodique se présente sous la forme de prismes clinorhombiques incolores; il contient 12 molécules d'eau de cristallisation, mais il s'effleurit rapidement. Il est très soluble dans l'eau, insoluble dans l'alcool.

Usages. — Il n'est guère employé que comme purgatif doux; il est donc plutôt utilisé comme sel sodique que comme médicament phosphoré.

Posologie. Mode d'emploi. — Comme purgatif le phosphate de soude peut se prescrire à la dose de 30 à 40 grammes. On le fait simplement dissoudre dans l'eau qu'on additionne ou non d'une certaine quantité de sirop simple ou de sirop de groseilles.

PHOSPHATES DE CHAUX

A, PHOSPHATE MONOCALCIQUE $(PO^4)^2$ $CaH^4 + 2H^2O$
Syn. : PHOSPHATE ACIDE DE CHAUX
PHOSPHATE DE CHAUX SOLUBLE
BIPHOSPHATE DE CHAUX

Caractères. — Se présente habituellement sous la forme d'un produit incolore: de consistance pâteuse, doué d'une saveur assez fortement acide. Il doit être complètement soluble dans l'eau et dans l'alcool.

Sert à la préparation du sirop et du vin iodotanniques phosphatés (p. 335).

B, PHOSPHATE BICALCIQUE OFFICINAL
$(PO^4)^2$ $Ca^2H^2 + 4H^2O$
Syn. : PHOSPHATE MONO-ACIDE DE CALCIUM.

Caractères. — Corps blanc. grenu, cristallin, *insoluble* dans l'eau, facilement soluble dans les acides. C'est en traitant ce phosphate bicalcique par l'acide lactique ou par l'acide chlorhydrique, qu'on obtient le produit désigné sous le nom de lactophosphate de chaux ou de chlorhydrophosphate de chaux; il rentre dans la préparation de *l'apozème blanc*.

PHOSPHATE TRICALCIQUE (OFFICINAL $PO^4)^2Ca^3$
Syn. : PHOSPHATE DE CHAUX DES OS
PHOSPHATE NEUTRE DE CHAUX.

État naturel. — Ce phosphate de chaux est extrêmement répandu dans la nature. On en connaît des gisements importants. Il constitue les 2/3 de la charpente minérale des animaux.

Caractères. — C'est une poudre blanche, amorphe, *insoluble* dans l'eau, soluble dans les acides. En se dissolvant dans les acides, le phosphate tricalcique passe à l'état de phosphate monocalcique. Avec l'acide chlorhydrique par exemple on a :

$$(PO^4)^2Ca^3 + 4HCl = (PO^4)^2CaH^4 + 2CaCl^2.$$

Cette réaction peut avoir lieu dans l'estomac, si bien qu'en dernière analyse, quel que soit le phosphate calcique ingéré, c'est toujours sous forme de phosphate monocalcique que le produit est absorbé au niveau de l'estomac.

Action physiologique et applications thérapeutiques des phosphates minéraux. — Pendant longtemps, l'absorption et l'assimilation, l'utilisation en un mot des phosphates minéraux par l'organisme animal, a été considérée comme un fait hors de doute, et ces phosphates ont été réputés des médicaments de premier ordre, dont l'administration permettait de réparer les pertes parfois excessives de phosphore faites par l'organisme. Sous l'influence des travaux successivement publiés au cours de ces dernières années sur les combinaisons organiques du phosphore : glycéro-phosphates, lécithines, nucléines, acide anhydro-oxyméthylène-diphosphorique, l'idée qu'on se faisait anciennement sur l'assimilation de la molécule phosphorée s'est peu à peu modifiée, et l'on en est arrivé à affirmer aujourd'hui la parfaite inutilité physiologique et thérapeutique des phosphates minéraux et à ne considérer comme directement assimilables par l'organisme que les composés phosphorés complexes que l'on rencontre tout formés dans les tissus animaux ou végétaux.

Cette opinion est peut-être un peu excessive. Si, en effet, cette conception nouvelle du rôle des divers composés phosphorés dans la nutrition cellulaire s'appuie sur quelques faits d'une valeur en apparence indiscutable, il faut bien reconnaître cependant qu'elle emprunte aussi des arguments à quelques faits un peu théoriques ou hypothétiques.

Passons rapidement en revue les arguments invoqués par les partisans exclusifs du phosphore organique et voyons la valeur que l'on peut reconnaître à ces différents arguments.

1° *Le phosphore contenu dans les divers tissus animaux ou végétaux qui servent à l'alimentation de l'homme existe dans ces tissus sous forme de combinaisons organiques ; on peut donc admettre que ces combinaisons représentent la forme naturelle par excellence de la molécule phosphorée alimentaire.*

Cet argument a une certaine valeur. Toutefois, on peut faire remarquer que, s'il est vrai, par exemple, que le lait de femme contient le phosphore sous une forme à peu près exclusivement organique, le lait de vache, lui, renferme plus de phosphore minéral que de phosphore organique (60 p. 100 du premier jour, 40 p. 100 du second). De plus, il n'est pas absolument démontré que les composés organiques complexes renfermés dans les aliments ne subissent pas dans le tube digestif une décomposition partielle, des dédoublements régressifs ayant pour effet de détacher de leur molécule le chaînon inorganique qui y figure. Rien ne prouve par exemple que, dans le tube digestif, les lécithines ne sont pas dédoublées avec mise en liberté d'acide glycéro-phosphorique, sinon d'acide phosphorique. Il est vrai que quelques expériences effectuées *in vitro* sur ce sujet tendent à démontrer le contraire; mais quelques autres ont donné des résultats positifs et, en somme, c'est une question qui n'est pas définitivement résolue.

2° Les phosphates minéraux sont des molécules complètement oxydées, dépourvues dès lors d'énergie chimique. On les retrouve dans l'urine et dans les fèces; on doit dès lors les considérer comme des produits excrémentiels, incapables de servir à la nutrition phosphorée de la cellule.

A cet argument on peut répondre que tous les principes qui entrent dans la composition des aliments ne sont pas destinés à fournir à l'organisme une source d'énergie et que les sels minéraux notamment sont destinés, soit à l'établissement de l'équilibre osmotique, soit à la consolidation de la charpente mécanique. Donc rien ne prouve que, chez le jeune animal tout au moins, les phosphates minéraux ne peuvent pas être utilisés, au moins par le tissu osseux encore incomplètement constitué.

Enfin, nous voyons la plante puiser dans le sol des phosphates minéraux et, à l'aide de ces phosphates, faire des composés phosphorés organiques complexes; or il n'est pas démontré que l'organisme soit incapable d'effectuer des synthèses du même genre. On peut même avancer que l'organisme est capable de quelques-unes de ces synthèses.

En effet, les lécithines par exemple, sont bien peu abondantes dans les végétaux (1 à 6 p. 100 du phosphore total); le reste du phosphore (soit 95 p. 100) serait, d'après les travaux de Posternack, représenté par l'acide anhydro-oxyméthylène-diphosphorique. Or, dans les tissus des herbivores on ne retrouve pas cet acide. Il a donc été transformé en lécithines, nucléines, etc. Sans doute cet acide anhydro-oxyméthylène-diphosphorique n'est pas un phosphate purement minéral, mais sa molécule est pourtant loin d'être aussi complexe que celle de la lécithine et, pour qu'il se transforme en cette dernière, il doit subir des transformations encore nombreuses; il doit notamment entrer en combinaison, par ses fonctions acides libres, avec de la glycérine et avec de la choline, prendre part en somme à des réactions de même ordre que celles que devrait subir l'acide phosphorique lui-même pour que cet acide phosphorique arrive à faire partie du groupement moléculaire d'une lécithine. Dès lors, on n'est peut-être pas autorisé à affirmer que l'acide phosphorique et les phosphates minéraux ne peuvent en aucune manière participer aux réactions chimiques qui aboutissent en dernière analyse à la formation de la matière phosphorée organique.

3° *Un certain nombre d'expériences de laboratoire montrent que les phosphates minéraux ne peuvent pas remplacer les composés phospho-organiques dans une ration alimentaire.*

A cela on peut répondre, d'abord que la plupart des expériences faites en vue de cette démonstration ont été faites chez des animaux adultes, et qu'elles ne résolvent par conséquent pas la question de savoir si les jeunes animaux tout au moins ne peuvent dans aucune mesure utiliser les phosphates minéraux en vue de la consolidation de leur squelette. Enfin il n'est peut-être pas inutile de faire remarquer combien sont délicates à conduire toutes les expériences relatives à l'analyse des phénomènes de la nutrition, quelles nombreuses causes d'erreur elles comportent.

En résumé, il ne nous paraît pas absolument démontré que les phosphates minéraux ne peuvent, dans aucune mesure, intervenir dans les processus chimiques mis en œuvre par la cellule animale pour l'élaboration de la molécule phosphorée dont elle a besoin, et il nous semble prématuré de proposer l'abandon définitif de toutes les préparations phospho-minérales.

FORMULAIRE.

- A. — *Sirop de chlorhydro-phosphate de chaux.*

Phosphate bicalcique......................	12 gr. 50	
Acide chlorhydrique dilué.................	30	grammes.
Eau distillée.............................	310	—
Sucre blanc..............................	630	—
Alcoolature de citron.....................	10	—

20 grammes de ce sirop contiennent 0 gr. 25 de phosphate bicalcique.

On prépare de la même manière :

Le *sirop de lacto-phosphate de chaux*, en remplaçant l'acide chlorhydrique par une solution concentrée d'acide lactique à D = 1,21.

Le *sirop de phosphate acide de chaux* en remplaçant l'acide chlorhydrique par l'acide phosphorique officinal.

Ces préparations ont une saveur acide très prononcée et sont souvent difficilement acceptées. Il est donc préférable de s'adresser à un phosphate de chaux soluble dans l'eau ou dans un liquide légèrement alcoolique. D'après ce que nous avons dit précédemment, le phosphate monocalcique réalise cette condition. On peut le prescrire sous forme de solution simple, de sirop ou de vin.

Le phosphate tricalcique est surtout employé comme médicament antidiarrhéique. La préparation la plus employée dans ce but est la *décoction blanche de Sydenham* du Codex :

Phosphate bicalcique officinal..............	10 grammes.
Gomme pulvérisée......................	20 —
Sirop simple...........................	100 —
Eau de fleurs d'oranger	20 —
Eau distillée...............	Q. S. pour 1 litre.

Incompatibilités. — Les phosphates de chaux ne doivent jamais être associés dans une préparation à des sels alcalins. Dans ces conditions, en effet, les phosphates monocalciques ou bicalciques sont transformés en phosphaste tricalcique et précipités. Ingérés sous cette forme, ils ne seraient absorbés qu'à la condition de trouver dans l'estomac un milieu suffisamment acide pour opérer la transformation inverse.

Combinaisons phosphorées organiques.

Les combinaisons organiques du phosphore sont assez nombreuses, et toutes ou à peu près toutes ont été étudiées, au moins expérimentalement, au point de vue thérapeutique. La plupart de ces substances cependant ne sont pas encore entrées dans la pratique journalière et ne peuvent guère être considérées que comme des produits de laboratoire. D'une part, en effet, la constitution chimique de quelques-uns de ces produits n'est pas connue d'une manière parfaite, d'autre part leur préparation est souvent délicate et n'a pas encore été abordée par les pharmaciens praticiens. Ce sont en somme des produits coûteux, d'une supériorité encore contestable et que, jusqu'à nouvel ordre, le praticien peut parfaitement négliger.

Nous nous bornerons ici à dire quelques mots des *glycérophosphates et des lécithines* ; quant aux autres produits phospho-organiques, nous ne ferons qu'en indiquer brièvement la nature et l'origine.

ACIDE GLYCÉROPHOSPHORIQUE
ET GLYCÉROPHOSPHATES

Constitution chimique. — Elle est des plus simples. La glycérine est, comme on sait, un alcool *triatomique* et l'acide phosphorique un acide *tribasique*. Lorsqu'on fait agir ces deux corps l'un sur l'autre, dans des conditions déterminées, l'une des fonctions acides de l'acide phosphorique peut *éthérifier*, à la manière ordinaire, l'une des fonctions alcooliques de la glycérine et l'on obtient ainsi un corps nouveau, un éther phosphorique de la glycérine, l'acide glycérophosphorique ; le schéma suivant indique le mécanisme de sa formation :

$$CH^2 - OH \qquad CH^2 - OH$$
$$CH - OH \qquad CH - OH$$
$$CH^2 - O\boxed{H + HO} - PO\!\!<^{OH}_{OH} = H^2O + CH^2 - O - PO\!\!<^{OH}_{OH}.$$

Glycérine.   Acide phosphorique.   Acide glycérophosphorique.

Comme on le voit, le nouveau corps renferme encore deux fonctions alcooliques et deux fonctions acides libres. Chacune de ces fonctions conserve naturellement ses aptitudes individuelles, spécifiques : les fonctions alcooliques, la faculté de se combiner avec des acides pour donner des éthers ; les fonctions acides, la faculté de se combiner, soit avec des métaux pour donner des sels (glycérophosphates), soit avec des molécules à fonction alcoolique pour donner des éthers. On voit en un mot, que la molécule d'acide glycérophosphorique se prête à des réactions très diverses, et nous verrons bientôt comment les lécithines dérivent précisément de l'acide glycérophosphorique par la mise en jeu des réactions que nous venons d'esquisser.

Les glycérophosphates sont les sels dérivés de l'acide glycérophosphorique et, étant donné que cet acide est bibasique, on doit obtenir deux sortes de glycérophosphates : des glycérophosphates *acides* et des glycérophosphates *neutres*, suivant qu'on neutralise par un métal une seule ou les deux fonctions acides de l'acide glycérophosphorique.

Principaux glycérophosphates utilisés en thérapeutique. — On a cherché à introduire en thérapeutique un grand nombre de glycérophosphates. Les suivants peuvent suffire à tous les besoins :

$$\text{Glycérophosphate de soude, } C^3H^5\!\!<^{OH}_{O - PO<^{ONa}_{ONa}}^{\ \ OH} \quad\text{— Il se présente}$$

sous la forme d'une masse déliquescente, très soluble dans l'eau, insoluble dans l'alcool.

Le glycérophosphate de soude étant difficile à obtenir cristallisé, une solution aqueuse, contenant environ 50 centièmes de glycérophosphate de sodium, constitue le *produit officinal*.

Glycérophosphate de chaux, $C^3H^5{<}^{OH}_{O-PO<^O_O>Ca}^{OH} + H^2O$. —

Poudre blanche, soluble dans 25 p. d'eau *froide*, insoluble dans l'alcool. La solubilité du glycérophosphate de chaux dans l'eau est parfois incomplète. L'addition d'un peu d'acide citrique la facilite et rend la liqueur rapidement limpide.

Glycérophosphate de magnésie, $C^3H^5{<}^{OH}_{O-PO<^O_O>Mg}^{OH}$. — Poudre

cristalline blanche dont les propriétés sont analogues à celles du glycérophosphate de chaux.

Glycérophosphate de fer. — N'a pas été obtenu cristallisé; il se présente sous la forme de paillettes d'un jaune verdâtre. Sa dissolution est lente à froid, rapide à chaud, mais en même temps le sel se dédouble, en acide qui reste dissous, et sel basique qui se précipite. Le phénomène est d'autant plus accentué que la température est plus élevée et la dilution plus grande.

Action physiologique et applications thérapeutiques des glycérophosphates. — C'est Pasqualis qui, le premier, préconisa les glycérophosphates dans le traitement des affections nerveuses. En 1894, le professeur Robin fit de son côté des recherches cliniques et expérimentales sur les glycérophosphates; il arriva à cette conclusion : que les glycérophosphates sont des agents thérapeutiques puissants qui accélèrent la nutrition générale par l'intermédiaire de leur action sur le système nerveux, et qu'ils reconnaissent la dépression nerveuse comme indication essentielle.

Posologie. Modes d'administration. — Les glycérophosphates peuvent s'administrer à la dose de 1 à 5 grammes par jour. La voie de choix pour leur administration est la voie digestive. La forme de choix est la solution (solution simple ou sirop).

Le glycérophosphate de chaux étant insoluble dans l'alcool on doit éviter de l'associer à des liquides alcooliques tels que le vin. On trouve dans les formulaires des formules de cachets dans lesquelles on voit figurer, à côté des glycérophosphates alcalino-terreux (chaux et magnésie) et du glycérophosphate de fer, les glycérophosphates alcalins (soude et potasse). Ces formules sont inexécutables, pour la raison que les glycérophosphates alcalins sont déliquescents [1].

1. Les glycérophosphates alcalins que l'on trouve habituellement dans le commerce sont même le plus souvent liquides.

FORMULAIRE.

Sirop de glycérophosphate de soude :

Glycérophosphate de soude.   5 gr.
Sirop simple.............   100 —

Chaque cuillerée à soupe renferme 1 gr. de glycérophosphate.

Solution de glycérophosphate de chaux :

Glycérophosphate de chaux.   10 gr.
Eau distillée.............   250 —
Sirop simple............-.   50 —

Chaque cuillerée à soupe renferme environ 0 gr. 50 centigr. de
glycérophosphate.

Cachets composés :

Glycérophosphate de)
    chaux....... } āā 0 gr. 10
—   de magnésie.)
—   de fer.........   0 gr. 05
Poudre de fève de St-
   Ignace...............   0 gr. 03
Poudre de kola.........   0 gr. 10

Pour un cachet n° 20.

Le glycérophosphate de chaux
s'emploie souvent aussi sous forme
de granulés. 20 grammes de granulés doivent renfermer 1 gramme
de glycérophosphate de chaux.

LÉCITHINES (de λεκιθος, jaune d'œuf)

Constitution chimique. — Nous avons vu que dans l'acide glycérophosphorique il y avait deux fonctions alcooliques et deux fonctions
acides libres :

$$CH^2 - \begin{bmatrix} OH \\ OH \end{bmatrix} \Big\} \text{ fonctions alcooliques libres.}$$

$$CH^2 - O - PO < \begin{bmatrix} OH \\ OH \end{bmatrix} \Big\} \text{ fonctions acides libres.}$$

Acide glycérophosphorique.

Les deux fonctions alcooliques peuvent se combiner avec deux molécules d'un même acide ou avec deux molécules d'acides différents pour
donner des éthers. Supposons que nous effectuons l'éthérification avec
deux molécules d'acide gras, d'acide stéarique par exemple et, pour
simplifier les formules, désignons par R le radical acide de l'acide
stéarique. Nous obtiendrons le corps suivant :

$$CH^2 - O - R$$
$$CH - O - R$$
$$CH^2 - O - PO < ^{OH}_{OH.}$$

Acide di-stéaro-glycérophosphorique.

Au lieu d'éthérifier les deux fonctions alcooliques au moyen de deux
molécules d'acide stéarique (R—OH), nous aurions pu employer deux
molécules d'acides différents, une molécule d'acide stéarique par
exemple et une molécule d'acide palmitique (R'—OH); nous aurions eu
le corps suivant :

$$
\begin{array}{l}
CH^2 - O - R \\
| \\
CH - O - R' \\
| \\
CH^2 - O - PO \Big\langle {}^{OH}_{OH}.
\end{array}
$$

Acide stéaro-palmito-glycérophosphorique.

Telle est la première phase de la réaction synthétique qui, à partir de l'acide glycérophosphorique, conduit aux lécithines.

Dans le corps précédent il n'y a plus dē fonctions alcooliques libres. La partie *glycérique* de la molécule est donc désormais inerte, elle va demeurer passive. Mais nous avons encore deux fonctions actives, les deux fonctions acides de la partie *phosphorique* de la molécule; nous pouvons donc, en faisant agir sur le corps ci-dessus une molécule d'un corps possédant une fonction alcoolique, éthérifier l'une des deux fonctions acides du groupement phosphorique.

Or, on connaît une base naturelle, qu'on a rencontrée dans divers tissus animaux ou végétaux, et qui, outre sa fonction basique, possède une fonction alcoolique. Cette base, c'est la *choline*. Elle peut être représentée par la formule suivante, dans laquelle nous avons souligné la fonction alcoolique :

$$
OH - CH^2 - CH^2 - N \Big\langle \begin{array}{l} CH^3 \\ CH^3 \\ CH^3. \end{array}
$$
$$
\qquad\qquad\qquad\qquad |
$$
$$
\qquad\qquad\qquad\quad OH
$$

Choline ou triméthylammonioéthanol.

Combinons cette base, par sa fonction alcoolique, avec l'acide distéaro-glycérophosphorique; nous aurons :

$$
\begin{array}{l}
CH^2 - O - C^{18}H^{35}O \\
| \\
CH - O - C^{18}H^{35}O \\
| \\
CH^2 - O - PO \Big\langle {}^{OH}_{O} - CH^2 - CH^2 - N \Big\langle \begin{array}{l} CH^3 \\ CH^3 \\ CH^3. \end{array}
\end{array}
$$

Nous obtenons ainsi une lécithine, une lécithine distéarique. Si, au lieu de faire intervenir deux molécules d'acide stéarique dans la réaction, nous avions fait intervenir deux molécules d'acide palmitique, nous aurions obtenu une lécithine dipalmitique.

En faisant intervenir une molécule d'acide stéarique et une molécule d'acide palmitique, nous aurions obtenu une lécithine stéaropalmitique. Il existe donc en réalité un grand nombre de lécithines, différant les unes des autres par la nature des acides gras qui interviennent dans l'éthérification des deux fonctions alcooliques du groupe glycérique.

État naturel. — On rencontre des lécithines dans la plupart des tissus animaux et végétaux; toutefois, certains tissus animaux sont particulièrement riches en cette substance. Voici la teneur approximative en lécithine de quelques tissus ou liquides d'origine animale :

Jaune d'œuf......................	0 gr. 40 à 0 gr. 60.
Cerveau de veau.................	3 gr. 9 à 4 gr. p. 100.
Muscles..........................	0 gr. 3 à 0 gr. 5 p. 100.
Lait de femme...................	0 gr. 058 à 0 gr. 06 p. 100.
Lait de vache...................	0 gr. 054 p. 100.

Parmi les tissus végétaux, ce sont les semences de légumineuses qui paraissent renfermer les plus grandes proportions de lécithines.

Action physiologique. — Les lécithines ont surtout été bien étudiées par Desgrez et il résulte en somme des travaux de cet auteur que l'action physiologique des lécithines est très comparable à celle des glycérophosphates. Les lécithines de l'œuf exercent en effet sur les échanges nutritifs une influence favorable qui se manifeste par une augmentation de l'urée, de l'azote total et du coefficient azoturique. On observe en même temps une diminution constante de l'acide phosphorique éliminé par les urines. L'appétit et le poids des animaux augmentent parallèlement aux modifications précédentes.

Les lécithines comme les autres préparations phospho-organiques ont été proposées dans le traitement d'un grand nombre de maladies; nous verrons dans un moment ce qu'il faut penser de l'emploi de ces substances à titre de médicaments proprement dits.

NUCLÉINES

On donne le nom de nucléines à des substances qui proviennent du dédoublement des nucléoprotéides, albumines phosphorées particulières, qu'on rencontre principalement dans le noyau des jeunes cellules animales ou végétales.

Soumises à l'action du suc gastrique ou de la pepsine chlorhydrique,

les nucléoprotéides se dédoublent en donnant : d'une part, les dérivés
de digestion pepsique de l'albumine correspondant à la nucléoprotéide
considérée et, d'autre part, un résidu phosphoré, insoluble dans les
acides, soluble dans les alcalis, et qui est une *nucléine*.

Acide anhydrooxyméthylène-diphosphorique. — C'est une matière
phosphorée rencontrée par Posternack dans un grand nombre de tissus
végétaux, et que cet auteur considère comme constituant en grande
partie la matière phosphorée de réserve utilisée par les végétaux.

Posternack a attribué à l'acide anhydro-oxyméthylène-diphosphorique
la constitution suivante :

$$O \begin{cases} CH \begin{cases} H \\ O - PO(OH)^2 \end{cases} \\ CH \begin{cases} O - PO(OH)^2 \\ H \end{cases} \end{cases}$$

Cette constitution ferait de cet acide une sorte de produit de condensation de l'acide phosphorique avec l'aldéhyde formique.

Conclusions générales. — Nous venons de voir que, d'une
manière générale, les combinaisons organiques du phosphore parais-
saient exercer une influence favorable sur les échanges nutritifs.
Comme, d'autre part, ces substances se rencontrent normalement
dans la plupart des produits servant à l'alimentation de l'homme
et des animaux, on a pensé à les isoler de ces produits et à les
employer ensuite comme médicaments proprement dits dans le
traitement de toute une série d'affections réputées liées à un ralentissement de la nutrition. Sur la foi de communications qui ne paraissent pas toutes avoir été inspirées par la seule recherche de la
vérité scientifique, le public médical et même extra-médical a pu
croire un moment que la thérapeutique possédait enfin une sorte
de panacée. Comme il arrive heureusement toujours, une expérience clinique sincère et prolongée n'a pas tardé à ramener la question à ses véritables proportions, en démontrant que si, dans des
circonstances tout à fait exceptionnelles, il pouvait y avoir intérêt
à administrer des produits phospho-organiques à l'état de pureté,
il était le plus souvent préférable de s'adresser aux substances alimentaires riches en lécithine ou autres principes phospho-organiques.

Aussi bien, si l'on considère les doses de ces produits habituellement administrées, on s'aperçoit que ces doses sont
absolument insuffisantes pour assurer les processus de nutrition
phosphorée. Ainsi que l'a fait fort judicieusement remarquer le
professeur Gilbert à propos des lécithines par exemple, les doses
de ces médicaments qui sont ordinairement conseillées (0 gr. 20 à

0 gr. 25 par jour) ne correspondent guère qu'à 0 gr. 009 à 0 gr. 010 d'acide phosphorique. Or, dans beaucoup de cas, les pertes journalières en cet acide peuvent dépasser 1 gramme. Ce n'est donc pas 0 gr. 10 à 0 gr. 25 de lécithines qu'il faudrait le plus souvent employer pour faire les réparations phosphorées journalières de l'organisme, mais 5 à 10 grammes. Mais dans ces conditions la médication phosphorée deviendrait singulièrement coûteuse.

En somme, de deux choses l'une : ou le malade peut s'alimenter ou il ne le peut pas. S'il ne le peut pas, ce n'est pas avec 0 gr. 25 de lécithine qu'on pourra maintenir son équilibre phosphoré, et s'il peut s'alimenter, mieux vaut certainement assurer cet équilibre en faisant rentrer dans sa ration alimentaire les produits naturels riches en lécithine (œufs, cervelles, lait).

IV

ARSENIC ET COMPOSÉS ARSENICAUX UTILISÉS EN THÉRAPEUTIQUE (MÉDICATION ARSENICALE)

Les composés arsenicaux utilisés en thérapeutique peuvent, comme les composés phosphorés, être répartis en deux groupes principaux :

1° Groupe des combinaisons minérales de l'arsenic.
2°   —   —   organiques de l'arsenic.

ARSENIC ET COMBINAISONS MINÉRALES DE L'ARSENIC
ARSENIC PROPREMENT DIT : As

Caractères. — L'arsenic est un corps solide, couleur gris acier, fondant vers 400°. Par son aspect extérieur il se rapproche donc des métaux, mais ses propriétés chimiques en font un véritable métalloïde, voisin de l'azote, du phosphore et de l'antimoine.

L'arsenic s'oxyde facilement. Simplement exposé au contact de l'air, il se ternit rapidement. Projeté sur des charbons ardents, il dégage une odeur d'ail et sa vapeur passe à l'état d'anhydride arsénieux As^2O^3.

L'arsenic métalloïdique n'est pas utilisé en thérapeutique.

B. Combinaisons minérales de l'arsenic. — Les combinaisons minérales de l'arsenic qui, au point de vue thérapeutique, intéressent le médecin sont les suivantes :

1° L'anhydride arsénieux et les arsénites;
2° L'acide arsénique et les arséniates.

ANHYDRIDE ARSÉNIEUX ET ARSÉNITES

Caractères. — L'anhydride arsénieux, qu'on appelle improprement acide arsénieux, ou encore arsenic blanc, ou, plus simplement, arsenic, a pour formule As^2O^3.

Cet anhydride existe sous deux formes :

1° Anhydride amorphe;
2° Anhydride cristallisé.

L'anhydride arsénieux des pharmacies appartient à cette dernière forme. C'est en effet une poudre blanche qui, vue au microscope, se montre constituée par de petits octaèdres réguliers. L'anhydride arsénieux est soluble dans 80 fois son poids d'eau froide, dans 9 parties d'eau bouillante, dans 140 parties d'alcool.

On trouve également dans les pharmacies l'anhydride arsénieux amorphe, sous forme de masses diaphanes, *vitreuses*. Abandonné à lui-même cet anhydride devient bientôt cristallin et *opaque* et constitue alors l'acide *porcelanique*.

L'anhydride arsénieux, en se dissolvant dans l'eau, donne une solution légèrement acide dans laquelle on admet l'existence du véritable acide arsénieux AsO^3H^3, *bibasique*, que l'on peut représenter par la formule

$$AsO\begin{cases} OH \\ OH \\ H \end{cases}$$

, qui met en évidence cette double basicité.

Arsénites. — Cet acide, en se combinant aux métaux, donne les composés désignés sous le nom *d'arsénites*. L'acide arsénieux étant bibasique, il existe deux sortes d'arsénites : les arsénites *neutres* et les arsénites *acides*.

Parmi ces sels, le plus important est l'arsénite neutre de potasse AsO^3K^2H. C'est ce sel qui forme la base de la liqueur de Fowler.

ANHYDRIDE ARSÉNIQUE ET ARSÉNIATES

On l'obtient en oxydant l'arsenic ou l'anhydride arsénieux au moyen de l'acide nitrique. Il se dissout lentement dans l'eau en donnant une solution d'où l'on peut retirer des cristaux d'acide orthoarsénique AsO^4H^3, de formule analogue, comme on voit, à celle de l'acide ortho-phosphorique PO^4H^3.

Arséniates. — Les arséniates sont les sels dérivés de cet acide orthoarsénique. On utilise en thérapeutique quelques arséniates. Le plus important est l'arséniate *disodique*: c'est cet arséniate disodique que, dans le langage médical, on désigne simplement sous le nom d'arséniate de soude. Ce composé, suivant la température à laquelle on le fait cristalliser de sa solution, contient un nombre variable de molécules d'eau de cristallisation.

Entre 15° à 20° on obtient un sel à 7 molécules d'eau. $AsO^4Na^2H + 7H^2O$.
A une température plus basse — 12 — $.AsO^4Na^2H + 12H^2O$.

Le sel officinal est le sel à 7 molécules d'eau. Dans les limites ordinaires de la température ambiante, l'hydrate officinal n'est pas efflorescent, mais à une température un peu élevée il peut s'effleurir et devenir complètement anhydre. Ces faits sont importants à connaître, car les différents hydrates de l'arséniate disodique sont loin de présenter la même activité. En effet :

100 parties de sel anhydre renferment...... 40,3 d'arsenic, As.
    —   à 7 mol. H^2O —   24,03   —
    —   à 12 mol. H^2O —   18   —

L'arséniate disodique est la base de la liqueur de Pearson.

On utilise aussi quelquefois, mais beaucoup plus rarement, l'arséniate de fer.

COMPOSÉS ORGANIQUES DE L'ARSENIC[1]

A. Acide cacodylique et cacodylates. Caractères. — Quand on distille un mélange d'anhydride arsénieux et d'acétate de potasse, on obtient une liqueur que l'on désigne sous le nom de *liqueur fumante de Cadet*. Cette liqueur, douée d'une odeur alliacée fort désagréable, est formée essentiellement par un composé organique de l'arsenic, connu sous le nom de *cacodyle* et que l'on peut représenter par la formule suivante :

$$As\begin{cases} CH^3 \\ CH^3 \end{cases}$$
$$As\begin{cases} CH^3 \\ CH^3 \end{cases}$$

Ce composé s'oxyde rapidement à l'air en donnant de l'*oxyde de cacodyle* :

$$O\begin{cases} As\begin{cases} CH^3 \\ CH^3 \end{cases} \\ As\begin{cases} CH^3 \\ CH^3 \end{cases} \end{cases}$$

Cet oxyde de cacodyle, oxydé à son tour en présence de l'eau, donne naissance à l'acide cacodylique :

$$O\begin{cases} As\begin{cases} CH^3 \\ CH^3 \end{cases} \\ As\begin{cases} CH^3 \\ CH^3 \end{cases} \end{cases} + 2O + H^2O = 2AsO\begin{cases} CH^3 \\ CH^3 \\ OH \end{cases}$$

Nous ferons remarquer (au point de vue mnémotechnique) que cet acide cacodylique peut être considéré comme dérivé de l'acide arsénique

$$AsO\begin{cases} OH \\ OH \\ OH \end{cases}$$

par substitution de deux radicaux méthyle à deux oxhydriles OH.

Caractères. — L'acide cacodylique est un corps parfaitement cristallisé, incolore, inodore, à peine acide au tournesol. Il est très soluble dans l'eau, moins soluble dans l'alcool, insoluble dans l'éther.

1. Nous n'étudions ici que les cacodylates et les méthylarsinates. L'étude de l'*atoxyl* et du benzo-sulfone-para-aminophénylarsinate de soude qui, par leur constitution, se rattachent à l'aniline, sera faite avec celle des dérivés de cette base (p 725).

L'acide cacodylique n'est guère employé en nature ; mais, comme le montre sa formule, il possède une fonction OH acide ; il peut donc donner naissance à des sels. Ce sont ces sels que l'on utilise sous le nom de cacodylates.

On a décrit et préparé un grand nombre de cacodylates ; il n'en est qu'un de couramment employé, c'est le cacodylate de soude, qui a pour

formule : $O = As \underset{\displaystyle ONa}{\overset{\displaystyle CH^3}{\diagup}} CH^3 + nAq.$ C'est un corps blanc, parfaitement

cristallisé, très soluble dans l'eau.

ACIDE MÉTHYLARSÉNIQUE ET MÉTHYLARSINATES

L'acide cacodylique présente un inconvénient assez sérieux : lorsqu'on l'administre par la voie digestive, il est partiellement décomposé, par réduction, et transformé en son générateur l'oxyde de cacodyle, corps doué d'une odeur repoussante et, de plus, très toxique.

Or il est évident que. pour que cet oxyde de cacodyle puisse se former dans le tube digestif, il est nécessaire que le composé arsénical ingéré renferme *deux* radicaux méthyle dans sa formule.

Il était donc rationnel de supposer qu'un composé arsénical qui ne renfermerait dans sa molécule qu'un radical alcoolique fixé à l'arsenic, ne pourrait pas donner par réduction de l'oxyde de cacodyle et pourrait dès lors s'administrer sans inconvénient par la voie buccale.

Tel a été le point des départ de l'introduction des méthylarsinates en thérapeutique.

L'acide méthylarsénique, comme son nom l'indique, peut être considéré comme dérivé de l'acide arsénieux par remplacement de l'atome d'H, dit alcoolique de cet acide, par un radical méthyle :

$$O = As \underset{\displaystyle H}{\overset{\displaystyle OH}{\diagup}} OH \qquad\qquad O = As \underset{\displaystyle CH^3}{\overset{\displaystyle OH}{\diagup}} OH$$

Acide arsénieux.　　　　　Acide méthylarsénique.

L'acide méthylarsénique renfermant deux OH acides, peut engendrer deux séries de sels, des sels neutres et des sels acides. On emploie surtout le méthylarsinate neutre de sodium :

$$O = As \underset{\displaystyle CH^3}{\overset{\displaystyle ONa}{\diagup}} ONa + nAq.$$

Ce corps, lorsqu'il vient d'être préparé, se présente sous la forme de beaux cristaux d'une transparence parfaite, mais ces cristaux s'effleurissent rapidement et deviennent opaques. Sa saveur rappelle un peu celle du bicarbonate de soude.

Action physiologique des composés arsenicaux.

Action locale. — Parmi les composés arsenicaux, il en est un qui, au point de vue de ses effets locaux, occupe une place à-part dans ce groupe de médicaments : c'est l'anydride arsénieux As^2O^3. A l'encontre des autres composés arsenicaux, qui n'exercent sur la peau et les muqueuses aucune action locale importante, ce dernier peut exercer sur les tissus une action désorganisante énergique, pouvant aboutir rapidement à la mortification de ces tissus.

L'action caustique de l'anhydride arsénieux ne s'exerce pas avec la même intensité, on pourrait dire avec la même prédilection, sur tous les tissus. D'une façon générale, l'action caustique de l'anhydride arsénieux est peu marquée à l'égard des tissus sains, normaux, très marquée au contraire à l'égard des tissus pathologiques qui sont le siège d'une prolifération cellulaire anormale. C'est ainsi que l'action caustique de l'anhydride arsénieux ne se fait que peu ou pas sentir sur la peau intacte. Mais, que le tégument cutané devienne le siège d'une ulcération, qu'il se manifeste au niveau de ce tégument un processus cellulaire pathologique, alors l'anhydride arsénieux se comportera, au niveau de ces productions pathologiques, comme un caustique énergique.

Si l'on applique par exemple une pâte arsenicale sur une région du tégument cutané atteinte de lupus, on peut constater, au bout de quelques jours, que l'anhydride arsénieux a *mordu* sur le tissu morbide enclavé dans la peau saine, tandis qu'il a respecté celle-ci.

Les muqueuses, tissus extrêmement délicats, subissent, même lorsqu'elles sont saines, l'action caustique de l'anhydride arsénieux ; mais, ici encore, si cette muqueuse présente en un de ses points une altération pathologique, c'est à ce niveau que l'action caustique de l'agent médicamenteux s'exercera avec le plus d'intensité.

Action générale. — Il est fort difficile de dire exactement en quoi consiste l'action pharmacodynamique proprement dite des composés arsenicaux. D'une part, en effet, un empirisme plusieurs fois séculaire nous apprend que des doses même très faibles d'arsenic, prises pendant un temps suffisamment long, exercent sur certains organismes une action vraiment utile, pouvant aboutir à des effets thérapeutiques incontestables.

D'autre part, ces petites doses ne provoquent l'apparition d'aucun phénomène objectif ou subjectif de nature à révéler le mécanisme de leur action; elles agissent d'une façon en quelque sorte insidieuse et il n'est pas possible de saisir leur action immédiate ; on ne peut que constater leurs effets médiats, lointains, définitifs.

Ce n'est que d'une manière indirecte que nous pouvons aujourd'hui, dans une certaine mesure, soupçonner la nature de l'action pharmacodynamique des petites doses d'arsenic. Ce n'est en effet que depuis les beaux travaux du Professeur Gautier sur la présence normale, et la répartition de l'arsenic dans l'organisme, que nous pouvons concevoir le rôle thérapeutique de ces petites doses.

M. Gautier a en effet démontré que l'arsenic existe normalement, non seulement dans la glande thyroïde, mais encore, quoique en plus faibles proportions, dans la glande mammaire, dans le thymus, dans la peau et ses annexes.

D'après ces faits, l'arsenic nous apparaît comme un élément indispensable au fonctionnement des appareils glandulaires en général et de la glande thyroïde en particulier.

Le fait qu'on trouve de l'arsenic dans la peau et ses annexes chez tous les individus, et dans le sang menstruel chez la femme, n'est pas moins intéressant. En effet, les éléments ectodermiques sont des éléments essentiellement caducs et le sang des règles est un flux périodique. La caducité des éléments ectodermiques et la périodicité du flux menstruel sont donc, au moins durant une longue période de la vie, des causes incessantes d'appauvrissement des appareils glandulaires en arsenic. Or, les quantités d'arsenic en réserve dans ces appareils glandulaires sont extrêmement faibles, puisqu'une glande thyroïde humaine par exemple, complète et saine, ne contient guère que 0 mmg. 15 d'arsenic.

L'organisme doit donc récupérer, au jour le jour, une quantité d'arsenic à peu près égale à celle qui disparaît par les divers mécanismes que nous venons d'examiner. Comme toujours, c'est l'alimentation qui fait généralement les frais de cette réparation, mais il peut arriver que cette source d'arsenic devienne impuissante à assurer les besoins de l'organisme en arsenic, soit que l'individu ne s'alimente pas suffisamment, soit que, pour une raison quelconque, il élimine une quantité anormale d'arsenic. On comprend dès lors l'utilité qu'il peut y avoir à administrer directement des composés arsenicaux et comment, des doses même très faibles de ces composés, tout en ne produisant dans l'organisme aucun phénomène objectif ou subjectif appréciable, peuvent néanmoins jouer un rôle considérable, en participant à des actes intimes mais nécessaires de nutrition cellulaire.

Applications thérapeutiques. — L'arsenic, comme l'iodure de potassium, a été employé dans le traitement des affections les plus diverses. On tend aujourd'hui à considérer comme beaucoup moins nombreuses les véritables indications de la médication arsenicale.

Chlorose. — L'arsenic est employé depuis fort longtemps dans le traitement de la chlorose. Les travaux de Widal et de Mercklen d'une part, les résultats cliniques d'autre part, semblent bien, en effet, justifier son emploi dans le traitement de cette maladie. D'après Hayem cependant, l'arsenic serait peu favorable et souvent mal supporté dans la chlorose des jeunes filles. Dans la chlorose des jeunes gens, au contraire, il serait au moins aussi utile que le fer.

Tuberculose. — L'arsenic est un des nombreux médicaments qui font partie de l'arsenal anti-tuberculeux. On considère que dans cette maladie il peut être utile, grâce à l'action stimulante qu'il est réputé exercer sur la nutrition générale, et grâce aussi à l'action d'épargne qu'il exercerait à l'égard des matières grasses.

Il est à peine utile de faire remarquer que si l'arsenic peut être utile à une certaine période de la maladie, comme adjuvant des moyens hygiéniques, il ne peut dans aucune mesure être considéré comme un spécifique.

Paludisme. — Dès le XVIIe siècle l'arsenic a été employé dans le paludisme. D'après Laveran, son emploi serait formellement contre-indiqué dans la forme aiguë du paludisme, mais il serait au contraire indiqué dans les fièvres intermittentes rebelles et dans la cachexie palustre. Dans ces circonstances il agirait d'ailleurs beaucoup plus en vertu de ses propriétés toniques qu'en vertu d'une action spécifique comparable à celle de la quinine. M. Gautier considère cependant le méthylarsinate comme un véritable spécifique des fièvres paludéennes. De fait, Billet (de Constantine) a communiqué un assez grand nombre d'observations de cas de paludisme qui s'étaient montrés réfractaires aux sels de quinine et qui ont été rapidement guéris par le méthylarsinate de soude.

Affections de la peau. — L'arsenic a été conseillé dans le traitement d'un certain nombre de dermatoses, notamment dans le psoriasis et l'eczéma chronique. Là, on peut expliquer son

son action par le fait de son élimination par la peau, et des modifications qu'il imprime à la vitalité et au fonctionnement de l'appareil tégumentaire.

Syphilis. — Dans ces dernières années on a beaucoup employé l'arsenic dans le traitement de la syphilis et, à la suite de quelques communications un peu tapageuses, on a même pu croire que certains composés organiques de l'arsenic étaient doués d'une véritable *action spécifique*. En vérité, le bilan de l'arsenic dans la syphilitérapie est aujourd'hui assez bien établi et, de l'ensemble des faits observés, on peut conclure que les dérivés arsenicaux, *quels qu'ils soient*, exercent incontestablement une action nocive sur le tréponème, mais que cette action nocive ne peut aboutir à une action vraiment curative qu'à la condition d'employer des doses élevées d'arsenic capables, dans beaucoup de cas, de déterminer des accidents graves d'intoxication.

De même, en somme, qu'on a pu dire de la cocaïne qu'elle était un anesthésique général qui offrait cette particularité de ne pouvoir servir à la réalisation de l'anesthésie générale, de même on pourrait dire de l'arsenic qu'il est un spécifique de la syphilis qui offre cette particularité de ne pouvoir être employé comme tel.

Le mercure lui-même, d'ailleurs, n'est pas un spécifique *idéal* de la syphilis ; il est, jusqu'ici, le spécifique le plus avantageux, le spécifique de choix, mais il n'est pas le spécifique tout court, c'est-à-dire le médicament très toxique pour l'agent infectieux et sans inconvénient aucun pour l'organisme. Et c'est parce qu'il n'est pas cela que les composés arsenicaux, malgré leur insuffisance individuelle, peuvent être, et sont en fait, des agents précieux dans le traitement de la syphilis. Ils sont, en effet, suivant les cas, soit des *adjuvants* de la médication mercurielle, c'est-à-dire des agents capables de renforcer l'action de cette médication, soit des *suppléants* du mercure, c'est-à-dire des médicaments devant être utilisés chez les malades qui supportent mal le mercure ou devant entrer en scène au moment où l'organisme témoigne, par l'apparition de certains signes, d'un commencement d'intolérance pour le mercure.

Modes d'administration et posologie des composés arsenicaux. — On peut encore, tant au point de vue de la posologie que du mode d'administration, répartir les composés arsenicaux en deux groupes : celui des composés minéraux, et celui des composés organiques.

Ces derniers, en effet, eu égard à leur teneur en arsenic, sont beaucoup moins toxiques que les premiers. Tandis, en effet, que les doses journalières des divers composés minéraux d'arsenic ne peuvent guère être portées sans inconvénients au delà de la quantité correspondant à 1 centigramme d'arsenic (As), les cacodylates et les méthylarsinates ont pu, sans inconvénients, être administrés à des doses correspondant à 4 et même à 8 centigrammes d'arsenic (As). Toutefois, dans la pratique, ainsi que nous le verrons dans un instant, on n'administre jamais de semblables doses.

On sait enfin que certains composés organiques de l'arsenic ont pu être administrés aux doses énormes de 70 centigrammes, 80 centigrammes, 1 gramme même dans certains cas.

Or, certains de ces médicaments renfermant jusqu'à 51 p. 100 d'arsenic, ces doses correspondent à 30, 40, 50 centigrammes d'arsenic métalloïdique (As)!

Il est vrai de dire que les doses élevées de 0 gr. 80 et 1 gramme ne sont plus employées aujourd'hui.

Au point de vue du mode d'administration, les composés minéraux de l'arsenic se distinguent aussi des composés organiques, par ce fait que la voie de choix pour l'administration des premiers est la voie digestive, tandis que pour les seconds c'est la voie hypodermique. Cette distinction n'est cependant pas absolue.

On peut poser en principe que, quel que soit le composé arsenical employé, il convient dans tous les cas de graduer les doses, c'est-à-dire de commencer par des doses faibles qu'on élève progressivement et qu'on diminue ensuite progressivement aussi. Si le traitement doit être continué pendant longtemps il est nécessaire de l'interrompre de temps en temps, pendant des périodes de 10 à 15 jours au moins. Sans cette précaution on exposerait les malades à tous les effets de l'arsenicisme chronique jusques et y compris les accidents ultimes, paralytiques.

Ces faits d'ordre général étant rappelés, passons successivement en revue les diverses préparations magistrales ou officinales que les composés arsenicaux peuvent revêtir.

A: **Acide arsénieux**, As²O³. — L'acide arsénieux peut être employé, soit à l'*extérieur*, comme topique caustique, soit à l'*intérieur*, comme arsenical proprement dit.

a. Usage externe. — A titre d'agent caustique destiné à détruire certains tissus pathologiques, il s'emploie habituellement sous forme de pâtes ou de poudres composées. Les plus connues de ces préparations sont les suivantes :

Pâte du frère Côme :		*Poudre escharotique de Dubois :*	
Acide arsénieux....	1 gramme.	Acide arsénieux por-	
Cinabre............	5 —	phyrisé	1 gramme.
Éponge calcinée....	2 —	Sang-dragon.......	8 —
		Cinabre...........	16 —

b. Usage interne. — *Granules de Dioscoride* : Ces granules renferment un milligramme d'acide arsénieux; on en donne 1 à 10 par jour.

Liqueur de Boudin : C'est une solution aqueuse d'acide arsénieux à 1 p. 1000. Chaque cuillerée à café renferme 5 milligrammes d'acide arsénieux. Une à deux cuillerées à café par jour.

Arsénite de potasse AsO^3K^2H. — Ce sel est à peu près exclusivement employé sous forme de *liqueur de Fowler* :

Anhydride arsénieux........................	1 gramme.
Carbonate neutre de potassium...........	1 —
Eau distillée...............................	Q. S
Alcool à 90°..............................	12 —
Alcoolat de mélisse composé.............	3 —

La liqueur de Fowler contient *le centième de son poids d'acide arsénieux à l'état d'arsénite de potasse.* Autrement dit, 1 gramme, soit environ XXXIV gouttes, de liqueur de Fowler renferment 1 centigramme d'acide arsénieux à l'état d'arsénite de potasse. Dose : V à XXXV gouttes, suivant l'âge, et par doses progressivement croissantes.

Arséniate de soude $AsO^4Na^2H + 7H^2O$. — L'arséniate de soude se prescrit, rarement, sous forme de *liqueur de Pearson*, habituellement sous forme de solution magistrale :

Liqueur de Pearson :	
Arséniate de soude......................	1 gramme.
Eau distillée............................	600 —

Un gramme ou XXX gouttes de liqueur de Pearson, correspondent à peu près à 1 milligramme et demi d'arséniate de soude. C'est une préparation environ *6 fois* moins active que la liqueur de Fowler. Dose : depuis XXX gouttes jusqu'à une cuillerée à café.

Solution d'arséniate de soude :

Arséniate de soude...................... Dix centigrammes.
Eau distillée........................... 300 grammes.

A prendre par cuillerées à soupe au moment des repas.
Chaque cuillerée à soupe renferme cinq milligrammes d'arséniate de soude.

Arséniate de fer. — Se prend ordinairement sous forme de pilules, associé à un ou plusieurs extraits amers ou stimulants :

Arséniate de fer................. Deux milligrammes.
Poudre de noix vomique......... $\}$ $\tilde{a}\tilde{a}$ cinq centigrammes
Extrait de Colombo.............

Pour une pilule n° 40. Deux à cinq pilules par jour.

Pilules de Biett :

Arséniate de fer................. Trois milligrammes.
Extrait de houblon.............. Cinq centigrammes.
Poudre de guimauve............ Q. S.

Pour une pilule n° 100. Une à quatre par jour.

Cacodylate de soude $O = As \begin{smallmatrix} CH^3 \\ CH^3 \\ ONa \end{smallmatrix}$. — Le cacodylate de soude peut s'administrer soit par la voie buccale, soit par la voie hypodermique. Cette dernière est la voie de choix parce que, ainsi que nous l'avons vu, le cacodylate peut se réduire dans le tube digestif et donner naissance à de l'oxyde de cacodyle, composé arsenical plus toxique que le cacodylate, et qui a surtout l'inconvénient d'imprégner en quelque sorte le malade d'une odeur alliacée fort désagréable.

Solution de cacodylate de soude pour injection hypodermique (Gautier) :

Cacodylate de soude...................... 6 gr. 40
Alcool phéniqué au 1/10ᵉ................. X gouttes.
Eau distillée............................ 100 cc.

Chaque seringue de 1 centimètre cube correspond à 5 centigrammes de cacodylate de soude anhydre. On débute par une demi-seringue et l'on peut graduellement aller jusqu'à deux seringues, c'est-à-dire jusqu'à 10 centigrammes.

Méthylarsinate de soude ou arrhénal $O = As\begin{cases} CH^3 \\ ONa \\ ONa \end{cases}$. — La constitution de ce composé ne se prêtant pas à la formation, par réduction, d'oxyde de cacodyle, on pourra l'administrer soit par la voie buccale, soit par la voie hypodermique. Le méthylarsinate peut aussi, au besoin, être administré par la voie rectale :

Lavement au méthylarsinate de soude :

Méthylarsinate de soude.............	Cinq centigrammes.
Jaune d'œuf.........................	N° 1.
Lait................................	125 grammes.

Eaux minérales arsenicales. — Un grand nombre d'eaux minérales renferment de l'arsenic à titre d'élément secondaire. Mais, dans quelques eaux minérales, les proportions de cet élément deviennent relativement élevées, de telle sorte qu'il est alors permis de considérer l'arsenic comme un élément curatif important de ces eaux.

La plupart des eaux du plateau central et des Pyrénées ainsi que Plombières en renferment une faible proportion. Mais ce sont les eaux très chaudes de la Bourboule qui en contiennent le plus (0 gr. 015 à 0 gr. 018 d'arséniate de sodium par litre). Les sources tempérées de la Bourboule (Fenestre, 18° à 19°) en renferment moins : 0 gr. 005 à 0 gr. 006 [1].

L'arsenic chez les enfants. — Les enfants tolèrent bien l'arsenic. La dose journalière des diverses préparations arsenicales chez les enfants peut être portée à une quantité correspondant à un demi-milligramme d'arsenic métalloïdique (As) par année d'âge.

Résumé posologique des principales préparations arsenicales. — Pour compléter l'étude pharmacologique des préparations arsenicales, nous croyons utile de faire connaître, d'une part, la teneur centésimale en arsenic métalloïdique (As) des principaux composés arsenicaux, d'autre part, les quantités pondérales ou volumétriques des différentes préparations arsenicales qui correspondent à 1 milligramme d'arsenic métalloïdique (As) et enfin les doses journalières moyennes de ces différentes préparations.

---

1. A ce groupe pourraient être rattachées les sources de Saint-Honoré-les-Bains (Nièvre), dont l'u.e (Crevasse), renferme 0 gr. 004 d'arséniates par litre. Toutefois, par leur teneur en H^2S, ces sources occupent à vrai dire une place intermédiaire entre les arsénicales proprement dites et les sulfurées sodiques : ce sont des sulfo-arsénicales. Elles ont une température de 27° à 32° et sont radio-actives.

Teneur centésimale en arsenic métalloïdique (As) des principaux médicaments arsenicaux.

Arsenic p. 100.

Anhydride arsénieux..........	As^2O^3................	75,75
Arsénite de potasse...........	AsO^3K^2H..............	37,1
Arséniate de soude hydraté....	$AsO^4Na^2H + 7H^2O$.....	22,86
— de soude anhydre...	AsO^4Na^2H.............	37,15
— de fer	AsO^4FeH..............	38,26
Cacodylate de soude..........	$AsO^2Na(CH^3)^2$........	48,07
Méthylarsinate de soude.... ..	$AsO^3Na^2CH^3$..........	38,65

Quantités pondérales ou volumétriques des préparations arsenicales correspondant à un milligramme As. Doses journalières de ces préparations.

DÉSIGNATIONS DES PRÉPARATIONS	QUANTITÉS PONDÉRALES OU VOLUMÉTRIQUES CORRESPONDANT A UN MILLIGR. As.	DOSES JOURNALIÈRES
Granules de Dioscoride.	Un granule et demi.	1 à 10 par jour.
Liqueur de Boudin.	XXV gouttes.	Jusqu'à 2 cuillerées à café par jour.
Liqueur de Fowler.	V gouttes.	V à XXXV gouttes.
Liqueur de Pearson.	L gouttes.	Jusqu'à une cuillerée à café par jour.
Cacodylate de soude.	3 milligrammes.	De 2 à 10 centigrammes.
Méthylarsinate de soude.	2 milligrammes et demi.	De 2 à 10 centigrammes.

TOXICOLOGIE DE L'ARSENIC

A. — *Intoxication aiguë.*

Étiologie. — La recherche toxicologique de l'arsenic étant des plus faciles, les empoisonnements criminels par cette substance deviennent de plus en plus rares. L'empoisonnement-suicide par l'arsenic est lui-même devenu assez rare, grâce sans doute à la découverte de poisons organiques infiniment plus actifs que les composés arsenicaux. La plupart des empoisonnements par l'arsenic observés de nos jours sont donc des empoisonnements accidentels, dus à une méprise.

Toxicité des différents composés arsenicaux. — Abstraction faite des cacodylates et des méthylarsinates qui, eu égard à leur teneur en arsenic, sont relativement peu toxiques, on peut, au point de vue toxicologique, faire deux groupes des composés arsenicaux :

a) Arsenic métalloïdique et composés arsenicaux insolubles ou peu solubles (réalgar, orpiment);

b) Acide arsénieux, arsénites et arséniates, facilement solubles.

L'arsenic métalloïdique étant peu soluble, est considéré comme inoffensif. De fait on a pu impunément donner à des chiens des quantités fort élevées d'arsenic métalloïdique (4 à 6 gr.). Toutefois, l'arsenic pulvérulent s'oxyde facilement au contact de l'aïr et arrive ainsi à renfermer des proportions plus ou moins considérables d'anhydride arsénieux As^2O^3.

De même, le réalgar ou sulfure rouge d'arsenic (As^2S^2) et l'orpiment ou sulfure jaune (As^2S^3) sont tout à fait insolubles et considérés comme inoffensifs, lorsqu'ils sont purs. Mais tel n'est pas ordinairement le cas, et c'est ainsi que l'orpiment peut contenir des quantités fort élevées d'acide arsénieux [1].

L'acide arsénieux, les arsénites, l'acide arsénique et les arséniates, tous plus ou moins solubles, sont très toxiques.

Parmi les composés arsenicaux toxiques, inutilisés en thérapeutique, mais d'un emploi courant dans l'industrie, il convient de citer : le *vert de Scheele* ou arsénite de cuivre et ses nombreux dérivés (*vert minéral, vert perroquet, vert Suisse*, etc.), le *vert de Schweinfurt* ou acéto-arsénite de cuivre. Lá plupart de ces composés, et notamment le vert de Schweinfurt, sont très employés en peinture et pour la coloration des papiers de tenture. En résumé c'est l'acide arsénieux qui est en cause dans la plupart des intoxications arsenicales, et c'est en somme l'empoisonnement par cette substance qui réalise le type de l'intoxication arsenicale.

Doses toxiques. — On peut admettre que 4 à 6 centigr. d'acide arsénieux peuvent amener des symptômes d'empoisonnement, que 10 à 15 centigrammes amènent presque toujours la mort après un temps variable, que 15 à 20 centigr. amènent généralement la mort en quelques heures. Quant aux autres substances arsénicales, leur toxicité équivaut très approximativement à celle

---

1. Une jeune fille soignée pour une tumeur du sein fut intoxiquée par une pommade renfermant 65 p. de beurre et 35 p. d'orpiment. Cet orpiment analysé révéla 22 p. 100 d'acide arsénieux.

de la quantité d'acide arsénieux correspondant à leur composition.

Il convient de tenir grand compte d'ailleurs des phénomènes d'accoutumance. On sait qu'il existe dans certains pays, dans les Alpes autrichiennes par exemple, et spécialement en Styrie, des individus qui mangent volontairement de l'arsenic et qui arrivent à supporter sans aucun inconvénient apparent des doses considérables d'acide arsénieux. On a vu des arsénicophages avaler impunément des doses de 0 gr. 40, 0 gr. 50, voire 1 gr. d'acide arsénieux! Quelques-uns des faits de ce genre paraissent cependant . avoir été exagérés, et l'accoutumane aux arsenicaux est loin d'être la règle.

Symptômes. — Les symptômes qui peuvent apparaître au cours de l'intoxication arsenicale sont extrêmement nombreux, mais comme les formes de l'empoisonnement sont elles-mêmes nombreuses, le tableau clinique de l'intoxication peut varier beaucoup et il est rare d'y trouver réunis tous les symptômes qu'elle peut comporter. Dans l'intoxication aiguë proprement dite, suivant la dose de poison ingérée, suivant l'état de plénitude ou de vacuité du tube digestif, les premiers symptômes apparaissent au bout d'un temps qui peut varier de un quart d'heure à trois ou quatre heures. Ce sont d'abord des douleurs dans l'œsophage et dans l'estomac, une sensation de saveur désagréable, de la sécheresse des muqueuses, une soif vive, des nausées. Puis surviennent les troubles gastro-intestinaux proprement dits : vomissements et diarrhée.

Les vomissements peuvent être très nombreux, persister par exemple pendant plusieurs jours ou, au contraire, cesser dès le premier jour. Dans l'empoisonnement suraigu déterminé par l'absorption en une seule fois d'une forte dose d'un composé arsenical très soluble, par l'absorption d'une forte dose de liqueur de Fowler par exemple, les vomissements peuvent même manquer ; il en est de même de la diarrhée. Toutefois, l'absence de vomissements et de diarrhée est tout à fait exceptionnelle et l'on peut considérer ces deux phénomènes comme à peu près constants au cours de la première phase de la plupart des intoxications aiguës par l'arsenic. La diarrhée est ordinairement fort abondante ; les matières évacuées, rarement mêlées de sang, consistent le plus souvent en un liquide incolore ou jaunâtre tenant en suspension des masses riziformes. Et comme ces phénomènes de gastro-entérite s'accompagnent de crampes dans les mollets, de sueurs froides, de cyanose, de collapsus, on a en quelque sorte sous les yeux le tableau clinique du choléra.

Parmi les symptômes précoces de l'intoxication arsenicale aiguë il faut encore signaler l'oligurie ou même l'anurie. Ce phénomène s'explique, d'une part par la déperdition énorme de liquide qui se fait au niveau du tube digestif, et, d'autre part, par les lésions rénales causées par le poison, lésions qui se manifestent déjà sur le vivant par la présence d'albumine et de cylindres épithéliaux dans l'urine et qui sont confirmées par l'examen du rein à l'autopsie. Tout peut se borner aux symptômes que nous venons de décrire et la mort survenir en quelques heures, huit, dix, douze, vingt-quatre heures. C'est la forme *gastro-intestinale* proprement dite.

Mais l'intoxication peut évoluer plus lentement ; alors le poison crée de nouvelles lésions organiques et fait apparaître de nouveaux troubles fonctionnels qui n'ont pas le temps de se manifester ou qui passent inaperçus au milieu du complexus symptomatique bruyant et dramatique de la forme suraiguë. Dans ce cas on voit, dès le deuxième ou le troisième jour, les troubles intestinaux s'atténuer, tout en persistant pendant plusieurs jours encore ; le malade continue à se plaindre de douleurs stomacales, son abdomen est tendu et douloureux, il a un peu de fièvre, son pouls est petit et fréquent, il présente de l'ictère. Puis, vers le quatrième ou cinquième jour, surviennent de l'inflammation de la muqueuse des premières voies respiratoires et de la conjonctive, des éruptions cutanées diverses : plaques érythémateuses, papules, urticaire, etc., de l'œdème des paupières, de la face, des mains, des pieds.

Quand l'intoxication revêt cette forme à marche lente, quand, dès le quatrième ou cinquième jour, apparaissent les nouveaux phénomènes que nous venons d'énumérer, il est encore impossible de se prononcer sur l'issue de l'intoxication. Tantôt, en effet, le malade s'affaiblit graduellement et s'achemine lentement vers un état comateux qui se termine par la mort le huitième, le dixième, le douzième jour ; tantôt, au contraire, les symptômes gastro-intestinaux disparaissent, le malade commence à s'alimenter, il reprend graduellement ses forces et, lentement, s'achemine vers la guérison.

Cependant de nouveaux accidents peuvent survenir encore et prolonger la maladie : ce sont les accidents paralytiques. Enfin l'amélioration peut n'être qu'apparente, la convalescence être brusquement interrompue, et la mort survenir dans une crise presque inopinée de dyspnée d'origine cardiaque. C'est qu'alors le poison a profondément touché le muscle cardiaque et en a amené la dégénérescence graisseuse.

Enfin il faut signaler une forme très particulière de l'empoisonnement arsenical, décrite par Laborde et Renault. C'est une forme latente, fruste, quant aux symptômes, mais suraiguë quant à la marche. Dans ces cas, d'ailleurs rares, il ne survient ni vomissements, ni évacuations alvines ; la peau est fraîche, le pouls normal ; il y a en somme une grande apparence de calme : c'est une faiblesse générale bientôt suivie d'une somnolence au milieu de laquelle la vie s'éteint, sans agonie, mais en quelques heures. Cette forme est aujourd'hui désignée sous le nom de forme *cérébro-spinale*.

Traitement. — Il comporte deux opérations :

1° L'évacuation du toxique ;

2° La neutralisation du toxique.

L'antidote classique est le peroxyde de fer hydraté. Ce composé forme des combinaisons insolubles avec l'anhydride arsénieux, les arsénites, les arséniates. Il doit être administré en assez grande quantité, 4 à 8 gr., à des intervalles de 10 à 15 minutes. Mais, pour que ce composé puisse agir efficacement, il faut qu'il soit gélatineux et récemment préparé. Dans la pratique il est rare d'avoir un pareil produit sous la main au moment du besoin. A défaut de ce composé on administrera de la magnésie calcinée délayée dans 15 à 20 fois son poids d'eau ou de lait.

Ultérieurement on cherchera à favoriser l'élimination du poison au moyen de diurétiques. Quant au traitement des diverses manifestations, il est purement symptomatique.

B. — *Intoxication chronique.*

Étiologie. — Le professeur Pouchet a proposé de répartir sous trois chefs les circonstances dans lesquelles pouvaient se produire des intoxications arsénicales chroniques : 1° arsénicisme fortuit, résultant d'une erreur, de l'abus d'un médicament, de l'exposition accidentelle à une cause d'intoxication ; 2° arsénicisme professionnel, résultant de l'absorption journalière de doses minimes de composés arsenicaux ; 3° arsénicisme domestique, où la cause de l'intoxication réside dans la présence de l'arsenic à l'état de traces infinitésimales parmi les substances ou objets d'un usage nécessaire et continu : aliments, tentures, etc.

Symptômes. — Dans leur étude sur l'arsenicisme chronique MM. Brouardel et Pouchet insistent sur ce fait « qu'entre les formes les plus aiguës, celles où la mort survient en quelques heures et celles qui déterminent des accidents dont l'évolution ne s'accomplit qu'en quelques semaines ou en quelques mois, il y a presque similitude. Dans les formes les plus lentes il n'apparaît pas de nouveaux symptômes, mais la durée de quelques-uns d'entre eux permet de les étudier en détail et révèle en quelque sorte leur présence qui passe inaperçue quand tout le drame s'accomplit en quelques jours. Mais, dans les deux cas, les mêmes organes sont atteints, les mêmes fonctions sont troublées. » On peut donc décrire quatre phases dans l'intoxication chronique :

1º Troubles de l'appareil digestif;

2º Catarrhe laryngo-bronchique et éruptions;

3º Troubles de la sensibilité;

4º Paralysies.

a. **Période des troubles digestifs.** — Ces troubles sont constants; il y a des vomissements, mais ces vomissements ne s'accompagnent pas ordinairement de sensations douloureuses à l'estomac comme dans l'empoisonnement aigu ou subaigu. Dans cette première période, la constipation est plus fréquente que la diarrhée; parfois il y a quelques selles sanguinolentes.

b. **Période du catarrhe laryngo-bronchique et des éruptions.** — Dans cette période, la fréquence du catarrhe laryngo-bronchique peut être telle que (dans les empoisonnements d'Hyères) les médecins ont pu penser à une épidémie de grippe. Quelques sujets ont eu, presque sans toux, de l'aphonie. Il y a des signes de bronchite, un coryza intense, quelquefois avec larmoiment et injection de la conjonctive.

Dans cette période, précédant parfois le catarrhe, apparaissent des éruptions cutanées diverses : rougeur et bouffissure des paupières, du scrotum, érythèmes divers, exfoliations épidermiques, mélanodermie, etc.; on a aussi noté la chute des ongles.

c. **Période des troubles de la sensibilité.** — La céphalalgie est fréquente et précoce; puis le malade ressent dans les membres inférieurs et jusque dans les pieds un engourdissement incommode. Surviennent ensuite des douleurs intenses : ce sont des élancements ou comme une sensation de broiement siégeant principalement au niveau des articulations tibio-tarsienne et tarso-métatarsienne. Il n'y a pas d'anesthésie véritable, mais une simple diminution de la sensibilité, surtout marquée aux membres inférieurs et particulièrement aux pieds. Dans certains cas, cependant, la sensibilité peut être beaucoup plus gravement atteinte et l'on peut voir disparaître entièrement, à la paume des mains, la sensation du tact et celle de la température.

d. **Période des paralysies.** — Enfin arrive, tardivement, la période paralytique. Les troubles moteurs débutent par un certain degré d'affaiblissement, puis la parésie augmente, le malade se fatigue beaucoup plus vite, il jette ses jambes, non pas latéralement en fauchant, mais droit devant lui. Bientôt il ne peut plus marcher. La paralysie débute généralement par l'extenseur commun des orteils, puis gagne les autres muscles de la région antéro-externe (jambier antérieur, extenseur propre du gros orteil, péroniers latéraux), ainsi que les muscles de la région postérieure. On peut constater également de l'affaiblissement dans la partie inférieure des muscles de la cuisse, vaste externe et vaste-interne, alors que le droit antérieur est respecté. Les membres supérieurs ne se prennent que plus tardivement.

La guérison des paralysies arsenicales est lente; on peut d'ailleurs constater la persistance de contractures ou de rétractions.

Recherche toxicologique de l'arsenic. — Les lésions que l'on peut trouver à l'autopsie n'offrent aucun caractère pathognomonique et, seule, la recherche chimique permet d'affirmer la présence de l'arsenic dans l'organisme. L'autopsie peut cependant, dans certains cas, fournir l'occasion de remarques fort importantes.

C'est ainsi que, lorsque l'intoxication a été déterminée par l'absorption d'acide arsénieux en nature, on peut constater à l'autopsie, soit dans la bouche, soit sur les parois de l'estomac ou de l'intestin, la présence de petits grains blancs. La caractérisation de ces grains est des plus facile : en effet, examinés au microscope, ces petits grains offrent l'apparence de cristaux octaédriques; de plus, il suffit de placer quelques-uns de ces grains dans l'extrémité effilée d'un petit tube de verre, de recouvrir ces grains avec une petite quantité de charbon de bois pulvérisé et bien sec, et de chauffer dans la flamme de la lampe à alcool, d'abord le charbon, puis la pointe du tube, pour provoquer la réduction de l'anhydride arsénieux et la formation, sur les parois du tube, d'un anneau noir d'arsenic métalloïdique.

Élimination et localisation de l'arsenic. — L'arsenic s'élimine par diverses voies : rein, tube digestif, peau et annexes, etc. Chez les nourrices, l'élimination peut avoir lieu aussi par le lait. La *durée* de l'élimination est variable suivant qu'il s'agit de l'élimination de doses médicamenteuses, de doses toxiques d'emblée, ou de doses successives susceptibles de provoquer un empoisonnement chronique. Dans ce dernier cas elle peut encore durer quarante ou quarante-cinq jours après que toute absorption a cessé.

La localisation de l'arsenic est fort importante au point de vue de la recherche toxicologique de l'arsenic; malheureusement nous ne possédons sur ce point que des données assez contradictoires, ce qui tient surtout à ce que les divers auteurs qui ont étudié la question expérimentalement ne se sont pas placés dans des conditions identiques. La vérité est que la répartition de l'arsenic dans les divers tissus dépend surtout de la quantité de poison ingérée dans un temps donné. Lorsque l'intoxication a été déterminée par une dose massive de poison et que la mort est survenue dans un temps très court, on trouve de l'arsenic dans tous les tissus et aucun d'eux n'offre pour ainsi dire rien de particulier au point de vue de la localisation.

Dans l'empoisonnement subaigu, à marche suffisamment lente, c'est le foie qui paraît avoir retenu la plus grande quantité de poison; cependant, dans certains cas, on aurait retrouvé de l'arsenic dans les cheveux et les ongles alors qu'on n'en trouvait déjà plus dans le foie.

Enfin, il est un tissu qui paraît avoir pour l'arsenic une affinité d'une persistance toute particulière, c'est le tissu spongieux des os. M. Pouchet a montré que, lorsqu'on soumettait des animaux à une intoxication chronique en leur administrant de l'arsenic à faibles doses répétées, on retrouvait dans les os des traces nettement appréciables de métalloïde huit à dix semaines après cessation de toute absorption arsenicale, tandis qu'à partir de la troisième semaine les différents viscères des animaux sacrifiés n'en renferment plus; mais ce n'est plus alors que dans les os riches en tissu spongieux, crane, vertèbres surtout, omoplates, que l'analyse permet de retrouver l'arsenic.

Ainsi, dans une expertise judiciaire, surtout s'il y a lieu de croire que l'administration de l'arsenic remonte à une date un peu éloignée, le médecin devra recueillir pour le chimiste, non seulement le tube digestif et les viscères, mais aussi des os et spécialement les os à tissu spongieux, les cheveux, la barbe, au besoin les ongles.

Enfin, quand il s'agit d'une inhumation, il est important de prélever aussi pour le chimiste des fragments des vêtements, de la sciure ou autres objets se trouvant dans le cercueil, un fragment du cercueil lui-même, prélevé dans une partie déjà altérée par l'humidité, enfin un échantillon de la terre qui entourait le cercueil. On a, en effet, souvent signalé la présence de l'arsenic dans la terre. Les causes capables de rendre certaines terres arsenicales sont fort nombreuses : eaux résiduaires provenant de certaines usines, emploi de phosphates et de superphosphates souvent arsenicaux, etc.

Recherche chimique du poison. Méthode de Marsh; son principe. — La recherche chimique de l'arsenic en toxicologie se fait toujours au moyen de l'appareil de *Marsh*. Cette recherche, bien que relativement simple, ne peut être conduite que par un chimiste exercé, mais le médecin légiste ne doit ignorer ni le principe de la méthode, ni sa marche générale.

Principe de la méthode. — 1° L'anhydride arsénieux et les arsénites, l'acide arsénique et les arséniates, introduits dans un appareil à hydrogène en activité, sont *réduits* par l'hydrogène qui se dégage à l'état naissant et transformés en hydrogène arsénié volatil :

$$As^2O^3 + 12H = 2AsH^3 + 3H^2O.$$

2° Cet hydrogène arsénié est décomposable par la chaleur.

En l'absence de l'air, la décomposition fournit de l'arsenic métalloïdique et de l'hydrogène, et est intégrale :

$$AsH^3 + \text{chaleur sans air} = As + 3H.$$

Si donc, à un appareil à hydrogène en activité et renfermant l'un des composés arsenicaux que nous avons énumérés, on adapte un tube à dégagement capillaire dont une partie repose sur une grille à gaz, l'hydrogène arsénié formé dans l'appareil et entraîné par le courant d'hydrogène, en passant dans la partie du tube qui repose sur la grille à gaz, sera décomposé : l'hydrogène se dégagera à l'extrémité effilée du tube et l'arsenic ira se déposer un peu au delà de la partie chauffée, et formera sur les parois du tube un *anneau noir miroitant d'arsenic métalloïdique.*

Si, au contraire, la chaleur agit sur l'hydrogène arsénié *en présence de l'air*, autrement dit si l'on enflamme le mélange gazeux formé d'hydrogène et d'hydrogène arsénié, qui se dégage à l'extrémité du tube effilé de l'appareil de Marsh, la combustion de l'hydrogène arsénié sera complète et se fera d'après l'équation :

$$2AsH^3 + 6O = As^2O^3 + 3H^2O.$$

Mais si l'on prend la précaution d'écraser la flamme avec une soucoupe froide, une partie de l'arsenic échappera à la combustion totale et formera au point d'écrasement une tache noire d'arsenic métalloïdique.

3° L'arsenic métalloïdique obtenu sous forme d'anneaux ou de taches présente des caractères et se prête à des réactions spécifiques dont les principaux sont les suivants :

a) Les anneaux et les taches d'arsenic métalloïdique obtenus à l'aide de l'appareil de Marsh sont d'un beau noir tirant un peu sur le brun;

b) Une tache arsenicale, touchée à l'aide d'une ou deux gouttes de solution d'hypochlorite de soude, disparaît immédiatement;

c) Si l'on mouille une tache d'arsenic avec une goutte d'acide nitrique, la tache disparaît par suite de la formation d'anhydride arsénieux. Si l'on chauffe un peu l'endroit mouillé de manière à évaporer l'excès d'acide, l'anhydride arsénieux formé se transforme en acide arsénique également incolore. Sur le petit résidu blanc ainsi obtenu, on verse une goutte de solution de nitrate d'argent : aussitôt il se forme une tache rouge brique d'arséniate d'argent.

Appareil de Marsh. — L'appareil de Marsh n'est donc pas autre chose qu'un appareil producteur d'hydrogène dans lequel on introduit des composés arsenicaux sous une forme telle qu'ils puissent être réduits à l'état d'hydrogène arsénié, lequel est ensuite transformé en arsenic métalloïdique par les procédés que nous venons d'indiquer. On peut donner à cet appareil différentes formes. Nous reproduisons ci-dessous l'appareil de Marsh avec la disposition et les perfectionnements qui ont été imaginés par le Prof. A. Gautier.

Nota. — Il est bien évident que, pour rechercher l'arsenic dans des tissus organiques, il ne suffit pas d'introduire directement ces tissus dans l'appareil de Marsh : il faut d'abord détruire la matière organique de ces tissus de manière à libérer l'arsenic qui peut y être combiné sous forme organique et à le transformer en composés minéraux réductibles par l'hydrogène naissant : cette destrution se fait par des procédés qu'il est inutile de décrire ici.

Sensibilité de l'appareil de Marsh. — Elle est fort grande. Une opération bien conduite permettrait

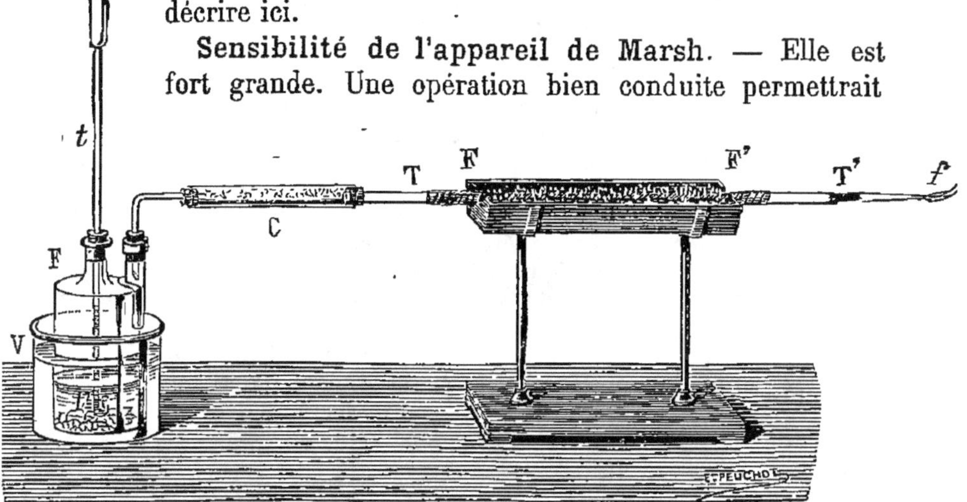

Fig. 4. — Appareil de Marsh.

de déceler $1/1\,000^e$ de milligramme d'arsenic. Dans la pratique cependant cette limite de sensibilité n'est jamais atteinte et elle est d'ailleurs parfaitement inutile, mais il est facile de caractériser $1/10$ à $1/20$ de milligramme d'arsenic.

L'appareil de Marsh peut servir non seulement à caractériser, mais même à doser avec une approximation suffisante de petites quantités d'arsenic.

Quand l'appareil de Marsh ne révèle que la présence de traces d'arsenic, l'expert doit être extrêmement réservé dans ses conclusions. Nous avons vu, en effet, que M. Gautier a démontré la présence normale d'une petite quantité d'arsenic dans différents organes ou appareils; d'autre part, des traces d'arsenic peuvent provenir soit d'un traitement médicamenteux, soit de l'ingestion de boissons, d'aliments ou de divers médicaments renfermant des races d'arsenic.

V

ANTIMOINE ET COMPOSÉS ANTIMONIAUX UTILISÉS EN THÉRAPEUTIQUE

Comme l'arsenic, l'antimoine est un métalloïde doué de l'aspect métallique. C'est un corps solide, blanc d'argent, à reflets bleuâtres fondant à 450° et se volatilisant au rouge blanc. On le rencontre dans la nature à l'état natif, mais son principal minerai est la *stibine* ou sulfure d'antimoine, Sb^2S^3.

L'antimoine métalloïdique n'est plus utilisé en thérapeutique, mais on l'a beaucoup employé autrefois sous forme de *pilules perpétuelles*; on fabriquait aussi des vases d'antimoine appelés *coupes émétiques* ou *calices vomitoires*, dans lesquelles on faisait séjourner différents liquides tels que du vin blanc qui, au contact du métal, se chargeait de composés antimoniaux et acquérait ainsi des propriétés vomitives.

Les composés antimoniaux actuellement utilisés en thérapeutique peuvent être répartis en deux groupes, comme l'indique le tableau suivant :

$$
\begin{array}{ll}
\text{A. Antimoniaux minéraux..} & \left\{ \begin{array}{l} \text{Trichlorure d'antimoine.} \\ \text{Oxyde blanc d'antimoine.} \\ \text{Kermès minéral.} \end{array} \right. \\
\text{B. Antimoniaux organiques.} & \text{Émétique ou tartre stibié.}
\end{array}
$$

TRICHLORURE D'ANTIMOINE. Syn. : BEURRE D'ANTIMOINE : $SbCl^3$

Caractères. — Le chlorure d'antimoine, que l'on obtient en traitant le sulfure d'antimoine par l'acide chlorhydrique, est un corps solide, transparent, incolore. à structure cristalline, fondant à 79°. Sa consistance est butyreuse, surtout lorsqu'il a attiré un peu d'humidité; il tombe.en déliquescence à l'air humide.

Il se dissout sans décomposition dans une *petite* quantité d'eau et dans l'acide chlorhydrique, mais en présence d'une plus grande quantité d'eau il se transforme en oxychlorure ou chlorure de stibyle :

$$SbCl^3 + H^2O = SbOCl + 2HCl.$$

Cet oxychlorure n'est pas autre chose que le produit que l'on désignait anciennement sous le nom de *poudre d'algaroth* et qui était employé comme vomitif.

Usages. — Le chlorure d'antimoine est un corps vénéneux et caustique, et c'est comme caustique qu'il est encore usité quelquefois. Il doit être employé avec beaucoup de précautions, car son application sur les tissus est extrêmement douloureuse. On l'emploie ordinairement à l'état liquide. Pour l'obtenir sans décomposition sous cette forme, le meilleur moyen consiste à placer le chlorure solide dans un entonnoir de verre que l'on place sous une cloche à côté d'un vase plein d'eau.

OXYDE BLANC D'ANTIMOINE (*terme impropre*).
Syn. : ANTIMONIATE ACIDE DE POTASSE. —
ANTIMOINE DIAPHORÉTIQUE LAVÉ

Préparation et composition chimique. — Quand on fait déflagrer en le projetant par petites parties dans un creuset chauffé au rouge un mélange de 1 partie d'antimoine métalloïdique et de 4 parties d'azotate de potasse, on obtient, après une chauffe suffisante, un mélange complexe, contenant :

Du métaantimoniate de potasse................ SbO^3K.
De l'acide orthoantimonique................... SbO^4H^3.
De l'antimoniate acide de potasse............. SbO^4KH^2.
De l'azotate de potasse non décomposé.
De l'azotite de potasse.

C'est l'antimoine diaphorétique *non lavé*. La masse refroidie, pulvérisée et lavée à l'eau froide abandonne à l'eau de lavage ses parties solubles (azotate et azotite de potasse) et le produit qui reste constitue *l'antimoine diaphorétique lavé et pur* ou *oxyde blanc d'antimoine* des pharmacies. Ce corps est donc en somme, non pas un corps défini, mais un mélange de divers composés antimoniaux parmi lesquels dominent : l'acide orthoantimonique et l'antimoniate acide de potassium.
Caractères. — Corps blanc, amorphe, sensiblement insoluble dans l'eau et même dans les acides, un peu soluble dans les alcalis.

Usages. Posologie. — L'oxyde blanc d'antimoine est employé comme expectorant (voir page 187).

On le prescrit habituellement en potion à la dose de 1 à 6 grammes par jour, chez l'adulte. Chez les enfants on peut administrer 0 gr. 20 par année d'âge; on l'associe généralement au looch blanc.

Potion expectorante :	*Looch à l'oxyde blanc d'antimoine :*
Oxyde blanc d'antimoine......... 4 grammes.	Oxyde blanc d'antimoine............ 1 gramme.
Sirop de polygala. 30 —	Looch blanc........ 90 —
Julep gommeux... 120 —	A prendre par cuillerée à dessert de deux en deux heures.
A prendre par cuillerée à soupe toutes les deux heures.	

RICHAUD. — Précis de thérapeutique.

KERMÈS MINÉRAL

Préparation et composition chimique. — Le kermès est un produit que l'on obtient en faisant réagir à chaud le sulfure d'antimoine sur une solution de carbonate de soude. Suivant la manière dont l'opération est conduite on obtient des produits de composition un peu variable; toutefois le kermès n'a pas une composition aussi complexe que celle qui lui est assignée dans la plupart des ouvrages de pharmacologie, Voici, d'après Bougault. la composition d'un kermès préparé suivant les indications du Codex et séché à la température ordinaire :

Sulfure d'antimoine...................................... 70,20
Pyroantimoniate de sodium........................... 17,62
Eau.. 11,59

Caractères. — Le kermès officinal est une poudre d'un rouge brun velouté. inodore, sans saveur.

Il est insoluble dans l'eau, soluble dans l'acide chlorhydrique avec dégagement d'hydrogène sulfuré. L'acide tartrique. l'acide lactique et d'autres acides organiques sans doute, attaquent le kermès avec formation progressive d'oxyde antimonieux. Et ainsi l'on comprend pourquoi le kermès, composé insoluble dans l'eau, peut cependant être en partie absorbé sous forme de combinaison antimoniale soluble, grâce aux acides de l'estomac.

Usages. Posologie. — Le kermès, comme l'oxyde blanc d'antimoine, est employé comme expectorant, mais sa solubilité totale ou partielle dans les divers acides de l'estomac commande de ne l'employer qu'à des doses bien inférieures à celles de l'oxyde blanc d'antimoine. Chez l'adulte la dose journalière est de 0 gr. 10 à 0 gr. 30. Chez l'enfant la dose habituelle est de 0 gr. 01 centigramme par année. Le kermès peut s'administrer sous forme de pastilles, mais le plus souvent on le prescrit dans une potion ou dans un looch.

Les pastilles de kermès du Codex renferment un centigramme de kermès.

Potion au kermès :		*Looch kermétisé :*	
Kermès officinal..	0 gr. 30	Kermès...........	0 gr. 10
Sucre............	5 grammes.	Sucre blanc......	3 grammes.
Sirop de polygala.	30 —	Looch blanc......	90 —
Julep gommeux...	120 —		

A prendre par cuillerée à soupe toutes les deux heures.

A prendre par cuillerée à dessert de deux en deux heures (enfant de 8 à 10 ans).

Nota. — Le sucre qui entre dans ces formules est destiné à être trituré avec le kermès de manière à ce que ce dernier ne soit introduit dans la préparation que sous forme de poudre impalpable. Cette condition assure une attaque plus rapide du kermès par les acides de l'estomac. Lorsque la quantité de kérmès prescrite est un peu élevée, que le médicament est très finement pulvérisé et qu'ainsi l'attaque est assez rapide, il peut arriver qu'on dépasse l'effet recherché et qu'on détermine des vomissements. C'est pour cette raison qu'il convient de n'administrer le kermès qu'à doses modérées et fractionnées.

EMÉTIQUE
Syn. : TARTRATE D'ANTIMOINE ET DE POTASSE. — TARTRE STIBIÉ

Constitution chimique. — L'émétique est un corps à la fois *sel* et *éther*. Il dérive en effet de l'acide tartrique par saturation de l'une des fonctions acides de cet acide au moyen de la potasse, et par éthérification de l'une de ses fonctions alcooliques au moyen d'un dérivé antimonié, $SbO-OH$, capable de jouer le rôle d'acide :

Acide tartrique : $COOH - CH.OH - CH.OH - COOH$.
Émétique   : $COOK - CH.O.SbO - CH.OH - COOH$.

On le prépare d'ailleurs en faisant agir la crème de tartre ou tartrate acide de potasse sur l'oxyde d'antimoine.

Caractères. — Corps blanc, ordinairement pulvérulent, mais pouvant se présenter sous la forme de gros cristaux d'abord transparents, mais devenant peu à peu opaques par efflorescence.

L'émétique est soluble dans 14 parties d'eau froide et dans 2 parties d'eau bouillante; il est insoluble dans l'alcool. Il donne avec le tanin un précipité blanc; il en est de même avec l'albumine.

Action physiologique. — *Action locale.* — L'émétique, légèrement humecté d'eau et appliqué sur la peau, détermine au point d'application une irritation des plus intenses. Il se produit d'abord une éruption pustuleuse acnéiforme et douloureuse. Ces pustules finissent par se remplir de liquide, puis se rompent et il se produit en somme une véritable vésication, laissant après elle une cicatrice indélébile blanche. Les muqueuses sont fort sensibles aussi à l'action irritante de l'émétique et c'est pourquoi il convient de n'administrer ce médicament qu'en solution très étendue.

Action générale. — L'émétique jouit d'une propriété pharmacodynamique fondamentale, en quelque sorte spécifique, qu'il partage d'ailleurs avec tous les composés antimoniaux solubles : c'est un vomitif. Nous avons longuement exposé dans la première partie de cet ouvrage (page 236) le mécanisme physiologique du vomissement et il nous suffira de rechercher ici à quel groupe de vomitifs appartient l'émétique, de rechercher, autrement dit, si le vomissement provoqué par l'émétique est le résultat d'une action directe de ce médicament sur les centres nerveux spéciaux, ou s'il n'est au contraire que le résultat d'une excitation réflexe de ces centres, ayant son point de départ dans l'action exercée par le médicament sur les extrémités gastriques du vague.

Lorsqu'on injecte une certaine quantité d'émétique dans une veine, on détermine le vomissement. On pourrait au premier abord interpréter ce fait comme une preuve de l'action centrale du médicament. Toutefois, si l'on serre de près l'observation, on constate :

1° Que, pour provoquer le vomissement dans ces conditions, il faut une dose d'émétique supérieure à celle qui est nécessaire pour provoquer le vomissement par ingestion buccale ;

2° Si l'on examine les matières vomies on constate que ces matières renferment de l'émétique.

Ces faits semblent démontrer que l'émétique injecté dans les veines a été, au moins partiellement, résorbé au niveau de l'estomac, et que ce n'est qu'après cette résorption que le médicament a agi et a provoqué le vomissement par action réflexe.

Mais une autre expérience, la célèbre expérience de Magendie, démontre que l'émétique peut provoquer le vomissement par une action purement centrale. En effet, Magendie ayant réséqué l'estomac d'un chien et remplacé cet estomac par une vessie de porc qu'il avait ensuite remplie d'un liquide coloré, injecta de l'émétique à l'animal et observa le rejet du liquide renfermé dans la vessie.

Dans cette expérience il ne peut évidemment pas être question de résorption de l'émétique et d'excitation périphérique. De cet ensemble de faits on peut conclure que l'émétique est un vomitif mixte, c'est-à-dire capable de provoquer le vomissement, soit en agissant directement sur les centres spéciaux, soit en agissant indirectement sur ces centres par l'intermédiaire des rameaux gastriques du vague. On peut cependant admettre que, dans les conditions où on l'administre habituellement, l'émétique met surtout en jeu l'action réflexe.

Quoi qu'il en soit, l'émétique ingéré à la dose de 1 ou 2 centigrammes produit des nausées, un malaise général, de la salivation, une exagération des sécrétions gastro-intestinales, en même temps que des sueurs et une exagération des sécrétions bronchiques.

A doses plus élevées, 5 à 10 centigrammes, il détermine de véritables vomissements séro-muqueux et souvent bilieux, accompagnés d'évacuations alvines avec coliques. Ces doses de 5 à 10 centigrammes, lorsqu'elles sont dissoutes dans une grande quantité d'eau, un litre par exemple, peuvent faire vomir, mais elles déterminent plutôt des effets purgatifs, effets qu'on attribue à une action directe de l'émétique sur la muqueuse intestinale. Dans ces conditions, en effet, une partie de l'émétique passe dans l'intestin presque directement.

Prétendue tolérance de l'organisme pour l'émétique. Effets des doses dites rasoriennes. — L'action fondamentale et primitive de l'émétique est une action vomitive; mais, comme la plupart des médicaments et des poisons, l'émétique ne localise pas rigoureusement son action à un seul appareil organique, et lorsqu'on l'emploie à doses suffisamment élevées ou même à faibles doses souvent répétées, son action diffusée s'étend bien au delà de son action habituelle : le système nerveux central tout entier, le système nerveux périphérique, le système musculaire, le cœur, peuvent être touchés, et il en résulte une action dépressive générale.

Lorsqu'on administre le tartre stibié par doses fractionnées et répétées, on arrive, au bout d'un certain temps, à faire prendre des doses considérables, jusqu'à 0 gr. 50 par jour et même davantage, sans provoquer d'effets vomitifs. Mais, en même temps, on observe le ralentissement du cœur et de la respiration, l'abaissement de la température et une faiblesse musculaire qui peut aller jusqu'à la parésie.

Les anciens médecins avaient interprété ces phénomènes en faveur d'une *tolérance* de l'organisme pour le médicament. La vérité, c'est qu'il s'agit d'une véritable action toxique, de véritables phénomènes paralytiques portant sur les centres d'abord (centres vaso-moteurs, noyaux d'origine du pneumogastrique, centres thermiques etc.), puis sur les nerfs et les muscles eux-mêmes.

Les médecins du xviiie siècle avaient parfaitement constaté cette action dépressive des petites doses réfractées d'émétique, mais, en ayant méconnu le véritable caractère, ils avaient cherché à l'utiliser pour combattre les phénomènes morbides qu'ils rattachaient à une exagération de l'incitabilité, cette propriété vitale universelle conçue par Brown et admise plus tard par Rasori, avec cette différence que, tandis que pour Brown beaucoup de maladies étaient dues à une diminution de cette incitabilité (asthénies), pour Rasori elles étaient au contraire dues à une exagération de l'incitabilité (sthénies). Pour lutter contre les sthénies, il fallait donc diminuer l'incitabilité, et c'est ainsi que l'émétique et la saignée devinrent pour ainsi dire l'α et l'ω de la thérapeutique au temps de Rasori. Ce fut le triomphe du *contro-stimulisme*, et les petites doses réfractées d'émétique utilisées pour l'obtention de ce contro-stimulisme furent dites *doses rasoriennes*.

La doctrine survécut malheureusement à Rasori, et, durant la première moitié du xixe siècle, on ne traita guère autrement la pneumonie. La méthode a dû faire bien des victimes.

Usages actuels de l'émétique. Posologie. — Suivant l'expression de Stockvis, au point de vue de l'administration interne, l'émétique doit être considéré comme une *grandeur déchue*. Ce n'est que comme vomitif qu'il peut être rationnellement prescrit, et encore, dans le plus grand nombre de cas, l'ipéca, qui produit la plupart des effets utiles de l'émétique sans en avoir les inconvénients, est-il préférable. En somme la véritable indication de l'émétique est de faire vomir dans les empoisonnements, parce que son action est énergique et prolongée. Dans la pratique on associe ordinairement l'émétique à l'ipéca, de manière à donner à l'action vomitive produite par ce dernier un caractère de précocité, de durée et d'intensité suffisantes. Toutefois, étant donnée l'action dépressive que l'émétique exerce sur le cœur et sur le système nerveux et musculaire, il est important de n'administrer l'émétique qu'à des individus robustes, sains, doués d'un cœur vigoureux.

A l'extérieur on utilise rarement le tartre stibié comme révulsif.

Potion expectorante :

Tartre stibié...... 0 gr. 05
Sirop d'ipéca...... 30 grammes.
Eau de fleur d'oran-
   ger............. 30 —
Julep gommeux... 120 —
   A prendre par cuillerée à soupe toutes les deux heures.

Vomitif :

Ipéca............. 1 gr. 50
Émétique......... 0 gr. 05
   A diviser en 2 paquets.
   Un paquet toutes les 10 minutes dans un demi-verre d'eau tiède.

Solution éméto-cathartique :

Tartre stibié...... 0 gr. 05
Sulfate de soude.. 20 grammes.
Eau............. 500 —
   A prendre par verrée, tous les quarts d'heures.

— *Pommade stibiée ou d'Autenrieth :*

Émétique porphy-
   risé........... 1 gramme.
Axonge benzoinée. 3 —

TOXICOLOGIE DE L'ANTIMOINE

L'empoisonnement aigu par l'antimoine offre de nombreux points de ressemblance avec l'empoisonnement aigu par l'arsenic.

Les phénomènes gastro-intestinaux sont extrêmement marqués, les symptômes cholériformes surtout sont très accusés (choléra stibié).

L'empoisonnement chronique est rare aujourd'hui. Par bien des points aussi il se rapproche de l'empoisonnement arsenical chronique; le sujet s'affaiblit progressivement, présente des troubles digestifs variés, et aboutit plus ou moins rapidement à un état de prostration générale. On a signalé aussi des éruptions analogues à celles de l'intoxication arsenicale chronique.

Recherche médico-légale. — La recherche chimique de l'antimoine se poursuit comme celle de l'arsenic. Les composés antimoniaux donnent en effet dans l'appareil de Marsh un composé gazeux, l'hydrogène antimonié, SbH^3, analogue à l'hydrogène arsénié.

Comme ce dernier l'hydrogène antimonié est décomposé par la chaleur et fournit dans les conditions que nous avons décrites à propos de l'arsenic, des anneaux et des taches d'antimoine métalloïdique.

Caractères des taches d'antimoine. — La couleur de l'anneau ou de la tache d'antimoine est d'un noir plus franc que la tache d'arsenic.

Les taches d'antimoine traitées par l'hypochlorite de soude *ne disparaissent pas.*

Si l'on traite une tache d'antimoine par l'acide nitrique, elle se dissout comme la tache d'arsenic, mais le résidu, évaporé à siccité et traité par le nitrate d'argent, ne fournit pas la coloration rouge brique que l'on obtient dans les mêmes conditions avec l'arsenic.

VI

BISMUTH ET COMPOSÉS BISMUTHIQUES UTILISÉS EN THÉRAPEUTIQUE

Le bismuth, comme l'antimoine, est un métalloïde qui présente l'aspect métallique ; c'est un corps solide, blanc jaunâtre, fondant à 264°. Le bismuth métalloïdique n'est pas utilisé en thérapeutique, mais plusieurs de ses dérivés sont d'un emploi journalier ou fréquent. Parmi ces composés nous citerons :

Le sous-nitrate de bismuth ;

Le salicylate de bismuth ;

Le dermatol ;

L'airol.

$$\text{SOUS-NITRATE DE BISMUTH} : \text{Bi} \begin{cases} NO^3 \\ OH \\ OH \end{cases}$$

Le sous-nitrate de bismuth est le *marcassita alba*, le *magistère de bismuth*, le *blanc de fard* des anciennes pharmacopées.

Mode de formation. — Quand on broie du nitrate neutre de bismuth

$$\text{Bi} \begin{cases} NO^3 \\ NO^3 \\ NO^3 \end{cases}$$ *dans de l'eau pure,* ce sel, au lieu de se dissoudre simplement,

comme il le fait par exemple dans une solution d'acide nitrique au 1/10, se décompose, *se dissocie,* en acide nitrique et en sel basique de bismuth. Ce sel basique de bismuth n'étant pas soluble dans l'eau, on voit alors se former un précipité blanc qui n'est autre chose que le composé désigné sous le nom de *sous-nitrate de bismuth* :

$$\text{Bi} \begin{cases} NO^3 \\ NO^3 \\ NO^3 \end{cases} + 2H^2O = \text{Bi} \begin{cases} NO^3 \\ OH \\ OH \end{cases} + 2NO^3H.$$

Caractères. — Le sous-nitrate de bismuth officinal est une poudre d'un blanc mat ou légèrement nacré, inaltérable à l'air et à la lumière quand il est pur, mais se colorant assez rapidement en brun au contact de certaines matières organiques.

Il noircit en présence de l'acide sulfhydrique.

Le sous-nitrate de bismuth est insoluble dans l'eau, mais si l'on examine la réaction de l'eau avec laquelle on ·a trituré du sous-nitrate de bismuth, on constate que cette eau est devenue acide. C'est que le sous-nitrate de bimuth, mis en présence d'eau pure, se dissocie comme le nitrate basique qui a servi à le préparer : de l'acide nitrique devient libre en même temps qu'il se forme un sel plus basique que le sous-nitrate lui-même. Cette réaction est importante à connaître car elle a été invoquée pour expliquer l'action antiseptique du sous-nitrate de bismuth.

Action physiologique. — *Absorption.* — Le sous-nitrate de bismuth administré par la voie buccale peut rencontrer dans l'estomac un milieu suffisamment acide pour entraîner la dissolution et le passage dans l'organisme d'une petite quantité de bismuth; toutefois, dans les conditions ordinaires, la quantité de bismuth ainsi dissoute doit être extrêmement faible, et c'est ainsi que l'on peut expliquer la très grande innocuité du sous-nitrate de bismuth pur, ingéré par la voie digestive. Mais il faut bien retenir que si, dans les conditions que nous venons de dire, le sous-nitrate de bismuth se montre inoffensif, cela tient uniquement à ce que, dans ces conditions, il n'est pas solubilisé. Les expériences de Dalché et Villejean ont en effet démontré que, toutes les fois que le sous-nitrate de bismuth trouvait des conditions de solubilisation suffisantes, il se comportait comme les autres composés bismuthiques solubles et devenait toxique.

Ces conditions peuvent se trouver réalisées à la surface des plaies de quelque étendue. Alors, en effet, l'oxyde de bismuth du sous-nitrate peut contracter avec les matières protéiques une combinaison soluble dans un excès d'albumine; de la sorte il peut se produire une absorption lente et continue de bismuth et l'on peut voir survenir des phénomènes d'intoxication : liséré brun violacé, noirâtre, luisant, sur le rebord gingival, plaques de même couleur sur les parois de la bouche et sur la face inférieure de la langue. Dans quelques cas, cette stomatite se complique de gangrène et l'on peut voir survenir de l'albuminurie, de l'entérite avec selles sanglantes dysentériformes, une légère congestion hépatique avec polycholie. En résumé :

a. *Les sels insolubles de bismuth sont peu ou pas absorbés par la muqueuse intestinale et l'on n'en doit dès lors attendre aucune action dynamique ou toxique;*

b. *Les sels solubles de bismuth ou même les sels insolubles, lorsqu'ils sont placés dans des conditions telles qu'ils puissent être absorbés, se comportent comme des composés toxiques.*

Applications thérapeutiques du sous-nitrate de bismuth à l'intérieur. — Le sous-nitrate de bismuth est employé dans deux circonstances principales :

1° Dans le traitement de l'ulcère de l'estomac ;

2° Comme antidiarrhéique.

a. *Le sous-nitrate de bismuth dans le traitement de l'ulcère de l'estomac.* — On utilise le sous-nitrate de bismuth dans cette affection comme topique. En se déposant sur la surface ulcérée, le sel formerait une sorte d'enduit protecteur, isolant, qui, en mettant l'ulcère à l'abri du contact irritant des aliments, diminuerait la douleur, empêcherait les vomissements et favoriserait la cicatrisation.

Ce pansement au bismuth est désigné sous le nom de *pansement de Fleiner.*

Pour l'appliquer on commence par faire un lavage de l'estomac ; on administre ensuite au malade, soit directement, soit au moyen de la sonde, un lait de bismuth obtenu en délayant 10 à 20 grammes de sous-nitrate dans 100 à 150 grammes d'eau tiède. On recommande ensuite au malade de se coucher pendant quelques minutes successivement sur le ventre, sur le dos et sur chacun des côtés. Cette manœuvre a pour but d'assurer une répartition aussi régulière que possible du sel bismuthique sur la surface stomacale.

b. *Le sous-nitrate de bismuth comme antidiarrhéique.* — On admet que le sous-nitrate de bismuth agit efficacement dans la diarrhée en vertu d'une double action : action topique, absorbante, action antiseptique. Le sous-nitrate de bismuth agirait en somme primitivement comme un composé inerte qui, en se déposant sur les organes de l'absorption et de la sécrétion ainsi que sur les papilles nerveuses dont la sensibilité se trouve exagérée, protégerait ces dernières contre le contact trop immédiat des liquides intestinaux et surtout des aliments. L'action paraît se faire sentir sur les portions inférieures de l'intestin plutôt que sur les portions supérieures où le médicament n'est point retenu.

Dans le gros intestin le sel de bismuth devient noir en se transformant en sulfure de bismuth et les matières acquièrent ainsi une coloration noire et sont plus ou moins désodorisées. Enfin, le sous-nitrate de bismuth en absorbant H_2S pour donner du sulfure de bismuth dégage de l'acide nitrique. On admet que cet acide agit aussi comme modificateur topique de la muqueuse intestinale.

A l'extérieur. — Le sous-nitrate de bismuth a été beaucoup employé autrefois pour le pansement des plaies traumatiques ou post-opératoires. Son emploi est beaucoup plus rare aujourd'hui. On peut admettre que dans ces circonstances encore, il agit comme topique et absorbant et peut-être aussi comme source d'une petite quantité d'acide nitrique libre. Il convient de se souvenir que le sous-nitrate de bismuth appliqué sur une large plaie peut être dissous et absorbé en proportion notable et qu'il importe dès lors d'en surveiller l'emploi.

Dans ces derniers temps, le sous-nitrate de bismuth a reçu une nouvelle application; les frères Beck (de Chicago) ont, en effet, préconisé l'injection de *pâtes bismuthées* dans les fistules, soit comme moyen de traitement de ces fistules, soit dans le but de pouvoir reconnaître les trajets par la radioscopie.

La pâte bismuthée des frères Beck est constituée par un mélange, en proportions variables, suivant les cas, de sous-nitrate de bismuth et de vaseline (10 à 33 p. 100). La méthode de Beck s'étant assez rapidement étendue, on a eu plusieurs fois l'occasion de constater des cas d'intoxication plus ou moins graves. Quelques auteurs ont attribué les accidents observés, non pas à une intoxication par le bismuth proprement dit, mais à une intoxication *nitreuse* (par réduction du groupement nitrique AzO^3 du sous-nitrate en groupement nitreux, sous l'influence des bactéries de la putréfaction) et c'est pour remédier à cet inconvénient que quelques chirurgiens ont proposé de remplacer le sous-nitrate de bismuth par le carbonate. En vérité cette interprétation du mécanisme de la toxicité du sous-nitrate de bismuth n'est rien moins que démontrée.

Posologie. — Chez les enfants on peut administrer le sous-nitrate de bismuth à la dose de 0 gr. 20 à 0 gr. 30 par année d'âge. Chez les adultes on emploie couramment des doses de 5, 6, 8, 10 gr. par jour. On l'administre sous forme de poudre ou de potion, rarement sous forme de bols.

Paquets contre la diarrhée :

S.-nitrate de bismuth. 1 gr.
Poudre d'opium....... 0 gr. 01
Pour un paquet n° 10.
5 à 10 paquets dans les 24 heures.

Potion antidiarrhéique :

S.-nitrate de bismuth. 6 gr.
Élixir parégorique... 10 —
Sirop de coings...... 30 —
Julep gommeux....... 120 —

A prendre par cuillerée à soupe toutes les heures.

Paquets antidiarrhéiques (enfants) :

S.-nitrate de bismuth.) ãã 0 gr. 20
Benzonaphtol........)
Sucre pulvérisé...... 0 gr. 20
Pour un paquet n° 10.

Prendre 5 à 6 paquets dans la journée, suivant l'âge.

Composés bismuthiques autres que le sous-nitrate.

Salicylate de bismuth. — Poudre blanc grisâtre, insoluble dans l'eau, se dissociant facilement avec mise en liberté d'acide salicylique.

Usages. Posologie. — S'emploie comme antiseptique intestinal, à la dose de 0 gr. 10 par année d'âge chez les enfants, à la dose de 1 gr. à 1 gr. 50 chez l'adulte. On le prescrit ordinairement sous forme de paquets ou de cachets. Quand on le prescrit en cachets il convient de ne pas l'associer aux carbonates alcalins ou terreux, car, sous l'influence de l'eau ou de l'humidité, l'acide salicylique réagit sur le carbonate, et l'acide carbonique dégagé peut faire éclater le cachet.

Paquets :		*Cachets :*	
Salicylate de bismuth.	} āā 0 gr. 10	Salicylate de bismuth.	} āā 0 gr. 20
Benzonaphtol........		Naphtol	
Sucre pulv..........	0 gr. 50	Magnésie calcinée....	
Pour un paquet n° 10.		Pour un cachet n° 20.	
4 à 5 par jour.		3 ou 4 par jour.	

Dermatol. — Le dermatol est un gallate basique de bismuth dont la formule n'est pas établie avec certitude.

Caractères. — Poudre jaune, dépourvu d'odeur, à peu près insipide, insoluble dans l'eau, l'alcool et l'éther.

Usages. — Est surtout employé à l'extérieur, comme protectif, astringent et antiseptique (chancres, ulcérations des parties génitales).

Pommade :		*Pâte :*		
Dermatol..........	10 grammes.	Dermatol........	} āā 3 grammes.	
Lanoline..........	20 —	Oxyde de zinc...		
Vaseline..........	70 —	Talc............	10 —	
		Vaseline........	20 —	
		Lanoline........	10 —	

Airol. — C'est un oxyiodogallate de bismuth, une sorte de dermatol iodé en somme.

Caractères. — Poudre d'un vert grisâtre, insipide, inodore. L'air humide et l'eau le décomposent lentement en le colorant en rouge.

Usages. — Antiseptique, dessiccant et excitant de la granulation dans des affections diverses (ulcères variqueux, plaies opératoires, chancres mous, etc.). Peu usité.

CHAPITRE V

CARBONE ET SES COMPOSÉS MINÉRAUX (OXYDE DE CARBONE, ACIDE CARBONIQUE, SULFURE DE CARBONE, ACIDE CYANHYDRIQUE ET CYANURES).

CARBONE : C

La médecine n'utilise le carbone que sous une seule forme : le charbon de bois. Ce charbon de bois peut être préparé au moyen des différentes sortes de bois; celui qu'on utilise en médecine est préparé au moyen du bois de peuplier, qui fournit un charbon léger et poreux.

Propriétés. — Le charbon de bois possède la propriété d'absorber les gaz sans les altérer. Le volume de gaz susceptible d'être absorbé par 1 vol. de charbon de bois varie avec chaque gaz. D'une manière générale les gaz les plus solubles sont aussi les plus absorbables; ex. :
1 vol. de charbon absorbe environ :

Gaz ammoniac	90 volumes.
Hydrogène sulfuré	55 —
Acide carbonique	35 —

C'est ce pouvoir absorbant du charbon qu'on a cherché à utiliser en thérapeutique (dyspepsies flatulentes, météorisme, diarrhées fétides). Dans ces différents cas, le charbon doit être administré parfaitement sec et finement pulv. On l'administre, soit isolément, à la dose de 1 à 2 cuillerées à bouche après chaque repas, soit, le plus souvent, associé aux alcalins ou à la magnésie.

OXYDE DE CARBONE : CO

L'oxyde de carbone est un toxique qui n'a naturellement reçu aucune application thérapeutique, mais il présente un intérêt considérable au point de vue de l'hygiène et de la toxicologie.

Modes de formation de l'oxyde de carbone. — Le carbone, en brûlant, peut fixer, soit deux atomes, soit seulement un atome d'oxygène. Dans le premier cas sa combustion est complète, dans le second cas elle est incomplète. L'oxyde de carbone $(C + O = CO)$ est donc le résultat d'une combustion incomplète du charbon : dès lors, il doit prendre naissance toutes les fois que du charbon brûle en présence d'une quantité d'air insuffisante. L'oxyde de carbone peut encore prendre naissance dans de nombreuses circonstances ; l'un des modes de production les plus intéressants est la *réduction de l'acide carbonique par le charbon* :

$$CO^2 + C = 2CO.$$

Or cette réaction se produit dans tous les foyers où le charbon brûle incomplètement, dans les poêles mobiles par exemple : à la surface de la grille, le combustible en contact avec une quantité suffisante d'oxygène se change en CO^2, lequel, s'élevant à travers une couche de charbon échauffé, se réduit partiellement en oxyde de carbone.

La décomposition de la vapeur d'eau par le charbon chauffé au rouge donne un mélange d'oxyde de carbone et d'hydrogène :

$$C + H^2O = CO + H^2.$$

Ce mélange, qui a des applications industrielles importantes, est connu sous le nom de *gaz à l'eau*.

Dans les fours à chaux il se dégage aussi des gaz riches en oxyde de carbone ; il existe enfin de l'oxyde de carbone dans le gaz d'éclairage.

Les causes possibles d'intoxication par l'oxyde de carbone sont donc extrêmement nombreuses.

Caractères de l'oxyde de carbone. — Gaz incolore, inodore, un peu plus léger que l'air, peu soluble dans l'eau, Brûle avec une flamme bleue.

Intoxication par l'oxyde de carbone.

Les formes de l'intoxication par l'oxyde de carbone (forme aiguë et forme foudroyante) sont bien connues ; il en est de même de la symptomatologie, et nous nous bornerons à examiner le mécanisme de l'intoxication oxycarbonée et à rappeler les principes sur lesquels repose la recherche médico-légale de l'oxyde de carbone.

Mécanisme de l'action toxique de l'oxyde de carbone. — La théorie classique du mécanisme de l'action toxique de l'oxyde de carbone repose sur les expériences de Claude Bernard qu'on peut résumer de la manière suivante :

1° Chez les animaux morts après avoir respiré de l'oxyde de carbone, le sang veineux n'est pas noirâtre comme il l'est habituellement, mais aussi rouge que le sang artériel ;

2° Si l'on agite dans une éprouvette du sang veineux (rouge) prélevé chez un animal intoxiqué par l'oxyde de carbone, on constate que ce sang est devenu incapable d'absorber l'oxygène, ou du moins qu'il n'en absorbe qu'une quantité bien moindre que le sang veineux ordinaire.

De ces observations, Claude Bernard conclut que l'oxyde de carbone tue parce qu'il contracte avec les globules rouges, au niveau du poumon, une combinaison stable. Or, comme le globule rouge ne peut pas à la fois *charger* de l'oxyde de carbone et de l'oxygène, il ne peut plus remplir sa fonction normale d'agent convoyeur d'oxygène et les choses se passent comme si, désormais, il circulait *à vide* dans l'organisme. Lorsqu'un grand nombre de globules rouges ont ainsi été paralysés, annihilés au point de vue fonctionnel, l'organisme se trouve nécessairement en état d'insuffisance respiratoire, car il n'a dès lors à sa disposition que la quantité d'oxygène qui a pu se dissoudre dans le plasma sanguin en vertu de son coefficient de solubilité proprement dite. Cette quantité étant minime, l'animal se trouve bientôt en état d'asphyxie. Toutefois, étant donnée l'affinité particulière de l'oxyde de carbone pour le globule sanguin, ce gaz ne doit pas être considéré comme un gaz asphyxiant banal tel que l'azote ou l'hydrogène, mais comme un véritable poison du sang.

Cette théorie fut admise par tout le monde, et, de fait, les recherches accomplies ultérieurement *in vitro* sur l'état de l'hémoglobine dans le sang oxycarboné parurent confirmer l'interprétation de Claude Bernard, puisqu'elles établirent l'existence d'une combinaison définie entre l'hémoglobine et l'oxyde de carbone : l'*hémoglobine oxycarbonée*, combinaison relativement très stable, pouvant persister dans l'économie plusieurs heures après que l'animal qui a subi un commencement d'intoxication a cessé de respirer l'atmosphère oxycarbonée. De plus, les expériences de divers physiologistes, et notamment celles de Gréhant, parurent encore confirmer la conception de Claude Bernard, en montrant que divers animaux succombent assez rapidement lorsqu'on les place dans des atmosphères même fort peu riches en oxyde de carbone, qu'un chien, par exemple, succombe en 20 minutes dans une atmosphère renfermant seulement 1 p. 100 d'oxyde de carbone.

Il semble résulter de ces différents faits que l'affinité de l'hémoglobine pour l'oxyde de carbone est telle, que l'animal a en quelque sorte la propriété d'extraire ce gaz dans un mélange n'en renfermant que des traces, au point que, si la composition de l'atmosphère demeure constante, quoique toujours très pauvre en oxyde de carbone, l'animal peut pour ainsi dire arriver a saturer son hémoglobine d'oxyde de carbone et peut ainsi mourir dans une atmosphère pourtant très riche en oxygène. L'oxyde de carbone n'est donc pas un gaz inerte, passif, c'est un poison du sang. Dans ces dernières années on a repris cette question du mécanisme de l'intoxication par l'oxyde de carbone, on a mis en lumière certains faits que Claude Bernard n'avait pas observés ou qui n'avaient pas retenu son attention, et on a formulé autrement qu'il ne l'avait fait la pathogénie de l'intoxication oxycarbonée. D'après la théorie nouvelle, l'oxyde de carbone n'est pas un gaz toxique au sens vrai du mot ; il détermine la mort en se fixant sur l'hémoglobine dont il supprime la fonction de vecteur d'oxygène ; en un mot il produit la mort par le mécanisme de l'anoxhémie : c'est un gaz asphyxiant.

Nous ferons tout de suite remarquer que Claude Bernard n'a pas dit autre chose, si ce n'est qu'il a qualifié poison l'oxyde de carbone parce que l'oxyde de carbone tue.

La simple question qui se pose est donc de savoir si, abstraction faite de son action sur le globule rouge qui, dans les circonstances ordinaires, a pour conséquence l'anoxhémie, l'oxyde de carbone est un poison, s'il peut exercer sur d'autres éléments que le globule rouge une action toxique de nature à entraîner, soit la mort, soit des accidents plus ou moins graves. L'oxyde de carbone, autrement dit, se montre-t-il doué de propriétés toxiques, lorsqu'on s'arrange de manière à introduire en même temps que lui dans l'organisme une quantité d'oxygène suffisante pour assurer l'oxygénation des tissus, pour empêcher par conséquent l'anoxhémie et l'asphyxie consécutive ?

A cette question, quelques physiologistes répondent par la négative. L'oxyde de carbone n'est pas toxique, disent-ils, car :

1° La combinaison qu'il forme avec l'hémoglobine n'est pas aussi stable qu'on le pensait jadis ; elle se dissocie facilement et, à la suite, l'hémoglobine reste apte à fixer de nouveau l'oxygène.

2° Les expériences de Haldane montrent que des rats peuvent impunément respirer, pendant des heures, un mélange à parties égales d'oxyde de carbone et d'oxygène comprimé à la pression de deux atmosphères, alors qu'à la pression ordinaire ils meurent assez rapidement lorsque l'atmosphère renferme 1 p. 100 d'oxyde de carbone. De même d'autres animaux : chiens, chats, singes, peuvent respirer sans inconvénient un air renfermant 4 p. 100

d'oxyde de carbone, si cet air est à la pression de 8 atmosphères, alors que le même air les tue immédiatement à la pression ordinaire. On doit cependant admettre que, dans les conditions que nous venons d'indiquer, l'hémoglobine des rats et des chiens est saturée d'oxyde de carbone, qui n'exerce pourtant aucune action toxique; ces animaux vivent grâce à l'oxygène dissous dans leur plasma sanguin à la faveur de la surpression.

3° Chez les animaux dont le sang ne renferme pas d'hémoglobine (escargot, écrevisse, blatte, etc.), l'oxyde de carbone n'exerce aucune action nocive tant que l'atmosphère conserve sa teneur normale en oxygène. C'est ainsi que l'écrevisse placée dans un milieu renfermant 21 p. 100 d'oxygène et 79 p. 100 d'oxyde de carbone, c'est-à-dire dans l'air atmosphérique dont tout l'azote a été remplacé par l'oxyde de carbone, vit sans présenter aucun symptôme morbide.

4° Enfin, il existe de grandes analogies entre les symptômes de l'intoxication par l'oxyde de carbone et les divers modes d'asphyxie tels que la suffocation, la submersion, le mal des montagnes, etc.

En résumé, l'oxyde de carbone ne serait pas doué de propriétés toxiques essentielles, ce ne serait pas un poison du protoplasma vivant, il agirait uniquement par action indirecte, mécaniquement en quelque sorte, grâce à l'action particulière qu'il exerce sur l'hémoglobine et qui a pour effet de s'opposer au mode habituel de pénétration de l'oxygène dans l'économie. Dans les conditions ordinaires, en effet, le coefficient de solubilité de l'oxygène dans le plasma n'est pas assez élevé pour que ce liquide puisse suppléer les globules rouges dans leurs fonctions de récepteurs et de vecteurs d'oxygène, mais si, par un artifice tel que la surpression, on augmente la solubilité de l'oxygène et on fait, de ce fait, pénétrer dans le plasma sanguin une quantité d'oxygène suffisante pour assurer les besoins de l'organisme en ce gaz, alors la présence de quantités même considérables d'oxyde de carbone dans l'atmosphère respirée passe pour ainsi dire inaperçue pour l'organisme. L'oxyde de carbone est donc un gaz asphyxiant et non un gaz toxique, et l'intoxication par l'oxyde de carbone doit entrer dans le cadre des asphyxies.

Ainsi que nous l'avons dit plus haut, cette conception du mécanisme de l'intoxication par l'oxyde de carbone ne diffère pas de celle que s'en faisait Claude Bernard, et les travaux de Haldane, de Mosso et de quelques autres physiologistes n'ont fait en somme qu'élargir la question en posant le problème de la toxicité propre de l'oxyde de carbone dans le cas, non envisagé par Claude Bernard, où, par un artifice quelconque, on assure l'oxygénation du sang par l'intermédiaire du plasma.

Mais, même dans ces conditions particulières, doit-on accepter sans réserves les conclusions auxquelles paraissent aboutir les travaux que nous avons résumés? Nous ne le pensons pas. En effet :

1° L'intoxication par l'oxyde de carbone peut laisser après elle, lorsque l'individu y survit, des troubles divers : troubles psychiques, contractures, paralysies, œdèmes spéciaux, troubles trophiques, qu'on n'observe pas, soit après une hémorragie abondante, soit à la suite d'accidents d'anoxhémie provoqués par une tentative de strangulation, de pendaison ou de submersion.

2° Dans les expériences de Haldane, l'hémoglobine est saturée d'oxyde de carbone; mais, du fait même de l'augmentation de tension de l'oxygène dans le plasma, l'oxyde de carbone primitivement fixé sur l'hémoglobine reste peut-être fixé sur les globules et circule dès lors dans l'organisme sous une forme inerte et non pas à l'état libre, comme cela se produit sans doute pour une certaine quantité d'oxyde de carbone, lorsque cet oxyde de carbone est puisé par l'hémoglobine dans une atmosphère où l'oxygène est à la pression ordinaire.

Pour que les expériences de Haldane fussent vraiment démonstratives il eût été nécessaire de faire respirer aux animaux, non pas des mélanges où seul l'oxygène soit à une pression supérieure à la normale, mais où l'oxyde de carbone lui-même soit à une pression élevée. Dans ces conditions, en effet, quand l'oxyde de carbone aurait saturé l'hémoglobine il passerait en nature dans le plasma sanguin et entrerait vraiment en contact avec les éléments anatomiques, et l'on verrait alors si, oui ou non, il peut être assimilé à un gaz inerte tel que l'hydrogène ou l'azote.

3° Linossier a fait voir que, s'il est vrai que des animaux à sang dépourvu d'hémoglobine peuvent vivre longtemps (plus de quinze jours pour l'escargot) dans un flacon renfermant 80 p. 100 d'oxyde de carbone, ces mêmes animaux vivent bien plus longtemps encore dans l'air confiné ou dans des mélanges d'hydrogène et d'oxygène au même titre que le précédent.

4° Enfin, les résultats des expériences de toxicité sur les animaux inférieurs ne doivent être appliqués à l'homme qu'avec une extrême réserve : ces animaux peuvent en effet jouir d'une véritable immunité à l'égard de certains poisons. On sait par exemple que les escargots peuvent se nourrir impunément de feuilles de belladone. Des animaux plus élevés en organisation (certains herbivores et même des omnivores tels que le porc) jouissent aussi de la même immunité à l'égard de l'atropine.

En résumé, il est incontestable — et on le savait depuis les travaux de Claude Bernard — que, dans les conditions où se produit habituellement l'intoxication par l'oxyde de carbone, la mort est produite par l'anoxhémie. Toutefois, l'asphyxie par l'oxyde de carbone ne peut pas être assimilée à l'asphyxie par un gaz inerte tel que l'hydrogène ou l'azote, car ces derniers gaz n'empêchent pas le globule rouge de remplir sa fonction comme le fait l'oxyde de carbone.

Quant à savoir si l'oxyde de carbone est dépourvu de toute action toxique sur le protoplasma proprement dit, si, par conséquent, l'oxyde de carbone peut engendrer des accidents distincts de ceux qui sont sous la dépendance de l'anoxhémie et notamment des accidents d'intoxication chronique, c'est une question qui ne paraît pas devoir être considérée comme définitivement résolue.

Caractères spectroscopiques du sang oxycarboné. — Le spectre du sang oxycarboné ne diffère pas sensiblement du spectre du sang simplement oxygéné : dans les deux cas, en effet, ce spectre présente deux raies sombres, l'une, la plus large, située à droite, dans le vert, l'autre, plus étroite, située à gauche de la première, dans le jaune. Mais, si l'on soumet les deux espèces de sang à l'action d'un agent réducteur (habituellement à l'action du sulfhydrate d'ammoniaque), alors on observe entre les deux sangs une différence essentielle. Ce réactif mis en présence de sang oxygéné ordinaire fait apparaître un nouveau spectre d'absorption, le spectre de l'*hémoglobine réduite*, caractérisé par une raie obscure occupant à peu près l'espace intermédiaire entre les deux raies primitives. Cette raie est connue sous le nom de *bande de Stockes*. Dans les mêmes conditions, les deux bandes primitives persistent s'il s'agit de sang oxycarboné.

Sensibilité de la réaction spectroscopique. — Lorsque le sang renferme une grande quantité d'oxyde de carbone, la réaction ci-dessus est d'une grande netteté et ne laisse place à aucun doute. Mais si la substitution de l'oxyde de carbone à l'oxygène dans le globule sanguin est très incomplète, s'il s agit, par exemple, d'un sang prélevé chez un individu ayant survécu à l'intoxication et soustrait depuis un certain temps à l'action du poison, alors l'examen spectroscopique devient beaucoup plus délicat.

Vibert et Ogier ont montré que la réaction spectroscopique cessait d'être appréciable lorsque la quantité d'hémoglobine oxycarbonée est inférieure au 1/10e de l'hémoglobine oxygénée. Pour certains auteurs cette limite serait exagérée et il serait impossible d'affirmer la persistance des bandes lorsque le sang renfermerait moins de 25 p. 100 d'hémoglobine oxycarbonée. La vérité, c'est que chaque observateur est doué d'une sensibilité optique spéciale.

Quoi qu'il en soit, il est des cas, nombreux dans la pratique, où le sang ne renferme plus assez d'oxyde de carbone pour que le spectroscope puisse permettre d'affirmer la présence de ce gaz. On doit alors avoir recours à l'analyse chimique proprement dite du sang, c'est-à-dire à l'extraction des gaz du sang, et c'est alors dans le mélange gazeux extrait du sang qu'on caractérise la présence de l'oxyde de carbone.

ACIDE CARBONIQUE : CO_2

Caractères — Gaz incolore, d'odeur piquante, de saveur très légèrement aigrelette; densité $D = 1.529$. Un litre d'acide carbonique pèse $1,529 \times 1,293 = 1,977$. C'est donc un gaz plus lourd que l'air. Il se dissout dans son volume d'eau à la température de $+ 15°$.

L'acide carbonique est impropre à la combustion et à la respiration, il trouble l'eau de chaux : ces 3 caractères chimiques suffisent à le reconnaître.

Action physiologique. — Dans cette étude nous ne nous occuperons que des propriétés de ce gaz pouvant intéresser la thérapeutique.

L'acide carbonique paraît doué d'un certain pouvoir anesthésique local (voir page 206); toutefois, l'emploi de ce gaz n'est pas, à vraiment parler, entré dans la pratique de l'anesthésie localisée.

Il est pourtant une application thérapeutique de l'acide carbonique que, dans une certaine mesure, on doit peut-être rapporter à son action anesthésique, c'est l'emploi de ce gaz pour combattre les vomissements (boissons gazeuses, eau de Seltz, champagne frappé, potion de Rivière).

La potion de Rivière ou potion gazeuse du Codex est une prépa ration qui permet de réaliser au niveau même de l'estomac la production du gaz carbonique. Elle se compose :

1° D'une potion alcaline, dite n° 1 ;

2°   —   acide, dite n° 2.

Potion n° 1 :		*Potion n° 2 :*	
Bicarbonate de soude..	3 gr. 50	Acide citrique............	4 gr.
Eau distillée............	100 gr.	Eau distillée............	100 —
Sirop simple..........	30 gr.	Sirop d'acide citrique....	30 —

Donner une à deux cuillerées de la potion n° 1 et immédiatement après une à deux cuillerées de la potion n° 2.

On admet que l'acide carbonique, administré par la voie buccale sous l'une ou l'autre des formes que nous venons d'énumérer, non seulement calme les douleurs stomacales et arrête les vomissements, mais encore qu'il augmente la sécrétion salivaire et la sécrétion gastrique. Ces sécrétions devenant plus abondantes l'appétit serait excité ; en outre le péristaltisme intestinal serait lui-même un peu accéléré.

C'est sans doute à cette réputation, peut-être un peu surfaite, de l'acide carbonique, qu'il faut attribuer l'usage de plus en plus fréquent des eaux gazeuses naturelles et artificielles.

Eaux gazeuses artificielles. — La plus connue est l'eau dite de Seltz. Dans l'industrie on obtient cette eau par différents procédés ; le plus souvent aujourd'hui on la prépare au moyen de l'acide carbonique liquide.

Elle est ensuite embouteillée dans des vases spéciaux connus sous le nom de siphons, destinés à empêcher la déperdition du gaz, même lorsque la bouteille est en vidange.

Eaux gazeuses naturelles. — Il n'existe pas à proprement parler d'eaux minérales naturelles ne contenant en dissolution que de l'acide carbonique. La plupart renferment en même temps une proportion variable de différents sels et notamment des bicarbonates alcalins ou alcalino-terreux. Mais ces bicarbonates eux-mêmes, en raison de l'acidité du suc gastrique, donnent naissance à de l'acide carbonique, de telle sorte qu'on peut les considérer comme des eaux minérales acidules ou gazeuses.

Ces eaux sont extrêmement nombreuses ; nous aurons l'occasion d'en reparler un peu plus loin.

SULFURE DE CARBONE : CS^2

Le sulfure de carbone ou anhydride sulfo-carbonique s'obtient par la combinaison directe du soufre et du charbon.

Caractères. — Liquide incolore très mobile, doué d'une odeur caractéristique. Bout à 45°. Peu soluble dans l'eau (2 p. 1000 environ). Dissout le soufre, l'iode, le phosphore, les matières grasses, le caoutchouc. Le sulfure de carbone est très inflammable, et ne doit être manié qu'avec de grandes précautions quand on se trouve au voisinage d'une flamme ou d'un foyer.

Action physiologique. — Le sulfure de carbone n'est pas employé en thérapeutique et il n'intéresse le médecin qu'au point de vue toxicologique.

Absorbé par la voie digestive il est relativement peu toxique, et on a cité le cas d'individus ayant absorbé 20, 30 et même 50 gr. de sulfure de carbone, sans que la mort s'en soit suivie.

L'inhalation des vapeurs de sulfure de carbone est plus dangereuse et peut à la longue produire de véritables accidents d'*intoxication chronique*. Cette intoxication présente deux périodes dans son évolution : une *période d'excitation*, pendant laquelle le malade éprouve une céphalalgie gravative des plus pénibles, des éblouissements, des vertiges, des douleurs musculaires, de l'agitation, de la loquacité, de l'insomnie, de la toux, des palpitations ; une *période de dépression*, caractérisée par des troubles digestifs, des troubles des organes de sens, de la motricité et de l'intelligence, aboutissant au dépérissement et à la cachexie.

Cette intoxication chronique peut s'observer chez des ouvriers travaillant dans les usines de caoutchouc, chez ceux qui sont occupés à l'extraction des matières grasses, chez les viticulteurs qui emploient le sulfure de carbone pour lutter contre le phylloxéra.

I

ACIDE CYANHYDRIQUE ET CYANURES

A. ACIDE CYANHYDRIQUE : CNH

Modes de formation. — L'acide cyanhydrique peut être obtenu soit par des moyens purement chimiques, soit par des procédés biologiques.

a. Moyens chimiques. — D'une manière générale l'acide cyanhydrique prend naissance quand on fait agir certains acides sur des corps tels que le cyanure de mercure, le cyanure de potassium, le ferrocyanure de potassium. L'acide cyanhydrique officinal est précisément obtenu en faisant réagir l'acide tartrique sur le cyanure de potassium.

b. *Procédés biologiques.* — On rencontre dans certains organes de divers végétaux, des glucosides particuliers (glucosides cyanhydriques) qui, soit sous l'influence des acides, soit sous l'influence de certains ferments solubles, ont la propriété de se dédoubler en donnant naissance à divers produits, parmi lesquels figure l'acide cyanhydrique. Parmi les plantes utilisées en thérapeutique et qui renferment de semblables glucosides il faut citer les feuilles de laurier-cerise et les amandes amères (Voir p. 892).

Acide cyanhydrique pur et acide cyanhydrique officinal. — L'acide cyanhydrique *pur*, anhydre, CNH. est un liquide incolore, doué d'une odeur d'amandes amères, bouillant à + 26°,1.

C'est, ainsi que nous le verrons bientôt, un corps d'une toxicité redoutable. Aussi n'est-ce pas ce liquide qui constitue l'acide cyanhydrique dit *officinal* : ce dernier est constitué par une solution à 2 *pour 100 en poids* d'acide pur, anhydre, dans l'eau distillée.

D'ailleurs, l'acide cyanhydrique officinal lui-même est fort rarement employé et, lorsqu'on veut administrer de l'acide cyanhydrique à un malade, on a habituellement recours à l'eau de laurier-cerise. L'eau de laurier-cerise préparée suivant les indications du Codex doit renfermer *un gramme* d'acide cyanhydrique par litre.

B. CYANURES MÉTALLIQUES

a. **Cyanure de potassium KCN.** — Le cyanure de potassium pur se présente sous la forme de cristaux cubiques, incolores, *inodores*. Mais le plus souvent le cyanure de potassium est en masses cristallines, déliquescentes, à odeur cyanhydrique très marquée. Le cyanure de potassium, en effet, est un corps altérable, et, sous l'influence combinée de l'eau et de l'acide carbonique de l'air, il se décompose lentement avec formation de carbonate de potasse et d'acide cyanhydrique :

$$2KCN + H^2O + CO^2 = CO^3K^2 + 2CNH.$$

C'est l'acide cyanhydrique ainsi formé qui communique au produit l'odeur qu'il présente habituellement.

Cette réaction est fort importante à retenir, car elle explique pourquoi certains échantillons anciens de cyanure de potassium sont peu ou pas toxiques; ces échantillons ont subi lentement la transformation que nous venons d'indiquer, l'acide cyanhdrique s'est volatilisé au fur et à mesuré de sa formation et le flacon ne renferme plus en définitive que du carbonate de potasse.

Cyanure de mercure. — (Voir aux composés mercuriels.)

Cyanures complexes. — Parmi les cyanures complexes nous citerons : le ferrocyanure de potassium $FeCy^6K^4 + 3H^2O$. qu'on désigne quelquefois sous le nom de cyanure jaune de potassium, parce qu'il se présente sous la forme de gros prismes rhomboïdaux de couleur jaune citron, et le ferricyanure de potassium $Fe^2Cy^{12}K^6$, appelé aussi cyanure rouge en raison de sa couleur.

Dans ces cyanures complexes l'acide cyanhydrique est dissimulé ; aussi ces composés ne sont pas toxiques comme le sont les cyanures proprement dits.

Action physiologique et Toxicologie des composés cyanés.
— L'acide cyanhydrique et les cyanures alcalins sont des poisons si violents, que l'on peut dire que l'étude de leur action physiologique se confond en quelque sorte avec celle de leur action toxique.

La peau, même intacte, absorbe, quoique lentement, l'acide cyanhydrique. En effet, quand on plonge le doigt dans une solution même étendue d'acide cyanhydrique (1 p. 200), on constate bientôt de l'engourdissement de la partie humectée, et le sens du toucher en demeure émoussé pendant un certain temps.

Les muqueuses absorbent l'acide cyanhydrique avec une grande rapidité : il suffit de déposer une seule goutte d'acide cyanhydrique sur la muqueuse oculaire d'un lapin pour que l'animal tombe comme foudroyé, en quelques secondes.

Mais c'est surtout par la voie pulmonaire que l'absorption de l'acide cyanhydrique est rapide : si l'on transporte dans la gueule d'un chien vigoureux l'extrémité d'une baguette de verre trempée dans un flacon contenant de l'acide cyanhydrique, à peine la baguette a-t-elle touché la langue, qu'on voit l'animal faire deux ou trois grandes inspirations et tombe raider mort.

L'inhalation de traces impondérables d'acide cyanhydrique entraîne la mort de petits animaux en quelques secondes. Enfin on admet que l'absorption de *1 goutte*, soit environ cinq centigr. d'acide cyanhydrique pur, peut provoquer la mort chez l'homme.

Les premiers observateurs, frappés de cette rapidité d'action de l'acide cyanhydrique, avaient admis que ce poison tue avant même d'avoir été absorbé ; c'étaient les nerfs, pensaient-ils, qui, dès qu'ils étaient touchés, transmettaient au cerveau et à la moelle les effets mortels du poison. En réalité la mort par l'acide cyanhydrique n'est jamais instantanée, elle ne survient qu'au bout de 10 ou 15 secondes, temps suffisant pour permettre au sang de répandre le poison dans l'organisme.

Symptômes de l'intoxication. — L'acide cyanhydrique est un poison si violent, ses effets sont surtout si rapides, les accidents évoluent en un temps si court, qu'il est fort difficile d'enregistrer avec netteté les modifications physiologiques qui se passent au niveau des différents organes au cours de cette intoxication.

La symptomatologie varie d'ailleurs suivant la dose et le mode d'administration du poison et l'on peut considérer trois cas :

1° La dose a été forte et le poison a été inhalé brusquement.

Alors l'effet est presque immédiat, l'animal (car il s'agit le plus souvent dans ce cas d'un empoisonnement expérimental), l'animal pousse un cri, chancelle, tombe, présente quelques convulsions très vives, et meurt au bout de quelques secondes.

2° La dose a été forte, mais le poison a été introduit directement dans le tube digestif. Alors l'action toxique, bien que très prompte encore, est cependant un peu moins rapide.

3° Enfin, et c'est le cas le plus intéressant à considérer au point de vue médical proprement dit, si la dose a été faible ou la solution très diluée, ou si la substance qui a été absorbée dans un but de suicide (ordinairement du cyanure de potassium) était altérée, alors les accidents surviennent avec plus de lenteur, il y a des nausées, de l'oppression, des vertiges, une grande faiblesse musculaire; un peu plus tard apparaissent des convulsions, puis, finalement, des phénomènes de paralysie et le coma. La mort survient en un quart d'heure, une demi-heure ou une heure.

Ce n'est qu'exceptionnellement qu'on a vu des empoisonnements se terminer par la mort seulement après plusieurs heures. Si bien qu'on peut presque dire que, dans l'empoisonnement par l'acide cyanhydrique, la mort survient en moins d'une heure ou ne survient pas.

Quand, au bout d'une demi-heure ou de trois quarts d'heure, la mort ne survient pas, on peut considérer la guérison comme probable.

Empoisonnements par les composes cyanés. — Ils sont presque toujours le résultat d'un suicide ou d'une méprise. L'empoisonnement-suicide est presque toujours aussi provoqué par l'ingestion de cyanure de potassium. C'est, en effet, un corps qu'il est assez facile de se procurer en raison de ses usages industriels nombreux : préparations des bains de dorure ou d'argenture galvanique, photographie, etc.

Le cyanure de potassium a une toxité proportionnelle à la dose d'acide cyanhydrique qu'il renferme, et l'on peut dès lors considérer comme mortelle la dose de 15 à 20 centigr. Mais, ainsi que nous l'avons vu, le cyanure de potassium du commerce est souvent altéré et plus ou moins complètement transformé en carbonate de potasse, de telle sorte qu'il peut arriver que l'ingestion de 1 gr. et plus de ce cyanure n'entraîne pas la mort.

Les empoisonnements accidentels sont quelquefois aussi produits par le cyanure de potassium, mais le plus souvent ils sont dus, soit à l'ingestion de produits végétaux renfermant les générateurs d'acide cyanhydrique que nous avons décrits (amandes amères par exemple), soit à l'absorption d'une trop grande quantité d'eau de laurier-cerise ou d'une préparation analogue. Le cyanure de mercure est doublement toxique et il paraît agir à la fois comme poison cyanique et comme poison mercuriel.

Le sulfocyanure de mercure est utilisé comme jouet et connu sous le nom de *Serpent de Pharaon*. Ce composé ne paraît pas être un poison très redoutable; cependant on a signalé quelques accidents dus à la manipulation de ce corps. Les produits de combustion de ce composé contiennent en effet de l'acide sulfureux, des vapeurs mercurielles et probablement aussi des composés cyanhydriques.

Le ferro- et le ferricyanure de potassium ne sont pas toxiques.

Traitement. — Ce n'est guère que dans les formes légères ou subaiguës de l'empoisonnement que le traitement peut être tenté. Lavages rapides de l'estomac, administration d'un vomitif, telles sont les deux choses qu'il convient tout d'abord de faire. Comme antidotes proprement dits on a proposé toute une série de produits : hydrate d'oxyde de fer (destiné à transformer le cyanure de potassium en bleu de Prusse non toxique); permanganate de potasse, dans le but de transformer l'acide cyanhydrique en acide cyanique beaucoup moins toxique ou même pas toxique(?). La plupart de ces moyens sont théoriques, car, à moins qu'ils ne soient utilisés immédiatement, ils demeurent sans résultat.

Comme moyens généraux : affusions d'eau froide sur la tête et la nuque, le malade étant dans un bain chaud; respiration artificielle, piqûres d'éther.

Applications thérapeutiques des composés cyanhydriques. — Aucune donnée physiologique précise ne justifie l'emploi des préparations cyanhydriques et thérapeutiques et ce n'est que tout à fait empiriquement que l'on administre l'eau de laurier-cerise comme sédatif et antispasmodique. Aussi bien l'introduction d'une petite quantité d'eau de laurier-cerise dans beaucoup de formules magistrales a surtout pour but de fournir des préparations agréables au goût. La petite quantité d'amandes amères qui rentre dans la formule du looch blanc du Codex n'a pas non plus d'autre effet que de fournir une préparation d'odeur et de saveur agréables.

L'eau de laurier-cerise s'administre à la dose de 2 à 10 gr. par jour.

Incompatibilités. — Les incompatibilités théoriques sont extrêmement nombreuses, mais, pratiquement, il n'en est qu'une de particulièrement importante, c'est le calomel (voir page 581).

II

ACIDE BORIQUE ET BORATES

$$\text{ACIDE BORIQUE}: B\begin{cases} OH \\ OH \\ OH \end{cases} \text{ ou } BO^3H^3.$$

Dans les laboratoires on obtient l'acide borique en décomposant le borate de soude par l'acide sulfurique ou l'acide chlorhydrique.

Caractères. — Paillettes nacrées, incolores, translucides, un peu grasses au toucher. L'acide borique est peu soluble dans l'eau à froid, mais il y est très soluble à chaud :

A   0°, un litre d'eau dissout.....   19 gr. 50 d'acide borique.
A 15°,   —   —   .....   40 gr.   —
A 100°,   —   —   ..... 280 gr.   —

L'acide borique se dissout bien dans l'alcool[1]; la glycérine en dissout assez facilement 1/5 de son poids.

BORATE DE SOUDE : $B^4O^7Na^2 + 10\ H^2O$. Syn. : **BORAX**

Le borate de soude des pharmacies n'est pas, comme on pourrait le croire, le sel sodique correspondant à l'acide borique BO^3H^3; c'est le sel sodique d'un acide qu'on peut appeler tétraborique et qui a pour formule $B^4O^7H^2$.

Modes d'obtention. — Le borate de soude existe dans l'eau de certains lacs et c'est l'évaporation de ces eaux qui fournit une partie du borax du commerce. Mais on en prépare beaucoup aussi par l'action de l'acide borique sur le carbonate de soude. Cette opération se fait dans des cuviers doublés de plomb.

Caractères. — Le borate de soude se présente sous la forme d'un corps blanc, cristallisé en prismes obliques. Le plus souvent il est en poudre. Il a une saveur fade particulière qui permet de le reconnaître assez facilement. Le borate de soude est soluble dans 12 fois son poids d'eau froide, dans 2 fois son poids d'eau bouillante, dans 8 parties de glycérine.

La solution aqueuse de borate de soude est *alcaline*; la solution glycérinée est *acide*.

---

1. L'alcool tenant en dissolution de l'acide borique brûle avec une flamme verte.

Action physiologique et applications thérapeutiques. — L'acide borique est doué de propriétés antiseptiques *faibles*. La peau intacte ne l'absorbe pas, mais les muqueuses l'absorbent facilement et il s'élimine rapidement par les différentes voies.

Toxicité. — L'acide borique pur ne paraît doué que d'un pouvoir toxique faible. On a signalé cependant à la suite de l'emploi prolongé de borate de soude l'apparition d'un liséré gingival anologue à celui qu'on observe chez les saturnins. Dans un cas, ce liséré apparut après 5 mois et, dans un autre, après 2 mois d'un traitement comportant 2 gr. de borax par jour. Mais nous avons vu que la préparation du borate de soude se faisait dans des cuviers de plomb ; il y aurait donc lieu de rechercher si le borate de soude du commerce ne renferme pas quelquefois des quantités notables de ce métal.

Modes d'emploi. — L'acide borique est rarement prescrit à l'intérieur ; on l'utilise surtout pour le lavage de certaines muqueuses (muqueuse oculaire) ou pour des injections vaginales. On emploie toujours, dans ces différents cas, la solution à 40 p. 1000.

Le borate de soude est plus fréquemment employé que l'acide borique. On l'utilise :

A l'*extérieur*, comme topique antiseptique dans le traitement du muguet, des aphtes et d'un certain nombre d'affections de la peau ;

A l'*intérieur*, comme antiseptique des voies urinaires.

Collutoires boratés :

a. Borate de soude[1]. 4 grammes.
   Glycérine....... 30 —
   Topique contre le muguet.

b. Borate de soude. 4 grammes.
   Miel rosat....... 30 —
   Aphtes.

Gargarisme boraté :

Borate de soude... 4 grammes.
Chlorate de potasse. 4 —
Sirop de mûres... 50 —
Eau.............. 200 —
   Pharyngites.

Lotion boratée :

Borate de soude... 5 grammes.
Eau.............. 500 —
   Prurit.

Potion :

Borate de soude... 2 grammes.
Benzoate de soude. 1 —
Sirop de groseilles. 30 —
Eau.............. 120 —
   A prendre par cuillerée à bouche (antisepsie des voies urinaires).

.1. Ne pas faire entrer de bicarbonate de soude dans un collutoire boraté à la glycérine (mélange effervescent).

III

SILICATE DE POTASSE ET TALC

Ce sont les deux seuls dérivés du Silicium qui méritent d'être connus du médecin.

Le silicate de potasse ou liqueur des cailloux est le produit utilisé en chirurgie pour imprégner les bandes destinées à la confection d'appareils inamovibles.

Le talc est un silicate de magnésie; c'est une poudre blanche, insoluble dans l'eau, mais douée d'un pouvoir absorbant assez considérable; elle a un toucher gras, savonneux, très spécial.

Le talc a été recommandé à l'intérieur, dans les diarrhées chroniques, à la dose de 50 à 200 gr. par jour. Il agit ici mécaniquement, comme absorbant.

Les emplois du talc à l'extérieur sont beaucoup plus nombreux : on l'utilise en effet pour saupoudrer les surfaces suintantes (hyperhydrose, intertrigo, etc.); il entre dans la préparation de nombreuses pâtes adhésives utilisées dans la thérapeutique des affections cutanées.

MÉTAUX

CHAPITRE I

COMPOSÉS ALCALINS

Le groupe des métaux alcalins comprend : le potassium, le sodium, le lithium, l'ammonium, le rubidium, le cæsium et le thallium. Parmi ces métaux, seuls, le potassium, le sodium, le lithium et l'ammonium fournissent des dérivés utilisés en thérapeutique.

L'étude des sels d'ammonium a déjà été faite (voir Ammoniac et sels ammoniacaux, p. 385). De même nous avons déjà eu l'occasion d'étudier un certain nombre de sels alcalins dont l'action physiologique et thérapeutique parait relever plutôt du radical acide que de l'élément métallique (iodures, bromures, chlorates et phosphates alcalins, azotate de potasse). De même encore il nous a paru légitime de placer le chlorure de sodium à côté de l'acide chlorhydrique. Nous nous bornerons donc à étudier ici les alcalis proprement dits (soude et potasse) et les composés alcalins dans lesquels l'influence de l'élément alcalin parait vraiment prédominante.

POTASSE CAUSTIQUE

On donne le nom de potasse caustique à une substance que l'on prépare en faisant agir, dans des conditions déterminées, de la chaux vive sur du carbonate de potasse.

$$CO^3K^2 + CaO + H^2O = CO^3Ca + 2KOH.$$

Ainsi préparée elle porte le nom de *potasse à la chaux*.

La potasse à la chaux est un composé très impur. En la traitant dans des conditions convenables par de l'alcool concentré, on peut obtenir un produit tout à fait pur qu'on désigne sous le nom de *potasse à l'alcool*.

Caractères. — La potasse à l'alcool se présente sous la forme de masses blanches, déliquescentes, très avides d'acide carbonique et qu'il est indispensable de conserver dans des flacons parfaitement bouchés. On la coule quelquefois en pastilles, en crayons ou en flèches ; elle constitue alors la *pierre à cautères*.

Usages. — La potasse est un caustique extrêmement énergique. On l'a beaucoup employée autrefois, soit pour la destruction des tissus morbides, soit pour l'ouverture de certaines cavités pathologiques. Les caustiques les plus employés étaient :

1° La *pierre à cautères* proprement dite.

2° Le *caustique de Filhos* :

Potasse à la chaux.......................... 100 grammes.
Chaux vive pulv............................. 20 —

On fondait et coulait en crayons.

3° La *poudre de Vienne* :

Potasse à la chaux.......................... 100 grammes.
Chaux vive................................... 120 —

On mélangeait simplement les deux substances de manière à obtenir une poudre dont, au moment du besoin, on faisait une pâte avec de l'alcool. On étendait la pâte sur un peu de diachylon et on appliquait le tout sur le point qu'il s'agissait d'escharifier. Ces préparations sont peu employées aujourd'hui.

CARBONATES DE POTASSE

Il existe deux carbonates de potasse :

1° Un carbonate *neutre* de formule CO_3K_2;

2° Un carbonate *acide* ou bicarbonate de formule CO_3KH.

Le carbonate neutre est un corps blanc, très soluble dans l'eau, déliquescent même, doué d'une saveur caustique très marquée. Il entre dans la composition de la pommade d'Elmerich (voir p. 360).

Le bicarbonate de potasse se présente sous la forme de beaux cristaux inaltérables, doués d'une saveur alcaline désagréable, mais non caustique. Il se dissout dans un peu moins de 4 p. 100 d'eau froide.

Toxicité des sels de potasse. — L'expérience a démontré que les sels de potasse, toutes choses égales d'ailleurs, tuent les animaux, à doses plus faibles que les sels correspondants de soude. Ce simple fait, mal interprété, a suffi pour faire considérer les sels de potasse comme des corps d'une très grande toxicité.

Cette toxicité a été très exagérée. On en trouve une première preuve dans ce fait, que l'homme et les animaux absorbent journellement des quantités relativement considérables de sels de potassium. Le pain, la viande, le vin, la bière, les pommes de terre, etc., renferment en effet des proportions assez élevées de ces sels, telles, qu'on peut admettre qu'un homme qui s'alimente convenablement, absorbe journellement une vingtaine de grammes de sels de potasse.

Il est donc évident que les sels de potasse qui pénètrent dans l'organisme par la voie buccale ne sont pas très toxiques; il est même certain qu'ils sont indispensables à l'organisme, et c'est un tort de conclure que, parce que les sels de potasse introduits directement dans la circulation exercent une action dépressive énergique sur le myocarde, les mêmes sels administrés par la voie buccale et par doses fractionnées sont aussi des poisons du cœur. Ce n'est en somme que dans le cas où ces sels sont ingérés pendant longtemps, d'une manière continue et à doses assez élevées, qu'ils peuvent finir par donner lieu à des phénomènes toxiques.

De plus, tous les sels de potasse ne se ressemblent pas, les uns sont très caustiques, les autres le sont moins ou même pas du tout. Il en résulte que, suivant le composé potassique avec lequel on expérimente, le mécanisme des accidents que l'on peut voir survenir est lui-même très variable. Les accidents qui surviennent par exemple à la suite de l'ingestion de potasse caustique ne sont pas le moins du monde dûs à l'action primitive de l'élément potassique sur le cœur ou le système nerveux; ils sont le fait de l'action locale extrêmement énergique que la potasse caustique exerce sur tout le trajet de l'appareil digestif, action tout à fait comparable à celle qu'exerce la soude caustique et que nous étudierons un peu plus loin.

SOUDE CAUSTIQUE

La préparation de la soude caustique est calquée sur celle de la potasse caustique; on l'obtient en effet en faisant réagir la chaux vive sur le carbonate de soude :

$$CO^3Na^2 + CaO + H^2O = CO^3Ca + 2NaOH.$$

On obtient ainsi un produit impur, la *soude à la chaux*, qui, convenablement purifié par l'alcool, fournit la *soude à l'alcool*. Celle-ci se présente sous la forme de masses blanches ou de pastilles très avides d'eau et d'acide carbonique.

Sous le nom de lessive des savonniers on désigne la dissolution concentrée de soude dans l'eau (26 à 30 p. 100).

La soude caustique n'a aucun usage thérapeutique, mais l'industrie en consomme des quantités énormes. C'est uniquement à titre de poison corrosif qu'elle intéresse le médecin.

CARBONATES DE SOUDE

Il existe deux carbonates de soude :
1° Un carbonate *neutre* $CO^3Na^2 + 10\,H^2O$;
2° Un carbonate *acide* ou bicarbonate CO^3NaH.

Le carbonate neutre est un composé assez caustique et qui n'est utilisé que pour la préparation des *bains alcalins*. Le bicarbonate, au contraire, est fort employé.

Bicarbonate de soude.

Caractères. — Il se présente habituellement sous la forme d'une poudre blanche, un peu granuleuse au toucher, d'une saveur fade et légèrement alcaline.

100 p. d'eau dissolvent à peu près 8 gr. de bicarbonate de soude. On ne doit jamais effectuer *à chaud* la dissolution de bicarbonate de soude, car, à partir de 70°, ce sel se décompose en acide carbonique et carbonate neutre. La solution effectuée à chaud serait donc une solution de carbonate neutre, caustique, et non une solution de bicarbonate. Le bicarbonate de soude se dissout dans la glycérine à peu près dans les mêmes proportions que dans l'eau ; il est insoluble dans l'alcool.

Action physiologique. — Bien que le bicarbonate de soude soit un des médicaments les plus fréquemment utilisés dans le traitement des affections de l'estomac, on ne connaît que fort mal son action physiologique réelle, c'est-à-dire la nature des modifications qualitatives ou quantitatives qu'il est susceptible d'imprimer à la fonction sécrétrice de l'estomac, et l'on peut dire que l'emploi du bicarbonate de soude et, d'une manière plus générale, des alcalins, dans le traitement des affections de l'estomac, repose à peu près exclusivement sur des données empiriques.

Il est cependant un fait incontestable, c'est que le bicarbonate de soude, sel fort instable, arrivé au niveau de la muqueuse de l'estomac, doit être décomposé par l'acide chlorhydrique du suc gastrique ou par les acides de fermentations qui peuvent exister dans ce suc, en acide carbonique d'une part, et en chlorure de sodium et lactate ou butyrate de sodium d'autre part. Le premier effet du bicarbonate de soude est donc une action purement chimique, une action neutralisante.

Mais la question est de savoir si, en dehors de cette action purement chimique, le bicarbonate possède une action physiologique essentielle. Il convient tout d'abord de remarquer que le bicarbonate de soude ne peut manifester d'action physiologique essentielle que s'il est administré à une dose supérieure à celle qui est nécessaire pour faire la saturation du contenu stomacal, puisque, dans le cas contraire, il n'y a pas en réalité de bicarbonate de soude dans l'estomac, mais simplement de l'acide carbonique, du chlorure de sodium, et, accessoirement, du lactate ou du butyrate de sodium.

Mais, supposons remplie cette condition, c'est-à-dire admettons qu'on ait administré une dose de bicarbonate de soude supérieure à celle qui eût été suffisante pour neutraliser le suc gastrique existant dans l'estomac au moment de l'administration du médicament. Quelle va être l'action de cet excès de bicarbonate? On admet aujourd'hui que ce bicarbonate va exciter la sécrétion gastrique proprement dite, qu'il va exciter aussi la motricité de l'estomac et qu'il va diminuer la sensibilité stomacale, soit que cette diminution de la sensibilité soit le résultat de la neutralisation du contenu stomacal, soit qu'il faille l'attribuer aux propriétés anesthésiques de l'acide carbonique, soit enfin qu'elle soit le résultat de l'évacuation du contenu stomacal du fait de la motricité augmentée.

En résumé, l'action du bicarbonate de soude dépend à la fois du volume du contenu gastrique, de son degré d'acidité et de la dose administrée. Et comme le volume et le degré d'acidité du contenu gastrique ne sont pas les mêmes avant, pendant et après le repas, il en résulte que l'action du bicarbonate de soude varie, non seulement suivant la dose administrée, mais encore suivant le moment où on l'administre. La théorie indique donc qu'il peut y avoir intérêt à administrer *avant* le repas une petite quantité de bicarbonate de soude dans le but d'exciter, d'amorcer la sécrétion gastrique. La théorie indique aussi que l'administration du bicarbonate *pendant* le repas est irrationnelle puisqu'elle ne peut avoir pour effet que de neutraliser le suc gastrique et, dès lors, de nuire à l'accomplissement des processus de digestion gastrique. La théorie indique enfin qu'il peut être utile d'administrer quelques heures *après* le repas une dose relativement élevée de bicarbonate de soude, dans le but de favoriser l'évacuation du contenu stomacal et, secondairement, de diminuer les douleurs qui peuvent résulter d'une stase gastrique trop prolongée. De fait ce sont bien les dyspeptiques à douleurs tardives qui paraissent surtout bénéficier de la médication alcaline.

Dans la pratique on administre souvent le bicarbonate de soude un peu à tort et à travers; certains malades en font une véritable débauche, et l'on peut dire qu'il en est un peu de ce médicament comme des amers, qui ont engendré plus de dyspepsies qu'ils n'en ont guéries.

Ce sont sans doute ces dyspepsies d'origine médicamenteuse qui engendraient cet état particulier de l'organisme que l'on a long-temps décrit sous le nom de cachexie alcaline.

Posologie. Modes d'administration. — A. Dans les gas-tropathies du type hypopeptique : doses faibles, avant le repas (0 gr. 50 dans un cachet ou dissous dans une petite quantité de lait).

B. Contre les douleurs tardives de l'hyperchlorhydrie : 2 à 5 gr., seul ou associé à la magnésie ou à la craie :

Bicarbonate de soude...	10 gr.	Bicarbonate de soude...	15 gr.
Magnésie calcinée.......	5 —	Magnésie calcinée......	5 —
		Craie préparée.........	5 —
A diviser en 5 paquets. Un à deux paquets au moment des douleurs.		Pour 10 paquets. Un à deux paquets au moment des douleurs.	

Les doses de 2 à 5 gr. que nous venons d'indiquer sont les doses moyennes habituelles, mais elles peuvent dans certains cas être très augmentées et portées à 10 et même 20 gr.

CITRATE DE SOUDE

Caractères. — Le citrate de soude se présente sous la forme de cris-taux efflorescents, de saveur légèrement amère, très solubles dans l'eau.

Action physiologique. Usages. — Bien que le citrate de soude soit doué de propriétés purgatives analogues à celles du tartrate de soude ou du citrate de magnésie, il n'est qu'assez rare-ment utilisé à ce titre. Dans ces dernières années, par contre, il a été fréquemment utilisé, soit comme succédané du bicarbonate de soude dans certaines affections de l'estomac, soit comme eupep-tique ou anti-émétique, et particulièrement dans le but de combattre les vomissements chez les nourrissons.

Dans le traitement des affections de l'estomac, c'est surtout à titre de neutralisant de l'acidité gastrique qu'il est employé, prin-cipalement pour combattre les crises douloureuses tardives qui accompagnent, non seulement l'hyperchlorhydrie proprement dite, mais aussi des affections telles que l'ulcère aigu ou chronique de la région pylorique, la gastrite alcoolique, etc.

C'est évidemment comme neutralisant chimique que le citrate

C'est évidemment comme neutralisant chimique que le citrate de soude agit dans ces affections; peut-être aussi agit-il favorablement sur la motricité stomacale; ainsi s'expliquerait son action favorable secondaire contre les vomissements alimentaires qui terminent si fréquemment les crises gastriques douloureuses tardives ainsi que contre les vomissements pituiteux des alcooliques.

Mais c'est surtout comme eupeptique et anti-émétique chez les nourrissons que le citrate de soude a été conseillé. Variot a constaté que des enfants qui ne supportaient même pas le lait de femme, supportaient parfaitement le lait stérilisé additionné de citrate de soude. Cette action si favorable du citrate de soude comme eupeptique et anti-émétique dans le cas qui nous occupe n'a pas encore reçu d'explication définitive; il est vraisemblable que le citrate de soude modifie dans un sens favorable les caractères ordinaires de la coagulabilité du lait; peut-être aussi faut-il faire intervenir ici encore une action du citrate de soude sur la motricité stomacale.

Posologie. Modes d'emploi. — La solution de citrate de soude constituant un excellent milieu de culture pour certaines moisissures est d'une conservation assez difficile; aussi convient-il d'employer de préférence une solution fraîchement préparée. Chez l'*adulte*, dans les cas dont nous avons parlé, on pourra prescrire :

        Citrate de soude....................... 10 grammes.
        Eau distillée.......................... 100   —

F. S. A. à prendre de une à trois cuillerées à soupe au moment des douleurs.

Chez les enfants on emploie de préférence la solution à 1 p. 100. Deux cas peuvent se présenter : s'il s'agit d'un enfant nourri au sein, mais qui présente néanmoins des signes d'intolérance pour le lait, on fera prendre avant chaque tétée une cuillerée à dessert, voire même une cuillerée à soupe de la solution; s'il s'agit d'un enfant élevé au biberon on fera ajouter au lait la solution de citrate de soude.

Signalons enfin que le citrate de soude ayant la propriété de rendre le sang incoagulable, cette propriété a été mise à profit par Jeanbrau en vue de la réalisation d'une méthode simplifiée de transfusion veino-veineuse. Cette méthode consiste essentiellement à recevoir le sang veineux du donneur dans une ampoule spéciale dans laquelle on a préalablement introduit 25 à 30 cm³ (pour la réception dans l'ampoule de 500 cm³ de sang) d'une solution de citrate de soude à 10 p. 100 stérilisée et à injecter directement ce mélange dans la veine du récepteur.

EAUX MINÉRALES ALCALINES
OU BICARBONATÉES SODIQUES

On donne ce nom à des eaux qui sont caractérisées par la prédominance du bicarbonate de soude.

Les sources de cette catégorie renferment toujours aussi une certaine proportion de chlorures et de sulfates alcalins ; on y trouve accessoirement des bicarbonates de potassium, de calcium et de magnesium.

Enfin elles tiennent toutes en dissolution, et souvent en proportion considérable, de l'acide carbonique, qu'elles abandonnent en partie lorsqu'elles arrivent au jour, en produisant un bouillonnement tumultueux dans les bassins de réception.

Répartition géographique et origine géologique. — Au point de vue du gisement, ces sources forment une famille très compacte : elles sont constamment dans la dépendance des terrains volcaniques. On les rencontre en effet dans les régions montagneuses du Centre, où ces terrains volcaniques sont très développés : le Bourbonnais, le Beaujolais, le Forez, l'Auvergne, le Vivarais, le Velay, les Cévennes et la montagne Noire.

Au contraire, le plateau granitique ou gneissique du Limousin n'a pas d'eaux de ce genre.

Sur les rares autres points de la France où l'on rencontre des eaux bicarbonatées sodiques il est toujours facile de signaler la présence de roches volcaniques.

Mode de formation. — Les trois acides (CO^2, HCl, SO^4H^2) qui interviennent d'une manière constante dans la minéralisation des eaux qui nous occupent, sont précisément ceux dont on constate l'existence dans les produits ultimes des émanations volcaniques. Il est dès lors logique d'admettre que l'action volcanique se continue à une profondeur qui n'est pas très considérable. Dans certaines régions volcaniques, le sol est d'ailleurs saturé d'acide carbonique. Dans ces régions les eaux d'infiltration se saturent donc à leur tour d'acide carbonique. Or, les eaux chargées d'acide carbonique attaquent facilement certaines roches alcalines, calcaires ou magnésiennes pour s'emparer de leur élément métallique. C'est ainsi que se forment les eaux bicarbonatées sodiques.

Classification. — On peut diviser les eaux alcalines en trois groupes :

1° Eaux bicarbonatées sodiques ou alcalines pures ;

2° Eaux bicarbonatées calciques et mixtes ;

3° Eaux bicarbonatées chlorurées sodiques.

A. — *Eaux bicarbonatées sodiques ou alcalines pures.*

Dans ce premier groupe il est commode et pratique, au point
de vue mnémotechnique, d'établir des subdivisions régionales.

La première de ces subdivisions est représentée par les eaux
bicarbonatées du département de l'*Allier*, dont les types classiques
sont les eaux de Vichy.

La petite ville de Vichy, située sur les bords de l'Allier, est en
effet le centre d'un bassin hydrominéral très important, comprenant
non seulement les sources de cette localité, mais, en outre, celles
qui prennent naissance, tant dans la vallée principale que dans les
vallons secondaires, tels que ceux de Cusset, de Vesse, Haute-Rive,
Saint-Yorre.

Sous le rapport du *gisement*, les sources du bassin de Vichy
forment deux catégories placées dans des conditions bien différentes.

La première comprend toutes les sources ayant une température
comprise entre 25° et 45°, telles que la Grande Grille, Lucas,
l'Hôpital. Ces sources émergent de failles placées à la limite de la
plaine et de la montagne.

A la seconde catégorie appartiennent les sources dont l'existence
est un effet de l'art. Elles proviennent pour la plupart de forages
pratiqués dans les assises du terrain tertiaire. La plupart des
sources artificielles ainsi obtenues sont intermittentes ; de plus,
toutes sont froides ou tempérées. A cette catégorie appartiennent
les sources du Parc ou Brosson, Lardy, Larbaud ou des Hauts-
Vignes sur le territoire de Vichy, la source de Vesse, celle d'Hau-
terive, les six sources de Cusset (Mesdames, Élisabeth, Sainte-Marie,
Tracy, Saint-Jean, Lafayette) ainsi que les nombreuses sources de
Saint-Yorre.

Quant aux sources des Célestins, quoiqu'elles soient à une température qui ne dépasse que de quelques degrés la moyenne du
lieu, elles font partie de la première catégorie ; elles jaillissent en
effet d'un filon d'aragonite (Jacquot et Wilm).

Composition des eaux de Vichy. — Toutes ces eaux ont une
composition assez uniforme. Elles contiennent toutes de l'acide

carbonique libre ; celles de la première catégorie en renferment 350 à 600 cc. p. 1000 ; celles de la deuxième catégorie davantage (800 cc., 1 000 cc. et plus).

Leur teneur en bicarbonate de soude est environ de 5 gr. 50.

Elles renferment en outre une petite quantité de carbonates terreux ou magnésiens, un peu de fer, une petite quantité de chlorure et de sulfate de soude, des traces d'arsenic. Leur minéralisation totale est de 5 à 7 gr.

Dans le groupe des bicarbonatées sodiques ou alcalines pures, on peut établir une seconde subdivision à l'aide des eaux bicarbonatées du Vivarais, dont les plus importantes sont les eaux de Vals. Les sources sont, à Vals, extrêmement nombreuses ; elles ont toutes été obtenues à l'aide de sondages peu profonds pratiqués au voisinage d'une nappe hydrominérale en relation avec un filon de quartz intercalé dans le gneiss qui constitue le sol de la région.

Deux des sources de Vals, situées sur le flanc gauche de la vallée Saint-Louis et la Dominique) présentent une composition exceptionnelle ; elles sont sulfoferrugineuses et arsenicales, circonstance qui tient à ce que le filon de quartz qu'elles traversent contient du mispickel dans ces parages.

La température des sources du groupe de Vals est en rapport avec la profondeur des sondages de captage ; elles sont ordinairement froides. La plupart des sources de Vals appartiennent à quatre sociétés : Générale, Centrale, des Vivaraises, et des Délicieuses.

Les Vivaraises et les Délicieuses sont numérotées ; les numéros correspondent à la richesse des sources en bicarbonates alcalins.

On trouve en France, au voisinage des Pyrénées, dans les Albères, une région basaltique où prennent naissance des eaux bicarbonatées sodiques. Les plus connues sont celles du Boulou (Pyr.-Or.).

B. — *Eaux bicarbonatées calciques et mixtes.*

Elles ont une origine analogue aux précédentes, mais elles en diffèrent par la prédominance ou tout au moins par l'équivalence du calcium ou du magnésium par rapport au sodium.

Elles sont en général beaucoup moins minéralisées que les précédentes ; aussi est-ce dans ce groupe qu'on rencontre la plupart des eaux dites de table.

Tableau récapitulatif des eaux bicarbonatées alcalines les plus importantes,
avec les caractères principaux de chacune d'elles.

NOMS DES STATIONS	NOMS DES SOURCES	SITUATION	TEMPÉRATURE	BICARBONATES ALCALINS P. 1 000	BICARBONATES TERREUX ET MAGNÉSIEN P. 1 000	NaCl P. 1000	CO² LIBRE	MINÉRALISATION TOTALE	PARTICULARITÉS
1er Groupe : *Eaux bicarbonatées sodiques ou alcalines pures.*									
Vichy..........	Chomel.	Allier.	44°	0,05	0,43	0,57	402°°	0,73	Toutes les eaux du bas-
—	Grande-Grille.	—	41°,8	5,95	»	»	430	0,70	sin de Vichy renfer-
—	Lucas.	—	28°,4	5,77	0,57	0,50	350	0,73	ment de petites quan-
—	L'Hôpital.	—	34°	6,06	0,02	»	595	6,04	tités d'arsenic, sou
—	Célestins.	—	14° à 10°	5,42	0,85	0,53	800	6,50	forme d'arséniate d
—	Parc.	—	16°	5,92	0,08	0,57	857	6,88	soude (0 gr. 0008
—	Lardy.	—	24°	6,05	0,76	0,60	788	7,10	0 gr. 001).
Hauterive.......	Hauterive.	—	15°	5,77	0,45	0,56	1 172	6,51	
Cusset..........	Mesdames.	—	16°	5,13	0,66	0,34	913	5,82	
—	Elisabeth.	—	16°	5,00	1,17	0,46	833	7,12	
Saint-Yorre.....	Puits Carré.	—	12°	5,05	1,12	0,51	675	6,96	
Vals...	Vivaraises n° 1.	Ardèche.	12°,0	1,98	0,13	0,06	652	2,78	
—	— n° 0.	—	8°	7,45	0,54	0,00	730	8,41	
—	Délicieuses n° 1.	—	14°	1,27	0,08	0,02	530	2,06	
—	— n° 0.	—	»	7,52	0,43	0,15	880	8,11	
Le Boulou......	Boulou.	P.-Or^les.	17°,5	3,25	2,18	0,88	1 281	6,43	
—	Clémentine.	—	10° à 17°	5,35	1,55	1,15	1 137	8,10	

2ᵉ GROUPE : *Eaux bicarbonatées calciques et mixtes.*

rues........	Saint-Léger.	Nièvre.	12°	0,84	2,10	0,21	1 071ᶜᶜ	3,38
chambault..	Montupet.	—	»	0,15	1,15	0,02	?	1,30
s..........	Grand-Puits.	Allier.	50°	0,50	0,16	0,18	22	1,30
ix.........	Puits César.	Creuse.	56°	0,24	0,14	0,23	?	1,43
sous-Couzan.	Font Forte.	Loire.	14°	0,75	0,90	0,12	250	2,15
t-Alban.....	Puits Julia.	—	16°	1,05	1,38	0,02	993	2,43
t-Galmier...	Badoit.	—	14°	0,56	1,44	0,48	1 500	2,88
ières	»	Cantal.	15°	0,47	0,40	?	?	1,21
nes	Biougotte.	—	»	»	»	»	»	»
alou........	Capus.	Hérault.	35°	0,015	0,25	0,01	300	0,56
n	Cachat.	Hte-Savoie.	10°	0,008	0,40	0,003	130	0,42
non.........	Versoye.	—	10°	0,02	0,40	0,008	?	0,53

Ce sont presque des sources d'eau douce.

3ᵉ GROUPE : *Eaux bicarbonatées chlorurées sodiques.*

t..........	Eugénie.	P.-de-D.	34°,2	1,40	1,60	1,67	700ᶜᶜ	4,03	0 gr. 0006 à 0 gr. 0008 d'arséniate de soude.
....	César.	—	28°,5	0,71	1,01	0,65	920	2,02	
t-Dore [1].....	Madeleine.	—	44°,5	0,77	0,50	0,36	320	1,83	0 gr. 001 environ d'arséniate de soude.
....	Pavillon.	—	40° à 43°	0,79	0,48	0,37	315	1,84	
Bourboule...	Perrière.	—	53°	2,15	0,21	3,15	382	5,63	0 gr. 015 à 0 gr. 018 d'arséniate de soude.
— ...	Sedaiges.	—	51°	2,02	0,18	2,68	303	5,00	

Les eaux du Mont-Dore devraient plutôt figurer dans le groupe précédent, mais par leur richesse en arsenic, elles méritent de prendre à côté de celles de la Bourboule.

C. — *Eaux bicarbonatées chlorurées sodiques.*

Dans ce groupe, à côté des bicarbonates alcalins, on trouve constamment des proportions assez élevées de chlorure de sodium. En France, ces sources sont toutes localisées dans les monts d'Auvergne.

SULFATE DE SOUDE : $SO^4Na^2 + 10H^2O$

État naturel. — Le sulfate de soude ou sel de Glauber se rencontre dans un grand nombre d'eaux minérales et dans l'eau de la mer; on connaît aussi de véritables mines de sulfate de soude.

Caractères. — Le sulfate de soude se présente sous l'aspect d'un sel blanc, cristallisé, de saveur *d'abord fraîche* puis amère. Il renferme 10 molécules d'eau de cristallisation, mais il est efflorescent et perd graduellement cette eau. Le sulfate de soude effleuri n'est plus formé de cristaux transparents, mais de cristaux opaques. Les 10 molécules d'eau du sel cristallisé représentant 56 p. 100 du poids de ce sel, le sel anhydre est environ deux fois plus actif que le sel cristallisé. Le sulfate de soude est très soluble dans l'eau :

A 15°, 100 p. d'eau dissolvent 36 p. de sulfate de soude.
A 33° — — 315 p. —

Il est insoluble dans l'alcool fort.

Action physiologique. Usages. — Le sulfate de soude est, avec le sulfate de magnésie, le type des purgatifs salins. Il irrite très peu la muqueuse intestinale et on peut le prescrire dans la plupart des cas où la médication purgative est indiquée.

Le sulfate de soude produit quelquefois des nausées ou même de véritables vomissements, ce qui tient à la saveur extrêmement désagréable des solutions concentrées de ce sel. On rend cette saveur plus supportable en mélangeant à la solution de l'eau de Seltz.

Modes d'emploi. Posologie. — Le sulfate de soude, comme laxatif, se prescrit à la base de 6 à 10 grammes, à prendre le matin, à jeun, dans un demi-verre d'eau.

Comme purgatif, on le prescrit à la dose de 20 à 50 grammes.

On dissout la dose indiquée dans 300 ou 400 grammes d'eau, et on fait absorber cette solution en 3 ou 4 fois, à dix minutes ou un quart d'heure d'intervalle. Il convient cependant de ne pas diluer la solution outre mesure, car l'effet purgatif se trouverait atténué.

Le sulfate de soude additionné d'émétique est un éméto-cathartique souvent employé dans les empoisonnements :

Sulfate de soude......................... 40 grammes
Tartre stibié .... dix centigrammes.
Eau .... 400 grammes.

Associé à l'émétique et au nitrate de potasse, il constitue le *sel de Guindre*.

Sulfate de soude......................... 30 grammes.
Nitrate de potasse....................... 0 gr. 50
Émétique .... cinq centigrammes.

Faire dissoudre dans 400 grammes d'eau (Empoisonnements).

Enfin, le sulfate de soude entre dans la composition d'un certain nombre de purgations, plus ou moins complexes, dont quelques-unes sont encore employées sous forme de lavements ou d'apozèmes purgatifs. (Voir p. 895).

Nous étudierons les eaux minérales sulfatées sodiques en même temps que les eaux sulfatées magnésiennes.

LITHINE ET SES SELS

La lithine ou oxyde de lithium a pour formule Li_2O. Elle n'est pas utilisée en nature, mais uniquement sous forme de sels. Tous les sels de lithine colorent en rouge intense la flamme du bec de Bunsen.

Principaux sels de lithine utilisés en thérapeutique. — On a proposé l'emploi de nombreux composés lithinés, mais 3 sels peuvent suffire à tous les besoins. Ce sont :

Carbonate de lithine. CO_3Li_2. — Il se présente sous la forme d'une poudre blanche, cristalline, peu soluble dans l'eau pure (18 gr. p. 1000 environ), plus soluble dans l'eau chargée d'acide carbonique (50 gr. p. 1000).

Benzoate de lithine. C_6H_5 — COOLi + H_2O. — C'est une poudre blanche, soluble dans 4 p. d'eau, moins soluble dans l'alcool.

Salicylate de lithine. $C_6H_4\!\!<^{COOLi}_{OH}$. — Aiguilles incolores, soyeuses, de saveur piquante et sucrée, inaltérables, solubles dans l'eau et dans l'alcool.

Action physiologique et applications thérapeutiques. — Les sels de lithine dissolvant facilement *in vitro* l'acide urique, on les utilise dans le traitement de la goutte et de la gravelle.

Les sels de lithium ne sont pas très toxiques; cependant lorsqu'ils sont administrés à hautes doses, ils paraissent exercer sur le cœur une action dépressive analogue à celle qu'exercent les sels de potassium.

Les doses thérapeutiques sont comprises entre 0 gr. 50 et 1 gr. 50 ou 2 grammes, qu'on administre par fractions de 0 gr. 20 à 0 gr. 50, en paquets, cachets, solution ou potion.

Cachets :

Benzoate de lithine....	0 gr. 25
Benzoate de soude.....	0 — 10
Théobromine.........	0 — 50

Pour un cachet n° 10; 2 à 4 par jour.

Paquets :

Carbonate de lithine... }
Bicarbonate de soude.. } āā 0 gr. 25

Pour un paquet n° 10; 4 à 6 paquets par jour. Faire dissoudre dans un demi-verre d'eau de Seltz.

Potion :

Benzoate de lithine..........	0 gr. 60
Benzoate de soude.	1 gramme.
T^{re} de semences de colchique.......	XX gouttes.
Sirop de groseilles.	30 grammes.
Eau distillée......	100 —

A prendre par cuillerée à soupe dans le courant de la journée.

EMPOISONNEMENTS PAR LES ALCALIS CAUSTIQUES

Les alcalis caustiques proprement dits (soude, potasse, lessive des savonniers) sont des poisons corrosifs extrêmement énergiques; le carbonate neutre de potasse est, lui aussi, un composé très caustique; le carbonate neutre de soude lui-même est caustique, mais à un moindre degré que les composés précédents.

Ces différents produits, les premiers surtout, sont très employés dans l'industrie (peintres et savonniers) et ils ont souvent occasionné des empoisonnements, le plus souvent accidentels.

Ces composés ne produisent pas des empoisonnements en tant que sels de soude ou de potasse, mais en tant que poisons corrosifs : ce sont, comme les acides forts, des sortes de poisons mécaniques, amenant la mort, par le fait des lésions organiques, des destructions tissulaires qu'ils produisent.

La toxicité de ces produits dépend de la gravité des lésions locales qu'ils peuvent engendrer, elle dépend donc moins de la quantité absolue de soude ou de potasse qui a été absorbée, que de l'état de concentration de la solution qui a été ingérée.

La *symptomatologie* de l'intoxication ne diffère pas beaucoup de celle de l'intoxication par les acides forts : douleur atroce au niveau des lèvres, de la langue, du pharynx, de l'œsophage, de l'estomac; vomissements abondants mêlés de sang et de mucus. Le malade peut succomber rapidement (œdème de la glotte, perforation de l'œsophage ou de l'estomac).

Lorsque la solution ingérée n'est pas trop concentrée, la mort ne survient pas immédiatement ; les douleurs peuvent s'amender, l'état général s'améliorer et le malade paraît s'acheminer vers la guérison ; puis, un beau jour, quinze jours, trois semaines, un mois après l'accident, il éprouve des difficultés dans la déglutition : les lésions cicatricielles ont abouti à un rétrécissement de l'œsophage. Ce rétrécissement s'aggrave rapidement, et le plus souvent l'individu succombe.

Les lésions produites par les alcalis se distinguent facilement de celles produites par les acides lorsqu'on les considère au moment même où elles viennent de se produire ou peu de temps après. Dans le cas des alcalis, en éffet, les muqueuses prennent une teinte blanchâtre particulière, les tissus sous-jacents sont mous et présentent une consistance onctueuse, comme savonneuse. Quant aux *lésions cicatricielles* laissées par les alcalis, elles ressemblent beaucoup à celles qui sont produites par les acides.

Le *traitement* doit tendre :

1° A diluer le poison le plus rapidement possible ;

2° A le neutraliser chimiquement à l'aide d'un acide qui, bien entendu, ne soit lui-même ni caustique, ni trop irritant.

On peut employer le vinaigre, mais il est nécessaire de ne l'administrer qu'en solutions très étendues (100 grammes au plus pour 1 litre d'eau). L'acide citrique, l'acide tartrique, le jus de citron, convenablement dilués, conviennent mieux.

CHAPITRE II

MÉTAUX ALCALINO-TERREUX (CALCIUM, STRONTIUM, BARYUM).

I

CHAUX. — CARBONATE DE CHAUX. — CHLORURE DE CALCIUM. — SULFATE DE CHAUX.

CHAUX. Syn. : OXYDE DE CALCIUM : CaO

On obtient l'oxyde de calcium CaO par la calcination du carbonate de chaux :

$$CO^3Ca = CaO + CO^2$$

La chaux ainsi obtenue est de la *chaux vive*. C'est une substance très avide d'eau et qui *foisonne* quand on l'arrose avec ce liquide. Il se produit dans ces conditions un hydrate d'oxyde de calcium CaO + H^{2}O qui constitue la chaux éteinte [1].

Caractères. — La chaux eteinte est une poudre blanche, de saveur caustique, peu soluble dans l'eau (1 p. dans 800 p. d'eau environ), insoluble dans l'alcool.

Usages. — La chaux *vive*, en raison de sa grande affinité pour l'eau, est un caustique assez énergique et c'est à ce titre qu'elle figure dans la formule du caustique de Filhos et de la poudre de Vienne (voir p. 479).

La chaux *éteinte* délayée dans l'eau (lait de chaux) est utilisée comme désinfectant.

Enfin, la chaux *éteinte* sert à préparer l'*eau de chaux*. L'eau de chaux préparée suivant les indications du Codex renferme

---

1. La combinaison s'effectue avec un dégagement de chaleur considérable : la température produite peut atteindre 300°.

environ 1 gr. 69 de chaux p. 1000. Elle doit être conservée dans des flacons pleins et parfaitement bouchés, car la chaux étant très avide d'acide carbonique, l'eau de chaux se trouble rapidement au contact de l'air par suite de la formation de carbonate de chaux insoluble.

L'eau de chaux est rarement utilisée comme antiacide dans les gastropathies à type hyperacide ; elle est surtout employée comme antidiarrhéique dans la médecine infantile. Enfin, l'eau de chaux mélangée à son poids d'huile d'olive donne le produit blanc, demi-liquide, connu sous le nom de *liniment oléo-calcaire* et utilisé contre les brûlures.

Comme antiacide l'eau de chaux s'emploie à la dose de 50 à 150 grammes par jour.

Comme antidiarrhéique, chez les enfants, on l'administre à la dose de 30 à 60 grammes. On peut la faire prendre puré, mais on la donne ordinairement dans du lait.

CARBONATE DE CHAUX : CO_3Ca
Syn. : CARBONATE DE CHAUX PRÉPARÉ
CARBONATE DE CHAUX PRÉCIPITÉ
CRAIE PRÉPARÉE

Le carbonate de chaux est l'un des corps les plus répandus dans la nature ; il s'y rencontre sous un très grand nombre de formes. Mais le carbonate de chaux naturel est ordinairement impur ; aussi est-ce au carbonate de chaux artificiellement préparé qu'on s'adresse pour les usages thérapeutiques.

Ce carbonate de chaux s'obtient en traitant une solution de chlorure de calcium par une solution de carbonate de soude :

$$CaCl_2 + CO_3Na_2 = 2NaCl + CO_3Ca.$$

Caractères. — Poudre blanche, amorphe, très fine, insoluble dans l'eau, assez soluble dans l'eau chargée d'acide carbonique (formation de bicarbonate).

Usages. — Le carbonate de chaux, comme le bicarbonate de soude, est employé comme antiacide. Toutefois, comme c'est un sel neutre et insoluble dans l'eau il ne peut, comme le bicarbonate de soude, produire l'alcalinité du milieu stomacal. D'autre part, comme il renferme, toutes choses égales d'ailleurs, moins d'acide carbonique que le bicarbonate de soude, il paraît agir moins efficacement que ce dernier sur l'élément *douleur*. Par contre son insolubilité dans les milieux alcalins en fait un absorbant et un antidiarrhéique souvent précieux; mais il convient alors de le donner à haute dose (5 à 10 gr.).

CHLORURE DE CALCIUM : $CaCl^2 + 6H^2O$

Le chlorure de calcium existe anhydre et hydraté.

C'est le chlorure de calcium hydraté que l'on utilise en thérapeutique.

Caractères. — Cristaux incolores, très solubles dans l'eau, déliquescents.

Usages. — Le chlorure de calcium a la propriété de favoriser la coagulation du sang. On sait en effet que le sang, débarrassé des sels de chaux qu'il tient en dissolution, a perdu la propriété de se coaguler.

Cette propriété des sels de calcium a été le point de départ de l'emploi du chlorure de calcium en thérapeutique. On l'a utilisé pour combattre des hémorragies de toute nature (hémoptysies, hémorragies gastriques et intestinales, hémorragies de la fièvre typhoïde, fièvre bilieuse hématurique, etc.). On l'administre à la dose de 2 à 4 grammes par jour, en solution, ou en potion.

Solution :	*Potion :*
Chlorure de calcium crist...... 2 grammes.	Chlorure de calcium .... 5 grammes.
Eau distillée...... 120 —	Potion de Tood... 180 —
A prendre par cuillerée à soupe toutes les heures.	A prendre par cuillerée à bouche.

Incompatibilités. — Acide sulfurique et sulfates; alcalis et carbonates alcalins, acide borique.

SULFATE DE CHAUX : SO^4Ca

Le sulfate de chaux se rencontre dans la nature sous différentes formes et à divers états d'hydratation. Le gypse ou pierre à plâtre est un sulfate de chaux hydraté : $SO^4Ca + 2H^2O$. Le gypse chauffé dans des conditions convenables perd ses molécules d'eau et donne le sulfate de chaux anhydre ou plâtre proprement dit.

Lorsque la dessiccation de la pierre à plâtre a été faite à une température suffisamment basse, au-dessous de 160°, le plâtre obtenu peut reprendre son eau d'hydratation avec une grande facilité, *il fait prise* rapidement. Si la pierre à plâtre à été chauffée au-dessus de 160°, le plâtre obtenu ne s'hydrate plus au contact de l'eau, il ne fait plus prise.

Usages. — Le sulfate de chaux anhydre est utilisé en chirurgie pour la confection des appareils plâtrés inamovibles.

EAUX MINÉRALES SULFATÉES CALCIQUES

Dans le groupe des eaux sulfatées calciques ou *séléniteuses* on fait entrer un certain nombre d'eaux minérales, chaudes ou froides, et dont le sulfate de calcium est le principal élément minéralisateur. Le sulfate de calcium étant peu soluble, leur minéralisation est en général faible. Ces eaux renferment constamment une *petite* quantité de chlorure de sodium, ce qui n'est pas surprenant, étant donné le lien qui les rattache aux eaux chlorurées sodiques proprement dites au point de vue géologique, les unes et les autres dérivant du système triasique. Toutefois, après le sulfate de calcium, c'est le sulfate de magnésie qui est l'élément prédominant; aussi les désigne-t-on quelquefois sous le nom *d'eaux sulfatées calciques magnésiennes.*

Le tableau suivant résume les caractères des principales eaux appartenant au groupe qui nous occupe.

EAUX MINÉRALES SULFATÉES CALCIQUES

NOMS DES STATIONS	SITUATION	TEMPÉ-RATURE	SO^4Ca p. 1 000.	SO^4Mg p. 1 000.	MINÉRA-LISATION TOTALE	OBSERVATIONS
Contrexéville.	Vosges.	11°,5	1,56	0,24	2,30	
Vittel........	»	»	0,65	0,26	1,90	
Martigny.....	»	»	1,59	0,27	2,20	
Capvern	Hautes-Pyrénées.	21° à 24°	1,12	0,35	1,70	
Bagnères-de-Bigorre.....	»	35° à 50°	1,80	0,38	2,50	

II

COMPOSÉS STRONTIANIQUES

Pendant longtemps on a cru que le strontium, en raison de sa parenté chimique avec le baryum, devait, comme ce dernier métal, être très toxique. Les travaux de Laborde et Malbec ont montré que, contrairement à cette opinion théorique, les sels de strontium n'étaient pas toxiques.

A la suite de ces travaux, quelques thérapeutes, cédant à un engouement un peu irréfléchi, proposèrent d'utiliser les sels de strontium

(iodure, bromure, lactate) dans les affections où, précédemment, on utilisait les composés alcalins ou calciques correspondants. En vérité cette
substitution n'est légitimée par aucune considération pratique ou théorique sérieuse. L'élément strontium n'est pas toxique ou du moins pas
aussi toxique qu'on l'avait cru pendant longtemps, mais il n'est cependant pas démontré que les sels de strontium soient plus inoffensifs que
les composés alcalins ou calciques correspondants, et l'on ne voit pas dès
lors la nécessité d'ajouter à la liste déjà trop nombreuse des médicaments, des corps nouveaux dont les avantages n'ont pas été démontrés
avec évidence.

III

TOXICITÉ DES SELS DE BARYUM

Tous les sels de baryum solubles sont toxiques. Les empoisonnements
par les composés barytiques sont assez rares et la dose toxique n'est pas
bien connue; cependant, si l'on s'en rapporte aux cas d'empoisonnements
déjà mentionnés dans la littérature toxicologique, on peut admettre que
quelques grammes seulement, une dizaine de grammes et peut-être
moins, d'un composé barytique soluble pourraient entraîner la mort.

La *symptomatologie* de l'empoisonnement par les sels de baryte n'offre
à considérer aucun signe pathognomonique : on observe d'abord des nausées, puis des vomissements abondants et de la diarrhée. Dès que le
poison a pénétré dans la circulation on voit se manifester des troubles
cardiaques et respiratoires : les mouvements respiratoires deviennent
rapides et superficiels, les mouvements du cœur sont très ralentis. En
même temps les malades éprouvent une sensation de faiblesse générale.
Ils ne peuvent déplacer leurs membres qu'avec beaucoup de difficulté.
La mort peut survenir en l'espace de une à deux heures.

Les empoisonnements par les composés barytiques sont presque toujours le résultat d'un accident ou d'une méprise : administration de
carbonate de baryte confondu avec de la craie préparée, administration
de chlorure de baryum confondu avec du sulfate de soude. Enfin, on a
signalé quelques empoisonnements accidentels d'origine alimentaire :
carbonate de baryte mélangé à de la farine.

Il y a quelques années, on avait songé à l'emploi de sels solubles de
baryte pour le déplâtrage des vins. C'est là une pratique dangereuse qui
a été justement condamnée.

Le traitement de l'empoisonnement par les sels de baryte est des plus
simples : il consiste dans l'administration d'un sulfate soluble tel que le
sulfate de soude ou de magnésie. Le composé barytique se trouve immédiatement transformé en sulfate de baryte, corps remarquablement insoluble et dès lors inoffensif. L'excès de sulfate de soude ou de magnésie
agit comme purgatif et entraîne l'expulsion mécanique du composé barytique insolubilisé.

CHAPITRE III

MAGNÉSIUM ET ZINC

I

COMPOSÉS MAGNÉSIENS

MAGNÉSIE. Syn. : OXYDE DE MAGNÉSIUM : MgO

La magnésie peut être préparée par voie sèche ou par voie humide ; la préparation par voie sèche fournit la magnésie dite *calcinée* ; la préparation par voie humide fournit l'*hydrate de magnésie*.

Magnésie calcinée, MgO. — La magnésie calcinée utilisée en médecine se prépare par la calcination de l'hydrocarbonate de magnésie ou magnésie blanche des pharmacies. Suivant que la calcination de cet hydrocarbonate est effectuée à une température relativement basse (250° environ) ou à une température très élevée, on obtient la magnésie *légère*, dite aussi française, ou la magnésie *lourde*, dite anglaise. La magnésie lourde est plus difficilement soluble dans les acides que la magnésie légère. Cette dernière doit être préférée pour la plupart des usages thérapeutiques.

Caractères. — C'est une poudre blanche, sans odeur, ni saveur, très peu soluble dans l'eau (0 gr. 10 à 0 gr. 20 p. 1000) ; soluble dans les acides.

Magnésie hydratée, Mg (OH²). — Cet hydrate s'obtient en soumettant la magnésie calcinée à l'ébullition en présence de 20 ou 30 p. d'eau.

Carbonate de magnésie, — Le carbonate de magnésie des pharmacies n'est pas un carbonate neutre ; c'est un corps plus complexe qui paraît formé par l'union de 3 molécules de carbonate neutre et de 1 molécule d'un hydrate de magnésie. On lui attribue la formule 3 (Co³Mg). MgO. 4H²O.

Caractères. — L'hydrocarbonate de magnésie se présente ordinairement sous la forme de masses blanches, cubiques, amorphes, très légères. Il est inodore, sans saveur, insoluble dans l'eau, soluble dans l'eau de Seltz, soluble dans les acides, avec dégagement d'acide carbonique.

Applications thérapeutiques de la magnésie et du carbonate de magnésie. — Les effets thérapeutiques de la magnésie calcinée dépendent de la dose administrée. Administrée à faible dose (0 gr. 50 à 1 gr.) elle est presque aussitôt transformée en chlorure de magnésium et absorbée sous cette forme. Elle se comporte donc dans ce cas comme un simple neutralisant de l'acidité stomacale. Toutefois, comme cette saturation s'accomplit sans dégagement d'acide carbonique elle ne saurait être rigoureusement comparable à la neutralisation obtenue à l'aide du bicarbonate de soude ou du carbonate de magnésie.

Si la quantité de magnésie administrée est plus considérable, supérieure à celle qui serait nécessaire pour la simple neutralisation chimique des acides de l'estomac, alors une partie échappe à l'action chimique et peut passer en nature dans l'intestin. Or, la magnésie, surtout la magnésie légère. a un pouvoir absorbant très marqué pour les gaz tels que l'acide carbonique ou même les autres gaz qui, dans certains cas, se développent dans l'intestin en quantité anormale. La magnésie administrée seule et à une dose suffisante, 2 à 3 grammes, ou associée à des poudres inertes telles que le charbon, pourra donc être utile dans les dyspepsies dites flatulentes. A ces doses moyennes, la magnésie est d'ailleurs douée de propriétés laxatives. Enfin, donnée à doses un peu plus élevées, 4 à 8 grammes, la magnésie se comporte comme un purgatif vrai, à action lente.

La *magnésie hydratée*, délayée dans l'eau, constitue le *lait de magnésie*, l'un des antidotes les plus efficaces dans les intoxications par les acides en général et dans l'intoxication par l'arsenic.

Le *carbonate de magnésie* est surtout utilisé comme antiacide. On l'emploie aux mêmes doses que la magnésie.

Mode d'administration. — La magnésie et le carbonate de magnésie s'administrent ordinairement en cachets ou en paquets. On les associe généralement au bicarbonate de soude, à la craie ou à des poudres absorbantes telles que le charbon de bois.

Nous avons donné à propos du bicarbonate de soude des formules de poudres composées antiacides. Nous nous bornerons à indiquer ici la formule d'une *médecine blanche* qui constitue une préparation purgative assez efficace :

Magnésie calcinée	8 grammes.
Sucre blanc	50 —
Eau	40 —
Eau de fleurs d'oranger	40 —

A prendre en une fois, le soir en se couchant. Dans ces conditions, l'effet ne se manifeste guère avant le lendemain matin.

CITRATE DE MAGNÉSIE

Le citrate de magnésie est utilisé comme purgatif sous forme de limonade gazeuse (limonade Rogé).

Le citrate de magnésie est un purgatif moins énergique que le sulfate de magnésie, mais il présente sur ce dernier l'avantage d'avoir une saveur beaucoup moins désagréable, et d'être dès lors très bien toléré par la plupart des malades.

La limonade purgative au citrate de magnésie doit être préparée au moment du besoin, car elle est d'une conservation difficile. En voici la formule :

Acide citrique	32	grammes.
Carbonate de magnésie	20	—
Eau distillée	300	—
Sirop de sucre	100	—
Alcoolature de zestes de citrons	1	—
(Codex).		

A prendre en deux ou trois fois à 1/4 d'heure ou 1/2 heure d'intervalle.

SULFATE DE MAGNÉSIE : $SO^4Mg + 7H^2O$
Syn. : SEL D'EPSOM, SEL DE SEDLITZ

Caractères. — Prismes rhomboïdaux incolores, de saveur extrêmement amère, très solubles dans l'eau. Le sulfate de magnésie s'effleurit légèrement à l'air, mais moins rapidement que le sulfate de soude.

Propriétés. — Le sulfate de magnésie a les mêmes propriétés que le sulfate de soude. On l'emploie aux mêmes doses et sous les mêmes formes.

EAUX MINÉRALES PURGATIVES

Le sulfate de soude et celui de magnésie figurent, à titre d'éléments secondaires, dans un grand nombre d'eaux minérales. De telles eaux ne sont pas des eaux sulfatées sodiques ou magnésiennes proprement dites. L'on doit réserver ce nom aux eaux minérales dans la composition desquelles le sulfate de soude ou de magnésie figurent comme éléments prépondérants.

Les eaux purgatives sulfatées sodiques ou magnésiennes sont assez rares en France. On ne peut guère, en effet, citer que les eaux de Montmirail parmi les eaux minérales purgatives françaises se rattachant à ce groupe.

Le tableau suivant résume les caractères des principales eaux minérales appartenant au groupe qui nous occupe.

Eaux minérales purgatives sulfatées sodiques ou magnésiennes.

NOMS DES STATIONS	SITUATION	SULFATE DE SOUDE p. 1 000	SULFATE DE MAGNÉSIE p. 1 000	OBSERVATIONS
A. — *Eaux sulfatées sodiques et magnésiennes françaises.*				
Montmirail....	Vaucluse.	9 gr.	14 gr.	Cette eau est connue sous le nom d'*eau verte* en raison de la couleur verdâtre qu'elle offre vue sous une grande masse.
B. — *Eaux sulfatées sodiques et magnésiennes étrangères.*				
Sedlitz........	Bohême.	6 gr.	28 gr.	
Pullna........	—	25 —	33 —	
Hunyadi-Janos.	Autriche-Hongrie.	16 —	16 —	
Birmenstorff ..	Suisse.	3 —	22 —	
Epsom........	Angleterre.	»	9 —	
Rubinat	Espagne.	96 —	3 —	
Carabana.....	—	100 —	3 —	
Villacabras....	—	122 —	1 —	

II

COMPOSÉS ZINCIQUES

Les composés de zinc utilisés en thérapeutique sont : l'oxyde, le chlorure et le sulfate. Le phosphure de zinc, rarement employé, doit être rattaché à la médication phosphorée; le valérianate de zinc, à la médication valérianique.

OXYDE DE ZINC : ZnO

L'oxyde de zinc peut être obtenu par voie *sèche* (oxydation du zinc chauffé en présence de l'air) ou par *voie humide* (calcination du sous-carbonate de zinc obtenu par addition de carbonate de soude à une solution de sulfate de zinc pur).

L'oxyde de zinc obtenu par voie sèche est rarement tout à fait pur. Il peut retenir de l'arsenic, du fer ou même du plomb.

Caractères. — L'oxyde de zinc se présente sous l'aspect d'une poudre blanche et amorphe. Obtenu par voie sèche, il est beaucoup plus léger que lorsqu'il a été obtenu par voie humide. Dans les deux cas il est anhydre, infusible, et insoluble dans l'eau. Il se dissout dans les acides et dans les alcalis (oxyde indifférent).

Usages. — L'oxyde de zinc a été préconisé pour le traitement d'un certain nombre de névroses (épilepsie, chorée) ainsi que comme antispasmodique (névralgies). On l'administre généralement sous forme de pilules. La formule pilulaire la plus employée est celle de Méglin, qui est inscrite au Codex :

Oxyde de zinc........ ....)
Extrait de valériane......................... } $\bar{a}\bar{a}$ 0 gr. 05
Extrait de jusquiame. ....)

Pour une pilule n° 50 ; prendre 2 à 6 pilules par jour.

A l'extérieur, on utilise l'oxyde de zinc dans le pansement de certains ulcères à sécrétion abondante. Sous forme de pommades ou de topiques, il est également utilisé dans le traitement de certaines dermatoses.

Poudres :

a. Oxyde de zinc... 10 grammes.
Amidon......... 30 —
Intertrigo.

b. Talc............ 10 grammes.
Oxyde de zinc... 5 —
Terre fossile..... 5 —
Pour le pansement des ulcérations ecthymateuses après enlèvement des croûtes.

Pâtes :

a. Oxyde de zinc... 10 grammes.
Ceyssatite [1]...... 2 —
Axongebenzoïnée. 28 —
(UNNA.)

b. Oxyde de zinc...)
Amidon........... } $\bar{a}\bar{a}$ 10
Lanoline .... }
Vaseline.........)
(LASSAR.)

c. Oxyde de zinc... 5 grammes.
Kaolin.......... 15 —
Vaseline........ 30 —
(MALCOLM MORRIS)

Colle molle de Unna :

Gélatine........ 15 grammes.
Glycérine....... 25 —
Eau............ 45 —
Oxyde de zinc... 15 —

CHLORURE DE ZINC : ZnCl²

Caractères. — Le chlorure de zinc, qu'on appelle encore *beurre de zinc*, se présente sous la forme de masses blanches d'un aspect *gras*. Il est très déliquescent et doit être conservé dans des flacons parfaitement bouchés.

1 C'est une terre siliceuse provenant des carapaces de diatomées fossiles.

Usages. — Le chlorure de zinc est employé uniquement comme *caustique*. A ce titre, il a été fort employé autrefois dans le traitement de certaines métrites. On l'utilisait sous forme de *pâte de Canquoin* :

Chlorure de zinc............................	32 grammes.
Oxyde de zinc..............................	8 —
Farine de froment desséchée à 100°.........	24 —
Eau distillée...............................	4 —

C'est cette pâte qui, découpée en crayons ou en flèches de dimensions convenables, servait à produire la cautérisation.

Plus récemment, le chlorure de zinc, entre les mains de Lannelongue, est devenu la base du traitement sclérogène des *tumeurs blanches*.

Pour ce traitement on se sert de solutions au 1/10e. La méthode consiste à injecter, au voisinage de l'articulation, c'est-à-dire dans la zone des tissus les plus voisins des fongosités, deux ou trois *gouttes* de la solution.

Dans ces conditions le caustique fixe, en les tuant, les éléments anatomiques au niveau desquels il a été déposé, il oblitère un certain nombre de capillaires ou même de petits vaisseaux et, de plus, comme cela arrive d'ailleurs avec tous les agents d'irritation, il se fait, au voisinage des centres d'irritation, un afflux énorme d'éléments embryonnaires s'organisant avec une très grande activité et aboutissant finalement à la formation d'un tissu fibreux serré et compact. Ce n'est pas autre chose, en définitive, qu'une reproduction artificielle du processus de sclérification qui se fait si souvent, normalement, autour de certains foyers tuberculeux.

SULFATE DE ZINC : $SO^4Zn + 7H^2O$
Syn.: VITRIOL BLANC, COUPEROSE BLANCHE

Caractères. — C'est un corps blanc, cristallisé en prismes rhomboïdaux droits, isomorphes avec le sulfate de magnésie. Il s'effleurit à l'air et peut ainsi perdre $6H^2O$. Il rougit le tournesol et a une saveur styptique extrêmement prononcée. Il est très soluble dans l'eau, insoluble dans l'alcool.

Usages. — Le sulfate de zinc, administré à la dose de 0 gr. 30 ou 0 gr. 50 et par fractions de 0 gr. 10, a été autrefois utilisé comme vomitif.

On n'utilise plus aujourd'hui que ses propriétés astringentes, soit pour le traitement de la blennorrhagie, soit pour le traitement des conjonctivites simples.

<table>
<tr><td>

Solutions pour injections uréthrales :

a. Sulfate de zinc....   0 gr. 25
   Tanin............   1 —
   Eau distillée......   100 —

b. Sulfate de zinc.... ⎫
   — de cuivre.. ⎬ āā 1 gr.
   — de fer..... ⎭

</td><td>

a. Collyre au sulfate de zinc (Codex) :

  Sulfate de zinc.....   0 gr. 15
  Eau distillée de roses. 100 —

b. Collyre astringent opiacé :

  Sulfate de zinc.....   0 gr. 20
  Extrait d'opium....   0 — 10
  Eau de roses....... 100 —

</td></tr>
</table>

Toxicité des composés zinciques.

A. Intoxication aiguë. — Tous les composés solubles du zinc sont toxiques. La dose toxique varie suivant plusieurs circonstances. Elle dépend d'abord de la solubilité du composé zincique envisagé.

Toutefois, l'oxyde de zinc, bien qu'insoluble dans l'eau, n'est pas un composé inoffensif, puisqu'il est soluble à la fois, et dans les acides et dans les alcalis. Le milieu gastro-intestinal réalise donc des conditions de solubilisation qui peuvent être suffisantes pour provoquer la dissolution de quantités notables d'oxyde de zinc.

Il est une autre circonstance qui rend difficile la détermination de la dose toxique des composés zinciques. Les sels de zinc en effet jouissent de propriétés émétiques fort énergiques ; toutefois l'action vomitive, suivant la dose ingérée, suivant l'état de plénitude ou de vacuité de l'estomac, suivant les individus, se manifeste avec une précocité et une énergie fort variables. Il en résulte qu'une quantité fort variable aussi du poison lui-même peut être rejetée avec les matières vomies. Et c'est ainsi seulement que l'on peut expliquer certains faits en apparence paradoxaux mentionnés dans la littérature toxicologique, le fait par exemple que, dans certains cas, l'absorption de 30 à 60 grammes de sulfate de zinc n'a pas entraîné la mort, alors que, dans d'autres cas, 0 gr. 50 à 1 gramme du même produit ont provoqué des accidents extrêmement graves ou même la mort.

La *symptomatologie* de l'empoisonnement dépend, elle aussi, dans une certaine mesure, de la nature du composé zincique ingéré. Avec le sulfate et surtout avec le chlorure de zinc, com-

posé très caustique, on note d'abord une saveur métallique extrêmement désagréable, une sensation de constriction et de brûlure
au niveau du pharynx et à la région épigastrique. Bientôt après se
produisent des vomissements muqueux ou sanguinolents et une
diarrhée intense.

Ces phénomènes sont en somme très comparables à ceux que
l'on observe au début de l'intoxication par les poisons corrosifs proprement dits.

Les symptômes généraux qui se manifestent ultérieurement,
après la pénétration du poison dans la circulation, ne sont pas non
plus pathognomoniques et rappellent encore d'assez près ceux que
l'on observe dans l'empoisonnement par la potasse caustique ·
dyspnée, petitesse du pouls, ralentissement du cœur, faiblesse
musculaire, collapus, convulsions.

Comme dans les empoisonnements par les alcalis caustiques, la
mort peut survenir rapidement, par œdème de la glotte; mais,
habituellement, elle ne survient que lentement, 10, 20, 30 heures
après l'ingestion du poison.

Traitement de l'empoisonnement. — Il est généralement
inutile, d'après ce que nous avons dit plus haut, d'administrer un
vomitif, mais on doit pratiquer aussi rapidement que possible un
lavage de l'estomac. Pour ce lavage on devra autant que possible se
servir d'une solution étendue de carbonate de soude.

On peut aussi administrer une solution de tanin.

Le traitement général ne peut être que symptomatique.

B. **Intoxication chronique. Zincisme.** — La question de l'intoxication chronique, lente, professionnelle, par les composés du
zinc présente un intérêt tout particulier depuis qu'il est question
d'interdire d'une manière plus ou moins complète l'emploi des
dérivés du plomb dans les travaux de peinture et de remplacer la
céruse, notamment, par le blanc de zinc (oxyde de zinc).

Mais d'abord, existe-t-il, à vraiment parler, une intoxication zincique, lente, véritablement spécifique? Doit-on considérer comme
démontrée l'existence d'un véritable zincisme professionel?

Le zincisme est admis par plusieurs auteurs qui se basent pour
l'admettre sur les faits suivants :

1° Lorsqu'on administre à des chiens, pendant un certain temps,
des doses journalières de 0 gr. 50 à 1 gramme d'oxyde de zinc, on
voit bientôt apparaître chez ces animaux des accidents qui se traduisent surtout par : de l'amaigrissement, de la parésie muscu-

laire, une diminution puis une disparition à peu près complète de la sensibilité dans certaines régions, de l'albuminurie et de la glycosurie ;

2° Chez des épileptiques ayant absorbé dans l'espace de 5 à 6 mois des doses de 100 à 200 grammes d'oxyde de zinc, on a vu survenir des accidents analogues aux précédents et qui disparurent après cessation du traitement.

3° Enfin, chez les fondeurs de zinc, chez les fondeurs en laiton et en bronze, on peut observer des accidents plus ou moins graves, caractérisées par de la céphalalgie, de l'amaigrissement, des frissons, des troubles gastro-intestinaux, des altérations de la sensibilité et de la motricité.

Ces accidents du zincisme, comme on le voit, ne sont pas sans analogie avec ceux que l'on peut observer, soit dans l'arsenicisme, soit dans le saturnisme ; toutefois, ils se distingueraient des accidents du saturnisme notamment, par leur apparition tardive (on ne les observerait que chez des ouvriers travaillant depuis 10 ans au moins dans l'industrie du zinc), par l'absence de coliques proprement dites et de constipation, par ce fait enfin que la parésie musculaire ne s'accompagnerait, ni d'atrophie musculaire proprement dite, ni d'abolition de l'excitabilité électrique.

Ces faits sont-ils de nature à faire admettre comme démontrée l'existence d'un zincisme professionnel, spécifique? Nous ne le pensons pas. Il ne faut pas perdre de vue, en effet, que le zinc tel qu'il est utilisé dans la plupart des industries n'est jamais pur. On peut y rencontrer notamment des proportions souvent fort élevées d'arsenic, de plomb, de cadmium. Il est dès lors difficile d'affirmer que les accidents attribués au zinc sont réellement imputables à ce métal.

Les caractères différentiels que ces accidents présentent avec les accidents du saturnisme proprement dit, ne suffisent pas à établir la réalité du zincisme. Leur évolution lente, leur gravité moindre, ne sont peut-être que l'expression d'un saturnisme bénin, comparable à celui que l'on peut observer chez une foule d'ouvriers travaillant dans le plomb, mais qui, soit par suite de mesures d'hygiène rigoureuses, soit parce qu'ils ont quitté l'atelier dès l'apparition des premiers accidents, n'ont fait que traverser la première phase des accidents du saturnisme.

CHAPITRE IV

FER, MANGANÈSE, ALUMINIUM ET CHROME

I

FER ET SES COMPOSÉS

LE FER DANS L'ORGANISME

Le fer est un des éléments normaux de l'organisme.

Tous les organes, tous les liquides organiques renferment du fer; mais, dans la plupart des liquides ou tissus organiques, on ne rencontre que des traces infinitésimales de fer. Celui-ci semble en quelque sorte localisé dans deux tissus : le tissu sanguin et le tissu hépatique.

Le fer dans le sang. — Dans le sang, le fer n'existe pas à l'état de dissolution dans le sérum, mais à l'état de combinaison organique dans le globule rouge. C'est la matière colorante du globule rouge, l'hémoglobine, qui est le substratum du fer dans le sang et, sur ce substratum, le fer est fixé de telle sorte qu'il paraît avoir perdu ses caractères chimiques spécifiques. Autrement dit, dans l'hémoglobine, le fer est dissimulé, il n'est pas décelable par les réactifs ordinaires des sels de fer, et pour le mettre en évidence il est nécessaire de le libérer en détruisant la combinaison complexe dont il fait partie.

Le fer dans le foie. — Dans le foie, comme dans le sang, le fer existe, non pas sous la forme saline, minérale, mais sous forme de combinaison organique. Toutefois, la molécule organique ferrugineuse du foie est moins complexe que la molécule organique ferrugineuse du sang; elle est plus rapprochée de la forme saline que l'hémoglobine. Il n'est pas besoin, en effet, de la détruire complètement pour y constater la présence du fer à l'aide des réactifs ordinaires de ce métal, il suffit de faire agir directement ces réactifs sur elle et d'abandonner la réaction à elle-même : dans ces conditions on voit bientôt se produire les réactions chimiques spécifiques du fer.

La matière organo-ferrugineuse du foie a été appelée *ferrine* par Dastre et Floresco. Au point de vue chimique on ne sait d'elle que ce que nous venons d'en dire; on suppose cependant qu'il s'agit d'une sorte de *protéose* ferrugineuse.

Rôle physiologique du fer. — On sait que le fer se combine facilement à l'oxygène et qu'il peut former avec ce métalloïde plusieurs oxydes, notamment un oxyde *ferreux* dont l'hydrate a pour formule FeO,H^2O, et un oxyde *ferrique* dont l'hydrate a pour formule $F^2O^3,3H^2O$, plus oxygéné que le précédent.

Cet oxyde ferrique se comporte comme un oxydant, il cède facilement son oxygène aux matières organiques par exemple, et l'on sait que les taches de rouille rongent rapidement le linge : c'est que, dans ces conditions, la substance qui forme la fibre végétale est lentement brûlée, c'est-à-dire oxydée par l'agent oxydant, comburant, qu'est l'oxyde ferrique. Mais l'oxyde ferrique ne peut oxyder qu'en cédant une partie de son oxygène et, en fait, c'est ce qui se produit : l'oxyde ferrique, dans les conditions que nous venons de dire, repasse à l'état d'oxyde ferreux. Remarquons que l'oxygène libéré de l'oxyde ferrique nous apparaît comme plus actif que l'oxygène libre, que l'oxygène atmosphérique par exemple, puisqu'il peut oxyder des corps (fibres végétales) que l'oxygène libre n'oxyde pas habituellement. Quoi qu'il en soit, l'oxyde ferreux régénéré par le travail d'oxydation de l'oxyde ferrique, est très avide d'oxygène et tend dès lors à repasser immédiatement à un état d'oxydation plus avancée, autrement dit à revenir à l'état d'oxyde ferrique.

Supposons donc le système suivant :

a. Oxyde ferreux;

b. Oxygène libre;

c. Matière organique.

L'oxyde ferreux s'emparera de l'oxygène libre et se transformera en oxyde ferrique; celui-ci cédera son oxygène à la substance organique et repassera à l'état d'oxyde ferreux, lequel se transformera aussitôt en oxyde ferrique. L'oxyde ferrique étant reconstitué, les mêmes phénomènes peuvent recommencer et se poursuivre indéfiniment si la provision d'oxygène libre est indéfinie et si l'on renouvelle la provision de matière organique combustible au fur et à mesure de son usure. On conçoit en somme que, l'oxyde ferreux étant continuellement régénéré dans le système que nous avons envisagé, il suffise d'introduire dans ce système une quantité très faible d'oxyde ferreux pour assurer la permanence des phénomènes que nous avons analysés. Dès lors, l'oxyde ferreux nous apparaît comme doué des caractères essentiels des ferments solubles, comme une sorte d'oxydase.

Mais, les choses se passant ainsi que nous venons de le dire au sein de la matière organique inerte, morte, est-on autorisé à conclure qu'elles se passent de même au sein de la matière organique vivante? Sans doute les choses ne peuvent pas se passer d'une manière identique, puisque nous avons vu que le fer du sang n'est pas renfermé dans ce liquide sous une forme minérale telle que l'oxyde ferreux. Mais nous savons pourtant : d'abord, que l'organisme est le siège de combustions incessantes, et, en second lieu, que l'hémoglobine (matière ferrugineuse) charge de l'oxygène au contact de l'air pulmonaire, que cette hémoglobine chargée d'oxygène n'en porte plus quand elle a accompli le circuit de l'organisme, mais qu'elle en reprend quand elle repasse à la station pulmonaire. Il semble donc que le fer de l'hémoglobine, bien que chimiquement dissimulé, a néanmoins conservé cette propriété fondamentale, en quelque sorte spécifique des sels ferreux, d'attirer l'oxygène. Ce serait donc grâce à la présence du fer dans la molécule d'hémoglobine que le globule rouge serait capable de remplir le rôle de transporteur d'oxygène.

Mais il ne semble pas que l'oxygène ainsi *fixé* sur l'hémoglobine soit doué, au moment de sa libération, d'un pouvoir oxydant très considérable, aussi énergique par exemple que celui de l'oxygène qui est libéré de l'oxyde ferrique dans le système que nous avons imaginé antérieurement.

L'oxyhémoglobine apparaît donc comme un simple convoyeur d'oxygène, comme l'agent médiat et non comme l'agent immédiat des oxydations organiques.

Par contre, nous avons vu que le fer hépatique, s'il n'est pas du fer minéral, est cependant infiniment plus près de l'état minéral que ne l'est le fer de l'hémoglobine. Il est vraisemblable que la *ferrine* hépatique jouit, *in vivo*, de propriétés comparables à celles que l'oxyde ferreux manifeste *in vitro*, qu'elle peut s'oxyder comme l'oxyde ferreux et donner naissance à un peroxyde analogue à l'oxyde ferrique, et que c'est ce peroxyde qui est, en dernière analyse, l'agent immédiat des oxydations organiques.

L'hémoglobine ne serait donc qu'un agent convoyeur d'oxygène. En traversant le foie elle céderait cet oxygène à la ferrine et c'est cette ferrine qui, en vertu d'une propriété analogue à celle que nous avons reconnue à l'oxyde ferreux, ferait, de l'oxygène à peu près inerte convoyé par l'hémoglobine, de l'oxygène actif, susceptible d'oxyder à froid les matières organiques, capable en un mot de réaliser les combustions lentes dont l'organisme est le siège.

Il y aurait donc lieu de reconnaître au foie une fonction nouvelle, ignorée des anciens physiologistes. Dastre a qualifié cette fonction de fonction *martiale* : la fonction martiale du foie consiste donc dans un mécanisme d'oxydation lente, où le fer sert de véhicule à l'oxygène comburant.

Telle est la conception actuelle, conception purement hypothétique d'ailleurs, du rôle du fer hépatique.

Toutefois, la formule que nous venons de donner de la fonction martiale du foie n'exprime pas intégralement la nature de cette fonction, ou mieux, la fonction martiale du foie ne résume pas tout le rôle du foie à l'égard du fer. Il est probable que le foie joue à l'égard du fer le même rôle d'appareil de réserve, d'organe d'entrepôt, qu'il remplit à l'égard de tant d'autres substances et notamment des hydrates de carbone.

C'est probablement dans le foie et les autres organes hématopoïétiques (qui eux aussi renferment du fer, mais en quantité moindre que le foie), que l'organisme puise le fer nécessaire à la constitution des globules rouges. Le foie, en dehors de la fonction martiale proprement dite, aurait donc une fonction *hématique*.

ÉLIMINATION DU FER NORMAL

Quantité de fer existant dans l'organisme. —, Bien que le fer soit un élément essentiel, il est cependant peu abondant dans l'organisme. On ne peut guère estimer qu'à 3 gr. ou 3 gr. 50 la quantité totale de fer qui existe dans le corps humain. Or, les aliments introduisent journellement d'assez fortes proportions de fer dans l'organisme. Le fer, comme les autres éléments, participe donc au double mouvement d'entrée et de sortie, d'assimilation et de désassimilation dont l'organisme est sans cesse le siège.

Voies d'élimination. — Le fer, comme la plupart des substances qui existent normalement dans l'organisme ou qu'on y introduit, peut se retrouver dans presque tous les produits de sécrétion ou d'excrétion qui sont rejetés au dehors; toutefois, la quantité de fer que l'on rencontre dans quelques-uns de ces produits est si faible, que l'on peut considérer comme nulle son élimination au niveau des appareils générateurs correspondants.

Élimination rénale. — Non seulement l'urine normale ne contient que des traces impondérables de fer, mais, même lorsqu'on injecte directement dans l'organisme un sel de fer (citrate de fer ammonical par exemple), l'urine n'en entraîne qu'une portion très faible.

Élimination par la bile. — La bile élimine du fer, mais l'excrétion biliaire n'est pas, comme on l'a cru longtemps, la voie principale par laquelle s'élimine le fer de l'organisme. D'ailleurs, au moins chez le chien, la quantité de fer éliminée est fort variable d'un jour à l'autre.

Élimination par l'intestin. — C'est la muqueuse intestinale qui est la voie principale d'élimination du fer. En faisant la moyenne des dosages de fer exécutés dans les fèces de l'homme par divers auteurs, on arrive à cette conclusion, que la quantité de fer éliminé par le tube digestif en vingt-quatre heures est d'environ 20 à 30 milligrammes.

Les aliments renfermant du fer et ce fer n'étant probablement pas absorbé intégralement, il est bien évident que tout le fer que l'on retrouve dans les fèces n'est pas du fer excrémentitiel; toutefois, on peut admettre que la majeure partie de ce fer est bien excrémentitielle.

En définitive, si l'on fait la somme de la quantité très petite de fer éliminée par le rein, de la quantité plus considérable éliminée par la bile, et enfin de la quantité relativement considérable éliminée par le tube digestif, on arrive à trouver que l'organisme élimine journellement 30 milligrammes de fer environ.

FORMES ABSORBABLES ET FORMES INABSORBABLES DES COMPOSÉS FERRUGINEUX

L'organisme ne renfermant que 3 gr. à 3 gr. 50 de fer et l'intestin éliminant journellement environ 30 milligrammes de ce métal, il est de toute nécessité qu'une certaine quantité de fer vienne journellement du dehors pour remplacer celui qui a été éliminé.

Or l'homme n'a à sa disposition que deux sources de fer :

1° Le fer renfermé dans les aliments;

2° Le fer médicamenteux.

L'homme sain ne faisant pas usage de fer médicamenteux, il est bien évident qu'il ne peut puiser le fer dont il a besoin que dans les aliments qu'il ingère. Le fer alimentaire est donc nécessairement un fer absorbable, ou mieux, il y a nécessairement, dans les aliments, du fer sous une forme absorbable. Nous connaissons mal, en effet, les états peut-être nombreux sous lesquels le fer existe dans les aliments, et il serait peut-être inexact de dire que tout le fer renfermé dans les aliments y est renfermé sous une forme absorbable. Il est vraisemblable que c'est la substance ferrugineuse rencontrée par Bunge dans le jaune d'œuf, et nommée par lui *hématogène*, qui représente la forme ferrugineuse la plus absorbable et la plus assimilable.

Absorption du fer médicamenteux. — La question de l'absorption du fer médicamenteux a été et est encore discutée. L'opinion classique est la suivante :

1° Les composés salins (fer minéral) ne sont pas absorbables;

2° Certains composés organiques, à fer dissimulé, sont seuls absorbables.

L'opinion que les composés salins ne sont pas absorbés repose sur un certain nombre d'expériences et notamment sur celles de Hamburger, que voici :

Dans une première période d'expériences, un chien reçoit une ration fixe, analysée au point de vue du fer. On dose le fer dans les excréta.

Dans une seconde période, on ajoute à la ration du sulfate ferreux. On analyse de même les excréta. On constate une *légère* augmentation de la quantité éliminée par les urines, le reste est retrouvé presque intégralement dans les fèces et la bile. Donc l'absorption, si tant est qu'elle existe, est insignifiante.

L'opinion que certains composés particuliers où le fer est dissimulé sont absorbables, repose sur des expériences du même genre dans lesquelles le sulfate ferreux était remplacé par ses composés particuliers (nucléo-albumines ferrugineuses, ferrine de Dastre et de Floresco, etc.).

En vérité, à cette théorie classique, on peut opposer plusieurs objections, dont les principales sont les suivantes :

1° Les expériences sur lesquelles elle repose comportent des dosages méticuleux, portant sur des quantités très faibles de fer. Or, le dosage de petites quantités de fer dans des matières organiques est une opération fort délicate permettant difficilement d'arriver à des chiffres d'une rigueur absolue;

2º Il est possible que chez l'individu malade, en déficit plus ou moins considérable de fer, les choses ne se passent pas exactement comme elles se passent chez le chien en expérience.

Toutefois, ces objections de principe étant faites, il semble bien qu'on doive considérer comme très faible l'absorption des préparations ferrugineusés minérales par la muqueuse intestinale, et il est même vraisemblable que l'absorption de la plupart des préparations ferrugineuses artificielles dites organiques ne doit pas être beaucoup plus active.

ROLE THÉRAPEUTIQUE DU FER

Si l'on s'en rapporte aux données fournies par la physiologie, il semble que l'on soit en droit de douter de l'efficacité de la plupart des médicaments ferrugineux inscrits dans la pharmacopée, puisque ces médicaments sont : ou des composés minéraux, ou des composés organiques fort éloignés certainement de la forme ferrugineuse naturelle, telle qu'on la rencontre dans certains aliments.

Et l'on se trouve dès lors en présence d'une sorte de paradoxe thérapeutique, puisque d'une part les physiologistes nient l'absorption de la plupart des médicaments journellement usités en thérapeutique et que, d'autre part, les médecins affirment l'efficacité réelle du fer dans certains états pathologiques, quelle que soit la préparation employée.

Théorie de Bunge sur le mécanisme de l'action des médicaments ferrugineux. — Bunge a essayé de concilier l'opinion des physiologistes et celle des médecins.

D'après Bunge, dans les affections que l'on traite habituellement par les ferrugineux, l'organisme est en déficit de fer parce qu'il est devenu incapable d'utiliser le fer alimentaire. Chez les anémiques et chez les chlorotiques, il y aurait, primitivement ou secondairement, des troubles digestifs caractérisés par la formation eu quantité anormale d'hydrogène sulfuré ou de sulfures alcalins; ces composés immobiliseraient le fer alimentaire sous forme de sulfure insoluble et, dès lors, inabsorbable. Mais si, à de pareils malades on administre du fer médicamenteux, ce fer, plus attaquable que le fer alimentaire, sera transformé le premier en sulfure de fer; il débarrassera donc le tube digestif des éléments qui avaient pour effet d'immobiliser le fer, alimentaire et ce dernier pourra être absorbé.

En un mot, lorsqu'on administre du fer médicamenteux à un anémique ou à un chlorotique, ce n'est pas ce fer médicamenteux qui est utilisé par l'organisme; ce fer médicamenteux se comporte comme un simple agent de salubrité; son action se borne à débarrasser l'intestin des nuisances qui s'opposeraient à la libre circulation et à l'absorption du fer alimentaire, le seul élément ferrugineux vraiment noble et utilisable par l'organisme.

PHARMACOLOGIE DU FER

Les préparations à base de fer utilisées en thérapeutique sont extrêmement nombreuses. Nous ne citerons ici que les plus employées.

On peut les répartir en deux groupes :

A. Préparations minérales proprement dites;

B. Préparations organiques.

A. — *Préparations minérales.*

FER MÉTALLIQUE

La forme de fer métallique la plus employée est celle qui est connue sous le nom de *fer réduit par l'hydrogène.* Cette préparation est constituée par du fer pur, extrêmement divisé, obtenu en réduisant, dans des conditions convenables, du sesquioxyde de fer pur par de l'hydrogène pur :

$$Fe^2O^3 + 6H = 2Fe + 3H^2O.$$

Caractères. — Le fer réduit doit être en poudre *grise* et non en poudre *noire.* Il se dissout facilement dans les acides avec dégagement d'hydrogène pur.

Posologie. Modes d'administration. — Le fer réduit s'administre à la dose de 0 gr. 05 à 0 gr. 50 par jour, soit en cachets, soit en pilules, seul un associé à d'autres poudres médicamenteuses. On peut encore plus simplement prescrire le fer réduit, en paquets, qu'on fait prendre entre deux *tranches de soupe.*

CHLORURES DE FER

Il existe deux chlorures de fer.

1° Un protochlorure $FeCl^2 + 4H^2O$;

2° Un sesquichlorure ou perchlorure Fe^2Cl^6.

PROTOCHLORURE : $FeCl^2 + 4H^2O$

Caractères. — C'est un magnifique corps d'un vert clair, cristallisé, déliquescent, très oxydable.

Posologie. Modes d'administration. — On l'utilise, soit sous forme de sirop, soit sous forme de pilules ou de dragées (*dragées de Rabuteau*).

Une cuillerée à bouche de sirop de protochlorure de fer du Codex renferme 0 gr. 10 de sel. Les pilules de protochlorure de fer du Codex sont également titrées à 0 gr. 10 de sel par pilule.

Dose : 0 gr. 10 à 0 gr. 50 par jour.

PERCHLORURE DE FER : Fe^2Cl^6

Caractères. — Le produit utilisé en thérapeutique sous le nom de perchlorure de fer est une solution de perchlorure de fer anhydre dans l'eau. C'est un liquide rouge brun, colorant la peau en jaune, doué d'une saveur styptique extrêmement désagréable.

Propriétés. Usages. — Le perchlorure de fer coagule l'albumine et le sang. C'est cette propriété qui l'a fait utiliser comme hémostatique. Mais c'est un fort mauvais hémostatique, car, d'une part, il est fort caustique et, d'autre part, il a une action brutale. Appliqué sur des vaisseaux largement ouverts, il peut provoquer des embolies mortelles.

C'est un produit à rejeter de la thérapeutique.

PROTOIODURE DE FER : FeI^2

L'iodure de fer s'obtient en faisant réagir l'iode sur de la limaille de fer en présence de l'eau. En évaporant la liqueur verte provenant de l'action de ce mélange on obtient des cristaux d'iodure ferreux. Mais ces cristaux se conservent mal. Aussi, le plus souvent, c'est la solution précédente qu'on utilise.

Posologie. Modes d'emploi. — L'iodure de fer s'emploie sous forme de sirop et sous forme de pilules, dites de *Blancard*, à la dose de 0 gr. 10 à 0 gr. 50 par jour.

Le sirop d'iodure de fer du Codex renferme 0 gr. 10 d'iodure ferreux par cuillerée à soupe. Ce sirop a une saveur particulière, légèrement astringente, mais non désagréable, et la plupart des malades, les enfants eux-mêmes l'acceptent volontiers.

Les pilules d'iodure ferreux du Codex renferment chacune 0 gr. 05 d'iodure ferreux.

OXYDES DE FER

Il existe un très grand nombre d'oxydes de fer. Les seuls usités en thérapeutique sont les suivants :

COLCOTHAR

Le Colcothar est un sesquioxyde de fer anhydre de formule Fe^2O^3, amorphe, d'un rouge foncé, insoluble dans l'eau. Il entre dans la préparation de l'emplâtre ferrugineux désigné sous le nom d'*onguent de Canet* et anciennement utilisé comme astringent résolutif.

PEROXYDE DE FER SOLUBLE. Syn.: HYDRATE COLLOÏDAL, FER DIALYSÉ

Quand on met sur un dialyseur la solution de perchlorure de fer dont nous avons parlé antérieurement, cette solution, relativement peu colorée, prend une couleur foncée. La liqueur, qui avait primitivement une saveur styptique fort désagréable, perd à peu près complètement cette saveur. Si on soumet cette liqueur à l'analyse, on constate qu'elle n'est plus constituée par du perchlorure de fer, mais par une solution d'hydrate de peroxyde de fer $F^2O^3, 3H^2O$. C'est, plus exactement, une pseudo-solution comparable à certaines solutions gommeuses.

Cette pseudo-solution est précipitable par les acides, par le chlorure de sodium, en un corps colloïdal qui se divise facilement dans l'eau pour redonner une pseudo-solution.

C'est cette pseudo-solution qui a été employée sous le nom de fer *dialysé* (fer Bravais). On l'administre à la dose de V à X gouttes au moment des repas.

SAFRAN DE MARS APÉRITIF. Syn.: SOUS-CARBONATE DE FER

Le safran de Mars apéritif, improprement désigné quelquefois sous le nom de sous-carbonate de fer, est encore un hydrate de sesquioxyde de fer. Il a pour formule $Fe^2O^3, \frac{3}{2} H^2O$.

Caractères. — C'est une poudre rouge jaunâtre, rappelant un peu la kermès. Elle possède une saveur légèrement styptique, est insoluble dans l'eau, mais très soluble dans les acides.

Posologie. Modes d'administration. — S'emploie à la dose de 0 gr. 10 à 0 gr. 50, soit en cachets, soit en pilules.

<table>
<tr><td>

Cachets :

S.-carbonate de fer..
Poudre de rhubarbe. } $\overline{aa}$ 0 gr. 20
—   de colombo..

Pour un cachet; 1 à 2 avant le repas.

</td><td>

Pilules :

S.-carbonate de fer..
Extrait de gentiané.. } $\overline{aa}$ 0 gr. 10

Pour une pilule; 2 à 4 avant le repas.

</td></tr>
</table>

Le safran de Mars apéritif *calciné* était autrefois employé sous le nom de safran de Mars astringent.

SESQUIOXYDE DE FER HYDRATÉ.
Syn. : PEROXYDE OU SEXQUIOXYDE DE FER GÉLATINEUX

Ce corps s'obtient en versant.dans 1 p. d'ammoniaque étendue de 5 p. d'eau, 2 p. 1/2 de perchlorure de fer officinal étendu de 5 p. d'eau. La réaction est la suivante :

$$Fe^2Cl^6 + 6AzH^3 + 5H^2O = Fe^2O^3,2H^2O + 6AzH^4Cl.$$

Le précipité gélatineux, brun rougeâtre, ainsi obtenu est lavé par décantation jusqu'à ce que l'eau de lavage ne précipite plus par le nitrate d'argent acidulé par l'acide nitrique.

Usages. — Le peroxydede fer *gélatineux* est insoluble dans l'eau, mais très soluble dans les acides. C'est l'un des contre-poisons classiques employés dans l'intoxication par l'acide arsé-nieux et les arsénites, avec lesquels il donne un arsénite de fer insoluble. Toutefois il n'est véritablement efficace qu'à la condition d'être gélatineux, c'est-à-dire de n'avoir pas subi les modifications moléculaires qui aboutissent à sa déshydratation partielle. Aussi convient-il qu'il soit récemment préparé ou, tout au moins, qu'il ait été conservé sous l'eau et à une température aussi basse que possible.

CARBONATE FERREUX : CO^3Fe.

Le carbonate ferreux s'obtient en faisant réagir un carbonate alcalin sur une solution de sulfate ferreux. C'est un corps très instable ; aussi est-on conduit à l'engager immédiatement dans les préparations dont il est la base. Il constitue le principe actif des pilules de *Blaud* et de *Vallet*, dont on prescrit 6 à 8 par jour.

SULFATE DE FER : $SO^4Fe + 7H^2O$

Le sulfate de fer, sulfate ferreux ou vitriol vert, se présente sous la forme de cristaux prismatiques de couleur verte, de saveur styptique. Abandonnés au contact de l'air, ces cristaux s'effleurissent et s'oxydent partiellement et deviennent opaques et ocracés.

Le sulfate de fer n'est guère utilisé que comme désinfectant.

B. — *Préparations organiques.*

OXALATE DE FER

Caractères. — Le protoxalate de fer ou oxalate ferreux est une poudre jaune, d'une saveur métallique peu marquée, insoluble dans l'eau.

Posologie. Modes d'emploi. — Ce composé a été beaucoup vanté à une certaine époque. Il aurait, sur la plupart des autres composés ferreux, l'avantage de produire moins facilement la constipation. On l'administre à la dose de 0 gr. 10 à 0 gr. 20 par jour :

Cachets :

Protoxalate de fer....)
Poudre de rhubarbe.. } ãã 0 gr. 10
—   de colombo...)
Pour 1 cachet; 1 à chaque repas.

Pilules :

Protoxalate de fer.....   0 gr. 10
Extrait de gentiane...   0 gr. 05
Pour 1 pilule; 1 à 2 par jour.

CITRATE DE FER AMMONIACAL

Il se présente sous la forme d'écailles d'un brun rouge, solubles dans l'eau en toutes proportions, insolubles dans l'alcool. Peu usité. Ce médicament s'administre à la dose de 0 gr. 50 à 1 gr. par jour en pilules, solutions, sirop ou vin.

TARTRATE FERRICO-POTASSIQUE

Ce médicament ressemble beaucoup au précédent, il se présente sous la forme de lamelles translucides, brillantes, rouge hyacinthe très foncé; saveur faiblement styptique; très solubles dans l'eau, peu solubles dans l'alcool, surtout dans l'alcool fort.

Le tartrate ferrico-potassique a été fort employé sous forme de *teinture de Mars tartarisée*. Aujourd'hui le tartrate ferrico-potassique s'emploie surtout sous forme de pilules ou sous forme de vins composés :

Pilules :

Tartrate ferrico-po-
tassique.......... 0 gr. 05
Extrait de quinquina.)
Extrait de gentiane..) ãã 0 gr. 10
Poudre de réglisse... Q. S.

Pour une pilule n° 50. Ces pilules ont l'inconvénient de durcir très rapidement.

Vin :

Tartrate ferrico-potas-)
sique ....) ãã 10 gr.
Extrait de quinquina.)
Eau distillée........ 10 —
Glycérine............ 20 —

Vin de Madère, q. s. pour 1 litre (Patein). Un verre à liqueur à chaque repas.

LACTATE DE FER

Le lactate de fer se présente sous la forme d'aiguilles jaune verdâtre, solubles dans 50 p. d'eau.

On l'administre, soit sous forme de sirop, soit sous forme de poudre composée à la dose de 0 gr. 10 à 0 gr. 60 et même 1 gr. par jour.

Incompatibilités. — Les sels de fer sont incompatibles avec beaucoup d'autres médicaments. Parmi les incompatibilités les plus graves, nous signalerons surtout le tanin (formation de tannate de fer noir d'encre). Pour la même raison on doit éviter de faire entrer des sels de fer dans les préparations très chargées en tanin : vin de Bordeaux, vin de quinquina, poudres composées contenant de la poudre de quinquina, de cannelle, etc. On peut cependant faire entrer du citrate ou du tartrate de fer dans une formule de vin ou d'élixir à base de quinquina, de kola ou de coca, en ayant soin d'ajouter une certaine quantité de glycérine qui maintient le tannate de fer en dissolution.

De même, on évitera l'association des sels de fer à l'acide phosphorique, aux arsénites et aux arséniates (précipités insolubles), à l'antipyrine, aux salicylates (mélanges colorés).

Remarque sur l'emploi des préparations ferrugineuses. — Certaines préparations ferrugineuses, et notamment les sirops, colorent à la longue les dents en noir ; il est donc utile de recommander aux malades de se rincer la bouche après ingestion de ces préparations.

EAUX MINÉRALES FERRUGINEUSES

Le fer existe à l'état de traces dans presque toutes les eaux minérales, mais, dans quelques-unes, la proportion de fer est assez élevée pour qu'on puisse admettre l'intervention prédominante de ce métal dans leur action thérapeutique. C'est à ces dernières seulement qu'on donne le nom d'eaux minérales ferrugineuses.

Principales eaux minérales ferrugineuses.

NOMS DES STATIONS	NOMS. DES SOURCES	SITUATION	TEMPÉRATURE	CARBONATE OU SULFATE DE FER P. 1 000	OBSERVATIONS
A					
rges-les-Eaux...	Royale.	Seine-Inférieure.	Froide.	0^{gr},008 à 0^{gr},010	Il existe dans le département de la Seine-Inférieure un grand nombre d'eaux minérales ferrugineuses.
ıxeuil...........	Grand - Bain (Réservoirs).	Haute-Saône.	52°	0. ,0028	Les sources de Luxeuil sont au nombre de 15. Gaz radio-actifs.
ıssang	Salmade.	Vosges.	Froide.	0 ,0086	
ı Bauche........	»	Savoie.	—	0 ,057	0 gr. 0012 d'arséniate de fer. Radio-actives.
ımalou..........	Capus.	Hérault.	35°	0 ,0567	Il existe à Lamalou 3 groupes de sources : Lamalou-le-Bas, Lamalou-le-Centre, Lamalou-le-Haut.
rezza...........	Rapagio.	Corse.	Froide.	0 ,128	Orezza est un nom générique appliqué à un groupe compact situé au Sud du Golo.
»a	»	Belgique.	—	0^{gr},07 à 0^{gr},08	
int-Moritz.......	»	Suisse..	—	0 ,03	

A. — *Eaux ferrugineuses carbonatées.*

B. — *Eaux ferrugineuses sulfatées.*

Ces eaux sont surtout abondantes dans le bassin de Paris. Les plus connues sont celles de Passy-Auteuil, connues depuis fort longtemps. L'une des sources d'Auteuil renferme 0 gr. 40 de sulfate de fer.

Composition. — La composition générale des sources de cette catégorie est très variable. Les unes (eaux bicarbonatées ferreuses) ont pour origine l'action exercée par les précipitations atmosphériques sur les oxydes, hydrates et carbonates de fer : ce sont les plus répandues. Dans d'autres, le fer provient de la décomposition des pyrites (sulfure de fer) et elles contiennent dès lors du sulfate de fer.

Enfin, il faudrait encore distinguer les eaux ferrugineuses *crénatées*, ainsi nommées de l'acide *crénique* découvert par Berzélius dans les eaux de Porla en Suède. Toutefois, ces eaux crénatées n'étant pas encore parfaitement définies, nous les ferons rentrer dans la classe des eaux ferrugineuses carbonatées.

II

MANGANÈSE : Mn

Le manganèse est un métal blanc dont la densité est voisine de celle du fer. Par l'ensemble de ses propriétés chimiques il se rapproche aussi de ce métal.

En se basant sur ces affinités on a admis que le manganèse doit avoir des propriétés physiologiques et thérapeutiques analogues à celles du fer. Plusieurs auteurs ont même signalé la présence du manganèse dans l'organisme (?).

Un seul composé manganique est actuellement utilisé en thérapeutique, c'est le permanganate de potasse.

PERMANGANATE DE POTASSE : MnO^4K

Caractères. — Le permanganate de potasse se présente sous la forme d'aiguilles prismatiques, de couleur rouge foncé, présentant des reflets métalliques. A la température ordinaire, le permanganate de potasse se dissout dans 15 p. d'eau en donnant une solution d'un rouge violacé intense. Cette solution doit être conservée dans des flacons bouchés à l'émeri.

Usages. — Le permanganate de potasse est un oxydant énergique et c'est sur cette propriété que reposent la plupart des applications qui en ont été faites, soit en thérapeutique, soit en hygiène.

C'est en effet un excellent antiseptique; toutefois, son action n'est pas de longue durée, car sa décomposition est rapide au contact des matières organiques. Les solutions de permanganate de potasse sont assez caustiques et doivent être employées avec modération. Le titre des solutions doit d'ailleurs varier suivant les cas. *Dans la blennorrhagie*, le permanganate s'emploie soit en *injections*, soit en *lavages*.

Pour les *injections* on utilise habituellement la solution au 1/1000ᵉ. Cette solution doit être préparée avec de l'eau distillée. Il est bon de la faire tiédir avant de l'employer.

Pour les *lavages* on utilise la solution à 1 p. 2000 ou 1 p. 4000.

Pour les *injections vaginales* : solutions à 1 p. 1000 ou 1 p. 2000.

Pour le *lavage des plaies* : solutions à 1 p. 1000 ou 1 p. 500.

A défaut de sérum anti-venimeux on peut utiliser le permanganate contre les morsures venimeuses. On utilise dans ce cas la solution à 1 p. 100.

Le permanganate sert en chirurgie pour la désinfection· des mains et pour le blanchiment des éponges.

Remarque. — Le permanganate de potasse tache fortement le linge et le détruit même facilement. Il n'y a aucun moyen pour enlever ces taches lorsqu'elles sont anciennes. Lorsqu'elles sont fraîches on peut les enlever au moyen du bi-sulfite de soude· légèrement acidulé par de l'acide chlorhydrique, ou un peu de vinaigre.

III

ALUMINIUM : Al

Un seul composé d'aluminium est utilisé en thérapeutique, c'est l'alun calciné.

ALUN CALCINÉ. Syn. : SULFATE DOUBLE D'ALUMINE ET DE POTASSE : $SO^4K^2.3(SO^4)H^2$

Caractères. — L'alun calciné se présente sous la forme d'un produit blanc, spongieux, difficilement soluble dans l'eau ; il a une saveur astringente extrêmement marquée.

Usages. — L'alun coagule l'albumine. Il exerce peu d'action sur la peau intacte, mais appliqué sur les muqueuses il produit une sorte de constriction avec sensation de dessiccation. Appliqué au niveau d'une plaie, l'alun produit aussi une action astringente. C'est à la fois son affinité pour l'albumine et sa lente affinité pour l'eau qui font de l'alun un corps astringent.

Il est uniquement employé à ce titre, quoique assez rarement aujourd'hui, dans le traitement de la blennorrhagie ou de la leucorrhée (solutions à 10 p. 1 000 ou 10 p. 1 500).

On a préconisé dans ces dernières années toute une série de dérivés de l'alumine ; aucun de ces dérivés ne présente le moindre intérêt.

IV

CHROME : Cr

Parmi les composés du chrome, un seul, l'acide chromique, est utilisé en thérapeutique.

ACIDE CHROMIQUE : CrO^3

Caractères. — L'acide chromique se présente sous l'aspect d'aiguilles rouge vif. Il est très soluble dans l'eau et même déliquescent.

L'acide chromique est un oxydant énergique et, mélangé sans précautions avec de l'alcool ou de la glycérine, il peut déterminer de véritables explosions.

Usages. — L'acide chromique est un caustique des plus énergiques et il est d'ailleurs uniquement utilisé comme agent de cautérisation.

On l'utilise dans ce but dans les affections de la bouche ; c'est un topique excellent pour toutes les ulcérations non spécifiques de la muqueuse buccale : gingivites, périostite alvéolo-dentaire, etc.

On s'en sert aussi pour détruire les verrues et le chancre phagédénique.

Pour toutes ces applications on peut faire usage de la solution officinale à 50 p. 100. Cette solution doit être portée sur la partie malade à l'aide d'une baguette de verre ou à l'aide d'un petit tampon d'ouate fixé à l'extrémité d'une baguette de bois. La solution à 1 p. 100 peut être employée pour combattre l'hyperhydrose plantaire.

Cette même solution peut également servir contre les morsures venimeuses.

L'acide chromique pris à l'intérieur entraîne rapidement la mort.

CHAPITRE V

PLOMB ET SES COMPOSÉS

LE PLOMB AU POINT DE VUE THÉRAPEUTIQUE

Les composés du plomb ne présentent à l'heure actuelle aucune espèce d'intérêt au point de vue thérapeutique, et c'est seulement pour mémoire que nous mentionnerons ici quelques-unes des préparations plombiques encore inscrites au Codex et quelquefois encore utilisées en vertu de leurs propriétés astringentes ou résolutives (?).

IODURE DE PLOMB

Caractères. — L'iodure de plomb se présente sous la forme de poudre ou de trochisques d'un beau jaune. Il est peu soluble dans l'eau froide (1 p. 1 250); il se dissout dans les alcalis caustiques et dans l'iodure de potassium.

On l'emploie comme résolutif sous forme de pommade au 1/10°.

Acétates de plomb.

ACÉTATE NEUTRE. Syn. : SEL DE SATURNE : $(C^2H^3O^2)Pb$

Caractères. — L'acétate neutre de plomb se présente sous la forme de beaux prismes incolores, de saveur légèrement sucrée puis astringente, solubles dans 2 p. d'eau.

Usages. — On l'emploie uniquement comme topique astringent.

Collyre :	*Solution :*
Acétate neutre de plomb.......... 0 gr. 50	Acétate neutre de plomb.......... 0 gr. 50
Eau *distillée* ...... 100 grammes.	Eau *distillée* ...... 150 grammes.
Dans les conjonctivites.	En injections uréthrales.

SOUS-ACÉTATE DE PLOMB LIQUIDE
Syn. : EXTRAIT DE SATURNE

Caractères. — C'est un liquide très dense, incolore, doué d'une saveur astringente très désagréable.

Usages. — Il est utilisé comme topique résolutif dans les contusions. On l'emploie principalement sous forme d'eau blanche ou d'eau de Goulard.

Eau blanche :		*Eau de Goulard ou végéto-minérale :*	
Extrait de Saturne.	20 grammes.	Extrait de Saturne.	20 grammes.
Eau commune....	980 —	Alcoolat vulnéraire.	80 —
		Eau commune....	100 —

LE PLOMB AU POINT DE VUE DE L'HYGIÈNE

Le plomb est, après le fer, le métal le plus répandu. Sa malléabilité, son inaltérabilité relative, son prix relativement peu élevé, en rendent en effet les applications extrêmement nombreuses. Malheureusement, le plomb et ses composés ne sont pas des produits inoffensifs. Non seulement, en effet, les sels de plomb solubles ingérés en quantité suffisante peuvent déterminer des accidents d'intoxication aiguë, mais les composés de plomb, même insolubles dans l'eau, le plomb métallique lui-même, peuvent, au bout d'un temps variable, déterminer chez les individus qui les manipulent ou même chez les personnes qui ingèrent fréquemment et accidentellement ces mêmes composés, des accidents plus ou moins redoutables, qu'on décrit habituellement sous le nom d'accidents du saturnisme.

A. — *Intoxication aiguë.*

Les sels de plomb ayant une saveur extrêmement désagréable ne sont pour ainsi dire jamais administrés dans un but criminel et, lorsqu'on se trouve en présence d'une intoxication aiguë ou subaiguë par le plomb, il s'agit presque toujours d'une tentative de suicide ou d'un accident. Dans un cas rapporté par Taylor, 500 personnes environ furent empoisonnées par des pains fabriqués avec de la farine à laquelle on avait mêlé, involontairement, de l'acétate de plomb (30 litres pour 80 sacs). Des accidents très graves furent constatés, mais il n'y eut pas de décès. Bergeron et

Lhote ont cité un cas d'empoisonnement chez 26 personnes, occasionné par l'ingestion de beurre conservé dans une saumure qui renfermait de 2 gr. 50 à 7 gr. 50 d'acétate de plomb par litre. Deux personnes succombèrent.

Dans un cas cité par Planchon, deux cuillerées d'eau blanche ont causé la mort d'un jeune enfant.

Symptômes. — L'individu qui vient d'absorber un sel soluble de plomb perçoit une saveur d'abord douceâtre, sucrée, puis astringente et fort pénible. Bientôt il éprouve des douleurs d'estomac et presque en même temps il est pris de vomissements. Peu après surviennent de violentes douleurs intestinales, d'abord rémittentes, puis continues, avec rétraction des parois abdominales. Une forte pression exercée sur le ventre calme un peu ces douleurs. La constipation est opiniâtre. On observe habituellement de la dysurie et l'urine est albumineuse.

Dans les cas graves, on voit au bout de quelques heures survenir une agitation et une anxiété extrêmes, la peau se refroidit, les lèvres deviennent livides, l'haleine est fétide. A ces phénomènes succèdent bientôt des accidents d'origine nerveuse : céphalalgie, douleurs dans tous les membres, délire, convulsions, coma. La mort survient au bout d'un temps variable, 2 à 5 heures en général.

Traitement. — On administrera le plus rapidement possible, soit du sulfate de soude, soit du sulfate de magnésie. Ces sels transforment immédiatement le composé soluble en sulfate de plomb à peu près insoluble. Il serait encore préférable d'administrer un éméto-cathartique.

Les sels de plomb donnant aussi avec l'albumine des précipités insolubles, on pourrait, si l'on n'avait sous la main ni sulfate de soude, ni sulfate de magnésie, administrer de l'eau albumineuse ou du lait.

B. — *Intoxication chronique.*

Étiologie. — Les conditions ou les circonstances dans lesquelles on peut observer l'intoxication saturnine chronique sont extrêmement nombreuses. On peut les diviser en deux catégories :

a) Causes d'origine alimentaire;

b) Causes d'origine professionnelle.

a) **Causes d'origine alimentaire.** — Un grand nombre de causes accidentelles peuvent engendrer une intoxication chronique ou subaiguë d'origine alimentaire. Les principales sont les suivantes, que nous essayons de grouper sous forme de tableau :

Présence de plomb dans :	Origine du plomb.
Farine et pain............	Bouchage des trous de meules avec de la céruse.
Eaux potables...........	Tuyaux de canalisation.
Eau de Seltz............	Armature des siphons formée d'alliages plombifères.
Vin, vinaigre...........	Séjour dans des bouteilles où sont restés quelques-uns des grains de plomb employés pour le rinçage, ou dans des poteries vernissées.
Fruits, fromage, chocolat.	Papier dit d'étain servant à l'enveloppement et contenant parfois jusqu'à 90 p. 100 de plomb.
Boîtes de conserves......	Soudure plombifère.

La présence de plomb dans les eaux potables présente un intérêt particulier.

La rapidité et l'intensité de l'attaque du plomb par l'eau dépendent de la nature de cette eau.

Lorsqu'on introduit dans un flacon rempli d'eau distillée des lames de plomb bien propres, on voit se former au bout de peu de temps un trouble blanchâtre d'hydrate d'oxyde de plomb. Ce précipité entre partiellement en dissolution.

Si l'eau distillée renferme en même temps de l'acide carbonique en dissolution, l'attaque est plus rapide encore et, outre l'hydrate d'oxyde de plomb, il se produit du carbonate basique de plomb.

L'eau de pluie contenant précisément de l'air dissous et une quantité variable, quoique toujours faible, d'acide carbonique, attaque le plomb avec facilité : d'où le danger de recueillir dans des cuves doublées de plomb les eaux de pluie destinées à être utilisées comme eau de boisson.

Quant aux eaux potables proprement dites, elles attaquent le plomb avec une rapidité variable, suivant leur composition, et ce ne sont pas les eaux les plus pures qui sont les moins dangereuses à ce point de vue. Les eaux calcaires attaquent bien le plomb, mais le composé plombique formé (carbonate ou même sulfate) est peu soluble; peu à peu il se dépose à la surface de la canalisation, formant comme une sorte de manchon protecteur.

Désormais l'attaque sera de plus en plus lente. L'eau pourra néanmoins renfermer un peu de plomb, soit qu'après un long séjour dans la canalisation elle ait dissous un peu de carbonate de plomb, soit qu'un coup de bélier ait détaché des plaques du manchon plombique.

Pour cette dernière raison, il est bon, après une longue absence, d'évacuer largement l'eau qui a séjourné dans la canalisation des appartements avant de puiser, au robinet, de l'eau destinée à la boisson.

En résumé, le danger des canalisations en plomb varie suivant la nature des eaux et il convient, ou de s'abstenir de faire usage de cette canalisation, ou de vérifier dans chaque cas particulier la manière dont l'eau à conduire se comporte à l'égard du plomb.

b. **Causes d'origine professionnelle.** — Tous les ouvriers occupés à la fabrication du plomb ou au maniement de ses composés sont, à des degrés divers, exposés aux accidents du saturnisme. Napias, dans son traité d'hygiène industrielle, a relevé 88 professions susceptibles d'entraîner des accidents de saturnisme. La liste donnée par Napias est probablement incomplète; mais, d'un autre côté, il faut bien reconnaître que certaines des professions citées ne fournissent au saturnisme qu'un contingent absolument insignifiant.

Parmi les ouvriers les plus frappés il faut d'abord citer les ouvriers employés à la fabrication de la céruse, particulièrement ceux qui sont employés à la fabrication de la céruse par la méthode dite *hollandaise.*

La fabrication du minium (Pb^3O^4) par chauffage du plomb au contact de l'air, sur la sole d'un four à réverbère, à une température de 450° à 500°, est également dangereuse.

Bien que le métier de cérusier soit le plus dangereux, ce sont les peintres en bâtiment qui fournissent le plus fort contingent d'intoxication saturnine; cela tient au nombre considérable des ouvriers peintres par rapport à celui très restreint des ouvriers cérusiers.

« On peut, dit le Pᵣ A. Gautier dans un relevé datant de 1884, compter 2 malades sur 120 ouvriers peintres et 2 malades sur 1 ouvrier cérusier. Mais il y a à Paris plus de 14 000 peintres ou broyeurs, tandis qu'il n'y a guère que 120 cérusiers dans le département de la Seine. »

Voici d'ailleurs un tableau dressé par le Pr A. Gautier, indiquant les professions les plus dangereuses, avec, en regard, les chances d'intoxication que comporte l'exercice de chacune d'elles.

Profession.	Intoxication sur 1 000 ouvriers.
Fabrication du massicot et du minium	1 000
Travail de la céruse à sec	1 000
Fabrication de la poterie d'étain	1 000
Dessoudage des boîtes de fer-blanc	280
Broyage des couleurs	104
Polissage des caractères d'imprimerie	18,5
Polissage des glaces et des camées	18,5
Émaillage	18,5
Fabrication des cartouches	18,5
Peinture en bâtiments	18
Typographie	1,4
Étamage	1,4

Symptômes. — L'étude détaillée de la symptomatologie de l'intoxication saturnine chronique est du domaine de la pathologie interne et nous nous bornerons à en donner ici une sorte de schéma.

Le premier phénomène perçu par le malade est une saveur métallique extrêmement désagréable et persistante.

Les gencives sont tuméfiées, bleuâtres; le rebord alvéolaire prend une teinte ardoisée connue sous le nom de liséré de Burton. L'haleine est fétide; il y a de l'anorexie et de la salivation. Le malade est pâle, amaigri, constipé; sa peau prend une teinte jaune, terreuse, et devient sèche : c'est la cachexie saturnine.

Ce sont là les symptômes en quelque sorte permanents du saturnisme, témoignant des troubles apportés par le plomb dans les phénomènes intimes de la nutrition. Mais, à côté de ces troubles morbides permanents, généraux, organiques, mais sans rapport absolument étroit avec eux, viennent prendre place d'autres symptômes, des symptômes aigus, qu'on a appelés épisodiques, pouvant survenir prématurément ou tardivement et se manifester avec une gravité variable suivant les individus et suivant aussi, vraisemblablement, des circonstances qu'il n'est pas toujours facile de préciser.

Les plus importants de ces symptômes épisodiques sont : les coliques dites de plomb; les névralgies spéciales, difficilement localisables, auxquelles on donne le nom d'arthralgies saturnines;

des troubles moteurs (tremblements musculaires et paralysies);
enfin des troubles nerveux (troubles sensitifs, troubles sensoriels,
encéphalopathie saturnine).

Le malade, dans les formes graves, meurt dans un état d'amaigrissement extrême : il succombe souvent à la suite de troubles
cardio-vasculaires ordinairement liés à la néphrite saturnine.

Prophylaxie. — Il convient tout d'abord de dire que, si l'intoxication chronique par le plomb est une affection extrêmement
grave et dont les victimes ne se comptent plus, elle n'apparaît
cependant pas comme une affection à laquelle sont fatalement
voués tous les individus qui *travaillent dans le plomb*.

Il y a certainement pour cette maladie, comme pour beaucoup
d'autres, des dispositions individuelles qui font que tel ouvrier est
plus rapidement et plus gravement atteint que tel autre travaillant
dans des conditions analogues.

Aussi bien, depuis que le saturnisme est mieux étudié et que
l'on connaît mieux les divers mécanismes grâce auxquels les
composés plombiques peuvent pénétrer dans l'organisme, on a,
dans beaucoup d'usines, perfectionné le matériel de fabrication au
point de rendre fort rares les cas d'intoxication grave parmi le
personnel employé.

D'autre part, il est bien démontré qu'une hygiène convenable,
consistant d'abord dans des soins de propreté rigoureux (nettoyage quotidien de la bouche et des dents, lavage des mains et
nettoyage des ongles, changement de vêtements au sortir de
l'usine, grands bains sulfureux fréquents, distributions de lait),
peut réduire singulièrement le nombre et la gravité des cas d'intoxication. Malheureusement, beaucoup d'ouvriers se soumettent
imparfaitement à ces mesures prophylactiques. Enfin, ici comme
toujours, l'alcoolisme, avec son cortège de misères physiques et
sociales, intervient largement dans la fréquence et la gravité du
saturnisme professionnel.

Les pouvoirs publics, émus par l'étendue et la gravité du mal,
ont pris un parti peut-être un peu radical, puisqu'il doit aboutir à
la suppression de l'emploi des couleurs à base de plomb dans les
travaux de peinture et à leur remplacement par le blanc de zinc.
Mais, s'il paraît démontré que le blanc de zinc peut remplacer la
céruse dans les travaux d'intérieur, on ne connaît pas encore de
substance capable de remplacer le minium dans certains travaux
d'extérieur. D'ailleurs l'interdiction de l'emploi de la céruse ne

supprimera pas du même coup les 80 ou 90 professions qui exposent d'autres ouvriers à l'intoxication saturnine.

S'il était démontré qu'aucune mesure d'une autre espèce ne peut ni supprimer ni diminuer les dangers de l'intoxication, on devrait approuver sans réserve aucune l'initiative prise par l'État. Mais il n'en est pas ainsi et, pour ne parler que des peintres, on peut affirmer que la très grande majorité de ces ouvriers échapperaient au saturnisme si des règles sévères régissaient l'hygiène générale des ateliers, d'une part, et l'hygiène individuelle, d'autre part [1].

---

1. A l'occasion du projet de loi venu en discussion devant le parlement, on a beaucoup dramatisé le tableau du saturnisme. — Plusieurs journaux ont publié les silhouettes lamentables d'ouvriers atteints de paralysies saturnines. Il eût été facile d'opposer à ces tristes silhouettes les portraits moins lamentables de vieux ouvriers (65 et 75 ans) travaillant dans le plomb depuis l'âge de 15 à 18 ans et n'ayant jamais présenté d'accidents de saturnisme. Nous avons eu l'occasion d'en rencontrer plusieurs à l'hospice d'Ivry; deux notamment, d'une vigueur encore tout à fait remarquable.

CHAPITRE VI

CUIVRE, ARGENT, MERCURE

I

CUIVRE ET SES COMPOSÉS

SULFATE DE CUIVRE : $SO^4Cu + 5H^2O$

Caractères. — Le sulfate de cuivre se présente sous la forme de très beaux cristaux bleus; il est très soluble dans l'eau et sa solution a une réaction acide et une saveur styptique extrêmement désagréable. Cette saveur est d'ailleurs commune à tous les sels de cuivre solubles.

Usages. — Le sulfate de cuivre pourrait être employé comme vomitif (0 gr. 10 à 0 gr. 25); mais, à l'heure actuelle on ne l'utilise plus qu'en oculistique, à titre de topique, dans le traitement de certaines conjonctivites chroniques. Dans ce cas on l'utilise soit sous forme de collyre, soit sous forme de crayons.

Enfin le sulfate de cuivre est couramment utilisé comme antiseptique ou plutôt comme désinfectant externe. C'est l'un des meilleurs désinfectants pour les matières fécales.

Collyre :		*Pierre divine (Codex) :*	
Sulfate de cuivre...	0 gr. 05	Sulfate de cuivre.....	
Eau distillée.......	10 grammes.	Azotate de potasse....	ãã 100 gr.
Laudanum de Sy-		Alun	
denham........	V gouttes.	Camphre..............	5 —

ACÉTATES DE CUIVRE

On connaît plusieurs acétates de cuivre; les plus importants sont :

1° L'acétate neutre $(C^2H^3O^2)^2Cu + H^2O$ qu'on appelle encore verdet cristallisé ou cristaux de Vénus; il est en effet en cristaux d'un vert bleu foncé, solubles dans 15 p. d'eau.

L'acétate neutre entre dans la composition de quelques matières colorantes.

2° L'acétate basique, encore appelé verdet gris ou verdet de Montpellier, n'est pas autre chose que le vert-de-gris. Il se présente sous la forme de masses amorphes d'un vert bleuâtre, incomplètement solubles dans l'eau. C'est un escarrotique. Il entre dans la composition du *Collyre de Lanfranc* ou mixture cathérétique.

Aloès.	5 grammes.
Myrrhe.	5 —
Sous-acétate de cuivre.	10 —
Sulfure jaune d'arsenic.	15 —
Eau distillée de roses.	350 —
Vin blanc.	1 000 —

Il est également employé dans la teinture et l'impression.

Toxicité du cuivre et de ses composés.

L'étude de l'activité toxique du cuivre et de ses composés a été l'objet d'un grand nombre de recherches dont les résultats sont en général très contradictoires. Il convient d'envisager séparément cette question, d'abord en ce qui concerne le cuivre métallique proprement dit, puis en ce qui concerne les sels de cuivre.

Cuivre métallique. — Le cuivre métallique semble n'exercer sur l'organisme aucune action appréciable. On peut par exemple faire avaler à des chiens 30, 40 et 50 grammes de limaille de cuivre sans que ces animaux en paraissent incommodés.

La question se pose de savoir si, l'absorption répétée et par les différentes voies (digestive, aériennes, sous-épidermiques) de poussières de cuivre, si le maniement, en un mot, du cuivre ou de ses composés est susceptible de provoquer chez les ouvriers qui y sont exposés un état pathologique spécifique, une intoxication chronique en un mot.

Dans les ateliers de ciseleurs, de tourneurs, de limeurs, de polisseurs, l'atmosphère est en effet sans cesse remplie de poussières métalliques et les ouvriers sont littéralement couverts de limaille fine de cuivre. Comme chez la plupart de ces ouvriers les soins de propreté sont généralement limités à un lavage superficiel de la figure et des mains, ces particules séjournent sur les cheveux, sous les ongles et à la surface des dents. Aussi, les cheveux de beaucoup de ces ouvriers prennent-ils une coloration verdâtre. Stanislas Martin cite le cas d'un ouvrier qui, en cinq mois, vit sa chevelure blanche devenir d'un vert si prononcé, qu'il était devenu un objet de curiosité pour les personnes étrangères à son entourage.

Les dents de ces ouvriers présentent aussi une teinte bronzée dont la couleur varie du vert tendre au bleu foncé. Il ne s'agit pas là d'un véritable liséré gingival, mais d'un simple dépôt cuprique au niveau du collet et des interstices. La présence constante de particules de cuivre dans les cheveux, à la surface de la peau, dans la bouche s'accompagne nécessairement d'une absorption constante de cuivre. Celle-ci est d'ailleurs prouvée par la présence de composés cuivriques dans les urines. Or, malgré cette absorption incessante, on n'observe pas chez ces ouvriers de véritables phénomènes spécifiques. Certains auteurs ont cependant observé, chez beaucoup d'ouvriers en cuivre, des nausées, des vomissements aqueux, des coliques sourdes, du ballonnement du ventre, une constipation habituelle, de la céphalalgie, de la toux et un affaiblissement général. Mais ces accidents s'observent surtout chez les ouvriers qui travaillent les alliages de cuivre. Or la plupart de ces alliages comportent du zinc, et on sait que ce métal contient souvent comme impuretés de l'arsenic et du plomb.

En résumé, il ne paraît pas exister d'intoxication cuprique professionnelle, caractérisée par des symptômes vraiment spécifiques.

Sels de cuivre. — La toxicité des sels de cuivre a' été, elle aussi, l'objet des appréciations les plus contradictoires.

Que les doses massives de sels de cuivre puissent entraîner des accidents fort graves et même la mort, c'est là, cependant, un fait absolument indiscutable, qui est prouvé, non seulement par un grand nombre d'observations faites sur l'homme, mais encore par de nombreuses expériences faites sur les animaux. Toutefois, de nombreuses observations ont aussi démontré que, pour amener la mort au moyen des sels de cuivre, il faut des doses relativement considérables. Il est rare, en effet, que les doses moyennes entraînent la mort. Quant aux doses faibles, elles peuvent être considérées comme inoffensives. Cela tient à ce que les sels de cuivre étant doués de propriétés émétiques énergiques, ces sels ont, dans l'organisme même, un préservatif très efficace : le nerf vague.

Les sels de cuivre dans les aliments. — La question qui intéresse le plus les hygiénistes est celle de savoir si les sels de cuivre employés pour le verdissage de certains aliments, peuvent, à la longue, occasionner des accidents d'intoxication subaiguë ou chronique chez les personnes faisant un fréquent usage de ces aliments. On ne connaît pas, jusqu'ici, d'accidents d'intoxication imputables à la pratique du reverdissage. C'est que, d'une part, la pratique du reverdissage n'exige en général qu'une petite quantité de sel de cuivre, et que, d'autre part, dans la pratique du reverdissage le cuivre se fixe sous la forme de combinaison insoluble, et sans doute peu nocive, soit sur les matières albuminoïdes, soit sur la chlorophylle du tissu végétal. Il est bien évident toutefois qu'on ne saurait tolérer que le reverdissage des légumes puisse être pratiqué à l'aide d'une quantité quelconque d'un sel de cuivre, car s'il paraît bien démontré que les sels de cuivre sont des composés peu ou pas toxiques, il n'est cependant pas démontré que la présence dans les aliments, même en petite quantité, d'un composé antiseptique tel qu'un sel de cuivre, ne soit pas de nature à modifier, dans une certaine mesure, la digestibilité de ces aliments. C'est pour cette raison que le décret du 28 juin 1912 limite à 100 milligrammes par kilogramme de produit égoutté la quantité de cuivre qui peut être employée pour le reverdissage des légumes naturellement verts destinés à être conservés dans un liquide.

II

ARGENT ET SES COMPOSÉS

ARGENT MÉTALLIQUE : Ag

Caractères. — L'argent est le plus blanc de tous les métaux. Il est, après l'or. le métal le plus ductile et le plus malléable. On peut le réduire en feuilles de 1/500ᵉ de millimètre d'épaisseur.

L'argent ne s'oxyde pas à l'air à la température ordinaire. Il se dissout à froid dans l'acide azotique; il n'est attaqué par l'acide sulfurique que lorsque celui-ci est concentré et bouillant. Il n'attaque l'acide chlorhydrique que vers 550°; il noircit superficiellement au contact de l'hydrogène sulfuré.

Action physiologique. — L'argent étant insoluble dans l'acide chlorhydrique à la température ordinaire, ne saurait être absorbé par la muqueuse de l'appareil digestif et doit dès lors être considéré comme dépourvu de propriétés toxiques. Mais, si l'argent n'est pas toxique pour les êtres supérieurs, il l'est infiniment pour certains êtres inférieurs et notamment pour les moisissures. Les belles expériences de Raulin ont en effet démontré que des traces infinitésimales d'argent arrêtaient d'une manière absolue le développement de l'Aspergillus niger.

C'est cette action de l'argent sur les moisissures qui a été le point de départ des tentatives faites en vue d'utiliser ce métal dans le traitement des maladies infectieuses. Mais l'argent étant insoluble et inabsorbable et ne pouvant, d'autre part, être introduit directement dans la circulation, même sous forme de poudre impalpable, on a été conduit à rechercher une forme d'argent, sinon soluble dans l'eau au sens vrai du mot, du moins susceptible d'être maintenue en suspension sous un état aussi voisin que possible des véritables solutions. Ces tentatives ont d'abord abouti à la préparation de la substance encore désignée sous le nom de *collargol* et, un peu plus tard, à l'introduction en thérapeutique des *métaux colloïdaux* (voir p. 582).

NITRATE D'ARGENT : NO^3Ag

Caractères. — Le nitrate d'argent est un corps qui cristallise en prismes rhomboïdaux incolores. Il se dissout dans son poids d'eau froide ou dans la moitié de son poids d'eau bouillante. L'azotate d'argent fondu (218°) et coulé dans une lingotière cylindrique se solidifie par refroidissement et constitue alors les crayons de nitrate d'argent (pierre infernale).

L'azotate d'argent est *lentement* décomposé par la lumière solaire. Les matières organiques le décomposent rapidement.

L'acide chlorhydrique et les chlorures solubles donnent avec les solutions de nitrate d'argent un précipité blanc de chlorure d'argent, insoluble dans l'acide nitrique, soluble dans l'ammoniaque et l'hyposulfite de soude.

La solution de nitrate d'argent donne avec le chromate jaune de potasse un précipité rouge de chromate d'argent.

Action locale. — Le nitrate d'argent, soit sous forme de cristaux, soit sous forme de solutions, colore très rapidement l'épiderme en noir : il pénètre les cellules de cet épiderme, y forme un dépôt d'argent réduit et mortifie lentement le tissu, si bien qu'au bout de quelques jours ce tissu tombe et est remplacé par un épiderme de nouvelle formation. Si l'application a été moins légère ou plus prolongée la destruction est moins superficielle et il peut se produire une véritable escarre.

Les muqueuses sont très sensibles à l'action du nitrate d'argent; ce sel détermine à leur niveau une vaso-constriction et une cautérisation plus ou moins superficielle aussi, suivant la concentration de la solution employée ou la durée de son action.

C'est en vertu d'un mécanisme analogue que le nitrate d'argent est susceptible de cautériser les ulcérations de toute nature : il modifie les couches superficielles de ces ulcérations et forme en somme à leur surface une sorte de couche protectrice qui contribue très efficacement à la guérison. On peut encore admettre, pour expliquer la guérison de ces surfaces ulcérées, que le nitrate d'argent, soit en raison de ses propriétés antiseptiques, soit en raison de son affinité très grande pour les matières albuminoïdes, détruit, en les fixant, les microbes qui pullulent au niveau des surfaces ulcérées.

Effets généraux. — Le nitrate d'argent, au moins lorsqu'il est administré à doses thérapeutiques, est nécessairement et immédiatement transformé dans l'estomac en chlorure d'argent, lequel est lui-même rapidement réduit et transformé en argent métallique.

Cet argent métallique peut-il être absorbé? Cette absorption doit être lente, mais il semble cependant qu'elle se fasse puisque, à la suite d'un traitement prolongé par le nitrate d'argent, on peut observer des accidents variés, parmi lesquels on note une pigmentation particulière de la peau et des muqueuses. Cette pigmentation pourrait même atteindre les organes internes et serait due à un dépôt d'argent réduit dans les tissus de l'organisme (?).

Usages. — Le nitrate d'argent, *à l'intérieur*, a été préconisé dans l'épilepsie, le tabès et la diarrhée chronique. C'est un médicament à peu près abandonné aujourd'hui. *A l'extérieur*, le nitrate d'argent est utilisé dans diverses affections des muqueuses comme antiseptique astringent, soit même comme caustique.

Dans les ophtalmies purulentes, le nitrate d'argent est l'un des meilleurs topiques antiseptiques que l'on puisse employer. Solutions à 1 p. 100. On s'en sert aussi avec avantages soit en injections, soit en instillations, dans le traitement de la blennorragie urétrale. Pour injections urétrales on fera usage de solutions à 0 gr. 50 p. 100. Lorsqu'on veut tenter le traitement abortif on fait usage de solutions à 1 p. 25.

PROTARGOL

C'est un protéinate d'argent. Il se présente sous la forme d'une poudre d'un jaune clair, assez facilement soluble dans l'eau.

Il a été préconisé par Neiser pour le traitement des uréthrites à gonocoques (0 gr. 25 a 0 gr. 50 p. 100).

III

MERCURE ET SES COMPOSÉS

MERCURE : Hg

État naturel. — Le principal minerai de mercure est le *cinabre* ou sulfure de mercure. Il existe un grand nombre de mines de cinabre; les plus connues sont celles d'Almaden, en Espagne, et d'Idria en Illyrie.

Caractères. — Le mercure est un métal liquide blanc et brillant. Sa densité est 13,5. Il bout à 350°. Il se solidifie à — 40°.

Les expériences de Merget ont démontré :

1° Que la vaporisation du mercure est un phénomène continu qui n'est même pas interrompu par la solidification du métal;

2° Que les vapeurs émises possèdent un pouvoir diffusif considérable et à peu près de la grandeur de celui que lui assignent les déductions de la théorie dynamique des gaz.

C'est encore Merget qui a constaté la grande facilité avec laquelle la vapeur de mercure déplace de leurs combinaisons salines certains métaux tels que l'iridium, le platine, le palladium, l'or, l'argent. C'est sur cette observation de Merget que repose la méthode de recherche des vapeurs mercurielles à l'aide des papiers réactifs : papier réactif à l'azotate d'argent ammoniacal, papier au chlorure de platine, papier au chlorure de palladium.

COMPOSÉS MERCURIELS UTILISÉS EN THÉRAPEUTIQUE

A. — *Chlorures de mercure.*

Le chlore donne avec le mercure deux chlorures :

a. Un protochlorure ou chlorure mercureux, Hg^2Cl^2 ;

b. Un bichlorure ou chlorure mercurique, $HgCl^2$.

Le protochlorure de mercure, suivant qu'il est obtenu par voie sèche ou par voie humide, se présente avec des caractères physico-chimiques spéciaux et qui ne sont pas sans influence sur les aptitudes physiologiques du protochlorure. Le protochlorure obtenu par voie sèche est désigné sous le nom de *calomel*; celui qui est obtenu par voie humide est connu sous le nom de *précipité blanc*.

CALOMEL : Hg^2Cl^2. Syn. : CHLORURE MERCUREUX, SUBLIMÉ DOUX, MERCURE DOUX.

Caractères. — Le calomel à la vapeur est une poudre blanche, fine, lourde, sans odeur ni saveur. Il est à peu près complètement insoluble dans l'eau, l'alcool et l'éther.

Le calomel est coloré en gris par les alcalis et la chaux, en noir par l'hydrogène sulfuré et les sulfures alcalins.

Nous examinerons plus loin (p. 572) l'action de quelques autres composés sur le calomel.

PRÉCIPITÉ BLANC : Hg^2Cl^2
Syn. : CHLORURE MERCUREUX PRÉCIPITÉ

Caractères. — C'est une poudre blanche, très dense, fine, onctueuse au toucher, adhérant fortement au papier sur lequel on l'étend avec le doigt.

Bien qu'ayant la même formule que le calomel, il est plus facilement attaqué que ce dernier par les réactifs chimiques et notamment par les humeurs de l'organisme. Cela tient à ce qu'il est dans un état de division extrême. Il est exclusivement employé pour l'usage externe (pommades contre l'acné, les blépharites, etc.).

CHLORURE MERCURIQUE : $HgCl^2$. Syn. : BICHLORURE DE MERCURE, SUBLIMÉ CORROSIF

Caractères. — Le sublimé corrosif se présente sous la forme d'une poudre blanche, cristalline, très dense, ne donnant pas au toucher la sensation de poudre onctueuse que donne le calomel et surtout le précipité blanc. Il a une saveur métallique prononcée et très désagréable.

Le sublimé est soluble dans l'eau, la glycérine, l'alcool, l'éther :

1 partie de sublimé se dissout dans	2	parties	d'eau bouilllante.
—	20	—	d'eau froide.
—	15	—	de glycérine.
—	4	—	d'alcool.
—	5	—	d'éther.

On augmente beaucoup la solubilité du sublimé dans l'eau froide par l'addition d'un certain nombre de corps, tels que l'acide tartrique, l'acide acétique, le chlorure de sodium, le chlorhydrate d'ammoniaque.

Plusieurs métaux usuels, notamment le cuivre, le fer, déplacent facilement le mercure du bichlorure. Les alcalis (potasse, soude, chaux) donnent un précipité jaune, si l'alcali est en excès, orangé ou brun s'il y a excès de bichlorure (eau phagédénique).

Les chlorures alcalins forment avec le sublimé des chlorures doubles très solubles; d'où l'emploi du chlorure de sodium ou du chlorhydrate d'ammoniaque pour favoriser la dissolution du sublimé dans l'eau froide. Le *sel alembroth* ou *sel de Sagesse* est un chlorure double de mercure et d'ammonium :

$$2(NH^4Cl).HgCl^2.$$

L'hydrogène sulfuré, les sulfures alcalins donnent avec le sublimé un précipité noir de sulfure de mercure.

Enfin, le sublimé donne un précipité avec l'albumine. De là l'emploi du blanc d'œuf comme contrepoison dans les empoisonnements par le sublimé. Ce précipité d'albuminate de mercure est insoluble dans l'eau, mais il est soluble dans un excès d'albumine (un assez grand excès), dans les solutions de chlorure de sodium, dans les sulfures alcalins dans l'hyposulfite de soude, soluble, par conséquent, dans les eaux minérales sulfureuses.

IODURES DE MERCURE

On connaît deux iodures de mercure : un iodure mercureux et un iodure mercurique.

IODURE MERCUREUX : Hg^2I^2
Syn. : PROTOIODURE DE MERCURE

Caractères. — Le protoiodure de mercure utilisé en thérapeutique est un produit d'un vert clair, insoluble dans l'eau et dans l'alcool.

La *lumière* le décompose en mettant du mercure en liberté; aussi le protoiodure exposé à l'action de la lumiere devient rapidement gris, puis noir. L'iodure de potassium, les chlorures alcalins décomposent également ment le protoiodure de mercure en mercure métallique et biodure de mercure.

IODURE MERCURIQUE : HgI^2. Syn. : BIIODURE DE
MERCURE, IODURE ROUGE DE MERCURE

Caractères. — L'iodure mercurique précipité est une poudre amorphe d'un beau rouge, insoluble ou peu soluble dans l'eau froide $\frac{4}{10.000}$, soluble dans l'alcool et l'éther (1 p. 200). L'iodure mercurique se dissout aussi dans les corps gras et dans la vaseline, mais les différents corps gras ne le dissolvent pas également bien :

100 parties d'huile d'olive	dissolvent 0 gr. 40 de biiodure.
— d'amandes douces	— 0 — 40 —
— d'œillette	— 1 — 20 —
— de ricin	— 2 —

La vaseline est un moins bon dissolvant (0,25 p. 100). Le biiodure de mercure enfin est très soluble dans les solutions d'iodure ou de chlorures alcalins : il se forme dans ce cas des sels doubles, iodo ou chloromercurates. L'iodomercurate de potassium est la base du *sirop de Gibert*. Le même iodomercurate en *solution alcaline* (réactif de Nessler), sert à caractériser et à doser l'ammoniaque. Le même iodure double, employé en solution légèrement *acide*, constitue le reactif de Walser ou de Mayer qui donne un précipité avec la plupart des composés azotés : amines, amides, alcaloïdes, albuminoïdes, peptones.

Le biiodure est altérable par la lumière et doit être conservé dans des flacons en verre coloré.

CYANURE DE MERCURE : $Hg(CN)^2$

Caractères. — Le cyanure de mercure se présente sous la forme de masses cristallines blanches, inodores, très solubles dans l'eau.

Il est inaltérable à l'air et à la lumière et d'une stabilité relativement très grande. C'est ainsi qu'il n'est pas décomposé par les métaux usuels comme l'est le sublimé par exemple. Cette particularité a permis de l'utiliser pour la désinfection des instruments de chirurgie (voir page 123).

OXYDES DE MERCURE

On en connait deux :
a. L'oxyde mercureux;
b. L'oxyde mercurique.

OXYDE MERCUREUX : Hg^2O. Syn. : SOUS-OXYDE DE MERCURE. — PROTOXYDE DE MERCURE. — OXYDE NOIR DE MERCURE

L'oxyde mercureux n'est pas employé en nature, mais c'est celui qui se forme lorsqu'on met en contact à froid le calomel avec une lessive alcaline ou le sublimé avec l'eau de chaux (eau phagédénique).

OXYDE MERCURIQUE : HgO

a. OXYDE MERCURIQUE PAR VOIE SÈCHE. : Syn. : OXYDE ROUGE DE MERCURE. — PRÉCIPITÉ ROUGE. — PRÉCIPITÉ *per se*

Caractères. — L'oxyde mercurique ainsi préparé se présente sous la forme d'une poudre rouge brique, d'un aspect micacé.

Il est très peu soluble dans l'eau, $\frac{1}{20.000}$.

b. OXYDE MERCURIQUE PAR VOIE HUMIDE. Syn. : OXYDE JAUNE DE MERCURE. PRÉCIPITÉ JAUNE

Caractères. — L'oxyde jaune de mercure, bien qu'ayant la même composition que l'oxyde rouge, est beaucoup plus divisé que l'oxyde rouge; il est dès lors plus facilement attaquable par les réactifs chimiques que l'oxyde rouge : il est en définitive à l'oxyde rouge ce que le précipité blanc est au calomel.

SULFURE DE MERCURE : HgS. Syn. : SULFURE MERCURIQUE. — CINABRE. — VERMILLON

Sulfure naturel. — Le sulfure naturel, qui constitue le principal minerai de mercure, porte le nom de *Cinabre*. C'est un corps cristallisé ou de texture simplement fibreuse, de couleur rouge foncé.

Sulfure artificiel. — Le sulfure artificiel est tantôt noir (ethiops mineral), tantôt d'un rouge éclatant (vermillon). Il est noir lorsqu'il a été préparé par précipitation d'une solution de sublimé par l'hydrogène sulfuré ou un sulfure alcalin.

Le sulfure noir, au contact des sulfures alcalins, se transforme en sulfure rouge; le produit ainsi obtenu est le *vermillon*.

Caractères, — Les sulfures de mercure sont insolubles non seulement dans l'eau, mais même dans les acides. Ils ne sont attaqués que par l'eau régale ou l'acide sulfurique bouillant. Leur très grande stabilité en fait des composés peu ou pas toxiques.

Composés mercuriels organiques.

On a décrit un très grand nombre de combinaisons organiques du mercure : cacodylate de mercure, gallate de mercure, mercure phénoldisulfonate de sodium (hermophényl), benzoate de mercure, salicylates de mercure, sozoiodolate de mercure, lactate de mercure, peptonates et albuminates de mercure, etc. Beaucoup de ces composés sont des combinaisons mal définies ou instables qu'il n'y a aucun intérêt à conserver.

Un composé mercuriel organique seulement mérite d'être retenu : c'est le benzoate.

BENZOATE DE MERCURE : $\begin{array}{c} C^6H^5 - CO.O \\ C^6H^5 - CO.O \end{array}\!\!\Big\rangle Hg.$

Préparation [1]. — Précipiter de l'oxyde de mercure en versant peu à peu une solution de sublimé dans une solution de potasse à l'alcool, laver par décantation jusqu'à ce que les eaux de lavage ne précipitent plus par l'azotate d'argent. Dissoudre la bouillie d'oxyde jaune ainsi obtenue à l'aide d'acide acétique dilué en évitant avec soin toute élévation de température, et n'ajouter que la quantité d'acide nécessaire à la dissolution de l'oxyde; au besoin laisser une trace d'oxyde non dissous. Filtrer et verser peu à peu dans cette solution du benzoate de soude à 5 p. 100. Laver le précipité à la trompe à l'aide d'un entonnoir en porcelaine de Büchner, en délayant et égouttant à plusieurs reprises le pré-

---

1. Ce composé mercuriel étant à l'heure actuelle un des plus employés, nous croyons devoir indiquer le mode de préparation qui a été préconisé par Desmoulières, chef du Laboratoire de M. le Professeur Gaucher.

cipité. Achever la dessiccation dans le vide au-dessus de l'acide sulfurique (Desmoulières).

Caractères. — Le benzoate de mercure ainsi préparé se présente sous la forme d'un produit très blanc, léger, se dissolvant instantanément et sans résidu en présence du chlorure de sodium, en donnant une solution neutre. La solubilisation du benzoate de mercure destiné à être injecté peut aussi se faire à l'aide du benzoate d'ammoniaque, mais il est alors nécessaire d'employer un léger excès d'ammoniaque pour assurer la dissolution et les injections faites avec ces solutions sont souvent très douloureuses. Aussi le professeur Gaucher a-t-il recours au chlorure de sodium. Dans ces conditions, il est vrai, il s'établit entre le benzoate de mercure et le chlorure de sodium une double décomposition d'après l'équation :

$$(C^6H^5 - COO)^2Hg + 2NaCl = 2C^6H^5 - COONa + HgCl^2.$$

Mais le fait est sans importance, puisqu'il s'agit avant tout d'obtenir une solution peu douloureuse, bien dosée et donnant de bons résultats thérapeutiques. Or, la formule du Prof. Gaucher, que nous indiquerons plus loin, réalise toutes ces conditions.

Propriétés physiologiques du mercure et de ses composés.

Absorption du mercure métallique par la peau. — La question de l'absorption du mercure par la peau intacte a été et est encore très discutée. Merget pense que les vapeurs de mercure ne peuvent pas pénétrer dans l'organisme à travers la peau intacte. Pour soutenir cette opinion, il s'appuie sur les résultats fournis par un certain nombre d'expériences et notamment par la suivante : il introduit dans des flacons à col étroit du mercure très finement divisé ou réduit par réaction chimique à la surface de corps poreux, capable par conséquent d'émettre d'abondantes vapeurs à la température ordinaire ; ces flacons sont hermétiquement bouchés à l'aide de fragments de peau de lapin, et des papiers réactifs au chlorure de palladium ou à l'azotate d'argent ammoniacal placés -au-dessus des obturateurs ; il observe que dans ces conditions ces papiers, dont la sensibilité est pourtant très grande, ne sont pas réduits.

Cette expérience ne résout nullement la question ; elle prouve que les vapeurs de mercure ne peuvent pas traverser un fragment de peau de lapin, mais elle ne démontre pas que les vapeurs mercurielles ne peuvent pas pénétrer dans l'organisme à travers la peau humaine intacte et vivante.

D'autres auteurs et Merget lui-même ont, il est vrai, invoqué une autre expérience en faveur de l'opinion précédente : on frictionne une certaine partie du corps avec de l'onguent napolitain qu'on laisse ensuite longtemps en place, mais en le recouvrant d'un taffetas imperméable; on a soin, en outre, pendant la friction, d'empêcher le sujet de respirer l'air de la chambre en lui recouvrant la figure d'un masque muni d'un tube s'échappant au dehors. Dans ces conditions on n'a pas trouvé de mercure dans l'urine du sujet soixante heures après la friction, tandis qu'on en a trouvé dès le second jour dans celle d'un autre sujet frictionné avec la même pommade, mais qui n'avait pas été garanti contre l'absorption des vapeurs mercurielles par les voies respiratoires.

Cette expérience n'est pas plus démonstrative que la précédente; elle prouve que la voie pulmonaire est une voie de pénétration rapide des vapeurs de mercure dans l'organisme, mais elle ne démontre pas que la surface cutanée est une voie infranchissable pour les vapeurs mercurielles.

On se demande d'ailleurs pourquoi les vapeurs mercurielles qui ont un pouvoir diffusif considérable ne pourraient pas traverser la peau, alors qu'il paraît bien démontré aujourd'hui que tous les produits volatils sont doués de cette propriété. Cette propriété négative des vapeurs mercurielles serait d'autant plus surprenante, que Merget lui-même a reconnu que, grâce à leur pouvoir diffusif énorme, ces vapeurs pouvaient traverser le bois dans le sens des fibres, la pierre, le plâtre, les briques, etc.

La question n'a d'ailleurs qu'un intérêt purement théorique, et il suffit au médecin de savoir que les frictions mercurielles, telles qu'on les pratique habituellement en clinique, à l'aide d'onguent napolitain, permettent la pénétration du mercure dans l'organisme, qu'elles constituent un moyen de mercurialisation rapide et intense, ainsi qu'on témoignent, d'une part, les résultats thérapeutiques obtenus par ce moyen et, d'autre part, la stomatite souvent intense qui accompagne cette méthode de traitement. Quant à savoir si, dans ce cas, le mercure a pénétré exclusivement par la peau ou par la voie pulmonaire, ou à la fois par l'une et par l'autre voie, cela n'a qu'une importance secondaire.

Absorption du mercure métallique par la voie digestive. — Le mercure métallique, ingéré par la voie buccale sous sa forme ordinaire de *mercure coulant*, paraît pouvoir traverser le tube digestif sans être absorbé notablement par la muqueuse de cet appareil. On sait en effet que, à une certaine époque, le mercure coulant était fort employé comme moyen mécanique de traitement de l'étranglement interne. On rapporte aussi que, lorsque les ouvriers des industries où l'on utilise le mercure en nature veulent dérober une certaine quantité de ce métal, ils n'hésitent pas à l'avaler pour le recueillir ensuite dans leurs selles.

Lorsque le mercure est avalé non plus à l'état de mercure coulant mais à l'état de mercure très divisé, il est au contraire facilement absorbé par la muqueuse digestive. Cela tient à ce que le mercure très divisé est plus facilement attaquable par les réactifs chimiques que le mercure coulant; il est dès lors vraisemblable que l'acide chlorhydrique ou les chlorures de l'estomac, sans action sur le mercure en masses plus ou moins volumineuses, peuvent au contraire attaquer le mercure extrêmement divisé, et donner ainsi naissance à du bichlorure de mercure.

Absorption des vapeurs mercurielles par la voie pulmonaire. — La muqueuse pulmonaire est la voie d'absorption par excellence pour les vapeurs mercurielles. Mais, ici encore, les auteurs ne sont pas d'accord sur la forme sous laquelle les vapeurs mercurielles mélangées à l'air inspiré pénètrent dans la circulation.

Les vapeurs de mercure, à ce point de vue, doivent évidemment être assimilées aux gaz proprement dits. Or, l'absorption des gaz au niveau de la surface pulmonaire est un phénomène complexe, et il y a d'ailleurs une distinction très nette à établir, d'une part entre les gaz inertes tels que l'azote, et d'autre part entre les gaz actifs tels que l'oxygène ou l'oxyde de carbone, susceptibles d'entrer en combinaison avec l'un quelconque des éléments du sang.

La pénétration des premiers est réglée par une condition purement physique, à savoir, par leur degré de solubilité dans le sérum sanguin, degré de solubilité qui est lui-même fonction de la tension du gaz dans le mélange gazeux offert aux poumons. L'absorption des seconds est un phénomène beaucoup plus complexe puisqu'elle est réglée, non seulement par des conditions physiques du même ordre que celles qui règlent l'absorption des gaz inertes par le sérum considéré comme dissolvant neutre, mais, en outre, par des conditions chimiques qui ne sont autres que leur affinité de combinaison avec les éléments dissous ou figurés du sang. Tel est le cas de l'oxygène, qui existe dans le sang sous deux états différents : à l'état de dissolution dans le sérum sanguin (état physique) et à l'état de combinaison avec l'hémoglobine (état chimique).

Pour connaître exactement la forme sous laquelle le mercure inhalé à l'état de vapeurs émises *à la température ordinaire* pénètre dans l'organisme, il conviendrait donc de savoir préalablement si ces vapeurs sont simplement diffusibles dans le sérum sanguin à la manière d'un gaz ou d'une vapeur inerte ou si, au contraire, elles peuvent immédiatement entrer en combinaison avec l'un des éléments figurés du sang ou avec l'une des substances dissoutes dans le sérum sanguin, l'albumine par exemple. Or ce sont là autant de points absolument inconnus.

L'opinion de Merget, que le mercure inhalé à l'état de vapeur circule dans l'organisme sous ce même état de vapeur et se trouve ultérieurement fixé dans les organes à l'état métallique, représeute donc une simple hypothèse. Il n'en demeure pas moins établi, et c'est là le fait pratique qu'il convient de retenir, que la voie pulmonaire est une voie de pénétration rapide des vapeurs mercurielles dans l'organisme et que, dès lors, les individus vivant habituellement dans une atmosphère saturée de ces vapeurs ou tenant en suspension des particules de mercure extrêmement divisé, sont exposés à tous les dangers de l'intoxication particulière que nous étudierons plus loin sous le nom de mercurialisme professionnel.

Absorption des composés mercuriels par la peau et les muqueuses. — Les composés mercuriels utilisés en thérapeutique ou employés dans l'industrie étant des composés non volatils, ne sont pas absorbés par la peau intacte, mais la plupart de ces composés étant doués de propriétés toxiques ou irritantes, peuvent entamer la barrière épidermique et être ainsi absorbés secondairement. C'est de la sorte qu'on peut expliquer les intoxications subaiguës qui se manifestent chez des individus ayant fait usage de solutions concentrées de sublimé dans le but de détruire les *Pediculi pubis*. Nous verrons aussi que chez les ouvriers chapeliers, l'intoxication mercurielle se produit non seulement du fait des émanations mercurielles auxquelles ils sont exposés pendant la préparation du nitrate acide de mercure, mais encore du fait de la pénétration de ce sel dans l'organisme au niveau des excoriations qu'il détermine à la surface des mains.

Les muqueuses absorbent avec une grande rapidité les composés mercuriels solubles.

Absorption du mercure métallique et des composés mercuriels par la voie sous-cutanée. — Le mercure métallique très divisé et les composés mercuriels insolubles introduits dans l'organisme par la voie sous-cutanée peuvent, malgré leur insolubilité, entrer en circulation. Toutefois, l'expérimentation physiologique aussi bien que les observations cliniques, montrent que la mise en circulation de ces composés est habituellement lente et irrégulière.

Les composés mercuriels solubles pénètrent rapidement au contraire dans la circulation lorsqu'ils sont portés directement sous la peau.

Transformations subies par le mercure et ses composés dans l'organisme. — La question des transformations subies dans l'organisme par le mercure et ses différents composés solubles ou insolubles est des plus embrouillées. Du grand nombre de travaux publiés sur cette question se dégagent en définitive deux grandes théories : celle de Voit et celle de Merget.

Théorie de Voit. — Étant donné que tous les composés mercuriels paraissent exercer sur l'organisme, à la rapidité et à l'intensité près, une même action générale, Voit a admis que tous les composés mercuriels introduits dans l'organisme s'y transforment finalement en bichlorure de mercure. Cette transformation se ferait dans l'estomac, dans l'intestin ou dans le sang sous l'influence du chlorure de sodium.

Dans cette hypothèse, il est évident que l'action d'un composé mercuriel sera d'autant plus marquée, c'est-à-dire d'autant plus précoce et intense que la transformation de ce composé en sublimé pourra elle-même s'effectuer avec plus de rapidité, dans les conditions physico-chimiques réalisées par le milieu organique. D'où les trois classes de mercuriaux établies par Voit, à savoir :

1° Le *mercure métallique*, dont l'action est très lente parce qu'il ne peut être que très lentement transformé en chlorure;

2° Les *composés mercuriels insolubles* (protochlorure, proto-iodure, etc.), dont la transformation en bichlorure, bien que plus rapide que celle du mercure métallique, est encore fort lente;

3° Enfin le *bichlorure lui-même*, à côté duquel viennent se ranger tous les autres composés mercuriels solubles ou facilement solubilisables.

Dans tous les cas, le bichlorure de mercure, produit final de la transformation des divers composés mercuriels, se trouvant en présence de substances albumidoïdes, se combinerait à ces substances pour former un albuminate, insoluble dans l'eau comme on sait, mais soluble dans un excès d'albumine ou dans les solutions de chlorure de sodium.

Le milieu organique offrant ces deux conditions de solubilisation, l'albuminate insoluble primitivement formé se dissoudrait immédiatement et pourrait de la sorte être dynamisé et entrer successivement en contact avec les divers éléments anatomiques de l'organisme.

Théorie de Merget. — Merget établit tout d'abord une distinction capitale entre le *mercure en nature* et les *composés mercuriels* proprement dits.

En ce qui concerne le mercure en nature il admet que, quelle que soit la voie d'introduction utilisée (injection sous-cutanée, injection intra-veineuse, inhalations), ce métal ne subit dans l'économie aucune action chimique, qu'il y demeure sous la forme même où il y a été introduit, c'est-à-dire à l'état métallique, et que c'est à cet état qu'il se diffuse dans le sang, dont il ne modifie aucun des éléments et sur lequel par conséquent il ne saurait exercer aucune action.

Le cadre de cet ouvrage ne nous permet pas d'exposer ici toutes les considérations sur lesquelles s'est appuyé Merget pour en arriver à une semblable conclusion. Il n'est pourtant pas possible de ne pas faire observer que la preuve chimique invoquée par ce savant à l'appui de l'existence du mercure métallique dans les liquides ou dans les tissus de l'économie, et contre l'existence dans ces mêmes tissus ou humeurs de combinaisons organiques solubles, n'est pas le moins du monde démonstrative. Prenons au hasard une expérience rapportée à la page 160 de son ouvrage [1] :

« *Si on laisse séjourner*, dit-il, *du sang défibriné ou du sérum sur du mercure bien pur, qu'on décante ensuite ces liquides avec soin et qu'on les traite par les réactifs les plus sensibles des sels mercuriels, les résultats obtenus sont constamment négatifs. Il n'en est plus de même si le liquide soumis à l'analyse est préalablement attaqué par l'acide chlorhydrique et par le chlorate de potasse, ou par l'acide nitrique à chaud; après cette attaque, si l'on traite ce même liquide par le procédé au cuivre et à l'azotate d'argent ammoniacal, il donne très nettement la réaction caractéristique de la présence du mercure.*

La seule interprétation dont cette expérience soit susceptible

---

1. *Mercure : Action physiologique, toxique et thérapeutique*, Bordeaux, 1904

*consiste à admettre que le mercure se diffuse à l'état de vapeurs
dans le sang et dans le sérum en contact avec lui. Il existe
donc en nature dans ces deux liquides, mais·on ne peut l'y
retrouver qu'à la condition de l'engager préalablement dans
une combinaison saline soluble.* »

Or, rien n'est plus inexact qu'une semblable interprétation.
Le propre des combinaisons organo-métalliques du mercure est
précisément de ne pas donner les réactions chimiques ordinaires
des sels de mercure.

Pour faire réapparaître ces réactions, il faut détruire ces combinaisons organiques et faire rentrer à nouveau le mercure dans une
combinaison purement minérale, et c'est précisément pour obtenir
ce résultat que l'on traite par l'acide nitrique ou par l'acide chlorhydrique et le chlorate de potasse les matières organiques dans
lesquelles on veut rechercher le mercure. Si, comme le suppose
Merget, le mercure conservait l'état métallique dans les tissus ou
dans les liquides de l'économie, ce mercure émettrait des vapeurs
et il devrait suffire, pour démontrer sa présence dans ces tissus ou
dans ces liquides, d'avoir simplement recours aux papiers réactifs
sensibles de Merget. Mais la recherche directe du mercure-métal
par ce procédé doit donner des résultats absolument négatifs, car
Merget n'y a jamais eu recours au cours de ses nombreuses expériences. Une seule fois, plus exactement, il y a eu recours pour
essayer de démontrer la présence du mercure métal dans le foie,
les reins et les poumons d'animaux intoxiqués par les vapeurs de
mercure; le résultat de l'expérience fut négatif.

Jusqu'ici, en résumé, la théorie de Merget relative à la permanence de la forme métallique du mercure dans l'organisme ne
repose que sur des expériences dont le point de départ même est
tout à fait inexact.

En ce qui concerne les composés mercuriels proprement dits,
Merget avance *que l'on peut admettre comme une vérite
acquise que les préparations mercurielles, sèches ou liquides,
ingérées dans l'estomac et passant de là dans l'intestin, ou
introduites dans les tissus par voie d'injection hypodermique,
y donnent toujours lieu à la formation d'une proportion plus
ou moins considérable de bichlorure ou de bioxyde de mercure,
et que ceux-ci, à leur tour, en quelque point de l'organisme
qu'ils prennent naissance, sont toujours assurés d'y rencontrer les éléments de leur transformation en chloralbuminates*

ou chloroxydalbuminates doubles solubles de mercure et de sodium. » Mais, ce fait étant admis, Merget n'admet pas que ces chloralbuminates puissent pénétrer comme tels dans la circulation. D'après lui, ces composés *seraient immédiatement détruits en formant avec l'hémoglobine un précipité insoluble renfermant la presque totalité du métal du sel mercuriel, en partie libre, en partie combinée, si bien qu'en dernière analyse ce serait toujours le mercure métal qui circulerait dans l'organisme et agirait sur l'économie.*

Ces conclusions de Merget relatives à la destinée des composés mercuriels dans l'organisme ne reposent pas plus que les précédentes sur des expériences indiscutables.

En résumé, personne, jusqu'ici, n'a fourni la preuve matérielle, indubitable, de l'état chimique sous lequel les composés mercuriels circulent dans l'organisme; mais la théorie de Voit cadre mieux que toute autre avec ce que nous savons des propriétés chimiques générales des composés mercuriels.

Élimination du mercure et de ses composés. — La question de l'élimination du mercure et de ses composés est naturellement très étroitement liée à celle des transformations subies par ce métal ou par ses composés dans l'organisme, et si, comme le pensait Merget, les composés mercuriels étaient réduits dans l'organisme avec mise en liberté de mercure métallique, c'est sous cette forme que l'on devrait rencontrer le mercure dans les divers produits d'excrétion et notamment dans les urines. A vrai dire, Merget, qui a étudié la question du mercurialisme sous presque toutes ses faces, a à peu près négligé ce côté spécial du problème. Il dit pourtant : « Dans aucune de nos expériences les urines des animaux intoxiqués par le mercure ne m'ont jamais montré la plus minuscule trace de ce métal en nature. » Levvin[1] déclare d'ailleurs formellement que *c'est une pure fable que le mercure métallique apparaissant dans l'urine.* Il est vraisemblable que c'est encore sous la forme de composé organique que le mercure est éliminé.

La voie rénale est la voie principale d'élimination; toutefois l'élimination se fait aussi par la salive, par la bile, par les parois du tube digestif, par la sueur, *par le lait.* La rapidité d'élimination varie suivant que la préparation ingérée est un composé

---

1. *Traité de Toxicologie*, traduction Pouchet, 1903, p. 291.

mercuriel soluble ou insoluble. Dans le premier cas, le mercure apparaît rapidement dans les divers produits de sécrétion ou d'excrétion mentionnés plus haut; dans le second cas il y apparaît beaucoup plus tardivement; l'élimination se fait alors aussi beaucoup plus lentement ou même se fait avec des intermittences plus ou moins longues.

Les divers émonctoires ne peuvent d'ailleurs laisser passer qu'une faible quantité de mercure et dès que la quantité éliminée simultanément devient quelque peu considérable, les organes d'élimination subissent des altérations histologiques et fonctionnelles plus ou moins graves que nous étudierons un peu plus tard.

Stomatite et salivation mercurielles. — Parmi les phénomènes généraux déterminés par les mercuriaux sur l'organisme il en est une qui a beaucoup préoccupé les physiologistes et les médecins, c'est la salivation avec stomatite.

Toutes les préparations mercurielles peuvent amener le ptyalisme, mais le mercure métallique, qu'il soit absorbé par la peau ou, qu'appliqué à l'extérieur, il mélange ses vapeurs avec l'air inspiré, paraît provoquer la salivation avec plus de rapidité et de certitude que les autres préparations mercurielles. Cette salivation peut devenir telle qu'on a pu, chez des syphilitiques soumis au traitement mercuriel, recueillir dans une journée plusieurs litres de salive. Cette hypersécrétion salivaire s'accompagne souvent de stomatite, c'est-à-dire de desquamation épithéliale ou même d'inflammation ulcéreuse des gencives, de la langue, de la muqueuse des lèvres et des joues, inflammation qui peut être assez grave et assez intense pour amener le déchaussement et la chute des dents.

On a cru pendant longtemps que c'était l'inflammation des gencives qui était la cause de la salivation, et les partisans de cette théorie faisaient remarquer que le ptyalisme est un phénomène commun à la plupart des phlegmasies de la muqueuse buccale. On admet généralement le contraire aujourd'hui, c'est-à-dire que la salivation est le phénomène primitif et la stomatite le phénomène secondaire, et que celle-ci est d'autant plus marquée que la bouche est en plus mauvais état.

Le mercure, en s'éliminant au niveau des glandes salivaires, exciterait ces glandes et provoquerait l'hypersécrétion; le mercure contenu dans la salive irriterait alors la muqueuse buccale, amènerait la chute de l'épithélium et ne ferait en quelque sorte que préparer le terrain aux bactéries de la bouche. En un mot, *primitivement mercurielle*, la stomatite deviendrait *secondairement septique*.

L'influence du mauvais état de la dentition sur l'évolution de la stomatite n'est contestée par personne, mais le fait que la stomatite mercurielle n'existe pas chez les enfants avant la première dentition et qu'elle n'existe pas davantage chez les malades qui ont perdu toutes leurs dents, constitue bien une preuve indiscutable de la réalité du processus pathogénique que nous venons d'exposer.

La stomatite mercurielle peut revêtir plusieurs types cliniques distincts qui ont été parfaitement décrits par Fournier et qui vont de la gingivite simple, localisée, à la stomatite ulcéreuse grave et généralisée à toute la muqueuse de la bouche et de ses annexes : palais, amygdales, pharynx, œsophage. Dans ce dernier cas, les mouvements de déglutition deviennent très pénibles, la parole est embarrassée, l'haleine horriblement fétide, les ganglions sous-maxillaires s'enflamment et deviennent très douloureux, la salive, devenue très abondante, s'écoule constamment hors de la bouche.

Parvenue à ce degré, la stomatite est grave et, faute d'intervention, la mort peut survenir. Dans la stomatite mercurielle la salive est aussi modifiée qualitativement. Le professeur Pouchet a montré en effet qu'elle contenait une quantité notable d'albumine, et il pense qu'il s'agit dans ce cas d'une altération de l'épithélium des glandes salivaires, comparable à celle de l'épithélium des tubuli dans la néphrite albumineuse.

TOXICOLOGIE DU MERCURE ET DE SES COMPOSÉS

A. — *Empoisonnement aigu*.

Presque tous les composés mercuriels peuvent, du moins dans certaines conditions, provoquer un empoisonnement aigu ou subaigu. Le mercure métallique lui-même, lorsqu'il est inhalé abondamment, sous forme de vapeurs émises à une température élevée, peut entraîner cette forme d'empoisonnement. Toutefois, au point de vue toxicologique, aucune préparation mercurielle n'offre autant d'intérêt que le sublimé corrosif : aucune autre en effet n'a causé autant d'empoisonnements ; aucune n'a été l'objet d'observations aussi nombreuses. Quelques composés mercuriels n'exercent vraisemblablement une action délétère sur l'économie que par suite de leur transformation en bichlorure; c'est en somme l'empoisonnement par le sublimé qui a servi à établir la symptomatologie, la pathogénie et les caractères anatomo-pathologiques de l'intoxication mercurielle aiguë.

Étiologie. — L'empoisonnement par le sublimé peut être le résultat d'un crime, d'un suicide ou d'une méprise; on peut enfin l'observer au cours d'un traitement thérapeutique.

L'empoisonnement criminel, rare aujourd'hui, fut fréquent aux siècles passés. La fameuse *poudre de succession*, dont se servirent si fréquemment au XVe siècle la marquise de Brinvilliers et son amant Sainte-Croix, était, dit-on, un mélange de sublimé et d'acide arsénieux. La saveur caustique et très désagréable du sublimé, la facilité avec laquelle on peut le retrouver à l'analyse, ont rendu l'emploi criminel de ce composé de plus en plus rare, si bien qu'au siècle dernier on n'a guère relevé qu'une dizaine d'empoisonnements de ce genre.

Par contre, les empoisonnements-suicides et surtout les empoisonnements accidentels par suite de méprise sont devenus fréquents depuis que le sublimé est si largement entré dans la thérapeutique gynécologique et depuis aussi l'emploi de cette substance en photographie.

Enfin, on a souvent à enregistrer des empoisonnements accidentels chez des femmes, principalement chez des accouchées, à la suite d'injections vaginales ou intra-utérines de sublimé.

Il faut savoir qu'à ce point de vue l'on peut observer des différences énormes dans la susceptibilité des sujets. Tarnier qui, le premier, a vulgarisé les injections au sublimé dans la pratique obstétricale, rapporte que, sur une série de 3 000 accouchées chez lesquelles l'antisepsie était rigoureusement assurée par le sublimé, il n'a jamais vu se produire d'accidents. Par contre, beaucoup d'autres accoucheurs ont vu des accidents graves ou même mortels survenir dans les mêmes circonstances. Maurer[1] cite le cas d'une femme qui eut une intoxication parfaitement caractérisée à la suite d'une injection vaginale faite avec un demi-litre d'une solution de sublimé au 1/2000[e].

Doses toxiques de sublimé. — On peut admettre comme

<hr>

1. *Annales de gynécologie*, 1889.

doses moyennes susceptibles d'entraîner la mort, dans un espace de temps plus ou moins long, les doses de 0 gr. 20 à 0 gr. 40 centigrammes.

Symptomatologie. — Les solutions de sublimé, surtout lorsqu'elles sont concentrées, sont douées d'un pouvoir caustique énergique. Les premiers symptômes apparaissent donc rapidement et consistent dans la perception d'une saveur métallique extrêmement désagréable et qui est bientôt suivie d'une sensation de brûlure dans la bouche, la gorge, l'œsophage et l'estomac. Bientôt après surviennent des vomissements ; les matières vomies sont fréquemment sanguinolentes, et l'on peut y apercevoir des lambeaux muqueux plus ou moins volumineux. Presque en même temps surviennent des évacuations alvines qui, souvent aussi, sont sanguinolentes.

Ce sont là en somme des phénomènes traduisant l'action locale du poison ; mais, pendant qu'ils se déroulent, le poison pénètre dans l'organisme et l'on voit alors survenir, plus ou moins rapidement, des symptômes nouveaux traduisant son action générale. Le pouls devient faible, la respiration anxieuse, l'haleine répand une odeur fétide très spéciale. Enfin trois grands symptômes apparaissent, qui caractérisent en quelque sorte l'intoxication aiguë par le mercure ; ce sont : la *colite dysentériforme*, la *stomatite* et la *néphrite*.

Les selles deviennent extrêmement fréquentes, les matières renferment du sang, parfois des lambeaux de muqueuse ; il y a un ténesme des plus pénibles ; le ventre est douloureux et les douleurs augmentent, non seulement par la pression, mais du fait même des mouvements et des efforts qui accompagnent les évacutions.

La *stomatite*, dont nous avons précédemment étudié les caractères généraux et la pathogénie, peut revêtir la forme grave et le malade peut succomber à un œdème de la glotte, d'autant que l'action caustique locale du poison intervient aussi pour favoriser le processus anatomo-pathologique pouvant aboutir à la production de l'œdème.

La *néphrite* est le symptôme constant et en quelque sorte capital de l'intoxication mercurielle aiguë et grave ; elle se traduit d'abord par des douleurs rénales et par des modifications dans la qualité et la quantité des urines : celles-ci sont albumineuses, elles contiennent souvent du sang et toujours des cylindres épithéliaux ;

enfin, elles sont rares et peuvent même disparaître à peu près complètement pendant un ou plusieurs jours.

Ainsi, *colite dysentériforme, stomatite, dysurie* ou *anurie*, tels sont les trois grands symptômes qui caractérisent l'intoxication aiguë grave par le sublimé. Quant aux autres phénomènes présentés par le malade : céphalalgie, dyspnée, fréquence et petitesse du pouls, tendance au collapsus, éruptions cutanées, ils font partie du cortège symptomatique habituel de la plupart des intoxications graves.

Dans l'intoxication aiguë par le sublimé les accidents évoluent dans un laps de temps assez variable. La mort peut survenir *en quelques heures*; le fait est cependant assez rare. Le plus souvent la mort ne survient *qu'après plusieurs jours*, 3 à 20 jours en général. A cet égard il convient de signaler une particularité très remarquable que le médecin a l'occasion d'observer dans la majorité des cas d'intoxication à évolution lente : c'est, vers la fin, une amélioration sensible mais trompeuse de l'état général du malade, amélioration telle, que le médecin et l'entourage du malade se prennent à espérer la guérison; le malade souffre moins, le pouls devient meilleur, les urines plus abondantes.

Mais le plus souvent cette amélioration dure peu; l'anurie reparaît bientôt, l'état général s'aggrave de nouveau et le malade succombe.

La mort bien entendu n'est pas fatale dans tous les cas d'intoxication par le sublimé. Si la dose ingérée a été relativement faible ou si le traitement a pu être institué immédiatement, les accidents sont beaucoup moins graves que ceux que nous avons décrits. Toutefois, même dans le cas où la dose de sublimé qui a pénétré dans la circulation est trop faible pour entraîner la mort, on peut voir s'ébaucher les lésions et les symptômes essentiels que nous avons décrits; l'albumine notamment peut apparaître et persister pendant des mois.

Enfin il convient de remarquer que, quelle que soit la voie d'introduction du poison dans l'organisme, la symptomatologie reste essentiellement la même, à cela près bien entendu que les accidents locaux déterminés par le fait de l'ingestion par voie stomacale font défaut. Dès lors les phénomènes gastro-intestinaux du début font également défaut ou n'apparaissent que plus tardivement et sous une forme plus atténuée; mais la colite dysentériforme n'en apparaît pas moins, ce qui prouve une fois de plus que cette colite est bien le résultat de l'élimination du poison au niveau de la muqueuse intestinale.

Traitement. — La première chose à faire en présence d'un empoisonnement aigu déterminé par l'ingestion d'un composé mercuriel, c'est de faire préparer de l'eau albumineuse (un ou deux blancs d'œufs battus dans un litre d'eau), et d'en administrer une grande quantité au malade. On provoque de la sorte la formation d'un albuminate de mercure insoluble. Cet albuminate, il est vrai, se dissout dans un excès d'albumine, mais il faut, pour le redissoudre, un assez grand excès d'albumine, de telle sorte que dans la pratique l'on n'a guère à redouter cette dissolution. D'ailleurs, l'administration de l'albumine n'est qu'une mesure d'attente et il faut, dès qu'on le peut, évacuer le contenu stomacal par la sonde (en se servant d'eau albumineuse ou de lait comme liquide de lavage) ou par l'administration d'un vomitif.

Afin de lutter dans la mesure du possible contre l'action caustique du sublimé sur les parois de l'intestin on a conseillé le lavage de l'intestin à l'aide d'entéroclysme albumineux et qu'on fait pénétrer le plus loin possible dans le tube intestinal.

Cela fait, toute la thérapeutique de l'intoxication se borne malheureusement au traitement des symptômes.

Le lait est le seul aliment qu'on puisse offrir au malade; dans l'intervalle on lui fera prendre des morceaux de glace; celle-ci procure en général un grand soulagement.

Lésions. — Les lésions organiques créées par l'intoxication mercurielle aiguë et que l'on peut observer à l'autopsie des individus ayant succombé à cette intoxication peuvent être de deux ordres. Les unes, que l'on n'observe que dans les cas où l'empoisonnement a été le résultat de l'ingestion du poison par la voie buccale, siègent sur la bouche et ses annexes, l'œsophage, l'estomac et les premières portions de l'intestin grêle, et sont le résultat du contact immédiat du poison avec la muqueuse de ces organes. Elles sont plus ou moins marquées, suivant la nature du composé mercuriel ingéré et suivant le degré de concentration de la solution ingérée. Ces lésions n'offrent aucun caractère vraiment spécifique.

Les autres s'observent dans tous les cas, c'est-à-dire quelle qu'ait été la voie d'introduction du poison. Elles appartiennent donc en propre à l'intoxication suraiguë par les composés mercuriels et on les retrouve toujours, à un degré plus ou moins marqué, à moins qu'il ne s'agisse d'un cas d'intoxication suraiguë ayant amené la mort en quelques heures. Ces lésions portent : sur la *bouche* et le *gros intestin*, sur le *rein* et sur le *foie*.

Les lésions de la bouche sont celles qui ont été créées par la stomatite : ébranlement des dents, ulcérations ou même suppuration des gencives, desquamation épithéliale tout au moins, se traduisant par une sorte d'enduit pultacé.

Les lésions du gros intestin sont fort importantes à considérer; elles offrent les mêmes caractères que celles qui sont créées par la dysenterie : la muqueuse est congestionnée, et, par places, on trouve de véritables ulcérations à bords nets, réguliers ou non, isolées les unes des autres ou plus ou moins confluentes.

Les lésions du rein sont particulièrement importantes : les reins sont *blancs, toujours augmentés de volume, souvent énormes.* Lorsqu'on pratique une coupe dans ces reins, le couteau crie sur la coupe. C'est que dans la néphrite mercurielle, et c'est là un de ses traits essentiels, il se fait, d'abord dans les tubes droits, un peu plus tard dans les tubes contournés, des dépôts souvent énormes de sels calcaires. Au microscope on aperçoit parfaitement ces infarctus calcaires et ce sont eux d'ailleurs qui, déjà à l'œil nu, permettent de constater l'aspect tuméfié et trouble des coupes. Au point de vue histologique proprement dit on constate des altérations analogues à celles de la néphrite épithéliale aiguë.

Le foie lui aussi est augmenté de volume et en voie de dégénérescence graisseuse. Le mercure est donc, comme l'arsenic, quoique à un moindre degré, un poison stéatosant.

B. — *Empoisonnement chronique.*

Étiologie. — L'action nocive des vapeurs de mercure est connue depuis la plus haute antiquité.

Merget, qui a étudié très complètement cette action, est arrivé à cette conclusion, qu'il y avait lieu de distinguer soigneusement les effets du mercure inhalé à l'état de vapeurs et à différentes températures, de ceux du métal inhalé sous forme de poussières mercurielles.

Les distinctions qu'il a établies paraissent fondées en principe; mais, en fait, il n'y a pas lieu d'en tenir compte au point de vue de l'étiologie ou de la pathogénie de l'empoisonnement chronique professionnel, pour la raison que, le plus souvent, les différents modes de pénétration possible du mercure dans l'organisme se trouvent réalisés dans cette forme d'empoisonnement.

Parmi les industries qui exposent plus particulièrement les ouvriers à l'intoxication mercurielle chronique on doit citer :

1° La *métallurgie du mercure*, c'est-à-dire la préparation même du mercure par grillage de son minerai.

2° La *miroiterie*, industrie qui consiste à étamer les glaces au moyen d'un amalgane d'étain.

3° La *dorure au mercure*, opération qui consiste à déposer sur les objets à dorer un amalgame d'or et à chauffer ensuite ces objets de manière à vaporiser le mercure et à ne laisser que l'or sur les objets.

4° La *fabrication des baromètres et des thermomètres*.

5° La *chapellerie*. Dans cette industrie, comme d'ailleurs dans la dorure au mercure, les ouvriers sont exposés à une double cause d'intoxication : à l'intoxication par inhalation de vapeurs ou de poussières mercurielles, et à l'intoxication par absorption de nitrate acide de mercure. En effet, dans la chapellerie on emploie le mercure, non pas à l'état métallique, mais sous forme de nitrate acide de mercure, liquide préparé à l'usine même, en faisant réagir l'acide nitrique sur le mercure.

Ce nitrate acide sert à l'opération dite du *secrètage*, opération ainsi nommée parce que pendant longtemps elle a constitué un secret de fabrication. Elle consiste essentiellement à humecter avec la solution de nitrate acide les peaux destinées à la fabrication des chapeaux, de manière à rendre les poils plus aptes à s'enchevêtrer les uns dans les autres, de manière, en un mot, à favoriser le feutrage de la peau. Ces peaux imprégnées de sel de mercure sont ensuite soumises à des manipulations particulières (triage, cardage, arçonnage), manipulations entraînant nécessairement la dispersion dans l'atmosphère de poussières du composé mercuriel. En outre l'intoxication se complique du fait de la pénétration du nitrate acide à travers la peau. Ce composé, en effet, est caustique et sa manipulation fréquente occasionne chez un grand nombre d'ouvriers des excorations au niveau des mains.

Le mercure fixé sur le feutre pendant l'opération du secrètage y est énergiquement retenu ; il résiste aux lavages parce qu'il forme avec la kératine des poils un composé insoluble.

On peut estimer à 0 gr. 50 la quantité de mercure fixée sur un chapeau de feutre [1].

---

1. Les chapeaux de feutre contiennent aussi de l'arsenic, cette substance entrant, paraît-il, dans la formule du « secret ».

6° Enfin, l'on peut observer l'intoxication mercurielle chronique chez les ouvriers travaillant au damasquinage des armes, chez les empailleurs qui emploient le sublimé, chez ceux qui travaillent à la fabrication des amorces au fulminate.

Symptomatologie. — Trois grands symptômes caractérisent l'empoisonnement chronique par le mercure :

1° Des *troubles nutritifs* ;

2° La *stomatite* ;

3° Le *tremblement mercuriel*.

Les *troubles nutritifs* apparaissent souvent prématurément, avant même la stomatite. A cette période, ils sont ordinairement légers et consistent surtout en de l'anorexie, de la dyspepsie, de la diarrhée intermittente. Plus tard, à la période d'état de l'intoxication, ils deviennent plus graves et se traduisent par de l'anémie et de l'amaigrissement. Cet état d'anémie et d'amaigrissement peut persister fort longtemps, mais, dans les formes graves de l'intoxication, les troubles nutritifs deviennent de plus en plus marqués : la peau se recouvre d'éruptions diverses, il y a de l'œdème avec ou sans albuminurie, une diarrhée persistante ; c'est en somme une cachexie profonde, aboutissant bientôt au marasme et à la mort.

La stomatite peut présenter les diverses modalités dont nous avons déjà parlé : elle aboutit plus ou moins rapidement à la chute des dents et, dès lors, évolue vers la guérison.

Le tremblement mercuriel peut, lui aussi, se présenter sous une forme plus ou moins grave. Dans les formes légères il est limité aux mains, aux lèvres, à la langue et consiste dans un simple mouvement de trémulation dont l'amplitude augmente à l'occasion des mouvements volontaires ou à la suite d'une fatigue, d'une émotion, d'un excès alcoolique. Le tremblement diminue, au contraire, ou même cesse complètement pendant le repos ; il présente en somme certaines analogies avec le tremblement de la sclérose en plaques. Dans les formes graves d'ailleurs, le tremblement s'accentue, gagne les membres inférieurs et rend la marche difficile. Dans les formes très graves enfin, il se généralise au point de ne plus permettre la coordination d'un seul mouvement et de faire du malheureux qui en est atteint une loque tremblante, incapable de se tenir debout ou de se mouvoir, incapable même de se servir de ses mains pour manger. Dans cette forme, des contractures permanentes ou des crampes douloureuses intermittentes atteignent certains groupes musculaires On les désigne en Espagne sous le nom de *calambres* et les ouvriers qui en sont atteints sont dits *calambristes*. « On les garde, dit Tardieu, dans les maisons, au coin du feu, assujettis sur une chaise comme des enfants en bas âge ; beaucoup d'entre eux ne peuvent ni s'habiller ni manger seuls ; leur visage devient stupide en même temps qu'ils n'articulent plus que des sons vagues et confus. »

Troubles nutritifs, stomatite, tremblement, tels sont les symptômes cardinaux du mercurialisme chronique professionnel. On a décrit, et de fait on peut voir survenir, d'autres phénomènes morbides, des troubles divers de la sensibilité qui ont été rangés par Kussmaül sous une étiquette commune (éréthisme mercuriel) ; des troubles nerveux que leur nature et leur curabilité (hémianesthésie sensitivo-sensorielle susceptible de se déplacer sous l'action des aimants, monoplégies et contractures localisées et passagères, etc.), ont fait qualifier d'hystérie mercurielle, des paralysies motrices enfin, probablement d'origine périphérique et dues à des lésions dégénératives analogues à celles des paralysies saturnines. Toujours flasques, ces paralysies ne s'accompagnent pas ordinairement d'atrophie musculaire ni de modification des réflexes.

Applications thérapeutiques du mercure et de ses composés.

On peut ranger sous quatre chefs les indications ou les emplois du mercure ou de ses composés :

1° Emploi du mercure et de quelques-uns de ses composés comme antiparasitaires ou antiseptiques ;

2° Emploi du mercure et de quelques-uns de ses composés comme topiques ;

3° Emploi du mercure et de ses composés comme antisyphilitiques ;

4° Emploi du calomel comme cholagogue ou purgatif.

Le mercure et ses composés comme antiparasitaires et antiseptiques. — Les propriétés antiparasitaires des mercuriaux sont à peu près exclusivement utilisées pour la destruction de quelques parasites externes, tels que les poux de la tête ou du pubis. Tous les composés mercuriels solubles peuvent être considérés comme des antiparasitaires; toutefois, les propriétés énergiquement caustiques ou toxiques de la plupart de ces composés solubles ont fait à peu près renoncer à leur emploi. On utilise quelquefois cependant la solution de sublimé au 1/1000e pour détruire les poux du pubis chez les adultes, mais c'est la pommade mercurielle simple ou onguent gris qui constitue l'antiparasitaire mercuriel de choix, au moins chez les enfants.

FORMULAIRE ANTIPARASITAIRE.

Pommade mercurielle simple (Codex) :
  Syn. : Onguent mercuriel simple, onguent gris.

Pommade mercurielle à
  parties égales......... 100 gr.
Axonge benzoïnée....... 300 gr.
  Pour onctions.

Solution de sublimé au 1/1000e :
Sublimé.....   0 gr. 25 centigr
Eau distillée. 250 grammes.
  Pour usage externe en lotions.

Nota. — Lorsqu'on doit pratiquer des onctions ou des lotions avec une préparation mercurielle, il faut avoir la précaution d'opérer avec la main nue, c'est-à-dire débarrassée de bagues.

Tous les composés mercuriels solubles peuvent être considérés comme des antiseptiques; mais, au point de vue de la pratique ordinaire de l'antisepsie, il n'y a lieu de retenir que trois composés mercuriels : le sublimé, le cyanure, le biiodure de mercure.

Sublimé. — Le sublimé a été mis en faveur comme antiseptique par Koch en 1881.

L'équivalent antiseptique du sublimé varie suivant beaucoup de conditions, parmi lesquelles la nature du microbe occupe le premier rang. Voici quelques chiffres déterminés par Bouchard :

Nature des microbes.	Équivalents antiseptiques.
Staphylococcus aureus........	0 gr. 03
Bactéridie charbonneuse	0 — 07
Pneumocoque de Friedländer....................	0 — 07
B. typhique...................................	0 — 08

L'*élévation de température* augmente considérablement le pouvoir antiseptique du sublimé, mais c'est là un fait général dans l'ordre des actions antiseptiques.

Le sublimé *perd* ses propriétés antiseptiques en présence des composés sulfurés susceptibles de le transformer en sulfure inerte.

L'action *coagulante* du sublimé peut nuire à son action antiseptique, mais, reporté dans un liquide capable de le dissoudre, l'albuminate mercuriel reprend ses propriétés désinfectantes.

Le bichlorure de mercure *se décompose partiellement* en présence des principes minéraux et organiques des eaux ordinaires. Cette décomposition est activée par l'air et par la lumière.

Les solutions de sublimé préparées avec de l'eau distillée sont au contraire très stables, même en présence de l'air et de la lumière.

On peut cependant préparer des solutions stables du sublimé avec de l'eau ordinaire : il suffit, pour cela, d'ajouter un chlorure alcalin ou de l'acide tartrique.

L'addition d'acide tartrique ou d'un chlorure alcalin au sublimé présente d'ailleurs deux autres avantages : celui de faciliter la dissolution du sublimé dans l'eau, et celui d'empêcher la coagulation des albuminoïdes par le sublimé, autrement dit de conserver au sublimé son pouvoir antiseptique intégral.

FORMULAIRE ANTISEPTIQUE DU SUBLIMÉ.

On trouve au Codex plusieurs préparations antiseptiques à base de sublimé :

A. — *Poudre de sublimé et d'acide tartrique :*

```
Chlorure mercurique pulv...................  2 gr. 50
Acide tartrique pulvérisé.................. 10 gramme.
Soluté alcoolique de carmin d'indigo à 5 p. 100..  X gouttes.
Diviser en 10 paquets.
```

Chaque paquet est destiné à donner, par dissolution dans un litre d'eau, un liquide bleu contenant *vingt-cinq centigrammes* de sublimé (solution à 4/1000ᵉ).

Ce sont les proportions de la formule adoptée par l'Académie en 1890, pour les solutions à délivrer aux sages-femmes. Il en est de même de la suivante.

B. — *Vaseline au sublimé :*

```
Vaseline..............................  100 grammes.
Chlorure mercurique très finement pulvérisé.  Dix centigrammes.
```

Le vase qui renferme le produit doit porter l'étiquette *rouge* réglementaire et, en outre, l'étiquette suivante :

Vaseline au sublimé corrosif à 1/1 000ᵉ.

Très toxique.

C. — *Papier au chlorure mercurique et au chlorure de sodium :*

Chlorure mercurique...................	5 grammes.
Chlorure de sodium....................	5 —
Eau distillée..........................	Q. S.

Pour obtenir un volume total de vingt centimètres cubes.

Chaque feuille est destinée à donner, par immersion dans un litre d'eau, une solution bleue contenant *vingt-cinq centigrammes* de chlorure mercurique. A cet effet elle doit porter, en outre de l'étiquette rouge réglementaire, la suscription suivante écrite au carmin d'indigo soluble :

Sublimé corrosif : Vingt-cinq centigrammes.

Poison.

Dose pour un litre d'eau.

On doit conserver ce papier à l'abri de l'air et de l'humidité.

D. — *Gaze au sublimé :*

On emploie des gazes au bichlorure de mercure dont la teneur en bichlorure est de 0,1 à 0,5 pour 100 en poids.

Enfin il peut être avantageux pour le médecin de campagne d'avoir sous la main une solution mère de sublimé permettant de préparer rapidement une solution à un titre déterminé.

Voici une formule de solution mère de ce genre :

Sublimé..............................	20 grammes.
Chlorure de sodium....................	10 —
Eau ordinaire.........................	Q. S. pour 100 cc.
Sulfate d'indigo q. s. pour colorer franchement en bleu.	

Cinq centimètres cubes de cette solution mère renferment un gramme de sublimé; il suffira donc d'ajouter à un litre d'eau cette quantité de solution mère pour avoir une solution au 1/1000ᵉ.

Cyanure de mercure. — Voir p. 114.

Biiodure de mercure. — Le biiodure de mercure est, non seulement le plus antiseptique des composés mercuriels, mais encore, au dire de Miquel, le plus antiseptique des antiseptiques. A la dose de 0 gr. 025 il empêche la putréfaction d'un litre de bouillon, alors qu'il faut 0 gr. 070 de sublimé pour obtenir le même résultat. Il a été tout d'abord utilisé par Pinard en solution au 1/20000ᵉ pour la réalisation de l'antisepsie obstétricale. En 1887, Trélat le mit en usage à la clinique chirurgicale de la Charité. Malgré tout, le biiodure n'est pas largement entré dans la pratique chirurgicale, sans doute parce qu'il est insoluble ou trop peu soluble dans l'eau pure.

FORMULAIRE.

Biiodure de mercure................	0 gr. 50 centigrammes.
Iodure de potassium	1 gramme.
Eau	1 litre.

On dédouble cette solution en y ajoutant une quantité égale d'eau chaude, de telle sorte que la solution employée ne contient que 0 gr. 25 centigrammes par litre (solution au 1/4000ᵉ).

Les composés mercuriels comme topiques.

Un certain nombre de composés mercuriels, le calomel, le précipité blanc, les oxydes de mercure, sont assez fréquemment employés comme topiques caustiques ou antiseptiques, dans le traitement de diverses affections de la peau (acné, éphélides, eczéma sec, impétigo) ou des yeux (blépharites, kératites et conjonctivites chroniques).

FORMULAIRE DES TOPIQUES MERCURIELS CUTANÉS.

a. Calomel .... ⎫ āā 1 gramme.
Tanin .... ⎭
Glycérolé d'amidon.......... 30 —
(En applications contre l'eczéma sec. Vidal.)

b. Précipité blanc. 0 gr. 50.
Cold-Cream..... 40 grammes.
(Éphélides, masque des femmes enceintes.)

c. Oxyde jaune de mercure........ 1 gramme.
Huile de cade vraie............. 4 —
Vaseline....................... 20 —
(Contre l'impétigo et l'eczéma invétéré. Brocq.)

FORMULAIRE DES TOPIQUES MERCURIELS OPHTALMIQUES.

a. Pommade de Lyon :
Oxyde rouge de mercure............... 1 gramme.
Vaseline.......... 15 —

b. Pommade du Régent :
Oxyde rouge de mercure .... 1 gramme.
Acétate de plomb crist............ 1 —
Camphre......... 0 gr. 10
Vaseline .... 18 grammes.

Le Mercure et ses composés dans la Syphilis.

Trois voies d'absorption, ayant chacune ses avantages et ses inconvénients, sont aujourd'hui utilisées pour l'administration du mercure ou de ses composés ; ce sont :

1° La voie cutanée ;

2° La voie sous-cutanée ;

3° La voie digestive.

Voie cutanée. — Cette voie est exclusivement utilisable pour faire pénétrer dans l'organisme du mercure métallique.

On emploie dans ce but la pommade mercurielle double ou onguent napolitain, dont voici la formule :

```
Mercure purifié.............................  1 partie.
Axonge benzoïnée............................  1    —
```

Cette pommade se prescrit habituellement à la dose de 4 grammes par jour pour un adulte ; on peut cependant aller jusqu'à 6 ou 8 grammes. M. Fournier conseille de prescrire des doses pesées, soit, par exemple, 28 grammes à diviser en 7 cartouches.

On pratique généralement les frictions mercurielles sous le pli du coude, la face interne des cuisses, le pli de l'aine, les parties latérales du tronc ; il convient d'ailleurs de ne pas faire deux jours de suite des frictions dans la même région. La quantité convenable d'onguent napolitain étant étendue au niveau de la partie choisie, on frictionne assez fortement pendant une dizaine de minutes jusqu'à siccité : on applique ensuite sur la partie frictionnée de l'ouate ou même un simple linge qu'on fixe par un moyen quelconque. Le lendemain on savonne avec soin.

La voie cutanée est particulièrement indiquée lorsqu'on a intérêt à ménager les autres voies ; lorsqu'on veut par exemple disposer de la voie digestive pour l'administration d'un autre médicament, tel que l'iodure.

Voie sous-cutanée (Méthode des injections). — Cette méthode est moins ancienne que la précédente ; elle a été en effet préconisée par Hébra et Hunter vers 1864. Ses partisans deviennent de jour en jour plus nombreux.

Avantages généraux de la méthode. — 1° Elle exclut toute supercherie de la part des malades ;

2° Comme la méthode cutanée, elle laisse libres les voies

digestives pour l'administration éventuelle d'autres médicaments;

3° Elle permet dans certains cas de réaliser un traitement mercuriel intensif, susceptible d'aboutir rapidement à des effets curatifs que l'on n'obtiendrait que plus lentement et plus difficilement par toute autre méthode.

Division de la méthode. — La méthode des injections mercurielles comporte deux pratiques très distinctes l'une de l'autre, suivant qu'on s'adresse aux composés mercuriels insolubles ou aux composés mercuriels solubles.

Injections de composés mercuriels insolubles.

But de la méthode. — Elle consiste à introduire au sein des tissus, et à des intervalles plus ou moins éloignés (ordinairement tous les huit jours), une certaine quantité de mercure métallique ou d'un composé mercuriel insoluble, ce qui revient à déposer en un point de l'organisme une sorte de réserve, d'approvisionnement mercuriel qui, en se transformant lentement en composé soluble, pénétrera graduellement dans la circulation et tiendra le malade sous l'influence d'une mercurialisation permanente.

Technique des injections. — Ces injections se pratiquent dans la région fessière à l'aide d'une aiguille longue qu'on enfonce *seule* jusqu'à l'armature. Après s'être assuré qu'il ne s'écoule pas de sang, on adapte la seringue (cylindre en verre, armature en caoutchouc durci) et on pousse l'injection lentement.

Composés mercuriels insolubles pouvant être utilisés.

Parmi les nombreux composés utilisés ou préconisés pour la pratique de ces injections, denx seulement ont résisté à l'épreuve de l'expérience : le mercure métallique et le calomel.

Mercure métallique. — Le mercure métallique s'emploie sous forme d'huile grise, c'est-à-dire sous la forme d'une sorte de liquide émulsif constitué par un véhicule neutre ou inerte tenant en suspension du mercure extrêmement divisé.

On a donné un grand nombre de formules d'huile grise; nous donnerons d'abord la formule proposée par le nouveau Codex :

    Mercure purifié.......................... 40 grammes.
    Graisse de laine......................... 26   —
    Huile de vaseline........................ 60   —

Opérez la stérilisation de la graisse de laine en la chauffant, après fusion et filtration. soit dans une fiole conique en verre de Bohème, à une température de $+120°$ pendant 20 min., soit dans un flacon hermétiquement bouché et maintenu à l'autoclave à $+120°$ pendant le même temps. Stérilisez l'huile de vaseline de la même manière. Flambez soigneusement, à l'alcool, un mortier et son pilon; versez-y le mercure, ajoutez la graisse de laine et battez jusqu'à extinction complète du mercure. Ajoutez ensuite l'huile de vaseline par petites parties et battez pour obtenir un mélange bien intime. Faites cette manipulation dans des conditions rigoureuses d'asepsie. Versez le mélange dans un flacon bouchant à l'émeri, ou mieux distribuez-le dans des flacons de 2,5 et 10 centimètres cubes préalablement stérilisés à $+180°$.

L'huile grise, ainsi obtenue est de consistance fluide (à une température de $+15°$ à $+20°$) et de couleur gris très foncé. Elle contient très sensiblement *quarante centigrammes* de mercure par *centimètre cube*. Agiter fortement au moment de l'emploi.

Inconvénients particuliers de l'huile grise. — L'huile grise est une mauvaise préparation.

1° Parce que c'est une préparation d'une exécution longue et difficile; 2° parce que, au bout de très peu de temps, l'huile grise la mieux préparée a complètement changé d'aspect; les globules de mercure, même parfaitement divisés à l'origine, ne tardent pas à se réunir pour constituer des globules plus volumineux. Il en résulte qu'au bout d'un certain temps l'huile grise n'est plus un liquide homogène, qu'on s'expose dès lors à de grosses erreurs de posologie, et enfin, que l'absorption du mercure introduit dans l'organisme sous forme de globules plus volumineux devient beaucoup plus irrégulière.

Il convient d'ailleurs d'ajouter que le titre de l'huile grise du Codex est beaucoup trop élevé. Il est fort difficile, avec une seringue ordinaire, d'injecter exactement $1/10^e$ ou $1/5^e$ de centimètre cube. Pour cette raison il est préférable de formuler une huile grise de composition telle que *un centimètre cube* contienne *dix centigrammes de Hg*. Lafay a proposé la formule suivante :

Mercure purifié........ ....   2 grammes.
Graisse de laine....................
Vaseline blanche.................... } aa 4   —
Huile de vaseline...................   Q. S. pour 20ᶜᶜ.

Posologie. — La question des doses à injecter a soulevé de très nombreuses controverses. De l'ensemble des opinions qui ont été exprimées au cours des discussions qui se sont produites à l'occasion de l'emploi de l'huile grise, il semble cependant que l'on puisse dégager cette conclusion que la dose jonrnalière de mèrcure est environ de 0 gr. 01 centigr. Comme ces injections, dans la pratique, sont faites habituellement tous les huit jours, on peut considérer que les doses usuelles oscillent entre 0 gr. 08 et 0 gr. 10 de mercure par injection hebdomadaire, soit : 1/4 environ de centimètre cube de l'huile grise du Codex et un centimètre cube de l'huile grise de Lafay. Il est même prudent, chez les sujets *neufs*, de commencer par dès doses plus faibles : 0 gr. 02 à 0 gr. 05 de Hg.

Calomel. — On a donné aussi un grand nombre de formules pour la pratique des injections au calomel. En voici deux, la première due à M. Balzer, la seconde au Professeur Fournier :

a. Calomel à la vapeur .... 1 gr. 50
Huile de vaseline. 15 grammes.
Chaque centimètre cube renferme 0 gr. 10 centigr. de calomel. C'est la dose à injecter en une seule fois.

b. Calomel à la vapeur.   0 gr. 50
Chlᵗᵉ de cocaïne.....   0 gr. 10
Huile d'olive stérilisée.   10 cc.
Ne pas ajouter d'eau dans le but de dissoudre le chlorhydrate de cocaïne sous peine de voir le mélange noircir par suite de la réduction du calomel sous l'influence de l'alcaloïde.
Chaque centimètre cube renferme cinq centigrammes de calomel.

Avantages apparents et inconvénients réels de la méthode des injections de composés insolubles. — On a reconnu à la méthode les avantages suivants :

1° Elle ne nécessite pas la rencontre journalière du malade et du médecin ;

2° Elle permet d'obtenir (injections de calomel surtout) une action rapide et énergique.

Le premier avantage est d'un ordre extra-scientifique et peut d'ailleurs être fort discuté.

Quant au second, plusieurs syphiligraphes ont fait justement remarquer que, si les injections de calomel produisent habituellement des effets rapides et énergiques, c'est que la quantité de mercure Hg injectée d'emblée sous cette forme est relativement considérable.

De fait, quand on injecte 0 gr. 10 de calomel, c'est 0 gr. 0489 Hg qu'on introduit dans l'organisme. Or la majeure partie de cette dose peut être solubilisée et absorbée en un, deux, trois ou quatre jours.

Dans ce cas, l'injection de calomel équivaut à un traitement intensif par le mercure.

Malheureusement, avec le calomel comme avec les autres composés mercuriels insolubles, la solubilisation et l'absorption se font très irrégulièrement et il est impossible de dire *a priori* comment elles se feront chez tel ou tel malade.

Par contre, il est un phénomène dont la production est constante, c'est la douleur. Sur un total de 400 injections de calomel pratiquées avec toute l'antisepsie et tous les soins possibles, le Professeur Fournier a noté que, dans les 4/5 des cas, la douleur a été très intense ou même intolérable.

Les abcès sont d'ailleurs fréquents et la stomatite ne l'est pas moins.

Voici d'ailleurs comment Gaucher jugeait la méthode qui nous occupe :

« L'injection de sels insolubles est une hérésie pharmacologique; c'est une méthode aveugle qui peut exposer à de graves accidents.

« On conviendra que livrer à l'organisme une dose toxique de mercure dont la dissolution est soumise au hasard ne constitue pas un traitement scientifique. De fait, dans certains cas, le sel insoluble peut s'enkyster pendant un temps indéterminé; pendant tout ce temps les injections successives restent sans effet; le sel insoluble ne se dissout pas; puis, tout d'un coup, toute cette réserve de mercure peut se dissoudre très rapidement et répandre dans la circulation une quantité de poison mortelle.

« Donc, irrégularité d'action, inefficacité dans certains cas; dans d'autres, intoxications plus ou moins graves : tels sont les reproches que j'adresse à la méthode des injections insolubles. J'ajoute que l'excipient du sel insoluble est toujours huileux et cet excipient huileux peut constituer un nouveau danger. Si la matière à injection pénètre dans une veine, les embolies sont à craindre.

« Pour toutes ces raisons, je rejette les injections de calomel, d'oxyde jaune cu d'autres sels insolubles. C'est seulement dans certains cas spéciaux commandés par des nécessités pratiques et extra-scientifiques que je me résous à les employer. »

Injections de composés mercuriels solubles.

But de la méthode. — Elle consiste à introduire quotidiennement au sein des tissus une quantité faible d'un composé mercuriel soluble. Celui-ci étant immédiatement absorbé et l'injection étant renouvelée quotidiennement, l'organisme, comme dans la méthode précédente, plus sûrement même que dans la méthode précédente, se trouve en état de mercurialisation continue.

Technique de l'injection. — 1° Antiseptie rigoureuse.

2° Choisir de préférence la fossette rétro-trochantérienne (à un travers de doigt en arrière du trochanter) ou le point dit de Galliot, en pleine fesse. Éviter la région des ischions, de manière que le malade n'éprouve aucun gêne dans la station assise.

3° On peut indifféremment pratiquer l'injection dans le tissu cellulaire sous-cutané ou dans la masse musculaire (l'introduction de l'aiguille en plein muscle aurait l'avantage d'empêcher la production de nodosités et de rendre la piqûre moins douloureuse).

4° L'aiguille est d'abord enfoncée seule dans la région choisie (de façon à s'assurer que l'on n'a pas pénétré dans un vaisseau); on ajuste ensuite la seringue remplie de liquide et expurgée d'air et on pousse lentement le piston. Lorsqu'il est arrivé au bout de sa course, on retire seringue et aiguille ensemble.

Composés mercuriels solubles utilisés. — Le nombre des combinaisons mercurielles solubles préconisées pour la mise en œuvre de cette méthode est considérable. Une expérience clinique déjà longue a montré que, parmi ces nombreux composés, trois ou quatre seulement méritaient d'être conservés et pouvaient suffire à tous les besoins. Ce sont : le bichlorure, le cyanure et le biiodure de mercure parmi les composés minéraux, et le benzoate de mercure parmi les composés organiques.

FORMULAIRE.

Bichlorure de mercure :

Bichlorure de mercure........................... 0 gr. 10
Chlorure de sodium......................... ... 0 — 07
Eau distillée bouillie........................... 10 grammes.

Chaque centimètre cube renferme un centigramme de sublimé correspondant à 0 gr. 00738 de mercure Hg.

Pour avoir une solution correspondant exactement à 0 gr. 01 (1 centigramme) de mercure métallique Hg par centimètre cube, il faudrait formuler :

Bichlorure de mercure	0 gr. 135
Chlorure de sodium	0 — 07
Eau distillée bouillie	10 grammes.

Les injections de sublimé sont douloureuses; elles produisent souvent de la stomatite; on a à peu près renoncé à leur emploi.

Cyanure de mercure :

Cyanure mercurique	0 gr. 10
Eau distillée bouillie	10 grammes.

Chaque centimètre cube renferme un centigramme de cyanure correspondant à 0 gr. 00793 de mercure Hg.

Pour avoir une solution correspondant exactement à 0 gr. 01 (1 centigramme) de mercure métallique Hg par centimètre cube il faudrait formuler :

Cyanure mercurique	0 gr. 126
Eau distillée bouillie	10 grammes.

Les injections de cyanure de mercure sont également douloureuses; on peut, il est vrai, atténuer un peu la douleur en ajoutant à la formule précédente 0 gr. 10 de chlorhydrate de cocaïne. Les injections de cyanure ont surtout été utilisées dans la syphilis oculaire.

Biiodure de mercure :

a. Biiodure de mercure	0 gr. 10
Iodure de sodium	0 — 10
Eau distillée bouillie	10 grammes.

Chaque centimètre cube renferme un centigramme de biiodure correspondant à 0 gr. 0044 de mercure Hg.

Pour avoir une solution correspondant exactement à 1 centigramme de mercure métallique Hg par centimètre cube, il faudrait formuler :

Biiodure de mercure	0 gr. 227
Iodure de sodium	0 — 20
Eau distillée bouillie	10 grammes.

On a beaucoup employé (les oculistes surtout) les injections huileuses de biiodure : voici deux formules d'huile biiodurée, l'une faible (Panas), l'autre forte (Lafay).

Solution faible :

Biiodure de mercure............................ 0 gr. 40
Huile d'olives stérilisée....................... 100 grammes.

Chaque centimètre cube renferme 0 gr. 004 de biiodure correspondant à gr. 00176 (soit environ 2 milligrammes) de mercure métallique Hg.

Solution forte :

Biiodure de mercure............................ 1 gr. 50
Huile de noix stérilisée..........................)
    — de ricin................................... } ãã 50 cc.

Chaque centimètre cube renferme un centigramme 1/2 de biiodure correspondant à 0 gr. 0066 (six milligrammes) de mercure métallique Hg.

Les solutions de biiodure, surtout les solutions faites dans l'eau avec l'iodure de sodium comme adjuvant, seraient moins douloureuses que les précédentes.

BENZOATE DE MERCURE :

a. Solution de Desesquelle et Bretonneau :

Benzoate de mercure...................... 1 gramme.
   —   d'ammoniaque neutre............ 5   —
Eau distillée bouillie...................... Q. S. pour 100 cm³.

Chaque cm³ renferme un centigramme de benzoate correspondant à 0 gr. 0045 (4 milligrammes 1/2) de mercure métallique Hg.

b. Solution de Gaucher :

Benzoate de mercure...................... 1 gramme.
Chlorure de sodium....................... 2 gr. 50
Eau distillée bouillie..,.................... Q. S. pour 100 cm³.

Cette solution est au même titre que la précédente.

Posologie des composés mercuriels solubles. — Les syphiligraphes sont loin d'être d'accord sur la posologie des composés mercuriels solubles.

Quelques-uns pensent que la puissance thérapeutique des composés mercuriels est proportionnelle à leur richesse respective en mercure métallique, et ils tiennent compte de cette donnée dans le calcul des quantités des différents composés mercuriels qui s'équivalent au point de vue thérapeutique. Cette proposition n'est pas admise par tous les syphiligraphes. Quoi qu'il en soit, dans la pratique, la dose quotidienne des composés solubles est de 1 centigramme pour les sels forts tels que le sublimé et le cyanure de mercure, et de 2 centigrammes pour les sels faibles tels que le benzoate.

Ce n'est que dans les accidents graves de la syphilis qu'on peut, et qu'on doit, disent quelques auteurs, élever considérablement les doses. C'est ainsi que Leredde propose dans ces cas les doses quotidiennes de 0 gr. 03 à 0 gr. 04 pour les sels riches en mercure (sublimé, cyanure) et celles de 0 gr. 06 à 0 gr. 08 pour les sels moins riches (biiodure, benzoate).

La durée d'un traitement par la méthode des injections de composés solubles varie naturellement suivant la nature et la gravité des accidents. Elle est en moyenne de 60 jours.

Voie digestive. — Au point de vue du traitement antisyphilitique, quatre composés mercuriels seulement sont administrés par la voie stomacale : le mercure métallique, le protoiodure, le biiodure et le bichlorure.

Formulaire. — A. **Mercure métallique.** — Le mercure métallique forme la base des pilules de Barberousse, de Belloste ou mercurielles purgatives, des pilules bleues ou mercurielles simples, des pilules de Sédillot ou mercurielles simples. Ces pilules sont peu usitées aujourd'hui et nous donnerons seulement ici la formule des *pilules de Sédillot* :

Onguent mercuriel double.................... 3 grammes.
Poudre de savon médicinal.... .... 2 —
   — de réglisse.......... .... 1 —

Faire des pilules de 0 gr. 20. Chaque pilule renferme 0 gr. 05 de mercure métallique. 1 à 2 par jour.

B. **Protoiodure de mercure.** — Le protoiodure est un des composés mercuriels les plus usités pour l'administration du mercure par la voie buccale. Il est la base des fameuses *pilules de Ricord*. On a donné un nombre considérable de formules de pilules dites de Ricord. La formule originelle est, croyons-nous, la suivante :

Protoiodure de mercure.................. } āā 3 grammes.
Thridace.............................. }
Extrait de thébaïque..................... 1 —
   — de ciguë...................... 6 —

F. S. A. 60 pilules. Chaque pilule renferme cinq centigrammes de protoiodure. On en fait généralement prendre deux par jour.

On utilise fréquemment aujourd'hui une formule de pilules au protoiodure plus simple que la précédente :

> Protoiodure de mercure...................... 0 gr. 05
> Extrait de thébaique....................... 0 — 01
>   —   de quinquina......................... 0 — 10

F. S. A. Pour une pilule n° 60 ; 2 par jour.

C. Biiodure de mercure. — Le biiodure de mercure n'est jamais administré seul à l'intérieur, mais il est la base du traitement mixte ioduro-hydrargyrique. La préparation de ce genre la plus connue est le sirop de Gibert, dont voici la formule, d'après le Codex :

> Biiodure de mercure.................. 1 gramme.
> Iodure de potassium.................. 50 —
> Eau................................. 50 —
> Sirop simple........................ 1900 —

Une cuillerée à soupe de ce sirop renferme environ un centigramme de biiodure et 0 gr. 50 d'iodure de potassium.

Le sirop de Gibert du Codex est une préparation défectueuse, parce que la dose d'iodure est beaucoup trop faible pour un traitement mixte énergique. On peut, au lieu du sirop de Gibert du Codex, formuler la préparation suivante :

> Biiodure de mercure...................... 0 gr. 25
> Iodure de potassium...................... 25 grammes.
> Eau.................................... 25 —
> Sirop simple ou sirop d'écorces d'oranges amères. 500 —

Chaque cuillerée de ce sirop renferme un centigramme de biiodure et un gramme d'iodure ; 2 cuillerées par jour.

D. Bichlorure de mercure :

a. Pilules de Dupuytren :

> Chlorure mercurique... 0 gr. 01
> Extrait d'opium........ 0 — 02
>   —   de gaïac....... 0 — 04

Pour une pilule n° 20 ; une à trois par jour.

b. Liqueur de Van Swieten :

> Chlorure mercurique. 1 gramme.
> Alcool à 80°........ 100 —
> Eau................ 900 —

Une cuillerée à soupe de liqueur de Van Swieten renferme environ un centigramme et demi de chlorure mercurique. Une à deux cuillerées à soupe par jour.

Nota. — On peut remarquer que dans la plupart des formules pilulaires à base de mercure figure l'extrait d'opium. Cet extrait a pour but de corriger l'action des composés mercuriels sur le tube digestif, c'est-à-dire d'éviter la diarrhée fréquemment provoquée par l'administration prolongée des mercuriaux.

Le calomel dans les affections non syphilitiques.

Le calomel, en raison de ses nombreux usages dans le traitement d'affections non syphilitiques, occupe une place à part parmi les mercuriaux. On a en effet reconnu à ce médicament un grand nombre de propriétés, qui sans doute ne sont pas toutes réelles, et on l'a utilisé dans le traitement des affections les plus différentes.

Nous nous bornerons ici, dans cet ordre d'idées, à indiquer ses principales applications, celles qui paraissent vraiment justifiées par une expérimentation clinique déjà longue.

Le calomel comme purgatif. — Les propriétés purgatives du calomel sont connues depuis fort longtemps. A la dose de 0 gr. 30 à 1 gramme il produit assez rapidement des selles fluides et abondantes, sans déterminer de coliques douloureuses. Dans ces conditions le calomel est peu ou pas absorbé et l'on peut retrouver dans les selles la majeure partie du mercure qu'il renferme.

Le calomel comme cholagogue. — Les selles provoquées par le calomel présentent souvent, surtout chez les enfants, une coloration verdâtre plus ou moins foncée. Beaucoup de médecins, avec Bucheim, ont attribué cette coloration à la présence d'une grande quantité de bile dans les matières, et le calomel a été considéré depuis comme le type des purgatifs cholagogues. D'autres auteurs ont attribué cette coloration des selles à la présence de sulfure de mercure; mais le sulfure de mercure est noir et non pas vert. Enfin, pour d'autres observateurs, le calomel n'augmente pas la sécrétion de la bile, mais il permet son excrétion en nature. Dans les conditions normales, en effet, les matières colorantes de la bile n'apparaissent pas dans les selles parce qu'elles sont détruites ou transformées au cours des processus de fermentation qui s'accomplissent dans toute la longueur du tube digestif; mais le calomel, augmentant la vitesse d'évacuation de ces matières et étant de plus antiseptique (?), retarderait ou empêcherait les processus de fermentation habituels et, de la sorte, les pigments biliaires passeraient inaltérés dans les matières. C'est là une hypothèse qui n'est pas invraisemblable *a priori*, mais qui ne repose en définitive sur aucun fait expérimental précis. On peut d'ailleurs se demander pourquoi d'autres purgatifs énergiques, les purgatifs drastiques notamment, qui eux aussi évacuent rapidement le contenu intestinal, ne provoquent pas, tout comme le calomel, des selles bilieuses.

On a essayé de résoudre la question par l'expérience directe sur des animaux et on a montré que le calomel, administré à des chiens porteurs d'une fistule biliaire, non seulement n'augmentait pas la sécrétion de la bile, mais la diminuait plutôt. Des expériences de cette nature ne sont pas absolument démonstratives.

En résumé, l'action cholagogue du calomel n'a été jusqu'ici ni prouvée, ni infirmée, expérimentalement; mais le fait, bien démontré par la clinique, que chez des individus atteints d'ictère infectieux bénin, chez les cirrhotiques, chez des individus atteints de coliques hépatiques, on peut, au moyen de l'administration de quelques doses de calomel, voir l'ictère s'atténuer, le foie diminuer de volume, les calculs biliaires progresser ou être évacués, semble bien démontrer que le calomel exerce réellement une certaine action sur la sécrétion biliaire.

Le calomel comme diurétique. — On considère aussi le calomel comme un diurétique dans les maladies du cœur s'accompagnant d'hydropysie. Cette propriété est tout à fait surprenante et *a priori* invraisemblable. Toutefois, comme elle a été affirmée par un grand nombre de cliniciens, on doit la considérer comme réelle. Il est impossible, en tout cas, qu'elle soit, comme l'admettent quelques auteurs, le fait d'une action directe du médicament sur l'épithélium rénal, car le calomel n'est pas et ne peut pas être absorbé en nature et pénétrer dans la circulation à l'état de calomel.

Le calomel comme antiseptique intestinal. — La plupart des auteurs reconnaissent au calomel des propriétés antiseptiques. En vérité, le calomel étant insoluble dans l'eau ne peut pas être un antiseptique; mais il est possible, et même vraisemblable, qu'il subit dans l'intestin des transformations aboutissant à la formation d'une petite quantité d'un composé mercuriel soluble et, dès lors, antiseptique. D'ailleurs le calomel étant un purgatif, on s'explique parfaitement que, au moins dans les cas où il est administré à une dose assez élevée, il puisse agir, mécaniquement, comme un antiseptique intestinal.

Le calomel comme vermifuge. — C'est sans doute aussi par ce double mécanisme (action purgative et antiseptique) que l'on peut s'expliquer les propriétés vermifuges du calomel.

Indications, modes d'administration, posologie du calomel.

A. Comme purgatif simple. — Comme purgatif simple le calomel est employé soit pour combattre la constipation habituelle, soit pour combattre la constipation accidentelle liée à certains états pathologiques (méningite, hémorragie cérébrale, etc.).

Doses purgatives :

Adultes : 0 gr. 50 à 1 gramme.
Enfants : De un à trois ans, 2 centigrammes par année d'âge.
— : A partir de trois ans, 5 centigrammes —

Modes d'administration. — Chez l'adulte on peut donner le calomel en cachets, seul ou associé à d'autres substances purgatives, ou, mieux encore, le prescrire en paquets.

Pour les jeunes enfants on ne doit prescrire que des paquets.

Adultes :

a. Calomel.......... } āā 0 gr. 50 · Scammonée.......	*b.* Calomel........... 0 gr. 50 Sucre de lait....... 1 gramme.
Pour un cachet, à prendre le matin à jeun.	Pour un paquet, à prendre dans un peu d'eau ou de lait ou mélangé à un peu de miel ou de confiture.

Enfants :

Calomel..................................... 0 gr. 25
Sucre de lait.................................. 0 — 50
Pour un paquet, à prendre comme il est dit plus haut (enfant de
5 ans).

B. Comme purgatif cholagogue. — C'est surtout dans les affections du foie (congestion hépatique, cirrhose, colique hépatique) qu'on prescrit le calomel comme purgatif cholagogue. On le prescrit alors, soit à dose massive (0 gr. 60 à 1 gramme à prendre en 3 ou 4 fois) pendant un jour seulement, soit par doses fractionnaires et longtemps continuées.

Cachets :

Calomel .... Deux centigrammes.
Sucre pulvérisé .... 0 gr. 20
Pour un cachet n° 20; à prendre un cachet par jour.

Pilules :

Calomel...	Deux centigrammes
Scammonée......................................	0 gr. 05
Extrait de rhubarbe............................	0 — 05

Pour une pilule n° 20; à prendre une pilule par jour.

Extrait aqueux d'ergot de seigle..............	4 grammes.
Poudre de scille..............................	3 —
— de digitale..............................	2 —
Calomel......................................	1 —

Pour 40 pilules, dont on donne 3 par jour pendant 3 ou 4 jours seulement (Huchard : congestion hépatique d'origine cardiaque).

C. Comme purgatif antiseptique. — Comme purgatif antiseptique le calomel a été surtout utilisé dans la dysenterie, la fièvre typhoïde et le choléra.

Pour les médecins anglais des Indes, le calomel est le médicament de choix pour le traitement de la dysenterie aiguë.

Ici encore, on l'administré, tantôt par doses fractionnées (méthode de Law), tantôt par dose massive. Suivant Laveran, ce dernier procédé donne des résultats bien plus satisfaisants et a l'avantage de moins exposer à la salivation.

a. Méthode de Law :

Calomel.......................................	Cinq centigrammes.

Diviser en 10 paquets; à prendre d'heure en heure.

b. Méthode de Laveran :

Calomel.......................................	1 gramme à 1 gr. 20

A prendre en une ou plusieurs fois dans les 24 heures.

On emploie souvent aussi dans la dysenterie, mais pas au début toutefois, les pilules dites de Segond.

Ipéca...	0 gr. 30
Calomel.......................................	0 — 02
Extrait d'opium...............................	0 — 01
Miel blanc....................................	Q. S.

Pour une pilule n° 30; à prendre 6 à 10 pilules dans les 24 heures.

D. Comme vermifuge :

Calomel....................	0 gr. 05 à 0 gr. 20 (suivant l'âge).
Santonine ....,	0 — 05 a 0 — 10 —

Pour un paquet.

Incompatibilités du calomel. — Le calomel est incompatible avec les alcalis, les carbonates alcalins, bromures, chlorures et iodures alcalins, l'acide cyanhydrique.

Calomel et chlorure de sodium. — La question de l'incompatibilité du calomel et du sel marin n'est pas encore résolue d'une manière satisfaisante au point de vue clinique. Au point de vue chimique, on sait bien que le calomel peut être partiellement décomposé par les chlorures alcalins comme il l'est d'ailleurs, aux environs de 40°, par l'eau pure, par les alcalis et les carbonates alcalins, par l'albumine; toutefois, on sait aussi que cette décomposition n'est pas extrêmement rapide et on en a conclu qu'il n'y avait pas, pratiquement, d'intoxication à redouter du fait de l'absorption simultanée du calomel et du chlorure de sodium. Il est à remarquer cependant qu'aucun des auteurs qui se sont occupés de cette question et qui se sont prononcés dans ce sens n'a poussé la conviction jusqu'à faire sur lui-même la preuve de l'innocuité de l'association du calomel et du chlorure de sodium. Cette réserve prudente prouve que les partisans de cette théorie ne sont peut-être pas tout à fait convaincus que les choses se passent identiquement dans l'intestin et *in vitro*.

Des expériences récentes de Patein semblent cependant démontrer que, pratiquement, il n'y aurait pas d'intoxication à redouter du fait de l'association du calomel et du chlorure de sodium, puisque les chlorures ou les lactates alcalins n'attaquent le calomel qu'autant que la réaction du milieu devient alcaline. Or, dans les conditions ordinaires, le liquide gastrique est toujours acide et il ne pourrait devenir alcalin que s'il était saturé artificiellement par un alcali : bicarbonate de soude commercial, eaux minérales alcalines. Dans ces conditions il se produisait de l'oxyde mercurique qui pourrait être alternativement transformé en un composé mercuriel soluble lorsque le liquide gastrique redeviendrait acide du fait de l'hypersécrétion chlorhydrique provoquée par l'ingestion du bicarbonate de soude.

Quoi qu'il en soit, comme il n'y a aucune utitilité d'administrer du sel marin ou de faire ingérer des aliments salés en même temps que du calomel, il semble préférable de considérer l'incompatibilité de ces deux composés comme possible et de conseiller aux malades auxquels on fait prendre du calomel de s'abstenir de sel au moins durant les quelques heures qui suivent l'ingestion du médicament.

Calomel et acide cyanhydrique. — Il y a longtemps que l'on a observé que lorsqu'on ajoutait du calomel à une préparation pharmaceutique renfermant de l'acide cyanhydrique (looch blanc du Codex, eau de laurier-cerise), cette préparation noircissait immédiatement ou très rapidement et pouvait devenir toxique. Voici ce qui se passe. En présence de l'acide cyanhydrique, le calomel est décomposé avec formation de cyanure de mercure et d'acide chlorhydrique et mise en liberté de mercure métallique, qui se précipite à un état de division extrême et communique à la préparation la coloration gris noir que l'on observe :

$$Hg^2Cl^2 \quad + \quad 2CNH \quad = \quad (CN)^2Hg \quad + \quad 2HCl \quad + \quad Hg.$$

Calomel.	Acide cyanhydrique.	Cyanure de mercure.	Acide chlorhydrique.	Mercure.

Le looch blanc du Codex additionné de calomel peut-il devenir toxique du fait de la formation de cyanure de mercure? Non. En effet, l'équation ci-dessus montre que la quantité de cyanure de mercure qui prend naissance est proportionnelle à la quantité d'acide cyanhydrique existant dans la préparation; or, le looch blanc du Codex ne renfermant qu'une quantité très faible d'acide cyanhydrique, il ne peut se former qu'une quantité également très faible de cyanure de mercure. Il n'en est pas moins formellement contre-indiqué d'associer le calomel et l'acide cyanhydrique dans une formule médicamenteuse. Dans le cas où l'on désirerait prescrire du calomel dans un looch, il faudrait prescrire un looch blanc *sans amandes amères*, ou remplacer le looch blanc par le looch huileux.

CHAPITRE VII

MÉTAUX COLLOIDAUX

I

LES COLLOIDES D'APRÈS LA CONCEPTION ANCIENNE

Graham, le premier, en 1862, observa que tandis que certains corps donnaient avec l'eau des solutions claires, transparentes, et étaient capables, sous cet état de solution, de diffuser, c'est-à-dire de traverser la membrane d'un dialyseur, d'autres substances ne donnaient avec l'eau que des solutions le plus souvent opalescentes, facilement précipitables par des sels neutres sans action chimique sur elles, et que ces substances étaient incapables, sous cet état, de diffuser à travers la membrane du dialyseur. Il supposa que ces dernières substances ne se dissolvaient pas dans le liquide au sens vrai du mot, qu'elles y étaient plutôt maintenues en suspension, qu'elles ne donnaient en somme que des *pseudo-solutions*. Comme les substances appartenant à ce dernier groupe étaient représentées par des corps tels que les albuminoïdes, l'amidon, la dextrine, la gélatine, la gomme arabique, etc., corps qui ne peuvent pas être obtenus à l'état cristallin, il leur donna le nom de *colloïdes*, et il appela *cristalloïdes* les substances appartenant au premier groupe, parce qu'elles étaient représentées par des corps tels que les sucres, les sels, etc., qu'on obtient facilement à l'état cristallin.

Ainsi, les observations de Graham semblaient établir une corrélation étroite entre l'état amorphe ou cristallin d'un corps et le caractère des solutions obtenues avec ce corps : la solution d'un corps était ou n'était pas colloïdale suivant que le corps considéré pouvait ou ne pouvait pas revêtir la forme cristalline.

II

L'ÉTAT COLLOIDAL D'APRÈS LA CONCEPTION MODERNE

En poursuivant l'étude des colloïdes, on ne tarda pas à voir que le groupe des substances pouvant donner des solutions colloïdales était beaucoup plus étendu que ne semblaient le laisser prévoir les recherches de Graham ; que ce groupe comprenait, non seulement des substances organiques telles que les albuminoïdes, la gomme, la dextrine, etc., dont l'étude avait été le point de départ de la conception de Graham, mais aussi des substances minérales. On vit, par exemple, que des substances minérales telles que la silice, l'alumine, le sesquioxyde de fer qui, dans les conditions ordinaires, sont *insolubles*, et qui peuvent, de plus, *être obtenues à l'état cristallin*, peuvent cependant, elles aussi, par le moyen de certains artifices, être obtenues sous forme de pseudo-solutions, revêtir en un mot *l'état colloïdal*. Un peu plus tard encore il fut établi que certains éléments, le soufre, l'argent, la plupart des métaux pourrait-on dire, tous corps insolubles dans l'eau dans les conditions ordinaires, pouvaient, eux ausssi, être obtenus à l'état de solutions colloïdales. Il n'y a donc pas, comme le croyait Graham, des « *colloïdes* » et des « *cristalloïdes* » ; ces deux termes ne sont pas opposables comme s'appliquant à deux classes de corps parfaitement distincts les uns des autres par une propriété fondamentale, essentielle ; il n'y a pas des « *colloïdes* », il y a un « *état colloidal* » comme il y a un état solide ou un état liquide ; un « état colloïdal » que revêtent normalement beaucoup de composés organiques, et notamment ceux que Graham appelait des « *colloïdes* », mais que peuvent aussi revêtir plusieurs de ceux qu'il considérait comme des cristalloïdes, et d'autres corps encore qu'il n'avait pas envisagés.

III

COMMENT ON ENVISAGE LA CONSTITUTION
DE L'ÉTAT COLLOIDAL

Quand on fait dissoudre dans l'eau une substance, un sel par exemple, très soluble dans ce liquide, on obtient une solution transparente et objectivement parfaitement homogène, qui ne paraît en somme différer en rien du solvant employé. On sait qu'on admet que dans de semblables solutions, et suivant leur concentration, le corps qui se trouve dans le solvant y est, soit à l'état de simples molécules, soit à l'état d'*ions*. Dans ces *solutions vraies*, la matière dissoute a été en quelque sorte portée à un état de division extrême, et tel qu'aucun moyen physique ne permet la révélation objective du corps dissous.

Mettons au contraire en contact avec de l'eau une poudre insoluble et inerte telle que du charbon ; nous pourrons, par une agitation prolongée, incorporer grossièrement la poudre dans la masse du liquide, mais nous n'obtiendrons jamais un liquide parfaitement homogène ; les particules en suspension demeureront visibles à l'œil nu et nous apparaîtront avec leurs dimensions primitives.

Voici donc deux cas extrêmes, deux formes extrêmes, si l'on préfère, de l'aspect que peut présenter un liquide mis en contact avec des corps solides. Entre ces deux cas extrêmes on peut concevoir tous les intermédiaires. Quand, au moyen de certains artifices, en faisant, par exemple, intervenir certains adjuvants destinés à augmenter la viscosité du liquide aqueux, on essaie d'incorporer, *d'émulsionner* dans ce liquide aqueux un autre liquide non miscible à l'eau, tel que l'huile, on peut obtenir une préparation qui, pendant un certain temps tout au moins, présentera l'aspect d'un liquide homogène ; mais, dans une pareille préparation, il sera toujours possible d'apercevoir au microscope des gouttelettes, gouttelettes dont la dimension est dès lors au moins égale à 1 μ. C'est un premier pas vers une ultra-division de particules au sein d'un liquide ; c'est un acheminement vers l'*état colloïdal*.

On conçoit, en effet, que certains corps, soit en vertu d'une constitution particulière (les colloïdes de Graham par exemple), soit par le moyen de certains artifices, soient susceptibles d'être divisés, au sein d'un liquide, en particules infiniment plus petites que 1 μ, en particules dont les dimensions atteindront, par exemple, de quelques $\mu\mu$ à 1/2 μ. De telles particules ne seront plus visibles à l'œil nu ni même à l'aide du microscope employé dans les conditions habituelles. Pour apercevoir de semblables particules au sein d'un liquide, il faut recourir à un dispositif particulier d'éclairage de la solution placée sur la platine du microscope. Un microscope pourvu de ce dispositif particulier est aujourd'hui désigné sous le nom d'*ultra-microscope* et les particules révélées grâce à l'emploi de cet appareil sont qualifiées d'*ultra-microscopiques* : on dit alors qu'elles se trouvent à « *l'état colloïdal* ».

De ce qui précède nous pouvons donc déjà conclure que les solutions dites *colloïdales* ne sont pas des solutions vraies, mais seulement des pseudo-solutions; qu'elles sont constituées par des particules extrêment fines, ultra-microscopiques, en suspension dans un liquide; qu'elles ont en un mot la constitution des émulsions, dont elles ne diffèrent que par la petitesse des particules en suspension.

IV

CARACTÈRES PROPRES AUX SOLUTIONS COLLOIDALES

L'état colloïdal étant défini comme nous venons de le faire, on conçoit que, suivant la nature physique ou chimique de la substance considérée, suivant, par exemple, que la substance est insoluble ou très peu soluble dans le liquide et complètement impénétrable par lui (cas des colloïdes métalliques de Bredig), ou qu'elle est insoluble dans le liquide mais pénétrable par lui (cas des colloïdes de Graham) ou qu'elle est partiellement soluble dans le liquide (cas des colloïdes de sels peu solubles, des matières colorantes), on conçoit que les solutions colloïdales puissent être ramenées à plusieurs types, aux trois types au moins que nous venons d'envisager. Il y a donc, à la vérité, non pas *un état colloïdal*, mais *des états colloïdaux*. Toutefois, quel que soit le type auquel elles se rattachent, les solutions colloïdales n'en possèdent pas moins un certain nombre de propriétés physico-chimiques communes, que l'on peut dès lors considérer comme *caractéristiques de l'état colloïdal*, et dont les principales sont les suivantes :

Diffusion de la lumière. — Toutes les solutions colloïdales *diffusent* la lumière. C'est précisément cette propriété qui a permis de constater au moyen de l'ultra-microscope que ces solutions étaient constituées par des grains extrêmement fins, en suspension et non en solution vraie dans le liquide (pseudo-solutions).

Mouvements Browniens. — On sait que toutes les particules isolées, plongées dans un liquide et plus petites que 1 μ sont le siège d'un mouvement vibratoire particulier qui consiste dans une espèce de mouvement de trépidation qui porte chaque particule à se déplacer dans tous les sens, indépendamment des particules voisines. Ces mouvements sont dits Browniens parce qu'ils ont été signalés pour la première fois par le botaniste Robert Brown, en 1827, sur les particules microscopiques très petites renfermées dans le protoplasma des cellules végétales. Ces mouvements, qui sont indépendants de la nature des corps, sont dus aux chocs des molécules du solvant, supposées extrêmement mobiles, suivant la théorie cinétique des fluides.

Les particules des solutions colloïdales se montrent animées de semblables mouvements.

Nombre et grosseur des grains dans les solutions colloïdales. — Plusieurs méthodes ont été utilisées pour la numération des grains dans les solutions colloïdales. Sans entrer à cet égard dans des détails de technique sans intérêt au point de vue où nous devons nous placer, et seulement pour fixer les idées, nous dirons que Siedentopf et Zsigmondy ont compté 15 millions de granules dans 1 millimètre cube d'une solution d'argent colloïdal préparée par la méthode de Bredig et contenant 0 gr. 04 d'argent *par litre*, 1 milliard de granules dans un 1 millimètre cube d'or colloïdal à grains très fins, contenant 0 gr. 05 d'or *par litre* [1].

Le seul aspect des grains examinés à l'ultra-microscope ne peut donner aucun renseignement utile sur *la grandeur réelle* de ces grains, et ce n'est encore que par une méthode indirecte que l'on peut arriver à se faire une idée de leur diamètre (les grains étant supposés sphériques). Il y a encore à cet égard des différences considérables entre les diverses solutions colloïdales, voire même dans une même solution colloïdale où, à côté de grains submicroscopiques, c'est-à-dire voisins de 1/2 μ, il peut exister des grains *amicroscopiques*, c'est-à-dire qui ne sont pas révélables individuellement à l'ultra-microscope. Abstraction faite de ces granules amicroscopiques, on peut admettre que la grosseur des grains dans les solutions colloïdales varie entre 1 μμ et 80 μμ [2].

---

1. Aucune méthode précise n'a jusqu'ici été trouvée pour évaluer le nombre des granules dans les solutions colloïdales des substances organiques telles que l'albumine, la gélatine, etc.

2. Le diamètre des plus petits grains existant dans une solution colloïdale serait encore 100 fois plus grand que celui des molécules.

Si l'on admet que les granules qui sont en suspension dans une solution colloïdale ont une forme sphérique, il est facile, étant connus leur diamètre et leur nombre dans un volume déterminé de la solution, de calculer leur surface totale. Zsigmondy a ainsi calculé que la surface totale des grains renfermés dans 1 millimètre cube d'une solution d'or colloïdal pouvait atteindre 625 mètres carrés. Or 1 millimètre cube de cette solution ne renfermant que 0 gr. 00000005 (5 cent-millionièmes) d'or et ces 5 cent-millionièmes de gramme d'or étant divisés en 1 milliard de grains, on voit que la *surface des granules est énorme par rapport à leur masse.*

Ce fait est particulièrement important, car il permet de prévoir *a priori* que les solutions colloïdales doivent présenter à un très haut degré certains phénomènes d'ordre physique, de même qu'il explique peut-être certaines de leurs propriétés biologiques.

Adsorption. — Parmi les phénomènes physiques qui sont en relation avec les surfaces, il en est un de particulièrement intéressant; c'est l'*adsorption*, sorte de phénomème d'adhésion moléculaire, qu'il ne faut pas confondre avec l'*absorption*, qui est un phénomène tout différent. On sait que lorsqu'on plonge dans l'eau une lame de verre, et qu'après l'avoir retirée on l'essuie aussi soigneusement que possible, elle reste quand même recouverte d'une couche d'eau, couche extrêmement mince, puisqu'elle a été évaluée à 5/100 000ᵉ de millimètre, mais qui présente avec le verre une adhésion tellement forte qu'il faut la chauffer à 500° pour la chasser. Ce phénomène, qui a été observé pour la première fois par Bunsen, est un phénomène d'adhésion. Les gaz, en vertu d'un phénomène analogue, adhèrent aussi à la surface des corps solides. Il s'agit là d'une véritable attraction moléculaire dont il est possible dans certains cas de mesurer la force.

Il est évident *a priori* que l'intensité du phénomène est fonction de la surface du corps solide considéré. Si donc un semblable phénomène s'accomplit à la surface des poudres fines et surtout au sein des systèmes colloïdaux, ce phénomène sera d'une grande intensité puisque, ainsi que nous l'avons vu, la surface des granules est énorme par rapport à leur masse. Or, le phénomène de l'adsorption est un phénomène très général. Ainsi, lorsque, dans une solution d'acide acétique à 5 p. 100 par exemple, on met de la poudre de charbon, il se forme autour de chaque grain de charbon une zone d'adsorption; mais cette zone d'adsorption n'est pas formée, comme on pourrait le croire, par une couche d'acide acétique à 5 p. 100, mais bien par une couche d'acide acétique à 40 ou 50 p. 100. Les grains de charbon ont donc adsorbé plus d'acide acétique que d'eau; ils ont manifesté une attraction moléculaire élective à l'égard de l'acide acétique, et cette électivité a eu pour résultat de modifier quantitativement la composition du milieu primitif. L'adsorption varie d'ailleurs suivant la nature des corps mis en présence, et une poudre ou un colloïde déterminé adsorbera avec des intensités différentes telle ou telle substance dissoute dans un liquide.

Les colloïdes n'adsorbent pas seulement des *électrolytes*; ils peuvent aussi adsorber *d'autres colloïdes*. Les phénomènes de teinture peuvent être considérés comme des phénomènes d'adsorption, adsorption d'un colloïde coloré par un tissu. Mais l'adsorption des colloïdes par les colloïdes est surtout intéressante à considérer dans l'ordre des phénomènes biologiques. On sait depuis longtemps, par exemple, que certains ferments *dits solubles* se fixent avec la plus grande facilité sur tel ou tel précipité gélatineux; certaines toxines sont dans le même cas : ce sont là de véritables phénomènes d'adsorption et c'est peut-être à des processus de cet ordre que doit être ramené le mode d'action des antitoxines sur les toxines, des antiferments sur les ferments; c'est en un mot à des phénomènes d'adsorption que se ramènerait l'action des anticorps sur les antigènes correspondants.

Transport et charge électrique des colloïdes. — On sait que lorsqu'on dissout un électrolyte dans un solvant, cet électrolyte est dissocié en *ions*. On admet que ces ions ont chacun une charge électrique, charge électrique positive pour les uns, charge électrique négative pour les autres. Aussi si l'on fait passer un courant électrique à travers la solution, ces ions sont transportés, les uns (ions positifs) vers la cathode ou pôle négatif, les autres (ions négatifs) vers l'anode ou pôle positif.

De même qu'il y a des ions positifs et des ions négatifs, de même il y a des colloïdes positifs et des colloïdes négatifs. En effet, si, en se servant d'un dispositif spécial, on fait passer un courant électrique dans une solution colloïdale, il y a transport des granules d'une électrode vers l'autre, tantôt du pôle négatif vers le pôle positif (colloïdes négatifs), tantôt du pôle positif vers le pôle négatif (colloïdes positifs).

Stabilité et instabilité des solutions colloïdales. — L'expérience montre qu'il existe des différences considérables entre les diverses solutions colloïdales au point de vue de la persistance de l'état colloïdal. Tandis, par exemple, que certaines solutions telles que celles de gélatine, de gomme, d'amidon, etc., sont très stables, peuvent persister pendant des années, d'autres, au contraire, telles que celles de métaux ou de sulfures métalliques, sont très instables et précipitent facilement. Une étude attentive de ces faits a montré qu'en dernière analyse la persistance de l'état colloïdal au sein d'un solvant dépendait de trois facteurs : la *tension superficielle*, la *charge électrique* et la *viscosité du système*. Sont *stables* : les solutions colloïdales à tension superficielle *faible*, à charge électrique *grande*, à milieu *visqueux*; sont *instables* les solutions colloïdales à tension superficielle *grande*, à charge électrique *faible*, à milieu *fluide*. On conçoit dès lors qu'il soit possible d'augmenter la stabilité des solutions colloïdales instables ou, au contraire, de déterminer l'instabilité de solutions colloïdales stables : il suffit pour cela de modifier dans un sens convenable un ou plusieurs des facteurs qui interviennent dans l'orientation de l'équilibre du système.

Action des électrolytes sur les colloïdes. — On a observé depuis longtemps que des poudres fines telles que le kaolin, l'argile, etc., peuvent rester en suspension dans l'eau pendant un temps très long, mais il suffit d'ajouter des électrolytes à ces sortes d'émulsions pour les instabiliser, voir les grains se rassembler et finalement se précipiter. On a observé depuis longtemps aussi la précipitation des gelées ou des substances albuminoïdes par certains sels.

Plusieurs facteurs interviennent dans l'action des électrolytes sur les colloïdes. C'est ainsi que certaines solutions colloïdales qui ne précipitent pas par les acides sont rapidement instabilisées par l'addition de petites quantités de bases, et inversement. En étudiant de près la nature des électrolytes dans leur rapport avec les phénomènes que nous étudions, on a vu que les colloïdes dont la précipitabilité dépend de l'*anion* sont les *colloides négatifs*, tandis que ceux dont la précipitabilité dépend du *cation* sont les *colloïdes positifs*.

On observe d'ailleurs tous les degrés dans la sensibilité des colloïdes à l'action des électrolytes. Alors, en effet, que certains colloïdes, les *colloïdes minéraux d'une manière générale*, précipitent par l'addition de traces d'électrolytes, d'autres, les *colloïdes organiques en général*, ne précipitent que par l'addition de quantités relativement considérables d'électrolytes.

Action des colloïdes les uns sur les autres. — Il n'y a pas que les électrolytes qui soient capables d'agir sur les solutions colloïdales pour en modifier la stabilité; les colloïdes peuvent aussi agir les uns sur les autres, et les phénomènes que l'on peut observer dépendent à la fois du signe électrique des colloïdes considérés et de leur degré de stabilité.

Quand on mélange deux solutions colloïdales des signes électriques contraires, il se forme un précipité. Ce précipité est en réalité un complexe, c'est-à-dire qu'il est constitué par le mélange des deux colloïdes mis en présence.

Si l'on mélange deux colloïdes de même signe électrique, on n'observe pas de précipitation. Si l'on mélange deux colloïdes *de même signe électrique mais de stabilité différente*, on forme un complexe colloïdal présentant les caractères du colloïde le plus stable. Ex : argent + amidon donne un complexe qui présente les caractères du colloïde stable, c'est-à-dire de l'amidon.

<h1 style="text-align:center">V</h1>

PRÉPARATION DES SOLUTIONS COLLOIDALES [1]

Deux méthodes permettent de produire au sein d'un liquide une suspension extrêmement fine de certains corps, une suspension de grains ultra-microscopiques, d'obtenir en un mot des solutions colloïdales telles que nous les avons définies. L'une de ces méthodes repose uniquement sur la mise en œuvre de *réactions chimiques*; l'autre utilise simplement des *procédés* physiques.

A. Méthode chimique. — Quand on fait réagir l'un sur l'autre, dans des conditions ordinaires, deux corps susceptibles de réagir l'un sur l'autre avec production d'un précipité insoluble, ce précipité se produit si rapidement qu'il se présente sous la forme d'une masse plus ou moins volumineuse constituée par des particules relativement grosses et agglomérées; il ne prend pas, en un mot, l'état colloïdal. Ne prennent l'état colloïdal au sein du

---

1. Nous n'avons en vue, ici, que la préparation des colloïdes utilisés en thérapeutique. On sait d'ailleurs que certains corps tels que les colloïdes de Graham (amidon, glycogène, dextrine, gommes, tannins, gélatine, hémoglobine, etc.), donnent toujours dans l'eau des solutions colloïdales. Leur préparation n'exige donc la mise en œuvre d'aucune espèce d'artifice ou de dispositif spécial.

liquide où ils se forment que les précipités qui prennent naissance en vertu d'une réaction s'accomplissant lentement, comme graduellement. Or il est possible, à l'aide de certains artifices, de ralentir certaines réactions et d'obtenir de la sorte à l'état colloïdal des précipités qui, dans les conditions ordinaires, naissent pour ainsi dire agglomérés. On sait, par exemple, que lorsqu'on fait agir sans précautions spéciales de l'hydrogène sulfuré sur une solution d'anhydride arsénieux on obtient un précipité plus ou moins volumineux de sulfure d'arsenic, mais qui est toujours à gros grains. Si, au contraire, on fait agir sur une solution d'anhydride arsénieux convenablement diluée de l'eau distillée dans laquelle on a fait préalablement barboter de l'hydrogène sulfuré, on obtiendra un précipité de sulfure d'arsenic à l'état de granules fins.

C'est encore par des réactions lentes, en faisant par exemple réagir sur certains oxydes ou sur certains sels des réducteurs lents, que l'on a pu obtenir plusieurs métaux à l'état colloïdal. Le *collargol* est le type des métaux colloïdaux obtenus par un procédé de cet ordre (voir p. 599).

Mais quelle que soit la méthode chimique utilisée, on n'obtient jamais par ce procédé de solutions colloïdales pures. En effet, qu'il s'agisse d'une double décomposition entre deux sels ou de la réduction d'un composé par un autre, on ne parvient jamais à se débarrasser complètement ni des réactifs générateurs des colloïdes ni des corps qui ont pris naissance en même temps que lui, du fait de la double décomposition ou de la réduction. Seul le procédé physique dont nous allons indiquer le principe permet d'obtenir des solutions colloïdales pures.

B. **Méthode électrique.** — On savait depuis les expériences de Faraday qu'en faisant éclater une étincelle électrique entre deux tiges d'or on obtenait un dépôt métallique sous forme d'une poudre extrêmement fine qui provenait d'une sorte d'arrachement, de pulvérisation de particules de l'une des électrodes. Hittorf avait démontré aussi que des cathodes de platine placées dans des tubes où l'on a fait le vide sont pulvérisées lors du passage des décharges électriques.

Plus tard d'autres physiciens répétèrent l'expérience de Faraday en plaçant dans l'eau les deux fils d'or, et Haben montra qu'en employant un courant du 30 à 40 volts et 6 à 10 ampères, on obtenait ainsi, par pulvérisation de la cathode, des solutions liquides qui contiennent de l'or.

G. Bredig (1898) étudia systématiquement cette méthode et en fixa la technique, d'où le nom de *méthode de Bredig* par lequel on désigne aujourd'hui le procédé d'obtention des solutions colloïdales métalliques *par l'action pulvérisante de décharges électriques éclatant entre des électrodes placées sous l'eau*[1]. Par cette méthode, dans le détail de laquelle nous ne pouvons entrer ici, on peut obtenir des solutions colloïdales d'or, d'argent, de platine, de cadmium, de palladium, de mercure, etc.

VI

CARACTÈRES ET PROPRIÉTÉS GÉNÉRALES DES MÉTAUX COLLOIDAUX

A. Caractères physiques. — Les solutions colloïdales métalliques sont toujours colorées. La couleur varie non seulement d'un colloïde à l'autre, mais pour un même colloïde, suivant la grosseur des grains. C'est ainsi que l'argent colloïdal à grains très fins est rouge-brun, mais la couleur peut varier du vert olive grisâtre au rouge violacé suivant que les granules sont plus ou moins gros ; et comme la grosseur des grains, pour un même métal, dépend de la forme des électrodes, de leur écartement, de l'intensité et de la force électro-motrice du courant, on comprend que la couleur des électrosols soit assez variable.

Tous les métaux colloïdaux rentrent dans la catégorie des colloïdes que nous avons appelés *négatifs*.

Tous les métaux colloïdaux rentrent dans la catégorie des colloïdes que nous avons appelés *instables*. Il suffit, en effet, d'une trace d'un électrolyte pour en amener la précipitation. Cependant la stabilité des solutions colloïdales métalliques est évidemment une condition nécessaire de leur emploi, puisque c'est à l'*état colloïdal* des métaux que sont dues les actions catalytiques qu'ils peuvent manifester, et que c'est à ce même état physique du métal qu'on rapporte les actions thérapeutiques qu'on leur attribue. Or il y a partout, dans l'organisme, des électrolytes, et l'on ne peut dès lors songer à utiliser les solutions colloïdales qu'à la condition de les stabiliser. Dans ce but on a cherché à mettre à profit l'*action stabilisante* des colloïdes organiques *stables*,

---

1. Les pseudo-solutions colloïdales obtenues par cette méthode portent le nom d'*électrosols*. On donne ordinairement le nom d'hydrosols aux pseudo-solutions colloïdales obtenues par voie chimique.

action que nous avons signalée plus haut. Cette stabilisation aurait pour effet de produire un complexe présentant toutes les propriétés catalytiques de la solution colloïdale instable primitive, mais doué d'une sorte d'immunité à l'égard des électrolytes ou même des poisons, tels que les sels de potassium, en présence desquels les solutions de métaux colloïdaux perdent immédiatement toute action catalytique. Cette stabilisation permettrait aussi, dès lors, d'ajouter aux solutions colloïdales des sels, du chlorure de sodium par exemple, de manière à les rendre isotoniques et à en faire des solutions injectables[1].

Propriétés catalytiques. — Rappelons d'abord que la notion d'actions catalytiques, et le mot lui-même (de χαταλύειν, dissoudre), ont été introduits dans la science par Berzélius (1835) pour désigner le fait d'actions chimiques s'effectuant seulement en présence de certains corps et sans que ceux-ci soient chimiquement modifiés : telle est la combinaison de l'oxygène et de l'hydrogène qui ne se fait pas dans les conditions ordinaires de température et de pression, et qui s'effectue, même à froid, dès que dans le mélange gazeux on introduit de la mousse de platine ; telle est encore la décomposition de l'eau oxygénée par certaines poudres métalliques et notamment par le platine. Or Bredig, le premier, a montré que les solutions colloïdales de métaux qu'il obtenait par son procédé pouvaient exercer des actions analogues et notamment décomposer l'eau oxygénée; d'autres auteurs, après lui, ont montré que certaines actions fermentaires, telles que l'hydrolyse du sucre de canne par exemple, pouvaient être produites par les métaux colloïdaux. Enfin on a montré que le pouvoir catalytique de ces métaux pouvait être empêché par la chaleur ou par certains poisons, comme est empêchée par les mêmes agents l'action fermentaire des diastases proprement dites, d'où le nom de *ferments inorganiques* ou dè *ferments métalliques* donné aux solutions métalliques colloïdales.

---

1. En vérité, dans la pratique, on observe que la stabilisation des solutions colloïdales métalliques est une stabilisation relative et qui n'est pas de très longue durée. Ces solutions, dites stabilisées, sont encore fort sensibles à l'action des électrolytes, et c'est si vrai, que les fabricants ont renoncé à livrer des solutions rendues d'avance isotoniques par addition de chlorure de sodium; ils recommandent de ne les rendre isotoniques qu'au moment de les employer. Nous verrons, d'autre part, que certains cliniciens refusent toute activité aux colloïdes stabilisés.

VII

ACTION PHYSIOLOGIQUE DES MÉTAUX COLLOIDAUX

A. Innocuité. — Un premier point, et qui à notre avis n'est pas le moins important dans l'histoire des métaux colloïdaux, est que l'administration de ces métaux aux animaux ou à l'homme, quelle que soit la voie d'administration utilisée, ne produit aucune espèce d'effets fâcheux ; l'administration de ces métaux ne produit, même à des doses relativement élevées, aucun effet physiologique appréciable à l'observation simple.

B. Action sur le sang et les organes hématopoïétiques. — Cette action a été étudiée par plusieurs auteurs, notamment par le professeur A. Robin et par Achard et Weil. « Les *globules rouges* ne semblent pas subir de grandes modifications. Leur nombre aurait plutôt une tendance à diminuer, mais les différences constatées sont variables, minimes et demeurent dans la limite des erreurs d'observations. (A. Robin.)

La réaction des organes hématopoïétiques est beaucoup plus nette. Achard et Weil ont constaté, en employant l'argent colloïdal électrique, *stabilisé* et *isotonique*, une leucopénie, puis une leucocytose polynucléaire durant environ cinq jours et que remplace une mononucléose secondaire avec éosinophilie.

Donc, les organes hématopoïétiques réagissent à l'action des métaux colloïdaux, et ils réagissent suivant le mode que l'on considère comme un processus normal de défense. Remarquons en passant qu'il n'y a dans cette action rien de spécifique, que beaucoup de substances chimiques, minérales ou organiques, banales ou toxiques, produisent des effets analogues.

C. Action sur le métabolisme et les échanges nutritifs. — Cette action a été étudiée, en France par le professeur A. Robin et ses élèves ; à l'étranger par de nombreux auteurs. D'après le professeur Robin les ferments métalliques produiraient une décharge d'acide urique, une augmentation de l'urée, la formation d'une grande quantité de produits indoxyliques ; l'élimination des matières ternaires serait également augmentée ainsi que celle de l'acide phosphorique total. Et en rapprochant ces faits de ceux qu'il a observés en étudiant les échanges respiratoires, le professeur Robin arrive à cette conclusion que les ferments métalliques augmentent les actes d'hydratation oxydo-

réductrice de l'organisme. Ascali et Izar sont arrivés à des
conclusions du même ordre; mais, d'après eux, ces modifications,
qu'ils ont constatées chez l'homme sain, seraient uniquement
propres aux solutions stabilisées.

Remarquons encore ici que toutes ces modifications n'ont rien
de spécifique [1].

D. Action sur les microbes. — Il résulte des recherches de
très nombreux auteurs que, *in vitro*, les métaux colloïdaux électriques ont un pouvoir antiseptique considérable vis-à-vis des
divers microbes pathogènes [2]. C'est ainsi que des milieux de
cultures additionnées de 1 p. 50 000 d'argent colloïdal à grains
fins, et ensemencées de bacille pyocyanique, demeurent absolument
stériles. D'après Stodel l'équivalent antiseptique de l'électromer-
curol serait au moins égal à celui du sublimé.

In vivo, l'argent colloïdal électrique paraît aussi augmenter la
résistance des animaux à l'infection microbienne.

Action sur la température. — Chez l'homme ou chez les
animaux sains, les injections de métaux colloïdaux provoquent
toujours une élévation de température de quelques dixièmes de
degrés : un demi-degré à un degré. Cette élévation de température
atteint généralement son maximum au bout de deux à cinq
heures; elle est bientôt suivie d'un retour à la normale. Les mêmes
phénomènes s'observent chez les malades atteints d'affections
apyrétiques. Chez les fébricitants, les effets sont plus variables :
on constate quelquefois une légère baisse, mais souvent aussi une
élévation de la température. Les métaux colloïdaux ne sont donc
ni des antithermiques ni des antipyrétiques; ils seraient plutôt
des hyperthermiques.

Action sur le pouls et la pression artérielle. — Peu de
modifications; tout au plus une très légère accélération du rythme
pulsatile et une augmentation légère et très passagère de la tension
artérielle.

Absorption. — Les métaux colloïdaux, lorsqu'ils sont adminis-

---

1. Remarquons aussi et surtout que de semblables recherches présentent, dans
la pratique, de telles difficultés que les resultats qu'elles fournissent ne doivent
être interprétés qu'avec les plus grandes réserves.

2. En vérité, on n'a guère étudié à ce point de vue que l'argent colloïdal et le
mercure colloïdal électrique, deux métaux dont on connaissait déjà l'action bactéricide en quelque sorte essentielle. Ces faits sont de nature à imposer quelques
réserves relativement à une action bactéricide spécifique et générale de la forme
colloïdale métallique.

trés autrement que par la voie veineuse, lorsqu'ils sont administrés par la voie digestive, en injections intramusculaires ou sous-cutanées, ou simplement par la voie cutanée au moyen de frictions, sont-ils réellement absorbés? La plupart des auteurs pensent que oui, sans cependant qu'aucun ait jamais fourni la preuve directe de la réalité de cette absorption.

C'est qu'en effet aucune méthode chimique ni, bien qu'on en ait dit, aucune méthode physique, n'est assez sensible pour permettre de retrouver dans l'organisme les traces de métaux colloïdaux qui pourraient y être introduites par l'administration des pseudo-solutions de Bredig. C'est donc uniquement en se basant sur les phénomènes physiologiques observés à la suite de l'administration de ces métaux ou sur les résultats cliniques obtenus, qu'on a cru pouvoir admettre la réalité de leur absorption. Mais il convient de remarquer, que, parmi les modifications fonctionnelles signalées, plusieurs, augmentations de température, légère accélération du rythme cardiaque, augmentation légère et passagère de la tension artérielle, hyperactivité même des organes hématopoïétiques, sont de l'ordre de celles qui peuvent se produire sous l'influence de simples irritations périphériques. Quant aux résultats cliniques, ils ne sont ni assez évidents ni assez constants, pour avoir la valeur de preuves expérimentales; d'ailleurs les cas les plus impressionnants sont des cas où l'administration des métaux colloïdaux a été faite par la voie veineuse.

On n'a donc fourni jusqu'ici aucune preuve directe, décisive, indiscutable, de l'absorption des métaux colloïdaux par les voies sous-cutanée, intra-musculaire ou cutanée. Ce que nous savons des conditions qui président à l'absorption cutanée en général (voir p. 7) ne permet pas de considérer l'absorption des métaux colloïdaux par cette voie comme probable. Quant aux voies intra-musculaire et sous-cutanée, il est possible qu'elles se prêtent à l'absorption des métaux colloïdaux comme elles se prêtent à l'absorption de quelques autres composés insolubles, mais cette absorption, si tant est qu'elle soit réelle, doit se faire avec lenteur et irrégularité, et dès lors on a peine à concevoir que les métaux colloïdaux administrés par ces dernières voies soient vraiment capables d'agir assez rapidement sur les différents organes ou appareils, ou sur les humeurs, pour provoquer les modifications fonctionnelles ou humorales par lesquelles on a cherché à expliquer leurs effets thérapeutiques dans quelques affections aiguës.

VIII

APPLICATIONS THÉRAPEUTIQUES
DES MÉTAUX COLLOIDAUX

C'est l'action bien connue de l'argent sur les moisissures qui a été le point de départ de l'emploi des métaux colloïdaux en thérapeutique. Lorsque les chimistes eurent trouvé le moyen d'obtenir des pseudo-solutions d'argent métallique où d'un corps analogue à l'argent métallique, ils attribuèrent à ces solutions colloïdales des propriétés antiseptiques analogues à celles que Raulin avait reconnues à l'argent, et les cliniciens songèrent à appliquer ces pseudo-solutions au traitement d'un certain nombre de maladies infectieuses.

C'est Crédé qui, le premier, en 1897, fit connaître le résultat de ses recherches sur les propriétés du Collargol découvert par Carey Lea. En France, ce médicament fut d'abord étudié par Netter.

Après les travaux de Bredig, le professeur A. Robin et Bardet étudièrent expérimentalement et cliniquement les divers métaux colloïdaux électriques que l'on peut obtenir par le moyen de l'étincelle voltaïque, et ils insistaient bientôt sur la nécessité de n'employer que les ferments métalliques de Bredig *purs et récemment préparés*, c'est-à-dire des pseudo-solutions *non stabilisées* et *non isotonisées*, « les préparations stabilisées et isotoniques que l'on trouve dans le commerce ne pouvant donner que des insuccès ou des résultats incomplets'». Cependant beaucoup de cliniciens continuèrent à employer des pseudo-solutions stabilisées et isotoniques et publièrent des observations qui témoignaient des bons effets obtenus à l'aide de semblables pseudo-solutions. Ce premier point n'est d'ailleurs pas le seul sur lequel les différents observateurs se soient trouvés en désaccord.

Quoi qu'il en soit, si les métaux colloïdaux, stabilisés ou non, agissent, comment agissent-ils, par quel processus? Le fait qu'ils n'ont guère été utilisés que contre des affections microbiennes autorise à supposer que c'est à leur pouvoir bactéricide qu'ils doivent avant tout leurs propriétés thérapeutiques. Mais alors il faut admettre que leur pouvoir bactéricide n'est pas général, qu'il est électif, car ils ont complètement échoué dans nombre de maladies infectieuses.

Les propriétés bactéricides des métaux colloïdaux ne suffisant pas à expliquer tous leurs effets, on a invoqué leur *pouvoir catalytique*. Mais dire que les métaux colloïdaux agissent grâce à leur pouvoir catalytique, c'est abriter derrière un mot l'ignorance où nous sommes du véritable mécanisme de leur action. D'après le professeur Robin, c'est l'action des ferments métalliques sur les *processus d'échange* qui éclairerait le mécanisme de leur action ; leurs effets thérapeutiques proviendraient des actes d'hydratation oxydo-réductrice qu'ils provoquent au sein de l'organisme.

Tels sont les divers mécanismes auxquels on a voulu ramener l'action des métaux colloïdaux. Mais avant de se préoccuper du mécanisme, de l'action thérapeutique des métaux colloïdaux, peut-être conviendrait-il de se demander si ces métaux sont bien vraiment doués des propriétés thérapeutiques qu'on leur a attribuées. C'est qu'en effet, si quelques cliniciens leur ont reconnu des actions tout à fait remarquables dans certaines maladies, d'autres n'ont pas obtenu de résultats thérapeutiques évidents par l'emploi de ces nouveaux médicaments. C'est que, il faut bien le dire, il n'est pas possible de considérer les expériences cliniques — à moins que les résultats observés ne soient à peu près constants — comme ayant la valeur d'arguments véritablement scientifiques. Parce qu'une pneumonie traitée par un médicament déterminé a évolué normalement vers la guérison, on n'est pas en droit de conclure que la guérison a été le résultat de l'emploi du médicament considéré, car il est impossible de faire la contreépreuve, c'est-à-dire de démontrer que la maladie n'eût pas évolué de la même manière en dehors de l'intervention du médicament et sous la seule influence de la médication symptomatique et des moyens hygiéniques habituels. Remarquons d'ailleurs que, de l'avis même des cliniciens les plus convaincus de l'efficacité des ferments métalliques, l'emploi de ces ferments ne dispense nullement de la mise en œuvre des médications habituelles, et le professeur A. Robin, notamment, a particulièrement insisté sur ce point, que les ferments métalliques « ne constituent pas un moyen de traitement absolu, puisqu'ils ne font que superposer aux réactions personnelles du malade une activité de même sens ».

Quoi qu'il en soit, les ferments métalliques ont été employés, avec des succès divers, dans le traitement de beaucoup de maladies : grippe, fièvre typhoïde, diphtérie, infections puerpérales, pneumonie, méningites, etc. A vrai dire, de toutes les observations publiées sur les résultats obtenus par l'emploi des métaux colloïdaux, les plus probantes sont celles qui sont relatives au traitement de certaines septicémies et notamment à quelques cas d'infection puerpérale.

IX

CHOIX DE LA PRÉPARATION

La plupart des métaux peuvent être obtenus à l'état colloïdal et, de fait, la plupart d'entre eux, manganèse, cuivre, argent, or, platine, palladium, mercure, ont été étudiés par les physiologistes ou les cliniciens. L'expérience ayant démontré que tous ces métaux présentaient les mêmes propriétés biologiques, on en a conclu que ce n'est pas la spécificité chimique du métal qui crée les propriétés spéciales des métaux colloïdaux, mais que c'est l'état particulier qu'on a appelé « colloïdal » qui tient ces propriétés sous sa dépendance. La nature chimique du métal étant indifférente, on pouvait donc s'adresser à un métal quelconque. Dans la pratique, c'est à l'argent colloïdal, moins coûteux et facile à obtenir, qu'on a le plus souvent recours. On peut cependant trouver dans le commerce la plupart des autres métaux colloïdaux. Nous ne nous occuperons ici que de l'argent colloïdal dont il existe deux variétés, l'une obtenue par voie chimique : c'est le *collargol*; l'autre, obtenue par le procédé de Bredig, est désignée par différents noms : *électrargol*, *argosol*, *métabiase* argentique (marques déposées), etc.

A. *Collargol.*

Mode d'obtention. — Le collargol a été obtenu tout d'abord par Carey Lea en faisant agir sur une solution de nitrate d'argent une solution de sulfate ferreux alcalinisée par du carbonate de soude. Ce procédé a été successivement modifié et, à l'heure actuelle, on prépare ordinairement le collargol en faisant agir le nitrate d'argent sur une solution formée par un mélange de citrate d'ammoniaque et de sulfate ferreux.

Caractères. — Le collargol se présente sous la forme de petites écailles noires à reflets métalliques, s'écrasant facilement. Il est à peu près dépourvu d'odeur et sa saveur est peu marquée.

Le collargol est réputé soluble dans l'eau (1 p. 25).

En vérité il ne s'agit pas d'une véritable *solution*, mais d'une *suspension* de particules très fines.

Ces pseudo-solutions ont une couleur brun noirâtre; elles ne dialysent pas: elles sont précipitées par la chaleur. par addition d'acides ou de solutions salines; elles présentent en un mot la plupart des caractères des colloïdes.

Le collargol n'est pas cependant, comme on l'avait cru tout d'abord, de l'*argent colloïdal* : ce serait d'après Hanriot un sel soluble alcalin d'un acide particulier, l'acide collargolique: il renferme toujours d'ailleurs des traces d'impuretés provenant des réactifs qui servent à sa préparation.

Applications. Modes d'emploi. — Le collargol a été et est encore préconisé par Netter dans le traitement des diverses affections dont nous avons parlé, et il l'estime préférable aux métaux colloïdaux électriques dans les cas où il est particulièrement indiqué de rechercher une *action bactéricide*. Avec le collargol, en effet, on obtient facilement des pseudo-solutions à 5 p. 100 d'argent métallique, alors que la concentration moyenne des pseudo-solutions d'argent électrique ne dépasse guère 0 gr. 025 p. 100[1].

Netter, à l'exemple de Crédé, et suivant les cas, administre le collargol par la voie cutanée, la voie digestive, la voie sous-cutanée ou intramusculaire et, enfin, par la voie veineuse. A notre avis, et pour les raisons que nous avons exposées précédemment, la voie cutanée ne peut pas se prêter à une absorption régulière du collargol et nous considérons que l'emploi des pommades ou des onguents au collargol n'est justifié que dans les cas où ce médicament est utilisé comme topique, dans le traitement des brûlures par exemple. Nous ne croyons pas davantage à l'absorption du collargol par la voie digestive ou rectale. Quoi qu'il en soit, sous le bénéfice de ces observations, voici quelques formules pouvant être utilisées dans les différents cas.

Voie cutanée :

	Pommade :		*Onguent de Crédé :*	
Collargol...............	15 gr.	Collargol..............	10 gr.
Sucre de lait.........	20 —	Cire blanche.........	10 —
Axonge...'...........	80 —	Axonge..............	80 —

1. Remarquons que si le pouvoir bactéricide varie dans de fortes proportions suivant la richesse de la pseudo-solution en métal, il ne saurait être question de faire dépendre l'action batéricide de l'état physique du métal au sein du solvant et de comparer ces préparations aux ferments organiques.

Préparer la région par un nettoyage à la brosse et au savon suivi d'un lavage à l'éther. Frictions d'une durée de 20 à 30 minutes. Pansement ouaté habituel.

Voie digestive.
Pilules de Crédé :

Collargol...........	0 gr. 01
Sucre de lait.......	0 gr. 05
Eau distillée........ }	Q. S.
Glycérine........... }	

Pour une pilule n° 20. 3 à 5 par jour.

Voie rectale.
Suppositoires :

Collargol..........	0 gr. 50
Eau distillée......	1 goutte.
Beurre de cacao...	20 gr.

Pour 10 suppositoires.

Voie intraveineuse[1]. — Solution à 1 ou 2 p. 100 : 5 à 10 cm. cubes.

Quelques auteurs recommandent de n'employer que des solutions stérilisées. Contrairement cependant à une opinion assez répandue, les solutions de collargol ne peuvent pas être chauffées impunément. Le chauffage leur fait perdre, notamment, la propriété de décomposer l'eau oxygénée; or, c'est à leur action catalytique qu'on a ramené le mécanisme de leurs effets dans certaines maladies; dès lors, de deux choses l'une : ou cette interprétation est inexacte, ou le collargol stérilisé ne conserve pas son activité après stérilisation. D'ailleurs, si les pseudo-solutions de collargol possèdent vraiment le pouvoir bactéricide intense qu'on leur attribue, on se demande pourquoi il est utile de les stériliser? On ne stérilise pas une solution de sublimé, on ne stérilise pas l'acide phénique, on ne stérilise pas en un mot des médicaments destinés eux même à stériliser.

B. *Argent colloïdal électrique.*

Mode d'obtention. — L'argent colloïdal électrique s'obtient par la méthode de Bredig dont nous avons indiqué le principe.

Caractères. — Cet argent est ordinairement délivré dans des ampoules de 5 à 10 cm. cubes. Il se présente sous la forme d'un liquide brun-rougeâtre. Anciennement, certaines marques d'électrosols étaient constituées par des pseudo-solutions stabilisées et rendues isotoniques par addition

---

1. En fait les injections sous cutanées et intramusculaires de collargol ont été à peu près abandonnées, l'expérience ayant démontré qu'elles donnaient fréquemment naissance à des nodules inflammatoires aboutissant souvent à des abcès. Les injections intraveineuses, d'ailleurs, ont quelquefois entraîné des accidents beaucoup plus graves (embolies pulmonaires, hémorragies, œdème du poumon).

de 7 p. 100 de NaCl. Ces électrosols se conservaient mal et les fabricants délivrent aujourd'hui des ampoules renfermant la pseudo-solution non isotonique et recommandent d'isotoniser au moment de l'emploi. Ces électrosols seraient, paraît-il, stérilisés par tyndalisation [1]. Ces pseudo-solutions ne renferment guère que 1/4 de milligramme d'argent par centimètre cube.

Posologie. Mode d'emploi. — Comme le collargol, l'argent colloïdal électrique est, suivant les cas, administré par les différentes voies. Les injections sous-cutanées ou même les injections intramusculaires sont celles auxquelles on a le plus souvent recours en raison de la simplicité de la technique. Les injections intraveineuses comportant une technique un peu plus compliquée sont plus rarement employées. Dans les cas graves c'est cependant la voie de choix et la seule rationnelle.

Dans les infections graves on injecte couramment 10 à 20 cm. cubes par la voie sous-cutanée ou intra-musculaire, 5 à 10 cm. cubes par la voie veineuse. Suivant les cas on pratique une ou deux injections par jour, souvent même davantage. Les métaux colloïdaux étant très inoffensifs on a pu sans aucune espèce d'inconvénients injecter jusqu'à 40 ou 50 cm. cubes dans les 24 heures.

Enfin, dans certains cas (méningites), on utilise la voie intrarachidienne.

1. Nous rappelons qu'à ce point de vue il existe deux écoles parmi les cliniciens : l'une qui ne reconnaît de l'efficacité qu'aux ferments métalliques de Bredig purs, c'est-à-dire non stabilisés, non isotonisés, non stérilisés (professeur A. Robin et Bardet); l'autre qui n'admet que les solutions stabilisées, isotonisées et stérilisées. En ce qui concerne la stérilisation, nous ferons ici la même observation qu'à propos du collargol. Nous devons d'ailleurs ajouter que nous avons souvent constaté que des électrosols (stabilisés ou non stabilisés) couramment employés, étaient à peu près complètement dépourvus de pouvoir catalytique et demeuraient sans action sur l'eau oxygénée.

LIVRE II

MÉDICAMENTS ORGANIQUES
PROPREMENT DITS

CHAPITRE PREMIER

GÉNÉRALITÉS SUR LES COMPOSÉS ORGANIQUES

La chimie organique peut être définie : *l'étude des combinaisons du carbone*. Tous les composés organiques renferment donc du carbone; mais, en même temps que du carbone, ils renferment un ou plusieurs autres éléments.

Il n'y a cependant, en chimie organique, qu'un petit nombre d'éléments qui entrent souvent dans les combinaisons. Ce sont, à côté du carbone et par ordre d'importance : l'*hydrogène*, l'*oxygène*, l'*azote,* le *soufre,* le *phosphore,* l'*arsenic.* On peut en outre introduire artificiellement dans les corps organiques : du *chlore,* du *brome,* de l'*iode,* et, plus généralement, *un élément quelconque métalloïdique ou métallique.*

Ce sont ces quelques éléments qui, en se combinant au carbone, soit isolément, soit simultanément, engendrent la quantité innombrable, indéfinie, des corps dits organiques.

Pourquoi ces quelques éléments, en se combinant au carbone, peuvent ils engendrer un nombre infini de combinaisons? Cela tient, d'abord, *au nombre* de ces éléments qui entrent en combinaison avec le carbone, à leurs *quantités respectives* dans une même molécule et, enfin, *au mode d'arrangement* que, dans une molécule déterminée, ces éléments affectent, entre eux et par rapport au carbone.

On connaît en effet des corps formés des mêmes éléments, contenant ces éléments dans les mêmes proportions, ayant par conséquent même formule brute et qui, cependant, ne sont pas identiques. Cela tient à ce que les atomes de ces éléments occupent dans ces corps des positions qui ne sont pas identiques. Ces corps sont dits *isomères.*

Division de la chimie organique. — Les corps organiques étant en nombre indéfini, il était nécessaire, pour pouvoir les étudier fructueusement, de les classer. Pendant longtemps on a divisé la chimie organique en deux grands groupes , la *série grasse* et la *série aromatique.* La pre-

mière comprenait les corps se rattachant aux graisses, aux corps gras ;
la seconde renfermait la série benzénique, qu'on avait qualifiée d'aromatique parce qu'un grand nombre de corps naturels, odorants, en faisaient
partie. Cette classification était mauvaise, car on peut trouver dans la
série grasse beaucoup de corps odorants, et dans la série aromatique
beaucoup de corps inodores. La classification adoptée aujourd'hui est
basée sur la constitution architecturale des corps. Ceux-ci sont divisés en
deux grands groupes, constitués, l'un par les corps dits *à chaîne ouverte*,
et l'autre par les corps dits *à chaîne fermée*. L'ensemble des corps à chaîne
ouverte constitue la *série acyclique*, qui répond en somme à l'ancienne
série grasse ; les corps à chaîne fermée forment la *série cyclique*.

Fonctions chimiques. — Dans chacune de ces séries on a dû établir
des subdivisions. On a vu, en effet, que, dans chacune d'elles, certains
corps, ou mieux certains groupes de corps, jouissaient de certaines
propriétés générales communes, autrement dit que, placés dans des conditions déterminées, traités par les mêmes réactifs, ils subissaient des
transformations comparables et aboutissant à des corps nouveaux, comparables entre eux.

Ces analogies devaient évidemment tenir à ce que ces corps avaient
une constitution analogue, analogie qu'on a exprimée en disant qu'ils
avaient la *même fonction chimique*.

En examinant les choses de près, on a été ainsi amené à admettre
l'existence d'un certain nombre de fonctions chimiques fondamentales :
la *fonction carbure*, la *fonction alcool*, la *fonction acide*, la *fonction
aldéhyde*, etc., chacune de ces fonctions étant caractérisée par un groupement d'atomes bien déterminé, caractéristique de la fonction envisagée,
et qu'on appelle *groupement fonctionnel* (groupement fonctionnel alcoolique, groupement fonctionnel aldéhydique, etc.).

CHAPITRE II

SÉRIE GRASSE

Carbures d'hydrogène.

Les composés organiques les plus simples que l'on puisse concevoir sont des corps uniquement formés de carbone et d'hydrogène et que, pour cette raison, on désigne sous le nom de *carbures d'hydrogène.* Il existe plusieurs catégories de carbures d'hydrogène : les plus simples sont ceux que l'on désigne sous le nom de *carbures saturés.*

Ces carbures saturés sont des corps très importants, puisque c'est de ces carbures que dérivent en définitive tous les composés organiques. Le plus simple des carbures saturés est le méthane ou forméne (1) CH^4. Ce carbure n'est pas utilisé en thérapeutique, mais c'est du méthane que dérivent, par substitution, 3 corps très importants : l'iodoforme, le chloroforme et le bromoforme, que nous étudierons bientôt.

Plusieurs carbures saturés, mais des carbures saturés complexes, sont cependant utilisés en thérapeutique; ce sont : le pétrole, la vaseline et la paraffine. A ce groupe on peut encore rattacher un certain nombre de produits naturels ou artificiels qui s'en rapprochent par leur origine.

I

PÉTROLE

Le pétrole, du moins le pétrole d'Amérique [2], est constitué par un mélange de carbures saturés; il dérive probablement de la distillation sous pression des matières grasses animales fournies par les êtres innombrables qui vivaient dans les mers anciennes [3].

Caractères. — Le pétrole brut est un liquide de couleur brun verdâtre, fluorescent. En le soumettant à des distillations fractionnées, on arrive à le répartir en différents produits de densité croissante. C'est l'un des termes de ce fractionnement qui constitue le pétrole proprement dit, utilisé soit pour l'éclairage, soit pour certains usages thérapeutiques.

---

1. C'est lui qui constitue le grisou.
2. Les pétroles de Bakou n'ont pas la même composition.
3. De l'époque silurienne ou dévonienne.

Usages. — Le pétrole, peu nocif pour les organismes supérieurs, est très toxique pour certains êtres inférieurs (insectes, arachnides, vers). Aussi ce corps a-t-il été conseillé pour le traitement de la gale.

On peut l'employer à l'état de pureté, suivant la méthode de Brocq : frictions faites le soir, pendant trois jours consécutifs, avec du pétrole pur, suivies le lendemain matin de lotions à l'eau savonneuse. Mais le pétrole, surtout certains pétroles, sont fort irritants pour la peau et l'on a quelquefois observé après ces frictions de vastes dermites.

Pour parer à cet inconvénient on peut se contenter de faire 3 ou 4 fois par jour et pendant 3 ou 4 jours, des savonnages avec un savon au pétrole dont voici la composition :

Savon de Marseille		100 grammes.
Pétrole	} āā 50	—
Alcool à 90°		
Cire		40 —

II

VASELINE

Lorsque, dans l'opération de la distillation fractionnée des pétroles bruts, on arrête la distillation quand le thermomètre marque 300° ou 340°, il reste dans la cucurbite une substance demi-solide, constituée par les termes les plus élevés des carbures forméniques C^nH^{2n+2}. Ce résidu est désigné en Amérique sous le nom de *Far* : c'est la vaseline brute. Ce produit, convenablement purifié, fournit la vaseline des pharmacies. Suivant que la purification a été poussée plus ou moins loin, on obtient, ou bien un produit encore légèrement teinté (vaseline blonde), ou bien un produit entièrement décoloré (vaseline blanche).

Caractères. — La vaseline, bien purifiée, se présente sous l'aspect d'une masse demi-solide, blanche, translucide, sans odeur ni saveur. Elle est onctueuse, caractère qui la fait quelquefois désigner sous le nom impropre de graisse minérale.

Elle fond entre 30° et 32°, est insoluble dans l'eau et dans la glycérine, très peu soluble dans l'alcool, soluble au contraire dans l'éther, le chloroforme, le sulfure de carbone, les huiles fixes et les essences. Elle dissout elle-même le soufre, l'iode, les phénols, les alcalis organiques, etc.

Elle doit être neutre aux réactifs colorés (tournesol, phtaléine). L'acide sulfurique, même chaud, ne doit pas la colorer sensiblement.

Usages. — La vaseline est utilisée comme excipient dans la préparation de certaines pommades. En raison de son inaltérabilité et de son indifférence chimique à l'égard d'un très grand nombre de substances, la vaseline se prête admirablement en effet à la préparation des pommades dans la formule desquelles entrent des alcalis, des oxydes métalliques, des acides, des alcaloïdes.

III

HUILE DE VASELINE. Syn. : VASELINE LIQUIDE

Sous cette dénomination assez impropre, on désigne des huiles lourdes provenant de la distillation des pétroles de Bakou.

La composition de ce produit n'est donc pas la même que celle de la vaseline proprement dite.

A part cette particularité, l'huile de vaseline présente avec la vaseline beaucoup d'analogie.

C'est un liquide incolore, plus léger que l'eau ($D = 0,89$ environ), présentant à peu près les mêmes caractères de solubilité que la vaseline. Comme cette dernière, elle est très résistante à la plupart des agents chimiques.

Elle a été utilisée comme excipient de certaines substances destinées à être administrées par la voie hypodermique.

IV

PARAFFINE

C'est un mélange complexe de carbures saturés, à poids moléculaire élevé. On l'extrait par refroidissement dès huiles lourdes de pétrole.

Caractères. — C'est une substance solide, blanche, à cassure cristalline, légèrement onctueuse au toucher, inodore et insipide. Elle est soluble dans les mêmes liquides organiques que la vaseline.

Son point de fusion varie entre 44° et 65°.

Usages. — La paraffine peut, au point de vue de son action sur l'organisme, être considérée comme une substance inerte. Fondue et injectée à cet état dans le tissu conjonctif, elle se solidifie bientôt au lieu d'injection, et longtemps après on l'y retrouve intacte.

La paraffine a été utilisée comme agent de prothèse pour combler certaines pertes de substance entraînant des difformités ou même des troubles fonctionnels.

V

ICHTYOL

On trouve dans le Tyrol, aux environs de Seefeld, une roche bitumineuse que l'on considère comme résultant de la décomposition de matières animales et notamment de corps de poissons. Elle renferme en effet des débris de corps de ces animaux, d'où le nom de *Stinkstein* par lequel on la désigne dans le pays.

Cette pierre, soumise à la distillation, fournit une substance huileuse qui, convenablement traitée par l'acide sulfurique, donne un produit d'aspect brunâtre, soluble dans l'eau et auquel on attribue la formule d'ailleurs empirique : $C^{36}H^{36}S(SO^3H)^2$, qui en fait une sorte de dérivé sulfoné, susceptible par conséquent de fournir des sels. Et, de fait, ce n'est pas l'ichtyol proprement dit que l'on emploie en thérapeutique, mais bien ses sels, principalement le sel de sodium et celui d'ammonium. Ce sont ces sels que, dans le langage courant, on désigne sous le nom d'ichtyol.

Caractères. — L'ichtyol est un liquide épais, de couleur noirâtre, doué d'une odeur animale désagréable. A proprement parler, l'ichtyol ne se dissout pas dans l'eau, mais il donne avec ce liquide une émulsion homogène très stable. Il est miscible en toutes proportions aux corps gras et à la vaseline.

Usages. — L'ichtyol a été introduit en thérapeutique en 1883 par Unna. Le savant dermatologiste viennois le proposa comme topique dans le traitement d'un certain nombre d'affections cutanées aiguës ou chroniques : acné, urticaire, lichen, herpès, psoriasis, eczéma, etc. On l'emploie sous forme de pâtes, de pommades ou de savons, de solutions, etc.

Pâte à l'ichtyol :		*Pommade à l'ichtyol :*	
Ichtyol.......... 1 gramme.		Ichtyol............. 2 grammes.	
Oxyde de zinc... } āā 12 —		S.-n. de bismuth... 2 —	
Amidon......... }		Précipité blanc.... 2 —	
Vaseline........ 25 —		Vaseline .... 20 —	
(JESSNER.)		(Acné, HÉBRA.)	

VI

TUMÉNOLS

On désigne sous ce nom des produits médicamenteux présentant beaucoup d'analogie avec l'ichtyol.

Les tuménols sont utilisés comme réducteurs en dermatologie.

VII

THIOLS

Lorsqu'on chauffe à haute température du soufre avec des paraffines *non saturées*, telles que celles qui proviennent des goudrons, on obtient de véritables combinaisons chimiques, complexes et mal définies d'ailleurs, et que l'on désigne sous le nom de thiols. Ces produits, comme l'ichtyol, forment avec les alcalis des sortes de sels, donnant avec l'eau des émulsions stables.

Ces thiols sont aussi employés en dermatologie et on les a préconisés aussi dans le traitement des brûlures. Mêmes formes pharmaceutiques que pour les corps précédents.

CHAPITRE III

DÉRIVÉS HALOGÉNÉS DES CARBURES SATURÉS

Deux carbures saturés fournissent des dérivés halogénés utilisés en thérapeutique. Ces deux carbures sont : le formène ou méthane CH^4 et l'éthane CH^3-CH^3 ou C^2H^6. Nous étudierons successivement les dérivés halogénés de ces deux carbures.

Dérivés halogénés du méthane.

I

CHLORURE DE MÉTHYLE : CH^3Cl.

Syn. : Chlorométhane, formène monochloré. éther chlorhydrique de l'alcool méthylique.

Caractères. — A la température ordinaire le chlorure de méthyle est gazeux, mais on le liquéfie facilement, soit en le refroidissant à la température de —23°, soit en augmentant sa pression. C'est ce qu'on réalise en le comprimant dans les appareils bien connus aujourd'hui sous le nom de siphons.

Usages. — Le chlorure de méthyle jouit de propriétés anesthésiques analogues à celles du chloroforme; toutefois, l'hypno-anesthésie déterminée par le chlorure de méthyle est moins énergique, moins profonde, que celle qui est obtenue à l'aide du chloroforme. Il a cependant un avantage incontestable sur le chloroforme et d'autres anesthésiques, c'est d'être absolument inoffensif pour le cœur. Mais les propriétés physiques du chlorure de méthyle font de ce composé un corps beaucoup moins maniable que le chloroforme; aussi s'en sert-on uniquement pour l'anesthésie localisée. Nous l'avons étudié à ce point de vue dans la première partie de cet ouvrage (voir p. 209).

II

CHLOROFORME : CHCl³. Syn. : FORMÈNE TRICHLORÉ

Le chloroforme peut être obtenu au moyen d'un très grand nombre de procédés. Nous signalerons seulement ici le procédé d'obtention qui consiste à faire agir un alcali, la potasse par exemple, sur le chloral.

$$CCl^3 - CHO \quad + \quad KOH \quad = \quad CHCl^3 \quad + \quad CO^2KH.$$

| Chloral | Potasse. | Chloroforme. | Formiate de potasse. |

Caractères. — Le chloroforme est un liquide neutre, incolore, d'une odeur suave très particulière, de saveur chaude, comme sucrée. Il bout à 61°, sa densité est supérieure à celle de l'eau, il est peu soluble dans ce véhicule (0 gr. 9 p. 100); par contre il se dissout en toutes proportions dans l'alcool et l'éther; il dissout lui-même les corps gras, et un grand nombre de substances organiques ou minérales. Les vapeurs de chloroforme ne sont pas inflammables. Le chloroforme réduit la liqueur de Fehling.

Réactions de pureté. — Le chloroforme destiné à l'anesthésie doit être absolument pur. Les réactions qui permettent de s'assurer de la pureté sont si simples et nécessitent un matériel si peu encombrant, qu'il est facile à tout chirurgien de vérifier en quelques secondes la pureté du produit qu'il emploie. Les réactions de pureté du chloroforme sont les suivantes :

1° Le chloroforme doit être neutre aux réactifs colorés ;

2° Dans un tube à essais bien propre on verse quelques centimètres cubes de nitrate d'argent et du chloroforme; on agite : le liquide ne doit ni noircir, ni donner de précipité blanc ;

3° Le chloroforme pur, agité dans un tube à essais avec de l'acide sulfurique *pur*, ne doit pas colorer cet acide;

4° Chauffé avec une solution aqueuse de potasse, le chloroforme ne doit donner aucune coloration ;

5° On verse une goutte de chloroforme sur une feuille de papier blanc. Après évaporation du chloroforme, le point touché ne doit conserver aucune odeur.

Action physiologique.

Historique. — Le chloroforme a été découvert par Soubeiran en 1831. Ses propriétés anesthésiques ont été mises en lumière par Flourens (1847). Quelques mois plus tard Simpson, d'Édimbourg, faisait connaître les résultats des nombreuses observations qu'il avait recueillies en employant le nouvel anesthésique dans la pratique chirurgicale.

Voies d'administration . Conditions qui régissent la quantité de chloroforme qui peut pénétrer dans l'organisme. — Le chloroforme donné à un malade dans le but spécial de provoquer l'anesthésie s'administre toujours en inhalations. Dans ces conditions, en effet, le chloroforme pénètre dans le poumon avec les gaz de la respiration et la muqueuse pulmonaire le déverse avec ces gaz dans le torrent circulatoire. Suivant la pittoresque expression de Dastre, le poumon est le véritable compteur des échanges gazeux et c'est dans ce compteur que le sang, pourvoyeur universel, va puiser la substance anesthésique pour la transporter, telle qu'il l'a reçue, jusqu'aux confins de l'économie, la mettant ainsi en contact, successivement, avec tous les éléments anatomiques de l'organisme.

Il est dès lors évident que la modalité et l'intensité des modifications fonctionnelles déterminées par le chloroforme doivent dépendre de la quantité de cet anesthésique charriée par le sang. Cette quantité est évidemment réglée par le débit du compteur, c'est-à-dire du poumon; or ce débit est variable, car, à chaque instant, il est régi par la tension partielle de la vapeur anesthésique qui arrive au poumon.

Paul Bert a en effet montré que : *l'action des gaz et des vapeurs sur l'être vivant est réglée par leur tension partielle.*

Dans le cas particulier qui nous occupe, cela veut dire que la quantité de chloroforme qui peut pénétrer de l'extérieur dans les alvéoles pulmonaires, et par suite dans le sang, ne dépend pas de la *quantité absolue* de vapeur chloroformique offerte au poumon, mais bien de la tension de cette vapeur dans le mélange gazeux total qui arrive au poumon. La valeur de cette tension partielle dans un mélange gazeux d'un volume déterminé varie avec la quantité de vapeur de chloroforme qui existe dans ce volume gazeux total; elle est d'autant plus petite que la quantité de vapeur de chloroforme est moindre *par rapport* au volume total du mélange; autrement dit elle varie avec le degré de *dilution* du chloroforme dans l'air qui arrive aux poumons.

Soit, par exemple, un litre d'air contenant 2 grammes de chloroforme. Avec un pareil mélange l'organisme va absorber du chloroforme jusqu'à ce que la tension de la vapeur de chloroforme dans le sang soit égale à la tension de la même vapeur dans l'atmosphère offerte à l'animal. A partir de ce moment il y aura équilibre, et le sang n'absorbera plus de chloroforme. Pour qu'une nouvelle absorption ait lieu, il faudra augmenter la tension de la vapeur de chloroforme dans l'atmosphère en contact avec le poumon : alors une nouvelle quantité de chloroforme pénétrera dans le sang jusqu'à production d'un nouvel équilibre.

Paul Bert, en faisant varier dans certaines limites la quantité de vapeur de chloroforme entrant dans un volume d'air déterminé, et faisant ensuite respirer à des animaux ces mélanges gazeux de composition connue, a pu étudier les phénomènes physiologiques déterminés par chacun d'eux. Prenant par exemple 100 litres d'air, et ajoutant à ces 100 litres 2, 4, 6, 8, 10, 12, 20, 25 grammes de chloroforme, il obtenait des mélanges titrés à 2, 4, 6, 8, 10, 12, 20 ou 25 p. 100. Étudiant ensuite sur des chiens l'action de ces différents mélanges, il observa :

1° Qu'avec des mélanges à 2 ou 4 p. 100 on obtenait, à la longue, un engourdissement plus ou moins profond, mais non l'anesthésie véritable ;

2° Qu'avec un mélange à 25 p. 100 on déterminait une anesthésie rapide, mais bientôt suivie, en 10 ou 15 minutes, de la mort de l'animal.

3° Qu'avec les autres mélanges, supérieurs à 6 p. 100 mais inférieurs à 10 p. 100, on pouvait obtenir une anesthésie véritable et inoffensive, mais que, parmi ces mélanges, il en était un, celui à 10 p. 100, qui conduisait mieux l'anesthésie que les autres et qui pouvait dès lors être considéré comme le mélange de choix. -

Il était donc prouvé, que ce qui importe surtout pour la réalisation d'une anesthésie aussi parfaite que possible, ce n'est pas de connaître la quantité absolue d'anesthésique qui se trouve dans le mélange anesthésiant, mais bien de connaître la composition centésimale de ce mélange, autrement dit la quantité d'air dans lequel l'anesthésique se trouve dilué.

Marche de l'anesthésie. — L'ensemble des modifications organiques ou fonctionnelles qui aboutissent à l'anesthésie confirmée évoluent suivant un ordre chronologique dans lequel, avec Duret, on peut considérer deux périodes.

Première période ou période du sommeil anesthésique. — Cette première période est marquée, tout à fait au début, par des phénomènes d'excitation d'origine réflexe.

En effet, le chloroforme, en traversant les premières voies pour arriver aux poumons, irrite la muqueuse de ces premières voies et détermine dès lors, par voie réflexe, les phénomènes suivants :

1° *Hypersécrétion salivaire (action réflexe du lingual sur la glande sous-maxillaire)*;

2° *Hypersécrétion laryngée et bronchique*;

3° *Ralentissement cardiaque et respiratoire (dû à l'irritation des fibres du trijumeau ou du laryngé, se réfléchissant dans le bulbe sur le pneumogastrique par ses fibres modératrices)*.

Ce ralentissement est habituellement peu marqué, mais il peut arriver que l'inhibition produite par l'excitation des nerfs dont nous venons de parler aille jusqu'à l'arrêt total du cœur ou de la respiration. On se trouve alors en présence de ces accidents graves que l'on désigne sous le nom de *syncopes primitives* ou *laryngo-réflexes*, pour les distinguer de celles qui peuvent survenir ultérieurement et par un autre mécanisme.

Quoi qu'il en soit, le chloroforme a traversé le poumon, il s'est dissous dans le sang et celui-ci l'a amené au contact des centres nerveux encéphalo-médullaires.

C'est le cerveau qui, le premier, ressent l'influence du chloroforme, et, ici encore, le premier contact des vapeurs anesthésiques avec la substance nerveuse a pour effet de provoquer de l'excitation, une excitation qui se traduit par : de la *loquacité*, du *désordre dans les idées*, des *hallucinations professionnelles*, du *délire sentimental*, etc. Ces phénomènes d'excitation encéphalique comportent d'ailleurs des variations suivant les individus : d'une manière générale ils sont surtout marqués chez les femmes, chez les enfants et chez les alcooliques. Mais, peu à peu, le malade se calme, ses lèvres ne laissent plus échapper que quelques mots inarticulés, il ne traduit plus ses rêves, il semble s'anéantir; l'anesthésique a pour ainsi dire parfait son œuvre cérébrale, il a aboli le fonctionnement des hémisphères, il a supprimé les phénomènes de conscience et de perception sensorielle : le cerveau se repose et dort.

Disparition de la sensibilité. — Après un intervalle plus ou moins marqué, mais qui semble réel, la moelle subit à son tour l'influence de l'anesthésique : les noyaux sensitifs subissent son action paralysante, et bientôt ils deviennent inaptes à percevoir et à enregistrer les impressions périphériques.

Ordre de disparition des diverses sensibilités. — Tous les noyaux sensitifs médullaires ne sont pas sidérés en même temps. *C'est la sensibilité générale à la douleur qui disparaît tout d'abord*, puis la sensibilité tactile, de telle sorte que, si le chirurgien intervient dans l'intervalle qui sépare la disparition de ces deux formes de sensibilité, le malade peut percevoir la sensation tactile produite par l'incision, mais sans en souffrir. La sensibilité tactile ne disparaît d'ailleurs pas simultanément dans toutes les régions du corps. Ce sont les téguments de l'œil qui demeurent le plus longtemps sensibles.

Ce sont les organes des sens qui meurent en dernier lieu, si l'on peut ainsi s'exprimer, mais ici encore il y a une gradation, et l'œil est déjà devenu un milieu inerte que l'oreille vit encore, confusément il est vrai.

Deuxième période (Résolution musculaire et anesthésie confirmée). — A ce moment, la moelle n'est pas encore un organe inerte, ses territoires moteurs ne sont pas encore atteints, la motilité et la faculté excito-réflexe existent encore, mais c'est leur tour de disparaître. Ici encore, le pouvoir excito-réflexe ne disparaît pas simultanément dans tout le territoire médullaire. C'est le réflexe oculo-palpébral qui disparaît l'un des derniers et, dans la pratique c'est la disparition de ce réflexe qui marque l'anesthésie confirmée, c'est-à-dire l'agonie de la vie de relation. A ce moment, seuls le bulbe et le système sympathique vivent encore, permettant à la vie végétative de se continuer.

Si, une fois réalisé l'état d'anesthésie confirmée, on continue sans précautions spéciales l'administration du chloroforme, alors l'action de l'anesthésique s'étend jusqu'au bulbe. Comme toujours, le phénonène initial est une excitation, et cette excitation bulbaire a pour effet, lorsqu'elle est suffisamment violente, d'exagérer le rôle modérateur des pneumogastriques et de provoquer d'abord un ralentissement considérable du rythme cardiaque, puis un arrêt du cœur. C'est la *syncope secondaire* ou *bulbaire*. Pour la même raison, on peut observer une syncope secondaire respiratoire. Dastre a proposé pour ces accidents secondaires le nom de syncopes *automatiques*.

Action du chloroforme sur la circulation. — En principe et lorsque la chloroformisation est bien conduite, les battements du cœur demeurent réguliers, le pouls serré et plein, la pression élevée. Du côté des vaisseaux, l'effet régulier et normal du chloroforme, c'est la *vaso-constriction*. L'anesthésie chloroformique diminue donc les hémorragies et favorise l'économie du sang, avantage considérable dans la pratique chirurgicale (Dastre).

De l'anesthésie chirurgicale proprement dite.

Nous venons de décrire les phénomènes essentiels qui accompagnent l'envahissement de l'organisme par le chloroforme pour aboutir au stade de l'anesthésie confirmée. Au point de vue physiologique proprement dit, nous pourrions nous en tenir à cette description sommaire. Mais, la marche de l'anesthésie chirurgicale chez l'homme, pour comparable qu'elle soit à l'anesthésie typique, théorique, que nous venons de décrire, comporte néanmoins des anomalies, des irrégularités, des signes, des précautions spéciales qu'il importe de connaître.

Irrégularités. — Les irrégularités ou accidents de la chloroformisation peuvent survenir, soit au début, soit au cours de la chloroformisation, soit enfin après la chloroformisation. Ils peuvent être non mortels ou mortels.

Accidents non mortels. — Parmi ces accidents qui, à vrai dire, mériteraient plutôt le nom d'incidents, on peut ranger :

1° Les *phénomènes d'excitation générale* qui éclatent tout à fait au début de l'administration du chloroforme : le sujet crie, se débat, essaye de se dérober à la sensation désagréable provoquée par l'inhalation des vapeurs chloroformiques ;

2° La *toux*, accident assez fréquent et souvent très rebelle. Elle peut être provoquée, soit par l'irritation trachéale déterminée par les vapeurs anesthésiques, soit par l'hypersécrétion des premières voies. L'hypersécrétion des premières voies est, en effet, un phénomène constant au début de l'anesthésie. Elle explique les crachotements, les mouvement de déglutition, le râle trachéal. En s'accumulant dans les premières voies, ces sécrétions peuvent créer un danger en apportant un obstacle à la respiration ;

3° Les *vomissements* constituent un accident sinon redoutable, du moins fort ennuyeux. Les vomissements peuvent être d'origine réflexe et dus à l'action du chloroforme sur les nerfs nauséeux des premières voies, ou d'origine centrale et produits par l'excitation directe des centres nauséeux. Ils pourraient être la cause d'accidents graves ou même mortels si l'estomac était rempli d'aliments, le contenu stomacal pouvant refluer dans la trachée et causer une asphyxie immédiate ou, ultérieurement, des complications broncho-pulmonaires.

Accidents mortels. — Dans la chloroformisation la mort peut survenir, soit par arrêt du cœur, soit par arrêt de la respiration. Considérés au point de vue de leur ordre d'apparition, de leurs causes et de leur mécanisme, ces accidents peuvent être rangés de la manière suivante :

1° Syncopes (respiratoire et cardiaque) primitives ou réflexes ;

2° Syncopes (respiratoire et cardiaque) secondaires ou automatiques ;

3° Apnée toxique.

Nous connaissons déjà le moment de l'apparition, les causes et le mécanisme des syncopes primitives et secondaires.

Par apnée toxique il faut entendre les accidents qui sont le résultat d'une véritable intoxication chloroformique, soit que l'anesthésique ait été donné à une dose trop élevée, soit qu'il ait été donné pendant trop longtemps. Dans les deux cas, en effet, les éléments anatomiques et particulièrement les cellules nerveuses, au lieu d'une simple altération fonctionnelle passagère, ont subi une altération matérielle profonde, définitive, qui a entraîné la perte de leur vitalité. Cet empoisonnement profond atteint d'abord, du moins dans le plus grand nombre de cas, les centres respiratoires, d'où le nom d'apnée toxique par lequel on désigne cet accident. L'arrêt du cœur suit d'ailleurs de très près.

L'apnée toxique peut être annoncée par des signes prémonitoires (inspirations de plus en plus lentes et superficielles, purement diaphragmatiques) ou, au contraire, survenir brusquement. Dans tous les cas elle paraît favorisée par certaines causes mécaniques (gêne mécanique apportée à l'expiration) ou pathologiques (lésions pulmonaires).

Traitement des accidents de la chloroformisation. — Quand la syncope cardiaque est primitive, qu'elle précède l'arrêt respiratoire, on se trouve pratiquement désarmé. On peut cependant essayer les inhalations de nitrite d'amyle ; on a aussi conseillé la compression brutale de la région précordiale.

Le traitement des accidents de la chloroformisation se résume donc dans les moyens propres à combattre les arrêts respiratoires imminents. Ces moyens consistent à :

1° *Supprimer immédiatement les inhalations ;*

2° *Eloigner les causes mécaniques d'asphyxie ;*

3° *Pratiquer la respiration artificielle ;*

4° *Produire des excitations cutanées aussi violentes que possible.*

Le procédé de l'inversion totale aurait donné à quelques chirurgiens des succès remarquables.

Traitement préventif des accidents de la chloroformisation. — Le véritable traitement des accidents de la chloroformisation doit consister dans l'emploi de moyens propres à les prévenir. Il n'existe pas de moyens permettant d'arriver à coup sûr à ce résultat, pour la raison que, dans beaucoup de cas, le sujet porte en lui la cause fatale de ces accidents. Mais, s'il n'existe pas de moyens préventifs efficaces dans tous les cas, il en existe cependant qui permettent de ramener au minimum les chances d'accidents. Ces moyens consistent dans l'observation de certaines règles pratiques et dans l'emploi de quelques procédés spéciaux basés sur des considérations théoriques ou expérimentales, et qui sont les suivants :

1° *Examen des contre-indications.* — Les contre indications peuvent relever de l'état constitutionnel du sujet, de son état pathologique, du siège et de la nature de l'affection qui motive l'intervention.

Les contre-indications qui relèvent de l'état constitutionnel sont relatives à l'âge, au sexe, au tempérament, aux habitudes du sujet.

De l'avis de la plupart des chirurgiens, l'âge et le sexe ne fournissent cependant pas de contre-indications formelles.

Pour ce qui est du tempérament, on considère que les tempéraments nerveux, que les individus anémiques, les sujets prédisposés aux syncopes, paraissent plus prédisposés aux accidents.

Enfin, en ce qui concerne les habitudes, tous les chirurgiens sont unanimes à reconnaître que l'alcoolisme aggrave les risques de la chloroformisation.

Parmi les contre-indications relevant de l'état pathologique du sujet, on signale habituellement la dégénérescence graisseuse du cœur, l'insuffisance aortique, les adhérences pleurales ;

2° *Pureté du chloroforme.* — Nous ne mentionnons la pureté du chloroforme que pour mémoire, car, ainsi que nous l'avons vu, il est toujours facile au chirurgien lui-même de s'assurer, en quelques secondes, de la pureté du produit qu'il emploie.

Préparation du malade. — Le malade doit être à jeun et débarrassé de tous les liens capables de gêner la respiration ou la circulation, des appareils de prothèse dentaire qu'il peut avoir. Les lèvres et le nez sont enduits de vaseline ou de cold cream.

Modes d'administration du chloroforme. — On a imaginé un assez grand nombre d'appreils, de masques, pour pratiquer l'anesthésie. En France, du moins jusqu'à ces derniers temps, on a peu utilisé ces divers appareils et on a surtout employé le procédé de la compresse, qui consiste à se servir d'une compresse poreuse sur laquelle on verse une quantité plus ou moins grande de chloroforme et que l'on dispose au-devant de la bouche et des narines du sujet, en ayant soin de ménager un certain espace d'air, un *pont*, entre la compresse et les téguments. Cet espace libre a un double avantage, d'abord celui de soustraire les téguments sous-jacents au contact immédiat de l'anesthésique et d'éviter ainsi l'action irritante locale, et, en outre, celui de faire respirer au malade un mélange d'air et de vapeurs anesthésiques.

Au point de vue de l'administration proprément dite du chloroforme, trois méthodes sont en présence :

1° *Méthode des doses massives ou par sidération.* — Cette méthode consiste à verser sur la compresse, dès le début, une grande quantité de chloroforme. Dans ce cas, dès les premières inspirations, il arrive au poumon une quantité relativement considérable de chloroforme, dilué dans une quantité d'air relativement faible; autrement dit un mélange d'air et de vapeurs de chloroforme dans lequel ces dernières ont une tension partielle élevée, équivalente par exemple à celle qu'elles ont dans les mélanges à 20, 25, 30 p. 100, dont nous avons déjà parlé.

Dans ces conditions, le système nerveux est en quelque sorte sidéré, la période d'excitation est comme brûlée, d'un coup on arrive à la période de dépression cérébrale et bientôt de paralysie médullaire, c'est-à dire d'insensibilité et d'abolition des réflexes. Dès lors, il suffit de doses intermittentes et faibles pour entretenir cet état.

La suppression de la période d'excitation cérébrale a évidemment des avantages; malheureusement, la méthode des doses massives expose plus que toute autre aux accidents graves de l'anesthésie. En effet, l'action brutale des vapeurs de chloroforme sur les premières voies peut engendrer, par le mécanisme que nous connaissons, la syncope réflexe primitive. De plus, l'envahissement de l'organisme par l'anesthésique est souvent si rapide qu'on s'expose à dépasser la phase chirurgicale, c'est-à-dire la phase médullaire et à atteindre, presque d'un bond, la phase d'excitation bulbaire dont nous connaissons bien aussi les conséquences redoutables : syncopes cardiaque et respiratoire secondaires.

2° *Méthode des doses faibles ou méthode dosimétrique.* —
Elle consiste à placer devant les orifices respiratoires, sans surprendre le malade, une compresse chargée seulement de quelques
gouttes de chloroforme. Après chaque inspiration on ajoute une
goutte de chloroforme. En somme, on donne le chloroforme à
doses infiniment petites et d'une manière régulière et continue.

Dans ces conditions on parcourt aussi régulièrement que possible les étapes successives de l'anesthésie. Au bout de huit à dix
minutes on a atteint, sans secousses violentes, la période d'anesthésie confirmée. Dès lors, on ralentit encore la marche de l'anesthésie. Pour cela, on ne verse plus que quelques gouttes de
chloroforme de temps en temps, deux ou trois gouttes par minute.
Ces affusions faibles et intermittentes suffisent, en effet, à entretenir
l'état physiologique correspondant à la période chirurgicale : elles
constituent la ration d'entretien.

3° *Méthode des mélanges titrés.* — La méthode précédente,
se ramenant en définitive à l'administration régulière et continue
d'une quantité à peu près déterminée de chloroforme dans un
temps donné, peut déjà être considérée comme une sorte de
méthode par mélanges titrés, et ainsi se trouvent expliqués les
avantages que nous lui avons reconnus.

Toutefois, les conditions pratiques de son application ne permettent pas de la considérer rigoureusement comme telle et, dans
tous les cas, ces conditions ne nous permettent pas d'apprécier
et de régler la valeur numérique du mélange anesthésique que
nous administrons. Or, nous avons vu que Paul Bert avait démontré
que, si des mélanges à titres divers d'air et de vapeurs de chloroforme peuvent permettre d'obtenir l'anesthésie, il n'en est pas
moins vrai qu'il existe un mélange de choix conduisant l'anesthésie
mieux que les autres.

Après les publications de Paul Bert, plusieurs appareils furent
construits pour l'administration de mélanges titrés. Malheureusement, ni le gazomètre double de Saint-Martin, ni la machine de
Dubois, les deux plus connus de ces appareils, ne répondaient aux
besoins de la pratique, leur transport étant impossible ou difficile
et leur manipulation délicate.

Dans ces dernières années, plusieurs appareils beaucoup plus maniables ont été construits; nous citerons celui de Roth-Dräger-Guglielminetti et surtout celui, si ingénieux, de Ricard. On trouvera dans la thèse de Vinçon [1] une description extrêmement précise de l'appareil de Ricard, ainsi qu'une étude très complète sur le mode d'emploi de cet appareil et les avantages qu'il comporte.

Élimination du chloroforme. — Le chloroforme ne subit dans le sang aucune altération, et c'est par le poumon qu'il s'élimine en majeure partie quand on a cessé les inhalations. Il est vraisemblable cependant qu'une petite quantité s'élimine aussi par les urines. On sait, en effet, que les urines post-anesthésiques réduisent la liqueur de Fehling.

Complications post-anesthésiques. — Après la disparition de la narcose il s'en faut que l'influence de l'anesthésique soit complètement épuisée. Dans les cas les plus favorables, quand le sujet s'est réveillé, il demeure encore quelque temps assoupi et las; bientôt même il s'endort de nouveau, d'un sommeil long et paisible. Mais il peut arriver, principalement à la suite d'une anesthésie un peu intense, que le sommeil narcotique persiste longtemps encore après la cessation des inhalations et que le réveil, au lieu d'être gradué et paisible, s'accompagne d'une phase ébrieuse de retour ou soit suivi de phénomènes de stupeur ou de collapsus plus ou moins persistants. Enfin il peut se produire des complications chloroformiques plus tardives : bronchite, broncho-pneumonie, lésions viscérales, albuminurie.

Méthodes mixtes d'anesthésie.

Dans le but de parer à quelques-uns des accidents que nous avons signalés, ou dans celui de provoquer une action synergique, on a proposé d'associer au chloroforme certaines substances douées elles-mêmes de propriétés anesthésiques ou hypnotiques, ou des substances capables de contre-balancer les effets du chloroforme sur les appareils modérateurs cardiaques.

a. **Morphine-chloroforme.** — L'idée de cette association fut conçue et réalisée à peu près en même temps (1875) par Nussbaum en Allemagne et par Cl. Bernard en France. Elle repose sur l'action paralysante exercée par la morphine sur les centres

1. Vinçon, *Thèse de Paris*, 1907.

nerveux. Chez l'individu préalablement soumis à l'influence de la morphine, l'impression première produite par le chloroforme est moins vivement ressentie, d'où suppression ou tout au moins atténuation des phénomènes d'excitation, et, par conséquent, suppression du danger initial : la syncope primitive.

En outre, le chloroforme, arrivant à des centres nerveux déjà imprégnés et déprimés par la morphine, n'a plus qu'à parfaire l'œuvre de cette dernière; il en résulte qu'il suffit d'une quantité beaucoup moindre de chloroforme pour arriver à l'abolition fonctionnelle des centres.

On a, par contre, reproché à la méthode morphine-chloroforme de favoriser les arrêts progressifs de la respiration et finalement la syncope respiratoire. Cet inconvénient paraît avoir été exagéré; d'ailleurs la syncope respiratoire peut presque toujours être prévue quand on a soin de surveiller attentivement le malade, et la respiration artificielle en a presque toujours raison.

b. **Morphine-atropine-chloroforme.** — Le véritable péril de la chloroformisation résidant dans l'excitation que peut exercer le chloroforme sur le système modérateur cardiaque, il était tout naturel d'utiliser la propriété que possède l'atropine de supprimer physiologiquement les fibres modératrices du vague. Mais, l'atropine n'exerce pas sur tous les autres nerfs, ou sur les centres nerveux eux-mêmes, l'action paralysante qu'elle exerce sur les terminaisons modératrices du vague. Au contraire, elle produit d'une manière générale des phénomènes d'excitation. Dès lors on ne pouvait l'employer qu'à la condition d'employer simultanément une autre substance susceptible d'écarter cet inconvénient.

Ce sont ces considérations qui ont conduit MM. Dastre et Morat à préconiser la méthode morphine-atropine-chloroforme. En chirurgie humaine la méthode de Dastre et Morat a été appliquée un grand nombre de fois avec un plein succès par plusieurs chirurgiens lyonnais. Voici la formule employée par Aubert :

Chlorhydrate de morphine...............	Dix centigrammes.
Sulfate d'atropine.......	Cinq milligrammes.
Eau distillée.....................	10 grammes.

Chaque centimètre cube de cette solution renferme un centigramme de chlorhydrate de morphine et 1/2 milligramme d'atropine. Quinze ou trente minutes avant l'opération, on pratique une injection de un centimètre cube et demi de la solution.

c. **Scopolamine-morphine-chloroforme.** — Voir p. 834.

Le chloroforme en dehors de l'anesthésie.

A l'intérieur, le chloroforme est assez fréquemment employé a titre d'analgésique, sous forme d'eau chloroformée, pour combattre les coliques hépatiques ou néphrétiques et surtout les douleurs gastralgiques.

L'eau chloroformée saturée contient environ 1 p. 100 de chloroforme, soit environ quinze centigrammes par cuillerée à soupe. Dose : une à quatre cuillérées par jour.

On associe fréquemment l'eau chloroformée à des médicaments antispasmodiques, tels que le bromure de potassium :

Bromure de potassium.....................	2 grammes.
Eau chloroformée saturée.................	100 —
Sirop de fleurs d'oranger.................	30 —

A prendre par cuillerées à dessert dans la journée.

A l'extérieur, le chloroforme est utilisé comme topique révulsif et analgésique pour le traitement des douleurs névralgiques. On l'utilise sous forme de liniments ou de pommades.

Liniment chloroformé :		*Pommade chloroformée* (Codex) :	
Chloroforme.......	10 grammes.	Chloroforme......	10 grammes.
Laudanum de Sydenham........	5 —	Cire blanche.....	5 —
Baume tranquille..	90 —	Axonge..........	85 —

III

BROMOFORME : $CHBr^3$. Syn. : FORMÈNE TRIBROMÉ

Caractères. — Le bromoforme est un liquide incolore, dont l'odeur et la saveur se rapprochent de celles du chloroforme. Il bout à 151°. Il est plus lourd que l'eau et peu soluble dans ce véhicule. Un litre d'eau distillée dissout environ 3 grammes à 3 gr. 50 de bromoforme. L'eau bromoformée saturée renferme donc à peu près 0 gr. 05 à 0 gr. 06 de bromoforme par cuillère à soupe.

Propriétés. — Le bromoforme, comme le chloroforme, paraît doué de propriétés anesthésiques; toutefois il a été mal étudié à ce point de vue. D'ailleurs son point d'ébullition élevé ne permet pas, *a priori*, de le considérer comme pouvant être pratiquement utilisé pour la réalisation de l'anesthésie générale.

Applications. — Le bromoforme est surtout utilisé dans le traitement de la coqueluche. C'est Stepp, de Nürnberg, qui, le premier, en 1889, attira l'attention des cliniciens sur ce médicament. En France, son emploi dans le traitement de la coqueluche a été vulgarisé par Marfan.

Stepp avait annoncé que chez tous les petits malades soumis au traitement par le bromoforme, la guérison était complète au bout de deux, trois ou quatre semaines au plus, et que, en outre, les complications broncho-pulmonaires étaient plus rares ou tout au moins beaucoup moins graves.

On considère actuellement que, si le bromoforme n'est pas, dans le traitement de la coqueluche, le médicament quasi héroïque annoncé par Stepp, il n'en demeure pas moins un médicament fort utile pour combattre l'élément spasmodique de la coqueluche. Sous son influence, en effet, le nombre des quintes diminue et leur violence est atténuée. Grâce à cela, les vomissements disparaissent, l'appétit revient et l'enfant peut atteindre sans incident la fin de la période spasmodique. Il est vraisemblable qu'il agit en calmant l'hyperesthésie de la muqueuse trachéo-laryngo-pharyngée, dont l'excitation est le point de départ du réflexe expiratoire qui produit la toux spasmodique.

Posologie et mode d'administration. — La plupart des médecins qui ont une longue expérience du bromoforme dans le traitement de la coqueluche fixent de la manière suivante les doses initiales de ce médicament :

Au-dessous de 6 mois............	II à III gouttes par jour.
de 6 — à 1 an.....	III à IV gouttes —
de 1 an à 5 ans......	IV gouttes par année d'âge.
de 5 à 10 ans........	XX gouttes par jour.

Mais ce sont là des doses initiales qu'on doit augmenter progressivement de II à IV gouttes par jour, jusqu'à les doubler ou même à les tripler, mais en surveillant attentivement le petit malade. Dans tous les cas, la dose quotidienne ne doit pas être administrée en une seule fois, mais fractionnée en trois ou quatre fois au moins. Le bromoforme étant une substance fort irritante pour les muqueuses, il convient de l'administrer sous une forme médicamenteuse telle, que ses propriétés irritantes soient réduites au minimum.

Les premiers médecins qui l'ont employé le dissolvaient dans l'eau à la faveur d'une certaine quantité d'alcool, mais ce procédé n'est pas à conseiller, car, pour maintenir le bromoforme en solution dans l'eau, il faut ajouter une quantité d'alcool relativement élevée sous peine de voir le médicament se précipiter au fond de la bouteille. La répartition du médicament dans la potion devient alors très inégale, les premières cuillerées administrées contiennent fort peu de médicament et la dernière cuillerée peut contenir la presque totalité du bromoforme. Il est donc préférable d'avoir recours à une potion émulsive. Dans ces conditions le bromoforme n'est pas entièrement à l'état de dissolution, mais il est tout au moins à un état de très grande division, et en prenant la précaution d'agiter fortement la bouteille avant chaque administration on est assuré de donner chaque fois une dose convenable de médicament. Voici du reste la formule de potion émulsive employée aux Enfants-Malades, dans le service de Marfan :

Bromoforme...........................	XLVIII gouttes.
Huile d'amandes douces.................	⎱ āā 15 grammes.
Gomme arabique........................	⎰
Eau de laurier-cerise...................	2 —
Eau distillée............................	Q. S. pour 120 gr.

Chaque cuillerée à café de cette potion émulsive renferme II gouttes de bromoforme ; il est donc facile de calculer le nombre de cuillerées que l'on devra faire prendre dans la journée à un enfant d'un âge déterminé.

Toxicité du bromoforme. — Depuis l'emploi du bromoforme dans le traitement de la coqueluche on a signalé un très grand nombre d'empoisonnements par cette substance. Le plus souvent les accidents se sont produits à la suite de l'absorption en une seule fois de la quantité de bromoforme qui avait été prescrite pour être prise en plusieurs fois.

Les symptômes consistent principalement dans un état de stupeur plus ou moins profond : l'enfant est pâle, ses téguments sont froids, ses muscles en état de résolution, la respiration est faible, le pouls à peine perceptible. On observe toujours un rétrécissement très marqué des pupilles.

IV

IODOFORME : CHI³. Syn. : MÉTHANE TRIIODÉ

Caractères. — L'iodoforme pur est un corps cristallisé en paillettes hexagonales, jaune nacré, onctueuses au toucher, d'une odeur désagréable caractéristique.

L'iodoforme est insoluble dans l'eau, soluble dans 90 p. 100 d'alcool à 90° et dans 6 p. 100 d'éther. Les solutions d'iodoforme s'altèrent facilement sous l'influence de la lumière.

Action physiologique.

Pouvoir antiseptique. — Le pouvoir antiseptique de l'iodoforme *in vitro* est faible ou nul. *In vivo*, au contraire, l'iodoforme se comporte comme un antiseptique assez énergique.

C'est que, dans les conditions où on l'emploie habituellement comme antiseptique (pansement des plaies), l'iodoforme se trouve dans des conditions tout à fait différentes de celles où il se trouve lorsqu'on l'introduit dans un simple milieu de culture. Des albumines, des graisses, des produits d'excrétion ou de sécrétion des cellules, ou des microbes eux-mêmes, un certain degré d'alcalinité, telles sont les conditions de milieu dans lesquelles l'iodoforme se trouve à la surface des plaies. Or, dans de pareilles conditions, une certaine quantité d'iodoforme peut être solubilisée en nature, tandis qu'une certaine quantité aussi peut être décomposée avec mise en liberté d'iode. De fait, après application externe d'iodoforme au niveau d'une plaie, on retrouve toujours dans l'urine une certaine quantité d'iode à l'état d'iodure alcalin.

Pour expliquer les bons effets que l'on retire de l'iodoforme dans le pansement des plaies, on doit sans doute aussi faire intervenir un autre mécanisme, d'ordre physique : le pouvoir absorbant de la poudre d'iodoforme et le rôle protecteur de la couche ainsi formée.

Absorption. — L'absorption de l'iodoforme par la peau intacte ne doit se faire qu'avec une extrême lenteur.

Les muqueuses l'absorbent plus facilement, mais c'est au niveau des plaies, et principalement au niveau des plaies ayant leur siège dans un tissu riche en graisse, que l'absorption est surtout rapide.

Action locale. — Chez quelques personnes l'épiderme est très sensible à l'action de l'iodoforme, et il n'est pas rare d'observer chez certains malades, au pourtour des plaies pansées à l'iodoforme, des accidents cutanés variés.

Cette dermite iodoformée n'est d'ailleurs pas un symptôme d'intoxication profonde; elle peut, en effet, succéder à un pansement léger et superficiel, souvent même elle peut atteindre le médecin qui se sert fréquemment d'iodoforme.

Action générale. — La pénétration lente dans l'organisme de l'iodoforme déposé à la surface des plaies ou administré à doses faibles par la voie digestive, ne produit aucune action dynamique immédiatement appréciable. L'apparition de phénomènes généraux est le signe d'une intoxication. Celle-ci a généralement une origine externe; elle apparaît en effet, le plus souvent, à la suite d'un pansement fait un peu lourdement, soit dans une plaie profonde, soit au niveau d'une plaie superficielle mais étendue. Parfois cependant, chez certains sujets prédisposés ou atteints d'une lésion rénale, on peut voir des phénomènes toxiques se montrer à la suite de l'emploi d'une dose faible d'iodoforme. D'une manière générale, les vieillards et les individus cachectisés y paraissent prédisposés.

L'*intoxication iodoformique* peut être *légère* ou *grave.*

Dans le premier cas les accidents se bornent à l'inappétence, de la céphalalgie, de l'insommie.

Dans les formes graves, les troubles digestifs sont plus accentués, l'anorexie est presque absolue, il y a des vomissements fréquents. Enfin on voit survenir des troubles nerveux beaucoup plus intenses : insommies, hallucinations, délire. Ces phénomènes sont surtout marqués pendant la nuit. Pendant le jour ce sont les phénomènes de dépression qui dominent. Dans tous les cas on a noté un accroissement énorme de la vitesse du pouls.

La plupart des auteurs signalent, parmi les signes qui peuvent mettre sur la voie d'une intoxication, même légère, le phénomène désigné sous le nom de *signe de l'argent* ou *signe de Poncet.* Ce signe, qui consiste dans la saveur particulière, alliacée, très désagréable, qu'éprouve le malade lorsqu'il fait usage d'une cuillère d'argent, n'a aucune espèce d'importance, car il suffit de toucher à un objet en argent quelconque, quand on vient de manipuler de l'iodoforme, pour percevoir aussitôt l'odeur alliacée caractéristique.

Dans beaucoup de cas l'intoxication iodoformique se termine par la mort.

Traitement. — Suspendre immédiatement les pansements, nettoyer largement les plaies de façon à enlever le plus possible l'iodoforme qui les recouvre. Administration des purgatifs et des diurétiques.

Le traitement doit être surtout préventif et consiste dans l'emploi ménagé de l'iodoforme. La dose à employer varie nécessairement avec la nature de la plaie, sa situation, sa profondeur, avec l'âge du sujet; mais il est prudent de ne jamais employer plus de dix grammes d'iodoforme pour faire un pansement.

Applications thérapeutiques. — Découvert par Sérullas en 1829, l'iodoforme a été introduit en thérapeutique par Bouchardat en 1836. Ce corps renfermant 96 p. 100 de son poids d'iode, Bouchardat proposa de l'employer dans toutes les affections où ce métalloïde est recommandé : mais une expérience clinique longtemps poursuivie a démontré que l'iodoforme ne pouvait dans aucune mesure remplacer, ni l'iode proprement dit, ni les iodures. En vérité, l'iodoforme n'a, comme médicament proprement dit, qu'un intérêt tout à fait secondaire; il n'est vraiment utile qu'à titre de topique antiseptique. On n'en continue pas moins à l'employer dans le traitement de la tuberculose, seul ou associé à d'autres médicaments le plus souvent aussi inutiles.

Posologie. — *Modes d'emploi. A l'intérieur,* l'iodoforme s'administre sous forme de cachets ou sous forme de pilules, à la dose de 0 gr. 10 à 0 gr. 30 par jour.

<table>
<tr><td>Cachets :</td><td>Pilules :</td></tr>
<tr><td>Iodoforme pulvérisé.
Café pulvérisé....... } āā 0 gr. 05
    Pour un cachet.</td><td>Iodoforme............... 0 gr. 01
Créosote de hêtre....... 0 — 10
Eau .... 0 — 01
Poudre de réglisse...... Q. S.
    Pour une pilule.</td></tr>
</table>

A l'extérieur, l'iodoforme peut être employé sous les formes les plus variées; les préparations les plus usitées sont :

1° *Poudre.* — C'est une des formes les plus employées. On a proposé un grand nombre de moyens pour enlever à l'iodoforme son odeur désagréable. On a préconisé dans ce but : la *poudre de café,* l'*acide cinnamique,* les *essences de menthe, d'eucalyptus,* la *coumarine,* la *vanilline,* etc. Ces différentes substances sont des correctifs plus ou moins utiles, mais non des désodorisants parfaits.

Comme exemple de poudre composée et dans laquelle l'odeur de l'iodoforme se trouve relativement très atténuée, nous citerons l'excellente préparation connue sous le nom de poudre de Lucas Championnière :

        Iodoforme pulvérisé.....................⎫
        Benjoin pulvérisé.......................⎬ãã 10 grammes.
        Quinquina pulvérisé.....................⎪
        Carbonate de magnésium.............⎭
        Essence d'eucalyptus....................   1   —

2° *Éther iodoformé* :

        Iodoforme.................................   5 grammes.
        Éther sulfurique......................... .. 100   —

Cette solution est très souvent utilisée dans le traitement des abcès froids. Pour les abcès de dimensions moyennes, 30 à 40 grammes de cette solution suffisent généralement. On peut cependant injecter jusqu'à 100 centimètres cubes. Quand on pratique ces injections il convient de se tenir éloigné de tout foyer en combustion.

3° *Huile iodoformée.* — C'est plutôt une émulsion qu'une solution. Elle se fait au 1/10ᵉ.

4° *Vaseline iodoformée.* — Se prépare au 1/10ᵉ.

5° *Collodion iodoformé.* — Se prépare au 1/10ᵉ.

6° *Crayons iodoformés* (Codex) :

        Iodoforme.................................   10 grammes.
        Gomme pulvérisée.........................   0 gr. 50

Mêler et ajouter Q. S. d'eau et de glycérine pour faire une masse que l'on roule en crayons.

7° *Suppositoires* :

        Iodoforme.................................   0 gr. 20
        Extrait de jusquiame......................   0 gr. 05
        Beurre de cacao...........................   5 grammes.

Pour un suppositoire. Fissure à l'anus.

8° *Gaze iodoformée.* — Contient 10 p. 100 de son poids d'iodoforme. Doit être conservée à l'abri de la lumière et enveloppée dans du papier d'étain ou du papier paraffiné.

V

DIIODOFORME : $CI^2 = CI^2$.
Syn. : ÉTHÈNE OU ÉTHYLÈNE TÉTRAIODÉ
PROTOIODURE DE CARBONE

Le diiodoforme, comme le montre la formule ci-dessus, ne dérive pas d'un carbure saturé, mais bien d'un carbure éthylénique, c'est-à-dire d'un carbure incomplet.

Caractères. — Il se présente sous la forme de cristaux jaune pâle, sensiblement inodores, insolubles dans l'eau, peu solubles dans l'alcool, solubles dans l'éther.

Usages. — Il a été proposé comme succédané de l'iodoforme, mais il paraît lui être inférieur, ce qui tient sans doute à sa grande stabilité.

CHAPITRE IV

DÉRIVÉS HALOGÈNES DE L'ÉTHANE

L'éthane CH_3-CH_3 ou C_2H_6 est le carbure saturé homologue supérieur du méthane. Comme le méthane il donne, avec les halogènes, des dérivés de substitution dont quelques-uns sont utilisés en thérapeutique.

I

CHLORURE D'ÉTHYLE : C_2H_5Cl.
Syn. : ÉTHANE MONOCHLORÉ, ÉTHER CHLORHYDRIQUE DE L'ALCOOL ÉTHYLIQUE

Caractères. — Le chlorure d'éthyle est un liquide incolore, doué d'une odeur pénétrante et aromatique, d'une saveur à la fois alliacée et sucrée. Il bout à la température de 12°,5 ; aussi ne peut-on le conserver que dans des ampoules munies d'ajutages métalliques. Ces ajutages présentent un orifice capillaire destiné à donner issue au liquide. La chaleur de la main suffit en effet pour porter le liquide à sa tempéra-ture d'ébullition ; dans ces conditions, si on incline le tube, la vapeur fait pression sur le liquide qui s'échappe de l'ampoule sous la forme d'une sorte de brouillard que l'on peut recevoir sur la peau ou sur une compresse, suivant les cas.

Action physiologique. —, Le chlorure d'éthyle, d'abord utilisé comme simple agent d'anesthésie localisée, est aujourd'hui employé par beaucoup de chirurgiens comme anesthésique général.

En 1895, un dentiste d'Edimbourg, Carlson, en pulvérisant du chlorure d'éthyle sur la gencive d'un malade, obtint, sans le vouloir, l'anesthésie générale. Cet incident suscita de nombreux essais et, quelques années plus tard, P. Gires, dans le service de Rodier, à Lariboisière, utilisa le chlorure d'éthyle pour l'extrac-tion des dents. Peu de temps après, Malherbe l'étudiait au point de vue de son utilisation dans la chirurgie générale et en montrait tous les avantages. Depuis les publications de Malherbe, un grand nombre de chirurgiens l'ont utilisé et l'utilisent encore. On peut en effet lui assigner les avantages suivants :

1° Il n'exerce pas d'action irritante sur la muqueuse des premières voies ;

2° Il produit rapidement l'anesthésie chirurgicale (25 à 40 secondes) ;

3° La période d'agitation, très courte, se réduit à quelques mouvements de défense ;

4° Le trismus, le larmoiement, la salivation sont exceptionnels ;

5° Le réveil est rapide et ne s'accompagne que rarement de vomissements.

Le chlorure d'éthyle, anesthésique général, présente donc des avantages incontestables : toutefois il n'est pas applicable aux opérations de longue durée. L'élimination du chlorure d'éthyle se fait, en effet, rapidement, et l'anesthésie qu'il détermine est dès lors fugace. Par contre il paraît être l'anesthésique de choix pour les opérations de courte durée. Enfin beaucoup de chirurgiens, dans les opérations de longue durée, préparent l'anesthésie au moyen du chlorure d'éthyle et la continuent au moyen du chloroforme ou de l'éther.

Mode d'administration. — Le procédé le plus employé est celui de la compresse ; toutefois l'appareil de Ricard se prête très bien à l'administration du chlorure d'éthyle [1]. La quantité de chlorure d'éthyle nécessaire pour produire une anesthésie varie nécessairement suivant les circonstances et surtout suivant la manière dont il est administré. D'après Malherbe, 2 à 4 grammes de chlorure d'éthyle sont suffisants pour produire une anesthésie durant 4 minutes, de telle sorte qu'avec 15 à 20 grammes de chlorure on peut faire des opérations d'assez longue durée.

II

BROMURE D'ÉTHYLE : C^2H^5Br.
Syn. : ÉTHANE MONOBROMÉ, ÉTHER BROMHYDRIQUE DE L'ALCOOL ÉTHYLIQUE

Caractères. — Liquide incolore, doué d'une odeur forte et un peu alliacée, bouillant à 38°,5. Le bromure d'éthyle est assez altérable et doit être conservé à l'abri de la lumière.

1. Voir Vinçon, *loc. cit.*

Action physiologique. — Le bromure d'éthyle a un point d'ébullition trop élevé pour être un bon anesthésique local, à action rapide et énergique [1]; mais, comme le chlorure d'éthyle, il peut être employé comme anesthésique général : à ce point de vue d'ailleurs il se rapproche beaucoup du chlorure d'éthyle.

Comme le chlorure d'éthyle en effet il produit une anesthésie rapide, un peu moins rapide cependant. Comme le chlorure d'éthyle, il ne provoque pas non plus de phénomènes d'excitation violente, ni d'action irritante au niveau de la peau ou des muqueuses; il n'expose donc pas aux dangers de la syncope laryngo-réflexe.

Par contre il présente l'inconvénient de provoquer une excitation glandulaire très marquée : sudation, ptyalisme. Le bromure d'éthyle dilate aussi le réseau capillaire, ce qui constitue encore un inconvénient; enfin il n'amène que tardivement la résolution musculaire complète.

III

IODURE D'ÉTHYLE : C^2H^5I
Syn. : ÉTHANE MONOIODÉ, ÉTHER IODHYDRIQUE
DE L'ALCOOL ÉTHYLIQUE

Caractères. — Liquide incolore et neutre quand il est récemment préparé, mais s'altérant très rapidement sous l'influence de la lumière. Il bout à 72°

Action physiologique. — Malgré sa parenté chimique avec les deux corps précédents, l'iodure d'éthyle est un mauvais anesthésique général.

Au point de vue thérapeutique proprement dit, il a été préconisé comme antispasmodique; mais, même à ce point de vue, il est bien inférieur à la plupart des autres médicaments employés comme tels.

---

1. Il peut cependant être employé comme tel. Ses vapeurs n'étant pas inflammables, il permet de pratiquer des petites opérations au thermo-cautère.

CHAPITRE V

ALCOOLS ET ÉTHERS

GÉNÉRALITÉS SUR LA FONCTION ALCOOLIQUE

Définition. — On désigne sous le nom d'alcools des composés résultant du remplacement d'un atome d'hydrogène par un oxhydrile dans une fonction carbure saturé.

Soit par exemple le méthane CH^4. Si nous remplaçons un atome d'hydrogène de ce méthane par un oxhydrile OH, nous aurons le corps $CH^3.OH$ que nous pouvons écrire $H — CH^2.OH$. Le même remplacement effectué dans l éthane $CH^3 — CH^3$ nous donnerait : $CH^3 — CH^2. OH$; avec le propane $CH^3 — CH^2 — CH^3$, nous aurions $CH^3 — CH^2 — CH^2.OH$.

Ainsi, dans la formule développée de tous les alcools obtenus comme nous venons de le dire, nous retrouvons toujours le groupement — $CH^2.OH$: ce groupement caractérise les alcools dits *primaires*, il représente le groupement fonctionnel *alcool primaire*.

Mais la substitution dont nous venons de parler, au lieu d'être faite dans un groupement terminal CH^3 (carbure primaire), peut, dans certains cas, être faite dans un groupement carburé intermédiaire CH^2 (carbure secondaire). Soit par exemple le propane $CH^3 — CH^2 — CH^3$. Si nous remplaçons par un oxhydrile OH, non plus un atome d'hydrogène du groupe carburé terminal CH^3, mais un atome d'hydrogène du groupe carburé intermédiaire CH^2, nous obtiendrons le corps : $CH^3 — CH.OH — CH^3$. Ce corps et ceux qui lui ressemblent sont encore des alcools, mais des alcools qui diffèrent, par quelques caractères, de ceux dont nous avons parlé plus haut. On désigne ces nouveaux alcools sous le nom d'alcools *secondaires* et le groupement — CH.OH — qui les caractérise est dit : groupement fonctionnel *alcool secondaire*.

Enfin, si la substitution de l'oxhydrile à un atome d'hydrogène dans un carbure saturé, au lieu de porter sur un groupe carbure primaire CH^3 ou sur un groupe carbure secondaire CH^2, porte sur un groupe carburé tertiaire CH, on obtient encore des alcools, mais des alcools qui diffèrent des précédents par certains caractères : ce sont des alcools tertiaires;

ils sont caractérisés par le groupement fonctionnel $\gt$C.OH — dit : groupement fonctionnel *alcool tertiaire*.

$$\text{Ex. :} \quad {CH^3 \atop CH^3}\!\!\gt\!\!CH — CH^3. \qquad\qquad {CH^3 \atop CH^3}\!\!\gt\!\!C.OH — CH^3.$$

Isobutane ou méthylpropane.   Méthylpropanol

Alcools polyatomiques. — Les alcools dont nous avons parlé jusqu'ici ne renferment qu'une seule fonction alcoolique : ce sont des *alcools monoatomiques*. Mais on conçoit que dans l'éthane $CH^3 — CH^3$, on puisse remplacer par un oxhydrile OH un atome d'hydrogène de chacun des groupes CH^3, que dans le propane $CH^3 — CH^2 — CH^3$ on puisse faire trois fois la même substitution. On obtient de la sorte des alcools renfermant plusieurs fonctions alcooliques : des *alcools polyatomiques*.

$$CH^3 — CH^3.$$
Éthane.

$$CH^2.OH — CH^2.OH.$$
Glycol.

$$CH^3 — CH^2 — CH^3.$$
Propane.

$$CH^2.OH — CH.OH — CH^2.OH.$$
Glycérine.

Nomenclature. — Les alcools tirent leur nom chimique du carbure saturé dont ils dérivent, en changeant en *ol* la désinence *e* de ce carbure.

Le méthane CH^4 donne le méthanol $CH^3.OH.$
L'éthane $CH^3 — CH^3$ — l'éthanol $CH^3 — CH^2.OH.$
Le propane $CH^3 — CH^2 — CH^3$ — le propanol $CH^3 — CH^2 — CH^2.OH.$

Pour nommer les alcools polyatomiques on emploie le nom du carbure suivi de la désinence *diol, triol, tétrol*, etc. Ex. :

L'éthane $CH^3 — CH^3$ donne l'éthanediol $CH^2.OH — CH^2.OH.$
Le propane $CH^3—CH^2—CH^3$ — le propanetriol $CH^2.OH—CH.OH—CH^2.OH.$

Toutefois, dans le langage courant, on désigne ordinairement les alcools par leur nom commercial; on dit : alcool méthylique au lieu de méthanol, alcool éthylique au lieu d'éthanol, glycérine au lieu de propanetriol.

Éthers. — Les alcools ont la propriété de se combiner, soit entre eux, soit avec les acides, en éliminant une molécule d'eau, pour engendrer une nouvelle classe de corps qu'on désigne sous le nom d'éthers.

Les éthers qui résultent de l'union de deux molécules d'alcool avec élimination d'une molécule d'eau sont des éthers-oxydes :

$$Ex. :\quad C^2H^5.O\overline{\left[H + H O\right]} — C^2H^5 = H^2O + C^2H^5 — O — C^2H^5.$$

2 molécules d'alcool éthylique. 1 molécule d'éther-oxyde d'éthyle.

Les éthers qui résultent de l'union d'une molécule d'alcool et d'une molécule d'acide, avec élimination d'une molécule d'eau, sont des éthers-sels :

$$Ex. :\quad C^2H^5 — O\overline{\left[H + HO\right]}OC — CH^3 = C^2H^5 — O — CO — CH^3 + H^2O.$$

Alcool. Acide acétique. Acétate d'éthyle (éther-sel).

ALCOOL ÉTHYLIQUE : C^2H^5 — OH.
Syn. : ÉTHANOL, ESPRIT DE VIN

Principe de la préparation. — La préparation industrielle de l'alcool repose sur la fermentation des liquides sucrés. L'opération comporte 3 phases :

1° Obtention de la liqueur sucrée fermentescible (moût).

2° Fermentation de cette liqueur ;

3° Séparation de l'alcool — produit principal de cette fermentation — d'avec les produits secondaires dont la formation est corrélative de celle de l'alcool.

Préparation de la liqueur fermentescible. — Les liquides sucrés destinés à la fermentation peuvent avoir les origines les plus diverses. Ils peuvent provenir de l'expression d'un fruit ou d'une racine sucrée (raisin, pomme, poire, betterave), être obtenus par la transformation en sucre d'une substance amylacée telle que l'amidon[1]. La matière amylacée peut être fournie par l'orge, le maïs, le riz, la pomme de terre, etc. Dans tous les cas, on obtient un liquide sucré que l'on désigne sous le nom de moût.

Fermentation du moût. — Le moût est ensemencé avec une levure alcoolique convenablement choisie. Bientôt, la fermentation commence et le sucre est graduellement transformé en alcool.

La réaction fondamentale qui donne naissance à l'alcool aux dépens du sucre est la suivante :

$$C^6H^{12}O^6 + \text{levure} = 2CO^2 + 2C^2H^6O.$$

Glucose. Ac. carbonique. Alcool.

En réalité, la réaction n'est pas aussi simple que l'indique cette formule. Dans toute fermentation alcoolique, il se forme, à côté de l'alcool — produit principal, — des produits secondaires tels que la glycérine, l'acide succinique, des produits aromatiques de nature éthérée ou aldéhydique, et, enfin, des homologues de l'alcool ordinaire (propanol, butanol, plusieurs pentanols) dont l'ensemble constitue ce que l'on appelle ordinairement les alcools supérieurs.

Séparation de l'alcool obtenu. — La fermentation des moûts donne une liqueur alcoolique dont la teneur en alcool ne dépasse guère 10 p. 100. On extrait l'alcool de ce liquide par distillation fractionnée au moyen d'appareils à colonne. Suivant la perfection de ces appareils et la conduite de l'opération, on obtient des alcools plus ou moins concentrés (80°, 90°, 95°). Pour avoir de l'alcool absolu, c'est-à-dire rigoureusement anhydre, on traite l'alcool concentré par des déshydratants chimiques (carbonate de potasse, chaux, sodium, baryte).

Caractères. — L'alcool est un liquide incolore, d'odeur agréable quand il est pur, de saveur brûlante. L'alcool absolu bout à 78°,3.

L'alcool dissout un grand nombre de substances, notamment des substances organiques : essences, carbures, résines, alcaloïdes. Les corps gras neutres et les huiles (sauf l'huile de ricin et celle de croton) sont peu solubles dans l'alcool.

---

1. La transformation de l'amidon en sucre peut être réalisée, soit au moyen de diastases spécifiques, soit par simple hydratation au moyen de l'acide sulfurique étendu.

Action physiologique.

Absorption. — L'absorption de l'alcool par la peau intacte est théoriquement possible ; mais elle est peu intéressante à considérer.

Les muqueuses absorbent l'alcool avec rapidité, à la condition qu'il soit suffisamment dilué.

L'absorption de l'alcool par la voie pulmonaire est rapide et facile et l'on a relevé un grand nombre de cas d'alcoolisme non douteux chez des ouvriers sobres mais exposés par leur profession à l'absorption pulmonaire des vapeurs d'alcool.

Action sur le tube digestif. — Les effets locaux de l'alcool sur le tube digestif dépendent surtout de son degré de concentration.

L'alcool produit sur la muqueuse des voies digestives une sensation de chaleur d'autant plus marquée qu'il est plus concentré ; il se produit en même temps une congestion de la muqueuse stomacale.

Les effets de l'alcool sur la sécrétion des appareils glandulaires du tube digestif dépendent aussi du degré de concentration de l'alcool ingéré et de la quantité absorbée. Une dose modérée d'eau-de-vie ou d'un liquide alcoolique analogue détermine presque immédiatement, par voie réflexe, une hypersécrétion salivaire et gastrique.

Ce sont là, dans une certaine mesure, des effets utiles ; mais, l'absorption de doses répétées et notables de liquides alcooliques, loin d'aboutir à une stimulation des phénomènes digestifs, finit au contraire par les entraver ; l'absorption répétée d'alcool produit en effet une sorte de congestion permanente de la muqueuse gastrique et une inflammation, qui d'abord superficielle, peut gagner les couches profondes de l'estomac, l'appareil glandulaire lui-même et aboutir à des altérations fonctionnelles de l'organe qui devient inapte à sécréter un suc gastrique normal.

On sait d'ailleurs que la peptonisation des albuminoïdes se fait mal en milieu alcoolique, et qu'elle s'arrête même complètement quand la richesse alcoolique de ce milieu atteint un certain degré, qui n'a pas besoin d'être très élevé. Cette influence de l'alcool peut aussi s'étendre à l'intestin proprement dit et à son appareil glandulaire.

On sait enfin que l'intoxication alcoolique chronique engendre une sorte de gastrorrhée aqueuse qui est l'origine de la pituite matinale des buveurs.

Modifications subies par l'alcool dans l'organisme. — La plus grande partie de l'alcool ingéré passe en nature dans le sang. Que devient l'alcool ainsi versé dans le sang? Trois théories sont en présence.

1° Théorie de Bouchardat et Sandras, plus connue sous le nom de théorie de Liebig, d'après laquelle l'alcool est complètement brûlé dans l'organisme, c'est-à-dire transformé, par une série d'oxydations graduelles et successives, en aldéhyde d'abord, acide acétique ensuite, et finalement en eau et acide carbonique.

$$a.\ \ CH^3 - CH^2.OH + O = H^2O + CH^3 - CHO.$$
Alcool.   Aldéhyde.

$$b.\ \ CH^3 - CHO + O = CH^3 - COOH.$$
Aldéhyde.   Ac. acétique.

$$c.\ \ CH^3 - COOH + O^4 = 2CO^2 + 2H^2O.$$
Ac. acétique.   Ac. carbonique.   Eau.

Cette théorie ne saurait être considérée comme rigoureusement exacte, car l'alcool, du moins quand il est ingéré en quantité assez considérable, peut être retrouvé en nature, soit dans les urines, soit dans les gaz expirés par le poumon.

2° Théorie de Lallemand, Perrin et Duroy, d'après laquelle l'alcool ne subit aucune transformation dans l'organisme et s'élimine en nature par les divers émonctoires.

Cette théorie n'est pas plus rigoureusement exacte que la précédente, car la quantité d'alcool que l'on peut retrouver dans les divers produits d'excrétion ne représente pas tout l'alcool ingéré.

3° Une troisième théorie, qui est probablement la vraie, d'après laquelle l'alcool serait complètement oxydé quand il traverserait l'organisme en petite quantité, partiellement oxydé seulement quand la quantité ingérée serait plus considérable.

La proportion d'alcool qui peut être brûlée par l'organisme est évidemment indéterminée et elle doit varier, non seulement suivant la dose ingérée, mais encore suivant le degré de concentration du liquide alcoolique considéré, suivant l'individu et, chez le même individu, suivant les conditions qui peuvent faire varier l'intensité des phénomènes de combustion organique (repos complet ou relatif ou, au contraire, travail physique plus ou moins intense).

On admet que c'est seulement dans la masse des hématies que s'effectue l'oxydation de l'alcool.

Action de l'alcool sur le sang et la circulation. — Les doses faibles d'alcool ne déterminent aucune modification bien appréciable, ni dans les propriétés physiques, objectives, du sang, ni dans la dynamique circulatoire.

Sous l'influence de doses plus élevées il y aurait accroissement de la pression sanguine, augmentation de la vitesse du sang, augmentation de l'énergie et de la fréquence des mouvements du cœur. C'est à ces différents phénomènes qu'il faut rapporter la coloration anormale du visage, la vivacité du regard, l'élévation de la température périphérique, qu'on observe chez l'homme à la suite de l'absorption de doses un peu élevées d'alcool.

Avec des doses relativement considérables on observe des phénomènes inverses des précédents, fait qui tient sans doute à ce que les fortes doses d'alcool excitent les noyaux d'origine des pneumogastriques.

Action de l'alcool sur le système nerveux. — A doses modérées, l'alcool donne lieu à une excitation cérébrale qui se traduit par une exaltation générale des facultés physiques et intellectuelles.

Les doses un peu plus considérables provoquent des phénomènes d'excitation plus accentués, plus bruyants, plus durables, aboutissant à cet état physique et psychique particulier que l'on qualifie d'ébriété légère. Cette ébriété laisse déjà après elle un sentiment d'abattement qui montre que le système nerveux a déjà subi un commencement d'intoxication.

L'ingestion de doses encore plus considérables produit d'abord une excitation plus intense que précédemment; mais bientôt, à cette excitation, succèdent des phénomènes de dépression caractérisés par la disparition ou la perversion des facultés psychiques, par l'incoordination motrice, par la diminution ou même la disparition de la sensibilité, et enfin par l'apparition du sommeil lourd de l'ivresse confirmée.

Action de l'alcool sur la température. — Si l'on s'en tenait aux sensations subjectives qui accompagnent immédiatement l'ingestion d'une certaine quantité d'alcool, on serait tenté d'admettre que l'alcool élève la température du corps. En effet, en dehors même de la sensation de chaleur déterminée par le contact de l'alcool avec la muqueuse stomacale, on éprouve bien, quelques instants après l'ingestion d'un liquide alcoolique, une sensation de chaleur générale qui se traduit d'ailleurs par le réchauffement des téguments et par la rougeur de la face. Mais cette sensation de chaleur initiale, qui est due à la vaso-dilatation produite par l'alcool, est de courte durée. Cette vaso-dilatation elle-même a bientôt pour conséquence, en effet, d'amener, par augmentation du rayonnement, un abaissement de température. Cet abaissement de température peut être assez marqué pour devenir l'origine et la cause des accidents mortels qu'on a souvent l'occasion d'observer chez les ivrognes.

Action de l'alcool sur la nutrition. — L'étude de l'influence exercée par l'alcool sur les phénomènes généraux de la nutrition a fait l'objet d'un nombre considérable de travaux qui ont conduit à des résultats souvent contradictoires. Nous dirons d'abord quelques mots seulement de la fameuse théorie de l'*alcool aliment d'épargne*.

La théorie de l'alcool aliment d'épargne est en quelque sorte corrélative de la combustion complète de l'alcool dans l'organisme. L'alcool s'usant dans l'organisme, disaient les partisans de cette théorie, empêche le muscle de s'user ; donc, l'alcool est un aliment d'épargne.

De plus, l'alcool dégageant en brûlant une quantité de chaleur intermédiaire entre celle que dégagent les hydrates de carbone d'une part et les graisses d'autre part, on pensait que cet alcool pouvait, dans une certaine mesure, remplacer dans l'alimentation une certaine quantité de ces graisses ou de ces hydrates de carbone. Normalement, en effet, lorsque l'organisme ne reçoit qu'une quantité insuffisante de graisse par exemple, il emprunte à ses réserves le supplément dont il a besoin pour faire la chaleur nécessaire à l'accomplissement du travail qu'il a à fournir ; mais si, à cette quantité insuffisante de graisse, on ajoute de l'alcool, celui-ci pouvant remplacer celle-là, l'organisme n'a plus besoin de toucher à ses réserves : l'alcool s'est donc comporté comme un aliment d'épargne. De même, dans le cas d'alimentation suffisante, si l'on ajoute de l'alcool à la ration, cet alcool, brûlant facilement, épargnera la combustion d'une certaine quantité de graisse que l'organisme emmagasinera dans ses réserves : dans ce cas encore l'alcool peut donc être considéré comme un aliment d'épargne.

Tels sont, un peu schématisés, les raisonnements sur lesquels s'appuyait la théorie de l'alcool aliment d'épargne. Toutefois, jusqu'à ces dernières années, la question était restée dans le domaine des théories, ou du moins, elle ne s'appuyait sur aucune donnée expérimentale vraiment rigoureuse. Ce n'est qu'en 1902 que la question de l'alcool aliment a été envisagée et étudiée à l'aide de la méthode expérimentale, et dans des conditions de régularité et de précision véritablement remarquables, par Atwater et Benedict.

Ces savants prennent un homme en bonne santé et l'enferment dans un espace clos (Calorimètre respiratoire) pendant un certain nombre de jours. Le sujet en expérience reçoit pendant 3 jours une ration d'albuminoïdes et de corps ternaires (graisses, sucre, amidon) capable de fournir un nombre de calories déterminé. Pendant ce temps, on mesure, sous forme de chaleur, la totalité de l'énergie produite par le sujet, et les autres constantes de son état. On substitue ensuite dans son régime, durant une nouvelle période de 3 jours, une certaine quantité d'alcool à une quantité isodyname de sucre ou de matière amylacée, et l'on mesure de nouveau la chaleur produite, ainsi que les autres constantes fournies par le sujet.

Dans ces conditions, Atwater et Benedict trouvent que les quantités de chaleur produite sont identiques, au millième près.

Au point de vue de la nutrition générale, et notamment au point de vue des pertes ou gains du corps en azote, il n'y a pas identité absolue dans les deux séries d'expérience. Atwater et Benedict, en effet, ont trouvé que sous l'influence de la substitution aux graisses ou aux sucres d'une quantité isodymame d'alcool, il y avait une légère augmentation de l'excrétion azotée. Sous l'influence de l'alcool le moteur humain s'use donc un peu plus qu'il ne s'use sous l'influence des hydrates de carbone ou des graisses.

Ainsi, les expériences d'Atwater et Benedict démontrent que, dans les conditions que nous venons de rapporter, l'alcool peut, tout comme les hydrates de carbone, servir de combustible à la machine humaine et, tout comme les hydrates de carbone, libérer au sein de l'organisme l'énergie potentielle qu'il tient en réserve.

Mais est-ce à dire pour cela que l'alcool mérite vraiment le qualificatif d'aliment que, très imprudemment, quelques physiologistes lui ont immédiatement accordé à la suite des expériences d'Atwater? Parce que l'alcool peut, calorimétriquement, être considéré comme un aliment, peut-on le considérer comme un aliment au sens banal du mot, c'est-à-dire comme une substance utile au même titre que la graisse, le sucre ou l'amidon? Les expériences d'Atwater n'autorisent nullement une pareille conclusion.

En effet, ces expériences ne portent que sur une durée de trois ou quatre jours. Or quatre jours c'est bien peu lorsqu'il s'agit de résoudre une question d'alimentation. Car on mange tous les jours; mais que deviendrait un sujet nourri tous les jours d'alcool? Les expériences d'Atwater ne le disent pas, mais la clinique nous l'a appris depuis longtemps.

Et puis il y a la question de doses. Les expériences d'Atwater n'ont pas montré que les hautes doses d'alcool fussent intégralement brûlées et uniquement employées à produire de la chaleur. Et si tout l'alcool n'est pas brûlé, l'excédent ne demeure pas inactif et doit agir comme poison : l'aliment redevient poison et la machine humaine s'use, se détériore, se détraque, comme s'userait, se détériorerait, se détraquerait, un moteur qu'on alimenterait avec un combustible pour lequel il n'est pas fait.

En résumé, l'alcool ne saurait être considéré comme un aliment au sens banal et ordinaire du mot, c'est-à-dire comme une substance capable de remplacer d'une manière permanente les hydrates de carbone dans l'alimentation journalière de l'homme. Toutefois, à doses modérées, il constitue un aliment « apte à nous procurer rapidement de la chaleur et de la force, à mettre le sujet en état de fournir tout de suite un effort supérieur à celui que permettrait l'alimentation sans alcool[1] ».

On ne doit donc pas, à l'exemple de certains médecins, se montrer d'un exclusivisme rigoureux et absolu et qualifier d'alcoolique l'homme actif et bien portant qui boit un demi-litre de vin à son repas. Agir ainsi c'est aller à l'encontre du but que l'on désire atteindre, parce que c'est aller, non seulement contre la vérité expérimentale, mais encore contre le bon sens et contre les enseignements qui se dégagent de longs siècles d'observation.

Applications thérapeutiques de l'alcool. — L'emploi systématique de l'alcool comme médicament ne date que de 1860, époque des travaux de Robert Todd, dont les idées furent vulgarisées en France par Béhier. C'est surtout dans la pneumonie que Todd prescrivait systématiquement l'alcool. Il le prescrivait à hautes doses, donnant quelquefois, dans les cas graves, jusqu'à 300, 400, 500 grammes d'alcool dans les vingt-quatre heures.

---

1. A. Gautier, *L'alimentation et les régimes.*

Bientôt, comme il arrive souvent en pareil cas, quelques médecins élargirent démesurément les indications du nouveau stimulant, et l'alcool devint une sorte de panacée que quelques-uns employèrent dans les affections aiguës de toute nature. Certains, dans le but de tonifier leurs malades, les alcoolisèrent franchement.

Depuis quelques années, il semble qu'une réaction — souvent aussi exagérée — se soit produite contre l'opinion ancienne, et il existe maintenant des abstentionnistes intransigeants de la médication alcoolique. Toutefois la plupart des cliniciens admettent encore que l'alcool, administré à doses modérées et temporairement, peut être fort utile dans un certain nombre d'affections fébriles, soit comme aliment accessoire, facile à brûler, soit pour lutter contre les phénomènes adynamiques. Chez les alcooliques atteints d'une affection aiguë, l'alcool est particulièrement indiqué; chez ces malades il empêche souvent l'éclosion du délire alcoolique.

Modes d'administration. — Les liquides alcooliques le plus fréquemment utilisés pour les usages thérapeutiques sont : le vin, le rhum et le cognac ou les eaux-de-vie.

Le titre alcoolique des vins peut varier de 8° à 17° suivant qu'on s'adresse aux vins ordinaires ou aux vins de liqueur (Banyuls, Malaga, Grenache; Champagne). Le titre alcoolique des spiritueux proprement dit varie entre 50° et 60°.

Suivant les cas on prescrit l'alcool soit sous forme de boissons alcooliques (limonades vineuses, grogs), soit sous forme de potions.

Limonade vineuse des hôpitaux :

Sirop de sucre...........	100 gr.
Vin rouge...............	250 —
Eau........... Q. S. p.	1 000 —

Potion de Todd (Codex) :

Alcool à 60°.............	40 gr.
Sirop simple............	30 —
Teinture de cannelle.....	5 —
Eau distillée............	75 —

Potion cordiale (Codex) :

Vin de Banyuls........	110 gr.
Sirop d'écorces d'oranges amères	40 —
Teinture de cannelle...	10 —

Potion tonique :

Cognac ou rhum........	20 gr.
Sirop de quinquina......	30 —
Eau	100 —

A l'extérieur, l'alcool est employé comme excitant cutané sous forme d'eau de Cologne, d'alcoolat de lavande, etc.

ÉTHERS DE L'ALCOOL ORDINAIRE

I

ÉTHERS SULFURIQUES

L'acide sulfurique étant bibasique, peut éthérifier une seule ou deux molécules d'alcool monoatomique.

Dans le premier cas, on obtient un corps à la fois éther et acide, dans le second cas le corps obtenu ne possède plus aucune fonction acide, c'est un éther neutre. Les schémas suivants rendent compte de cette différence :

$$SO^2\begin{cases}O\overline{\;H\quad HO\;}-C^2H^5 \\ \qquad + \\ OH\end{cases} = H^2O + SO^2\begin{cases}O-C^2H^5. \\ OH.\end{cases}$$

Ac. sulfurique.   1 mol. d'alcool.   Éther sulfurique acide (acide sulfovinique).

$$SO^2\begin{cases}O\overline{\;H + HO\;}-C^2H^5 \\ O\overline{\;H + HO\;}-C^2H^5\end{cases} = 2H^2O + SO^2\begin{cases}O-C^2H^5. \\ O-C^2H^5.\end{cases}$$

Ac. sulfurique.   2 mol. d'alcool.   Éther sulfurique neutre.

Ce dernier n'est pas utilisé en thérapeutique.

Acide sulfovinique. — L'acide sulfovinique libre n'est pas utilisé en thérapeutique; mais ce corps, possédant dans sa molécule une fonction acide libre, peut se comporter comme un acide monobasique ordinaire et engendrer des sels. Si l'on sature par exemple cette fonction acide par un métal alcalin tel que le sodium, on obtient le sulfovinate de soude.

Le sel ainsi obtenu cristallise avec une molécule d'eau; sa formule est donc : $SO^2\begin{cases}O-C^2H^5 \\ ONa\end{cases} + H^2O.$

Le sulfovinate de soude se présente sous l'aspect de cristaux tabulaires, hexagonaux, incolores, très solubles dans l'eau, doués d'une saveur fraîche, un peu sucrée. C'est un corps assez altérable qui doit être conservé dans un endroit sec et frais. La solution aqueuse ne se conserve intacte que peu de temps; aussi ne doit-on la préparer qu'au moment du besoin.

Usages. — C'est un purgatif doux, agissant à la dose de 15 à 30 grammes. Son altérabilité seule en limite l'emploi.

II

ÉTHER ORDINAIRE : $C^2H^5 - O - C^2H^5$.
Syn. : OXYDE D'ÉTHYLE
ET IMPROPREMENT ÉTHER SULFURIQUE

Caractères. — L'éther officinal se présente sous l'aspect d'un liquide incolore, très mobile, possédant une odeur suave caractéristique, une saveur à la fois brûlante et fraîche. Sa densité à 15° est D = 0,720. Il bout à 34°,5. Il est soluble dans 9 p. d'eau, soluble en toutes proportions dans l'alcool, les huiles fixes et volatiles. Les vapeurs d'éther sont très inflammables et ce corps ne doit jamais être manié au voisinage d'un foyer en combustion.

Action physiologique. — L'éther est un anesthésique général; ses propriétés anesthésiques ont même été connues avant celles du chloroforme.

L'anesthésie générale produite par l'éther rappelle dans ses grandes lignes l'anesthésie générale par le chloroforme; toutefois, pour ne porter que sur des détails, les différences que l'on peut noter dans l'action de ces deux agents n'en sont pas moins importantes à connaître, tant au point de vue des applications chirurgicales qu'au point de vue théorique.

On peut reconnaître deux-causes, deux conditions principales, aux particularités présentées par l'éther : c'est, d'une part, son action plus lente et par conséquent plus graduée; c'est, d'autre part, l'action, inverse de celle du chloroforme, exercée par l'éther sur la circulation périphérique.

Ces particularités entraînent des conséquences dont les unes peuvent être considérées comme favorables, les autres comme défavorables, au point de vue de la réalisation de l'anesthésie générale. C'est dire qu'à certains points de vue le chloroforme a des avantages sur l'éther, tandis qu'à d'autres points de vue l'éther a des avantages sur le chloroforme.

En faveur du chloroforme, on peut noter :

1° Une plus grande rapidité d'action;

2° Une atténuation des phénomènes d'excitation;

3° Une production moins brusque, moins inopinée de la syncope tertiaire;

4° Une plus grande économie du sang;

5° Le fait que ses vapeurs ne sont pas inflammables.

En faveur de l'éther, on peut noter :

1° La fréquence moindre des syncopes primitives ;

2° Le danger moins grand de la syncope secondaire.

Ce dernier avantage est celui qui plaide le plus en faveur de l'éther.

Emplois de l'éther en dehors de l'anesthésie générale. — En dehors de son emploi comme anesthésique général, l'éther est employé :

1° Comme anesthésique local ;

2° Comme antispasmodique ;

3° Comme excito-stimulant.

L'éther est un anesthésique local parce qu'il est très volatil, et qu'étant très volatil, il est capable d'amener rapidement au niveau de la peau une réfrigération assez intense pour provoquer l'anesthésie locale de la région refroidie.

Comme antispasmodique l'éther peut rendre des services dans les crises hystériques, dans certaines gastralgies, dans certaines formes de dyspnée.

On l'administre dans ces cas, soit en nature (V à X gouttes sur un morceau de sucre, perles d'éther), soit sous forme de sirop d'éther, soit enfin sous forme de liqueur d'Hoffmann que l'on prescrit dans une potion. La liqueur d'Hoffmann est un mélange à parties égales d'éther rectifié du commerce et d'alcool à 90°.

Sirop d'éther :		*Potions éthérées :*	
Sirop de sucre préparé à froid............... ..	700 gr.	*a.* Sirop d'éther..........	30 gr.
Alcool à 90°.............	50 —	Alcoolat de mélisse.....	20 —
Eau distillée............	230 —	Eau de tilleuil.........	75 —
Éther	20 —	A prendre par cuillerée à soupe.	
Chaque cuillerée renferme 0 gr. 40 d'éther ; 3 ou 4 cuillerées à soupe par jour.		*b.* Liqueur d'Hoffmann...	40 —
		Sirop de menthe.......	30 —
		Hydrolat de mélisse	90 —
		A prendre par cuillerée à soupe.	

Comme *excito-stimulant* l'éther est ordinairement administré par la voie sous-cutanée. Ces injections sont indiquées toutes les fois qu'il s'agit de relever la contractilité du cœur et de stimuler énergiquement le système nerveux. Les injections d'éther doivent être poussées lentement dans les couches les plus profondes du tissu cellulaire, afin d'éviter le plus possible la douleur et les effets locaux.

III

HYDRATE D'AMYLÈNE : $\begin{matrix} CH^3 \\ CH^3 \end{matrix} > C < \begin{matrix} OH. \\ C^2H^5. \end{matrix}$ **Syn. : ALCOOL AMY-LIQUE TERTIAIRE, DIMÉTHY-ÉTHYL-CARBINOL.**

Caractères. — Liquide incolore, d'odeur légèrement camphrée, possédant une saveur fraîche et piquante, bouillant à 102°,5. Il est soluble dans 8 p. d'eau environ, soluble dans l'alcool en toutes proportions.

Usages. — L'hydrate d'amylène est un hypnotique dont l'action est assez comparable à celle de la paraldéhyde. C'est dire qu'il agit surtout bien dans les insomnies nerveuses. On peut l'associer avec avantage au bromure de potassium.

L'hydrate d'amylène présente sur la paraldéhyde l'avantage de s'éliminer principalement au niveau du rein; il n'a donc pas, comme la paraldéhyde, du moins au même degré, l'inconvénient de communiquer à l'haleine d'odeur désagréable.

Posologie. — *Modes d'administration.* Habituellement les doses de 2 à 3 grammes d'hydrate d'amylène produisent au bout d'une demi-heure un sommeil calme, réparateur, non suivi de réveil pénible, et d'une durée de six à huit heures. Toutefois l'organisme s'accoutume assez rapidement à son action et bientôt il est nécessaire d'augmenter les doses. On peut d'ailleurs sans inconvénient, surtout chez les alcooliques, les porter à 6, 8 et même 10 grammes.

La saveur assez désagréable de l'hydrate d'amylène exige l'emploi d'un correctif. Chez les alcooliques, l'un des meilleurs correctifs est le vin. L'hydrate d'amylène peut aussi s'administrer en lavements.

Potions à l'hydrate d'amylène :

a. Hydrate d'amylène.......... 6 grammes.
Sirop simple.... 50 —
Vin rouge...... 200 —

Un verre à bordeaux le soir.

b. Hydrate d'amylène.......... 4 grammes.
Sirop de groseille 20 —
Eau de laitue... 50 —

Chaque cuillerée à soupe contient environ 1 gramme d'hydrate d'amylène.

c. Hydrate d'amylène.......... 4 grammes.
Bromure de potassium ...... 2 —
Sirop simple.... 20 —
Eau de tilleul... 50 —

Lavement :

Hydrate d'amylène.......... 2 grammes.
Jaune d'œuf.... N° 1.
Eau............ 100 —

IV

GLYCÉRINE

La glycérine est un alcool triatomique, deux fois primaire et une fois secondaire, qui dérive du propane :

$$CH^3 — CH^2 — CH^3. \qquad CH^2.OH — CH.OH — CH^2.OH.$$

Propane.   Glycérine.

Principe de la préparation. — Dans l'industrie on prépare toujours la glycérine en *saponifiant* les corps gras naturels.

On sait que les corps gras sont des éthers de la glycérine, c'est-à-dire des corps qui résultent de l'éthérification des 3 fonctions alcooliques de la glycérine par 3 molécules d'acides gras.

$$
\begin{array}{lll}
CH^2.OH + HOOC — C^{15}H^{31} & & CH^2.O — CO — C^{15}H^{31}. \\
| & & | \\
CH\ .OH + HOOC — C^{15}H^{31} = 3H^2O + & CH\ .O — CO — C^{15}H^{51}. \\
| & & | \\
CH^2.OH + HOOC — C^{15}H^{31} & & CH^2.O — CO — C^{15}H^{31}. \\
\end{array}
$$

<table>
<tr><td>1 mol.
de glycérine.</td><td>3 molécules
d'ac. palmitique.</td><td>3 mol.
d'eau.</td><td>1 molécule
de tripalmitine.</td></tr>
</table>

Comme le montrent ces formules, l'éthérification de la glycérine par l'acide palmitique se fait avec élimination de 3 molécules d'eau.

Inversement si, par un procédé quelconque, on parvient à fixer sur la tripalmitine 3 molécules d'eau, on régénérera les composés primitifs, glycérine et acide palmitique.

Ce dédoublement des corps gras en leurs générateurs, glycérine et acides gras, porte le nom de saponification. — On donne à cette opération le nom de saponification parce que, à l'origine, on se servait pour l'effectuer d'un oxyde métallique tel que la soude, la potasse, ou l'oxyde de plomb : l'acide gras se combinait avec l'oxyde métallique pour fournir un *savon* (savon de soude, de potasse ou de plomb). Aujourd'hui le dédoublement du corps gras en ses générateurs s'effectue par l'intermédiaire de la vapeur d'eau sous pression, mais on conserve quand même le mot saponification pour exprimer la réaction du dédoublement d'un corps gras en ses générateurs : glycérine et acide gras.

Caractères. — La glycérine pure est un liquide incolore, sirupeux, neutre aux réactifs colorés. Elle a une saveur chaude et sucrée; sa densité est supérieure à celle de l'eau (D = 1.26). La glycérine est soluble en toutes proportions dans l'eau et dans l'alcool; elle est insoluble dans l'éther, le chloroforme, les huiles grasses et les huiles volatiles. La glycérine dissout elle-même un grand nombre de corps de nature diverse. Toutefois, le pouvoir dissolvant de la glycérine varie beaucoup suivant son degré d'hydratation. Or la glycérine commerciale n'est jamais absolument anhydre et son pouvoir dissolvant est moins général que celui de la glycérine anhydre.

Action physiologique.

Rôle de la glycérine dans l'organisme. — La glycérine étant un produit constant du dédoublement des corps gras, et ces derniers étant dédoublés dans le tube digestif sous l'influence d'un ferment lipasique, la glycérine joue nécessairement un certain rôle dans les phénomènes généraux de nutrition.

On n'est cependant pas très bien fixé sur la destinée et le rôle précis de la glycérine qui prend naissance dans le tube digestif. Il est vraisemblable qu'elle passe en nature dans la circulation générale, qu'elle est brûlée à la manière de l'alcool ou des hydrates de carbone, et qu'elle est dès lors l'une des sources de la chaleur animale.

Action locale. — La glycérine bien neutre n'exerce pas d'action irritante sur la peau, elle lui communique plutôt un certain degré de souplesse ; au niveau des muqueuses, la glycérine détermine une sensation de cuisson qui n'est d'ailleurs pas très persistante.

Action sur le tube digestif. — Administrée à la dose de 40 à 50 grammes, la glycérine a une action légèrement laxative. On administre cependant rarement la glycérine par la voie buccale pour provoquer cette action laxative ; par contre, on utilise fréquemment la glycérine par la voie rectale, soit sous forme de lavement glycériné, soit sous forme de suppositoires glycérinés.

La glycérine passe pour avoir une action cholagogue et pour augmenter la fluidité de la bile. C'est en vertu de cette double action et peut-être aussi en actionnant la tunique musculaire des voies biliaires qu'elle serait utile dans la colique hépatique.

Usages. Posologie. — La glycérine a été préconisée dans la tuberculose, le diabète, etc. Aucune donnée théorique n'autorise à croire qu'elle puisse véritablement avoir une action spéciale dans ces affections ; les résultats obtenus dans la pratique ne justifient pas davantage son emploi. Ce n'est en somme qu'à titre d'excitant de la muqueuse du tube digestif que la glycérine peut rendre quelques services.

Dans la colique hépatique on lui préfère ordinairement l'huile d'olives.

On l'a aussi préconisée dans la colique néphrétique.

Il est évident *a priori* qu'elle ne peut avoir aucune action dans cette affection.

Lavement glycériné :		*Suppositoires glycérinés :*	
Glycériné neutre.	40 à 60 grammes.	Glycérine pure à 30°.	2 grammes.
Eau.............	500 —	Beurre de cacao.....	3 gr. 60
		Cire blanche........	0 gr. 40
		(Formulaire F. P. F.).	

Dans la colique hépatique on administre la glycérine en nature, ou à la dose de 20 à 30 grammes, au moment des paroxysmes; les jours suivants on administre 5 à 6 grammes dans une eau alcaline.

ÉRYTHRITE : $CH^2.OH - CH.OH - CH.OH - CH^2.OH$.

L'érythrite est un alcool tétratomique. Elle sert à la préparation du tétranitrol (voir p. 397).

MANNITE : $CH^2.OH - (CH.OH)^4 - CH^2.OH$.

La mannite est un alcool hexatomique. Elle n'est pas employée en nature, mais elle existe dans un grand nombre de produits végétaux et notamment dans la manne (p. 840).

CHAPITRE VI

MÉDICAMENTS A FONCTION ALDÉHYDIQUE

Généralités sur la fonction aldéhyde. — Le mot aldéhyde, fait des syllabes écrites en italique dans les mots *alcool deshydrog*enatum, rappelle un des modes de formation de ces corps.

Les aldéhydes peuvent en effet être considérés comme des alcools auxquels on a enlevé par oxydation deux atomes d'hydrogène.

$$CH^3 — CH^2.OH. \qquad\qquad CH^3 — COH.$$
Alcool éthylique. $\qquad\qquad\qquad$ Aldéhyde éthylique.

Nomenclature. — On désigne les aldéhydes par le nom de l'alcool correspondant, mais en changeant en *al* le suffixe *ol*.

Anciennement, on les désignait par le mot aldéhyde suivi du nom de l'acide correspondant. Dans le langage courant on suit souvent encore cette règle; ainsi on dira :

Aldéhyde formique ou méthanal; —
     —   acétique ou éthanal;
     —   propylique ou propanal.

Principales réactions des aldéhydes. — Les aldéhydes dérivant des alcools par oxydation, c'est-à-dire par perte d'hydrogène, régénèrent naturellement les alcools sous l'influence des agents réducteurs.

$$CH^3 — CHO + H^2 = CH^3 — CH^2.OH.$$
Aldéhyde éthylique. $\qquad$ Alcool éthylique.

L'oxygène transforme les aldéhydes en l'acide correspondant :

$$CH^3 — CHO + O = CH^3 — COOH.$$
Aldéhyde éthylique. $\qquad$ Acide acétique.

C'est en raison de cette avidité pour l'oxygène que les aldéhydes sont des corps réducteurs, qu'ils réduisent par exemple la liqueur de Fehling [1].

Le chlore et le brome réagissent avec énergie sur les aldéhydes pour donner des aldéhydes chlorés ou bromés :

$$CH^3 — CHO + 6Cl = 3HCl + CCl^3 — CHO.$$
Aldéhyde éthylique. $\qquad$ Aldéhyde trichloré
$\qquad\qquad\qquad\qquad$ ou chloral.

---

1. C'est parce que le glucose a dans sa molécule une fonction aldéhyde qu'il est réducteur.

Les alcools réagissent sur les aldéhydes pour donner naissance à des *acétals*. Le schéma suivant indique le mécanisme de la réaction :

$$CH^3 - CH \underset{\text{Aldéhyde éthylique.}}{O} + \underset{\text{2 mol. d'alcool.}}{\begin{array}{l} H | O - C^2H^5 \\ H | O - C^2H^5 \end{array}} = CH^3 - CH \underset{\text{Acétal.}}{\begin{array}{l} O - C^2H^5 \\ O - C^2H^5 \end{array}} + H^2O.$$

Polymérisation. — Les aldéhydes conservés avec des traces d'impuretés (HCl, $ZnCl^2$, etc.) donnent naissance à des trimères, c'est-à-dire triplent leur molécule. Ainsi, le méthanal CH^2O (ald. formique) donne le trioxyméthylène $(CH^2O)^3$.

I

ALDÉHYDE FORMIQUE. Syn. : MÉTHANAL, FORMOL

Théoriquement, quand on oxyde l'alcool méthylique, on doit obtenir l'aldéhyde formique ou méthanal.

$$\underset{\text{Alcool méthylique.}}{CH^3.OH} + O = \underset{\text{Ald. formique.}}{CH^2O} + H^2O.$$

En réalité le liquide désigné dans le commerce sous le nom d'aldéhyde formique n'est pas constitué par de l'aldéhyde formique pur, mais par un mélange en proportions variables :

D'aldéhyde formique pur.................... CH^2O

D'alcool méthylique....................... $CH^3.OH$

De méthylal (acétal méthylique)........... $H - CH \begin{array}{l} OCH^3 \\ OCH^3 \end{array}$

D'eau.................................... $H^2O.$

La concentration maxima de ce liquide en aldéhyde formique proprement dit, CH^2O, peut atteindre 30 à 40 p. 100. Quand on cherche à concentrer au delà de 50 p. 100 la solution de formol, on obtient un composé solide et cristallisé, le trioxyméthylène $(CH^2O)^3$, c'est-à-dire un produit de condensation de l'aldéhyde formique.

Caractères. — Le *formol* est un liquide incolore, possédant une odeur et une saveur piquantes caractéristiques.

Le *trioxyméthylène* est solide, inodore, sans saveur. Il se décompose sous l'influence de la chaleur en régénérant l'aldéhyde formique CH^2O.

Usages. — Le formol est un antiseptique *énergique*, surtout utilisé pour la désinfection des appartements. Son pouvoir antiseptique est fort élevé, toutefois il ne paraît pas avoir une puissance de pénétration considérable et on lui reproche de ne pas réaliser une désinfection parfaite des objets de literie. Mais la plupart des autres désinfectants chimiques sont dans le même cas.

Dans la pratique le formol présente cependant un inconvénient grave : c'est son odeur persistante. Après la désinfection d'un appartement, la simple aération ne suffit pas pour débarrasser rapidement le local désinfecté de l'odeur persistante et irritante du formol.

Le formol donnant avec l'ammoniaque une combinaison solide, non volatile (l'hexaméthylènetétramine), on conseille de vaporiser de l'ammoniaque dans les pièces désinfectées par le formol. En pratique ce moyen ne donne pas de résultats très satisfaisants.

En chirurgie on utilise le formol pour la désinfection des instruments (solution à 5 p. 100).

II

UROTROPINE : $(CH^2)^6N^4$.
Syn. : HEXAMÉTHYLÈNETÉTRAMINE

L'urotropine, formine ou hexaméthylèneamine s'obtient en traitant le formol par l'ammoniaque.

. Caractères. — C'est un corps solide, blanc, cristallisé en rhomboïdes brillants, très solubles dans l'eau.

Sous l'influence des acides ou des sels acides (phosphate acide de sodium par exemple), l'urotropine se sépare progressivement en aldehyde formique et ammoniaque.

Usages. — On l'a d'abord proposée comme antiseptique des voies urinaires (cystites, pyélites), mais au cours de ces dernières années elle a été employée dans le traitement des états infectieux les plus divers (infection des voies biliaires, fièvre typhoïde, etc.).

On l'administre à la dose de 1 à 2 grammes par jour, soit en cachets, soit en potion. Récemment Triboulet a préconisé les injections sous-cutanées d'urotropine dans le traitement de la fièvre typhoïde. Chez des enfants au-dessus de six ans il a pu injecter jusqu'à 6 grammes par jour, en deux fois, d'urotropine.

III

PARALDÉHYDE : $(C^2H^4O)^3$

Quand on met en présence d'aldéhyde éthylique CH^3 — CHO ou C^2H^4O des traces d'acide chlorhydrique, d'acide sulfureux, de chlorure de zinc, et qu'on maintient le mélange à basse température, il se fait une polymérisation de la molécule aldéhydique. On connaît deux polymères de l'aldéhyde éthylique :

1° Un polymère solide, la métaldéhyde ;
2° Un polymère liquide à la température ordinaire, la paraldéhyde.

Caractères de la paraldéhyde. — La paraldéhyde est un corps solide à basse température, mais les cristaux de paraldéhyde fondent à + 10° et restent ensuite facilement en surfusion, de telle sorte que, habituellement, la paraldéhyde se présente sous la forme d'un liquide incolore, aromatique, doué d'une saveur âcre très prononcée.

Elle est soluble dans 8 p. d'eau froide, *moins soluble à chaud*; elle est soluble en toutes proportions dans l'alcool et l'éther.

Action physiologique. — La paraldéhyde à doses modérées est un hypnotique; à doses plus élevées, elle peut, comme tous les hypnotiques, déterminer des phénomènes d'anesthésie, c'est-à-dire agir sur les centres médullaires et amener la disparition des reflexes et la résolution musculaire.

Usages. — La paraldéhyde est employée comme hypnotique. Ce n'est que dans des circonstances particulières, dans les intoxications par les poisons tétanisants, qu'on l'administre à doses assez élevées pour produire des effets hypno-anesthésiques.

Le sommeil provoqué par la paraldéhyde est ordinairement un sommeil calme, rarement précédé d'une période d'excitation.

Comme l'hydrate d'amylène, la paraldéhyde agit surtout bien dans les insomnies nerveuses, apyrétiques; elle est moins efficace dans les insomnies douloureuses ou fébriles. Elle paraît être l'hypnotique de choix chez les alcooliques. Sous l'influence des doses modérées, simplement hypnotiques, la paraldéhyde ne modifie sensiblement ni l'énergie, ni le rythme des contractions cardiaques; les doses faibles ne modifient pas non plus la respiration.

La paraldéhyde convenablement administrée est généralement bien tolérée par l'estomac et le tube digestif.

Élimination. — La paraldéhyde s'élimine principalement au niveau du poumon; elle communique à l'haleine une odeur désagréable; c'est un de ses inconvénients.

Posologie. — *Modes d'administration.* — Au début, les doses de 2 à 5 grammes produisent habituellement l'hypnose assez rapidement; mais l'organisme s'accoutume bientôt à la paraldéhyde et, un peu plus tard, il devient nécessaire d'élever les doses. On peut, d'ailleurs, chez l'homme adulte et notamment chez les alcooliques, porter les doses à 8 ou 10 grammes.

La paraldéhyde s'administre ordinairement sous forme de potion ou d'élixir. On peut cependant l'administrer sous forme de lavement.

Potion :		*Lavement :*	
Paraldéhyde.......	6 grammes.	Paraldéhyde.....	2 à 4 grammes.
Eau distillée.......	90 —	Jaune d'œuf.....	N° I.
Sirop de groseilles.	30 —	Eau..............	120 —
Teinture d'écorces			
d'oranges........	4 —		

Chaque cuillerée à soupe contient 1 gramme de paraldéhyde.

Incompatibilités. — La paraldéhyde est incompatible avec les iodures alcalins qu'elle décompose avec mise en liberté d'iode.

IV

HYDRATE DE CHLORAL : $CCl^3 - CH \diagdown_{OH}^{OH}$

Le choral ou aldéhyde trichloré $CCl^3 - CHO$ a été découvert par Liebig en 1832.

Mais le corps utilisé en thérapeutique sous le nom de chloral n'est pas l'aldéhyde trichloré $CCl^3 - CHO$, c'est l'hydrate de ce composé :

$$CCl^3 - CHO + H^2O \text{ ou } CCl^3 - CH \diagdown_{OH.}^{OH.}$$

Caractères. — L'hydrate de chloral se présente ordinairement sous la forme de masses saccharoïdes incolores, résultant de l'accolement de prismes rhomboïdaux, douées d'une odeur et d'une saveur piquantes caractéristiques.

L'hydrate de chloral fond à la température de 57°; mais il se volatilise déjà sensiblement à la température ordinaire. Le chloral est très soluble dans l'eau et dans l'alcool. Soumis à l'action des alcalis, il se transforme intégralement en chloroforme et formiate alcalin :

$$\underset{\text{Chloral.}}{CCl^3 - CHO} + \underset{\text{Potasse.}}{KOH} = \underset{\text{Chloroforme.}}{CHCl^3} + \underset{\substack{\text{Formiate} \\ \text{de potassium.}}}{H - COOK}$$

Trituré avec le camphre, il devient liquide il donne avec l'ammoniaque, les amides, l'antipyrine, des combinaisons définies dont quelques-unes sont utilisées en thérapeutique et sont désignées sous le nom générique de chloralides.

Action physiologique

Action locale. — Les solutions concentrées de chloral sont douées d'une véritable action caustique; les muqueuses sont particulièrement sensibles à l'action irritante du chloral et il est de rigueur de n'administrer ce médicament qu'en solution suffisamment étendue.

Effets généraux. — Le chloral, suivant la dose administrée, se comporte comme un hypnotique simple, comme un anesthésique ou comme un poison.

Chez l'homme avec des doses de 1 à 3 grammes on provoque de l'hypnose simple. Le sommeil ainsi obtenu est en général fort calme, le réveil se fait simplement, tout au plus est-il suivi d'un peu de lourdeur de tête.

Rarement le sommeil chloralique est précédé d'une période d'excitation; ce fait se produit surtout lorsque la dose administrée est insuffisante; mais en réalité la production possible de cette période d'excitation n'est pas particulière au chloral, on peut l'observer avec tous les hypnotiques.

Avec des doses de 5 à 6 grammes, non seulement, le sommeil est plus profond et plus prolongé, mais la sensibilité est plus ou moins émoussée, les réflexes sont abolis ou beaucoup diminués, l'individu ne réagit plus instinctivement, réflectivement, aux incitations qui, au cours du sommeil naturel, suffisent pour déterminer d'inconscients mouvements de défense.

Ce sont bien là des phénomènes d'anesthésie proprement dite; toutefois, dans la pratique, du moins chez l'homme, il est difficile sinon impossible d'obtenir une anesthésie calme et régulière au moyen du chloral administré par la voie stomacale. On s'expose en effet à dépasser le but et à provoquer des phénomènes toxiques. Les appareils cardiaques et respiratoires sont particulièrement sensibles aux fortes doses de chloral.

En administrant au contraire le chloral par la voie veineuse on peut obtenir l'anesthésie avec des doses beaucoup moindres; mais ce procédé d'anesthésie n'est pas sans dangers; l'action irritante du chloral est telle, en effet, que le premier contact de la substance avec l'endocarde peut être suivi d'une syncope brusque et irrémédiable; aussi l'anesthésie par le chloral n'est-elle utilisée que dans les laboratoires, spécialement chez les grands animaux.

Applications thérapeutiques. — Dans la médecine humaine le chloral est surtout utilisé comme hypnotique et, avant l'emploi des sulfonals, il était considéré comme l'hypnotique de choix dans les insomnies nerveuses provenant d'une surexcitation intellectuelle ou d'un travail exagéré, dans l'agitation maniaque, dans l'insomnie des blessés, chez les alcooliques.

Enfin, dans quelques cas, éclampsie puerpérale, tétanos, intoxication par les poisons tétanisants, le chloral est utilisé comme paralysant ou modérateur du pouvoir réflexe de la moelle.

A l'extérieur, on utilise quelquefois le chloral, soit comme antiseptique, soit comme topique dans quelques affections du cuir chevelu.

Posologie. — *Modes d'administration.*

a. Le chloral comme hypnotique. — Les doses hypnotiques de chloral varient, non seulement suivant l'âge, mais encore suivant l'état du sujet. C'est un fait d'observation banale que chez les alcooliques il faut employer des doses relativement élevées de chloral pour provoquer le sommeil. Voici d'ailleurs, d'après Nothnagel et Rossbach, les doses hypnotiques et les doses toxiques de chloral aux différents âges et chez les alcooliques.

	Doses hypnotiques.	Doses toxiques.
Enfants............	0 gr. 10 à 1 gramme.	2 à 3 grammes.
Adultes............	2 — à 3 —	5 à 10 —
Alcooliques........	5 — à 8 —	10 —

Comme hypnotique le chloral s'administre, soit sous forme de potion, soit sous forme de sirop. Quelle que soit la forme employée, il convient que la préparation administrée soit convenablement diluée.

Potions :

a. Hydrate de chloral.   4 grammes.
  Eau distillée de   —
    menthe........ 60   —
  Sirop de sucre.... 30   —
  A prendre par cuillerées à soupe jusqu'à effet somnifère (adultes).

b. Hydrate de chloral.   0 gr. 50
  Eau distillée..... 60 grammes.
  Sirop de fleurs
    d'oranger...... 20   —
  A prendre par cuillerées à dessert d'heure en heure (enfant de 5 ans).

Sirop de chloral (Codex) :

Hydrate de chloral.   50 grammes.
Eau distillée......   45   —
Sirop de sucre pré-
  paré à froid....... 900   —
Teinture d'essence
  de menthe......   5   —
Une cuillerée à soupe contient 1 gramme de chloral.

Le sirop de chloral ne doit pas être pris pur, mais dans une certaine quantité d'eau ou, mieux, dans une infusion de tilleul.

b. Le chloral comme modérateur du pouvoir réflexe de la moelle. — Comme tel le chloral doit, d'une manière générale, être employé à des doses supérieures aux doses hypnotiques. Aussi bien, l'expérience a depuis longtemps confirmé la tolérance toute particulière de l'organisme pour le chloral dans l'éclampsie et le tétanos. Dans le tétanos notamment, on a pu administrer jusqu'à 20 grammes de chloral par jour, pendant plusieurs jours consécutifs. Ce sont là des doses qui doivent être considérées comme tout à fait exceptionnelles; mais des doses de 8, 10, 12 grammes peuvent être atteintes.

.Dans les affections qui nous occupent il peut être impossible d'administrer le chloral par la voie buccale; on a alors recours aux lavements :

```
Hydrate de chloral.....................  2 à 4 grammes.
Jaune d'œuf............................  N° I.
Lait ..................................  100      —
```

On administre généralement ce lavement à l'aide d'une poire en caoutchouc. Il arrive que le malade rende ce lavement en totalité ou en partie; dans ce cas on doit administrer un nouveau lavement. Il n'est pas rare qu'on soit amené à administrer ainsi jusqu'à 12 à 15 grammes de chloral dans les vingt-quatre heures.

c. *Le chloral comme antiseptique et comme topique.* — Le pouvoir antiseptique du chloral n'est pas très élevé; on emploie cependant quelquefois la solution à 1 p. 100 en injections vaginales (leucorrhée des femmes enceintes, vaginite granuleuse ou blennorrhagique).

Comme topique, dans les affections du cuir chevelu, le chloral est utilisé sous forme de mixtures plus ou moins complexes :

```
Sublimé..............  0 gr. 20    │  Hydrate de chloral.......  5 gr.
Alcool à 90°..........  200  —     │  Acide  acétique  cristalli-
Hydrate de chloral....  4  —       │    sable ..................  5  —
Résorcine............  2  —        │  Éther...................  25 —
  En lotions contre la séborrhée   │    En frictions tous les soirs sur
du cuir chevelu.                   │  les plaques de pelade.
          (GAUCHER.)               │               (BESNIER.)
```

Mode d'action du chloral. — Les alcalis ayant la propriété de décomposer le chloral en chloroforme et formiate alcalin, Liebreich qui, le premier, avait observé cette réaction, en conclut immédiatement que si le chloral agit comme hypnotique c'est qu'il est décomposé par les alcalis du sang, et que c'est en définitive par le chloroforme mis en liberté dans cette décomposition qu'il agit. Cette théorie de Liebreich ne nous paraît pas acceptable. En effet :

. 1° 1 gramme de chloral, quantité souvent suffisante pour produire le sommeil, ne fournit en se décomposant que 0 gr. 80 de chloroforme.

2° Etant donnée la faible alcalinité du sang, d'une part, sa température relativement basse, d'autre part, il est vraisemblable que la décomposition du chloral ne peut s'y faire qu'assez lentement. Et, de fait, d'après les expériences de Richardson, le sang ne décomposerait en une heure que 0 gr. 35 à 0 gr. 40 de chloral, ce qui correspond à la mise en liberté de 0 gr. 25 à 0 gr. 30 de chloroforme. Or, il est bien évident que la mise en liberté en une heure d'une quantité aussi faible de chloroforme ne permet pas d'expliquer les effets souvent rapides et intenses exercés par le chloral sur l'organisme.

3° Après ingestion de chloral on retrouve dans les urines de l'acide urochloralique, combinaison de chloral et d'acide glycuronique. Donc, une partie tout au moins du chloral ingéré n'a subi aucune décomposition dans son parcours à travers l'organisme. En résumé il est possible, il est même à peu près certain qu'une partie du chloral ingéré est décomposé dans l'organisme conformément à la réaction de Liebreich, mais cette décomposition n'est ni assez rapide, ni assez intégrale, pour qu'on puisse attribuer au chloroforme formé l'action hypnotique du chloral.

Le chloral agit donc primitivement sur les centres nerveux, en vertu d'une propriété propre à sa molécule, et non pas indirectement.

V

CHLORALIDES

Le chloral, comme nous l'avons vu, peut, en sa qualité de corps à fonction aldéhydique, entrer en combinaison avec un grand nombre d'autres groupements moléculaires, et engendrer de la sorte toute une série de dérivés : ce sont les chloralides. Dans tous ces dérivés, le chloral paraît conserver sa propriété pharmacodynamique fondamentale. Toutefois, les divers groupements moléculaires avec lesquels il entre en combinaison modifient dans une certaine mesure les caractères physiologiques de la molécule chloralique, les atténuent ou les renforcent, contre-balancent parfois quelques-uns des effets fâcheux du chloral.

On a étudié un grand nombre de chloralides : chloralammoniaque, chloralimide, chloralamide, chloraluréthane ou ural, éthylchloraluréthane ou somnal, chloralose, chloralantipyrine, etc.

La plupart de ces chloralides se sont montrés de mauvais hypnotiques ou des hypnotiques dépourvus d'avantages spéciaux sur le chloral et, en définitive, deux seulement ont survécu : la chloralose et le monochloralantipyrine ou hypnal.

La chloralose elle-même (combinaison de chloral et de glucose) est un hypnotique assez difficilement maniable et qui n'est plus employé dans la thérapeutique humaine. Par contre, c'est un hypnotique extrêmement précieux au point de vue expérimental et il est journellement utilisé dans les laboratoires de physiologie.

MONOCHLORAL-ANTIPYRINE. Syn. : HYPNAL

L'antipyrine peut se combiner soit avec deux molécules de chloral (bichloral-antipyrine), soit avec une seule (monochloral-antipyrine). Seule cette dernière combinaison est utilisée en thérapeutique sous le nom d'hypnal.

Caractères. — L'hypnal se présente sous la forme de cristaux incolores, doués d'une saveur un peu amère et d'une légère odeur de chloral, solubles dans 15 p. d'eau environ, plus solubles dans l'alcool.

La solution aqueuse d'hypnal donne avec le perchlorure de fer une coloration rouge sang analogue à celle que donne l'antipyrine ; elle réduit à chaud la liqueur de Fehling.

Action physiologique. Usages. — L'hypnal participe à la fois des propriétés du chloral et de celles de l'antipyrine : c'est donc un hypnotique analgésique. C'est dire qu'il est indiqué non seulement dans les insomnies nerveuses, mais aussi dans les insomnies douloureuses.

L'hypnal est beaucoup moins irritant que le chloral pour la muqueuse stomacale.

Posologie. *Modes d'administration.* — L'hypnal provoque l'hypnose à la dose de 1 à 2 grammes. On peut l'administrer en cachets, mais il est préférable de l'administrer sous forme de potion ou d'élixir.

Potion :		*Élixir :*	
Hypnal............	4 grammes.	Hypnal............	4 grammes.
Sucre.............	10 —	Eau distillée.......	80 —
Eau de menthe....	60 —	Rhum.............	15 —
		Sirop de groseilles.	30 —

Une cuillerée à soupe contient 1 gramme d'hypnal.

Une cuillerée à soupe contient 0 gr. 50 d'hypnal.

CHAPITRE VII

MÉDICAMENTS A FONCTION CÉTONIQUE OU ACÉTONIQUE

Généralités sur la fonction cétone. — Les cétones sont des corps caractérisés par le groupement fonctionnel — CO — et qui peuvent être considérées comme les aldéhydes des alcools secondaires, dont elles peuvent, en effet, dériver par oxydation :

$$
\begin{array}{ccc}
CH^3 & & CH^3 \\
| & & | \\
CH.OH & +O= & CO \quad +H^2O \\
| & & | \\
CH^3 & & CH^3 \\
\text{Alcool} & & \text{Acétone.} \\
\text{isopropylique.} & &
\end{array}
$$

La plupart des cétones sont des produits artificiels; cependant plusieurs essences renferment des corps à fonction cétonique.

Jusqu'ici aucune cétone de la série grasse n'a été utilisée en thérapeutique.

Les cétones, étant des sortes d'aldéhydes, peuvent, comme ces dernières, se combiner avec toute une série de groupements fonctionnels (acide cyanhydrique, phénylhydrazine, etc.); toutefois, elles ne présentent pas toutes les réactions des aldéhydes proprement dites. On sait, par exemple, que les aldéhydes se combinent aux alcools pour donner des acétals; les cétones, elles, ne se combinent pas aux alcools ordinaires, mais, par contre, elles s'unissent facilement aux alcools *sulfurés* (mercaptans) pour donner naissance à des acétals sulfurés ou *mercaptols*, qui sont les premiers termes de la préparation des *sulfonals*.

SULFONALS

Soit l'acétone ordinaire ou propanone $CH^3 — CO — CH^3$, et l'éthylmercaptan C^2H^5. HS. D'après ce que nous venons de dire, ces deux corps peuvent se combiner pour engendrer un acétal sulfuré ou mercaptol.

La combinaison s'effectue en effet comme l'indique le schéma suivant :

$$\begin{matrix} CH^3 \\ CH^3 \end{matrix}\!\!>\!\!C\,O \;+\; \begin{matrix} H\,S-C^2H^5 \\ H\,S-C^2H^5 \end{matrix} = H^2O + \begin{matrix} CH^3 \\ CH^3 \end{matrix}\!\!>\!\!C\!\!<\!\!\begin{matrix} S-C^2H^5. \\ S-C^2H^5. \end{matrix}$$

1 mol.   2 mol.   1 mol. d'éthylmercaptol.
d'acétone.   d'éthylmercaptan.

Ces composés ont surtout été étudiés par Bauman et on en connaît toute une série; nous pouvons donc représenter les mercaptols par la formule générale $\begin{matrix} R \\ R \end{matrix}\!\!>\!\!C\!\!<\!\!\begin{matrix} S-R \\ S-R \end{matrix}$, R pouvant être un radical carburé quelconque.

Dans ces mercaptols on peut oxyder les atomes de soufre; on obtient dans cés conditions des produits dits *disulfonés*, des *disulfones*.

La formule générale des disulfones est $\begin{matrix} R \\ R \end{matrix}\!\!>\!\!C\!\!<\!\!\begin{matrix} SO^2-R \\ SO^2-R. \end{matrix}$

Théoriquement, on le conçoit facilement, le nombre de ces composés peut être très grand; on les a désignés, dans leur ensemble, sous le nom générique de sulfonals.

Plusieurs sulfonals sont des hypnotiques, mais la propriété hypnotique est surtout marquée dans ceux dont les radicaux carburés sont représentés par des radicaux éthyle C^2H^5.

Trois sulfonals : sulfonal proprement dit. trional, tétronal, ont été utilisés en thérapeutique. Le premier est le plus important.

SULFONAL PROPREMENT DIT : $\begin{matrix} CH^3 \\ CH^3 \end{matrix}\!\!>\!\!C\!\!<\!\!\begin{matrix} SO^2-C^2H^5 \\ SO^2-C^2H^5 \end{matrix}$.

Syn. : DIÉTHYL-SULFONE-DIMÉTHYL-MÉTHANE

Caractères. — Le sulfonal se présente sous la forme de tablettes cristallines, incolores, inodores, insipides, s'écrasant facilement sous le doigt, difficilement solubles dans l'eau et même dans l'alcool froids, mais solubles à chaud. Les acides favorisent la dissolution du sulfonal.

Action physiologique.

Absorption et élimination. — Malgré sa très grande insolubilité dans l'eau, le sulfonal est absorbé par la muqueuse digestive, mais il n'est que lentement absorbé.

L'élimination du sulfonal est lente. Après administration de hautes doses, on peut retrouver du sulfonal en nature dans les urines; après administration de doses faibles, on n'en retrouve pas, ce qui prouve que le sulfonal est partiellement détruit dans l'organisme. On ne connaît pas exactement la nature des produits de dédoublement auxquels aboutit la destruction de la molécule de sulfonal dans l'organisme.

Action générale. — L'action générale du sulfonal ne paraît pas être absolument identique chez tous les animaux. Chez l'homme, le sulfonal, administré à dose faible, 1 gramme à 1 gr. 50, se comporte comme un hypnotique simple; il détermine un sommeil calme et profond, rarement précédé d'une période d'excitation.

A doses faibles, médicamenteuses, le sulfonal ne modifie sensiblement ni la fréquence, ni le rythme, ni l'énergie des mouvements du cœur.

L'organisme ne paraît pas s'acoutumer facilement au sulfonal et c'est un des avantages de ce médicament.   .

Toxicité. — La susceptibilité individuelle est très variable d'un sujet à l'autre. Pratiquement on peut considérer que 4 ou 5 grammes de sulfonal administrés en une seule fois pourraient déterminer des accidents fort graves ou même mortels. La symp-. tomatologie de l'intoxication par le sulfonal ne présente aucun caractère pathognomonique : ce sont des phénomènes de dépression générale (stupeur, insensibilité, abolition des réflexes, respiration irrégulière, pouls petit et irrégulier, cyanose). L'air expiré pourrait sentir le mercaptan (?), c'est-à-dire avoir une odeur alliacée.

Le rein est généralement atteint, car les urines sont assez rares, albumineuses, et, dans les cas graves, elles renfermeraient de la méthémoglobine.

L'empoisonnement par le sulfonal peut évoluer avec lenteur et aboutir à la production de toute une série de troubles généraux ou spéciaux : troubles digestifs, troubles de la parole, somnolence persistante, vertiges, hallucinations, phénomènes ataxiques, exanthèmes, etc. Cette forme d'intoxication a été observée chez des individus ayant fait un véritable abus du sulfonal.

Si l'organisme ne s'accoutume pas facilement au sulfonal, il l'accumule rapidement, étant donnée la lenteur avec laquelle il s'élimine. On devra donc surveiller de très près les malades faisant un usage habituel ou fréquent de sulfonal, examiner fréquemment leurs urines, veiller à ce qu'ils prennent des boissons suffisamment abondantes, leur administrer au besoin, de temps en temps, un diurétique.

Posologie. Modes d'administration. — Le sulfonal s'administre ordinairement à la dose de 1 gramme par jour, que l'on fait prendre en une fois, le soir, une ou deux heures avant le moment où l'on désire voir survenir le sommeil.

On le prescrit généralement en cachets. La saveur du sulfonal étant peu marquée, on peut le prescrire en paquets qu'on fera

prendre dans une tasse d'infusion chaude de tilleul. Dans le cas
où le sulfonal est administré en cachets, il est nécessaire de faire
prendre aussitôt après une infusion chaude et abondante, dans le
but de faciliter la dissolution et par suite l'absorption du médicament.

$$\text{TRIONAL} : \quad \begin{array}{c} CH^3 \\ C^2H^5 \end{array}\!\!>\!\!C\!\!<\!\!\begin{array}{c} SO^2 - C^2H^5 \\ SO^2 - C^2H^5 \end{array}$$

Syn. : DIÉTHYLSULFONE-MÉTHYL-ÉTHYL-MÉTHANE

Caractères. — Le trional se présente sous l'aspect de lamelles brillantes incolores, de saveur légèrement amère ; le trional est un peu
plus soluble dans l'eau que le sulfonal (1 p. 320).

Usages. Posologie. Modes d'administration. — L'action
physiologique du trional est tout à fait comparable à celle du
sulfonal. On admet cependant que le trional renfermant 3 radicaux
C^2H^5, a une action hypnotique un peu plus marquée que celle du
sulfonal. Pour la même raison, le trional serait un peu plus toxique.

On l'administre à la dose de 0 gr. 75 à 1 gramme par jour en
suivant les mêmes règles que pour l'administration du sulfonal.
La solubilité du sulfonal dans l'huile est assez grande (1 p. 20)
pour permettre, le cas échéant, de l'administrer sous forme d'émulsion ou sous forme de lavement. Mais il n'y a vraiment aucune
raison de le prescrire sous forme d'émulsion huileuse, ces préparations étant en général moins facilement acceptées par les
malades que les cachets.

$$\text{TÉTRONAL} : \quad \begin{array}{c} C^2H^5 \\ C^2H^5 \end{array}\!\!>\!\!C\!\!<\!\!\begin{array}{c} SO^2 - C^2H^5 \\ SO^2 - C^2H^5 \end{array}$$

Syn. : DIÉTHYL-SULFONE-DIÉTHYL-MÉTHANE

Ce sulfonal, plus toxique que les précédents, n'a qu'un intérêt théorique ; il n'est pas utilisé.

Remarque. — Le sulfonal et le trional peuvent être utilisés
dans la médecine infantile ; mais il est prudent de n'administrer
ces médicaments que par doses réfractées de 0 gr. 20 à 0 gr. 25
et de ne pas dépasser, au moins jusqu'à 10 ans, la dose de 0 gr. 50
à 0 gr. 60.

On peut, chez les enfants, administrer le sulfonal dans du lait
ou en suspension dans le looch blanc du Codex.

CHAPITRE VIII

MÉDICAMENTS A FONCTION ACIDE
OU ACIDE ALCOOL

Généralités sur la fonction acide. — En chimie organique on désigne sous le nom d'acides des corps qui rougissent la teinture de tournesol, qui se combinent aux bases pour former des sels, aux alcools pour former des éthers, et qui renferment dans leur molécule le groupement fonctionnel :

$$-\overset{\displaystyle |}{\underset{\displaystyle O-H}{C}}=O \quad \text{qu'on écrit plus simplement} \quad -COOH.$$

Les acides peuvent prendre naissance dans un grand nombre de circonstances ; nous mentionnerons seulement ici la formation des acides par oxydation des alcools primaires ou des aldéhydes :

$$CH^3 - CH^2.OH + O^2 = H^2O + CH^3 - COOH.$$
Alcool éthylique.   Ac. acétique.

$$CH^3 - CHO \quad + O = CH^3 - COOH.$$
Aldéhyde.   Ac. acétique.

De même que plusieurs fonctions alcooliques peuvent figurer dans une molécule (alcools polyatomiques), de même plusieurs fonctions acides peuvent figurer dans une même molécule : on a alors des acides bibasiques, tribasiques, etc.

Enfin on connaît des corps qui sont à la fois acides et alcools.

I

ACIDE ACÉTIQUE : $CH^3 - COOH$

Modes de formation. — Un grand nombre de substances organiques complexes : le sucre, l'amidon, le *bois*, fournissent de l'acide acétique (acide pyroligneux) quand on les soumet à la distillation sèche.

Le vin et, d'une manière plus générale, les liquides alcooliques ensemencés avec l'organisme monocellulaire connu sous le nom du *myco-*

derma aceti (mère du vinaigre) fournissent un acide acétique étendu (vinaigre).C'est là une réaction d'oxydation : le mycoderme emprunte l'oxygène de l'air et le fixe ensuite sur l'alcool du vin, transformant ainsi cet alcool suivant la formule que nous avons indiquée plus haut.

L'acide pyroligneux convenablement purifié, le vinaigre,soumis à la distillation, fournissent l'acide acétique dit cristallisable.

Caractères. — L'acide acétique pur est un liquide incolore, transparent; doué d'une saveur acide très forte, soluble en toutes proportions dans l'eau, l'alcool et l'éther. Il se prend par le refroidissement en une masse cristalline fondant à + 17°.

Action physiologique.

Action locale. — L'acide pur est un caustique très énergique. Cette propriété est quelquefois utilisée pour détruire certains tissus pathologiques (verrues). En solution étendue il agit, suivant le degré de concentration, soit comme irritant, soit comme excitant cutané.

L'action irritante produite par l'acide acétique au niveau de l'épiderme peut, dans certains cas, provoquer une sorte de processus de régénération, et c'est dans ce but qu'on utilise l'acide acétique dans la pelade.

Action générale. — Administré par la voie digestive, à doses faibles et convenablement diluées, il excite légèrement la muqueuse stomacale et c'est dans ce but que le vinaigre est utilisé comme condiment.

Ingéré à haute dose et à l'état concentré, l'acide acétique se conduit comme un poison corrosif.

Applications thérapeutiques. — On n'utilise guère l'acide acétique qu'à l'extérieur, comme irritant ou excitant cutané.

Mixtures irritantes :

a. Acide acétique cristallisable .... 5 gr.
   Teinture de cantharides. 25 —
     — de romarin .. 25 —
   Alcoolat de Fioraventi. 100 —
   Alcool camphré........ 100 —

En badigeonnages contre l'alopécie. (BROCQ.)

b. Acide acétique crist.. } āā 5 gr.
   Chloroforme......... }

En badigeonnages contre la pelade.

c. Hydrate de chloral... 5 gr.
   Acide acétique crist. 5 —
   Éther.............. 25 —

En frictions, une fois par jour, contre la pelade. (BESNIER.)

Comme excitant cutané l'acide acétique s'emploie sous forme de vinaigres composés divers (vinaigre camphré, vinaigre antiseptique ou des Quatre-Voleurs).

Enfin on utilise en thérapeutique quelques acétates : acétate de potasse comme diurétique, acétate d'ammoniaque liquide ou esprit de Mindererus, comme excitant diffusible.

II

ACIDE VALÉRIANIQUE : $\begin{matrix} CH^3 \\ CH^3 \end{matrix}\!\!>\!\!CH - CH^2 - C\dot{O}\dot{O}H$ ou $C^5H^{10}O^2$.

Il existe plusieurs acides valérianiques isomères; celui qui est utilisé en thérapeutique est l'acide isovalérianique que l'on retire de la racine de valériane.

L'acide valérianique n'est d'ailleurs jamais employé en nature, mais seulement sous forme de sels.

On a attribué aux valérianates une action antispasmodique qui n'est rien moins que démontrée, car ce n'est pas l'acide valérianique proprement dit qui paraît constituer le principe utile de la racine de valériane.

Plusieurs valérianates sont inscrits au Codex; les plus employés sont ceux d'ammoniaque et de zinc.

Le valérianate d'ammoniaque peut être obtenu cristallisé, mais on utilise habituellement le valérianate d'ammoniaque sous la forme d'une préparation composée dont la formule est due à Pierlot, et qui est improprement désignée sous le nom de valérianate d'ammoniaque. Voici cette formule :

Eau distillée...........................	95 grammes.
Acide valérianique.....................	3 —
Carbonate d'ammoniaque..............	Q. S. (pour neutraliser).
Extrait alcoolique de valériane........	2 grammes.

Deux à trois cuillerées à café dans de l'eau, ou en lavement.

Le valérianate d'ammoniaque cristallisé s'emploie à la dose de 0 gr. 05 à 0 gr. 20 par jour.

Le valérianate de zinc est la base des pilules de Méglin (p. 503).

III

$$\text{ACIDE OXALIQUE} : \begin{array}{l} \text{COOH} \\ | \\ \text{COOH} \end{array} + 2H^2O \text{ et OXALATES}$$

L'acide oxalique, le plus simple des acides bibasiques à fonction simple, est très répandu dans la nature, principalement sous forme de composé calcique. On le rencontre sous cette forme dans l'oseille, la rhubarbe, la gentiane, etc.

On peut observer chez certains individus une sorte d'accumulation d'acide oxalique (gravelle oxalique).

Caractères. — Cristaux rhomboédriques incolores, doués d'une saveur acide très accentuée, solubles dans 15 p. d'eau.

Les Oxalates les plus connus sont :

1° L'oxalate acide de potasse, encore connu sous les noms de bioxalate de potasse ou de sel d'oseille.

Il a pour formule $COOH - COOK + 2H^2O$ et se présente sous la forme de cristaux incolores, solubles dans 40 p. d'eau environ, doués d'une saveur acide très acerbe.

2° L'oxalate de chaux $\begin{array}{l} \text{COO} \\ | \\ \text{COO} \end{array}\!\!\!> Ca$, insoluble, que l'on rencontre souvent dans les dépôts urinaires, cristallisés en octaèdres réguliers prenant sous le microscope l'aspect d'*enveloppes de lettre*.

3° L'oxalate de fer que nous avons étudié avec les sels de fer.

Action physiologique. — L'acide oxalique et les oxalates *solubles* sont des poisons violents, pouvant entraîner la mort à la dose de quelques grammes.

Ils sont caustiques et fortement irritants et déterminent d'abord une gastro-entérite des plus violentes.

Plus tard on voit survenir des convulsions, puis le malade tombe rapidement dans le coma. Lorsque la dose a été suffisante, l'individu peut succomber en 1/4 d'heure ou 1/2 heure.

Si la dose a été moins forte, les troubles nerveux sont moins accentués, mais il peut survenir de la néphrite avec obstruction rénale (due au dépôt d'oxalate de chaux); on observe alors des douleurs lombaires, de l'oligurie ou de l'anurie et la mort peut survenir par urémie.

Traitement. — Quand on peut intervenir assez tôt il est facile d'empêcher l'action du poison ; il suffit en effet d'administrer un sel de calcium. Le sel de choix est le chlorure de calcium. A défaut de chlorure de calcium, on emploierait de l'eau de chaux (en abondance) ou de la craie délayée dans l'eau. A défaut de sels de chaux on administrerait de la magnésie.

IV

ACIDE LACTIQUE : $C^3H^6O^3$ ou $CH^3 — CH. OH — COOH$

L'acide lactique ordinaire (acide lactique de fermentation) est un corps à la fois acide et alcool secondaire. Il est le produit constant d'une fermentation particulière de diverses espèces de sucre.

Caractères. — Il se présente sous la forme d'un liquide sirupeux, incolore, d'une saveur très acide, soluble dans l'eau en toutes proportions.

Action physiologique et applications thérapeutiques. — *Action locale.* — L'acide lactique est doué de propriétés caustiques assez faibles, suffisantes cependant pour qu'on ait pu les utiliser pour la destruction ou la cicatrisation de certains tissus pathologiques. C'est ainsi qu'on l'a utilisé pour le traitement des ulcérations tuberculeuses en général et du larynx en particulier.

Dans ce but on emploie l'acide lactique d'abord sous forme de solution aqueuse à 20 ou 30 p. 100. Un peu plus tard, quand le malade est-habitué à ce traitement, fort douloureux au début, on augmente le titre des solutions, que l'on porte graduellement à 80 p. 100.

Action antiseptique. — L'acide lactique sans être un antiseptique à proprement parler, paraît cependant se conduire comme tel à l'égard de certains bacilles, et notamment à l'égard du bacille de la diarrhée verte infantile. C'est surtout la diarrhée verte bacillaire, épidémique ou du moins souvent épidémique, qui relève du traitement par l'acide lactique ; il donne aussi de bons résultats dans la diarrhée jaune qui survient chez les enfants après deux mois et qui est due à une alimentation défectueuse.

Posologie. — Chez les enfants on peut administrer de 2 à 4 grammes d'acide lactique par jour, suivant l'âge et l'intensité des troubles intestinaux.

On a proposé un grand nombre de formules pour l'administration de l'acide lactique. Les plus simples sont les meilleures ; le point important est de se souvenir que l'acide lactique a une saveur acide extrêmement marquée et qu'il est indispensable de le donner en solution assez étendue et sucrée. On prescrira par exemple :

> Acide lactique.............................. 2 grammes.
> Sirop de sucre............................. 30 —
> Eau distillée.............................. 60 —
> Alcoolature de citron...................... XX gouttes.

À prendre par cuillerées à café toutes les heures, dans l'intervalle des tétées.

Quand l'enfant vient de téter, on doit attendre 15 ou 20 minutes avant de lui donner sa cuillerée de potion lactique. L'acide lactique, en effet, coagule instantanément le lait ; en administrant de l'acide lactique immédiatement après une tétée, on s'exposerait donc à provoquer une coagulation immédiate et massive du lait ; la digestion du lait deviendrait ainsi plus difficile et plus longue.

L'acide lactique a été conseillé aussi dans diverses formes de diarrhée chez l'adulte : diarrhée des typhiques, diarrhée des tuberculeux, choléra. Dans ce cas, l'acide lactique est surtout administré sous la forme de *limonade lactique du Codex* :

> Acide lactique.............................. 10 grammes.
> Sirop de sucre............................. 100 —
> Eau distillée.............................. 890 —

À prendre par verrées ou par demi-verres.

V

ACIDE TARTRIQUE : COOH — CH.OH — CH.OH — COOH

L'acide tartrique est un corps deux fois acide et deux fois alcool secondaire. On le retire de la crème de tartre des tonneaux de vin ou tartrate acide de potasse. Ce composé existe en effet dans le raisin.

Caractères. — L'acide tartrique se présente sous la forme de cristaux incolores et transparents doués d'une saveur acidule, très solubles dans l'eau, assez solubles aussi dans l'alcool.

L'acide tartrique étant à la fois acide et alcool, peut donner naissance à des sels et à des éthers ou à des corps à la fois sels et éthers (émétiques).

Parmi les tartrates les plus employés on peut citer :

Le *tartrate acide de potasse*, qu'on appelle encore crème de tartre : COOK — (CH.OH)^2 — COOH.

Il se présente sous la forme de prismes rhomboédriques droits, durs, opaques, acides au goût, peu solubles dans l'eau (1 p. 250), insolubles dans l'alcool.

Le *tartrate neutre de soude* : COONa — (CH.OH)^2 — COONa + 2H^{2}O. C'est celui que l'on désigne communément sous le nom de tartrate de soude.

Il se présente sous la forme de prismes transparents, inaltérables à l'air, d'une saveur très faible, solubles dans 5 p. d'eau, insolubles dans l'alcool.

Le *tartrate double de soude et de potasse* (sel de Seignette, sel de la Rochelle, sel des tombeaux) : $COOK — (CH.OH)^2 — COONa + 4H^2O$. Ce sont des prismes rhomboïdaux droits, volumineux, présentant souvent de nombreuses modifications perpendiculaires à la base du prisme, qui leur donnent une apparence spéciale, d'où le nom de sel des tombeaux. C'est un sel efflorescent, sa saveur est peu prononcée, il est soluble dans un peu plus de son poids d'eau froide.

Émétiques. — Les émétiques ne sont pas, comme on a l'habitude de le dire, des tartrates doubles du type du sel de Seignette par exemple ; ce sont des corps à la fois sels et éthers. Les principaux émétiques sont : l'émétique d'antimoine, que nous avons étudié avec les composés antimoniés.

L'émétique de bore (tartrate borico-potassique, crème de tartre soluble) $COOK — CH.OH — CH. O — BoO — COOH$.

Il se présente sous la forme de paillettes incolores, translucides, brillantes, micacées, d'une saveur acide assez agréable, très solubles dans l'eau.

L'émétique ferrico-potassique (tartrate ferrico-potassique) $COOK — CH.OH — CH.O — FeO — COOH$.

Il est formé de paillettes rouge foncé, amorphes, transparentes, d'une saveur ferrugineuse peu accentuée, très solubles dans l'eau, insolubles dans l'alcool.

Applications thérapeutiques.

L'*acide tartrique* est uniquement employé pour la préparation des boissons acidules rafraîchissantes. On l'utilise surtout sous forme de limonade tartrique :

Sirop d'acide tartrique...................... 100 grammes.
Eau .... 900 —
(CODEX.)

L'acide tartrique mélangé au bicarbonate de soude sert à préparer des mélanges effervescents (poudres gazogènes).

Le *tartrate acide de potasse* est doué de propriétés diurétiques et purgatives : 2 à 4 grammes comme diurétique, 25 à 30 grammes comme purgatif. Peu usité.

Il paraît cependant représenter l'un des éléments actifs de la cure de raisin.

Le *tartrate neutre de soude* est un purgatif doux de saveur très agréable. Dose : 30 à 40 grammes.

Le *tartrate double de soude et de potasse* est aussi un purgatif doux. Dose : 15 à 45 grammes.

Le *tartrate borico-potassique* est également doué de propriétés purgatives. Peu usité.

Le *tartate ferrico-potassique* a été étudié avec les sels de fer.

$$\text{ACIDE CITRIQUE : COOH} - CH_2 - \underset{\underset{COOH}{|}}{\overset{\overset{OH}{|}}{C}} - CH_2 - COOH + H_2O$$

L'acide citrique est un composé 3 fois acide et une fois alcool tertiaire. On le rencontre dans divers fruits et notamment dans les citrons.

Caractères. — Il se présente sous la forme de gros cristaux incolores, cassants, de saveur très acide, solubles dans un peu moins de leur poids d'eau froide.

Usages. — L'acide citrique, comme l'acide tartrique, est surtout employé pour la préparation de boissons acidules rafraîchissantes. La limonade citrique se prépare comme la limonade tartrique, mais, le plus souvent, on la prépare avec le jus de citron lui-même.

Le jus de citron a été très vanté pour le traitement du scorbut. L'acide citrique ne paraît pas avoir la même efficacité. L'effet du jus de citron serait dû, non pas à l'acide citrique lui-même, mais aux sels de potasse qu'il renferme.

Citrates. — Deux citrates seulement, le citrate de magnésie et le citrate de fer ammonical, sont utilisés en thérapeutique. Nous les avons étudiés avec les sels de magnésie et les sels de fer.

CHAPITRE IX

MÉDICAMENTS A FONCTION AMINE, A FONCTION NITRILE ET A FONCTION AMIDE

Dans l'ammoniaque NH^3 ou $N\begin{smallmatrix}H\\-H\\H\end{smallmatrix}$ on peut remplacer successivement un, deux, trois atomes d'hydrogène par des radicaux carburés
univalents : on obtient ainsi des amines. Suivant que la substitution a
été opérée une, deux ou trois fois, on a une amine primaire, une amine
secondaire ou une amine tertiaire :

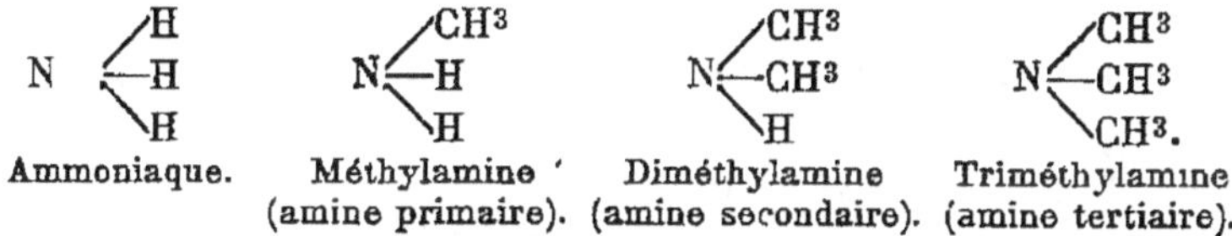

Ammoniaque. — Méthylamine (amine primaire). — Diméthylamine (amine secondaire). — Triméthylamine (amine tertiaire).

Les amines possèdent, comme l'ammoniaque, des propriétés alcalines
énergiques et se combinent aux acides pour former des sels parfaitement
cristallisés.

On rencontre des amines dans plusieurs végétaux. C'est ainsi que là
mercuriale renferme de la méthylamine.

Jusqu'ici cependant aucune amine n'a été utilisée comme médicament
proprement dit; mais la fonction amine paraît constituer une fonction
importante, car c'est elle qui paraît diriger l'action physiologique de
certains alcaloïdes.

Les nitriles sont des corps qui possèdent le groupement fonctionnel
$R - C \equiv N$.

On peut en somme les considérer comme des produits d'oxydation des
amines.

$$CH^3 - CH^2 - NH^2 + O^2 = CH^3 - C \equiv N + 2H^2O.$$
Éthylamine. — Éthanenitrile.

Les nitriles sont des corps très toxiques. Un seul est utilisé comme
médicament, c'est le méthane nitrile ou acide cyanhydrique $H - C \equiv$
N. Mais il est d'usage de considérer ce corps comme un composé
minéral, comme une sorte d'acide $(CN)_,H$, analogue comme constitution
a l'acide chlorhydrique; nous l'avons étudié comme tel.

Les amides possèdent le groupement fonctionnel $R - CO. - NH^2$. On peut les considérer comme dérivant de l'ammoniaque par substitution des atomes d'hydrogène par un ou plusieurs restes acides. De même qu'il existe des amines primaires, secondaires et tertiaires, de même il existe des amides primaires, secondaires et tertiaires.

$$N\begin{cases}H\\-H\\H\end{cases} \qquad N\begin{cases}CO-CH^3\\-H\\H\end{cases} \qquad N\begin{cases}CO-CH^3\\-CO-CH^3\\H\end{cases} \qquad N\begin{cases}CO-CH^3\\-CO-CH^3\\CO-CH^3.\end{cases}$$

Ammoniaque.   Acétamide   Diacétamide   Triacétamide
    (primaire).   (secondaire).   (tertiaire).

On ne connaît pas d'amide à fonction simple, soit dans le règne animal, soit dans le règne végétal, mais la digestion des matières albuminoïdes fournit des amides à fonction complexe (urée, acide urique, etc). Enfin on connaît aussi dans le règne végétal des amides à fonction complexe, tels sont les alcaloïdes du groupe de la purine (caféine, théobromine).

Ces alcaloïdes seront étudiés avec les produits végétaux qui les renferment et nous n'étudierons ici que deux médicaments pouvant être rattachés au groupe des amides : l'uréthane et le véronal.

URÉTHANE

Syn. : **CARBAMATE D'ÉTHYLE** : $O = C\begin{cases}O - C^2H^5\\NH^2\end{cases}$

On sait que l'acide carbonique en solution peut être considéré comme un acide bibasique de formule $O = C\begin{cases}OH\\OH\end{cases}$.

Si l'on remplace un des deux oxhydriles OH par un reste d'ammoniaque NH^2, on a une sorte d'amide acide qui est l'acide carbamique :

$$O = C\begin{cases}OH\\NH^2.\end{cases}$$

Si dans cet acide carbamique on éthérifie le second groupe OH par un alcool, on a un *uréthane*. Le mot uréthane est donc un terme spécifique servant a désigner les éthers de l'acide carbamique.

L'uréthane ordinaire est l'éther éthylique de l'acide carbamique.

Caractères. — C'est un corps cristallisé en larges lamelles, brillantes, incolores, de saveur fraîche, très solubles dans l'eau et dans l'alcool.

Action physiologique. — L'uréthane est un hypnotique d'une toxicité faible, mais d'action assez inconstante et ne présentant en définitive aucun avantage particulier.

Modes d'administration. Posologie. — L'uréthane s'administre à la dose de 2 à 4 grammes. Chez les enfants on donne 0. gr. 10 par année d'âge. On le prescrit soit en potion, soit dans un sirop, soit plus simplement en paquets, que l'on fait prendre dans une petite quantité d'eau sucrée.

VÉRONAL

On sait que le pouvoir hypnotique des alcools et des disulfones est fortement influencé par le nombre et la qualité des groupements carburés qui figurent dans leur molécule et que le groupement éthyle paraît notamment avoir une grande influence à ce point de vue.

En partant de ces observations, on a essayé un certain nombre de produits synthétiques contenant un atome de carbone tertiaire ou quaternaire relié à plusieurs groupements éthyliques ou propyliques. Parmi ces nouveaux composés il n'en est qu'un qui soit entré dans la pratique, c'est le véronal ou diéthylmalonylurée dont le schéma suivant indique la constitution :

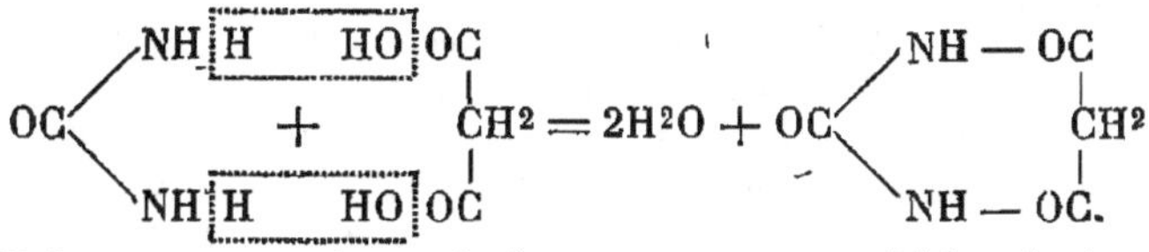

$$\text{Urée} + \text{Ac. malonique} = 2H^2O + \text{Malonylurée}$$

Si dans la malonylurée on remplace les deux atomes d'hydrogène du groupe CH^2 par deux radicaux éthyle C^2H^5, on a la diéthylmalonylurée ou véronal :

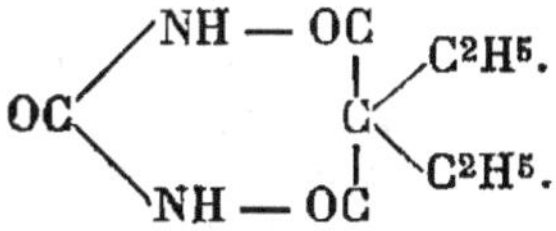

Caractères. — Cristaux incolores, translucides, à saveur légèrement amère, solubles dans 150 p. d'eau froide, dans 12 p. d'eau bouillante.

Posologie. Mode d'administration. — Le véronal s'administre à la dose de 0 gr. 50 à 1 gramme par jour. On le prescrit en paquets que l'on fait prendre dans une infusion chaude de tilleul.

SÉRIE AROMATIQUE

CHAPITRE I

I

Généralités. — Nous avons vu que les corps de la série grasse étaient des corps acycliques ; leur groupement moléculaire fondamental est, en effet, un carbure linéaire, le formène ou méthane, puisque c'est en définitive par des substitutions opérées sur ce carbure que l'on peut faire dériver presque tous les corps de la série grasse.

Mais il existe toute une catégorie de carbures qui ont une structure différente de celle des carbures que nous connaissons déjà. La molécule de ces carbures est formée d'un certain nombre de groupes CH, reliés entre eux de telle sorte que cette molécule figure dans l'espace, non pas une ligne droite, mais une figure géométrique polygonale, cyclique par conséquent, dont chaque sommet est occupé pour un groupe CH.

Ces carbures cycliques, comme les carbures gras, se prêtent à des réactions de substitution permettant de créer sur le noyau des groupements fonctionnels (carbure, acide, aldéhyde, etc.), dont les propriétés générales rappellent dans leurs grandes lignes celles des groupements fonctionnels de même ordre que nous avons rencontrés dans la série grasse.

Toutefois, le fait que ces *motifs fonctionnels* sont greffés sur un noyau cyclique au lieu de l'être sur un carbure linéaire, imprime aux corps ainsi obtenus quelques propriétés chimiques particulières, et aussi des propriétés physiologiques et thérapeutiques spéciales. C'est ainsi que la propriété antiseptique est très fréquente et souvent très intense dans beaucoup de corps cycliques. De même l'aptitude antithermique est une propriété commune à un grand nombre de composés cycliques.

II

CARBURES AROMATIQUES

A. — *Carbures benzéniques (Benzène et ses homologues).*

Le benzine ou benzène est un des carbures fondamentaux de la série aromatique. Il a pour formule brute C^6H^6. On peut le représenter par une chaîne fermée ou noyau de 6 atomes de carbone formant les som-

mets d'un hexagone, et ayant leurs valences disposées comme l'indique
le schéma suivant :

Benzène.

Cette formule du benzène cadre avec toutes les données théoriques ou
expérimentales. Sans entrer ici dans des considérations qui ne sont pas
du domaine de la pharmacologie, nous ferons en effet remarquer :

1° Que la figure ci-dessus montre bien que dans le benzène les
4 valences du carbone sont satisfaites, puisque chaque atome de carbone
échange 3 valences avec un atome de carbone voisin et que sa 4e valence
est saturée par un atome d'hydrogène;

2° Qu'elle explique bien le fait que le benzène ne donne qu'un seul
dérivé monosubstitué, tandis qu'il donne trois dérivés bi-substitués
différents.

Rappelons que ces trois dérivés sont connus sous les noms de : dérivé
ortho quand les substitutions portent sur les deux atomes d'hydrogène en
position 1-2, dérivé *méta* quand les substitutions portent sur les atomes
d'hydrogène en position 1-3, dérivé *para* quand les substitutions portent
sur les atomes d'hydrogène en position 1-4. Exemple :

Benzène.   Diphénol *ortho*.   Diphénol *méta*.   Diphénol *para*.

Mode d'obtention du benzène. — Les goudrons de houille soumis à
la distillation donnent toute une série de produits qui, suivant leur volatilité, constituent des *huiles légères* ou des *huiles lourdes*.

Les huiles légères distillées donnent, vers 80°, un produit constitué
essentiellement par de la benzine.

Caractères. — La benzine pure est un liquide incolore, plus léger
que l'eau (D = 0.899), doué d'une odeur tout à fait caractéristique, bouillant à 80°,4. Elle est insoluble dans l'eau, soluble dans l'alcool et l'éther.
Elle dissout elle-même un grand nombre de corps, notamment les corps
gras et le caoutchouc.

La benzine est très inflammable.

Action physiologique et usages. — La benzine est douée de
propriétés antiparasitaires assez énergiques. Aussi l'a-t-on utilisée

pour le traitement de la gale, contre les pediculi pubis, l'achorion du favus, le tricophyton tonsurans de la mentagre.

Ce n'est guère que pour le traitement de la gale qu'on l'utilise encore aujourd'hui, quand il n'est pas possible d'appliquer le traitement par la frotte. On peut dans ce cas employer la pommade suivante :

Axonge.. 250 grammes.
Benzine .... 60 —

Deux ou trois frictions faites avec cette pommade suffiraient pour tuer rapidement les sarcoptes.

La benzine a été préconisée aussi comme antiseptique, mais c'est un antiseptique peu énergique. Chassevant a, en effet, démontré que la benzine empêche bien les micro-organismes de se développer dans un milieu fermentescible, mais qu'elle ne détruit pas ces germes, ceux-ci reprenant toute leur vitalité quand on les transporte dans un milieu normal.

Il s'ensuit que *le nettoyage à sec* au moyen de la benzine ne constitue pas à proprement parler un procédé de désinfection véritable, c'est-à-dire efficace pour la destruction des germes pathogènes.

B. — *Carbures homologues du Benzène*.

Dans le benzène on peut remplacer un ou plusieurs atomes d'hydrogène par un ou plusieurs restes de carbures gras et obtenir ainsi toute une série de carbures *homologues* du benzène.

Aucun homologue du benzène n'est utilisé comme médicament proprement dit, mais quelques-uns se rencontrent dans des essences naturelles et plusieurs donnent des dérivés utilisés en thérapeutique. C'est ainsi que le toluène ou méthylbenzène fournit les produits phénoliques connus sous le nom de *crésylols*.

Le produit commercial connu sous le nom de *xylol* et qui est utilisé en micrographie est constitué par un mélange des 3 diméthyl-benzènes (xylènes) prévus par la théorie.

C. — *Carbures à deux noyaux benzéniques*.

On conçoit que la substitution d'un ou de deux atomes d'hydrogène dans le benzène, au lieu de se faire par un carbure gras, puisse se faire à l'aide d'un second noyau benzénique ; on conçoit, autrement dit, qu'il puisse exister des corps formés par l'union de deux noyaux benzéniques accolés l'un à l'autre ou réunis par l'intermédiaire d'une chaîne latérale. Tel est en effet le cas du naphtalène et de l'anthracène.

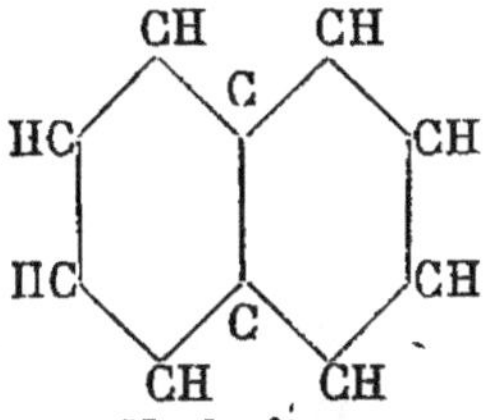

Naphtalène.

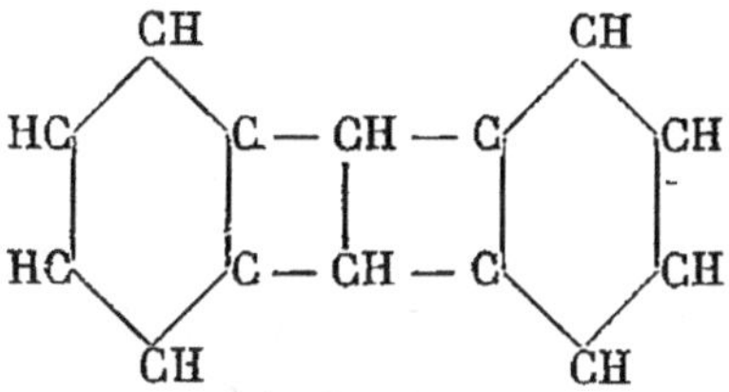

Anthracène.

Ni le naphtalène (naphtaline), ni l'anthracène n'ont reçu d'applications thérapeutiques; mais ces deux carbures sont, comme le benzène, les noyaux de toute une série de médicaments importants et il y avait lieu dès lors de montrer leur constitution.

MÉDICAMENTS A FONCTION PHÉNOLIQUE
OU ÉTHÉR DE PHÉNOL

I

Généralités sur la fonction phénol. — On donne le nom de phénols à des corps qui résultent du remplacement de un ou plusieurs atomes d'hydrogène par un ou plusieurs oxhydriles OH dans les carbures aromatiques.

Les phénols sont généralement solides; cependant quelques-uns sont liquides à la température ordinaire. Ils sont ordinairement odorants et leur odeur est le plus souvent désagréable. Leur solubilité dans l'eau est généralement faible: ils se dissolvent facilement au contraire dans la plupart des solvants organiques.

D'après leur définition même, les phénols doivent présenter une certaine analogie avec les alcools. De fait, cette analogie est réelle et, comme les alcools, les phénols peuvent se combiner aux acides avec élimination d'eau pour donner des éthers-sels comparables à ceux que nous avons étudiés dans la série grasse :

$$\text{'C}^6\text{H}^5 - \text{O}\boxed{\text{H} + \text{HO}} - \text{CO} - \text{CH}^3 = \text{H}^2\text{O} + \text{C}^6\text{H}^5 - \text{O} - \text{CO} - \text{CH}^3.$$

Phénol.   Acide acétique.   Acétate de phényle.

Les phénols comme les alcools peuvent se combiner aux métaux alcalins et engendrer ainsi des sortes de sels. Ces phénates alcalins sont solubles dans l'eau, et c'est pour cette raison que les phénols généralement insolubles ou peu solubles dans l'eau pure se dissolvent bien dans les solutions alcalines.

Presque tous les phénols réagissent sur le perchlorure de fer, en solution étendue et neutre, pour donner des colorations variées : bleue, verte, violette, noire ou rouge.

II

PHÉNOL ORDINAIRE. Syn. : **ACIDE PHÉNIQUE** : $\text{C}^6\text{H}^5 - \text{OH}$

Mode d'obtention. — C'est le goudron de houille qui fournit la majeure partie du phénol du commerce ; toutefois l'industrie en prépare aujourd'hui de grandes quantités par un procédé synthétique.

Caractères. — Le phénol purifié se présente sous la formes d'aiguilles prismatiques incolores, douées d'une odeur caractéristique, d'une saveur âcre et brûlante.

Le phénol cristallisé fond à 41°, mais une trace d'eau suffit à le liquéfier, et c'est ainsi que le phénol, même pur, devient déliquescent dans les flacons où on le conserve.

A la température ordinaire le phénol se dissout dans 20 p. d'eau environ ; il est soluble en toutes proportions dans l'alcool, l'éther, la glycérine et l'acide acétique.

Il coagule les matières albuminoïdes.

Action physiologique.

Action antiseptique. — Les propriétés antiseptiques du phénol ont été mises en lumière par les travaux de Lister et c'est sur l'emploi de ce corps que repose la première application des théories de Pasteur au pansement des plaies.

Le pouvoir antiseptique du phénol n'est pas très élevé à l'égard des bactéries sporulées, car la plupart de ces bactéries ne sont pas détruites par un séjour de plusieurs jours dans un milieu phéniqué à 5 p. 100.

La résistance des microbes non sporulés est également fort variable. Le développement des microbes de la putréfaction est arrêté dans des milieux de culture contenant 0 gr. 10 p. 100 (1/1 000ᵉ) de phénol, mais cette proportion est insuffisante pour empêcher le développement du bacille d'Eberth.

Cette différence d'action est assez nette pour avoir servi de base à l'une des méthodes classiques de recherche et de séparation du bacille d'Eberth dans les eaux (méthode de Chantemesse et Widal, méthode de Péré).

Certaines substances diminuent le pouvoir antiseptique du phénol (huile, glycérine, alcool) ; d'autres, au contraire, paraissent l'augmenter (acide tartrique).

Action locale — Le phénol, pur ou en solution concentrée, est un caustique énergique.

Les contacts prolongés ou répétés des solutions même étendues de phénol avec les téguments peuvent amener des accidents divers et plus ou moins graves (érythème, eczéma phéniqué, gangrène). La gangrène phéniquée présente un intérêt particulier au point de vue pratique. Lucas Championnière, qui emploie l'acide phénique depuis bientôt quarante ans, n'a cependant jamais eu, au cours de sa longue pratique, l'occasion d'observer un seul cas de gangrène, et récemment encore, il faisait remarquer que la gangrène phéniquée devait être attribuée, non pas à la qualité du topique, mais à l'ignorance de ceux qui l'emploient :

« Les gangrènes phéniquées s'observent en deux circonstances bien distinctes :

« Dans un cas il s'agit de sujets dont on a baigné imprudemment le ou les doigts avec une solution mère d'acide phéniqué à 50 p. 100. Qui aurait la fantaisie de plonger les doigts dans de l'acide sulfurique ou de l'acide nitrique obtiendrait absolument le même résultat.

« Les autres accidents de gangrène se produisent avec des solutions faibles, au $1/40^e$ ou même au $1/100^e$, mais toujours ces solutions faibles ont été versées incessamment sur la région, qui a été maintenue dans cette humidité spéciale [1]. »

Il y a fort longtemps d'ailleurs que Lucas Championnière a attiré l'attention sur les conditions de préparation et sur le mode d'emploi des solutions phéniquées. C'est lui qui a montré, notamment, que l'action caustique et irritante de l'acide phénique est amoindrie par la glycérine, tandis qu'elle est exagérée par l'alcool, et qu'il y avait lieu dès lors de dissoudre dans la glycérine et non pas dans l'alcool, l'acide phénique destiné à la préparation des solutions mères, c'est-à-dire des solutions dont on se sert ensuite pour l'obtention des solutions aqueuses titrées d'acide phénique.

Action générale. — La surface des plaies, le tissu cellulaire sous-cutané, la muqueuse de l'appareil digestif, absorbent facilement le phénol.

Chez l'adulte, l'administration de 0 gr. 50 à 1 gramme de phénol ne produit habituellement aucun effet apparent. Avec des doses de 1 à 2 grammes on observe quelquefois des étourdissements, quelques vertiges, parfois des fourmillements dans les doigts, des bourdonnements d'oreilles, des sueurs abondantes, enfin un abaissement de température de quelques degrés.

Chez les enfants l'administration de doses beaucoup plus faibles, 0 gr. 10 à 0 gr. 20, peut provoquer des phénomènes beaucoup plus accentués, graves ou même mortels.

Il est impossible de fixer la dose toxique, mortelle. Toutefois on peut considérer comme dangereuses les doses de 5 à 10 grammes et comme mortelles les doses de 10 à 20 grammes.

1. Lucas Championnière. *Presse médicale*, 30 mars 1907.

La *symptomatologie* de l'empoisonnement phéniqué varie nécessairement suivant plusieurs circonstances.

Lorsque l'empoisonnement est le résultat de l'ingestion d'une quantité suffisante d'acide phénique en solution plus ou moins concentrée, le sujet éprouve d'abord dans la bouche, l'œsophage et l'estomac, la sensation de brûlure que provoque tout agent caustique et irritant. Il peut se produire des vomissements, mais c'est là un phénomène qui n'est pas constant. Au bout de peu de temps le malade éprouve une sorte d'ivresse qui dure d'ailleurs peu si la dose ingérée a été un peu forte; bientôt, en effet, il tombe dans un état d'insensibilité assez profonde; le pouls est faible, irrégulier, le corps se couvre de sueurs, les pupilles sont contractées, la température baisse de plus en plus, les réflexes s'atténuent, puis disparaissent successivement, et la mort survient en général dans un espace de temps assez court, quelques minutes à quelques heures. Dans quelques cas cependant la mort ne survient qu'après un ou deux jours.

L'intoxication aiguë ou subaiguë est généralement volontaire ou accidentelle; toutefois on a vu des accidents graves ou même mortels survenus à la suite de l'emploi immodéré d'acide phénique, soit pour le pansement de larges surfaces saignantes, soit en irrigations dans des trajets fistuleux ou dans certaines cavités séreuses ou articulaires.

Enfin on peut observer une sorte d'*empoisonnement chronique* ou lent, qui peut être professionnel ou occasionnel. On peut en effet le voir se manifester chez des ouvriers occupés à la préparation du phénol ou de ses dérivés, et on l'a observé aussi chez des chirurgiens opérant sous le « spray phéniqué ». Il peut aussi se produire chez certains malades à la suite de l'administration prolongée de petites doses de produits phéniqués.

On voit dans tous les cas survenir et s'accentuer un malaise général accompagné de céphalalgie, de troubles digestifs divers et notamment de vomissements fréquents, de tendances aux syncopes. Ces phénomènes cessent d'ailleurs rapidement quand on supprime la cause.

Élimination. — L'acide phénique s'élimine principalement par la voie rénale, partie en nature, partie sous forme de dérivés phénoliques, parmi lesquels on a signalé l'éther sulfurique du phénol : $C^6H^5 — O — SO^3H$, l'hydroquinone et la pyrocatéchine, c'est-à-dire les diphénols correspondants, $C^6H^4\!\!\begin{smallmatrix}—OH\\—OH\end{smallmatrix}$.

Il est vraisemblable que c'est à la formation et à l'oxydation ultérieure de ces diphénols et principalement de l'hydroquinone que l'on doit attribuer la coloration noirâtre que prennent parfois les urines des malades soumis au traitement phéniqué. L'apparition de la mélanurie n'est pas, comme on pourrait le croire, un signe d'intoxication commençante et elle n'implique pas l'indication de suspendre d'urgence la médication phéniquée, à moins qu'elle ne soit accompagnée de quelques-uns des symptômes généraux que nous avons décrits.

Traitement de l'empoisonnement. — Si l'on peut intervenir quelques instants après l'absorption du poison on pratiquera tout d'abord le lavage de l'estomac avec de l'eau glycérinée ou même avec de l'eau de chaux, ou mieux encore, si cela est possible, avec une solution de saccharate de chaux.

Cette première indication remplie, on devra, si l'état du malade le permet, pratiquer une large saignée qui sera suivie d'une injection de sérum artificiel. Cela fait, la médication deviendra surtout symptomatique.

En partant d'un point de vue un peu théorique, à savoir la formation de phénol-sulfate dans l'organisme, formation qu'on a voulu considérer comme un moyen de défense de l'organisme contre l'auto-intoxication phénolique, on a préconisé un traitement chimique qui consiste dans l'administration de sulfates (sulfates de soude ou de magnésie). Ce traitement peut être employé, mais il ne faut cependant pas compter d'une manière absolue sur son efficacité.

Applications thérapeutiques. — *A l'intérieur*, le phénol a été préconisé comme antiseptique intestinal et comme antithermique. Au point de vue de l'antisepsie intestinale, nous possédons aujourd'hui, dans les éthers phénoliques dont nous parlerons un peu plus loin, des médicaments infiniment moins dangereux et beaucoup plus maniables que le phénol lui-même. Quant à l'action antithermique du phénol, elle ne se manifeste qu'avec des doses relativement élevées et elle représente en somme une action plus toxique que physiologique.

A l'extérieur, le phénol est employé soit comme antiseptique simple, soit comme topique antiseptique et cautérisant.

A. *Solution forte :*

Acide phénique
crist............ 50 grammes.
Glycérine......... 50 —
Eau bouillie...... 900 —

(Pour la stérilisation des instruments.)

B. *Solutions faibles :*

a. Acide phénique. 10 grammes.
Glycérine....... 10 —
Eau bouillie.... 980 —

(Pour lavage des plaies.)

b. Acide phénique. 20 —
Glycérine....... 40 —
Eau bouillie.... 940 —

(Lavage des plaies et injections vaginales.)

Huile phéniquée :

Huile d'olives stérilisée .... 20 grammes.
Acide phénique.... 1 —

(Pour enduire les sondes.)

Mixture de Gaucher :

Acide tartrique..... 1 gramme.
— phénique.... 5 —
Alcool à 90°........ 10 —
Huile d'amandes douces........... 15 —
Camphre .... 20 —

(Pour badigeonnages de la gorge dans les angines pseudo-membraneuses.)

III

ACIDE PICRIQUE. Syn. : **TRINITROPHÉNOL,**

AMER DE WELTER :

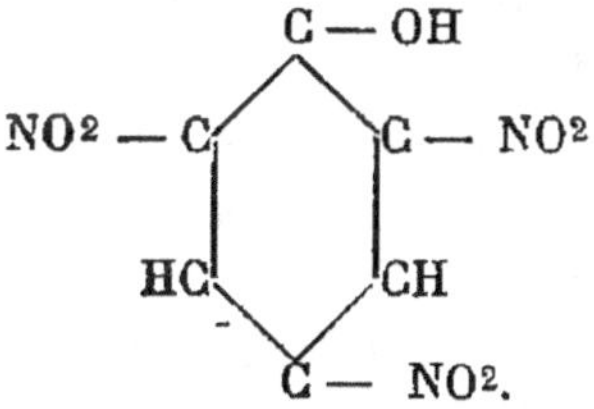

$$NO^2 - C \diagdown \underset{\displaystyle HC \diagup \quad \diagdown CH}{\overset{\displaystyle C - OH}{}} \diagup C - NO^2$$
$$C - NO^2.$$

Caractères. — Lamelles jaunes, de saveur amère, peu solubles dans l'eau (environ 1 p. 100 à la température ordinaire). Les solutions d'acide picrique colorent fortement en jaune les substances organiques azotées : laine, soie, téguments. L'acide picrique précipite les alcaloïdes ; il précipite aussi les matières albuminoïdes.

Propriétés physiologiques.

Action locale. — La solution saturée d'acide picrique n'est pas irritante pour la peau, qu'elle colore simplement en jaune. Ce n'est qu'après des applications répétées que l'on peut voir l'épiderme se détacher sous forme de petites lamelles. D'ailleurs, en même temps qu'il y a eu mortification épidermique, il y a eu production épidermique nouvelle.

Cette reproduction épidermique rapide s'observe aussi quand l'acide picrique est appliqué sur le derme dénudé.

C'est par ce processus, par cette sorte d'action kératoplastique, que l'acide picrique favoriserait la cicatrisation de certaines plaies superficielles déterminées par les causes les plus diverses.

Action générale. Toxicité. — L'acide picrique est une substance assez toxique, puisqu'on a vu des doses de 1 à 2 grammes produire des accidents graves ou même mortels.

Les symptômes de l'intoxication par l'acide picrique sont de même ordre que ceux de l'intoxication par le phénol. Toutefois, les caractères particuliers de l'acide picrique créent quelques particularités qu'il est d'ailleurs facile de prévoir. C'est ainsi que les matières vomies sont colorées en jaune, et qu'un peu plus tard, après la pénétration du toxique dans la circulation, on voit se manifester une coloration jaunâtre des téguments, de la sclérotique et de la conjonctive.

Des accidents d'intoxication par l'acide picrique ont été observés, non seulement après administration de cette substance par la voie buccale, mais aussi après application externe.

Les enfants sont particulièrement sensibles à l'action toxique de cette substance, *comme ils le sont d'ailleurs à l'action toxique des corps à fonction phénolique en général.*

Applications thérapeutiques. — C'est Chéron qui, le premier, en 1875, a attiré l'attention sur les propriétés antiseptiques et kératoplastiques de l'acide picrique, mais c'est Thierry qui, en 1885, fit du pansement picriqué la base d'une méthode rationnelle du traitement des brûlures.

Le traitement picriqué a été préconisé et employé dans le traitement des brûlures à tous les degrés, mais il est généralement admis aujourd'hui qu'il est surtout applicable au traitement des brûlures du 1ᵉʳ et du 2ᵉ degrés, et qu'en tout cas, il y a lieu de surveiller son emploi dans les brûlures profondes et très étendues, surtout chez les enfants.

Le traitement picriqué, pour être efficace, réclame une technique spéciale dont les règles ont été bien fixées par Thierry et qui sont les suivantes :

1° Si la brûlure n'a point été traitée, appliquer immédiatement un pansement avec une solution à 10 p. 1 000 ; si la brûlure a été recouverte d'un corps gras, enlever préalablement celui-ci à l'aide d'une bouillie savonneuse tiède. S'il y a des phlyctènes, en évacuer le contenu sans enlever l'épiderme.

2° La brûlure siége-t-elle aux extrémités, on peut se contenter d'une immersion de 5 à 10 minutes dans un bain picriqué. Au sortir du bain, ouate hydrophile autour du membre. Si l'épiderme n'est pas conservé, interposer une *légère* couche de gaze stérilisée entre la plaie et l'ouate. L'emploi de compresses imbibées de solutions picriquées est applicable à toutes les brûlures et nécessaire pour les brûlures du tronc et pour les brûlures profondes[1]. Ces compresses seront aussitôt recouvertes d'ouate hydrophile et d'un bandage approprié;

3° *Le pansement doit être sec*; donc, on n'interposera aucun imperméable entre l'ouate et les compresses;

4° *Le pansement doit être rare*; on n'aura à le renouveler que tous les 3 jours environ au début, plus rarement même, si l'épiderme est bien conservé. Pour les brûlures au 1er degré, une application suffit et la guérison est obtenue en deux ou trois jours.

Dans les brûlures des deux premiers degrés, la technique peut-être un peu simplifiée. On peut, en effet, la ramener à un pansement unique, c'est-à-dire qu'on peut se contenter d'imbiber de nouveau les compresses tous les trois ou quatre jours, sans les soulever, jusqu'à ce que la cicatrisation soit complète. La solution picriquée peut aussi être employée pour le traitement des érosions superficielles, telles que les excoriations fessières des cavaliers.

Le Professeur Gaucher a montré que la solution d'acide picrique au 1/100e, appliquée tous les deux jours, donnait de bons résultats pour calmer les démangaisons de l'eczéma aigu.

Moyen d'enlever les taches d'acide picrique. — Les taches faites sur le linge disparaissent assez rapidement au lavage; il n'en est pas de même de celles de la peau. Plusieurs procédés ont été proposés pour faire disparaître ces taches. L'un des meilleurs est basé sur une réaction connue de l'acide picrique : celle des sulfures alcalins, qui réduisent, au moins partiellement, les groupes NO^2 en groupes NH^2 (formation d'acide picramique). Le nouveau colorant ainsi obtenu tient beaucoup moins que l'acide picrique. Il suffira donc de frotter la tache pendant quelques instants

---

1. Avec les réserves faites plus haut.

avec une solution de mono ou de polysulfure alcalin (solution pour bain de barèges par exemple) et de laver ensuite très soigneusement au savon et à l'eau (Bougault).

IV

CRÉSOLS OU CRÉSYLOLS. Syn. : MÉTHYLPHÉNOLS, ACIDES CRÉSYLIQUES

Sous ces différents noms on désigne les 3 phénols isomériques correspondant au toluène ou méthylbenzène.

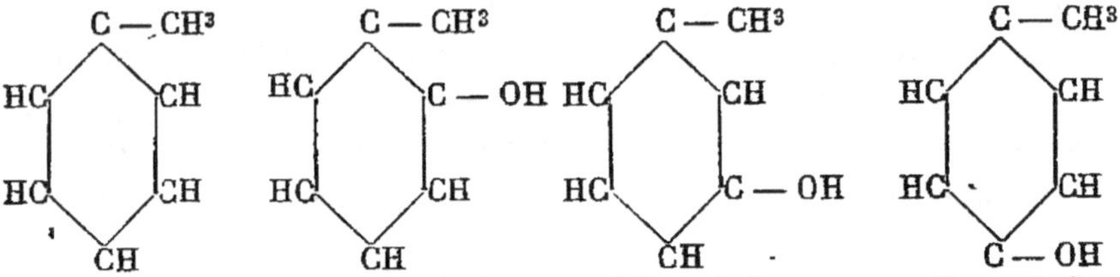

Toluène.   Ortho-crésol.   Métacrésol.   Paracrésol.

Le goudron de houille renferme à la fois les trois crésols et le commerce fournit actuellement, sous le nom de tricrésol, le mélange des trois isomères. C'est un liquide de densité voisine de 1,045, peu soluble dans l'eau.

Usages. — Les crésols sont des antiseptiques. Leur équivalent antiseptique serait supérieur à celui du phénol ordinaire, tandis que leur équivalent toxique serait inférieur.

Pratiquement cependant, il est difficile d'utiliser le tricrésol comme antiseptique, car ce produit ne se dissout guère que dans 50 p. d'eau. On a songé à tourner la difficulté en cherchant des agents susceptibles de le rendre soluble sans diminuer sensiblement son pouvoir antiseptique. On a atteint plus ou moins heureusement ce but en utilisant les propriétés dissolvantes d'un certain nombre de produits, tels que : l'acide sulfurique, les alcalis, les savons alcalins ou résineux, etc. Tel a été le point de départ de l'obtention de toute une sériée de produits industriels plus ou moins complexes utilisés surtout comme désinfectants ou dans la médecine vétérinaire et dont les plus connus sont : le *solvéol*, le *solutol*, le *lysol*, le *crésyl* ou *créoline*.

V.

THYMOL. Syn. : ACIDE THYMIQUE, PARA-ISOPROPYLMÉTACRÉSOL

Le thymol est un phénol (méta) dérivé du cymène ou méthylpara-isopropylbenzène.

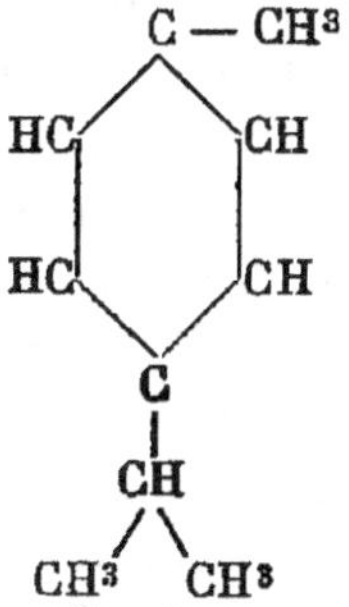

$$C_6H_4(CH_3)(C_3H_7) \quad\quad C_6H_3(CH_3)(OH)(C_3H_7)$$

Cymène. 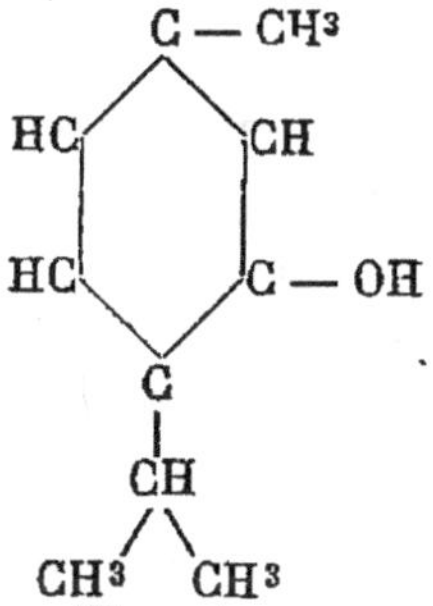   Thymol.

Le thymol se rencontre dans un assez grand nombre d'essences naturelles, notamment dans celle de thym, d'où on peut le retirer.

Caractères. — Cristaux rhomboédriques volumineux, incolores, fusibles à 44°, doués d'une odeur caractéristique, d'une saveur piquante et légèrement poivrée. Le thymol est peu soluble dans l'eau, très soluble dans l'alcool et dans l'éther.

Propriétés physiologiques.

Action antiseptique. — Le thymol est un antiseptique d'une puissance bien supérieure à celle du phénol. Les solutions de thymol à 1 p. 1000 se montrent aussi efficaces que des solutions de phénol à 1 p. 100, pour empêcher la putréfaction, arrêter les fermentations et tuer les bactéries. Il convient de remarquer que cette action du thymol ne se manifeste qu'à l'égard des fermentations par ferments figurés.

Applications thérapeutiques. — Malgré son pouvoir antiseptique fort élevé, le thymol n'est que peu ou pas employé comme antiseptique chirurgical proprement dit ; on ne l'utilise guère que comme désodorisant, en inhalations ou pulvérisations, dans la bronchite fétide ou la gangrène pulmonaire.

A l'intérieur, le thymol est utilisé comme anthelmintique. Il y a fort longtemps que les propriétés anthelmintiques du thymol sont connues ; toutefois ce n'est que tout récemment, depuis les travaux de Guiart sur les appendicites vermineuses, qu'il a été remis en honneur comme tel. Il paraît agir contre la plupart des parasites intestinaux, mais particulièrement contre l'*ankylostome*, les *oxyures* et les *ascaris*.

Technique du traitement. — Durant trois jours consécutifs, faire prendre au malade, le matin à jeun, et à une heure d'intervalle, 2 à 3 cachets de 1 gramme de thymol finement pulvérisé. Après chaque prise le malade pourra boire un peu d'eau.

Cinq heures après le dernier cachet on fera prendre un léger purgatif salin, s'il ne s'est pas produit d'évacuation intestinale (Guiart).

Certains auteurs ont eu l'occasion d'observer au cours de ce traitement des vertiges, des syncopes, des vomissements, etc. ; mais de pareils accidents peuvent s'observer à la suite de l'administration de la plupart des anthelmintiques.

Le thymol étant très soluble dans l'alcool et assez soluble dans l'huile, il y aura lieu :

1° De recommander au malade de ne pas faire usage de boissons alcooliques pendant la durée du traitement thymolé ;

2° De ne pas administrer de purgatif huileux, mais un purgatif salin.

VI

ARISTOL. Syn. : DIIODOTHYMOL, THYMOL BIIODE

L'aristol est en réalité l'éther dihypoiodeux du dithymol. Il contient environ 46 p. 100 d'iode.

Caractères. — C'est une poudre amorphe jaune rougeâtre ou chamois clair, dépourvue d'odeur et de saveur, insoluble dans l'eau et dans la glycérine, peu soluble dans l'éther et le chloroforme, les huiles grasses et la vaseline liquide. Il doit être conservé dans des flacons en verre noir ou jaune.

Usages. — L'aristol est un succédané de l'iodoforme, un succédané inférieur à l'iodoforme par sa teneur en iode, mais supérieur à l'iodoforme par sa toxicité beaucoup moindre et son inodoréité.

Modes d'emploi. — L'aristol, suivant les cas, s'emploie sous forme de poudre simple, de poudre composée ou de pommade :

Poudre composée :		*Pommade :*
Aristol..................		Aristol .... 10 grammes.
Quinquina gris .... } P. E.		Huile d'olives...... 20 —
		Lanoline .... 70 —
		Pour les brûlures.

VII

NAPHTOLS

Les naphtols sont les phénols correspondants au naphtalène. Il suffit d'examiner le schéma du naphtalène pour se rendre compte que les dérivés obtenus par substitution d'un radical quelconque à l'atome d'hydrogène en position α ne peuvent pas être identiques aux dérivés obtenus par substitution du même radical à l'atome d'hydrogène en position β. En effet, les schémas représentant les nouveaux corps obtenus ne sont pas identiques, ils ne sont pas superposables ; ils doivent donc correspondre à des corps analogues, mais non pas identiques. La théorie permet donc de prévoir et l'expérience confirme l'existence de deux naphtols isomères :

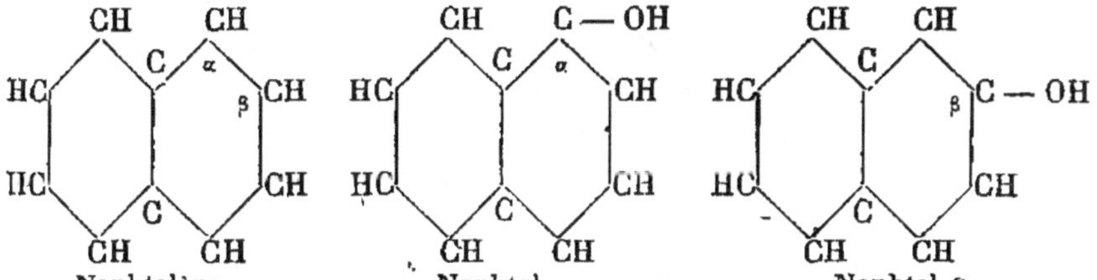

NAPHTOL β : $C^{10}H^7$ — OH (β)

Les propriétés générales des naphtols étant très analogues, on n'emploie plus guère aujourd'hui que le naphtol β.

Caractères. — Il se présente sous la forme de lamelles brillantes, incolores ou légèrement colorées en gris rosé, douées d'une odeur très caractéristique et d'une saveur piquante très forte.

Le naphtol β est peu soluble dans l'eau froide (1 p. 1 000), plus soluble dans l'eau bouillante (1 p. 75); il est très soluble dans l'alcool, l'éther et le chloroforme.

Le naphtol β fond à 122°; le naphtol α à 94°. Si donc on projette une pincée de naphtol β dans de l'eau bouillante il restera à la surface de l'eau sans fondre; dans les mêmes conditions le naphtol α fondrait et surnagerait sous la forme de gouttelettes huileuses.

Propriétés physiologiques.

Les propriétés antiseptiques des naphtols ont été mises en lumière par Bouchard et Maximowitch.

Pour le naphtol β, Bouchard a trouvé que l'équivalent antiseptique oscille, suivant les microbes considérés, de 0,33 à 0,50. Le naphtol est donc un antiseptique puissant.

Action locale. — La peau intacte est peu sensible à l'action du naphtol; les muqueuses, surtout celle des premières voies (muqueuse pituitaire, muqueuse buccale et pharyngienne), sont vivement irritées par le naphtol. La muqueuse stomacale est un peu moins sensible, cependant l'ingestion de naphtol détermine assez fréquemment une douleur intense, parfois même des vomissements, et, chez certains malades, on doit renoncer à l'administration du naphtol en nature.

Toxicité. — Les naphtols sont des corps en apparence peu toxiques parce qu'ils sont peu solubles dans le milieu intestinal, mais la toxicité de leur fonction phénolique se manifeste dès que, par un processus quelconque, naturel ou artificiel, ils pénètrent en assez grande quantité dans la circulation générale.

Les *symptômes* de l'intoxication par le naphtol ne diffèrent pas essentiellement de ceux de l'intoxication phénolique proprement dite. Le rein est rapidement touché par le naphtol.

Applications thérapeutiques. — Les naphtols ont d'abord été employés dans le traitement des affections parasitaires de la peau. C'est surtout dans la gale qu'ils peuvent rendre des services, quand il n'est pas possible d'appliquer le traitement par la frotte.

A l'intérieur, le naphtol est utilisé comme antiseptique intestinal.

La dose journalière chez l'adulte est de 0 gr. 50 à 2 grammes. Chez les enfants, il est préférable de s'abstenir de prescrire le naphtol en nature, et d'avoir recours au benzonaphtol.

Pommades :

Naphtol β............. 5 à 10 gr.
Savon noir...........⎞
Soufre précipité.. ....⎟
Craie préparée....... ⎬ ãã 25 —
Lanoline....,.........⎠

(Gale; BROCQ.)

Solutions :

a. Naphtol β........... 1 gr.
  Alcool à 90°........ 50 —
  Eau .... 950 —

(Pour lotions ou injections.)

b. Naphtol β.......... 5 gr.
  Alcool .... 5 —
  Glycérine.......... 100 —

(Le Gendre. Badigeonnages 2 fois par jour dans angines pseudo-membraneuses.)

Cachets :

a. Naphtol β.........⎞
  Salicylate de bis-⎬ ãã 0 gr. 50
  muth...........⎠

  Pour un cachet n° 10.

b. Naphtol β......... 0 gr. 20
  Carbonate de chaux. 0 — 30
  Charbon pulv...... 0 — 40

  Pour un cachet n° 10.

Incompatibilités. — Camphre, antipyrine, avec lesquels il forme des mélanges liquides.

NAPHTOL CAMPHRÉ

Le camphre a la propriété de contracter des combinaisons moléculaires avec différentes substances, *notamment avec les phénols.* C'est ainsi que le phénol ordinaire, les homologues du phénol, la résorcine, les naphtols, l'acide salicylique, etc., forment avec le camphre des combinaisons moléculaires liquides ou facilement liquéfiables.

Parmi ces combinaisons phénoliques, la mieux connue et la plus intéressante est celle que le camphre donne avec le naphtol.

Le naphtol camphré a été étudié et décrit par Desesquelle (1888). Il a montré que, pour l'obtenir, il suffisait de triturer ensemble 2 p. de camphre et 1 p. de naphtol β, de chauffer doucement jusqu'à fusion et de filter à l'abri de l'air.

Caractères. — Le naphtol camphré se présente sous l'aspect d'un liquide épais, onctueux, incolore ou très légèrement rougeâtre quand il vient d'être préparé, mais se colorant rapidement quand il est exposé à l'air et à lumière. Il est insoluble dans l'eau, miscible à l'alcool, à l'éther, au chloroforme, aux huiles grasses.

Pouvoir antiseptique et toxicité. — Le naphtol camphré jouit d'un pouvoir antiseptique énergique, au moins comparable sinon supérieur à celui du naphtol. Il semble que le camphre, en solubilisant le naphtol, permette à ce dernier de manifester intégralement son pouvoir antiseptique. Malheureusement, la présence du camphre n'exalte pas seulement le pouvoir antiseptique du naphtol ; il en exalte aussi les propriétés irritantes et même, semble-t-il, les propriétés toxiques.

On peut cependant, comme l'ont montré Désesquelle et Legendre, administrer par la voie stomacale une dose assez forte de naphtol camphré, à la condition de l'étendre d'un liquide inerte tel que l'huile dans laquelle le médicament peut être en solution, ou le lait, dans lequel il peut être émulsionné. Toutefois il serait prudent, le cas échéant, de ne pas dépasser la dose de 1 gramme pour un adulte.

Aussi bien, le naphtol camphré n'est jamais administré à l'intérieur par la voie stomacale. Il est et demeure considéré comme un antiseptique local; mais, même comme tel, il ne doit pas être considéré comme un médicament inoffensif.

Applications thérapeutiques. — Le naphtol camphré est surtout employé dans le traitement des tuberculoses locales : ulcérations tuberculeuses pharyngo-laryngées, tuberculose des os, des articulations et des synoviales, tuberculose péritonéale, etc.

Mode d'emploi et posologie. — S'il s'agit d'une ulcération tuberculeuse superficielle ou facilement accessible, on l'emploie sous forme de badigeonnages. Dans les autres formes de tuberculose locale, on utilise les injections. La dose à employer dépend elle-même du siège de l'affection; la facilité d'absorption du médicament variant naturellement avec le siège et la forme de la lésion. Ainsi s'expliquent les contradictions apparentes qu'on peut relever dans les diverses publications, au sujet des doses susceptibles de provoquer des accidents d'intoxication. Alors que Reboul, par exemple, a pu employer 50 grammes et plus de naphtol camphré dans le traitement de la tuberculose des os ou des articulations, on a vu survenir des accidents graves ou même mortels, à la suite de l'injection dans le péritoine ou ailleurs, de quelques centimètres cubes.

D'après Désesquelle et Legendre, la dose à injecter dans le péritoine ne devrait jamais dépasser 5 centimètres cubes pour un adulte. Il serait même prudent de ne pas dépasser la dose de 1/2 centimètre cube à la fois et de répéter de préférence cette dose plusieurs jours de suite ou à des intervalles convenablement espacés, l'élimination se produisant lentement.

L'injection dans une séreuse serait même contre-indiquée s'il existait une lésion grave du foie.

VIII

PHÉNOLS BIVALENTS ET LEURS DÉRIVÉS

Quand, dans le benzène, on remplace deux atomes d'hydrogène du noyau par deux oxhydriles OH, on obtient un phénol bivalent. Les dérivés bisubstitués du benzène présentant toujours trois formes isomériques, suivant les positions respectives des deux sommets où ont été opérées les substitutions, il existe 3 diphénols dérivés du benzène, un diphénol *ortho*, un diphénol *méta* et un diphénol *para*. Ces 3 dérivés ont reçu respectivement les noms de *pyrocatéchine*, de *résorcine* et d'*hydroquinone*.

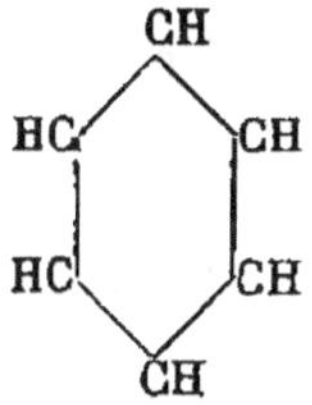

Benzène.

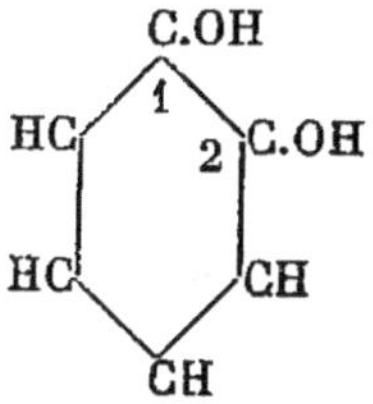

Orthodiphénol
ou
Pyrocatéchine.

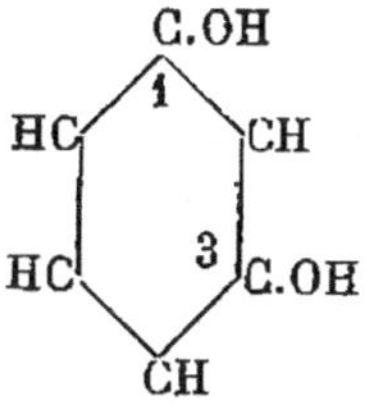

Métadiphénol
ou
Résorcine.

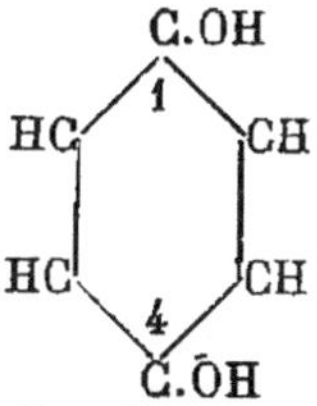

Paradiphénol
ou
Hydroquinone.

$$\text{PYROCATÉCHINE: } C^6H^4\underset{OH\ (2)}{\overset{OH\ (1)}{<}}$$

Caractères. — Lamelles incolores, brillantes, fusibles à 104°, de saveur d'abord sucrée puis amère et astringente, soluble dans l'eau, dans l'alcool et dans l'éther.

La pyrocatéchine réduit à froid la liqueur de Fehling et peut servir de révélateur en photographie.

Elle est le plus toxique des 3 diphénols. Pour cette raison elle n'a pas reçu d'applications médicales ; mais elle fournit à la thérapeutique un certain nombre de dérivés plus ou moins immédiats.

$$\text{GAÏACOL : } C^6H^4\underset{O\ -\ CH^3\ (2)}{\overset{OH\ (1)}{<}}$$

Le gaïacol est l'éther monométhylique de la pyrocatéchine. Il existe dans la créosote de hêtre, d'où on peut le retirer ; mais l'industrie le prépare aujourd'hui synthétiquement.

Caractères. — Le gaïacol se présente sous la forme de cristaux blancs, très durs, fondant à 28°. Fondu, il peut rester en surfusion pendant un temps indéfini, mais il se prend en masse au contact d'un cristal. Il est soluble dans 60 p. d'eau à 20° et dans la plupart des dissolvants organiques. La glycérine *anhydre* le dissout abondamment, mais la glycérine *officinale*, qui contient une certaine proportion d'eau, en dissout à peine 1/100° de son poids.

Propriétés physiologiques.

Absorptions. — Actions antithermique et analgésique. — Les muqueuses absorbent le gaïacol avec une grande facilité, soit à l'état liquide, soit sous forme de vapeurs. [1]

La peau absorbe aussi le gaïacol et après les badigeonnages de gaïacol on peut observer un abaissement de température et des phénomènes d'analgésie.

Le gaïacol est cependant plutôt un antipyrétique qu'un antithermique proprement dit, car l'abaissement de température est à peu près nul chez les sujets apyrétiques ou, en tout cas, manifestement plus faible que chez les fébricitants. Chez ces derniers on peut observer un abaissement de température de 3° à 3°,5 avec des doses relativement faibles. Avec des doses élevées on peut observer une hypothermie inquiétante, accompagnée de collapsus, une hypothermie toxique en un mot.

L'action analgésique des badigeonnages de gaïacol n'est pas moins nette.

Applications thérapeutiques. — *Comme médicament général*, le gaïacol a été préconisé dans le traitement de la tuberculose pulmonaire au lieu et place de la créosote. On n'aperçoit pas très bien les avantages qu'il peut y avoir à substituer systématiquement le gaïacol à la créosote dans le traitement de la tuberculose.

Comme antithermique, le gaïacol a été préconisé, non seulement chez les tuberculeux, mais encore pour combattre des pyrexies d'origines diverses ; en vérité on possède aujourd'hui tant et de si bons antipyrétiques, que le gaïacol n'a à ce point de vue qu'un intérêt secondaire.

Enfin, *comme analgésique*, le gaïacol a été employé avec plus ou moins de succès dans un grand nombre de circonstances : douleurs sciatiques, intercostales, rhumatismales, arthralgies, névralgies diverses, orchite blennorrhagique.

Modes d'emploi. — Posologie.

1° *A l'intérieur*, le gaïacol peut être administré à la dose quotidienne de 0 gr. 50 à 1 gramme, par doses fractionnées. On peut le donner sous forme de pilules, de vin, d'élixir, d'huile de foie de morue gaïacolée. On l'administre aussi en injections sous-cutanées.

Pilules :

Gaïacol crist..........	0 gr. 05
Iodoforme............	0 — 05
Tanin................	0 — 05
Savon amygdalin.....	Q. S.

Pour une pilule n° 100 ; 4 à 8 par jour.

Élixir :

Gaïacol crist..........	5 gr.
Rhum................	100 —
Sirop d'écorces d'oranges amères........	200 —

Une à deux cuillerées à soupe par jour.

Huile de foie de morue gaïacolée :

Gaïacol	10 gr.
Huile de foie de morue.	1 litre.

(2 à 6 cuillerées par jour.)

Solution pour injections hypodermiques :

Huile d'olives stérilisée	100 gr.
Gaïacol crist..........	5 —

Lavement :

Gaïacol crist..........	0 — 10
Laudanum de Sydenham	V gouttes.
Jaune d'œuf..........	N° 1.
Eau chaude..........	250 gr.

Pour un lavement.

2° *A l'extérieur*, le gaïacol est surtout utilisé en badigeonnages. On ne doit jamais employer en badigeonnage une quantité de gaïacol supérieure à 2 à 3 grammes. Le gaïacol est simplement fondu dans un verre de montre à l'aide d'une douce chaleur et étendu sur la peau (cuisse, thorax, etc.) au moyen d'un pinceau. On recouvre de taffetas gommé et on enveloppe d'un bandage ouaté.

CRÉOSOL ET HOMOCRÉOSOL

Ce sont deux éthers de phénol homologues du gaïacol et que l'on rencontre dans la créosote à côté de ce dernier. Le créosol est un méthylgaïcol et l'homocréosol un éthylgaïacol :

$$C^6H^3 \begin{cases} OH & (1) \\ O-CH^3 & (2) \\ CH^3 & (3) \end{cases} \qquad C^6H^3 \begin{cases} OH & (1) \\ O.CH^3 & (2) \\ C^2H^5 & (3) \end{cases}$$

Créosol.   Homocréosol.

Leurs propriétés physiologiques sont analogues à celles du gaïacol.

CRÉOSOTE

Origine. — On donne le nom de Créosote à des liquides de composition plus ou moins complexe que l'on obtient en soumettant à la distillation les produits connus sous le nom de goudrons végétaux.

Créosote officinale. — La créosote officinale est celle qui est obtenue au moyen du goudron de hêtre.

C'est un liquide légèrement oléagineux, très réfringent, incolore, mais se colorant en jaune à la lumière, doué d'une odeur forte et parti-

culière, de saveur brûlante. La créosote de hêtre doit bouillir entre 200°
et 220°, sa densité doit être de 1,08 à 1,09. Elle est peu soluble dans
l'eau, soluble dans l'alcool, l'éther, le chloroforme, les huiles grasses,
la glycérine *anhydre*.

La créosote doit être neutre au tournesol et se dissoudre entièrement
dans les solutions concentrées de soude ou de potasse.

Composition. — La créosote est essentiellement constituée par un
mélange de *monophénols* (phénol ordinaire, crésylols, xylénols) et d'*éthers
monométhyliques de diphénols* (gaïacol, créosol et homocréosol). Elle doit
avoir la composition centésimale moyenne suivante :

Phénols monovalents	40
Gaïacol	20
Créosol et homocréosol	40
	100

Applications thérapeutiques.

La créosote est surtout utilisée dans le traitement de la tuberculose pulmonaire. C'est Burlureaux qui a été en France l'apôtre
du traitement de la tuberculose par la créosote ; il a nettement
tracé les règles de son emploi et montré que les résultats obtenus
dépendaient dans une large mesure de l'observation de ces règles.

Tolérance et intolérance. — Burlureaux pose en principe
*qu'il faut faire prendre aux malades le plus possible de créo-
sote qu'il pourra tolérer par n'importe quelle voie d'introduction.* Mais la dose tolérée varie d'un individu à l'autre dans des
limites extrêmement étendues, et elle varie aussi avec le mode
d'introduction.

Voie gastrique. — Certains malades peuvent supporter sans le
moindre inconvénient des doses énormes de créosote, 3 à 4 grammes
par jour, pendant un mois par exemple ; d'autres ne peuvent prendre
la créosote par cette voie sous aucune forme ni à aucune dose utile.

Voie intestinale. — La muqueuse du gros intestin absorbe la
créosote d'une façon très intense et, suivant l'expression de Burlureaux, cette muqueuse *ne proteste pas* contre le contact de la
créosote employée à haute dose. On pourra donc, après avoir constaté l'intolérance par la voie gastrique, essayer l'administration par
la voie rectale (lavements, suppositoires).

Voie sous-cutanée. — Elle paraît être la voie de choix pour
l'administration de la créosote. Toutefois elle présente d'un individu à l'autre des degrés de tolérance très variables. Tantôt l'absorption se fait avec une grande rapidité et sans que la piqûre soit
accompagnée de la moindre douleur ; tantôt, au contraire, la piqûre

est tellement douloureuse et l'absorption si lente, qu'on doit renoncer à ce mode d'administration.

Les faits d'intolérance dont nous avons parlé jusqu'ici sont, si l'on peut dire, d'origine locale ; ils se manifestent en quelque sorte avant même que le médicament ait pénétré dans la circulation ; ils reconnaissent pour cause une sorte de sensibilité locale particulière. Mais, en dehors de cette forme d'intolérance locale, il y a lieu de considérer l'intolérance générale de l'organisme pour le médicament, c'est-à-dire l'apparition de phénomènes toxiques, après absorption de doses plus ou moins faibles de créosote. Cette forme d'intolérance varie, elle aussi, d'un individu à l'autre, et il importe d'en connaître les signes généraux.

Un premier degré d'intolérance consiste dans l'apparition de courbature, de vertiges, de sueurs plus ou moins abondantes, dans l'apparition d'urines noires.

Mais le phénomène solennel par excellence, révélant l'intoxication, consiste dans la *sensation de refroidissement* que le malade éprouve quelques heures après l'injection ou l'ingestion du médicament.

Cette intolérance s'observe principalement chez les malades gravement atteints et Burlureaux lui reconnaît une valeur pronostique importante.

Élimination de la créosote. — La créosote s'élimine en partie par la peau et le poumon, mais la majeure partie s'élimine par le rein.

Formes pharmaceutiques appropriées à chaque mode d'administration.

a. **Voie gastro-intestinale.**

Pilules créosotées :

Créosote off.............	10 gr.
Poudre de savon amygda-	
lin desséchée à l'étuve.	Q. S.

Pour 100 pilules molles ; 8 à 10 par jour.

Élixir créosoté :

Créosote off.............	5 gr.
Rhum...................	150 —
Sirop d'écorces d'oranges.	100 —
— de tolu......./......	100 —
— de codéine........	50 —

2 à 3 cuillerées à soupe par jour.

Vin créosoté :

Créosote off..........	10 gr.
Rhum.................	100 —
Teinture de gentiane..	} āā 10 —
— de quinquina.	}
Sirop d'écorces d'oran-	
ges amères.........	100 —
Vin de Malaga Q. S. p.	1 litre.

3 à 5 cuillerées à soupe par jour.

Huile de foie de morue créosotée :

Créosote off..........	15 gr.
Huile de foie de morue.	1 litre.

4 à 8 cuillerées à soupe par jour.

REMARQUE. — En principe on doit faire prendre les préparations créosotées au moment du repas. Dans ces conditions la créosote se mélange aux aliments ingérés, elle se trouve mieux répartie à la surface de la muqueuse gastrique et le malade la tolère plus facilement.

b. Voie rectale.

Lavement :

Créosote....................................	1 gramme.
Huile d'amandes douces....................	15 —
Jaune d'œuf...............................	N° I.
Lait	200 grammes.

c. Voie sous-cutanée.

Créosote off..............................	10 grammes.
Huile d'olives lavée à l'alcool et stérilisée...	140 —

REMARQUE. — Il est impossible de fixer *a priori* la dose à injecter; elle dépend du degré de tolérance individuelle du sujet En principe commencer par une dose faible (5 cc. d'huile créosotée au 1/15ᵉ, soit 0 gr. 33 environ de créosote) et chercher graduellement la dose maxima tolérée.

Créosotal ou Carbonate de créosote.

Les propriétés irritantes de la créosote faisant quelquefois obstacle à son emploi, on a cherché à lui substituer une foule de dérivés réputés dépourvus de toute action irritante.

Le plus connu de ces dérivés est celui qu'on a appelé créosotal ou carbonate de créosote. C'est un mélange des carbonates de gaïacol, de créosol et d'homocréosol.

C'est un corps de consistance pâteuse, insoluble dans l'eau et dans la glycérine, soluble dans l'alcool ou dans l'huile.

C'est habituellement la solution huileuse que l'on utilise.

Même posologie que la créosote.

RÉSORCINE. Syn. : MÉTADIOXYBENZÈNE : $C^6H^4\begin{smallmatrix}-OH & (1)\\ -OH & (3)\end{smallmatrix}$

Caractères. — Cristaux rhomboédriques incolores, inodores, fondant à 119°, doués d'une saveur désagréable, à la fois amère et sucrée, très solubles dans l'eau, solubles dans l'alcool et l'éther.

La solution aqueuse est neutre au tournesol, elle réduit les sels d'argent et la liqueur cupro-potassique; elle donne avec le perchlorure de fer une coloration violette intense.

La résorcine chauffée dans des conditions convenables avec l'anhydride phtalique donne de la fluorescéine, laquelle, traitée par le brome, fournit une fluorescéine tétrabromée qui est l'éosine, matière colorante très usitée comme réactif colorant en histologie.

Propriétés physiologiques.

La résorcine paraît douée de propriétés antiseptiques, comparables à celles du phénol.

La résorcine, comme tous les phénols, est un poison. On peut considérer comme dangereuses les doses de 6 à 8 grammes et comme mortelles les doses voisines ou supérieures à 15 grammes. Les enfants y sont particulièrement sensibles.

Applications thérapeutiques. — On l'utilise seulement comme topique antiseptique dans la blennorrhagie et comme topique réducteur dans le traitement de quelques dermatoses.

Solution pour injections uréthrales :

Résorcine..............	2 à 5 gr.
Eau distillée..........	150 —

2 à 3 injections par jour.

Gargarisme :

Résorcine	5 gr.
Glycérine.............	20 —
Eau....................	150 —

Deux cuillerées à bouche de cette solution dans un demi-verre d'eau chaude, pour gargarismes répétés 3 ou 4 fois par jour.
(Angines chroniques diffuses.)

Pommades :

a. Résorcine		3 gr.
Vaseline.............		30 —
b. Résorcine	} āā 4 —	
Oxyde de zinc........		
Vaseline		30 —

Pytyriasis du cuir chevelu, etc.

Mixture :

Résorcine.............	2 gr
Chloral	4 —
Alcoolat de lavande.....	200 —

En lotions (séborrhée).

HYDROQUINONE.

Syn. : **PARADIOXYBENZÈNE** : $C^6H^4\begin{cases} OH & (1) \\ OH & (4) \end{cases}$

Mêmes propriétés générales que ses deux isomères. Mais ses propriétés réductrices plus marquées en font un toxique plus énergique. Inusitée.

IX

PHÉNOLS TRIVALENTS

Les 3 triphénols correspondant au benzène sont connus ; ce sont : le pyrogallol, l'oxyhydroquinone et la phloroglucine. De ces 3 triphénols, seul le pyrogallol est employé en thérapeutique.

PYROGALLOL. Syn. : ACIDE PYROGALLIQUE.

$$\text{TRIOXYBENZOL} : C^6H^3 \begin{cases} -OH & (1) \\ -OH & (2) \\ -OH & (3) \end{cases}$$

L'acide pyrogallique, qu'il ne faut pas confondre avec l'acide galliqu
que nous étudierons un peu plus loin, s'obtient précisément en soumettant ce dernier, ou encore le tanin, à la distillation sèche.

Caractères. — Il se présente sous la forme d'aiguilles blanches, prenant une teinte brune quand elles ont été exposées à l'air, d'une saveur
très amère, solubles dans 2 p. 1/2 d'eau, moins solubles dans l'alcool et
dans l'éther.

En solution aqueuse, le pyrogallol absorbe peu à peu l'oxygène de
l'air en se colorant en brun.

En présence des alcalis la solution noircit et absorbe l'oxygène avec
une rapidité telle que cette réaction peut être utilisée pour l'analyse
volumétrique de l'air. Dans cette oxydation il se produit de l'acide
carbonique et de l'oxyde de carbone.

Propriétés physiologiques.

Action locale. — Les muqueuses, les plaies, la peau elle-même,
touchées avec une solution de pyroyallol, prennent une teinte
brune et l'absorption du pyrogallol ou de ses *produits d'oxydation*
est démontrée :

1° Par le passage dans l'urine de dérivés phénoliques ;

2° Par les accidents qu'on a vus survenir à la suite de l'emploi
externe des médicaments à base de pyrogallol.

Action générale. — Le pyrogallol est un poison·énergique et
cela pour trois raisons :

1° Parce qu'il possède 3 fonctions phénoliques libres dans sa
molécule ;

2° Parce que c'est un corps instable, énergiquement réducteur,
capable par conséquent d'enlever de l'oxygène aux milieux organiques qu'il traverse et particulièrement au milieu sanguin ;

3° Parce que, en s'oxydant dans un milieu alcalin tel que le sang,
il donne naissance à une certaine quantité d'oxyde de carbone.

Dans l'intoxication par le pyrogallol, il se produit d'ailleurs des
altérations importantes des globules rouges ; le rein est lui-même
plus ou moins lésé, d'où toute la série des signes urinaires qu'on
observe au cours de cette intoxication : urines foncées, hémoglobinurie, méthémoglobinurie.

Les symptômes généraux de l'intoxication ne diffèrent par aucun signe distinctif précis de ceux que produisent d'une mànière générale les corps à fonction phénolique et que nous connaissons déjà.

On peut considérer les doses supérieures à 1 gramme comme pouvant déterminer des accidents graves ou mortels. L'empoisonnement peut se produire à la suite d'une application externe de pyrogallol faite sur une surface de quelque étendue.

Applications thérapeutiques. — Le pyrogallol n'est jamais employé à l'intérieur.

A l'extérieur il est utilisé dans le traitement d'un certain nombre de dermatoses : psoriasis, lupus vulgaire, etc.

Il convient de ne pas employer une dose supérieure à 5 grammes ; on doit de plus examiner chaque jour les urines avec attention et cesser le traitement dès qu'on leur voit prendre une teinte anormale, rosée ou verdâtre. Il est enfin prudent de ne faire des onctions ou des badigeonnages que sur des surfaces très limitées, dont on n'augmentera le champ qu'après avoir bien constaté la tolérance du malade.

Solution :		*Pommade :*	
Acide pyrogallique...	5 à 10 gr.	Acide pyrogallique.....	2 gr.
Alcool .... } āā 50 —		— salicylique........	1 —
Eau .... }		Oxyde de zinc..........	10 —
En badigeonnages, dans l'eczéma chronique. (FISCHL.)		Vaseline blonde........	40 —

ACIDE CHRYSOPHANIQUE

L'acide chrysophanique est un diphénol à fonction mixte ; outre ses fonctions phénoliques il renferme en effet une fonction cétone quinonique ; il dérive de l'anthracène ou, plus exactement, du méthylanthracène et peut être représenté par la formule :

$$OH - C^6H^3 \diagdown^{CO}_{CO} \diagup C^6H^2 \diagdown^{OH}_{CH^3}$$

Ac. chrysophanique ou dioxyméthylanthraquinone.

État naturel. — On le rencontre dans divers sénés, dans la rhubarbe, dans certains lichens.

Caractères. — L'acide chrysophanique se présente sous la forme d'aiguilles jaune d'or, fusibles à 102°, insolubles dans l'eau, solubles dans les alcalis.

Propriétés physiologiques et applications thérapeutiques. — La plupart des ouvrages de thérapeutique décrivent les propriétés physiologiques et les applications thérapeutiques de l'acide chrysophanique. Cela tient à un abus de langage. Le corps que les dermatologistes emploient sous ce nom n'est pas, en effet, de l'acide chrysophanique vrai, mais un produit voisin, la chrysarobine.

CHRYSAROBINE OU ARAROBA PURIFIE (Codex)

La chrysarobine, comme le montre la formule ci-dessous, est un produit de réduction de l'acide chrysophanique : c'est l'oxyde d'un méthyl-dioxyanthranol :

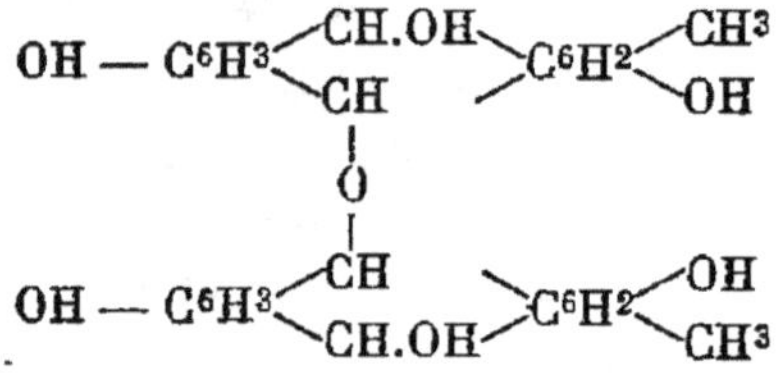

$$OH-C^6H^3\!\!\begin{array}{c}CH.OH\\CH\end{array}\!\!C^6H^2\!\!\begin{array}{c}CH^3\\OH\end{array}$$

$$|$$
$$O$$
$$|$$

$$OH-C^6H^3\!\!\begin{array}{c}CH\\CH.OH\end{array}\!\!C^6H^2\!\!\begin{array}{c}OH\\CH^3\end{array}$$

Chrysarobine

État naturel. — La chrysarobine se rencontre dans la poudre de Goa ou d'Araroba. La poudre de Goa est extraite des fentes plus ou moins volumineuses qui existent dans le bois de l'*Andira Araroba*, grand arbre de la famille des Légumineuses, qui croit au Brésil. Cette poudre, qui est employée de temps immémorial par les indigènes dans le traitement des affections cutanées, contient 80 à 85 p. 100 de crysarobine.

Caractères. — La chrysarobine, comme l'acide chrysophanique, se présente sous l'aspect d'une poudre jaunâtre, insoluble dans l'eau, mais soluble dans les solutions alcalines et le chloroforme. En solutions alcalines et sous l'influence de l'oxygène de l'air, elle s'oxyde et se transforme en acide chrysophanique.

Propriétés physiologiques. — La chrysarobine possède des propriétés irritantes très marquées. Le professeur Pouchet a montré que, comme le pyrogallol, la chrysarobine est un poison du sang, et que le mécanisme de l'action toxique de ces deux substances est à peu près identique.

Même employée à l'extérieur pour le traitement des affections cutanées, la chrysarobine exerce son action irritante, et peut de ce fait déterminer des lésions superficielles qui servent dès lors de porte d'entrée au médicament.

Indications. — Elles sont à peu près les mêmes que celles du pyrogallol; toutefois c'est surtout contre les psoriasis que la chrysarobine a été employée avec succès.

Solutions :

a. Chrysarobine....... 5 à 10 gr.
Chloroforme........ 100 —

On badigeonne les plaques, on laisse sécher, on recouvre de traumaticine ou de colle de zinc.

Traumaticine à la chrysorobine :

Chrysarobine .... 10 gr.
Gutta-percha............ 10 —
Chloroforme .... 90 —

Bâtons de pommade :

Chrysarobine .... 30 gr.
Cire .... 20 —
Lanoline............ 50 —

(LEISTIKOW.)

CHAPITRE III

ACIDES AROMATIQUES R — COOH

ACIDE BENZOIQUE : C^6H^5 — COOH

État naturel. — Il existe dans un certain nombre de produits naturels tels que le benjoin, le castoréum, le baume de Tolu. On le trouve encore à l'état de combinaison avec le glycocolle dans l'urine des herbivores : c'est à cette combinaison qu'on donne le nom d'acide hippurique :

$$C^6H^5 — COOH + H^2N\text{-}CH^2 — COOH = H^2O + C^6H^5 — CONH — CH^2 — COOH$$
Ac. benzoïque.   Glycocolle.   Acide hippurique.

Caractères. — L'acide benzoïque cristallise en aiguilles lamelleuses incolores, fusibles à 121°. Préparé par *voie synthétique* il est absolument inodore, mais obtenu par *sublimation* il est doué d'une faible odeur aromatique.

L'acide benzoïque est très peu soluble dans l'eau (1 p. 500 environ), il est beaucoup plus soluble dans l'alcool et dans l'éther.

Benzoate de soude : C^6H^5 — COONa. — Se présente ordinairement sous la forme d'une poudre blanche, soluble dans 1 p. 1/2 d'eau, peu soluble dans l'alcool.

La benzoate de soude a la propriété d'augmenter la solubilité de la caféine dans l'eau.

Benzoate de lithine : C^6H^5 — COOLi. — Cristaux incolores, solubles dans 3 p. 1/2 d'eau, dans 10 p. d'alcool à 90°.

Benzoate basique de bismuth. — Poudre blanche, insipide, à peu près insoluble dans l'eau.

Benzoate de mercure. — (Voir aux *Sels de mercure*.)

Propriétés physiologiques de l'acide benzoïque et des benzoates. — Le pouvoir antiseptique de l'acide benzoïque est faible. Sa toxicité est également faible. L'acide benzoïque et les benzoates alcalins, administrés par la voie digestive, sont rapidement absorbés. Une partie de l'acide benzoïque absorbé est sans doute détruite dans l'organisme; une autre partie s'élimine par la salive, la sueur, les sécrétions bronchiques; la majeure partie s'élimine par les urines sous forme d'acide hippurique.

Indications thérapeutiques. — Le fait que l'acide benzoïque, pour se transformer en acide hippurique, a besoin d'emprunter à l'organisme une molécule azotée, le glycocolle, a fait supposer à quelques physiologistes que l'acide benzoïque, immobilisant les molécules de glycocolle rencontrés dans l'organisme, l'azote de celles-ci serait autant d'azote qui ne pourrait plus former d'acide urique. Dès lors l'acide benzoïque apparaissait comme le médicament par excellence de la diathèse urique et, d'une manière générale, de ces maladies dyscrasiques qui paraissent dues à la formation exagérée ou à l'élimination insuffisante de l'acide urique ou de déchets azotés analogues : créatine, créatinine, etc. En vérité il ne semble pas que l'acide benzoïque soit capable de jouer cette espèce de rôle d'agent de salubrité, car il est vraisemblable que la combinaison de l'acide benzoïque avec le glycocolle se-fait non pas dans l'intimité des tissus proprement dits, mais au niveau du rein lui-même. En effet, quand on examine le sang des animaux qui excrètent normalement de l'acide hippurique, on n'y trouve que peu d'acide hippurique.

L'acide benzoïque paraît avoir la propriété de maintenir acides les urines et par là il peut être utile en vue d'empêcher ou de retarder la fermentation ammoniacale dans la vessie même.

Peut-être aussi, comme le suppose le professeur Robin, l'acide benzoïque et les benzoates peuvent-ils en même temps exercer une action topique favorable sur la muqueuse des voies urinaires, et c'est par ce double mécanisme que l'acide benzoïque pourrait obvier à l'une au moins des causes de production des· calculs phosphatiques secondaires. Enfin l'acide benzoïque et les benzoates, en s'éliminant au niveau de la muqueuse bronchique, paraissent favoriser l'expectoration.

En résumé l'acide benzoïque et les benzoates paraissent surtout indiqués dans les pyélites, les cystites purulentes et le catarrhe bronchique.

Posologie. — *L'acide benzoïque* s'administre à la dose de 0 gr. 20 à 1 gramme par jour, soit en potion, soit en pilules.

Potion :		*Pilules :*	
Acide benzoïque....	3 gr.	Acide benzoïque	
Cognac ou rhum........	50 —	Terpine.............	ãã 0 gr. 05
Sirop de bourgeons de		Térébenthine,.......	
sapin......	50 —	Pour une pilule n° 50 ; 5 à 10 par jour.	
Eau de tilleul	200 —		
4 à 6 cuillerées à soupe par jour.			

Le benzoate de soude s'administre à la dose de 1 à 4 grammes par jour, sous forme de cachets, de potion ou de pilules.

Cachets :

Benzoate de soude... }
Urotropine .... } $\tilde{aa}$ 0 gr. 50

Pour un cachet n° 20 (antiseptie des voies urinaires).

Pilules :

Benzoate de soude... }
Terpine .... } $\tilde{aa}$ 0 gr. 05

Pour une pilule n° 40 ; 4 à 5 par jour.

Potion :

Benzoate de soude.   5 gr.

Alcoolature de racine d'aconit....   XX gouttes.

Eau de laurier-cerise.............   5 gr.

Sirop de tolu...... }
— de codéine.. } 30 —

Eau ....   60 —

À prendre dans les 24 heures.

BENZONAPHTOL. Syn. : ÉTHER BENZOIQUE DU NAPHTOL β : $C^6H^5 - CO - O - C^{10}H^7$

Caractères. — Cristaux incolores, inodores, sans saveur, insolubles dans l'eau, peu solubles dans l'alcool froid, fondant à 56°.

Indications thérapeutiques. — Le benzonaphtol, comme la plupart des éthers de phénol, est stable en milieu acide, facilement saponifié au contraire en milieu alcalin.

Ce médicament, administré par la voie gastrique, traversera donc l'estomac sans y subir d'altération et sans y être absorbé. Parvenu dans la zone pancréatique du duodénum, il sera au contraire décomposé en ses générateurs : acide benzoïque et naphtol β.

Le benzonaphtol est surtout utilisé comme antiseptique intestinal dans la médication infantile.

Posologie. — La dose journalière pour les adultes est de 2 à 4 grammes ; pour les enfants elle est de 0 gr. 50 à 2 grammes.

Cachets :

a. Benzonaphtol........   0 gr. 50

Pour un cachet n° 10.

b. Benzonaphtol.....   0 gr. 50

Charbon végétal... }
Craie préparée..... } $\tilde{aa}$ 0 — 25

Pour un cachet n° 20.

Le benzonaphtol étant dépourvu de saveur irritante, on peut l'administrer en suspension dans une potion ou plus simplement encore le faire prendre dans un peu de lait.

CHAPITRE IV

ACIDES PHENOLS

ACIDE SALICYLIQUE.

Syn. : ACIDE ORTHOXYBENZOIQUE : $C^6H^4 \begin{cases} COOH & (1) \\ OH & (2) \end{cases}$

État naturel. — On rencontre de l'acide salicylique dans un certain nombre de produits naturels (ulmaire, gaultheria punctata, fraises, etc).

Caractères. — L'acide salicylique se présente sous la forme de fines aiguilles incolores, légères, brillantes, d'une saveur d'abord douceâtre, puis piquante et irritante. Il est soluble dans environ 500 p. d'eau froide et dans 15 à 20 p. d'eau bouillante ; très soluble dans l'alcool, l'éther, le chloroforme ; soluble dans 6 p. de glycérine environ.

L'acide salicylique en solution aqueuse donne avec le perchlorure de fer une coloration bleu violet très intense.

Dérivés salicylés. — L'acide salicylique étant un corps à la fois acide et phénol peut engendrer de nombreux dérivés. Parmi les dérivés phénoliques utilisés en thérapeutique, nous citerons :

1° Les dérivés salins proprement dits (salicylates métalliques);

2° Les éthers alcooliques (éthers salicyliques ou salicylates alcooliques) ;

3° Les éthers-phénoliques ou salols.

Dérivés salins proprement dits.

Nous avons déjà eu l'occasion d'étudier plusieurs salicylates (salicylate de lithine, salicylate de bismuth, salicylates de mercure) dont les propriétés physiologiques ou les indications thérapeutiques relèvent plus de la nature du métal que de celle de l'acide. Nous n'avons à mentionner ici que le salicylate de soude, dont l'histoire se confond avec celle de l'acide salicylique.

Salicylate de soude $C^6H^4 \begin{cases} COONa \\ OH \end{cases}$. — C'est une poudre blanche ou légèrement rosée, pulvérulente ou formée de petites écailles soyeuses, donnant au toucher la sensation d'une poudre grasse, savonneuse, d'une saveur douceâtre puis piquante. Le salicylate de soude est très soluble dans l'eau, très peu soluble dans l'alcool, insoluble dans l'éther ; il dissout la caféine.

Propriétés physiologiques de l'acide salicylique et du salicylate de soude. — *Pouvoir antiseptique.* — L'acide salicylique est doué de propriétés antiseptiques, mais son pouvoir antiseptique se manifeste plus nettement vis-à-vis des ferments figurés ou des moisissures banales qui peuvent envahir certains produits alimentaires (vin, bière, lait, confiture, etc.), que vis-à-vis des agents pathogènes proprement dits. L'acide salicylique entrave aussi l'action des ferments solubles ; il peut donc troubler les processus digestifs, et cette seule considération suffit à justifier l'interdiction de l'emploi de l'acide salicylique pour la conservation des produits alimentaires. Quant au salicylate de soude, son pouvoir antiseptique est faible ou nul.

Action locale. — La peau saine et intacte n'absorbe pas, au sens vrai du mot, l'acide salicylique, mais celui-ci exerce sur la peau une action irritante particulière, une sorte d'action dissolvante qui peut aller de la simple destruction de la couche cornée à la mortification du derme lui-même. Cette action de l'acide salicylique est même assez énergique pour s'exercer sur les productions cornées de l'épiderme (cors, durillons, plaques scléreuses des talons etc.).

Les muqueuses sont fort sensibles à l'action irritante de l'acide salicylique.

Le salicylate de soude est beaucoup moins irritant que l'acide salicylique ; toutefois, les solutions concentrées de salicylate de soude sont assez irritantes pour la muqueuse stomacale, et c'est là un fait dont il y a lieu de tenir compte dans l'administration de ce médicament.

Action générale. — L'acide salicylique est facilement absorbé par la muqueuse gastrique. On admet qu'arrivé dans le sang, en présence des phosphates et carbonates alcalins, il passe immédiatement à l'état de salicylate de soude. De fait, on ne parvient pas à mettre en évidence la présence d'acide salicylique libre, dans le sang des malades soumis à la médication salicylée.

En dehors des phénomènes que nous étudierons plus loin sous le nom d'incidents de la médication salicylée, et qui se manifestent surtout dans le domaine du système nerveux, on peut dire que, à doses thérapeutiques, ni l'acide salicylique, ni le salicylate de soude ne provoquent de modifications appréciables du côté des grands appareils (cœur et appareil respiratoire notamment). — A dose thérapeutique, l'acide salicylique ne détermine pas chez l'homme sain d'abaissement de température ; chez les fébricitants, au contraire, et dans la fièvre rhumatismale principalement, l'abaissement de température est la règle.

L'acide salicylique et le salicylate de soude, comme tous les composés qui renferment dans leur molécule une fonction phénolique libre, sont des composés toxiques ; toutefois, il semble que la présence dans le noyau d'une fonction acide *en position ortho* par rapport à la fonction phénol diminue dans une certaine mesure la toxicité spécifique de la fonction phénol. Toutes choses égales d'ailleurs, l'acide salicylique est, en effet, moins toxique que le phénol ordinaire C^6H^5 — OH.

La dose toxique varie beaucoup suivant les circonstances : on a vu 8 à 10 grammes d'acide salicylique provoquer chez certains malades des accidents fort graves alors que, dans d'autres circonstances, 20 à 25 grammes n'ont pas amené la mort.

La symptomatologie de l'intoxication salicylique n'offre à considérer aucun phénomène vraiment spécifique ; par certains côtés elle rappelle l'intoxication phénolique (faiblessse musculaire, hypothermie avec tendance au collapsus, sueurs profuses), par certains autres (troubles psychiques) elle rappelle l'intoxication par les solanées vireuses.

Élimination. — On peut retrouver de l'acide salicylique dans tous les produits de sécrétion ou d'excrétion de l'organisme, mais c'est le rein qui est la voie d'élimination principale.

Le rein n'élimine pas l'acide salicylique en nature ; il l'élimine sous forme d'acide salicylurique, combinaison de glycocolle et d'acide salicylique.

Applications thérapeutiques.

Le salicylate de soude dans le rhumatisme articulaire aigu. — L'action de l'acide salicylique et du salicylate de soude dans le rhumatisme articulaire aigu a été mise en lumière par Stricker, de Berlin. En France, la médication salicylée a été vulgarisée par Germain Sée.

Tous les cliniciens admettent aujourd'hui que l'action du salicylate de soude dans le rhumatisme articulaire aigu est une action quasi spécifique, et que, le plus souvent, sous l'influence de la médication salicylée convenablement appliquée, on voit disparaître, non seulement la fièvre, mais encore la douleur, le gonflement inflammatoire des articulations, les symptômes essentiels en un mot de la polyarthrite rhumatismale. L'amélioration est souvent rapide et peut déjà se manifester au bout de 24 heures.

Technique du traitement. — Depuis les travaux de G. Sée on a renoncé à l'emploi de l'acide salicylique en nature et c'est au salicylate de soude, beaucoup moins irritant, qu'on s'adresse généralement.

Pour obtenir du traitement salicylé un rendement thérapeutique maximum, il convient d'observer les règles suivantes :

1° *Institution aussi précoce que possible de la médication;*

2° *Donner d'emblée, mais par doses fractionnées, une quantité suffisante de salicylate de soude.*

La quantité à administrer d'emblée peut nécessairement être plus ou moins grande, suivant l'intensité des phénomènes généraux et inflammatoires dans le cas considéré. Dans les formes graves G. Sée donnait 7 à 8 grammes; dans les formes plus bénignes, 4 à 6 grammes.

3° *Diminuer progressivement les doses du médicament, à partir du moment où l'on voit s'atténuer les phénomènes fébriles, douloureux ou inflammatoires.*

4° *Ne pas descendre toutefois en deçà de la moitié de la dose initiale, et maintenir cette dose minima pendant un certain temps, une quinzaine de jours habituellement, même si la guérison apparente semblait obtenue avant ce laps de temps.*

Le salicylate de soude chez les enfants. — Les enfants supportent bien le salicylate de soude. La plupart des médecins d'enfants indiquent comme dose journalière 0 gr. 50 par année d'âge, jusqu'à l'âge de 8 ans, ce qui porte à 4 grammes la dose maxima chez un enfant de 8 ans. Cette dose maxima devrait être conservée même chez les enfants plus âgés jusqu'à l'âge de 15 ou 16 ans.

Incidents ou accidents de la médication salicylée. — Au cours du traitement salicylé on peut voir apparaître des phénomènes plus ou moins graves, que l'on peut ranger comme suit :

1° *Des troubles digestifs* : douleurs stomacales plus ou moins vives, nausées, vomissements, diarrhée. Ces troubles relèvent habituellement d'une mauvaise administration du médicament qui a été donné à doses trop massives ou en solution trop concentrée.

2° *Troubles auditifs* : bourdonnements d'oreilles avec surdité plus ou moins complète. Ces phénomènes, souvent douloureux, disparaissent quand on cesse le médicament; les doses fractionnées ne permettent pas toujours de les éviter, mais elles les rendent moins fréquentes et moins intenses.

3° *Troubles visuels* : diminution de l'acuité visuelle, mouches volantes, amblyopie, hallucinations.

4° *Troubles nerveux proprement dits* : animation de la face, douleurs et bouffées de chaleur à la tête, sueurs profuses, insomnie, délire calme ou violent, affaiblissement de la mémoire.

Enfin, on a aussi signalé des *troubles moteurs* : raideur des jointures, extension tétanique de certains membres, secousses cloniques avec hémiparésie. On se trouve alors en présence de véritables phénomènes toxiques, qui sont d'ailleurs bientôt confirmés par l'apparition de troubles cardiaques et respiratoires et par du collapsus.

Accumulation du salicylate de soude. Contre-indications. — L'élimination rapide et facile du salicylate de soude exige une intégrité fonctionnelle aussi parfaite que possible de l'appareil rénal. Dans le cas contraire, il peut y avoir accumulation du médicament dans l'organisme, et c'est alors qu'on voit se manifester avec leur maximum d'intensité les phénomènes d'intolérance que nous venons de signaler. L'examen des urines s'impose donc chez tout malade soumis à la médication salicylée. La néphrite rhumatismale ne paraît cependant pas être une contre-indication à l'emploi du salicylate de soude, et Talamon a précisément fait remarquer que c'est surtout dans les formes suraiguës, avec état fébrile intense, formes où les urines sont presque toujours albumineuses, que le salicylate agit de la manière la plus remarquable.

La médication salicylée est contre-indiquée chez les individus très âgés et affaiblis, chez les artérioscléreux et d'une manière générale chez les individus porteurs d'une lésion organique du cœur.

Enfin on a accusé le salicylate de soude d'avoir provoqué plusieurs fois l'avortement; on doit donc s'abstenir de prescrire ce médicament au cours de la grossesse ou, du moins, ne le donner qu'avec beaucoup de circonspection.

La médication salicylée en dehors du rhumatisme articulaire aigu. — La médication salicylée a été essayée sans beaucoup de succès dans les diverses formes rhumatismales secondaires admises par les cliniciens (complications viscérales, pleurésie rhumatismale, etc.).

Le salicylate ne paraît avoir aucune action dans les rhumatismes infectieux proprement dits; il paraît à peu près inefficace aussi dans le rhumatisme chronique.

Le salicylate de soude s'éliminant sous forme d'acide salicylurique, qui n'est d'ailleurs pas, ainsi que nous l'avons vu, une combinaison d'acide salicylique et d'acide urique, on a admis que l'acide salicylique favorisait l'élimination de l'acide urique et on l'a administré dans la goutte aiguë, la goutte chronique, la gravelle urique.

Bien que l'action cholagogue du salicylate de soude ne soit rien moins que démontrée, on a également proposé l'emploi de la médication salicylée dans le traitement de la lithiase biliaire.

L'acide salicylique à l'extérieur. — A l'extérieur, l'acide salicylique est employé comme topique antiseptique et comme topique kératolysant.

Modes d'administration. — *A l'intérieur*, le salicylate de soude doit toujours être administré en solution étendue et par doses fractionnées. On peut à la rigueur administrer le salicylate de soude en cachets, mais il convient alors de l'associer au bicarbonate de soude et de recommander au malade de prendre, aussitôt après l'absorption du cachet, une tasse d'infusion de tilleul ou de tout autre liquide analogue. La forme de choix est la potion :

Cachets :	*Potion :*
Salicylate de soude..... 0 gr. 50	Salicylate de soude....... 6 gr.
Bicarbonate de soude... 0 — 30	Bicarbonate de soude..... 2 —
Pour un cachet n° 20; 8 à 10 par jour.	Rhum ou cognac......... 20 —
	Sirop de groseilles........ 30 —
	Eau distillée............. 80 —
	A prendre par cuillerée dans une tasse de tisane au goût du malade.

A l'extérieur, l'acide salicylique s'emploie sous de nombreuses formes :

Collutoire salicylé :	*Collodion salicylé :*
Acide salicylique. 0 gr. 50 à 1 gr.	Acide salicylique......... 2 gr.
Alcool......Q. S. p. dissoudre.	Extrait alcoolique de chanvre indien.............. 1 —
Glycérine........ 40 gr.	Alcool à 90°............. 2 —
Infusion d'eucalyptus........ 60 —	Éther.................. 5 —
Diphtérie. (J. Simon.)	Collodion élastique....... 10 —

ÉTHERS SALICYLIQUES

ASPIRINE. Syn. : ÉTHER ACÉTIQUE DE L'ACIDE SALICYLIQUE : $C^6H^4\begin{cases}COOH\\O-CO-CH^3\end{cases}$

Caractères. — Poudre blanche, cristalline, de saveur piquante, peu soluble dans l'eau (1 p. 100 environ).

Propriétés. — Les mêmes d'une façon générale que l'acide salicylique; mais l'aspirine serait plus lentement absorbée que l'acide salicylique, elle agirait plus lentement et plus progressivement et n'aurait dès lors pas les mêmes inconvénients que l'acide salicylique. Enfin l'aspirine serait peu irritante pour la muqueuse stomacale et pourrait s'administrer sans inconvénients en cachets (2 à 3 gr. par jour).

SALICYLATE DE MÉTHYLE : $C^6H^4\begin{cases}CO-O-CH^3\\OH\end{cases}$

Il constitue la majeure partie de l'essence de Winter-Green, que l'on retire des feuilles du *Gaultheria procumbens*, petit arbuste de la famille des Ericacées.

C'est un liquide incolore, volatil, d'une odeur forte et persistante, peu soluble dans l'eau, très soluble dans l'alcool et l'éther.

Propriétés et applications thérapeutiques. — Appliqué sur la peau, il provoque une cuisson légère et de peu de durée. Il passe rapidement dans la circulation générale, car on peut déjà retrouver de l'acide salicylique dans les urines une 1/2 heure après le badigeonnage. Comme tous les composés salicylés, le salicylate de méthyle administré à haute dose, même par la voie cutanée, peut provoquer des accidents d'intoxication.

Le salicylate de méthyle est surtout employé contre les arthropathies limitées du rhumatisme articulaire subaigu ou chronique. On l'a aussi employé dans les névralgies.

Mode d'emploi; posologie. — Le salicylate de méthyle est toujours employé sous forme de badigeonnage. Les doses habituelles sont de 4 à 8 gr. (XXV à XXX gouttes correspondent à 1 gr.). Pour faire les applications de salicylate de méthyle on se sert d'un pinceau ou d'un tampon d'ouate hydrophile. L'application se fait généralement *loco dolenti*; on fait ensuite, autour de la partie badigeonnée, un enveloppement ouaté qui est lui-même entouré de taffetas gommé.

SALOLS

Le mot Salol est un terme générique, applicable à tous les éthers phénoliques de l'acide salicylique, c'est-à-dire à tous les corps qui résultent de l'éthérification de la fonction acide de l'acide salicylique par une fonction phénol. On conçoit dès lors qu'il puisse exister un grand nombre de salols; toutefois, jusqu'ici, un très petit nombre seulement de ces corps sont utilisés en thérapeutique et il suffit de retenir le *salol ordinaire*, le *bétol* et le *salophène*.

SALOL ORDINAIRE.

Syn. : **SALICYLATE DE PHÉNOL** : $C^6H^4\diagup^{CO - O.C^6H^5}_{\diagdown OH}$

Caractéres. — Il se présente sous la forme de cristaux incolores, dont l'odeur rappelle un peu celle de l'essence de Winter-Green très atténuée; on a aussi comparé l'odeur du salol à celle de la violette. Le salol est insoluble dans l'eau, soluble dans l'alcool et dans l'éther.

Propriétés physiologiques et applications thérapeutiques. — Le salol résiste aux acides, mais les alcalis le saponifient facilement, c'est-à-dire le dédoublent en ses générateurs : phénol et acide salicylique. C'est sur ce double caractère que repose l'emploi thérapeutique du salol et, d'une manière plus générale, des salols. Il résulte en effet de cette propriété :

1° Que le salol administré par la voie buccale doit traverser l'estomac sans y subir de dédoublement et, dès lors, sans y être absorbé, puisqu'il est insoluble ;

2° Qu'arrivé dans l'intestin, milieu alcalin, il doit être dédoublé en ses générateurs, c'est-à-dire en deux molécules douées l'une et l'autre de propriétés antiseptiques.

On a admis que le salol subit surtout ce dédoublement dans le duodénum et que le suc pancréatique était l'agent actif de ce dédoublement; on a même fondé sur ce fait une méthode d'exploration de l'activité pancréatique. Il est possible que le suc pancréatique intervienne normalement dans le dédoublement du salol, cependant on ne doit pas considérer cette intervention comme indispensable, car, d'une part, Gley a observé le dédoublement chez des chiens privés de pancréas, et, d'autre part, le dédoublement s'observe aussi quand le salol est administré par la voie rectale.

L'alcalinité du milieu intestinal est donc la seule condition nécessaire et suffisante pour le dédoublement du salol, et c'est parce que cette alcalinité est fort variable, soit dans l'état de santé, soit dans l'état de maladie, que les effets du salol sont eux-mêmes variables et inconstants.

A l'intérieur, le salol s'emploie surtout pour réaliser l'antisepsie de l'intestin et des voies urinaires.

A l'extérieur, il est surtout employé comme topique antiseptique pour hâter la cicatrisation des plaies.

Posologie. — On administre ordinairement le salol sous forme de cachets, seul ou associé à d'autres antiseptiques. On le donne à la dose de 1 à 4 gr. par doses fractionnées de 0 gr. 25 à 1 gr.

Chez les enfants on emploie rarement le salol ; on lui préfère le benzonaphtol, moins toxique. A l'*extérieur*, le salol s'emploie sous forme de poudre, de gaze salolée (au 1/10ᵉ), de poudre composée, etc.

Nous signalerons enfin l'emploi du salol pour l'enrobage des pilules dont les principes actifs sont destinés à être transportés, inaltérés, dans l'intestin.

BÉTOL. Syn. : **SALICYLATE**

DE NAPHTOL β : $C^6H^4 {<}^{CO\,-\,O\,-\,C^{10}H^7}_{OH}$

C'est un salol obtenu par éthérification de la fonction acide de l'acide salicylique par une molécule de naphtol β.

Caractères. — Lamelles incolores, sans saveur, presque sans odeur, insolubles dans l'eau.

Mêmes applications thérapeutiques que le salol ordinaire. Doses : 1 à 4 gr. par jour.

SALOPHÈNE. Syn. : **SALICYLATE D'ACÉTYL-PARA-AMIDO-PHÉNOL**

C'est encore un salol : la fonction acide de l'acide salicylique est éthérifiée par la fonction phénol de l'acétyl-para-amido-phénol.

$C^6H^4 {<}^{COOH}_{OH}$ $C^6H^4 {<}^{OH}_{NH\text{-}CO\,-\,CH^3}$ (1)(4)

Ac. salicylique.   Acétyl-para-amido-phénol.

$C^6H^4 {<}^{CO\,-\,O\,-\,C^6H^4\,-\,NH\text{-}CO\,-\,CH^3}_{OH}$

Salophène.

Caractères. — Paillettes incolores, inodores, sans saveur, peu solubles dans l'eau.

Mêmes propriétés générales que le salol ordinaire. Doses : 1 à 4 gr.

ACIDE GALLIQUE.

Syn. : **ACIDE TRIOXYBENZOIQUE** : C^6H^2
$$\begin{cases} COOH & (1) \\ OH & (3) \\ OH & (4) \\ OH & (5) \end{cases}$$

L'acide gallique, corps une fois acide et trois fois phénol, existe dans un certain nombre de végétaux (sumac, busserole, écorce de racine de grenadier, etc.).

On le prépare par la fermentation du tanin de la noix de galle.

Il ne précipite pas, comme ce dernier, la gélatine de ses solutions.

Il n'est plus guère utilisé en thérapeutique, mais on utilise quelques-uns de ses dérivés, notamment le dermatol et l'airol.

DERMATOL. Syn. : GALLATE BASIQUE

DE BISMUTH : C^6H^2

Caractères. — Poudre jaune, dépourvue d'odeur, à peu près insipide, insoluble dans l'eau, l'alcool et l'éther.

Usages. — Le dermatol a été présenté comme doué de propriétés protectives, astringentes et antiseptiques.

A l'*extérieur*, on l'utilise comme succédané de l'iodoforme; il a été aussi préconisé à l'*intérieur* comme anti-diarrhéique, mais il est fort peu utilisé comme tel.

Pommade :			*Poudre :*		
Dermatol.	10	grammes.	Dermatol	4	grammes.
Lanoline	20	—	Oxyde de zinc	20	—
Vaseline	70	—	Amidon	40	—

AIROL. Syn. : OXY-IODO-GALLATE

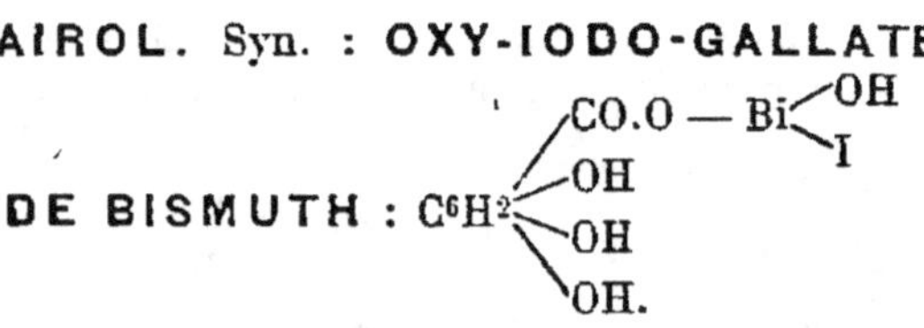

DE BISMUTH : C^6H^2

Caractères. — C'est une sorte de dermatol iodé; il se présente sous la forme d'une poudre d'un vert grisâtre, sans odeur ni saveur. A l'air humide il se décompose peu à peu en se colorant en rouge.

Usages. — C'est aussi un succédané de l'iodoforme. Il s'emploie sous les mêmes formes que le dermatol. Il a souvent donné d'excellents résultats dans le traitement de la blennorrhagie ; on l'emploie dans ce cas sous forme d'émulsion :

Airol .... 4 grammes.
Eau distillée .... 10 —
Glycérine .... 30 —

Après lavage préalable du canal au moyen d'une solution boriquée, on injecte 10 cc. de la mixture précédente dans l'urèthre antérieur, en deux fois. Le liquide injecté est retenu pendant quelques minutes par l'occlusion du méat et cette opération est répétée tous les jours jusqu'à guérison.

TANINS

Le mot tanin est un terme générique qui sert à désigner des substances d'orige végétale présentant un certain nombre de caractères communs dont les principaux sont les suivants :

Ce sont des corps amorphes, doués d'une saveur plus ou moins astringente, solubles dans l'eau, précipitant les sels de plomb et la plupart des alcaloïdes de leurs solutions, donnant avec les sels de fer des précipités ou des colorations variant du noir bleuâtre au vert, aptes enfin à former avec la gélatine ou les matières albuminoïdes des combinaisons imputrescibles et insolubles dans les liqueurs neutres ou acides, solubles au contraire dans les liqueurs alcalines.

TANIN ORDINAIRE. Syn. : ACIDE TANNIQUE, ACIDE DIGALLIQUE

Le tanin ordinaire peut-être considéré comme un éther digallique, c'est-à-dire comme formé par l'union de deux molécules d'acide gallique avec élimination d'une molécule d'eau.

$$C^6H^2 \begin{cases} CO\!-\!O\!-\!H & HO \\ OH & HO \\ OH & HO \\ OH & HOOC \end{cases} = H^2O + C^6H^2 \begin{cases} CO\!-\!O \\ OH & HO \\ OH & HO \\ OH & HOOC \end{cases} C^6H^2$$

2 molécules d'acide gallique.1 molécule de tanin.

État naturel. — Le tanin ordinaire se rencontre dans plusieurs produits d'origine végétale : sumac, écorce de chêne, noix de galle.

Préparation. — Le tanin des pharmacies est toujours préparé à l'aide

des noix de galle. On trouve dans le commerce deux sortes de tanin :
un tanin dit à l'éther et un tanin dit à l'alcool. Ce dernier est moins pur
que le précédent.

Caractères. — Le tanin se présente sous l'aspect d'une poudre légère,
amorphe, légèrement jaunâtre, très astringente, très soluble dans l'eau,
moins soluble dans l'alcool, insoluble dans l'éther.

Propriétés physiologiques. — *Action locale.* — Le tanin est
avant tout un astringent. L'action astringente du tanin n'est pas
très marquée sur la peau saine, intacte ; elle l'est davantage quand
elle s'exerce sur une surface dénudée ; elle l'est plus encore quand
elle s'exerce au niveau d'une muqueuse.

Action sur l'appareil digestif. — Le tanin ayant la propriété
de se combiner aux matières albuminoïdes pour donner des combinaisons insolubles dans l'eau et dans les liqueurs acides, on doit
admettre que cette substance, au moins lorsqu'elle est administrée
à faibles doses, ne peut pas être absorbée au niveau de l'estomac et
qu'elle doit passer dans l'intestin sous forme de tannate d'albumine.

Lorsque le tanin est administré à doses plus élevées, une partie
peut franchir l'estomac sans être altéré et parvenir en nature dans
l'intestin. Mais, là encore, il rencontre des matières mucilagineuses
et albuminoïdes et se combine avec ces matières, et c'est ainsi
qu'on peut expliquer son efficacité dans le catarrhe intestinal.
Malheureusement, pour atteindre ce but il faut employer des
doses assez élevées de tanin et il est fréquent qu'on dépasse
le but et qu'on aboutisse à provoquer une constipation opiniâtre.

D'après ce que nous venons de dire, il n'est guère possible
d'admettre que le tanin puisse pénétrer en nature dans la circulation générale ; et il paraît dès lors absolument illusoire de chercher
à traiter par le tanin les lésions de la tuberculose pulmonaire. Le
tanin ne peut donc passer dans la circulation que sous forme de
tannate d'albumine, grâce à la réaction alcaline du milieu intestinal ; il est même possible que le tanin soit déjà dédoublé dans
l'intestin en acide gallique. Toujours est-il qu'on ne trouve
jamais de tanin dans les urines, mais seulement de l'acide
gallique.

Applications thérapeutiques. — Les indications rationnelles
du tanin sont des plus restreintes.

A l'intérieur, on peut l'utiliser contre certaines diarrhées chroniques, contre les formes chroniques de la dysenterie notamment, et contre les hémorragies gastro-intestinales.

Le tanin trouve une indication précise et formelle dans le traitement des empoisonnements par les alcaloïdes en général et dans les empoisonnements par les sels de plomb et d'antimoine.

A l'extérieur, le tanin est utilisé comme topique astringent dans la blennorragie, contre les engelures, les gerçures du sein, les fissures à l'anus, etc. ; on peut l'utiliser pour arrêter les petites hémorragies superficielles, pour combattre l'hyperhydrose plantaire.

Posologie. Modes d'emploi. — Le tanin peut s'administrer à la dose de 0 gr. 50 à 2 gr. par jour sous forme de cachets ou de pilules.

Cachets :

Tanin .... 0 gr. 20
Phosphate de chaux.... 0 gr. 30
  Pour un cachet n° 20 ; 2 à 10 par jour.

Pilules :

Tanin .... 0 gr. 10
Extrait de ratanhia. 0 — 10
Extrait d'opium.... cinq milligr.
  Pour une pilule n° 40 ; 2 à 8 par jour.

A l'extérieur, le tanin est employé en poudre, pommades, mixtures, solutions, suppositoires.

Glycéré au tanin :

Tanin .... 5 gr.
Glycéré d'amidon... 50 —

Mixture :

Tanin .... 0 — 10
Glycérine .... } āā 50 —
Eau de roses .... }
(Engelures, gerçures du sein.)

Solution :

Tanin .... 1 gr.
Eau de roses .... 100 —
  (Pour injections uréthrales.)

Suppositoires :

Tanin .... 0 gr. 20
Poudre d'opium...... 0 — 02
Beurre de cacao...... 4 —
  (Pour 1 suppositoire.)

Dérivés du tanin.

Tanalbin ou tanalbine. — C'est une combinaison de tanin et d'albumine obtenue à chaud. Elle offre l'aspect d'une poudre brunâtre, inodore et insipide. Elle est naturellement insoluble dans l'eau et dans les acides. La tanalbine a été présentée comme une combinaison se dédoublant au niveau de l'intestin et mettant graduellement le tanin en liberté. Elle permettrait donc d'administrer le tanin sans irriter l'estomac.

La tanalbine est utilisée comme antidiarrhéique à la dose de 1 à 5 grammes chez les adultes et à la dose de 0 gr. 25 à 2 grammes chez les enfants.

On prescrit la tanalbine en paquets dont on administre le contenu dans l'intervalle des repas, en suspension dans un peu d'eau ou de lait.

Tannigène. — C'est un éther diacétique du tanin. Il se présente sous la forme d'une poudre jaune grisâtre, inodore et insipide, insoluble dans l'eau et dans les acides, soluble dans les solutions alcalines.

Le tannigène est employé dans les mêmes circonstances que la tanalbine. mais à doses plus faibles : 0 gr. 50 à 1 gramme chez l'enfant, 2 à 3 grammes chez l'adulte.

Tannoforme. — Combinaison mal définie de tanin et d'aldéhyde formique. C'est une poudre légère, blanc rosé, insoluble dans l'eau. On l'utilise surtout comme topique absorbant et désinfectant.

CHAPITRE V

AMINES AROMATIQUES ET LEURS DÉRIVÉS

Généralités. — On peut, dans un noyau aromatique, remplacer un atome d'hydrogène du noyau par un radical amidogène AzH^2. On obtient ainsi une amine aromatique primaire :

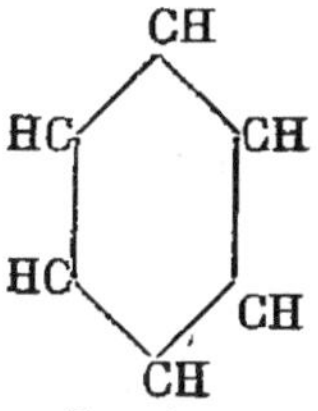

$$CH \quad\quad\quad C-NH^2$$

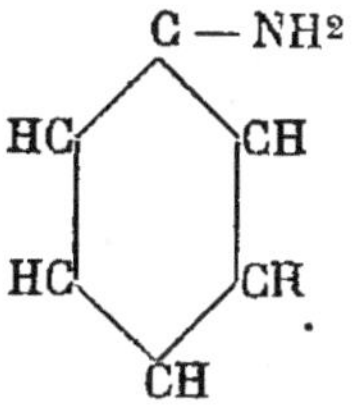

ou $C^6H^5 - NH^2$

Benzène.　　　　　　Phénylamine, aminobenzène ou aniline.

On peut d'ailleurs remplacer par un groupe AzH^2, non pas un, mais deux atomes d'hydrogène du noyau : on obtient ainsi des *diamines* qui, en leur qualité de dérivés bi-substitués, comportent naturellement les 3 formes isomériques que nous connaissons :

$$C^6H^6 \quad\quad C^6H^4{<}^{NH^2\ (1)}_{NH^2\ (2)} \quad\quad C^6H^4{<}^{NH^2\ (1)}_{NH^2\ (3)} \quad\quad C^6H^4{<}^{NH^2\ (1)}_{NH^2\ (4)}$$

Benzène.　　　Ortho.　　　　　Méta.　　　　　Para.

Phénylène-diamines.

Les amines aromatiques ne sont guère utilisées comme médicaments proprement dits, mais plusieurs d'entre elles fournissent à la thérapeutique toute une série de dérivés, la plupart doués de propriétés antithermiques analgésiques. Plusieurs amines aromatiques sont employés dans l'art de la teinturerie et, comme elles sont douées de propriétés plus ou moins toxiques, leur emploi dans l'industrie soulève une intéressante question d'hygiène ou de médecine légale.

Aussi bien les propriétés toxiques des médicaments qui se rattachent à ce groupe ne sont que le reflet des propriétés toxiques du groupement fonctionnel fondamental, et il nous semble dès lors aussi logique qu'utile d'étudier en premier lieu les caractères généraux de la plus importante des amines aromatiques : l'aniline. Cette étude nous permettra de présenter ensuite très succinctement l'histoire des différents dérivés de cette substance.

ANILINE.
Syn. : PHÉNYLAMINE, AMINOBENZÈNE : $C^6H^5 - NH^2$

L'aniline se rencontre dans les produits de distillation de la houille ; mais l'industrie l'obtient aujourd'hui par un procédé synthétique qui repose sur la réduction du nitro-benzène :

$$C^6H^5 - NO^2 + 6H = 2H^2O + C^6H^5 - NH^2.$$
Nitro-benzène.   Aniline.

Caractères. — Liquide huileux, incolore quand il est récemment préparé, mais brunissant rapidement au contact de l'oxygène de l'air. L'aniline a une densité 1,036 ; elle bout à 182°. Elle se dissout à froid dans 31 p. d'eau ; elle est soluble en toutes proportions dans l'alcool, l'éther et le benzène.

Propriétés physiologiques. — *Absorption.* — L'aniline peut pénétrer dans l'organisme par trois voies différentes : la voie gastrique, la voie pulmonaire, la voie cutanée.

Action de l'aniline sur le sang. — Le sang d'un animal en état d'intoxication par l'aniline présente un aspect particulier : il apparaît profondément altéré, il est poisseux, de couleur brune ou sépia, et il ne devient plus rutilant quand on le soumet à l'action de l'oxygène. L'examen *microscopique* révèle une altération plus ou moins profonde des globules rouges ; l'examen *hématoscopique* révèle une diminution souvent considérable de ces mêmes globules ; l'examen *spectroscopique* montre la disparition ou tout au moins la diminution de l'hémoglobine et sa transformation en méthémoglobine, substance inerte, comme on sait, incapable d'absorber l'oxygène de l'air.

C'est cette substance qui communique au sang sa couleur spéciale ; c'est la présence de cette substance qui explique la diminution de la capacité respiratoire du sang, la diminution des échanges nutritifs, les phénomènes d'asphyxie, la faiblesse profonde, la prostration, la pâleur cadavérique ou la couleur bleutée des téguments, la plupart des phénomènes en un mot, qu'on a l'occasion d'observer au cours de l'intoxication par l'aniline ou ses dérivés.

Action sur la température. — L'aniline fait baisser très notablement la température du corps. Cet abaissement de température semble pouvoir être rattaché, d'une part, à la diminution de la capacité respiratoire du sang, avec ses conséquences inévitables sur les phénomènes de combustion organique, d'autre part, à une action directe de la substance toxique sur les centres nerveux.

Action sur le système nerveux. — L'étude expérimentale de l'action toxique de l'aniline montre que l'effet de cette substance sur le système nerveux se traduit d'abord par une phase d'excitation violente, à laquelle succède, au bout d'un temps plus ou moins long, une phase de dépression. Toutefois, dans la plupart des empoisonnements que l'on a l'occasion d'observer chez l'homme, les phénomènes d'excitation (convulsions, accidents épileptiformes) n'apparaissent pas ou n'occupent qu'une place tout à fait secondaire dans la symptomatologie. Cela tient à ce que, le plus souvent, ces empoisonnements sont occasionnés par l'absorption lente des vapeurs d'aniline, car, dans les cas se rapportant à des individus ayant absorbé d'emblée et par la voie digestive, de fortes doses de poison (100 à 120 grammes dans un cas de Mercklen), on observe des convulsions et des crises épileptiformes, tout comme chez les animaux d'expérimentation.

Cœur et circulation. — Après une courte période d'accélération, on constate une diminution considérable de l'amplitude des mouvements respiratoires, de la fréquence et surtout de l'énergie des contractions cardiaques.

Élimination. — L'aniline s'élimine principalement au niveau du rein, sous forme de combinaisons sur la nature desquelles on discute encore. La plupart des chimistes admettent qu'elle s'élimine sous forme de dérivés sulfo-conjugués.

Intoxications par l'aniline et ses dérivés.

Étiologie. — Les empoisonnements par l'aniline peuvent être professionnels ou non professionnels.

Empoisonnements professionnels. — Ils peuvent être aigus ou chroniques.

Les *empoisonnements aigus* sont devenus de plus en plus rares au fur et à mesure que les appareils de fabrication ont été perfectionnés et que la ventilation des ateliers a été mieux assurée. A titre d'exemple nous citerons le cas suivant :

Un ouvrier brisa par accident un vase contenant de l'aniline et ses vêtements en furent couverts. Il s'empressa de faire disparaître les traces de l'accident qu'il voulait cacher à son patron, mais, au bout d'une heure, il eut des nausées, des vertiges, de la céphalalgie; puis survinrent des douleurs dans les membres, de la faiblesse musculaire, de la trémulation, de l'anesthésie cutanée, enfin des tendances à la syncope. La respiration devint dyspnéique, le pouls petit et lent, puis survint de la cyanose. Au bout de quelques jours il ne restait plus rien.

Empoisonnement chronique (anilisme). — Les ouvriers atteints d'anilisme se reconnaissent à un aspect anémique plus ou moins marqué. En outre, ces malades présentent souvent des troubles de la sensibilité et de la motilité, des troubles digestifs, une coloration vert jaune des cheveux et des ongles, des exanthèmes polymorphes sur les diverses parties du corps. Enfin, Galezowsky a signalé que les ouvriers travaillant dans l'aniline sont souvent atteints de troubles visuels tels que : photophobie, fatigue légère pendant la vision et amblyopie.

Empoisonnements non professionnels. — Ils peuvent être le résultat d'une tentative de suicide ou être dus à l'absorption accidentelle, ordinairement par la voie cutanée, de couleurs d'aniline. Ces derniers sont les plus intéressants à connaître pour le médecin, ils ont généralement trait à des accidents occasionnés par des chaussures. L'observation la plus intéressante qui ait été rapportée sur cette forme d'empoisonnement est la communication faite à l'Académie de médecine par le professeur Landouzy et qui a trait à une série de 10 cas d'empoisonnements observés chez de jeunes enfants dans des conditions tout à fait remarquables[1].

Nous nous bornerons à extraire de cette communication le cas tout à fait typique relatif à plusieurs enfants d'une même famille. Les choses se passent au mois d'août 1899.

Un jour 6 enfants sur 7, au demeurant bien portants, mettent à 3 heures de l'après-midi des chaussures teintes en noir le matin même et « dégageant une forte odeur » ; les enfants joyeux vont en promenade à la plage.

Ils jouent depuis une heure peut-être, lorsqu'on s'aperçoit que la plus jeune des fillettes, trois ans, a les lèvres bleues. Interrogée, l'enfant répond n'éprouver aucun malaise; ce disant elle tombe raide. Elle était d'une pâleur de cire ardoisée, le nez pincé, les lèvres et les mains bleuies comme par l'asphyxie. On croit d'abord à un coup de soleil. quoique l'enfant jouât sous une tente. On la ramène en voiture à la maison. en même temps rentrent les autres enfants.

Quelques instants après. une sœur de 4 ans crie : « Maman. tout tourne! » elle tombe inerte et bleuit comme tout à l'heure l'enfant de 3 ans.

Une demi-heure plus tard, un garçon de 5 ans est pris de pareil

1. *Presse médicale*, 18 juillet 1900.

accident. Trois autres enfants, deux fillettes de 14 et 9 ans, un garçon de 13 ans, présentent bientôt des symptômes comparables de forme, mais d'intensité moindre ; ils souffrent à la tête, éternuent fréquemment et se plaignent surtout d'éprouver par tout le corps une sensation de froid intense qui persiste malgré les boules d'eau chaude dont on les entoure. La pâleur du visage est extrême, les lèvres et les mains sont bleues.

Les deux plus jeunes enfants ne reprirent connaissance qu'à 10 h. 1/2 du soir. « Ce ne fut qu'à minuit qu'on fut tranquille sur leur vie : le cœur et le pouls étaient si faibles qu'on croyait les voir s'éteindre d'un instant à l'autre, sans souffrance apparente. »

Les enfants eurent tous, à des degrés différents, un peu d'albumine dans les urines. Chez tous le symptôme disparut rapidement et complètement.

Quand, à la plage, avait commencé « l'attaque d'asphyxie » ; quand, successivement, les six enfants tombèrent malades, on s'était demandé si ces enfants n'avaient point été empoisonnés par des coquillages? Ce diagnostic auquel manquaient les symptômes habituels : vomissements, coliques, diarrhée, urticaire, fut vide écarté, d'autant que les enfants n'avaient absolument rien pris en dehors de la maison, d'autant que ce jour-là 18 personnes de la famille avaient partagé le même repas et que 6 enfants sur 7 avaient été seuls pris du mal asphyxique.

Le lendemain, l'idée de la teinture dont on avait la veille au matin noirci les chaussures des enfants traversa l'idée de la mère ; l'idée étant jugée des plus vraisemblables par le médecin de la famille, celui-ci s'en fut chez le cordonnier, y saisit la teinture noire qui, analysée, fut trouvée à base d'aniline.

Dans sa communication, le Professeur Landouzy rapporte encore 3 cas à peu près semblables. Tous les accidents dont il s'agit se produisirent *par des temps chauds* et furent d'autant plus intenses que les enfants étaient plus jeunes.

DÉRIVÉS DE L'ANILINE (ANILIDES)

ACÉTANILIDE. Syn. : ANTIFÉBRINE, PHÉNILACÉTAMIDE

C'est un corps qui résulte de la combinaison, avec élimination d'eau, d'une molécule d'aniline et d'une molécule d'acide acétique.

$$C^6H^5 - NH^2 + CH^3 - COOH = H^2O + C^6H^5 - NH - CO - CH^3$$

Aniline.   Ac. acétique.   Acétanilide.

Caractères. — C'est un corps blanc, cristallisé en lames magnifiques, soyeuses et brillantes, peu solubles dans l'eau, très solubles dans l'alcool.

Action physiologique. — Nous avons vu que l'aniline était avant tout un poison du sang, qu'elle portait principalement son action sur l'élément globulaire de ce milieu qu'elle altérait morphologiquement et chimiquement. Cette double action entraînait des modifications fonctionnelles aboutissant nécessairement :

1° A un abaissement de température ;

2° A l'apparition constante d'un phénomène objectif des plus importants à considérer : la *cyanose*. L'aniline exerce aussi, comme nous l'avons vu, une action importante sur le système nerveux, action excitante d'abord, action déprimante ensuite, se manifestant, entre autres phénomènes, par une analgésie plus ou moins marquée.

L'action toxique de l'acétanilide se traduit, elle aussi, par l'apparition des mêmes phénomènes, mais on peut dans une certaine mesure, par l'emploi des doses appropriées, graduer cette action toxique et la limiter à l'apparition atténuée de deux de ces phénomènes : l'abaissement thermique et l'action analgésique.

Applications thérapeutiques. — C'est principalement l'action *analgésique* de l'acétaniline qu'on a pu utiliser. A ce titre on l'a surtout préconisée contre les douleurs fulgurantes du tabes, les névralgies sciatiques et intercostales, la névralgie du trijumeau, la migraine, etc. Comme *antithermique*, l'acétanilide a été à peu près complètement abandonnée parce que la zone thérapeutique, non dangereuse, est extrêmement étroite. Il est difficile, autrement dit, d'isoler l'action antithermique des phénomènes toxiques proprement dits : cyanose et même collapsus.

Modes d'administration. Posologie. — L'acétanilide étant très peu soluble dans l'eau froide se prescrit habituellement sous forme de cachets. Sa solubilité dans les liquides alcooliques permet toutefois de la prescrire sous forme d'élixirs.

On l'administre à la dose de 1 à 2 grammes par jour par doses fractionnées de 0 gr. 50.

Cachets :	*Élixir :*
Acétanilide............. 0 gr. 50	Acétanilide............ 1 gr. 50
Bicarbonate de soude... 0 — 25	Rhum .... 30 —
Pour un cachet n° 8 ; un à quatre	Sirop de groseilles..... 30 —
dans la journée.	A prendre par cuillerée à soupe.

Chez les enfants l'acétanilide doit être employée avec beaucoup de prudence : 5 centigrammes par année d'âge au maximum. Chez les tout jeunes enfants il est même préférable de s'en abstenir complètement.

MÉTHYLACÉTANILIDE.

Syn. : **EXALGINE** : $C^6H^5 - N\underset{CO - CH^3}{\overset{CH^3}{<}}$

Caractères. — Cristaux prismatiques incolores, sans odeur ni saveur, peu solubles dans l'eau, solubles dans l'alcool.

Action physiologique et applications thérapeutiques.
— Comme l'aniline et l'acétanilide, l'exalgine est un poison du sang et agit sur le système nerveux, mais, au cours de son action toxique, elle produit toujours des phénomènes convulsifs.

L'exalgine est en somme un analgésique peu maniable qu'il convient d'employer avec beaucoup de prudence. Doses : 0 gr. 50 à 1 gramme par jour par doses fractionnées de 0 gr. 25.

Mêmes formes pharmaceutiques que pour l'acétanilide.

Dérivés des amino-phénols et divers.

La fonction phénol et la fonction amine peuvent coexister dans une même molécule. Si, par exemple, dans le benzène C^6H^6 nous remplaçons 1 atome d'hydrogène par un radical NH^2 et 1 atome d'hydrogène par un oxhydrile phénolique OH, nous obtiendrons un corps à fonction mixte, un amino-phénol.

D'après ce que nous savons déjà de l'isomérie des dérivés bisubstitués du benzène, il doit exister 3 amino-phénols : ortho, méta, para.

Le plus connu de ces dérivés est le dérivé para :

$$\text{ou} \quad C^6H^4\underset{NH^2}{\overset{OH}{<}} \qquad \begin{matrix}(1)\\(4)\end{matrix}$$

C'est le composé utilisé en photographie, comme réducteur, sous le nom de paraamido-phénol.

Les amino-phénols peuvent donner toute une serie de dérivés, soit par leur fonction amine, soit par leur fonction phénol.

On pourra par exemple, en faisant agir certains acides dans des conditions déterminées, amider la fonction amine et obtenir des composés analogues à l'acétanilide.

On pourra encore, en faisant agir des alcools sur la fonction phénol, éthérifler cette fonction. En opérant simultanément cette double réaction on obtiendra des corps à la fois éthers et amides.

Plusieurs corps de ce genre sont utilisés en thérapeutique.

PHÉNACÉTINE. Syn : PARA-ACÉTO-PHÉNÉTIDINE, ACET-PHÉNÉTIDINE

C'est le corps obtenu en éthérifiant la fonction phénol du paraamido-phénol par l'alcool éthylique et en amidant la fonction amine du même paraamido-phénol par l'acide acétique :

$$C^6H^4\!\!<^{OH}_{NH_2} + \begin{array}{c} HO - C^2H^5 \\ \text{alcool éthylique} \\ HOOC - CH^3 \\ \text{Acide acétique.} \end{array} = 2H^2O + C^6H^4\!\!<^{O - C^2H^5}_{NH - CO - CH^3}$$

Para-amidophénol.   Acide acétique.   Phénacétine.

Caractères. — Elle est cristallisée en lamelles brillantes, incolores ou légèrement rougeâtres, inodores, faiblement amères, solubles dans environ 1 500 p. d'eau froide, dans 18 p. d'alcool à 95°.

Propriétés physiologiques et usages. — Comme les anilides précédents, la phénacétine est un antithermique analgésique ; elle possède les mêmes inconvénients et son emploi expose aux mêmes accidents ; on la considère cependant comme un peu moins toxique que l'acétanilide.

Posologie. Modes d'administration. — On peut aller jusqu'à 3 grammes par jour, mais les doses habituelles sont de 1 à 2 grammes, qu'on administre par doses réfractées. On la fait prendre en cachets, seule ou associée à des médicaments tels que l'antipyrine, le sulfate de quinine, etc.

Phénacétine .... 0 gr. 50
Antipyrine...................................... ⎫
Sulfate de quinine........................... ⎬ āā 0 gr. 25
                                                ⎭
Pour un cachet n° 5 ; un à trois par jour.

Élimination. — L'élimination se fait rapidement. Après administration de phénacétine, l'urine se colore en rouge par le perchlorure de fer et réduit la liqueur de Fehling.

$$\textbf{LACTOPHÉNINE :}\; C^6H^4\!\!<^{O - C^2H^5 \quad (1)}_{NH - CO - CH.OH - CH^3 \quad (4)}$$

C'est, comme le montre cette formule, un phénacétine lactique.

Caractères. — Poudre blanche, cristalline, un peu amère, soluble dans 350 p. d'eau environ.

Mêmes propriétés générales que la phénacétine proprement dite.

Doses : 1 à 2 grammes par doses réfractées. S'administre aussi en cachets.

$$\text{PHÉNOCOLLE}: C^6H^4 \begin{cases} O - C^2H^5 & (1) \\ NH - CO - CH^2 - NH^2 & (4) \end{cases}$$

C'est une phénacétine glycocollique. Peu usitée.

ATOXYL

Au groupe des dérivés para de l'aniline, on peut rattacher un médicament découvert en France par Béchamp en 1863 et redécouvert récemment en Allemagne, d'où il nous est revenu sous le nom d'atoxyl.

Si, dans l'aniline $C^6H^5 - NH^2$, on substitue l'atome d'hydrogène en position para par le radical $- ASO \begin{cases} OH \\ O \end{cases}$ (radical de l'acide arsénique) on obtient une sorte d'arsenanilide dont le sel de sodium constitue l'atoxyl. L'atoxyl cristallisant avec 4 molécules d'eau, peut donc être représenté par la formule :

$$C^6H^4 \begin{cases} NH^2 \\ AsO \begin{cases} OH \\ ONa \end{cases} \end{cases} + 4H^2O$$

Caractères. — Poudre blanche, cristalline, de saveur fraîche, soluble dans 6 à 7 p. d'eau. Il renferme 31 p. 100 d'arsenic As.

Propriétés physiologiques. — Toxicité. — D'après Blumenthal, l'équivalent toxique de l'atoxyl (déterminé chez le lapin) serait égal à 0 gr. 40. Eu égard à sa teneur en arsenic, l'atoxyl apparaît donc comme beaucoup moins toxique que les composés arsenicaux de nature minérale. Mais c'est là une propriété que l'on retrouve dans plusieurs composés organiques de l'arsenic (cacodylates, méthylarsinates).

D'ailleurs, en dépit de cette toxicité expérimentale relativement faible, et malgré son nom, l'atoxyl, chez l'homme, lorsqu'il est employé pendant plusieurs jours aux doses vraiment opérantes, peut donner lieu et de fait a fréquemment donné lieu à des accidents dont quelques-uns peuvent être fort graves.

Les phénomènes d'intolérance les plus fréquents ou les plus importants sont les suivants : diarrhée, nausées, vomissements, bourdonnements d'oreilles, céphalalgie, hyperesthésie cutanée au niveau des régions innervées par les branches du trijumeau, chaleur au visage, coloration rouge vif des pommettes.

C'est sans doute cette action vaso-dilatatrice qui explique les hémoptysies qui surviennent quelquefois chez les tuberculeux soumis au traitement arsenical, ainsi que les épistaxis, fréquents aussi chez certains malades soumis au même traitement.

Enfin on a publié de nombreux cas d'amaurose, parfois définitive, à la suite de traitements intensifs par l'atoxyl.

Action générale. — Elle n'a pas encore été étudiée méthodiquement.

Applications thérapeutiques. — Comme beaucoup de médicaments nouveaux, l'atoxyl a été utilisé dans la plupart des maladies : anémies, tuberculose, cancer, maladie du sommeil, syphilis [1], affections de la peau, etc. Il a surtout donné des résultats remarquables dans la maladie du sommeil où il est apparu comme une sorte de médicament spécifique contre les trypanosomes qui produisent cette maladie.

Posologie. Mode d'emploi. — L'atoxyl s'administre à la dose de 0 gr. 25 à 0 gr. 50 par jour. Toutefois, la plupart de ceux qui utilisent actuellement l'atoxyl préfèrent administrer dès le début une dose élevée et ne reprendre le traitement que quelques jours plus tard. C'est ainsi que Koch administre dès le premier jour 0 gr. 50 à 0 gr. 60 d'atoxyl; dix ou quinze jours plus tard il administre une nouvelle dose de 0 gr. 50.

L'atoxyl peut s'administrer par la voie buccale, mais le plus souvent, aujourd'hui, on utilise la voie sous-cutanée ou même la voie veineuse. On emploie dans ce but des solutions à 10 p. 100. Ces solutions ne sont pas stables aux températures élevées: à l'ébullition elles s'altèrent déjà, et aux températures de 105° à 120° obtenues à l'autoclave, l atoxyl se dédouble en aniline et arséniate monosodique. On doit donc les stériliser par tyndallisation.

---

1. Pour ce qui a trait aux considérations générales sur l'emploi des arsénicaux dans le traitement de la syphilis, voir p. 432.

BENZO-SULFONE-PARA-AMINOPHÉNYLARSINATE DE SOUDE. Syn : HECTINE

C'est un dérivé benzo-sulfoné de l'atoxyl obtenu par Mouneyrat et qui peut être représenté par la formule de constitution suivante :

$$C - NH - SO^2 - C^6H^5$$

Caractères. — C'est un corps solide, blanc, cristallisant sous forme d'aiguilles très solubles dans l'eau. Les solutions aqueuses supportent bien l'action de la chaleur et peuvent être stérilisées sans décomposition.

Toxicité. — D'après Balzer et Mouneyrat elle serait moindre que celle de l'atoxyl. Chez l'homme, des doses de 8 à 10 grammes absorbées en moins de deux mois n'auraient jamais provoqué d'intolérance ni de troubles oculaires. A ce point de vue toutefois, il convient de faire quelques réserves et de ne pas oublier que, *quelle qu'en soit la forme*, toute médication arsenicale intensive peut donner lieu à des phénomènes d'intolérance analogues à ceux que nous avons décrits à propos de l'atoxyl. Nous indiquerons un peu plus loin la technique du traitement indiqué par Balzer et Mouneyrat et qui est de nature à prévenir l'apparition des phénomènes d'intolérance ou tout au moins à atténuer leur importance.

Applications thérapeutiques. — Le médicament n'a guère été utilisé, jusqu'ici, que pour le traitement de la syphilis. Les résultats ont surtout paru favorables dans les formes malignes ou ulcéreuses de la période secondaire ou tertiaire. L'influence du dérivé sur les syphilides papuleuses cutanées ou muqueuses de la période secondaire est moins constante.

Modes d'administration. Posologie. — Le médicament peut être administré par la voie buccale, mais les tissus tolérant bien la solution, le mode d'administration de choix est l'injection intra musculaire, dans la région fessière. Voici d'ailleurs, d'après Balzer et Mouneyrat, la technique du traitement : « La cure hypodermique par le dérivé arsenical nous paraît devoir être dirigée de la façon suivante : pour l'adulte, en se servant d'une solution qui contient *dix centigrammes par centimètre cube* d'eau distillée, commencer par injecter *cinq centigrammes* (soit 1/2 cent. cube) le premier jour, *dix centigrammes*, le second jour, et arriver au quatrième jour, à *vingt centigrammes*. Cette progression nous semble nécessaire pour s'assurer de la tolérance du malade, et par crainte de l'idiosyncrasie. Continuation du traitement avec la dose quotidienne de *vingt centigrammes*. Arrêt de la cure lorsqu'on atteint le dosage moyen *de deux grammes à trois grammes, suivant la tolérance et suivant la gravité des cas.*

« *Après un repos de dix à quinze jours*, on peut reprendre la médication si elle est encore indiquée, et procéder de la même façon, tant que le traitement paraît bien agir et est bien toléré.

« Si décidément il se montre insuffisant, on lui substituera ou on lui associera la médication mercurielle ou iodée.

« Pour les *enfants*, les doses à injecter peuvent être de *cinq à dix centigrammes* par jour et pour les nourrissons de *deux à cinq centigrammes*. »

En ce qui concerne l'association du mercure et de l'arsenic, Balzer et Mouneyrat se seraient servis avec succès de la solution suivante en injections :

Dérivé arsénical..........................	1 gramme.
Oxycyanure [1]..........................	0 gr. 10
Eau distillée stérilisée..................	10 cm³.

dont ils injectaient 1 ou 2 centimètres cubes par jour, pendant dix jours ; ils accordaient au malade 10 jours de repos, puis reprenaient le traitement.

DIOXY-DIAMINO-ARSÉNOBENZOL

Syn : le « Hata », le « 606 ».

Constitution chimique. — Bien que n'appartenant pas tout à fait au même groupe que ceux que nous venons d'étudier, le nouveau dérivé arsenical introduit un peu bruyamment en thérapeutique par Erlich et Hata n'en a pas moins une constitution chimique permettant de le

---

1. A propos de l'emploi de l'oxycyanure de mercure en thérapeutique nous renvoyons le lecteur aux observations que nous avons faites sur ce corps à la page 126.

2. Vient d'être introduit dans le commerce sous le nom de *Salvarsan* (nom déposé).

rattacher aux deux précédents. Qu'est-ce donc au juste que le « 606 » ?

On sait qu'il existe un groupe de corps qu'on appelle *dérivés azoïques*, qui sont caractérisés par deux atomes d'azote échangeant entre eux deux valences, la troisième valence de l'azote étant satisfaite par un radical carburé quelconque, gras ou aromatique. Ces dérivés azoïques peuvent, dès lors, être représentés par la formule schématique suivante :

$$R - N = N - R.$$

Or, l'arsenic, qui appartient comme on sait à la même famille que l'azote, peut, lui aussi, engendrer des corps ayant une constitution chimique analogue à celle des dérivés azoïques, des dérivés dont la formule générale schématique est dès lors R-As = As-R. On a donné à ces dérivés le nom de *dérivés arsénoïques*.

Le plus simple des dérivés diarséniés de ce type est connu sous le nom *d'arsénobenzène* ou de *Benzène-Arséno-Benzène* qui traduit mieux sa nature vraie, exprimée par la formule ci-dessous :

$$C^6H^5 - As = As - C^6H^5$$
Benzène-Arséno-Benzène.

Le « 606 » se rattache précisément à cet arsénobenzène; il en dérive, en effet, par substitution de deux atomes d'hydrogène de chacun des groupes C^6H^5, l'un par un oxhydrile phénolique OH, l'autre par un groupement fonctionnel aminogène NH^2. Le « 606 » peut donc être représenté par la formule :

$$\begin{array}{c} OH \\ NH^2 \end{array}\!\!\!> C^6H^3 - As = As - C^6H^3 <\!\!\!\begin{array}{c} OH \\ NH^2 \end{array}$$

C'est donc de l'arséno-benzène sur la molécule duquel on a *greffé* deux oxhydriles (dioxy) et deux aminogènes (diamino), d'où le nom de dioxy-diamino-arsénobenzol.

Il n'en est pas moins vrai que le corps renferme dans sa molécule le noyau fondamental de l'atoxyl et de l'hectine, c'est-à-dire l'arsénaniline; il peut être en définitive considéré comme résultant de la soudure par l'arsenic, de deux noyaux arsénaniliques, et la formule développée ci-dessous fera bien comprendre cette constitution et par suite la parenté du « 606 » avec l'atoxyl et l'hectine.

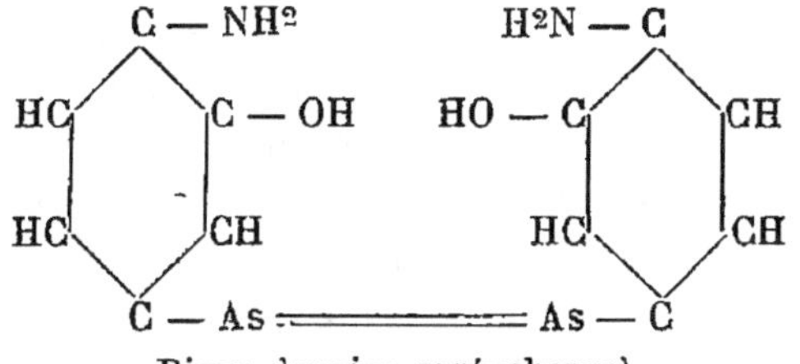

Dioxy-diamino-arsénobenzol.

Telle est la constitution du « 606 ». Nous laisserons bien entendu de côté ici tout ce qui est relatif à la préparation de ce corps ou des corps analogues.

Caractères. — Le dioxy-diamino-arsénobenzol se présente sous l'aspect d'une poudre d'un jaune clair, *insoluble dans l'eau, soluble dans l'acide chlorhydrique* (grâce à ses deux groupements basiques aminogènes), *soluble également dans la soude diluée* (grâce à ses deux oxhydriles phénoliques). Il contient 34 p. 100 d'arsenic; *il est décomposable par la chaleur.*

Toxicité. — En injection sous-cutanée il tue le cobaye à la dose de 0 gr. 08 par kilogramme. *Son équivalent toxique expérimental est donc environ deux fois plus grand que celui de l'hectine.*

Posologie et mode d'emploi de l'arsénobenzol. — La posologie du « 606 » n'est pas encore fixée d'une manière rigoureuse, et d'ailleurs, il est évident qu'elle devra varier suivant bien des circonstances que l'expérience apprendra à connaître. Cependant, pour fixer les idées, on peut admettre que toutes choses égales d'ailleurs les doses de Salvarsan doivent être inférieures d'environ 1/3 aux doses correspondantes de Néosalvarsan dont nous parlerons bientôt.

En ce qui concerne la voie d'administration, il semble que, de plus en plus, les cliniciens renoncent à la voie sous-cutanée, par laquelle l'absorption est souvent lente et irrégulière et donnent la préférence à la voie intramusculaire ou intraveineuse; on a également utilisé la voie rectale (Gelez).

Mais. quelle que soit la voie d'administration adoptée, il est un autre point de technique dans l'emploi de l'arsénobenzol. qui est particulièrement délicat : c'est la préparation du liquide injectable. En effet, l'arsénobenzol étant *insoluble dans l'eau et décomposable par la chaleur*, on ne peut pas songer à en faire des solutions purement aqueuses et stérilisables par la chaleur.

Présentement, le « 606 » est délivré *à l'état de dichlorhydrate*, en ampoules purgées d'air et remplies d'un gaz indifférent. Ce dichlorhydrate peut parfaitement être dissous dans l'eau chaude pure, *mais la solution ainsi obtenue est acide.* Une pareille solution ne pourrait donc pas, pour des raisons faciles à comprendre, être injectée dans une veine. L'injection sous-cutanée ou intramusculaire de cette solution ne présenterait pas les mêmes inconvénients graves *immédiats*, mais ces inconvénients n'en subsisteraient pas moins. D'ailleurs ces injections sont si douloureuses et provoquent si régulièrement des accidents locaux, qu'elles sont aussi impossibles que les injections intraveineuses. On a donc dû, tout d'abord. se préoccuper de trouver des moyens détournés permettant l'administration du « 606 » par ces différentes voies.

De nombreuses techniques ont été proposées, et leur nombre même est, comme toujours, la preuve de leur imperfection. Lafay et Levy Bing ont proposé d'injecter le « 606 », sous la forme d'une sorte d'émulsion obtenue en délayant la poudre dans un excipient constitué par un mélange de graisse de laine stérilisée (1 p.) et d'huile de vaseline stérilisée (9 p.)

Cette méthode présente à notre avis plusieurs inconvénients :

1° L'émulsion obtenue est forcément acide.

2° Cette émulsion ne permet pas l'administration du médicament par la voie veineuse;

3° En principe les véhicules tels que les huiles, les graisses, les carbures analogues à la vaseline, ne sont pas des véhicules de choix pour l'administration des médicaments par les voies hypodermiques, car ils se prêtent mal à l'absorption.

L'acidité du dichlorhydrate de « 606 » ne permettant pas l'injection de ce médicament sous sa forme propre, toutes les méthodes autres que celles que nous venons d'indiquer tendent, ou bien à neutraliser aussi parfaitement que possible le médicament, ou bien à l'alcaliniser franchement. La méthode que nous pouvons appeler de *neutralisation stricte* ne permet pas la *solubilisation* proprement dite du médicament, elle permet seulement de le mettre à l'état de *suspension fine* dans un liquide aussi neutre que possible, mais qui en fait, tantôt conserve une légère réaction acide, tantôt présente une légère réaction alcaline. C'est là le principe de la méthode dite *de Blaschko* et que nous allons décrire avec les modifications qui y ont été récemment apportées par Emery et Pépin.

« Nous délayons à froid, écrivent-ils [1], la poudre « 606 » avec la quantité de solution de soude indiquée dans le tableau que nous avons établi et, après un temps de trituration suffisant, nous ajoutons petit à petit 2 ou 3 centimètres cubes d'eau stérilisée chaude.

Dose de « 606 » traitée.	Poids théorique de NaOH nécessaire [2].	Volume de solution de soude à 40 p. 1000 à employer.
0 gr. 30	0 gr. 0547	1 cm³ 40 correspondant à 28 divisions de la burette décrite [3].
0 — 40	0 — 0729	1 — 85 — 37 — —
0 — 45	0 — 0820	2 — 10 — 42 — —
0 — 50	0 — 0911	2 — 35 — 47 — —
0 — 60	0 — 1093	2 — 80 — 56 — —
0 — 80	0 — 1458	3 — 70 — 74 — —
1 — 00	0 — 1822	4 — 65 — 93 — —

« Mais de légères causes d'erreur peuvent encore subsister, provenant de la carbonatation de la solution de soude ou encore d'une petite inexactitude dans la pesée du sel. Nous devons donc tâter l'alcalinité du mélange que nous allons injecter. Là encore, nous nous éloignons de la technique conseillée par Blaschko, qui indique que la préparation doit

1. *La Clinique*, 16 septembre 1910.

2. C'est la quantité de soude nécessaire pour libérer exactement l'arsénobenzol de sa combinaison chlorhydrique.

3. Burette à robinet de 5 centimètres cubes divisés en vingtièmes, c'est-à-dire portant 100 divisions.

être assez alcaline pour influencer le papier à la phénolphtaleïne, sans toutefois l'être assez pour influencer le papier de tournesol rouge.

« Nous estimons que ces papiers réactifs ne sont pas suffisamment sensibles, et nous employons le procédé d'essai dit à la touche. Sur une plaque de porcelaine blanche, nous déposons une goutte de solution de phénolphtaléine. Si la préparation est acide, il ne se produit, au point de contact des deux gouttes, aucun changement de coloration ; si elle contient un excès de soude, il se produit une coloration qui peut aller du rose-pâle au violet.

« Si elle est acide, il suffira d'ajouter une à une des gouttes de la solution de soude contenue dans la burette, jusqu'à ce qu'on obtienne par le procédé à la touche une coloration rose très pâle. Nous sommes alors bien dans le milieu légèrement alcalin recherché par les praticiens.

« Si la liqueur est alcaline, nous ne pouvons la ramener avec l'acide chlorhydrique pur employé par Blaschko car la moindre quantité nous donnerait une réaction dépassant le but. Aussi nous employons dans ce cas une solution d'HCL à 1/20 que nous ajoutons goutte à goutte en mélangeant soigneusement au mortier après l'addition de chaque goutte.

« Dès que nous avons obtenu la teinte rose-pâle cherchée, nous aspirons avec la seringue et nous lavons à deux reprises avec 1 cm³ et demi d'eau environ à chaque fois, de façon à ne laisser aucune trace de poudre dans le mortier et de manière à constituer un volume total de 7 à 8 centimètres cubes.

« Nous avons perfectionné notre instrumentation en employant un mortier et un pilon d'agate, dont la courbure permet une trituration parfaitement soignée. Aussi obtenons-nous une suspension où la base du « 606 » se trouve en grains très ténus, n'amenant jamais d'obstruction de l'aiguille.

« Cette finesse de la préparation que nous obtenons nous permet de n'employer que des aiguilles de platine plus maniables et plus pratiques que les petits trocarts que nous avons vu employer.

Comme on le voit, cette technique est d'une application assez délicate dans la pratique ; elle comporte, en effet, l'emploi d'une solution normale de soude titrée, d'une burette portant une graduation spéciale, d'une plaque de porcelaine, etc. Cette technique, en somme, qui est peut-être la technique de choix dans le milieu hospitalier, ne nous paraît pas susceptible d'être employée couramment dans la pratique médicale journalière. Elle peut heureusement être fort simplifiée, car on peut parfaitement se dispenser, et de la burette graduée, et de la solution de soude titrée. Voici, entre plusieurs autres, un procédé simplifié indiqué par Paul Ravaut [1] et qui est utilisé dans le service de M. Thiebierge à l'hôpital Saint-Louis :

« L'instrumentation est des plus réduites, se trouve dans tout laboratoire et peut être facilement stérilisée. Il suffit d'avoir un flacon d'Erlenmeyer, dont on peut remplacer le bouchon d'ouate par un bouchon de caoutchouc qui ne s'effiloche pas, une lampe à alcool, du sérum physiologique, un flacon stiligoutte contenant une solution d'eau et de lessive de soude par parties égales, un fil de platine et du papier de tournesol ou de phénolphtaleïne qui est plus sensible.

1. *Presse médicale*, 28 décembre 1910, n° 104.

Voici les temps de la préparation :

1° Dans le flacon d'Erlenmeyer, verser 25 centimètres cubes de sérum physiologique stérile, puis la poudre de « 606 ». Il se forme aussitôt des grumeaux pâteux qui se dissolvent en quelques minutes par le chauffage au-dessus d'une lampe à alcool.

2° Ajouter goutte à goutte la lessive de soude diluée. Il se forme un

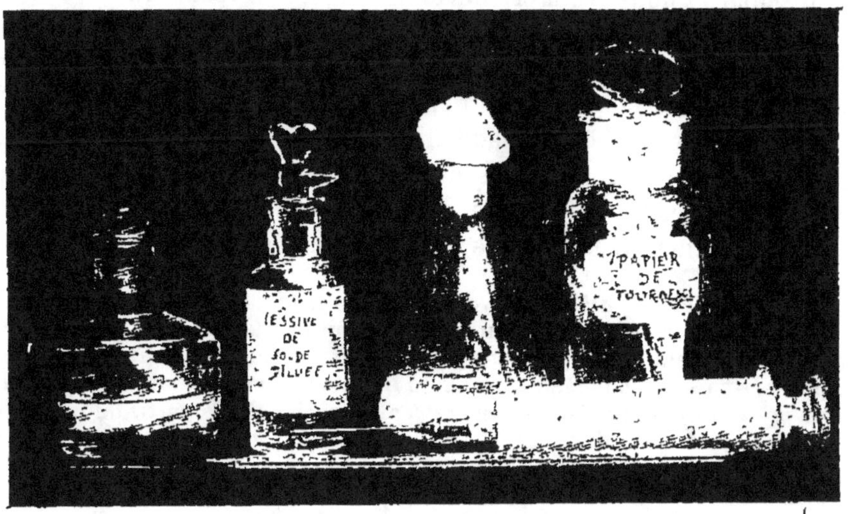

Fig. 4 bis. — Instruments nécessaires pour préparer les injections intramusculaire et intraveineuse; lampe à alcool, flacon stiligoutte, flacon d'Erlenmeyer, papier de tournesol, fil de platine (Paul Ravaut).

Cliché Niclet (Laboratoire central de l'hôpital Saint-Louis).

précipité jaune qui se redissout tant que persiste l'acidité. Dès que l'on approche de la neutralisation, il ne se redissout plus. A partir de ce moment pratiquer des touches au moyen du fil de platine, sur le papier de tournesol ou de phénolphtaléine. Ne plus ajouter de soude dès que l'alcalinité apparaît. A ce moment, le sel forme un précipité très fin, impalpable, qui est prêt pour l'injection. Pendant ce second temps, il est nécessaire d'agiter constamment le flacon.

3° Avec une seringue de 20 centimètres cubes munie d'une aiguille longue dont l'intérieur ne contient aucune trace de rouille (la plus pratique est une aiguille à ponction lombaire), aspirer directement dans le flacon l'émulsion et, sans crainte de boucher l'aiguille, injecter la moitié dans chaque fesse [1]. Il est prudent de planter d'abord l'aiguille et de ne pousser l'injection que s'il ne s'écoule pas de sang ».

1. On peut aussi pratiquer l'injection dans les muscles de la région lombaire, ou dans ceux de l'espace interscapulaire; toutefois la région fessière paraît être la région de choix. Immédiatement après l'injection, en effet, et quelle que soit la région choisie, il se produit des phénomènes qui ont leur point de départ dans

Comme on le voit, la technique, même simplifiée de la préparation des injections dites neutres d'arsénobenzol est encore une technique relativement compliquée. Toutefois, comme il semble bien établi què, cliniquement, ce sont ces pseudo-solutions dites neutres qui constituent la préparation de choix pour les injections intramusculaires nous avons cru devoir en exposer la technique détaillée.

Si pour les injections intramusculaires il est cependant possible d'avoir recours à d'autres préparations que celles que nous venons d'indiquer, et notamment à l'émulsion de Lafay et Levy Bing, il n'en est plus de même quand il s'agit *d'injection intraveineuse*. Pour cette voie il n'y a pas de choix : il faut de toute nécessité recourir à des solutions vraies, limpides et nettement alcalines. Ici, la préparation du liquide ne présente pas de grandes difficultés.

Dans les flacons d'Erlenmeyer, on introduit la poudre et on ajoute 20 à 30 centimètres cubes de sérum physiologique ; on fait dissoudre en chauffant légèrement, puis, goutte à goutte, on verse dans le liquide une solution normale de soude, en ayant soin d'agiter constamment. Il se produit un précipité, *qui va d'abord en augmentant* : mais bientôt, à partir du moment où le liquide est devenu neutre, ce précipité diminue puis disparaît (quand l'alcalinité de la liqueur est devenue suffisante). Il faut que le liquide à injecter soit nettement alcalin, mais il ne faudrait pourtant pas qu'il renfermât un grand excès de soude ; aussi convient-il, vers la fin de l'opération de n'ajouter de la soude qu'avec ménagements de manière à n'en ajouter que juste la quantité nécessaire pour redissoudre le précipité primitif. La liqueur obtenue est diluée dans 150 à 200 centimètres cubes de sérum physiologique et la solution obtenue est ainsi prête pour l'injection.

Celle-ci se pratique comme toutes les injections intraveineuses. Quelques cliniciens (Ravaut. Tissier, Emery, etc.)[1] ont cependant imaginé des petits dispositifs spéciaux susceptibles de rendre l'opération aussi facile et aussi sûre que possible.

une irritation des nerfs de voisinage : mais tandis que dans la région fessière tout se borne en général à des sensations de pesanteur dans les jambes ou d'élancements le long des sciatiques, relativement supportables, dans la région lombaire ce sont des sensations de pesanteur abdominales, de coliques parfois très violentes. et dans l'espace interscapulaire des douleurs constrictives angoissantes pouvant persister pendant plusieurs heures et extrêmement pénibles. La région fessière paraît donc être la région de choix ; mais encore convient-il de pousser l'injection aussi loin que possible du sciatique. Si le développement musculaire du sujet le permet, on choisira par exemple le point situé au milieu de la ligne qui réunit le sommet du sillon interfessier et la partie la plus élevée de la crête iliaque. Mais, quelques que soient les précautions prises, les injections de « 606 » sont ordinairement fort douloureuses et elles sont suivies de réactions locales ou même de réactions générales qui peuvent être fort graves.

1. *Presse médicale*, 17 décembre 1910, n° 101, pp. 953 et 955 et 28 décembre 1910, n° 104, p. 979.

NÉOSALVARSAN

La préparation des solutions injectables de Salvarsan présente, ainsi que nous l'avons vu, certaines difficultés; de plus ces solutions pourraient, d'après Erhlich, subir au contact de l'air une autoxydation avec formation de dérivés arsenicaux doués d'un fort pouvoir toxique. Il y avait donc lieu de chercher un composé arsenical qui, tout en possédant les mêmes propriétés fondamentales que le Salvarsan, ne présenterait pas les inconvénients de ce dernier. Le Néosalvarsan introduit en thérapeutique par Ehrlich en 1912 répondrait à ces conditions.

Constitution chimique. — Le nouveau médicament est un produit de condensation du Salvarsan avec du formaldéhyde-sulfoxylate de sodium (corps réducteur) de formule $CH^2.OH - O.SO.Na$. La condensation se fait par l'union de ce corps avec l'un des groupes amidogènes du Salvarsan, comme l'indique le schéma suivant :

$$\begin{array}{l} \overset{OH}{\underset{NH^2}{>}}C^6H^3 - As = As - C^6H^3\overset{OH}{\underset{N\,H^2}{<}} + O\,H - CH^2 - OSO - Na \\ \qquad\text{Salvarsan.} \qquad\qquad\qquad\qquad\qquad \text{Formaldéhyde-} \\ \qquad\qquad\qquad\qquad\qquad\qquad\qquad\quad\text{Sulfoxylate de sodium.} \\[1em] = \overset{OH}{\underset{NH^2}{>}}C^6H^3 - As = As - C^6H^3\overset{NH - CH^2 - OSO - Na}{\underset{OH}{<}} \\ \qquad\text{Néosalvarsan.} \end{array}$$

Caractéres. — Le Néosalvarsan est une poudre jaunâtre comme le Salvarsan, mais soluble dans l'eau; la solution est absolument neutre, de sorte que l'addition d'un alcali, qui souvent était la cause de complications désagréables dans l'emploi du 606, devient inutile.

Toxicité. — La toxicité du Néosalvarsan est environ deux fois et demi moindre que celle du Salvarsan. Son équivalent toxique (déterminé chez le Lapin) est, en effet, 0,20 au lieu de 0,08.

Posologie et mode d'emploi du Néosalvarsan. — La posologie du Néosalvarsan, pas plus d'ailleurs que celle du Salvarsan, n'est fixée d'une manière rigoureuse. Trois méthodes sont en présence :

La première méthode *dite des fortes doses dans un court espace de temps* a été préconisée par ceux qui, avec Ehrlich, pensent qu'il est possible de réaliser la *Therapia Sterilisans magna*. Elle consiste à injecter dans l'espace de quelques jours, à raison d'une injection tous les deux jours, des doses progressivement croissantes de 914 jusqu'à injection de la dose globale de 3 à 5 grammes. Cette méthode qui a donné lieu à des accidents graves ne s'est pas généralisée et elle doit en tous cas être considérée comme exceptionnelle.

Une deuxième méthode *consiste à injecter des doses faibles, mais répétées à des intervalles rapprochés*. On commence par des doses de 0 gr. 10 à 0 gr. 20, suivant la résistance des sujets. On pratique une, et même dans certains cas, deux injections par semaine en augmentant progressivement les doses jusqu'à atteindre 0 gr. 40 à 0 gr. 50. La série comporte une dizaine ou une douzaine d'injections de manière à ce que la dose globale injectée atteigne environ 5 grammes. La méthode a été surtout préconisée chez les cachectiques et pour le traitement des syphilis nerveuses.

La troisième méthode, la plus èmployée, est la méthode *dite des doses faibles de début progressivement et rapidement croissantes*. On fait en général une injection tous les huit jours en commençant pas exemple par 0 gr. 30 et augmentant chaque fois la dose jusqu'à atteindre 0 gr. 90 à la dernière piqûre. On fait généralement 5 piqûres, soit : 0 gr. 30 ; 0 gr. 45 ; 0 gr. 60 ; 0 gr. 75 ; 0 gr. 90.

En ce qui concerne les modes d'emploi, les avis sont encore partagés, non pas quant à la voie d'administration qui est toujours la voie veineuse, mais quant au mode de préparation de la solution. En principe la dissolution du médicament dans le sérum physiologique apparaît comme le procédé de choix ; mais le chlorure de sodium, pour des raisons qui ne sont pas encore parfaitement élucidées, paraît favoriser l'altération du médicament. On s'adresse donc à peu près exclusivement à l'eau distillée pure et stérilisée comme dissolvant ; mais tandis que les uns, sans redouter les phénomènes d'hémolyse qui peuvent se produire et qui en fait ont été souvent observés, emploient des dissolutions étendues : 150 à 250 centimètres cubes d'eau ; d'autres emploient des dissolutions concentrées : 10 à 15 centimètres cubes ; on tend même aujourd'hui à n'employer que des quantités d'eau moindres,

2 à 4 centimètres cubes suivant la technique de Ravaut [1]. La dissolution du Néosalvarsan s'effectue dans l'ampoule même : afin d'éviter la formation au fond de l'ampoule d'une masse pâteuse de Néosalvarsan dont la dissolution ne s'effectuerait que très lentement, il suffit d'incliner fortement l'ampoule de manière à étaler son contenu sur la paroi latérale, d'introduire l'eau dans l'ampoule ainsi inclinée à laquelle on imprimera ensuite un mouvement de rotation sur son axe; on arrive ainsi à dissoudre assez rapidement toute la poudre. La solution obtenue est aspirée directement dans l'ampoule à l'aide d'une seringue de Luer munie d'une aiguille bien aiguisée et on pratique l'injection. Ces solutions concentrées sont parfaitement tolérées et leur emploi constitue une très heureuse simplification de la méthode.

Accidents de la médication organo-arsénicale. — Les composés arsénicaux dont nous venons de parler, quels qu'ils soient, peuvent et, en fait, ont souvent donné lieu à des accidents tantôt bénins, tantôt graves ou même mortels. Les uns ont rattaché ces accidents à une altération spontanée du médicament, d'autres les ont attribués à l'impureté de l'eau distillée employée pour le dissoudre; d'autres enfin à l'idiosyncrasie.

Il faut tout d'abord au moins écarter comme cause déterminante de ces accidents l'impureté de l'eau distillée, et il convient surtout de ne pas perdre de vue que tous ces médicaments ont une toxicité assez élevée et qui impose une prudence et des précautions qui n'ont peut-être pas été toujours observées. Toutefois, il n'est pas douteux que la toxicité expérimentale des médicaments de ce groupe ne suffit pas à expliquer tous les accidents que l'on peut voir survenir au cours de la médication et il faut bien admettre que, dans certains cas, ils doivent être rapportés à une circonstance inhérente à l'état organique ou humoral du malade lui-même, et dont il est d'ailleurs difficile ou impossible de donner une explication satisfaisante. Il n'en demeure pas moins qu'on réduira au minimum les chances d'accidents en prenant un certain nombre de précautions qui seront les suivantes :

1° S'assurer d'abord qu'il n'existe aucune lésion organique ni aucun trouble fonctionnel pouvant être considéré comme une contre-indication;

2° Rejeter toute ampoule de Néosalvarsan dont le contenu ne

1. P. Ravaut, *Presse médicale*, 11 octobre 1915, n° 48, p. 398.

présenterait pas les caractères objectifs habituels ou aurait une odeur alliacée;

3° Préparer la solution au moment même de l'emploi et ne la laisser exposer que le moins longtemps possible au contact de l'air;

4° Prendre toutes les précautions aseptiques d'usage dans la pratique des injections intraveineuses;

5° Le malade devra être à jeun;

6° Le maintenir au lit et lui interdire tout aliment solide dans les douze heures qui suivront.

Si, malgré toutes ces précautions le malade présente des signes d'intolérance le médecin devra chercher à en apprécier l'importance ou la gravité et, suivant les cas, il pourra être conduit ou à s'abstenir désormais de continuer la médication par les arsénicaux, ou à diminuer ou tout au moins à ne pas augmenter la dose à l'injection suivante.

Il faut se garder cependant de considérer comme signes d'intolérance le malaise passager (céphalée, nausées, petit mouvement fébrile) que le malade peut présenter le jour même de l'injection.

Parmi les accidents généraux qui peuvent survenir à l'occasion de la médication par les arsénicaux, les uns s'observent au cours même de l'injection, les autres deux ou trois jours après; quelques-uns enfin tardivement.

Parmi les accidents immédiats il faut citer tout d'abord les cas, d'ailleurs exceptionnels de syncope réflexe-mortelle, puis, les accidents décrits par Milian sous le nom de *crise nitritoïde* pour bien marquer l'intensité des phénomènes congestifs qui caractérisent la phase initiale de ces accidents, phase congestive à laquelle succède bientôt d'ailleurs une phase syncopale.

Ces crises nitritoïdes, toujours impressionnantes, peuvent être bénignes, mais elles peuvent aussi se terminer par la mort. Mais Milian [1] a montré que l'on pouvait par un emploi judicieux de l'adrénaline non seulement lutter contre ces accidents, mais même souvent les prévenir (voir p. 969). .

Un point d'histoire. — Et maintenant, nous sera-t-il permis, après tant d'autres, d'essayer de mettre au point une question qui, elle aussi, a soulevé quelques polémiques : la question de priorité.

Que la question de l'arsenic organique ait fait au point de vue pratique, un pas considérable à la suite des travaux d'Erlich, que

1. Milian. Société française de dermatologie, 6 novembre 1913.

cette même question ait été *travaillée* depuis une douzaine d'années, avec beaucoup de patience et beaucoup de suite par Mouneÿrat, cela ne fait aucune espèce de doute. Mais il y a tout de même un nom qui, à notre avis, doit dominer de très haut dans l'histoire de cet important chapitre de *chimiothérapie*, c'est celui du professeur Armand Gautier.

Sans doute, l'idée de faire intervenir l'arsenic dans le traitement de la syphilis est fort ancienne; sans doute les premières lignes du chapitre des composés organo-arsénicaux n'ont pas été écrites par lui, puisque la découverte de la *liqueur fumante*, par Cadet, remonte à 1760, puisque l'*acide cacodylique* a été découvert par Bunsen en 1837, *l'acide méthylarsénique* par Bœyer, en 1858, et *l'arsénaniline* par Bechamp, en 1863. Mais il n'en est pas moins vrai qu'avant les travaux d'Armand Gautier, les composés organo-arsénicaux étaient un peu considérés comme des curiosités chimiques et que personne n'avait songé à les considérer comme des *médicaments possibles*.

Ce n'est qu'áprès les belles recherches de ce savant sur la présence normale de l'arsenic dans certains organes que la question de l'arsenic organique *médicament* a été vraiment posée et ce sont ses études sur les cacodylates qui l'ont vraiment fait entrer dans le domaine pratique.

Quelques-uns, à l'époque, accueillirent ces études avec un scepticisme souriant, presque nuancé d'indulgence; d'autres, fort heureusement, suivirent ces études avec toute l'attention et tout le respect qu'elles méritaient; quelques-uns enfin s'engagèrent résolument dans la voie qu'Armand Gauthier venait d'ouvrir.

Et c'est ainsi, qu'en empruntant une image au langage chimique, on peut dire que toute la question de la thérapeutique par les composés organiques de l'arsenic a *cristallisé* autour de la molécule des cacodylates. Cela revient à dire qu'une découverte qui aura peut-être un jour une portée sociale considérable est bien une découverte essentiellement française.

PYOCTANINS OU PYOCTANINES

En dehors des corps dont nous venons de parler, l'aniline fournit encore un nombre considérable de dérivés et notamment des matières colorantes.

Quelques-unes de ces matières colorantes jouissent de certaines propriétés thérapeutiques ; on leur a reconnu notamment des propriétés antiseptiques, et c'est en raison de cette propriété commune qu'on a donné au groupe thérapeutique de ces substances le nom générique de pyoctanins ou de pyoctanines (de πυον, pus, et de χτεινῶ, je tue).

Constitution des pyoctanines. — Au point de vue chimique, la plupart de ces composés sont des *amines aromatiques à fonction alcool* ; ils dérivent les uns du diphénylméthane, les autres du triphénylméthane.

Soit, par exemple, le triphénylméthane, c'est-à-dire le corps qui résulte de la substitution de 3 atomes d'hydrogène du méthane par 3 restes phényle :

$$H - C \begin{cases} H \\ H \\ H \end{cases} \qquad\qquad H - C \begin{cases} C^6H^5 \\ C^6H^5 \\ C^6H^5. \end{cases}$$

Méthane.   Triphénylméthane.

On peut, par oxydation, transformer le dernier atome d'hydrogène en alcool tertiaire et obtenir le corps suivant :

$$HO - C \begin{cases} C^6H^5 \\ C^6H^5 \\ C^6H^5. \end{cases}$$

Ce nouveau corps est le triphénylcarbinol.

Ce corps n'est pas coloré, mais c'est un *chromophore*, c'est-à-dire un noyau, un support de matière colorante. Il va suffire, en effet, d'*accrocher* à ce support, à ce chromophore, certains groupements (*groupements chromogènes ou auxochromes*), pour obtenir des matières colorantes. Ces groupements chromogènes ne sont pas autre chose que des restes amidogènes simples ou substitués : NH^2, $N \begin{cases} H \\ CH^3 \end{cases}$, $N \begin{cases} CH^3 \\ CH^3 \end{cases}$. Ainsi, remplaçons dans chacun des groupes C^6H^5 du triphénylcarbinol ou mieux de son éther chlorhydrique, un atome d'hydrogène par un groupe NH^2 ; nous obtiendrons le corps suivant :

$$Cl - C \begin{cases} C^6H^4 - NH^2 \\ C^6H^4 - NH^2 \\ C^6H^4 - NH^2. \end{cases}$$

Et le corps ainsi obtenu est une matière colorante *rouge*.

Si, au lieu d'accrocher au chromophore 3 groupes chromogènes NH^2, on y accroche 2 groupes $N{<}^{CH^3}_{CH^3}$, on obtient une matière colorante *verte* :

$$Cl - C{<}^{C^6H^5}_{\substack{C^6H^4 - N(CH^3)^2 \\ C^6H^4 - N(CH^3)^2}}$$

Vert malachite.

La fixation de 3 groupes $N{<}^{CH^3}_{CH^3}$ nous aurait fourni une matière colorante *bleu violet* :

$$Cl - C{<}^{\substack{C^6H^4 - N(CH^3)^2 \\ C^6H^4 - N(CH^3)^2}}_{C^6H^4 - N(CH^3)^2}$$

Violet de méthyle.

Ainsi, il existe une relation étroite *entre la couleur* de la matière colorante *et sa constitution*, et l'on peut, pour ainsi dire à volonté, *créer* des couleurs déterminées d'avance en variant la nature ou le nombre des chromogènes que l'on peut fixer sur le chromophore.

Pour matérialiser en quelque sorte ces propriétés du chromophore ou des chromogènes, on peut comparer le chromophore *à un support de lanterne* qui serait muni de plusieurs crochets et avec lequel on pourrait obtenir des *motifs lumineux* différents, suivant qu'on fixerait aux crochets des ampoules lumineuses de telle ou telle couleur et qui seraient les chromogènes.

Enfin, ce qu'il importe de savoir, c'est que toutes ces matières colorantes possèdent la propriété de donner, par *réduction*, des *leucobases*, c'est-à-dire des dérivés incolores. La réduction ramène simplement la fonction éther chlorhydrique à la fonction carbure. Exemple :

$$Cl - C{<}^{\substack{C^6H^4 - NH^2 \\ C^6H^4 - NH^2}}_{C^6H^4 - NH^2} \qquad H - C{<}^{\substack{C^6H^4 - NH^2 \\ C^6H^4 - NH^2}}_{C^6H^4 - NH^2}$$

Pararosaniline (rouge).   Leucobase correspondante (incolore).

La leucobase, par oxydation, fait retour à la matière colorante. La réduction *éteint* la couleur comme s'éteint une source lumineuse électrique quand on supprime le contact ; l'oxydation reproduit la couleur, comme se rallume une source lumineuse électrique quand on rétablit le contact.

Principales pyoctanines. — Les principales pyoctanines dont on a proposé l'emploi en thérapeutique sont :

Le violet de méthyle (pyoctanine bleue);

L'auramine (pyoctanine jaune);

La safranine;

Le vert de méthyle;

Le bleu de méthylène.

La plupart de ces substances ont été présentées comme douées d'un pouvoir antiseptique considérable, supérieur à celui de toutes les substances employées jusqu'alors. Elles furent dès lors essayées dans le traitement de toute une série d'affections. Dans la pratique les résultats n'ont pas été merveilleux et la plupart des pyoctanines sont tombées dans un juste oubli. Une seule de ces pyoctanines mérite actuellement d'être connue, moins d'ailleurs comme médicament proprement dit qu'en raison de son emploi pour l'étude de la perméabilité rénale : c'est le bleu de méthylène.

Bleu de méthylène. — Le bleu de méthylène est une pyoctanine dont la formule ne correspond pas à celles des pyoctanines dérivées du triphényl-méthane : c'est une matière colorante sulfurée qui se rattache au violet de Lauth ou thionine. Mais ce violet de Lauth, comme les pyoctanins dont nous avons déjà parlé, donne par réduction une leucobase qui, par oxydation, fait retour à la matière colorante.

Ainsi le violet de Lauth ou thionine a pour formule :

$$NH^2 - C^6H^3 \overset{S}{\underset{N}{\diagup\diagdown}} C^6H^3 = NH$$

$$(1) \qquad (2)$$

Si nous réduisons ce violet de Lauth, en fixant par exemple un atome d'hydrogène sur chacun des deux atomes d'azote que nous avons numérotés dans la formule précédente, nous décolorerons le violet de Lauth, c'est-à-dire que nous obtiendrons son leucodérivé :

$$NH^2 - C^6H^4 \overset{S}{\underset{NH}{\diagup\diagdown}} C^6H^3 - NH^2$$

Leucothionine (incolore).

Le bleu de méthylène est le chlorure du dérivé tétraméthylé correspondant au violet de Lauth. Comme ce dernier il peut donc être réduit et transformé en leucodérivé, lequel, par oxydation, fera retour à la matière colorante proprement dite.

Caractères. — Le bleu de méthylène se présente sous l'aspect d'une poudre amorphe, d'un bleu foncé, à éclat bronzé; sans saveur ni odeur, peu soluble dans l'eau (1 gr. 50 p. 100 environ).

Propriétés physiologiques et applications thérapeutiques. — Le pouvoir antiseptique du bleu de méthylène est mal connu. Sa toxicité n'a pas non plus été déterminée avec précision.

Le bleu de méthylène ne paraît avoir aucun intérêt comme médicament proprement dit. Par contre, depuis les travaux d'Achard et Castaigne, il est utilisé pour l'étude de la perméabilité rénale.

Technique du procédé. — Achard et Castaigne administrent le bleu par la voie sous-cutanée; d'après ces auteurs, en faisant l'injection en plein muscle, la douleur consécutive à la piqûre serait réduite au minimum.

La dose qu'il convient d'injecter chez l'adulte est de 5 centigrammes, c'est-à-dire 1 centimètre cube d'une solution à 1/20.

Élimination du bleu de méthylène. Modifications subies par cette substance dans l'organisme. — Chez les sujets normaux, le bleu commence à apparaître au bout d'une 1/2 heure, puis la teinte bleue verdâtre devient de plus en plus apparente; elle est très nette après une heure et atteint son maximum d'intensité vers la 3ᵉ ou la 4ᵉ heure. Quelques heures plus tard elle décroît peu à peu, pour disparaître dans un délai qui varie de 40 à 50 heures en moyenne (Achard et Castaigne).

Les variations dans l'élimination du bleu peuvent porter sur le début de l'élimination, sur son rythme, sur sa durée et sa quantité.

Le bleu de méthylène peut être éliminé, partie en nature, partie sous forme de leucodérivé. Pour apprécier le début de l'élimination on ne doit donc pas attendre l'apparition de la couleur bleue verdâtre dans l'urine, car l'élimination peut commencer à se faire à l'état de leucodérivé. De même, pour apprécier la quantité totale de substance éliminée, il ne faut pas se contenter de doser la partie éliminée sous forme de bleu, mais bien faire la somme du bleu proprement dit et du leucodérivé. Il est vraisemblable que le rapport entre la quantité de bleu et celle du leucodérivé doit avoir son importance, mais la valeur séméiologique de ce rapport est encore mal connue.

HYDRAZINES ET SEMICARBAZIDES

L'hydrazine est le corps qui a pour formule :

$$H^2N - NH^2.$$

Les atomes d'hydrogène de ce corps peuvent être remplacés par des radicaux quelconques, gras ou aromatiques, et on peut ainsi obtenir toute une série de corps hydraziniques, dont le plus connu est la phényl-hydrazine qui a pour formule :

$$C^6H^5 - NH - NH^2,$$

et dont on sait toute l'importance au point de vue du dosage des sucres.

Ces hydrazines sont des corps toxiques qui jusqu'ici n'ont pas été utilisés en thérapeutique.

Mais on peut concevoir des hydrazines ou des corps analogues, et qui seraient constitués, non pas par la soudure de 2 radicaux ANzH², mais bien par la soudure d'un radical ANzH² et d'un radical uréique, ainsi que l'indique le schéma suivant :

$$CO \diagup^{NH - NH^2}_{\diagdown NH^2.}$$

Un pareil corps est en effet connu, c'est la semicarbazide et, de même qu'il existe toute une série d'hydrazines dérivées de l'hydrazine ordinaire par remplacement des atomes d'hydrogène de cet hydrazine par des radicaux divers, de même il existe toute une série de semicarbazides substituées.

CRYOGÉNINE

La cryogénine est une de ces semicarbazides substituées; c'est la métabenzamido-semicarbazide; elle a donc pour formule :

$$CO \diagup^{NH - NH - C^6H^4 - CO - NH^2}_{\diagdown NH^2.}$$

Caractères. — Elle se présente sous la forme d'une poudre cristalline, blanche, inodore, de saveur un peu amère, peu soluble dans l'eau (environ 2 p. 100 à 20°). Elle réduit la liqueur de Fehling et fournit même à froid, avec ce réactif, une coloration vert émeraude, qui vire au rouge par la chaleur.

Action physiologique. — La cryogénine, comme la plupart des corps amidés, est un antithermique analgésique. Elle ne paraît pas très toxique. On l'a surtout utilisée pour combattre la fièvre des tuberculeux.

Posologie et mode d'administration. — La cryogénine se prescrit ordinairement en cachets; toutefois sa saveur n'étant pas désagréable on peut la prescrire en paquets que le malade dissoudra au moment du besoin dans une tasse de lait tiède et sucré. Chez l'adulte on débute généralement par une dose de 1 gramme; après quelques jours on diminue progressivement les doses; un peu plus tard encore on suspendra son administration pendant quelques jours. Dans ces conditions son usage pourrait être prolongé pendant fort longtemps.

CHAPITRE VI

PYRROL ET SES DÉRIVÉS ·

Généralités. — Le pyrrol est un noyau aromatique constitué par une chaîne fermée pentatomique possédant comme maille un atome d'azote. On peut le représenter par le schéma suivant :

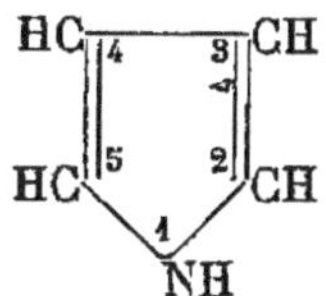

Le pyrrol, comme le benzène, est le noyau d'un grand nombre de combinaisons. Les atomes d'hydrogène de ce noyau peuvent, en effet, être substitués par d'autres éléments ou radicaux monovalents et on obtient de la sorte toute une série de corps nouveaux, qui sont au pyrrol ce que le phénol, l'acide benzoïque, etc., sont à la benzine.

Le pyrrol proprement dit se rencontre dans les produits de la distillation sèche des matières animales azotées. C'est un liquide incolore, possédant une saveur brûlante et une odeur rappelant celle du chloroforme.

Il n'est pas utilisé en nature, mais il est le noyau d'un certain nombre de médicaments.

PYRROL TÉTRAIODÉ. Syn. : IODOL : HN

Caractères. — Poudre jaune brun, insipide, d'odeur faible, à peu près insoluble dans l'eau, soluble dans l'alcool, l'éther, le chloroforme, contenant 90 p. 100 environ de son poids d'iode.

Usages. — L'iodol a été proposé comme succédané de l'iodoforme. Peu usité.

ANTIPYRINE. Syn. : ANALGÉSINE, PHÉNYL DIMÉTHYL-PYRRAZOLONE

Le noyau de l'antipyrine n'est pas le pyrrol proprement dit, mais le noyau pyrrazolique, qui diffère du précédent par ce fait, que l'un des

groupes CH du pyrrol est remplacé par un atome d'azote. A ce pyrrazol
se rattache une cétone pyrrazolique qu'on désigne sous le nom de pyrrazolone et qui est le corps d'où dérive directement l'antipyrine. Les deux
schémas suivants montrent les relations de l'antipyrine avec l'isopyrra-
zolone :

$$HC = CH$$
$$HN \diagdown CO$$
$$NH$$

Pyrrazolone.

$$CH^3 - C = CH$$
$$CH^3 - N \diagdown CO$$
$$N - C^6H^5$$

Phényl–diméthyl–pyrrazolone
(antipyrine).

Caractères. — L'antipyrine se présente sous la forme d'une poudre
blanche, cristallisée, inodore, de saveur légèrement amère, très soluble
dans l'eau et dans l'alcool, moins soluble dans l'éther. En solution
aqueuse elle donne avec le perchlorure de fer une coloration rouge sang.

Propriétés physiologiques. — **Action locale.** — L'antipyrine
n'exerce aucune action irritante sur la peau. Les muqueuses par
contre sont assez sensibles à l'action des solutions concentrées
d'antipyrine, et il n'est pas rare de voir ces solutions produire des
douleurs stomacales.

Absorption. — Les muqueuses absorbent l'antipyrine avec une
grande rapidité et le plus souvent on peut la retrouver dans l'urine
une demi-heure après son administration.

Action sur le système nerveux. — L'étude expérimentale de
l'antipyrine montre que l'action de cette substance sur le système
nerveux varie suivant la dose employée.

Les expériences de Gley ont montré que, à doses faibles, l'antipyrine diminuait, non seulement le pouvoir excito-réflexe de la
moelle, mais aussi son pouvoir excito-moteur.

Avec les fortes doses on observe au contraire une augmentation
de l'excitabilité réflexe de la moelle et, à la période d'état de l'intoxication, on se trouve en présence de véritables phénomènes de
tétanisation. Ce n'est qu'à la période ultime de l'intoxication que
les centres nerveux épuisés perdent graduellement leur pouvoir
réflexe, et finissent par être entièrement paralysés.

L'antipyrine ne localise d'ailleurs pas son action aux centres
médullaires. Langlois a en effet montré que les centres cérébro-
bulbaires réagissaient aussi à l'action de l'antipyrine! Ici, comme
presque toujours d'ailleurs, l'envahissement des centres cérébro-
bulbaires n'est pas rigoureusement isochrone avec l'envahissement

des centres médullaires proprement dits, mais les phénomènes réactionnels sont de même ordre : modération de l'excitabilité d'abord, exagération ensuite, et, finalement, paralysie.

L'action de l'antipyrine s'étend aussi aux nerfs sensitifs proprement dits et il y a longtemps déjà qu'on a observé que cette substance est douée d'une véritable action anesthésique locale.

Action sur la circulation. — A dose modérée l'antipyrine n'exerce aucune action appréciable ni sur le rythme, ni sur l'énergie des contractions cardiaques. La pression elle-même n'est pas modifiée.

Les solutions concentrées d'antipyrine favorisent la coagulation du sang.

Action sur la température. — A doses faibles, thérapeutiques, l'antipyrine n'exerce aucune espèce d'action sur la température. Cette substance n'est donc pas un *antithermique* proprement dit.

L'action *antipyrétique* de l'antipyrine, par contre, est incontestable; toutefois la chute thermique est ordinairement fugace et, comme il arrive d'ailleurs avec beaucoup d'autres antipyrétiques, il n'est pas rare de constater au cours de la réascension, une température supérieure à la température initiale. Chez les enfants cependant la chute thermique paraît être moins fugace que chez l'adulte.

Applications thérapeutiques. — L'antipyrine, en dépit de son nom, est rarement utilisée aujourd'hui comme antipyrétique proprement dit. Ni dans le rhumatisme articulaire aigu, en effet, ni dans la fièvre palustre, ni dans les fièvres éruptives, l'antipyrine ne peut avoir d'action réellement utile, car, dans ces maladies comme dans beaucoup d'autres d'ailleurs, l'hyperthermie ne représente qu'un phénomène symptomatique secondaire. Or l'antipyrine étant dépourvue de toute espèce d'action spécifique sur les éléments infectieux qui créent l'hyperthermie, pourra bien modérer la fièvre, mais elle ne pourra pas agir sur la cause qui la produit.

Ce n'est que dans la grippe, dans la pneumonie grippale, dans les circonstances en un mot où la fièvre s'accompagne de phénomènes douloureux que l'antipyrine peut être utilisée avec avantage.

Les véritables indications de l'antipyrine relèvent donc de son action analgésique; mais ici encore l'antipyrine est un médicament purement symptomatique et, si elle agit favorablement dans les migraines, dans les céphalées, dans certaines névralgies, elle n'agit en aucune manière sur les causes qui tiennent ces affections douloureuses sous leur dépendance; c'est ainsi, par exemple, qu'elle n'exerce aucune influence sur la fréquence des accès migraineux. L'antipyrine, à la dose de 3 ou 4 grammes, fait baisser le taux des urines et celui du sucre chez les diabétiques; mais ce double phénomène est tout à fait passager. Au bout de quelques jours les effets de l'antipyrine sont absolument nuls. Mais l'administration pendant plusieurs jours de doses élevées d'antipyrine a pu créer une lésion rénale, et, en même temps qu'on voit le sucre revenir à son taux primitif, on peut voir apparaître l'albumine dans les urines.

Aussi bien, si, comme on l'admet généralement, sans cependant que cela soit démontré d'une manière rigoureuse, l'antipyrine ralentit les phénomènes de combustion organique, le traitement du diabète par l'antipyrine apparaît comme absolument irrationnel.

Enfin signalons les bons effets de l'antipyrine comme *analgésique local* (laryngite tuberculeuse) et comme *hémostatique local* (hémorragies gingivales, épistaxis).

Posologie. Modes d'administration. — Chez les adultes l'antipyrine peut s'administrer à la dose de 1 à 4 grammes par jour, mais par doses fractionnées de 0 gr. 50 à 1 gramme. Les enfants supportent bien l'antipyrine. Les doses moyennes sont de 0 gr. 25 à 1 gramme suivant l'âge. Comby dépasse d'ailleurs très souvent ces doses, dans la chorée notamment.

L'antipyrine peut s'administrer en cachets, en solution, en potion ou en lavement. Prise en cachets elle occasionne quelquefois des nausées, des vomissements et des douleurs d'estomac. Cependant, en prenant la précaution de l'associer au bicarbonate de soude et en faisant prendre aussitôt après le cachet une tasse d'une infusion chaude, on évite presque toujours ces accidents.

Cachets :

a. Antipyrine........... 0 gr. 50
   Bicarbonate de soude. 0 — 40
   Pour un cachet n° 10; 1 à 6 par jour.

b. Antipyrine........... 0 gr. 50
   Acétanilide........... 0 — 25
   Sulfate de quinine... 0 — 25
   Pour un cachet n° 10.

Solution :

Antipyrine............. 2 gr.
Eau distillée.......... 80 —
   A prendre par cuillerées à soupe.

Lavement :

Antipyrine............. 1 à 3 gr.
Eau tiède............. 120 —

Potions :

a. Antipyrine........... 4 gr.
   Sirop de sucre........ 30 —
   Eau de tilleul........ 120 —
   A prendre par cuillerées à soupe.

b. Antipyrine........... 2 gr.
   Bromure de potassium. 2 —
   Sirop de groseilles..... 30 —
   Eau de fleurs d'oranger. 120 —
   A prendre par cuillerées à soupe

Comme hémostatique local l'antipyrine doit être utilisée en solution concentrée : 1 p. 5.

Incompatibilités. — Comme le camphre, l'antipyrine jouit de la propriété de donner avec un certain nombre de corps à fonction phénolique des mélanges déliquescents. On ne devra donc pas prescrire, en cachets, un mélange d'antipyrine et de salicylate de soude.

On ne doit pas non plus prescrire de l'antipyrine avec des sels de fer (mélanges colorés). L'antipyrine donne avec le chloral une combinaison particulière que nous avons déjà étudiée : l'hypnal.

Accidents dus à l'antipyrine. — Quand le rein d'un malade soumis à un traitement par l'antipyrine fonctionne mal, on peut voir survenir des phénomènes d'intoxication grave (hypothermie toxique, collapsus).

Mais, en dehors de toute espèce de lésion rénale ou autre, l'antipyrine détermine chez certains sujets des accidents divers, parmi lesquels les accidents cutanés occupent le premier rang. Ces accidents cutanés sont essentiellement polymorphes.

Parmi les accidents plus rares il faut signaler la stomatite et des œdèmes.

Dérivés de l'antipyrine.

Ils sont extrêmement nombreux; quelques-uns n'ont fait que passer en thérapeutique et nous ne ferons que les signaler.

FERROPYRINE

Sous ce nom on a préconisé une combinaison de trois molécules d'antipyrine avec une molécule de perchlorure de fer.

Caractères. — Poudre rouge soluble dans 5 p. d'eau froide et dans 9 parties seulement d'eau bouillante. Sa solution aqueuse se décolore quand on la dilue.

Usages. — A été surtout employée comme hémostatique local, en solution saturée.

SALICYLATE D'ANTIPYRINE. Syn. : SALIPYRINE

S'obtient en faisant réagir, en proportions moléculaires, l'acide salicylique sur l'antipyrine.

Caractères. — Paillettes incolores, inodores, de saveur légèrement amère et sucrée, soluble dans 289 p. d'eau froide.

Usages. — A été préconisée dans le rhumatisme articulaire aigu. Ne paraît présenter aucun avantage particulier. Doses : 1 à 4 gr.

QUINOPYRINE

L'antipyrine a la propriété d'augmenter la solubilité des sels de quinine. En faisant agir 2 molécules d'antipyrine sur 3 molécules de chlorhydrate basique de quinine, on obtient un composé facilement soluble dans l'eau et qui a été désigné sous le nom de quinopyrine.

Cette association de l'antipyrine et du chlorhydrate basique de quinine présente évidemment l'avantage de permettre d'obtenir des solutions concentrées de chlorhydrate basique et de permettre dès lors l'administration de ce sel par la voie hypodermique (voir p. 800).

AMYGDALATE D'ANTIPYRINE. Syn. : TUSSOL

Composé cristallisé, facilement soluble dans l'eau.

Usages. — A été préconisé contre la coqueluche. S'administre à la dose de 0 gr. 50 à 2 gr. par doses fractionnées de 0 gr. 15 à 0 gr. 20 chez les enfants.

```
Tussol.................................................  2 gr. 50
Sirop d'écorces d'oranges amères...............  20 —
Eau de tilleul.....................................  80 —
```
A prendre par cuillerées à dessert.

PYRAMIDON. Syn. : PHÉNYL-DIMÉTYL-AMIDO DIMÉTHYL-PYRRAZOLONE

Constitution. — Dans l'antipyrine, il reste un groupe CH en position 3. Si on remplace l'atome d'hydrogène de ce groupe CH par le radical —AZ(CH³)², on crée sur le noyau une fonction amine substituée. Le corps ainsi obtenu est le pyramidon.

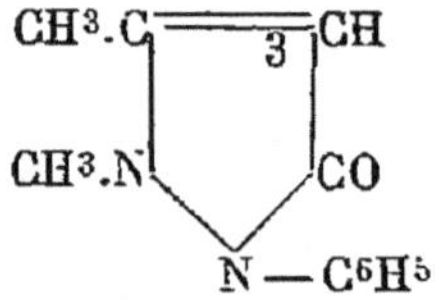

$$CH^3.C \overset{3}{=\!=\!=} CH \qquad\qquad CH^3.C \overset{3}{=\!=\!=} C — N(CH^3)^2$$
$$CH^3.N\diagdown\diagup CO \qquad\qquad CH^3.N\diagdown\diagup CO$$
$$N — C^6H^5 \qquad\qquad N — C^6H^5$$

Antipyrine. 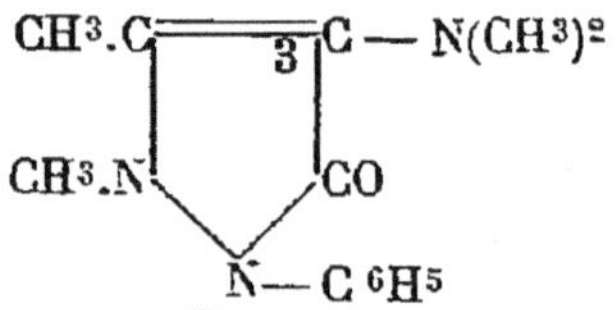   Pyramidon.

Caractères. — Poudre jaunâtre, sans saveur, soluble dans 19 p. d'eau environ.

Propriétés physiologiques. — L'action du pyramidon sur le système nerveux est très analogue à celle de l'antipyrine ; comme l'antipyrine, c'est un antipyrétique, et même, d'après Filehne, son action antipyrétique serait environ 3 fois plus intense que celle de l'antipyrine (?). De plus l'abaissement de température qu'il détermine se produirait plus lentement et persisterait plus longtemps Enfin certains cliniciens prétendent qu'avec le pyramidon on n'observerait pas, au cours de la réascension thermique, les sueurs profuses et les frissons qu'on observe fréquemment avec l'antipyrine. En vérité le pyramidon tout comme l'antypirine provoque souvent des sueurs profuses, et cela est si vrai, qu'on a cherché à atténuer cette action fâcheuse en le combinant à un anhydrotique, l'acide camphorique.

Usages. — Les mêmes que l'antipyrine.

Posologie. Modes d'administration. — Le pyramidon et le camphorate de pyramidon s'administrent à la dose de 0 gr. 50 à 1 gr. par jour par doses fractionnées de 0 gr. 25.

Le pyramidon peut s'administrer sous les mêmes formes que l'antipyrine.

Le camphorate de pyramidon étant fort peu soluble dans l'eau s'administre sous forme de cachets.

CHAPITRE VII

NOYAU PYRIDIQUE ET NOYAU QUINOLÉIQUE

Parmi les composés artificiels utilisés en thérapeutique, un petit nombre seulement dérivent du noyau pyridique ou du noyau quinoléique ; mais ces noyaux font partie du squelette d'un grand nombre d'alcaloïdes naturels et, dès lors, il nous paraît utile de rappeler brièvement la nature et les caractères généraux de ces deux noyaux.

PYRIDINE : C^5H^5N

Constitution. — La pyridine peut être représentée par un noyau benzénique dont un des groupes CH serait remplacé par un atome d'azote :

Benzène.   Pyridine.

Propriétés générales. — La pyridine possédant un noyau analogue à celui du benzène, on peut effectuer, à partir de ce noyau, un certain nombre de réactions analogues à celles que l'on peut effectuer sur le noyau benzénique lui-même. C'est ainsi qu'en remplaçant les atomes d'hydrogène de la pyridine par des groupes OH, on obtient des corps à fonction phénolique.

C^5H^5N $C^5H^4N — OH$
Pyridine.   Oxypiridine.

De même, en remplaçant les atomes d'hydrogène du noyau pyridique par un ou plusieurs groupements fonctionnels acides, on obtient des acides pyridinocarboniques qui, par leur constitution et leurs propriétés générales, rappellent les acides benzinocarboniques, l'acide benzoïque par exemple.

La pyridine peut fixer sur chacun de ses sommets un atome d'hydrogène. On obtient ainsi une base nouvelle, une pyridine hexahydrogénée qui n'est autre chose que la pipéridine.

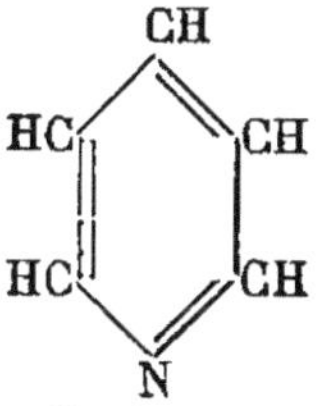

Pyridine.

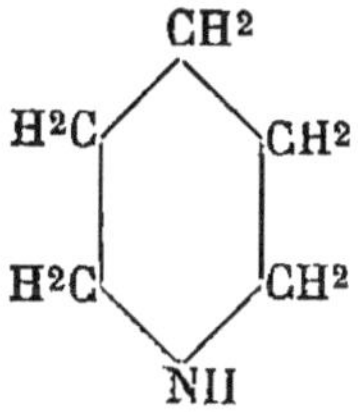

Pypéridine.

Parmi les alcaloïdes naturels se rattachant par leur constitution au noyau pyridique ou pipéridique on peut citer : la trigonelline, la pilocarpine, les cicutines.

QUINOLÉINE : C^9H^7N

La quinoléine a un double noyau : elle résulte en effet de la soudure d'un noyau benzénique et d'un noyau pyridique.

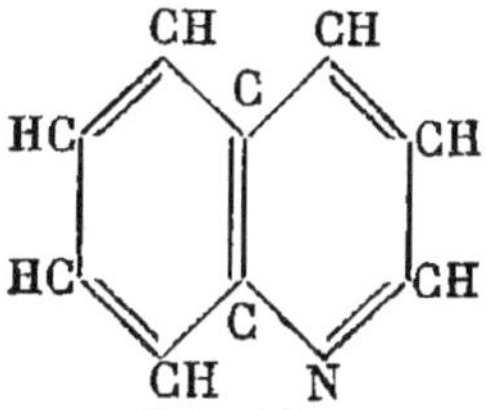

Quinoléine.

On peut, dans la quinoléine comme dans la pyridine et le benzène, fixer des radicaux monovalents sur le noyau, et obtenir des homologues (méthylquinoléine, diméthylquinoléine, etc.); des oxyquinoléines, des acides quinoléine carboniques, etc.

Parmi les alcaloïdes pouvant être rattachés au noyau quinoléique, les plus importants sont ceux du quinquina et notamment la quinine.

Les propriétés antithermiques de la quinine ont fait supposer que le noyau quinoléique était lui-même doué de la propriété antithermique et qu'il était apte à apporter cette propriété dans les combinaisons dans lesquelles on le faisait entrer. C'est cette idée qui a été le point de départ de l'introduction en thérapeutique de toute une série de corps, qui en vérité n'ont pas acquis une grande importance pratique, et que nous ne ferons que mentionner. Ces corps sont : la kairine et la thalline dont la constitution peut être représentée par les schémas suivants :

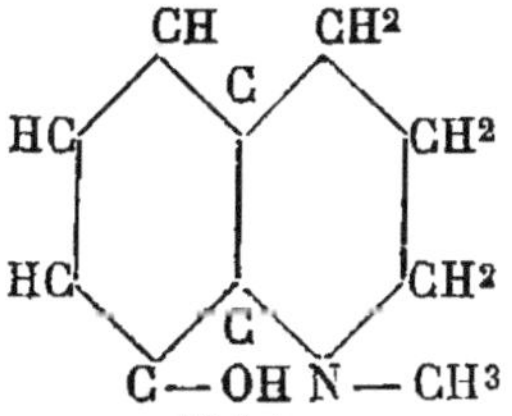

Kairine.
Oxy-tétrahydro-méthylquinoléine.

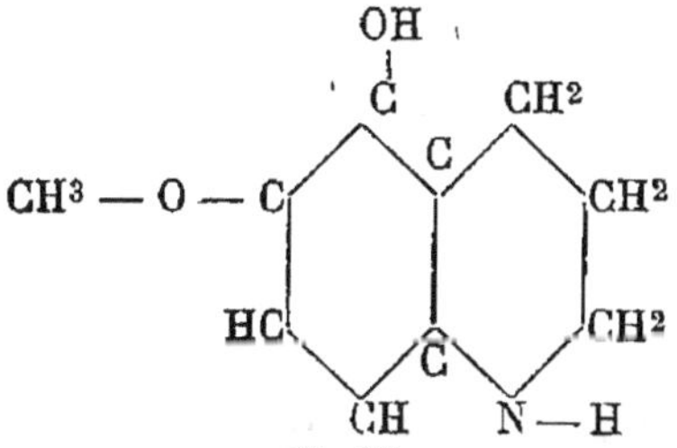

Thalline.
Paraméthoxy-tétrahydro-quinoléine.

CHAPITRE VIII

GÉNÉRALITÉS SUR LES GLUCOSIDES ET LES ALCALOIDES

INTRODUCTION A L'ÉTUDE DES PRODUITS D'ORIGINE VÉGÉTALE

Plusieurs des composés organiques définis que nous avons étudiés jusqu'ici peuvent se rencontrer dans quelques produits naturels d'origine végétale, utilisés comme agents médicamenteux. La plupart cependant de ces composés organiques définis sont des produits artificiels qu'on ne rencontre pas chez les êtres vivants, et qui ont pris naissance par des réactions purement chimiques, en dehors de tout phénomène vital.

Les tissus végétaux ou animaux ont une composition ordinairement complexe et qui est loin d'être parfaitement connue. On peut dire cependant que les principes chimiques les plus importants qu'on y peut rencontrer sont les suivants : des hydrates de carbone, des essences, des matières albuminoïdes, des glucosides, des alcaloïdes.

Au point de vue thérapeutique, ce sont les glucosides et les alcaloïdes qui constituent les plus importants de ces principes ; c'est en effet à des glucosides ou à des alcaloïdes que la plupart des produits végétaux doivent leur activité thérapeutique, ou leur toxicité.

Avant d'aborder l'étude des produits médicamenteux d'origine végétale, il est donc indispensable d'esquisser, au moins brièvement, les caractères généraux des glucosides et des alcaloïdes.

GLUCOSIDES

On désigne sous le nom de glucosides des composés définis, des sortes d'éther, ordinairement d'origine végétale, qui, sous l'influence des agents d'hydratation (acides étendus, alcalis, ferments solubles hydrolisants), se scindent en produits divers, parmi lesquels figurent toujours une ou plusieurs molécules de sucre.

Les glucosides sont extrêmement abondants dans la nature. Les uns ne fournissent dans leur dédoublement par hydratation *que des molécules de sucre.* Tels sont par exemple : *les saccharoses, l'inuline, l'amidon, le glycogène.* Les autres, au contraire, fournissent dans leur dédoublement, *en même temps qu'une ou plusieurs molécules de sucre, d'autres substances, azotées ou non azotées.* Ex. :

$$C^6H^4 \begin{cases} O - C^6H^{11}O^5 \\ CH^2.OH \end{cases} + H^2O = C^6H^{12}O^6 + C^6H^4 \begin{cases} OH \\ CH^2.OH \end{cases}$$

Salicine.   Glucose.   Saligénine (alcool salicylique).

$$C^{20}H^{27}NO^{11} + 2H^2O = 2C^6H^{12}O^6 + C^7H^6O + CNH$$

Amygdaline.   Glucose.   Aldéhyde benzoïque.   Acide cyanhydrique.

Les premiers, les hydrates de carbone proprement dits, sont surtout intéressants à considérer au point de vue de leur rôle dans l'alimentation des plantes ou des animaux ; les seconds, au contraire, soit qu'ils soient eux-mêmes doués de propriétés toxiques, soit qu'ils produisent dans leur dédoublement des corps toxiques, ou des produits amers ou odorants, ne paraissent avoir pour la plante qu'un rôle alimentaire insignifiant ou nul ; ils apparaissent plutôt comme un des moyens de défense mis par la nature au service de la plante pour la protéger contre ses ennemis naturels, les animaux. Quelques-uns de ces produits sont, en effet, doués d'une activité physiologique tout à fait remarquable, se manifestant, pour quelques-uns, à des doses infinitésimales.

L'analyse physiologique de ce groupe de substances naturelles est encore loin d'être complète, mais nous possédons toutefois sur quelques-unes d'entre elles des données pharmacodynamiques assez précises et dont la connaissance a déjà largement profité à la physiologie générale, à la toxicologie et à la thérapeutique. Plusieurs de ces glucosides ont pu être isolés à l'état de pureté et employés comme tels pour les usages thérapeutiques. Il faut bien reconnaître cependant que, dans beaucoup de cas, ils ne résument pas d'une manière intégrale toutes les propriétés thérapeutiques de la plante d'où on les a retirés ; si bien que, dans l'état actuel de nos connaissances, il ne nous paraît pas possible de séparer l'étude des glucosides de celle des plantes qui les fournissent.

ALCALOIDES

Définition. — On doit comprendre sous le nom d'alcaloïdes des corps azotés, à fonction basique, possédant jusqu'à un certain point les propriétés de l'ammoniaque et des amines, donnant avec les acides des sels cristallisables et, avec le chlorure d'or ou de platine, des chloroaurates et des chloroplatinates bien définis.

Pendant longtemps ne furent considérés comme alcaloïdes que les produits basiques et plus ou moins toxiques retirés du règne végétal. Or, on sait aujourd'hui, depuis les travaux de Selmi et de Gautier, d'Étard, de Brieger, que les tissus animaux peuvent eux aussi, dans certaines circonstances, engendrer des produits analogues : ce sont *les ptomaïnes* et *les leucomaïnes*.

Enfin il existe des corps très analogues aussi aux alcaloïdes végétaux ou animaux, que l'on peut pour ainsi dire préparer de toutes pièces, qui prennent naissance en un mot en dehors de tout phénomène vital : ce sont les *alcalis artificiels*.

Au point de vue thérapeutique les plus importants de ces corps sont les alcaloïdes d'origine végétale.

État naturel. — Les alcaloïdes n'existent généralement pas à l'état libre dans la plante; ils y sont combinés aux tanins ou à des acides organiques, tels que l'acide méconique, l'acide citrique, l'acide malique, etc.

Les alcaloïdes sont généralement fournis par des dicotylédones; parmi les monocotylédones, on ne connaît guère que les colchicacées fournissant des alcaloïdes.

La richesse en alcaloïdes d'une substance végétale varie suivant un assez grand nombre de conditions et de circonstances qui ne sont pas encore parfaitement définies. Le climat, l'altitude, la nature du sol, la culture, modifient plus ou moins profondément la richesse d'une plante donnée en principe actif. Cette richesse est aussi fonction de l'âge de la plante, c'est ainsi que les jeunes pousses de certaines apocynées sont utilisées comme aliments par les nègres de l'Amérique du Sud, et qu'en Suède on emploie aussi au même usage les jeunes pousses d'aconit.

La culture diminue en général l'activité de la plante; la belladone cultivée contient 1/4 ou 1/5 d'atropine de moins que la plante sauvage.

Les différentes parties d'une même plante ne sont pas toujours également riches en principes actifs. D'une manière générale ce sont les semences qui sont les plus riches.

D'une façon générale, on peut dire que les végétaux s'altèrent sous l'influence de la dessiccation, ces altérations sont souvent assez profondes pour modifier considérablement l'activité de la plante.

Caractères physiques. — La plupart des alcaloïdes sont solides et ne sont pas volatils; un petit nombre seulement sont liquides et volatils, ce sont : la cicutine, la nicotine, la spartéine et la pilocarpine.

La *solubilité* des alcaloïdes dans l'eau est ordinairement faible. Par contre les *sels d'alcaloïdes* à acides minéraux sont solubles dans l'eau ; aussi est-ce sous cette forme qu'on emploie habituellement les alcaloïdes en thérapeutique.

L'alcool dissout ordinairement les alcaloïdes.

La benzine, le chloroforme, la ligroïne, l'éther, l'alcool amylique sont des dissolvants plus ou moins efficaces pour tels ou tels alcaloïdes en particulier.

• **Caractères chimiques.** — Les alcaloïdes sont généralement précipités de leurs solutions aqueuses par le tanin. Ils donnent avec un certain nombre de réactifs dits *réactifs généraux des alcaloïdes*, soit des sels doubles ou des précipités peu solubles, soit des colorations plus ou moins caractéristiques.

C'est ainsi que le chlorure de platine et le chlorure d'or donnent des sels insolubles et parfaitement définis.

L'acide picrique précipite également un grand nombre d'alcaloïdes :

L'iodure de potassium ioduré (Réactif de Bouchardat) ;

— mercure et de potassium (Réactif de Mayer ou de Valser) ;

L'acide phosphomolybdique (Réactif de Sonnenschein) ;

L'iodure de bismuth et de potassium (Réactif de Dragendorff), donnent naissance à des composés définis peu solubles.

Enfin divers alcaloïdes ont des réactifs particuliers.

Action physiologique. — La plupart des alcaloïdes sont des poisons violents. Les uns, comme la morphine, agissent surtout sur le cerveau ; d'autres, comme la strychnine, sur la moelle ; d'autres, comme la curarine, sur les extrémités terminales des nerfs moteurs , certains, comme l'atropine, paralysent spécialement certains nerfs. Il est donc impossible de donner une idée d'ensemble de l'action physiologique des alcaloïdes.

Applications thérapeutiques. — La thérapeutique a depuis longtemps déjà mis à profit les propriétés physiologiques d'un grand nombre d'alcaloïdes. Toutefois, si les alcaloïdes représentent habituellement les principes les plus actifs des drogues végétales, ils n'en constituent pas toujours les seuls principes actifs et utiles. Dans beaucoup de cas, en effet, les alcaloïdes isolés d'une plante sont impuissants à remplacer la plante entière au point de vue de l'action thérapeutique.

Toxicologie. — Si les alcaloïdes isolés sont de précieux agents thérapeutiques, leur emploi de plus en plus répandu n'est pas sans présenter quelques inconvénients. Outre les empoisonnements aigus accidentels auxquels ils peuvent donner lieu, ils ont souvent servi à des empoisonnements criminels. Enfin, certains d'entre eux, les plus précieux pourrait-on dire, présentent un inconvénient plus grave encore, celui de pouvoir être absorbés par l'organisme, sans danger immédiat, à doses de plus en plus élevées, et celui de devenir, dans ces circonstances, de plus en plus indispensables. Mais, pour ne pas produire des effets toxiques immédiats, ils n'en agissent pas moins sur l'organisme, et profondément, de telle sorte que l'individu atteint de cette alcaloïdomanie aboutit bientôt à un état de complète déchéance morale et physiologique.

Recherche toxicologique. — La recherche toxicologique d'un poison alcaloïdique est à la fois chimique et physiologique. La recherche chimique ne rentre pas dans les attributions du médecin légiste; aussi ne ferons-nous ici qu'indiquer dans leurs grandes lignes les principes sur lesquels repose cette recherche.

C'est en 1850, à propos d'un empoisonnement par la nicotine (affaire Bocarmé), que *Stas* imagine la méthode générale de recherche des alcaloïdes qui porte son nom. Cette méthode est fondée sur des faits que nous connaissons déjà, à savoir :

1° Sur la solubilité dans l'eau et dans l'alcool des sels que forment les alcaloïdes avec certains acides organiques tels que l'acide tartrique ou l'acide oxalique.

2° Sur la décomposition de ces sels par les alcalis ou par les carbonates alcalins.

3° Sur la solubilité dans l'éther des alcaloïdes mis en liberté par ces alcalis ou carbonates alcalins.

Cette méthode ne saurait cependant être considérée comme absolument générale et applicable à la recherche de tous les alcaloïdes indistinctement. Aussi a-t-on imaginé un certain nombre de méthodes spéciales (Otto, Dragendorff, etc.) particulièrement applicables à la recherche de tel ou tel alcaloïde. Toutes ces méthodes ne sont que des modifications de la méthode générale de Stas. Quoi qu'il en soit, une fois l'alcaloïde isolé il convient d'en faire la diagnose. Pour cela les experts doivent s'appuyer :

1° Sur les commémoratifs ;

2° Sur les caractères physiques et les réactions chimiques de l'alcaloïde isolé ;

3° Sur ses caractères physiologiques.

Ces derniers sont souvent les plus précieux et les plus sûrs, d'autant que, dans certains cas (strychnine, vératrine), on peut les étudier avec une quantité infinitésimale de produit.

LIVRE III

MÉDICAMENTS D'ORIGINE VÉGÉTALE ET LEURS PRINCIPES ACTIFS

Les végétaux se divisent en deux grands groupes, les crypto-games et les phanérogames.

Chacun de ces groupes se subdivise lui-même en un certain nombre de groupes secondaires, eux-mêmes subdivisibles en groupes tertiaires ou quaternaires d'après des considérations dans le détail desquelles nous ne pouvons entrer ici, mais dont le tableau dichotomique ci-dessous résume les grandes lignes :

Classification des végétaux			
Crypto-games (Plantes sans fleurs).	Pas de faisceaux fibro-vasculaires.	Champignons. Algues. Lichens. Mousses.	
	Des faisceaux fibro-vasculaires.	Hépatiques. Fougères. Équisétacées.	
Phanéro-games (Plantes à fleurs apparentes).	Gymnospermes (ovules et graines nus).	Cycadées. Conifères. Gnétacées.	
	Angiospermes (ovules et graines renfermés dans une cavité close).	Mono-cotylédones.	Comprennent une douzaine de familles.
		Dicotylédones.	Comprennent la grande masse des végétaux phanérogames.

CHAPITRE I

CHAMPIGNONS

POLYPORE DE MÉLÈZE OU AGARIC BLANC

Origine. — L'agaric blanc (Polyporus officinalis) est un champignon qui croit sur le tronc des mélèzes (conifères).

Caractères. — Il se présente sous la forme d'une masse plus ou moins conique, ayant habituellement la dimension du poing, recouverte d'une écorce dure lisse, blanchâtre ; il a une saveur d'abord douceâtre, puis âcre et amère.

Composition chimique. — On a retiré de l'agaric blanc : une résine et un acide, l'acide agaricique (acide agaricinique ou agaricine) que l'on considère comme le principe actif de la drogue.

L'acide agaricique se présente sous la forme d'une poudre blanche, cristalline, inodore, insipide, peu soluble dans l'eau et dans l'éther, soluble dans l'alcool.

Usages. — La poudre d'agaric possède, à la dose de 3 à 4 grammes, des propriétés purgatives. On lui a reconnu aussi une sorte d'action spécifique contre les sueurs nocturnes des phtisiques et c'est cette action qu'on utilise surtout en thérapeutique.

Posologie. Modes d'emploi. — La poudre d'agaric s'emploie à la dose de 0 gr. 25 à 1 gramme par jour ; l'acide agaricique à la dose de 1 à 4 centigrammes.

A. POUDRE D'AGARIC.

Cachets :

Poudre d'agaric..... } āā 0 gr. 25
Phosphate de chaux. }
Poudre d'opium.....　　　0 — 01

Pour un cachet n° 20 ; 1 à 4 par jour.

Pilules .

Poudre d'agaric.....　　　0 gr. 10
　— 　d'opium.....　　　0 — 01
Extrait de gentiane..　　0 — 10

Pour une pilule ; 4 à 6 par jour.

B. ACIDE AGARICIQUE.

Pilules :

Acide agaricique......　0 gr. 005
Extrait d'opium ....　0 — 01
Poudre de réglisse.....　0 — 10

Pour une pilule ; 1 à 4 par jour.

Nota. L'action antisudorifique de l'agaric ne se manifeste guère qu'après 1 ou 2 heures et n'atteint son maximum qu'après 5 à 6 heures.

ERGOT DE SEIGLE

On donne le nom d'ergot de seigle à la forme sclérotique d'un champignon (*Claviceps purpurea*) qui, dans les années humides, se développe sur l'épi de seigle.

Caractères. — L'ergot de seigle se présente sous la forme d'un corps allongé, légèrement recourbé, marqué d'un ou de plusieurs sillons longitudinaux, long de 2 à 3 centimètres, de 3 à 4 millimètres de diamètre. La surface est lisse, d'un noir violacé; sa consistance est cornée, sa cassure nette, compacte, blanche au centre, d'un rouge vineux à la périphérie.

L'odeur de l'ergot récent rappelle l'odeur générale des champignons; il a une saveur désagréable. L'ergot de seigle s'altère rapidement sous l'influence de l'humidité; il perd ainsi, en partie ou totalement, ses propriétés thérapeutiques.

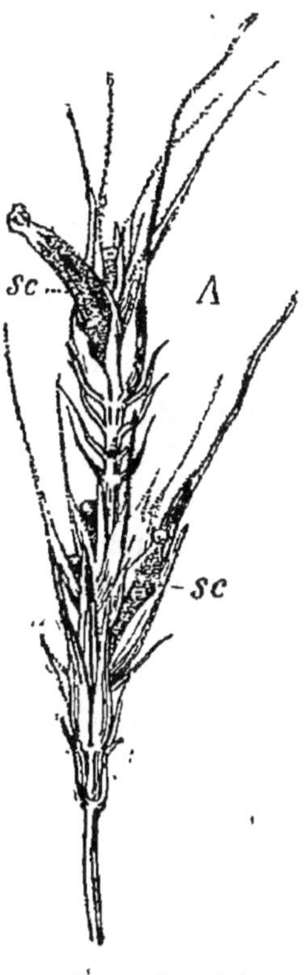

Composition chimique. — L'ergot de seigle renferme :

1° 3 à 5 p. 100 de matières minérales (principalement des phosphates alcalins et alcalinoterreux à l'état de sels acides).

2° Des matières colorantes dont la plus importante est la scléro-érythrine.

3° Des substances diverses (matières grasses, cholestérine, tréhalose, mannite).

4° Des principes actifs, parmi lesquels :

  a. Des dérivés aminés simples de constitution définie et reproduits par synthèse : l'isoamylamine $\begin{array}{c}CH^3 \\ CH^3\end{array}\!\!>\!CH-CH^2-CH^2-NH^2$, la choline $OH-CH^2-CH^2-N\!\!<\!\!\begin{array}{c}CH^3 \\ CH^3 \\ OH \quad CH^3\end{array}$ et l'oxyphényl-éthylamine $OH-C^6H^4-CH^2-NH^2$.

  b. L'acide ergotinique ou sclérotique.

  c. Deux *acaloïdes* : l'un, l'*ergotinine* $C^{35}H^{39}O^5N^5$ est cristallisé; l'autre, l'*ergotoxine* $C^{35}H^{41}O^6N^5$ est amorphe, mais certains de ses dérivés sont cristallisés. Ces deux bases donnent d'ailleurs les mêmes éthers et, d'une manière générale, les mêmes dérivés. L'ergotinine serait l'anhydride (lactone ou lactane) de l'ergotoxine [1].

Les *bases aminées* sont toutes trois douées de propriétés vaso-constrictives, mais elles sont sans action secondaire paralysante sur les vasomoteurs, action qui, d'après Barger, est caractéristique de l'*ergotoxine*. C'est à cette dernière que seraient dus les effets stimulants de l'ergot sur

FIG. 5. — Ergot de seigle.

---

1. *L'acide sphacélinique* de Kobert ou *sphacelotoxine* de Jacoby, ainsi que de nombreux autres alcaloïdes anciennement décrits ont été reconnus par Barger comme de l'ergotinine ou de l'ergotoxine impure.

RICHAUD. — Précis de thérapeutique   49

les muscles lisses ainsi que la production de la gangrène que l'on peut observer expérimentalement ou cliniquement dans certaines formes d'intoxication chronique.

L'ergotinine proprement dite semble posséder des propriétés analogues à celles de *l'ergotoxine* du moins en ce qui concerne l'action sur les muscles lisses.

L'acide ergotinique serait une sorte de saponine; il est doué d'une action irritante locale très marquée; au point de vue de son action générale, il se comporte comme un poison narcotique, mais il est dépourvu d'action vaso-constrictive et n'agit pas non plus sur l'utérus.

Propriétés physiologique de l'ergot de seigle. — La composition chimique de l'ergot de seigle est si complexe que jusqu'ici il n'a pas été possible de substituer rigoureusement l'un ou l'autre de ces principes actifs à la drogue entière, ou tout au moins aux préparations pharmaceutiques encore complexes désignées sous le nom d'ergotines, dont nous nous occuperons un peu plus loin. Dans ce qui va suivre c'est donc principalement l'action de l'ergot en nature que nous aurons en vue.

Action de l'ergot sur les fibres lisses. — Un fait domine en quelque sorte l'histoire pharmacodynamique de l'ergot de seigle : son action sur les fibres musculaires de la vie organique. Le seigle ergoté manifeste en effet une action élective sur les fibres lisses et spécialement sur les fibres lisses de l'utérus.

Pendant longtemps on a cru que l'utérus gravide seul était susceptible de réagir à l'action de l'ergot de seigle. On admet aujourd'hui que, s'il est vrai que l'utérus gravide réagit plus rapidement, plus fortement à cette action, il n'en est pas moins vrai que celle-ci peut aussi se faire sentir aux premiers temps de la grossesse et même en dehors de cet état. Le seigle ergoté peut donc interrompre la grossesse et provoquer l'avortement même au début de la gestation. Cette action abortive de l'ergot de seigle a été maintes fois observée, non seulement chez les animaux, mais encore chez la femme.

Point n'est besoin, en un mot, pour que l'action du seigle ergoté sur la contractilité des fibres lisses de l'utérus puisse se faire sentir, que cette contractilité ait été préalablement mise en jeu, l'ergot de seigle peut à lui seul amorcer le phénomène, provoquer la contractilité, et non pas seulement la prolonger et la renforcer.

Quand la contractilité de l'utérus est déjà en jeu, le seigle ergoté ne fait pas que prolonger et renforcer la contraction de cet organe, il en modifie aussi les caractères, il supprime en quelque sorte les intervalles de repos des contractions physiologiques; cette modification peut ainsi aboutir à la production d'un véritable état de tétanos de l'organe.

Action de l'ergot de seigle sur la circulation. — L'ergot de seigle est un vaso-constricteur. Le mécanisme de son action vaso-constrictive paraît être complexe, et il est absolument impossible d'en donner une interprétation rigoureuse. Il est vraisemblable qu'elle doit surtout être attribuée à l'action de l'ergot sur les fibres lisses des vaisseaux. Quoi qu'il en soit, c'est par une action de ce genre qu'on explique les effets hémostatiques de l'ergot.

Applications thérapeutiques. — L'ergot de seigle, en raison de l'action que nous lui avons reconnue, nous apparaît :

1° *Comme un agent de contraction utérine pouvant être utilisé dans un but obstétrical.*

2° *Comme un agent de contraction vasculaire pouvant être utilisé dans un but d'hémostase.*

L'ergot de seigle en obstétrique. Du fait que l'ergot de seigle peut mettre en jeu la contractilité utérine aux différentes périodes de la grossesse, peut-on employer ce médicament pour provoquer l'accouchement prématuré dans les diverses circonstances où s'impose cet accouchement? Non. Pourquoi? Parce que les accoucheurs ont à leur disposition d'autres méthodes plus avantageuses et beaucoup moins dangereuses.

En effet, pour mettre en jeu la contractilité de l'utérus en dehors de la période d'accouchement normal, il faut employer des doses élevées d'ergot. De plus, les contractions utérines provoquées par l'ergot de seigle étant énergiques, longues, rémittentes, presque tétaniques, ne peuvent favoriser la sortie de l'enfant qu'autant que celui-ci se trouve dans une position normale et que l'orifice utérin est largement ouvert.

Dans le cas contraire, les contractions utérines provoquées, loin de favoriser la sortie de l'enfant, tendent au contraire à le retenir.

Nous avons pourtant reconnu à l'ergot de seigle la propriété de provoquer des avortements! Sans doute, mais ces avortements s'observent habituellement, soit chez des femelles d'animaux ayant absorbé des quantités relativement considérables de seigle ergoté, soit chez des femmes des champs ayant pris elles aussi des doses élevées d'ergot, capables de violenter l'utérus. C'est donc par un véritable *cambriolage* de l'utérus que le fœtus est expulsé, et on sait que souvent la femme meurt de cette violence. On sait aussi que la femme des champs résiste à des troubles gynécologiques qui tueraient infailliblement la plupart des citadines, de même qu'elle peut traverser l'acte normal de l'accouchement, dans des conditions qui apparaissent au premier abord comme un véritable défi aux théories modernes de l'infection.

Peut-on avoir recours à l'ergot de seigle au cours de l'accouchement normal ? Oui, dans le cas où la période d'expulsion étant déjà avancée, la dilatation suffisante, la position de l'enfant bonne, le type des contractions normal, non spasmodique, ces contractions deviennent simplement paresseuses et ont besoin d'être excitées. Encore faut-il que tout soit préparé pour une extraction rapide de l'enfant, au cas où, en dépit du réveil des contractions utérines, l'expulsion ne se ferait pas. On conçoit en effet tout le danger que pourraient faire courir à l'enfant ces contractions énergiques, quoique inefficaces, de l'utérus.

L'ergot de seigle dans les hémorragies. — L'abondance des fibres lisses de l'utérus, leur mode de distribution particulière autour des vaisseaux utérins, font prévoir, *a priori*, ce que la thérapeutique clinique confirme, à savoir, que c'est dans les hémorragies puerpérales que l'ergot de seigle manifestera au plus haut degré son action hémostatique. Ajoutons cependant que la plupart des accoucheurs n'emploient jamais la médication ergotée pour lutter contre ces hémorragies. C'est ainsi que depuis 1886, Pinard n'a plus du tout recours à l'ergotine pendant la période de délivrance, préférant mettre en œuvre des moyens généraux qui, comme dit Lepage, tiennent en deux mots : vider l'utérus.

La théorie indique et la pratique confirme que l'ergot de seigle doit se montrer également efficace dans les bronchorragies. Dans les autres formes d'hémorragie l'ergot de seigle donne des résultats plus irréguliers.

Choix de la préparation ergotée. — Au point de vue obstétrical proprement dit, la pratique démontre que la meilleure préparation est la poudre d'ergot frais.

Au point de vue hémostatique, on emploie généralement les préparations désignées sous le nom d'*ergotines* et qu'il serait préférable d'appeler *extraits d'ergot*.

On emploie *deux sortes* d'extraits d'ergot : l'extrait *mou* d'ergot de seigle du Codex ou ergotine proprement dite, et l'extrait *fluide* d'ergot de seigle du Codex, analogue au produit connu sous le nom d'ergotine Yvon.

Le premier est un extrait *aqueux* de seigle ergoté repris par l'alcool. C'est un extrait mou, de couleur rouge brunâtre, présentant une odeur assez caractéristique de viande rôtie.

En raison même de son mode de préparation, cet extrait ne renferme probablement ni ergotinine, ni ergotoxine. Ce n'est cependant pas un produit inactif puisque, d'une part l'expérience clinique a démontré son efficacité dans le traitement de certaines hémorragies, et d'autre part puisque l'expérimentation physiologique démontre son action sur la pression artérielle. Il est vraisemblable qu'il doit surtout son activité aux *dérivés aminés simples* et notamment à la p. oxy-phényléthylamine.

L'*extrait fluide* est un extrait dans la préparation duquel on fait intervenir l'acide tartrique; il doit donc renfermer les alcaloïdes de l'ergot. Théoriquement, il correspond, comme activité, à son propre poids d'ergot.

Quant à l'*ergotinine* proprement dite, c'est-à-dire à l'alcaloïde isolé par Tanret et inscrit au Codex, son étude physiologique n'a pas été faite d'une manière rigoureuse et ses avantages n'ont pas encore été parfaitement mis en lumière.

Posologie. Modes d'administration. — A. *Ergot de seigle.* — On doit employer de l'ergot de seigle récent et fraîchement moulu. On l'administre à la dose de 2 à 4 grammes. Son action étant de peu de durée, il y a avantage, pour la soutenir, à fractionner les doses (0 gr. 50 tous les 1/4 d'heure, par exemple).

Ergot de seigle moulu......................... 0 gr. 50
Pour 1 cachet n° 8; 1 cachet tous les 1/4 d'heure jusqu'à effet.

B. *Ergotines.* — L'ergotine du Codex, c'est-à-dire l'extrait mou, s'administre à la dose de 1 à 4 grammes, habituellement sous forme de potion, plus rarement sous forme de pilules. Cet extrait ayant une réaction acide ne convient pas pour les injections hypodermiques.

Potion :		*Pilules :*	
Ergotine de Bonjean......	2 gr.	Ergotine de Bonjean....	0 gr. 10
Sirop de ratanhia........	30 —	Extrait mou d'hama-	
Eau de fleurs d'oranger...	10 —	melis.................	0 — 05
— de tilleul...........	90 —	Poudre de réglisse......	Q. S.
A prendre par cuillerées à soupe.		Pour une pilule n° 20; 4 à 10 par jour. (Hémorroïdes.)	

L'extrait fluide peut aussi s'administrer en potion, mais il est surtout utilisé en injections hypodermiques (1 à 3 cmc.).

C. *Ergotinine.* — C'est l'alcaloïde isolé par Tanret en 1875. Elle se présente sous la forme de fines aiguilles microscopiques, inodores, incolores, mais se colorant rapidement à la lumière. C'est une base faible, insoluble dans l'eau ; ses sels à acides minéraux sont eux-mêmes peu solubles dans l'eau, mais certains acides organiques (lactique, acétique et formique) dissolvent bien l'ergotinine, surtout à l'état concentré.

L'*ergotinine* s'administre à la dose de 1/4 à 1 milligramme, soit sous forme de sirop, soit en injections hypodermiques.

Sirop :		*Solution pour injections hypodermiques :*	
Ergotinine........	un centigr.	Ergotinine.........	un centigr.
Acide lactique.....	0 gr. 02	Acide lactique......	0 gr. 02
Eau distillée......	5 —	Eau distillée	10 —
Sirop de fleurs d'oranger.......	240 —		

1 à 4 cuillerées à café par jour (chaque cuillerée à café renferme 1/4 de milligramme d'ergotinine).

Chaque centimètre cube contient un milligramme d'ergotinine.
Injecter à la fois 1/4 de cmc.

ERGOTISME

L'intoxication aiguë par l'ergot de seigle est assez rare et n'offre à considérer aucun signe pathognomonique. L'empoisonnement chronique ou ergotisme est rare aussi aujourd'hui, mais à certaines époques il a sévi sous forme de véritables épidémies.

A une époque où l'étiologie en était inconnue, on l'a décrit sous différents noms (feu sacré, feu de Saint-Antoine).

L'ergotisme débute par des troubles sensitifs et sensoriels qui dans leur ensemble constituent ce qu'on a appelé l'ivresse ergotique (vertiges, hébétude, anesthésies, troubles de la vue et de l'ouïe). L'évolution peut ensuite se faire suivant deux modes différents aboutissant, l'un à la forme clinique dite *gangréneuse*, l'autre à la forme dite *convulsive*. Ces deux formes paraissent liées à la nature des principes qui prédominent dans l'ergot, au moment où sont consommées les farines ergotées. La forme gangréneuse serait déterminée par la consommation d'ergot relativement frais, dans lequel la sphacélotoxine est abondante. Sous l'influence du temps et de la dessiccation, la sphacélotoxine disparaît plus ou moins vite en se transformant en d'autres principes d'ailleurs inconnus, les propriétés physiologiques de l'ergot se trouvent modifiées, et l'absorption des farines ergotées, au lieu d'aboutir à une intoxication caractérisée par l'apparition de processus nécrotiques, gangréneux, aboutit à une intoxication caractérisée par des phénomènes convulsifs.

ALGUES ET CRYPTOGAMES
VASCULAIRES

CARRAGAEN. Syn. : MOUSSE PERLÉE, MOUSSE D'IRLANDE

Origine. — Le Carragaén est constitué par le thalle desséché d'une algue, le CHONDRUS CRISPUS ou FICUS CRISPUS, très répandue sur les côtes de l'Atlantique depuis la Norwège jusqu'au détroit de Gibraltar.

Caractères. — A l'état frais et dans sa station normale, ces frondes sont colorées de nuances qui varient du rouge au rose violacé. A l'état sec, elles sont décolorées et ont l'apparence d'une lame cornée translucide.

Le tissu de cette drogue a une saveur mucilagineuse, il se gonfle et blanchit dans l'eau froide; dans l'eau bouillante il se dissout et donne une gelée par le refroidissement.

Usages. — Le carragaën est quelquefois employé comme pectoral à cause de son principe mucilagineux; il sert aussi à faire des gelées analeptiques dont la valeur nutritive est d'ailleurs faible.

AGAR-AGAR

Origine. — L'agar-agar ou gélose est un produit préparé en Extrême-Orient avec diverses algues de la famille des Floridées. Ces algues épuisées par des lavages à l'eau froide sont ensuite traitées par l'eau bouillante qui se charge de gélose; on obtient ainsi un liquide mucilagineux qui, par refroidissement, se prend en une gelée épaisse. On découpe celle-ci de diverses façons et on fait sécher.

Caractères. — L'agar-agar se présente habituellement sous la forme de lanières minces, chiffonnées, de coloration blanchâtre, semi-transparentes; il se gonfle et se gélifie partiellement dans l'eau froide; dans l'eau chaude il se gonfle considérablement et finit par se dissoudre. A la dose de 1 gr. 50 pour 100 p. d'eau bouillante, il forme par refroidissement une gelée consistante.

Composition. — L'agar-agar contient 60 à 65 p. 100 de gélose proprement dite; laquelle est surtout constituée par de la *galactane*; par hydrolise elle fournit du galactose et un peu de glucose.

Usages. — La gélose est surtout utilisée dans les laboratoires de bactériologie pour la préparation de bouillons de culture solides. On l'a également préconisée pour le traitement de la constipation. A ce point de vue elle doit être considérée comme un laxatif mécanique.

MOUSSE DE CORSE

Sous le nom impropre de mousse de Corse on désigne un mélange d'algues appartenant à des genres divers et contenant en outre des débris de toutes sortes.

Caractères. — Dans les droguiers ce produit se présente sous l'aspect d'un amas de filaments brunâtres entremêlés de débris de terre, de petits cailloux, de fragments de coquillages. Elle a une saveur salée et une odeur marine caractéristique.

Usages et modes d'emploi. — La mousse de Corse est employée comme vermifuge, contre les oxyures principalement.

On l'administre sous forme de poudre, de sirop, de gelée, de décocté, de lavement.

Décocté :

Mousse de Corse..... 5 à 20 gr.
Lait ou eau sucrée... 200 —

Faire bouillir pendant 1/4 d'heure, décanter ou passer à travers un linge et faire prendre dans la journée.

Décocté pour lavement :

Mousse de Corse...... 5 à 20 gr.
Eau .... 125 —

Faire bouillir pendant 1/4 d'heure et passer à travers un linge.

Poudre :

Mousse de Corse pulvérisée............. 1 à 10 gr.

Délayer dans du lait ou de l'eau sucrée ou mélanger à de la confiture.

Sirop : 20 à 50 grammes.

Gelée : 20 à 50 —

LICHEN D'ISLANDE

Le lichen d'Islande est le CETRARIA ISLANDICA, qui croît abondamment dans les régions septentrionales et alpestres de l'Europe et de l'Amérique.

Caractères. — Il se présente sous la forme d'expansions membraneuses, minces, cartilagineuses, étroites, enroulées en gouttière à la base. Leur couleur varie du vert olivâtre au brun marron. Il a une odeur peu prononcée, une saveur amère et mucilagineuse.

Composition. — Il paraît contenir un principe mucilagineux auquel on a donné le nom de *lichénine*; il contient en outre un principe très amer qu'on a désigné sous le nom d'acide cétrarique ou de cétrarin.

Usages. Modes d'emploi. — On l'emploie, bien rarement aujourd'hui, comme expectorant et comme apéritif, le plus souvent sous forme de tisane.

FOUGÈRE MALE

Origine. — On désigne sous le nom de Fougère mâle la partie souterraine ou rhizome d'une fougère de la tribu des polypodiacées : le Nephrodium Filix-Mas, plante vivace commune dans toutes les parties tempérées du globe et que l'on rencontre surtout dans les bois et les endroits ombragés.

Caractères. — Le rhizome de fougère mâle, tel qu'on le rencontre dans nos droguiers, se présente sous forme de masses compactes, de couleur brun roussâtre, de forme irrégulièrement conique, ayant 10 à 12 centimètres de long, sur 6 à 8 centimètres d'épaisseur dans leur partie la plus évasée. On y distingue parfaitement la base des frondes aériennes, elles-mêmes entremêlées d'écailles scarieuses. Enfin, la partie inférieure des rhizomes porte un nombre plus ou moins considérable de fibres radicales, noires, rigides et grêles.

Composition chimique. — La composition chimique du rhizome de fougère est encore mal connue. On admet qu'il renferme :

1° Des principes plus ou moins indifférents (tanin, sucre, amidon, sels).

2° Des principes plus ou moins actifs (huile volatile, huile grasse verte, filicine).

La filicine brute ne serait pas un principe défini, mais un mélange de plusieurs composés parmi lesquels le plus important serait l'acide filicique.

Tous ces principes plus ou moins actifs sont solubles dans l'éther et se rencontrent par conséquent dans l'extrait éthéré de fougère, que la pratique a depuis longtemps amené à considérer comme la préparation de choix.

Propriétés thérapeutiques. — La fougère mâle n'est pas seulement un remède très efficace contre le Tænia solium, mais encore contre le Tænia mediocanellata, le Bothryocéphale et l'Ankylostome.

Modes d'emploi. — Le rhizome *frais*, réduit en poudre fine et administré à la dose de 10 à 15 grammes en suspension dans l'eau, a été souvent employé avec succès. Toutefois la préparation la plus usitée est l'extrait éthéré.

Cet extrait a une consistance semi-liquide, une coloration vert foncé et une odeur éthérée caractéristique. Il est insoluble dans l'eau, mais complètement soluble dans l'éther.

La dose habituelle pour un adulte est de 6 à 8 grammes. Avec ce vermifuge comme avec la plupart des autres, il convient de favoriser l'action du médicament et l'expulsion du tænia à l'aide d'un purgatif.

L'expérience a montré qu'on ne devait pas avoir recours à l'huile de ricin. Ce purgatif paraît, en effet, favoriser l'absorption de l'acide filicique ou des produits analogues, et facilite dès lors la production des accidents. Le purgatif de choix paraît être le calomel.

L'extrait éthéré de fougère mâle s'administre quelquefois sous forme de bols, mais le plus souvent sous forme de capsules

Capsules (Crequy) :

Extrait éthéré de fougère mâle................. 0 gr. 50
Calomel .... 0 — 05
Pour une capsule n° 12; prendre 4 capsules toutes les 10 minutes.

Toxicologie. — L'extrait de fougère mâle a donné lieu à un assez grand nombre d'empoisonnements. L'intoxication débute quelquefois par des vomissements, de la diarrhée, des coliques. Puis on voit survenir de la fièvre, de la dyspnée, de l'ictère, de l'albuminurie, de la faiblesse musculaire généralisée, puis enfin des convulsions localisées aux membres.

D'après Lewin, sur 53 cas d'empoisonnements il y a eu 5 morts, et 14 cas dans lesquels on observa de l'amaurose. L'amaurose peut être uni ou bilatérale; elle peut survenir rapidement, après 48 heures ou même plus tôt.

CAPILLAIRES

On donne le nom de capillaires à certaines frondes de fougères provenant des ADIANTHUM.

Plusieurs capillaires ont été utilisés en thérapeutique. On se sert encore aujourd'hui du petit capillaire ou capillaire de Montpellier produit par l'ADIANTHUM CAPILLUS-VENERIS.

Il est caractérisé par des frondes à divisions triangulaires dont les segments sont portés par des pétioles grêles et courts. Il sert à préparer le *sirop de capillaire* utilisé comme béchique.

SCOLOPENDRE. Syn. : LANGUE DE CERF

C'est le SCOLOPENDRIUM OFFICINALE qui croît sur les rochers, au bord des chemins ombragés. Frondes de 20 à 40 centimètres, contournées à la base. Sores linéaires parallèles aux nervures secondaires.

Entre dans la préparation du *sirop de rhubarbe composé*.

LYCOPODE

On emploie sous le nom de lycopode une poussière jaune, très légère, *s'enflammant* rapidement au contact d'une flamme et dont les grains représentent les microspores d'une Lycopodiacée, le LYCOPODIUM CLAVATUM. Le lycopode n'est pas mouillé par l'eau, aussi l'utilise-t-on pour combattre l'intertrigo chez les enfants.

En pharmacie, on l'utilise pour rouler les pilules et les empêcher d'adhérer les unes aux autres.

CHAPITRE III

PRODUITS FOURNIS A LA THÉRAPEUTIQUE PAR LA FAMILLE DES CONIFÈRES

BOURGEONS DE SAPIN

Sous ce nom on utilise en médecine les bourgeons d'un *Pin*, le PINUS SYLVESTRIS, pin sauvage ou pin de Russie.

Ces bourgeons sont constitués par un groupe de 5 ou 6 bourgeons coniques disposés en couronne autour d'un bourgeon central plus long. Chacun d'eux est formé d'un nombre considérable d'écailles serrées les unes contre les autres et comme soudées entre elles par une exsudation résineuse blanche ou jaunâtre. Cette matière résineuse a une odeur térebenthacée, et c'est à elle que les bourgeons de pin doivent les propriétés balsamiques qui les font utiliser en thérapeutique.

Les préparations les plus employées sont :

1° Le *sirop*, 2° la *tisane* (20 gr. p. 1000, infusion de 2 heures).

TÉRÉBENTHINES

Origine. — On désigne sous le nom de térébenthines des produits naturels d'origine végétale, de consistance pâteuse, de coloration jaune clair, qui s'écoulent après incision des troncs d'un certain nombre d'espèces de conifères.

Les térébenthines sont essentiellement constituées par deux substances principales :

1° Une résine, ou plus exactement des produits résineux (colophane, poix résine, etc.);

2° Une huile volatile (essence de térébenthine).

Les térébenthines les plus employées en France sont la térébenthine de *Venise* et la térébenthine de *Bordeaux*. La térébenthine de Venise est fournie par le Mélèze (P. LARIX). C'est un liquide épais, filant, de couleur jaune pâle, doué d'une légère fluorescence, translucide mais sans transparence nette, toujours un peu nébuleuse.

Son odeur rappelle un peu celle de la noix muscade; sa saveur est aromatique, âcre, résineuse et amère.

Exposée à l'air, elle ne s'épaissit que très lentement. Mélangée avec de la magnésie calcinée, elle ne durcit pas.

-Enfin elle est complètement soluble dans l'alcool. La térébenthine de

Bordeaux ou térébenthine commune s'extrait principalement du *P. maritima*.

C'est un liquide épais, d'une coloration un peu foncée. trouble.

Comme la précédente, elle se dissout entièrement dans l'alcool, mais elle en diffère parce qu'elle est très siccative, et par ce fait qu'il suffit de la mélanger avec 1/32° de son poids de magnésie calcinée pour obtenir une masse durcissant rapidement.

La térébenthine de Venise purifiée entre dans la composition de diverses masses emplastiques; la térébenthine de Bordeaux purifiée sert à la préparation des *pilules* et du *sirop* de térébenthine du Codex.

ESSENCE DE TÉRÉBENTHINE

C'est le produit volatil obtenu en soumettant les térébenthines à la distillation.

Caractères. — L'essence de térébenthine française. bien rectifiée, est un liquide incolore, très fluide, possédant une odeur forte particulière, une saveur chaude. Elle est insoluble dans l'eau, soluble dans l'alcool, l'éther, le chloroforme. les huiles grasses.

Propriétés physiologiques. — *Action locale*. — L'essence de térébenthine est un liquide fort irritant pour les tissus en général.

Les simples badigeonnages de la peau avec ce produit ne déterminent guère que des picotements, des démangeaisons plus ou moins vives, mais les frictions produisent une véritable inflammation du derme avec exsudation et formation de vésicules. Les muqueuses sont plus sensibles encore à l'action de l'essence de térébenthine.

Action générale. — A doses moyennes, l'essence de térébenthine excite les centres nerveux; à doses fortes, elle les paralyse.

Les doses faibles, thérapeutiques, ne produisent pas de modifications sensibles du côté de l'appareil circulatoire. La fonction respiratoire proprement dite n'est pas non plus influencée par les doses faibles, mais l'essence de térébenthine s'éliminant partiellement par la voie pulmonaire, aurait la propriété d'exciter la muqueuse trachéale et bronchique et de provoquer une hypersécrétion de cette muqueuse. Aussi bien, à faibles doses, l'essence de térébenthine paraît augmenter la plupart des sécrétions et notamment la sécrétion urinaire. Les doses élevées diminuent au contraire la sécrétion urinaire et l'on voit alors survenir toute une série de phénomènes traduisant une irritation violente de l'appareil génito-urinaire ; envies fréquentes d'uriner, picotements dans le canal de l'urèthre, douleurs pendant la miction, urines sanguinolentes, albuminurie.

Applications thérapeutiques. — Le principal emploi de l'essence de térébenthine est celui qu'on en fait dans le traitement des affections pulmonaires (catarrhe chronique des bronches, gangrène pulmonaire, bronchite fétide). Dans ces affections, elle agit sans doute en s'éliminant au niveau du poumon et en exerçant ainsi, *in situ*, une sorte d'action antiseptique.

L'essence de térébenthine a été aussi préconisée dans le traitement des coliques hépatiques et dans les cystites. Dans cette dernière affection, elle agit vraisemblablement comme la plupart des substances balsamiques, c'est-à-dire qu'au moment de son élimination, elle se comporte comme une substance plus ou moins topique et antiseptique.

Rappelons enfin le rôle de l'essence de térébenthine dans l'intoxication par le phosphore (voir Phosphore).

A l'extérieur, l'essence de térébenthine est un très ancien remède contre les névralgies et particulièrement contre la névralgie sciatique. Enfin elle a été préconisée pour la formation des abcès dits de fixation.

Posologie. Modes d'emploi. — L'essence de térébenthine peut d'abord s'administrer en inhalations. Ce mode d'administration a été surtout utilisé pour lutter contre les processus putrides qui ont leur siège dans le poumon (bronchite fétide, gangrène pulmonaire).

Les inhalations d'essence de térébenthine peuvent se faire, soit sous la forme d'air saturé de vapeurs d'essence, soit sous forme de vapeur d'eau plus ou moins chargée de vapeurs d'essence (pulvérisations).

L'administration de l'essence de térébenthine en nature, c'est-à-dire sous forme liquide, se fait ordinairement en capsules ou en perles contenant chacune 0 gr. 25 d'essence, et dont on donne de 4 à 8 par jour, soit 1 à 2 grammes d'essence. On peut aussi, surtout chez les enfants, administrer l'essence de térébenthine sous forme de sirops qu'on associe ou non à d'autres sirops balsamiques.

On la donne aussi quelquefois sous forme de potion. Quant à la forme pilulaire elle est réservée pour la térébenthine proprement dite.

A l'extérieur l'essence de térébenthine s'emploie sous forme de liniments. Elle rentre dans la composition du Baume de Fioraventi.

Sirop composé :

Sirop de térébenthine. }
— de goudron.....
— de tolu......... } $\widetilde{aa}$ 50 gr.
— de codéine......

A prendre par cuillerée à soupe (bronchite chronique).

Potion :

Essence de térébenthine. 2 gr.
Gomme adragante...... 0 — 25
Sirop de fleurs d'oranger. 40 —
Eau de tilleul.......... 80 —

Par cuillerée à soupe tous les 1/4 d'heure (empoisonnement par le phosphore).

Remède de Durande :

Éther sulfurique......... 15 gr.
Essence de térébenthine. 10 —

XX gouttes par jour dans de l'eau sucrée (lithiase biliaire).

Pilules :

Térébenthine cuite.. } $\widetilde{aa}$ 0 gr. 10
Benzoate de soude.. }

Pour 1 pilule n° 50; 1 à 4 par jour (bronchite chronique).

Liniment :

Alcool camphré......... 100 gr.
Essence de térébenthine. 10 —

TERPINE : $C^{10}H^{20}O^2 + H^2O$

Quand on traite 4 p. d'essence de térébenthine par 1 p. d'acide azotique et 3 p. d'alcool à 85° et qu'on laisse en contact pendant un mois, on voit se déposer des cristaux. Les cristaux séparés de la liqueur qui les baigne et purifiés par cristallisation dans l'alcool se présentent sous la forme de cristaux blancs, solubles dans 200 p. d'eau environ, très solubles dans l'alcool et dans l'éther : c'est la terpine.

La formule brute de l'essence de térébenthine étant $C^{10}H^{16}$, la terpine nous apparaît comme de l'essence de térébenthine sur laquelle on aurait fixé 2 molécules d'eau.

Action physiologique et applications thérapeutiques. — La terpine est un médicament que sa parenté chimique avec l'essence de térébenthine a fait introduire en thérapeutique comme succédané de cette dernière.

Comme l'essence de térébenthine, la terpine est un modificateur de sécrétions en général; toutefois son action diurétique est peu marquée et c'est surtout comme modificateur des sécrétions bronchiques qu'elle est utilisée.

D'après Lépine, les doses faibles, 0 gr. 20 à 0 gr. 60, ont la propriété d'augmenter et de fluidifier les produits de sécrétion bronchique; les doses plus élevées, 0 gr. 80 à 1 gramme, produiraient plutôt une action contraire.

De même, ces doses relativement élevées, au lieu d'exercer une action diurétique, diminueraient au contraire la diurèse. Aussi bien, chez les individus atteints d'une affection rénale, il convient de n'administrer la terpine qu'à faibles doses, car plusieurs cliniciens ont eu l'occasion d'observer de l'hématurie chez les brightiques, avec des doses voisines de 0 gr. 80 à 1 gramme.

En résumé, c'est surtout dans les bronchites subaiguës ou chroniques que la terpine trouve son indication.

Posologie. Modes d'administration. — La terpine s'administre à la dose de 0 gr. 20 à 0 gr. 50 par jour, soit en cachets, soit en pilules, soit en potions légèrement alcoolisées.

Cachets :

Terpine............ 0 gr. 15
Benzoate de soude.. 0 — 20

Pour un cachet, n° 20; 1 à 4 par jour.

Pilules :

Terpine............ 0 gr. 10
Acide benzoïque.... 0 — 05
Extrait de scille.... 0 — 02

Pour 1 pilule, n° 20; 2 à 5 par jour.

Potions alcoolisées :

a. Terpine............. 1 gr. 50
Rhum ou cognac.. 50 —
Sirop de Polygala.. 30 —
Eau de laurier-cerise............. 10 —
Julep gommeux.. 60 —

4 à 5 cuillerées à soupe par jour.

b. Terpine .... 0 gr. 75
Glycérine .... 10 —
Cognac .... 15 —
Sirop de tolu...... 30 —
Eau de tilleul..... 40 —

1 à 5 cuillerées à café par jour (Enfants).

TERPINOL

Le terpinol s'obtient en faisant bouillir la terpine dans de l'eau acidulée par l'acide sulfurique. Le terpinol n'est pas un corps chimiquement défini, mais un mélange de plusieurs corps appartenant au groupe de l'essence de térébenthine.

Caractères. — Liquide huileux, incolore, dont l'odeur a été comparée à celle de la jacinthe, insoluble dans l'eau, soluble dans l'alcool et l'éther.

Usages. — Le terpinol, comme toutes les substances volatiles, s'élimine en grande partie au niveau du poumon. Comme il a sur l'appareil bronchique une action analogue à celle de la terpine et que, de plus, il s'élimine en conservant plus ou moins son parfum agréable, on a proposé de le substituer à la terpine dans le traitement du catarrhe pulmonaire.

On l'administre à la dose de 0 gr. 50 à 1 gramme par jour sous forme de capsules.

On l'emploie aussi en inhalations.

SABINE

Sous le nom de sabine on désigne les rameaux jeunes et tendres d'un arbuste fort répandu et souvent cultivé dans les jardins, le JUNI-PERUS SABINA.

Caractères. — Ces rameaux ont une teinte vert pâle qui tend vers le jaune quand ils sont desséchés depuis longtemps. Ils sont facilement reconnaissables aux petites feuilles rhomboïdales, opposées deux à deux, alternant par paires et serrées les unes contre les autres le long de l'axe du rameau.

Par distillation en présence de l'eau, on retire des feuilles de sabine une huile essentielle douée d'une odeur forte et désagréable.

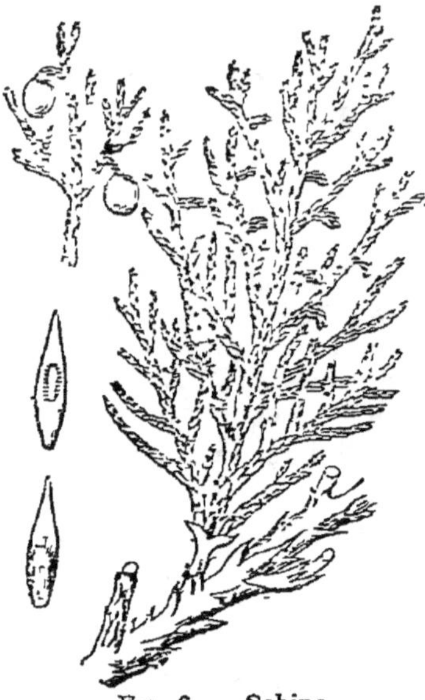

FIG. 6. — Sabine.

Propriétés physiologiques. — L'huile essentielle de sabine est douée de propriétés irritantes locales et générales très marquées.

Prise à petite dose et sous forme d'infusion, la sabine est un emménagogue. Prise à doses élevées, sous la forme d'infusion concentrée, la sabine peut provoquer l'avortement, mais l'action abortive de la sabine s'accompagne toujours de troubles généraux extrêmement graves, notamment de gastro-entérite intense, et presque toujours les tentatives d'avortement faites au moyen de la sabine sont suivies de mort de la femme.

A titre de simple emménagogue la sabine peut se prescrire à la dose de 0 gr. 10 à 1 gramme, sous forme d'infusion.

BAIES DE GENIÈVRE

Les baies de genièvre sont les fruits du genévrier commun (JUNIPERUS COMMUNIS).

Caractères. — Ce sont des fruits globuleux, de la grosseur d'un pois, de couleur brun violacé, exhalant quand on les écrase une odeur aromatique caractéristique.

Propriétés. — Les baies de genièvre sont douées de propriétés diurétiques qu'elles doivent en partie à l'huile essentielle et en partie aux sels organiques qu'elles renferment (formiate, acétate, malate et oxalate de potassium).

C'est à titre de diurétique qu'elles figurent dans la composition du vin de Trousseau et de celui de la Charité (p. 792).

HUILE DE CADE

L'huile de cade est une huile pyrogénée provenant des vieux troncs du cade (JUNIPERUS OXYCEDRUS) qui croît dans le midi de la France, en Espagne et dans le Levant.

Il ne faut pas confondre avec l'huile de cade vraie ainsi obtenue, la fausse huile de cade qui se forme au cours de la préparation de goudron végétal.

Caractères de l'huile de cade vraie. — L'huile de cade vraie doit se présenter sous l'aspect d'un liquide de consistance oléagineuse, d'une couleur brun rouge par transparence, et présenter une odeur nette de fumée. Sa densité doit être un peu inférieure à celle de l'eau ; quand on verse quelques gouttes d'huile de cade vraie dans un verre conique rempli d'eau, les gouttes d'huile, que la pesanteur amène d'abord au sein du liquide, doivent remonter et se tenir à la surface où elles forment nappe.

L'huile de cade vraie est acide, le degré d'acidité correspond à peu près à 1 p. 100 (exprimé en acide acétique).

Applications. — L'huile de cade vraie est un topique très employé dans un certain nombre d'affection de la peau : psoriasis, eczéma chronique.

L'huile de cade s'emploie surtout sous forme de glycérolé, plus rarement sous forme de bains :

Glycérolé cadique :		*Bain cadique :*	
Glycérolé d'amidon..	100 gr.	Huile de cade...........	100 gr.
Savon noir ou extrait.		Décoction de Panama....	30 —
fluide de Panama..	5 à 10 —	Jaune d'œuf.............	N° 1.
Huile de cade vraie..	20 à 100 —	Eau distillée. Q. S. pour	250 cc.
Essence de girofle...	Q. S.	Pour un bain.	

CHAPITRE IV

ANGIOSPERMES MONOCOTYLÉDONES

GRAMINÉES

La famille des graminées fournit à la matière médicale un certain nombre de produits qui sont trop connus pour qu'il soit nécessaire d'en donner la description et que nous ne ferons qu'énumérer. Ces produits sont:

1° Le *petit chiendent*, qui est constitué par le rhizome de l'AGROPYRUM REPENS. Cette drogue est réputée diurétique et sert à la préparation d'une tisane fréquemment utilisée comme tisane dépurative.

2° *Canne de Provence.* — C'est le rhizome du grand roseau (ARUNDO DONAX). Dans les droguiers ce rhizome se présente en morceaux de 10 à 20 cm. de longueur sur 3 à 5 cm. de diamètre. Ces morceaux sont quelquefois débités en rondelles. Ces fragments sont recouverts d'un épiderme épais, coriace, de couleur jaune paille, ridé longitudinalement. Le tissu proprement dit, d'un blanc sale, a un aspect granuleux. Cette drogue est utilisée dans la médecine populaire comme antilaiteux.

3° Enfin, il convient de signaler parmi les produits fournis à la matière médicale par la famille des graminées, les fruits de céréales : blé, seigle, orge, riz et maïs dont les tissus amylacés fournissent des tisanes plus ou moins anodines.

PALMIERS

NOIX D'AREC

Origine. — La noix d'arec est la graine de l'ARECA CATECHU, palmier cultivé dans l'archipel malais, à Ceylan, etc.

Caractères. — C'est une graine ovoïde ou hémisphérique mesurant environ 2 centimètres de long et autant de large, un peu déprimée à la base. Elle a une teinte brun clair et présente de nombreux sillons anastomosés en réseau.

Composition chimique. — On a décrit dans la noix d'arec cinq alcaloïdes : choline, guvacine, arecaïne, arecaïdine, arecoline.

Usages. Modes d'emploi. — La noix d'arec est employée par les peuplades de l'Inde et de la Malaisie comme masticatoire. En

Europe elle est utilisée comme anthelmintique mais surtout employée dans la médecine vétérinaire. C'est en effet un anthelmintique assez infidèle, plus ou moins actif suivant que la noix d'arec est plus ou moins anciennement récoltée.

SANG-DRAGON

Le sang-dragon est une sorte de matière résineuse rouge qui exsude à la surface des fruits murs du Calamus Draco, palmier rotang qui croît dans les forêts marécageuses de l'Indo-Chine, aux îles Moluques, Bornéo, etc. Dans les droguiers le sang-dragon se présente généralement sous la forme de bâtons cylindriques de 3 à 4 centimètres de diamètre.

Le sang-dragon n'est plus utilisé que pour la préparation de certains emplâtres.

DATTES

Fruits du Phænix dactylifera ou dattier commun. Les dattes renferment jusqu'à 58 p. 100 de sucre (glucose et lévulose), de la pectine, de la gomme, etc.

Les dattes ont donc une valeur alimentaire importante. En médecine elles servent à préparer des tisanes émollientes et pectorales. Elles rentrent dans la composition de *4 fruits pectoraux* : dattes, jujubes, figues, raisins secs.

LILIACÉES

ALOÈS

L'aloès des pharmacies est un suc épaissi extrait des feuilles de différentes espèces du genre Aloe, plantes grasses, à feuilles persistantes, à bords entiers ou épineux, originaires des parties chaudes de l'Afrique, mais qu'on rencontre aujourd'hui dans toute la région méditerranéenne.

Il existe un grand nombre de variétés commerciales d'aloès. Les plus connues sont : l'aloès du Cap, l'aloès Succotrin et l'aloès des Barbades.

Caractères. — L'aloès se présente sous la forme de masses d'un brun foncé, avec reflets verdâtres à la surface : sa cassure est conchoïdale, brillante, il a une saveur très amère, une odeur forte spéciale ; sa poudre est d'un jaune verdâtre.

L'aloès est soluble dans l'eau chaude ; il se dissout aussi à peu près complètement dans l'alcool, il est insoluble dans l'éther.

Composition chimique. — L'aloès contient deux substances principales :

1° Une résine ;

2° De l'aloïne, principe qui, par sa constitution, se rattache au groupe des dérivés de l'anthraquinone (p. 230).

Propriétés physiologiques. — A doses modérées, l'aloès ne produit pas d'action purgative proprement dite, mais on admet qu'il peut exciter légèrement la muqueuse intestinale et empêcher de la sorte le séjour dans l'intestin des matières alimentaires plus ou moins digérées. C'est à cette action légèrement excitante qu'il faut sans doute attribuer les propriétés digestives, stomachiques, apéritives que les anciens médecins ont reconnues à l'aloès.

A doses plus élevées, l'aloès agit comme tous les purgatifs du groupe de l'anthraquinone, c'est-à-dire comme drastique.

Certains auteurs attribuent à l'aloès une action cholagogue, action qui s'exercerait au cours d'une circulation gastro-entéro-hépatique. Cette action n'est rien moins que démontrée. Enfin l'aloès a la propriété de déterminer une congestion intense des organes abdominaux et c'est ainsi qu'il exagérerait la perte de sang en cas d'hémorroïdes et durant la période menstruelle.

Cette propriété porte en elle des indications et des contre-indications à son emploi. L'aloès apparaît en effet comme un bon purgatif dans les cas où l'on se propose de faire une dérivation sanguine vers les organes abdominaux (femmes à périodes menstruelles troublées et irrégulières, hémorroïdaires chez lesquels on désire favoriser le flux hémorroïdal, congestion cérébrale ou pulmonaire); par contre on devrait s'en abstenir, chez les femmes au cours de la grossesse, chez les hémorroïdaires dont l'état général n'impose pas une dérivation sanguine, ou chez les individus à tendances hémorroïdales.

Posologie. Modes d'administration. — Comme digestif et stomachique, l'aloès s'emploie à la dose de 0 gr. 02 à 0 gr. 10, soit sous forme de poudre que l'on fait prendre dans un cachet ou entre deux tranches de soupe, soit sous forme de pilules; on l'associe souvent à une poudre amère telle que la poudre de colombo.

Comme purgatif proprement dit, l'aloès s'administre à la dose de 0 gr. 10 à 0 gr. 30.

L'aloès entre dans la composition d'un grand nombre de médicaments officinaux :

Cachets stomachiques :	*Pilules antecibum (Codex) :*
Aloès.............. 0 gr. 05	Aloès.............. 0 gr. 10
Poudre de Colombo. 0 — 50	Extrait de quinquina. 0 — 05
	Cannelle pulvérisée. 0 — 02
	Miel .... Q. S.
Pour 1 cachet n° 20; 1 cachet au moment du repas.	Pour 1 pilule; 1 pilule au moment du repas, comme stomachique.

Pilules écossaises ou d'Anderson :

Aloès.............. } āā 0 gr. 10
Gomme gutte .... }
Essence d'anis ......   0 — 01

Pour 1 pilule; 2 à 3 par jour (constipation).

Pilules aloétiques savonneuses :

Aloès.............. } āā 0 gr. 10
Savon médicinal.... }

Pour 1 pilule.

Suppositoires :

Aloès .... 0 gr. 50
Beurre de cacao........ 5 —

Pour 1 suppositoire.

L'aloès rentre encore dans la préparation :

1° *De la teinture d'aloès simple* (au 1/5e).

2° *De la teinture d'aloès composée* (10 grammes = 0 gr. 20 d'aloès).

3° *Du baume du Commandeur* (utilisé comme topique antiseptique).

NOTA. — L'action purgative de l'aloès est assez lente à se manifester; il convient en général de faire prendre le soir les préparations aloétiques purgatives.

SCILLE

Origine. — La scille (URGINEA SCILLA, SCILLA MARITIMA) est une plante bulbeuse qui peut atteindre 1 m. 50 de hauteur; elle porte un long épi terminal de fleurs blanches. On la rencontre dans les régions sablonneuses qui bordent la Méditerranée et les côtes de l'Atlantique jusqu'en Bretagne. C'est le bulbe de la plante qu'on utilise en thérapeutique.

Caractères du bulbe. — Le bulbe de scille est piriforme, son poids peut atteindre 2 à 3 kilogrammes; il est formé d'un nombre considérable d'écailles comme emboîtées les unes dans les autres. On distingue deux variétés de scille, *la blanche* et *la rouge*. Cette dernière est la seule usitée en France. On n'utilise que les squames de la région moyenne du bulbe.

Le bulbe de scille doit être recueilli en automne. On le débarrasse de ses écailles extérieures et on découpe les écailles intermédiaires en lanières qui sont enfilées en forme de chapelets et suspendues dans une étuve où on les abandonne jusqu'à complète dessiccation.

Bien desséchée la drogue se présente sous forme de bandes étroites aplaties, recourbées, longues de 3 à 5 centimètres sur 5 à 10 millimètres de large.

Composition chimique. — Elle est fort mal connue. Parmi les principes actifs ou reputés tels, on a décrit :

1° Un glucoside, la scillaïne ou scillitoxine;

2° Une matière résineuse (?) la scillipicrine;

4° De la scilline.

Aucun de ces principes employé isolément ne réalise les effets thérapeutiques de la scille en nature. On admet seulement que la scillipicrine représenterait le principe diurétique de la scille.

Propriétés physiologiques et applications thérapeutiques.

— *Action locale.* — Quand on frictionne un peu énergiquement le tégument cutané avec un fragment de squame de scille on produit de la rubéfaction. Cette action est due à la présence, dans certaines cellules des squames, de cristaux aiguillés d'oxalate de chaux (raphides). Avec la plante sèche tout se borne à cette rubéfaction mécanique, mais avec la plante fraîche l'action irritante est beaucoup plus marquée. C'est qu'alors interviennent sans doute les principes actifs de la plante qui, grâce aux éraflures produites par les raphides, peuvent pénétrer dans le tissu cellulaire sous-cutané. C'est sans doute ce double mécanisme qui intervient, dans la production des accidents cutanés qu'on observe assez souvent chez les ouvriers occupés à la manipulation des bulbes de scille.

Action générale. — La scille a deux actions principales :

1° Une action toni-cardiaque.

2° Une action diurétique.

L'action de la scille sur le cœur rappelle celle de la digitale. Toutefois, au point de vue expérimental, elle a été étudiée avec moins de soin que celle de la digitale, et si l'on peut admettre une analogie d'action entre ces deux substances, on n'est pas en droit de les identifier, soit au point de vue de l'intensité, soit même au point de vue du mécanisme de leurs effets.

L'action diurétique de la scille présente aussi les plus grandes analogies avec celle de la digitale. Comme la digitale, la scille est donc un diurétique occasionnel; on admet cependant qu'il y a dans la scille un principe particulier, la *scillipicrine*, agissant directement sur l'épithélium rénal.

Le rein est d'ailleurs assez sensible à l'action de la scille et beaucoup de cliniciens évitent de la prescrire dans le cas où il existe un état inflammatoire du parenchyme rénal. D'ailleurs, dans la pratique, la scille est rarement prescrite seule et d'emblée. Aussi bien comme toni-cardiaque que comme diurétique, c'est avant tout un médicament adjuvant, un toni-cardiaque et un diurétique de remplacement, surtout indiqué à la période de suspension de la médication digitalique.

L'association de la scille, soit à la digitale seule, soit à la digitale et à la scammonée, peut rendre de très grands services lorsque se pose l'indication d'une action dérivative énergique.

Dans ces derniers temps l'étude de la scille a été reprise par Pic et Bonnamour qui la considèrent comme un *diurétique azoturique*, c'est-à-dire comme un diurétique augmentant non seulement la quantité des urines, mais favorisant électivement l'élimination de l'urée. Elle serait donc surtout indiquée dans les néphrites urémigènes.

La scille a été aussi utilisée comme vomitif, mais c'est là une action qu'on doit s'efforcer d'éviter. dans la pratique. Elle peut aussi exercer une action irritante sur le tube digestif. Il s'agit là d'une propriété également fâcheuse, qui marque une intolérance pour le médicament, quand elle n'est pas l'expression d'une action toxique commerçante.

Posologie. Modes d'administration. — On peut administrer la scille sous l'une ou l'autre des nombreuses formes pharmaceutiques inscrites au Codex ou sous la forme de préparations magistrales diverses.

Préparations officinales :

1° *Poudre de scille.* — C'est une poudre rougeâtre, inodore, très amère, très avide d'eau, très altérable. Dose : 0 gr. 10 à 0 gr. 50; 0 gr. 01 par année d'âge chez les enfants; s'administre rarement seule, mais ordinairement sous forme de pilules composées (voir plus loin).

2° *Extrait de scille.* — C'est un extrait alcoolique, rouge brun, très amer, environ une fois et demie plus actif que la poudre. Dose : 0 gr. 05 à 0 gr. 30 chez les adultes.

3° *Teinture de scille.* — Couleur rouge brun, très amère. 5 grammes de teinture correspondent à environ 1 gramme de poudre; mais la teinture ne contient probablement pas tous les principes actifs de la poudre. Dose : 1 à 3 gr. par jour.

4° *Vin de scille composé ou vin diurétique de la Charité :*

Racine d'asclépiade.......................	
— d'angélique.....................	
Squames de scille.......................	āā 15 grammes.
Baies de genièvre.......................	
Macis.................................	
Feuilles d'absinthe........	
— de mélisse...........	āā 30 —
Écorce fraîche de citron...............	
Quinquina rouge.......................	āā 60 —
Écorce de Winter......................	
Alcool à 60°..........................	200 —
Vin blanc.............................	4 litres.

20 gr. = 0,07 à 0,08 de scille environ.

Dose { 20 à 100 grammes chez l'adulte.
{ 5 grammes par année d'âge chez l'enfant.

5° *Vin de digitale composé, vin de l'Hôtel-Dieu, vin de Trousseau* :

Digitale..	5 grammes.
Scille..	15 —
Baies de genièvre.................................	75 —
Acétate de potasse................................	50 —
Vin blanc..	900 —
Alcool à 60°.......................................	100 —

20 grammes correspondent à 0 gr. 30 de scille et 0 gr. 10 de digitale. Dose : 2 à 3 cuillerées par jour, soit 30 à 50 grammes.

6° *Vinaigre de scille* : peu usité.

7° *Oxymel scillicitique* : 10 à 50 grammes.

Cachets :

a. Poudre de scille...
— de Dower.. } āā 0 gr. 10
Pour un cachet; 2 à 4 par jour.

b. Poudre de scille..
— de digitale. } āā 0 gr. 05.
Théobromine ..... 0 — 50
Pour un cachet; 2 à 4 par jour.

Pilules :

a. Poudre de scille.. 0 gr. 05
Extrait de scille.. 0 — 10
Pour une pilule; 2 à 3 par jour.

b. Poudre de scille...
— de digitale.
Résine de scammo-
née............. } āā 0 gr. 05

Pour 1 pilule n° 15; 6 pilules le 1ᵉʳ jour, 5 le 2ᵉ jour, 4 le 3ᵉ jour.

Potion scillitique :

Oxymel scillitique.....	50 gr.
Sirop des 5 racines....	50 —
Acétate de potasse.....	4 —
Eau distillée de menthe.	100 —

A prendre par cuillerée à soupe (bronchite).

ASPARAGINÉES

RACINE D'ASPERGE

La racine d'asperge est constituée par une sorte de rhizome central, d'où partent un très grand nombre de radicules ayant à peu près la grosseur d'une plume d'oie.

La racine d'asperge jouit de propriétés diurétiques. Elle fait partie du mélange connu sous le nom d'*espèces diurétiques* ou des 5 racines apéritives (ache, asperge, fenouil, persil, petit houx). Ces espèces diurétiques servent à préparer le sirop des 5 racines.

SALSEPAREILLE

Origine. — On désigne sous le nom de salsepareille les racines adventives d'un certain nombre d'espèces du genre SMILAX. En France on emploie à peu près exclusivement une salsepareille provenant du Mexique et qui est fournie par le SMILAX MEDICA.

Caractères. — Elle arrive en Europe sous la forme de paquets plus ou moins volumineux composés de racines ayant 1 mètre à 1 m. 50 de long, mais les droguistes débitent ces racines en menus fragments de 1 ou 2 centimètres de long; souvent même les morceaux sont divisés dans le sens de la longueur.

Usages. — La salsepareille fut importée du Nouveau Monde par les Espagnols en même temps que la syphilis, et pendant longtemps elle fut très employée dans le traitement de cette affection. Elle ne jouit d'ailleurs d'aucune espèce de propriété spécifique, et c'est par habitude que quelques médecins continuent à prescrire comme dépuratives (?) certaines préparations complexes dans la composition desquelles figure la salsepareille (sirop de cuisinier, etc.).

MUGUET

Le muguet (CONVALLARIA MAÏALIS) est une plante commune, croissant spontanément dans les bois et les lieux ombragés de presque toute l'Europe. On utilise en médecine les feuilles et les fleurs.

Composition chimique. — Le muguet contient deux principes de nature glucosidique : la *convallarine* et la *convallamarine*. La convallamarine se présente sous la forme de petits cristaux blancs, solubles dans l'eau, insolubles dans l'alcool et dans l'éther.

Action physiologique et applications thérapeutiques. — Le muguet est depuis longtemps employé en thérapeutique comme succédané de la digitale. C'est la convallamarine qui lui communique ses propriétés toni-cardiaques; la convallarine paraît surtout douée de propriétés drastiques.

Bien que le muguet contienne un principe toni-cardiaque, ni ce principe, ni aucune préparation de muguet ne peuvent pratiquement être substitués à la digitale dans les circonstances où se posent les indications urgentes d'un toni-cardiaque.

Les préparations de muguet n'ont pas en effet une action constante; les effets de la convallamarine en nature sont plus variables encore, ce qui tient vraisemblablement à ce que les produits fournis par l'industrie sont rarement des produits purs.

Il n'y a plus au Codex qu'une seule préparation de muguet : l'extrait aqueux que l'on peut administrer à la dose de 1 à 3 grammes, chez l'adulte, à la dose 0 gr. 05 par années d'âge chez l'enfant, sous la forme de pilules, de potion ou de sirop.

La convallamarine peut s'administrer à la dose de 0 gr. 02 à 0 gr. 10, sous la forme de pilules ou d'élixirs.

COLCHICACÉES

COLCHIQUE

Le colchique d'automne est une plante herbacée qui croît dans les prairies humides qu'elle émaille en automne de ses belles fleurs lilas. Cette plante, dans les campagnes, a reçu les noms populaires les plus divers : *tue-chien, safran sauvage, safran des prés, veilleuse, chenarde*, etc., on utilise en thérapeutique les différentes parties de la plante, mais principalement le bulbe et les semences.

Bulbes. — Le bulbe de colchique doit être récolté au mois d'août; c'est à cette époque qu'il atteint son plus grand développement et que ses sucs sont le plus abondants et le plus riches en principe actif.

Desséché et conservé pour l'usage médical, ce bulbe se présente sous la forme d'un corps ovoïde de la grosseur d'une châtaigne, convexe d'un côté, plan de l'autre côté, et creusé sur sa face plane d'une gouttière profonde occupant la ligne médiane. La surface présente une teinte brune ocracée. A la base de la gouttière on remarque une empreinte circulaire qui représente la trace d'insertion de la tige florifère.

L'intérieur du bulbe est blanc et farineux. Dans les droguiers le bulbe est souvent débité en tranches minces ayant une forme rénale.

Graines. — Les graines de colchique sont globuleuses, de couleur brun foncé; elles mesurent 2 millimètres de diamètre environ. Leur surface est grossièrement ponctuée, mate, marquée sur un des côtés d'un épaississement charnu placé autour de l'ombilic. Elles sont inodores, ont une saveur amère, puis âcre.

Fleurs. — Sont rarement usitées, plus actives que les bulbes, mais moins que les semences.

Composition chimique. — Les différentes parties de la plante renferment un alcaloïde : la *colchicine*.

Houdé a pu retirer des semences de colchique jusqu'à 3 grammes de colchicine par kilogramme; les bulbes ne lui ont fourni que 0 gr. 40 à 0 gr. 50 par kilogramme.

Les semences sont donc plus actives que les bulbes; elles le sont plus aussi que les fleurs. D'ailleurs, sous l'influence de la dessiccation les bulbes et les fleurs perdent une grande partie de leur activité; la dessiccation altère beaucoup moins les semences, et ces dernières seules doivent être utilisées pour l'obtention des préparations officinales.

Caractères de la colchicine. — La colchicine obtenue par la méthode de Houdé est une substance blanche, mais, lorsqu'elle a été exposée à la lumière pendant un certain temps, elle se colore en jaune. Elle possède une saveur amère, est peu soluble dans l'eau, soluble au contraire dans l'alcool et le chloroforme.

Propriétés physiologiques. — Une des actions les plus nettes de la colchicine, c'est son action sur le tube digestif. Quand on étudie l'action de cette substance chez le chien par exemple, on observe des selles diarrhéiques précipitées, nombreuses, fétides et, à la fin, sanguinolentes, avec ténesme et violentes coliques ; on voit aussi se produire des vomissements réitérés, glaireux et bilieux.

Les effets éméto-cathartiques de la colchicine se manifestent presque avec la même intensité, quelle que soit la voie d'introduction du poison.

Les centres nerveux ne paraissent pas atteints primitivement par la colchicine ; ce n'est que très tardivement que le bulbe est atteint. La colchicine n'est pas un poison du système nerveux central.

Quand on fait à un animal une injection sous-cutanée de colchicine, on observe des phénomènes d'analgésie. C'est ce fait qui a conduit certains auteurs à considérer la colchicine comme une sorte de cocaïne. Mais en vérité la colchicine n'agit pas plus sur les nerfs sensitifs qu'elle n'agit sur le système nerveux central : « En dehors du contact local et direct qui peut anéantir d'une façon plus ou moins complète et persistante les propriétés fonctionnelles des conducteurs nerveux, ces propriétés ne sont pas notablement diminuées par la colchicine lorsque celle-ci a pénétré dans l'organisme à la suite de l'absorption physiologique ; dans ce cas la motricité des nerfs centrifuges demeure intacte et la sensibilité des conducteurs centripètes demeure également intacte. » (Laborde.) La colchicine n'est en somme, comme on l'a prétendu, ni une cocaïne, ni un curare, elle n'exerce qu'une influence secondaire sur le système nerveux de la vie de relation.

Par contre, elle exerce une action très marquée sur le système nerveux de la vie végétative et les fonctions qui s'y rapportent.

Applications thérapeutiques. — Les propriétés toxiques du colchique sont connues depuis la plus haute antiquité, mais ce n'est qu'au xviiⁱᵉ siècle, vers 1760, que le colchique fut introduit en thérapeutique. A cette époque, des médecins anglais, Stöck notamment, préconisèrent la teinture de colchique dans le traitement de la goutte et de l'arthritisme.

De fait, le colchique est doué d'une sorte d'action spécifique contre la goutte ou, plus exactement, contre l'accès de goutte aiguë. On ignore d'ailleurs totalement le mécanisme de son action.

Préparations officinales de colchique. Posologie. — Il n'y a plus au Codex que *deux* préparations officinales de colchique : un extrait alcoolique et une teinture de *semences*. L'extrait de colchique est brun, amer ; il donne avec l'eau une solution trouble.

On l'administre en pilules, à la dose de 0 gr. 01 à 0 gr. 10 par jour [1].

La teinture de semences de colchique est d'ailleurs beaucoup plus employée que l'extrait. Cette teinture est une teinture au 1/10e; elle est deux fois moins active par conséquent que celle de l'ancien Codex. Elle renferme environ 0 gr. 035 de *colchicine* p. 100. C'est un liquide jaune, amer, précipitant par addition de son volume d'eau.

Au point de vue du *mode d'administration* des préparations de colchique, deux méthodes se partagent la faveur des cliniciens :

1° La *Méthode de Lécorché*, qui consiste à faire prendre d'emblée au malade 2 grammes soit environ CX gouttes de teinture de semences de colchique en trois fois dans la journée et, suivant l'effet produit, à renouveler la même dose le lendemain ou à la diminuer d'un tiers; le 3e et le 4e jour on donne L gouttes seulement.

2° L'autre méthode consiste à commencer par des doses faibles, L gouttes par exemple, qu'on augmente progressivement et qu'on suspend dès qu'il se produit plus de 4 selles par jour [2].

Dans tous les cas, en effet, c'est du côté du tube digestif que l'attention du médecin doit se porter : en cas de diarrhée profuse il convient de suspendre immédiatement l'administration du médicament.

La colchicine en nature est quelquefois prescrite à la dose d'un milligramme, sous forme de granules; mais c'est un produit peu maniable.

La colchicine s'élimine assez lentement, même chez les sujets dont le rein fonctionne bien; chez un malade atteint de néphrite on peut observer rapidement l'apparition d'accidents

VÉRATRÉES

La tribu des Vératrées fournit à la matière médicale deux produits, beaucoup moins intéressants au point de vue thérapeutique qu'au point de vue toxicologique : ces deux produits sont l'*ellébore blanc* et la *cévadille*.

La cévadille est le fruit du SCHOENOCAULON OFFICINALE, plante bulbeuse

---

1. Le Codex indique comme doses maxima : 0 gr. 05 par prise et 0 gr. 20 par 24 heures. Ces doses nous semblent trop élevées car, si, comme on l'admet, un extrait de colchique bien préparé renferme jusqu'à 3 gr. 50 de *Colchicine* p. 100, 0 gr. 20 d'un pareil extrait correspondent à 0 gr. 007 de colchicine. Or le Codex fixe à 0 gr. 004 la dose maxima de colchicine pour les 24 heures.

2. Les mêmes principes peuvent présider à l'administration de l'extrait de colchique.

qui croît au Mexique. Tel qu'il nous arrive, le fruit de cévadille est une capsule sèche formée de 3 carpelles réunis par leur partie inférieure et libres par le haut. Ces carpelles ont une longueur de 1 centimètre et demi à 2 centimètres; ils sont membraneux, minces, de couleur gris jaune. Ce sont les graines qui donnent à la substance son activité. Ces semences ont une saveur âcre et très amère; réduites en poudre elles provoquent de l'éternuement.

Composition chimique. — L'ellébore blanc et la cévadille renferment plusieurs alcaloïdes. Le plus important de ces alcaloïdes est la *vératrine.*

Cet alcaloïde, peu important à considérer au point de vue thérapeutique, est au contraire fort intéressant à connaître aux points de vue physiologique et toxicologique.

Parmi les effets physiologiques de la vératrine il en est un de particulièrement intéressant à considérer, c'est celui que cette substance exerce sur les muscles striés.

Lorsqu'on excite un gastrocnémien de grenouille normale par une série de décharges électriques on obtient un tracé formé d'une série de courbes analogues à la précédente (fig. 7).

Si l'on prend le même tracé chez une grenouille ayant

Fig. 7.

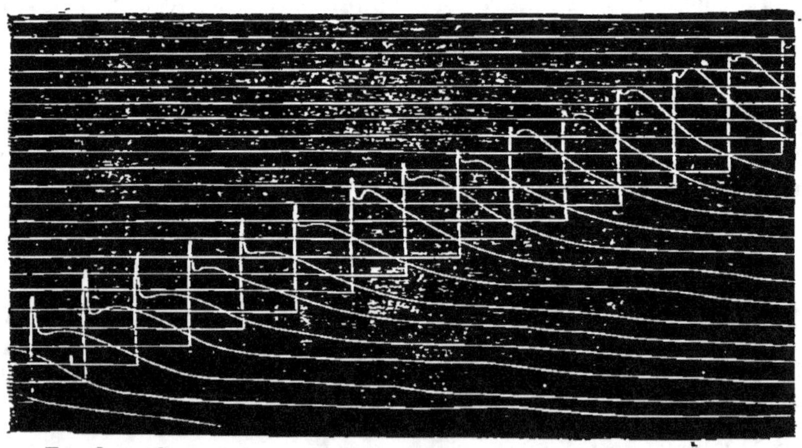

Fig. 8. — Secousses musculaires disposées en imbrication oblique (vératrine).

reçu par exemple 1/4 de milligramme de vératrine on obtient le tracé représenté par la figure 8.

Ces courbes montrent :

1° Que la période d'excitation latente du muscle vératrinisé présente sa longueur normale.

2° Que le muscle vératrinisé se contracte jusqu'à son maximum.

3° Que le temps qu'il met à atteindre son plus grand raccourcissement, est à peu près égal à celui que met un muscle à l'état normal.

4° Que la période de retour à l'état normal est beaucoup plus longue, 40 ou 50 fois plus longue que celle d'un muscle à l'état normal.

D'après Rondeau, on peut obtenir cette modification de la courbe musculaire avec $1/10^e$ à $1/20^e$ de milligramme de vératrine. On comprend tout l'intérêt de cette réaction physiologique au point de vue de la détermination toxicologique de la vératrine.

Applications thérapeutiques. — Au point de vue thérapeutique la vératrine n'a qu'un intérêt tout à fait secondaire. La poudre de cévadille est un remède populaire contre les poux de la tête.

IRIDÉES

Safran. — Le safran est formé par l'extrémité du style et les stigmates du Crocus sativus, petite plante bulbeuse surtout cultivée en Espagne et dans certaines régions françaises.

Caractères. — Il se présente dans le commerce sous la forme de filaments aplatis, d'un rouge orangé foncé.

Composition chimique. — Le safran contient une huile essentielle et un glucoside, la crocine, doué d'un pouvoir colorant considérable.

Usages. — Le safran a des propriétés stimulantes assez marquées, qu'il doit probablement à son huile essentielle. Il est employé comme condiment et aussi comme emménagogue dans la médecine populaire.

ORCHIDÉES

Parmi les produits fournis à la matière médicale par la famille des orchidées nous ne ferons que citer, pour mémoire, la *vanille* et le *salep*. La vanille est le fruit cueilli avant sa maturité, du *Vanilla planifolia*, liane qui croît spontanément dans la partie orientale du Mexique.

Le salep est constitué par les tubercules de plusieurs orchidées notamment de l'Orchis mascula. C'est un tubercule mucilagineux qui paraît avoir une certaine valeur analeptique.

CHAPITRE V

DICOTYLÉDONES

SALICINÉES

Écorce de saule. — L'écorce officinale est fournie par l'osier blanc ou saule blanc (SALIX ALBA).

L'écorce de saule est depuis un temps immémorial employée comme remède dans la fièvre intermittente et dans le rhumatisme articulaire aigu. L'emploi empirique de cette écorce dans cette dernière maladie était basé sur une sorte de prescience, puisque les recherches modernes ont montré qu'elle contenait un glucoside salicylé, la salicine, qui, sous l'influence des agents d'hydratation, se dédouble en glucose et alcool salicylique (saligénine).

$$C^6H^4 \Big\langle {}^{O\,-\,C^6H^{11}O^5}_{CH^2.OH} \quad + H^2O = C^6H^{12}O^6 + C^6H^4 \Big\langle {}^{OH}_{CH^2.OH}$$

Salicine. Glucose. Alcool salicylique (saligénine).

Bourgeons de peupliers. — Ils sont fournis par le POPULUS NIGRA. Ce sont de petits bourgeons ovoïdes, ayant de 2 à 3 centimètres de long sur 5 à 6 millimètres de diamètre, de couleur jaune brun. Leurs bractées sont engluées d'une substance résineuse visqueuse, d'un jaune verdâtre. Ils renferment différents glucosides, notamment de la salicine et de la populine, qui n'est autre chose que l'éther benzoïque de la salicine.

Les bourgeons de peupliers servent à préparer l'onguent populeum et un charbon végétal extrèmement léger et très absorbant.

CUPULIFÈRES

Écorce de chêne. — Est fournie par les QUERCUS SESSILIFLORA et PEDUNCULATA, deux variétés du Q. Robur. L'écorce de chêne, très riche en tanin, est très employée comme astringent.

Galles de chênes. — On désigne sous ce nom une production morbide une sorte de néoplasme végétal, qui se forme sur les bourgeons du QUERCUS INFECTORIA à la suite de la piqûre d'un insecte hyménoptère, le CYNIPS GALLÆ-TINCTORIÆ. La galle de chêne officinale ou d'Alep, est sphérique, de la grosseur d'un noisette. La surface extérieure, d'un vert jaunâtre, lisse et luisante, est couverte dans sa partie supérieure de petites tubérosités pointues. La noix de galle contient un tanin particulier, le tanin des pharmacies.

JUGLANDÉES

Feuilles de noyer. — Elles sont fournies par le noyer commun (JUGLANS REGIA).

Ces feuilles contiennent du tanin et une **matière âcre et amère**, la juglandine. Servent en infusion ou décoction comme astringent.

CANNABINÉES

CONES DE HOUBLON

Les cônes de houblon sont les inflorescences femelles, parvenues à maturité, de l'HUMULUS LUPULUS.

Le cône de houblon a une forme ovoïde; il mesure 2 à 5 centimètres de haut sur 2 centimètres de large environ. Il est formé d'un axe central court, autour duquel sont insérés des stipules et des bractées. Au moment de la récolte les cônes de houblon ont une teinte jaune verdâtre, une odeur spéciale assez agréable, une saveur aromatique et chaude, mais, à la longue, leur teinte se modifie et passe au brun, leur odeur s'altère également.

A la base de chaque bractée on aperçoit un petit fruit lenticulaire. Ces fruits, de même d'ailleurs que l'axe et la base de tous les organes foliacés, sont munis de petites glandes brillantes, translucides, auxquelles le houblon doit son odeur aromatique et son amertume (lupulin).

En dehors de ce lupulin sur lequel nous allons revenir, le houblon renferme 2 à 5 p. 100 d'un tanin particulier (acide humulotannique).

Les cônes du houblon sont employés pour la fabrication de la bière. En médecine on emploie le houblon comme tonique (lymphatisme, scrofule) et comme sédatif.

On emploie soit l'extrait alcoolique (0 gr. 30 à 1 gramme par jour, en pilules), soit l'infusion de cônes.

Lupulin. — Le lupulin est constitué par les petites glandes luisantes et translucides qui recouvrent les fruits, l'axe et la base des bractées des cônes de houblon.

Caractères. — Vu en masse le lupulin se présente sous la forme d'une poudre jaunâtre possédant une odeur agréable de houblon, une saveur amère et aromatique; il ne se mouille que graduellement au contact de l'eau, immédiatement au contact de l'alcool et de l'éther. Trituré dans un mortier il se réduit en une masse plastique.

Composition chimique. — Le lupulin renferme une huile volatile, un principe amer, une cire, des résines.

Usages. — Le lupulin est surtout utilisé comme sédatif de l'éréthisme génital (érections douloureuses se manifestant au cours de l'uréthrite et de la cystite, pollutions nocturnes).

Lupulin...............	0 gr. 50	Lupulin................	⎱ 1 gr. 50
Sucre.............. .	1 —	Extrait de houblon......	⎰
		Camphre...............	0 — 20
		Extrait d'opium	0 — 05

Pour un paquet n° 20; 1 à 5 par jour.

Pour 15 pilules, 1 à 2 par jour.

CHANVRE INDIEN

Il existe dans l'Inde un chanvre (CANNABIS INDICA) présentant à peu près les mêmes caractères botaniques que celui d'Europe (CANNABIS SATIVA), mais dont certaines propriétés particulières ont depuis longtemps attiré l'attention des physiologistes et des médecins. On sait d'ailleurs que le Cannabis sativa lui-même possède dans une certaine mesure des propriétés analogues, mais moins développées.

Dans les droguiers le chanvre indien se présente sous deux formes principales :

1° Le *Bhang* des Indiens (haschich des Arabes) se compose principalement des inflorescences de fleurs femelles détachées de la tige et formant une 'masse aplatie, oblongue ou ovoïde, de 6 à 7 centimètres de long sur 3 centimètres de large. Dans cette inflorescence on distingue des bractées foliacées d'un vert grisâtre. de petites bractéoles, des filets. brunâtres qui représentent les styles et enfin quelques fruits plus ou moins mûrs. Le Bhang est peu riche en exsudation résineuse: il a une odeur vireuse moins prononcée que dans l'autre forme appelée *Ganja*.

2° Ce Ganja. qui ne vient d'ailleurs qu'exceptionnellement en Europe, est formé de tiges de 1 mètré de long, disposées par paquets de 24. On en a détaché les grosses feuilles et on a laissé seulement les inflorescences femelles dont toutes les parties sont comme engluées et attachées les unes aux autres par une exsudation résineuse très abondante; aussi cette drogue possède-t-elle une odeur narcotique très prononcée qui, dans les Indes, la fait préférer au Bhang.

Composition chimique. — Elle est fort mal connue; on a décrit :

1° Divers carbures paraissant appartenir au groupe des terpènes (cannabine, hydrure de cannabine);

2° Une huile rouge, toxique, le cannabinol;

3° Divers principes non définis chimiquement (cannabine, oxycannabine).

Au point de vue physiologique, aucun de ces principes plus ou moins définis ne produit d'action analogue à celle qu'on obtient soit avec la plante entière, soit avec la résine brute préparée dans le pays où elle est désignée sous le nom de *Charas* ou de *Churus*.

C'est cette résine mélangée à du beurre ou additionnée de divers condiments qui est utilisée par les indigènes.

Action physiologique. — Le chanvre indien est avant tout un poison cérébral, un poison intellectuel. Comme l'opium et comme la morphine, il détermine une sorte d'ivresse; mais l'ivresse haschichique a des caractères particuliers. Aussi bien, chaque individu peut-on dire, réagit à l'action du haschich suivant son cerveau, c'est-à-dire suivant son intellectualité propre; dans tous les cas il y a, au moins à une certaine période, des phénomènes euphoriques, des hallucinations sensitives ou sensorielles, une exaltation des facultés cérébrales, mais ce n'est pas le haschich qui créc la nature de ces hallucinations, c'est l'individu lui-même qui les crée, car elles sont habituellement conformes à ses goûts, à ses sentiments, à ses habitudes, à sa mentalité en un mot. Chez un musicien ce sont les hallucinations auditives qui dominent, chez un peintre ce sont des hallucinations visuelles qui lui font percevoir des gammes de couleurs extraordinaires; le poète entend des vers et croit saisir enfin toutes les chimères qui sont les hôtes habituels de son cerveau d'artiste. Enfin, chez certains individus, et à une certaine période de l'action de la drogue, il peut se produire des phénomènes délirants d'une violence extraordinaire et qui font à ce moment de l'individu un être dangereux.

Applications thérapeutiques. — Malgré quelques tentatives faites par divers médecins pour introduire le haschich en thérapeutique, cette drogue est fort peu employée. On utilise quelquefois cependant un extrait de chanvre indigène à titre d'anesthésique local (?). Mais les divers extraits que l'on rencontre dans le commerce (extrait alcoolique, extrait gras) sont des produits si inconstants qu'il y a tout intérêt à renoncer, au moins pour l'usage interne, à leur emploi.

EUPHORBIACÉES

Graines d'épurge. — Ce sont les graines de l'EUPHORBIA LATHYRIS, euphorbiacée commune dans toute l'Europe méridionale. Ce sont des graines ovoïdes mesurant environ 6 millimètres de long sur 5 millimètres de large. Leur surface extérieure est rugueuse, réticulée et présente une teinte brun mat ou gris bleuâtre. Ces graines ont une saveur d'abord douce et huileuse mais qui devient très rapidement très âcre. Les graines d'épurge contiennent en effet une huile de saveur très âcre douée de propriétés drastiques extrêmement énergiques. Elles ne sont plus employées aujourd'hui : l'ingestion de 10 à 12 graines d'épurges pourrait entraîner la mort.

SEMENCES DE CROTON. Syn. : GRAINES DE TILLY, GRAINES DES MOLUQUES

Origine — Elles sont fournies par le CROTON TIGLIUM, euphorbiacée orientale.

Caractères. — Graines ovales oblongues, mesurant à peu près 15 millimètres de long sur 7 à 8 de large; face dorsale convexe, face ventrale légèrement aplatie; la surface présente une petite crête circulaire.

L'enveloppe est constituée par une membrane mince, de couleur brun cannelle clair, déchiquetée et laissant apercevoir par place la couche sous-jacente plus foncée. Au-dessous de ces téguments on trouve l'amande proprement dite constituée par un albumen huileux.

Ces graines sont inodores mais possèdent une saveur qui, d'abord oléagineuse, devient bientôt âcre et brûlante.

Composition chimique. — L'élément le plus important des graines de croton est l'huile grasse qui y existe dans la proportion de 50 à 60 p. 100. Cette huile est un liquide épais, visqueux, de couleur brun ou jaune ambré.

Propriétés physiologiques. — L'huile de croton est un des révulsifs les plus puissants que l'on connaisse; appliquée sur la peau elle produit rapidement de la vésication.

Les muqueuses sont extrêmement sensibles à l'action irritante de l'huile de croton. C'est un purgatif drastique des plus énergiques, qui agit quelquefois lorsque les autres purgatifs ont échoué.

Posologie. Modes d'administration. — Il suffit de I ou II gouttes d'huile de croton pour obtenir une action purgative. On ne doit jamais l'administrer seule ni en suspension dans l'eau. On la donne, soit sous forme pilulaire, soit en dissolution dans l'huile de ricin, soit en émulsion dans un looch.

RICIN

Origine. — La graine de ricin est fournie par le RICINUS COMMUNIS, plante qui croît spontanément dans toute la région méditerranéenne et qui est cultivée dans nos jardins comme plante d'ornement.

Caractères. — Les graines de ricin sont ovoïdes, aplaties sur l'une de leurs faces; elles ont la dimension d'un petit haricot; à l'une de leurs extrémités on remarque un bourrelet grisâtre. Leur surface est constituée par une enveloppe lisse, brillante, d'une couleur grise mouchetée de tâches brunâtres. Au centre se trouve l'amande proprement dite formée par un albumen incolore, doué d'une saveur oléagineuse, sans âcreté très marquée.

Composition chimique. — La graine de ricin contient un grand nombre de matériaux divers, mais deux de ses principes surtout sont importants à considérer : l'*huile grasse* et un principe de nature albumoïde, la *ricine*.

Huile de Ricin.

Les graines de ricin renferment environ 50 p. 100 d'huile grasse. Cette huile obtenue par expression à froid constitue l'huile de ricin des pharmacies.

Caractères. — L'huile de ricin est une huile épaisse et visqueuse, incolore ou très peu colorée; sa saveur et son odeur sont peu prononcées. Contrairement aux autres huiles grasses, elle est soluble en toutes proportions dans l'alcool absolu. .

Propriétés. — L'huile de ricin est un purgatif doux, tout à fait indiqué dans le cas où l'on ne veut déterminer qu'une faible irritation de la muqueuse intestinale. C'est le purgatif de choix au cours de la grossesse.

Posologie. Modes d'administration. — L'huile de ricin s'emploie chez l'adulte à la dose de 30 à 50 grammes; chez l'enfant on peut donner 2 à 3 grammes par année d'âge. L'un des inconvénients de l'huile de ricin réside dans sa consistance visqueuse désagréable et dans sa saveur nauséeuse. On a préconisé toute une série d'artifices destinés à la faire accepter et tolérer par les malades délicats (jus d'orange ou de citron, café, bière). C'est la bière que nous considérons comme le meilleur véhicule. On prépare aussi des capsules d'huile de ricin; c'est une forme déplorable car, ou les capsules renferment une quantité notable d'huile de ricin, et alors elles sont beaucoup trop volumineuses pour être avalées facilement, ou elles sont d'un volume relativement réduit, et alors les malades sont obligés d'en prendre un grand nombre. Enfin on peut aussi, surtout chez les enfants, administrer l'huile de ricin sous forme d'émulsion :

Huile de ricin..............................	} āā 1 partie
Eau de menthe.............	
Eau.................................	2 grammes
Jaune d'œuf........................	N° I.

(MARFAN.)

Ricine. — On savait depuis longtemps que, si l'huile de ricin n'est pas toxique, les graines de ricin entières ou le tourteau provenant de l'expression des graines pour l'obtention de l'huile sont énergiquement toxiques. Trois ou quatre graines de ricin suffisent en effet, pour déterminer des accidents graves et même la mort chez de jeunes enfants.

Le principe toxique du ricin a été isolé par Kobert et Stillmarck qui lui ont donné le nom de ricine. C'est une matière albuminoïde qui, par son activité, se rapproche de certaines toxines microbiennes. Pour tuer un chien il suffit d'une injection de 3 centièmes de milligramme par kilogramme. Ehrlich a montré qu'en faisant absorber a un animal de petites doses répétées de ricine, on arrivait peu à peu à le rendre réfractaire à des doses relativement considérables de ce poison. Sous l'influence de ces faibles doses souvent répétées il se formerait dans le sang une antitoxine. Par ce point encore, la ricine se rapproche de certaines toxines microbiennes.

KAMALA

Le kamala est une substance pulvérulente de couleur rougeâtre constituée par les glandes et les poils protecteurs qui recouvrent les fruits du ROTTLERA TINCTORIA, petit arbre qui croît dans différentes régions de l'Asie tropicale.

Le kamala a été préconisé comme tænifuge. On peut l'administrer à la dose de 10 à 12 grammes chez les adultes, à la dose 1 à 2 ou 3 grammes chez les enfants. Mêmes formes pharmaceutiques que pour le semen contra. Peu usité en France.

SANTALACÉES

ESSENCE DE SANTAL

Sous le nom de santal citrin on désigne le bois odorant du SANTALUM ALBUM, petit arbre originaire de l'Inde, mais qu'on rencontre aujourd'hui dans un grand nombre de régions orientales.

Le principe le plus important de ce bois est une huile essentielle que l'on désigne dans le commerce sous le nom d'essence de santal des Indes orientales. C'est un liquide limpide, à peine coloré en jaune pâle, plus léger que l'eau. Son odeur est caractéristique, d'abord agréable, mais devenant par sa persistance assez désagréable.

L'essence de santal est essentiellement constituée par un mélange de carbures et d'alcools sesquiterpéniques : santalènes et santalols. On y rencontre aussi une petite quantité d'acides à l'état d'éthers (acide formique, acétique, santalique), enfin des produits indéterminés, à point d'ébullition élevée. Ce sont ces produits qui donneraient à l'essence son odeur.

Usages. — L'essence de santal administrée à l'intérieur s'élimine en partie par le poumon et en partie par le rein. Elle agit

comme topique antiseptique au niveau des organes génito-urinaires et c'est à ce titre qu'on l'emploie comme succédané du
copahu dans le traitement de la blennorragie. Comme ce dernier,
elle produit chez quelques malades des douleurs lombaires assez
violentes.

Doses : 4 à 8 grammes par jour en capsules.

LAURACÉES

CAMPHRE : $C^{10}H^{16}O$

Origine. — Le camphre est fourni par le CINNAMOMUM CAMPHORA, grand
arbre répandu dans toute la Chine centrale et les îles du Japon. Cette
substance est sécrétée par des glandes unicellulaires réparties dans
toutes les parties de l'arbre (feuilles, tiges, racines).

Aujourd'hui on obtient aussi du camphre par synthèse.

Caractères. — Le camphre purifié est en masses solides, blanches,
translucides, à structure grenue et cristalline. Il offre une certaine élas-
ticité et quand on le triture dans un mortier il forme une masse plastique qui ne se laisse pas pulvériser; pour l'obtenir en poudre il faut
l'humecter d'abord avec un peu d'alcool ou d'éther.

Le camphre a une odeur forte et pénétrante, une saveur fraîche et un
peu âcre, il fond à la température de 175°, mais il se volatilise déjà à la
température ordinaire. Il est très peu soluble dans l'eau (1 p. 1300
environ), très soluble dans l'alcool et l'éther.

Propriétés physiologiques. — Le camphre est doué d'un
pouvoir antiseptique assez élevé, mais qui n'est cependant pas
comparable à celui des grands antiseptiques minéraux ou organiques que nous connaissons maintenant.

Appliqué sur la peau il produit une légère irritation, mais il
n'est pas caustique; à petites doses il irrite aussi légèrement les
muqueuses. Avec des doses élevées l'action irritante est très intense
et peut aboutir à l'ulcération.

Action générale. — Le camphre est avant tout un excitant du
système nerveux central. Avec les doses un peu élevées, l'action
cérébrale du camphre se traduit par une véritable exaltation psychique; son action médullaire par des convulsions. Enfin avec les
doses très élevées et véritablement toxiques, à l'exaltation psychique
et aux convulsions, succèdent des phénomènes paralytiques.

L'action du camphre sur les sécrétions en général est assez mal
connue; on lui attribue cependant la propriété d'augmenter la

sécrétion sudorale et celle de diminuer la sécrétion lactée. Quant à l'action anaphrodisiaque du camphre, elle est fort douteuse.

Applications thérapeutiques. — *A l'extérieur* le camphre est fréquemment utilisé comme topique antiseptique et surtout comme topique stimulant.

A l'intérieur, le camphre est utilisé comme stimulant du système nerveux central dans les états adynamiques.

Posologie. Modes d'emploi. — A l'extérieur, le camphre s'emploie en frictions sous forme d'*alcool camphré*, d'*eau-de-vie camphrée*; il entre aussi dans la composition de certains médicaments complexes tels que le *baume opodeldoch*, l'*eau sédative* (p. 379).

L'alcool camphré ou teinture de camphre concentrée est une solution au 1/10e de camphre dans l'alcool à 90°; l'eau-de-vie camphrée ou teinture de camphre faible est une solution au 1/40e de camphre dans l'alcool à 60°. A l'intérieur, le camphre s'emploie surtout en injections sous-cutanées, sous forme d'éther camphré ou d'huile éthéro-camphrée.

Éther camphré :		*Huile éthéro-camphrée :*	
Camphre............... 1 gr.		Camphre............ 1 gr.	
Éther à 0,758......... 10 cc.		Huile d'olives stérilisée.............. 10 —	
Injection 1 à 2 cc.		Éther............... 1 —	
		Injection 1 à 2 cc.	

On peut au besoin répéter ces injections plusieurs fois dans le cours de la journée. Cependant il convient de ne pas exagérer les doses, car on peut voir survenir des accidents graves ou même mortels à la suite de l'administration de doses relativement faibles de camphre (2 gr. à 2 gr. 50).

Incompatibilités. — Tous les corps à fonction phénolique, à moins que l'association ne soit voulue et ne tende à l'obtention d'un médicament spécial (naphtol camphré par exemple).

Dérivés du camphre.

CAMPHRE MONOBROMÉ : $C^{10}H^{15}BrO$. Syn. : BROMURE DE CAMPHRE

Caractères. — Se présente sous la forme de magnifiques aiguilles incolores, de saveur amère, d'odeur camphrée, insolubles dans l'eau, très solubles dans l'alcool, l'éther et les huiles grasses.

Action physiologique et usages. — L'association de l'élément bromuré à la molécule du camphre est une association aussi irrationnelle que possible. On l'a réalisée dans le but de renforcer l'action calmante hypothétique du camphre sur l'appareil génitourinaire. Mais, dans le bromure de camphre, l'influence de l'élément bromé voile si peu l'action excitante du camphre sur le système nerveux, que ce médicament peut faire éclater, non seulement chez les animaux, mais même chez l'homme, de véritables manifestations épileptiformes. Quoi qu'il en soit le bromure de camphre a été surtout conseillé pour combattre l'éréthisme génital au cours de la blennorragie.

On l'administre à la dose de 0 gr. 50 à 1 gramme, généralement sous forme de dragées ou de pilules.

ACIDE CAMPHORIQUE : $C^{10}H^{16}O^4$

L'acide camphorique est un produit d'oxydation du camphre par l'acide nitrique.

Caractères. — Cristaux incolores, amers et un peu acides, solubles dans 5 p. d'eau environ, plus solubles dans l'alcool et l'éther.

Propriétés. — L'acide camphorique est aujourd'hui uniquement utilisé à titre d'anhydrotique, pour combattre les sueurs profuses des tuberculeux.

Posologie. Modes d'administration. — L'acide camphorique s'administre à la dose de 1 à 3 grammes par jour, par doses fractionnées de 0 gr. 50. On le donne sous forme de cachets, de pilules ou de potion.

MYRISTICÉES

NOIX MUSCADE

C'est la graine du MYRISTICA MOSCHATA, arbre qui croît à l'état sauvage dans la péninsule occidentale de la Nouvelle-Guinée.

Caractères. — La noix muscade est ovoïde ou arrondie, de la grosseur d'une petite noix, ridée et sillonnée en tous sens; elle présente une teinte gris rougeâtre dans les parties saillantes et une teinte blanc sale dans les sillons. Si on la coupe transversalement, on aperçoit toute une série de lignes brunâtres, plus ou moins sinueuses, circonscrivant des espaces plus clairs.

Composition chimique. — La muscade renferme environ 25 p. 100 de matière grasse, une huile volatile, et un acide particulier, l'acide myristique.

La matière grasse constitue le *beurre de muscade*. Celui-ci est en masses jaune brun, marbré de rouge. onctueux et friable; il dégage une odeur agréable due à l'huile volatile de muscade.

Usages. — La noix muscade est surtout utilisée comme condiment.

Le beurre de muscades jouit de propriétés stimulantes qui l'ont fait utiliser comme topique dans le traitement des douleurs rhumatismales; il rentre dans la composition du *baume de Nerval* et du *liniment de Rosen*.

Macis. — Sous le nom de macis on désigne l'arille qui entoure les graines du muscadier. C'est une masse membraneuse formée de filaments irréguliers, de couleur brun orange, dont l'odeur et la saveur rappellent celles de la muscade. C'est un condiment qui entre dans la composition de quelques liqueurs dites digestives.

PIPÉRITÉES

POIVRE DE CUBÈBE. Syn. : POIVRE A QUEUE

Origine. — Le poivre cubèbe est le fruit du PIPER CUBEBA, arbuste indigène de Java et de Bornéo,

Caractères. — Fruits globuleux, ridés, un peu plus gros que les grains de poivre noir, supportés par une sorte de pédoncule allongé.

La surface du fruit est brune ou brun noirâtre; le cubèbe a une odeur spéciale, très caractéristique, une saveur forte, piquante, à la fois amère et aromatique.

Composition chimique. — Le cubèbe renferme une huile essentielle, une résine, l'acide cubébique, et un corps neutre, cristallisable non défini, la cubébine, qui paraît dépourvu d'action thérapeutique.

Usages. Modes d'emploi. — Le cubèbe est employé depuis fort longtemps dans le traitement de la blennorragie. Il doit probablement ses propriétés, à la fois à son huile essentielle et à la résine acide qu'il renferme.

Le cubèbe s'administre à la dose de 10 à 20 grammes par jour. On peut le faire prendre seul, sous forme de poudre, dans des pains azymes, mais on l'administre ordinairement sous forme d'opiat ou de bols, associé au copahu ou à des substances astringentes telles que le cachou.

<table>
<tr><td>

Opiat de copahu composé :

Baume de Copahu....... 100 gr.
Cubèbe pulvérisé....... 150 —
Cachou pulvérisé........ 50 —
Huile volatile de menthe.   3 —

Prendre dans la journée 4 à 5 masses de la grosseur d'une petite noisette.

</td><td>

Bols :

Baume de Copahu.. ..... 1 gr.
Cubèbe pulvérisé.......... 1 —
Essence de menthe........ Q. S.

Pour 1 bol; 4 à 5 par jour.

</td></tr>
</table>

Nota. — Une partie de l'huile essentielle du cubèbe s'éliminant au niveau du poumon, le malade perçoit une saveur particulière, et les gaz de son expiration révèlent l'odeur spéciale du cubèbe.

Le cubèbe est assez irritant pour la muqueuse de l'estomac; certains malades le supportent mal et ont des éructations désagréables.

FEUILLES DE MATICO

Nous ne ferons que signaler pour mémoire les feuilles de matico, fournis par le Piper angustifolium et qui, comme le poivre de cubèbe, renferment une huile essentielle et une résine qui les a fait employer comme succédané du cubèbe. Elles sont à peu près inusitées aujourd'hui.

POLYGONÉES

RHUBARBE

Origine. — La rhubarbe de Chine ou rhubarbe officinale est constituée par le rhizome du RHEUM OFFICINALE, aujourd'hui cultivée dans les jardins comme plante ornementale.

Caractères. — Dans les droguiers la rhubarbe se présente en fragments de forme variable, cylindriques, coniques ou plan-convexes, de couleur jaune.

La rhubarbe a une odeur spéciale, caractéristique, une saveur amère et âcre; mâchée, elle croque sous la dent et colore la salive en jaune.

Composition chimique. — (Voir p. 230).

Usages. — La rhubarbe est un purgatif appartenant au groupe des cathartiques (voir p. 230). Elle est plutôt utilisée comme laxatif que comme purgatif proprement dit.

On l'administre habituellement à la dose de 0 gr. 20 à 0 gr. 50. Pour provoquer une purgation franche il faut administrer 1 ou 2 grammes au moins.

Enfin, la rhubarbe est quelquefois utilisée comme stomachique, associée à des amers tels que la poudre de quassia ou de noix vomique; on l'associe fréquemment aussi aux composés ferrugineux, dans le but d'atténuer ou d'empêcher l'action constipante de ces préparations.

La rhubarbe se prescrit habituellement en cachets, toutefois il existe au Codex un certain nombre de formules de préparations officinales. Les plus importantes de ces préparations sont la *teinture* et l'*extrait*.

La *teinture* s'emploie à la dose de 1 à 10 grammes; l'*extrait* à la dose de 0 gr. 10 à 0 gr. 50. Ces deux préparations ne sont d'ailleurs jamais prescrites isolément, mais on peut les utiliser pour formuler des préparations magistrales plus ou moins complexes (teintures composées dites stomachiques, pilules composées, etc.).

Il convient enfin de signaler le sirop de rhubarbe composé du Codex, plus connu sous le nom de sirop de chicorée composé et qui est un des laxatifs le plus fréquemment utilisés chez les tout jeunes enfants (1 à 3 cuillerées à café).

LABIÉES

Les labiées sont des plantes renfermant presque toutes une huile essentielle très aromatique qui leur communique des propriétés stimulantes. Beaucoup de ces plantes sont utilisées en nature sous forme d'infusions; quelques-unes sont plus spécialement utisées pour l'extraction de leur essence; quelques autres enfin servent à préparer des alcoolats, alcoolats qui sont ensuite employés en nature à titre de stimulants externes ou qui entrent dans la composition de différentes préparations officinales.

MENTHE

Il existe un grand nombre de variétés de menthes; la menthe officinale est la menthe poivrée (Mentha piperita). La thérapeutique utilise les feuilles et l'essence de cette plante.

Caractères. — La menthe poivrée a un calice régulier, une tige rougeâtre, des feuilles planes et simplement dentées sur les bords. L'odeur des feuilles de menthe est très fine et très pénétrante : leur saveur est aromatique, forte, spéciale, et laisse au palais une sensation de saveur agréable.

Essence de menthe. — Les feuilles de menthe renferment divers principes, mais c'est son huile essentielle connue sous le nom d'essence de menthe, qui en constitue le produit le plus important.

L'essence de menthe est un liquide incolore, de consistance légèrement oléagineuse, d'odeur et de saveur fortes et aromatiques, caractéristiques.

L'essence de menthe est presque entièrement constituée par le *menthol*, alcool secondaire dérivé de l'hexaméthylène. Le menthol est en effet le méthyl-isopropyl-hexacyclanol :

$$CH^3 - CH \Big\langle\!\!\begin{array}{l} CH^2 - CH.OH \\ CH^2 - CH^2 \end{array}\!\!\Big\rangle CH - CH \Big\langle\!\!\begin{array}{l} CH^3 \\ CH^3 \end{array}$$

1 méthyl — 4 isopropyl — hexanecyclanol ou menthol.

Le menthol est un corps solide, cristallisé, incolore, fondant à 42°, peu soluble dans l'eau, soluble dans la plupart des dissolvants organiques; son odeur et sa saveur rappellent celles de l'essence de menthe.

Usages. Mode d'emploi. — Les feuilles de menthe sont utilisées comme stomachiques et antispasmodiques; on les emploie sous forme d'infusion, d'eau distillée de menthe ou d'alcoolat de menthe.

L'essence de menthe en nature est utilisée pour masquer le goût ou la saveur désagréable de certains médicaments.

Le menthol appliqué au niveau de la peau se volatilise très rapidement et produit de la sorte une sensation de fraîcheur qui a été utilisée pour calmer certaines névralgies. On admet cependant que ce n'est pas uniquement comme réfrigérant que le menthol agit, mais aussi comme anesthésique local.

Appliqué sur les muqueuses le menthol produit des phénomènes analogues, mais plus marqués; il paraît aussi, par action locale, exciter certaines sécrétions. Enfin il est doué d'un pouvoir antiseptique assez énergique.

C'est en raison de ces différentes propriétés que le menthol est utilisé dans le traitement de certaines névralgies, pour calmer le prurit qui accompagne quelques affections cutanées, et enfin dans différentes affections en oto-rhino-laryngologie.

Au point de vue de ses applications au traitement de quelques affections du nez et du larynx l'emploi du menthol est même devenu tellement banal et inconsidéré qu'il nous semble indispensable de rappeler ici que l'action excitante exercée par le menthol soit sur la muqueuse laryngée, soit même sur la muqueuse nasale, peut provoquer par voie réflexe des phénomènes d'inhibition pouvant aller jusqu'à l'arrêt complet et définitif de la respiration et du cœur. Il s'agit en somme d'un réflexe dont le mécanisme est de tout point comparable à celui que l'on peut observer au début de la chloroformisation et dont on connaît bien tous les dangers. Ce réflexe paraît pouvoir se produire avec une remarquable facilité *chez les tout jeunes enfants*, et nombreux sont déjà les cas d'accidents graves ou mêmes mortels observés chez des jeunes nourrissons à la suite de l'instillation dans les fosses nasales d'une goutte d'huile mentholée au 1/100ᵉ ou du dépôt d'une petite masse de vaseline mentholée, dans le but de traiter un coryza commençant. Le nombre et la gravité des accidents de cette nature qui ont été observés doit faire aux médecins une règle de s'abstenir d'une façon absolue de l'emploi des préparations mentholées chez les jeunes enfants et surtout chez les nour-rissons [1].

Gargarisme antiseptique :

Chloral................... ⎱ āā 3 gr.
Acide phénique........ ⎰
Bicarbonate de soude.. ⎱ āā 10 —
Alcoolat de menthe.... ⎰
Eau distillée.......... 1 000 —

Couper d'un tiers d'eau chaude (antisepsie de la bouche).

(Malherbe.)

Mixture contre le prurit :

Chloroforme .... ⎱
Alcool camphré........ ⎰ āā 30 gr.
Ether sulfurique ...... ⎰
Menthol .... 10 —

En pulvérisations avec l'appareil de Richardson.   (Gaucher.)

Mixture odontalgique :

Menthol............... 2 gr.
Acide phénique........ 1 —
Chlorhydrate de co-
    caïne.............. 0 — 30

Huile mentholée :

Menthol............... 1 —
Huile d'olives stérilisée. 100 —

Instiller quelques gouttes (anti-sepsie nasale, otalgie).

FEUILLES DE SAUGE

Il existe un grand nombre de sauges; l'espèce officinale est la Salvia officinalis dont les feuilles, sans échancrure à la base, sont finement crénelées, blanchâtres, pubescentes.

La sauge est peu employée aujourd'hui; quelques médecins l'ont cependant préconisée contre les sueurs nocturnes des tuberculeux : on l'utilise sous forme d'infusion.

ROMARIN

Le drogue désignée sous le nom de romarin est constituée par les rameaux et les feuilles du Rosmarinus officinalis, petit arbrisseau tou-jours vert de la région méditerranéenne.

Il entre dans la composition de l'alcoolat vulnéraire et son essence fait partie de la formule du baume opodeldoch.

1. Voir au sujet des dangers du menthol l'article très documenté de Robert Leroux, *in Presse médicale*, 7 février 1912, n° 11, p. 114.

FLEURS DE LAVANDE VRAIE

Ce sont les fleurs de Lavandula vera. Ces fleurs, bien connues, ont une odeur aromatique spéciale, très agréable.

Elles sont surtout utilisées pour la préparation de l'alcoolat de lavande, qu'on emploie comme topique stimulant.

THYM

Le thym commun est constitué par les sommités fleuries du Thymus vulgaris. Par distillation il fournit une huile essentielle très aromatique, qui entre dans la composition du baume opodeldoch mais qui sert surtout à l'extraction du thymol.

FEUILLES DE MÉLISSE

Elles sont fournies par la mélisse officinale ou Citronnelle (Melissa officinalis). Elles sont surtout caractérisées par leur odeur suave, rappelant un peu celle du Citron. Elles servent à préparer l'eau de Mélisse, un alcoolat composé plus connu sous le nom d'*eau de Mélisse des Carmes*; enfin elles entrent dans la formule de l'*alcoolat vulnéraire*.

LIERRE TERRESTRE

Ce sont les tiges feuillées et fleuries du Glechoma hederacea, petite plante vivace, très commune le long des haies et dans les fossés humides.

On l'utilise quelquefois sous forme de tisane dans les bronchites.

SCROPHULARINÉES

DIGITALE

Origine. — Il existe un grand nombre d'espèces de digitales. L'espèce officinale est la digitale pourprée (Digitalis purpurea), plante bisannuelle qui croît dans les terrains siliceux de presque toute l'Europe.

Caractères de la plante. — L'aspect de la digitale est différent suivant qu'on la considère durant sa première année ou au cours de la deuxième année. La première année la plante ne fournit que des feuilles radicales; elle se présente alors sous l'aspect d'une sorte de rosette de feuilles, toutes insérées sur une tige très courte, presque au ras du sol.

La deuxième année la plante pousse une tige aérienne haute de 0 m. 75 à 1 mètre, le long de laquelle les feuilles sont disposées suivant deux modes différents. Les feuilles inférieures rassemblées en rosette sont ovales, brusquement atténuées à leur base de manière à simuler ce qu'on appelle quelquefois un pétiole ailé. Elles mesurent 20 à 40 centimètres de long sur 6 à 10 centimètres de large.

Les feuilles supérieures (feuilles caulinaires) ne présentent pas ce rétrécissement, elles sont nettement sessiles et alternes, et de plus en plus petites au fur et à mesure qu'elles se rapprochent du sommet de la tige. Elles sont crénelées, leurs deux faces sont couvertes de poils très courts qui restent visibles après la dessiccation, surtout à la face infé-rieure. Cette face est parcourue par un réseau de nervures très proéminentes qui, dans leur ensemble, forment comme une espèce de réseau blanchâtre à mailles polyédriques. L'odeur de ces feuilles est peu caractéristique, mais elles possèdent une saveur extrêmement amère.

Pour les usages médicaux on ne doit faire usage que des feuilles de seconde année que l'on récolte un peu avant la floraison.

Les fleurs de digitale forment vers la partie supérieure de la tige une hampe florale très caractéristique. Elles ont un calice court, persistant, formé de 5 sépales égaux. La corolle gamopétale est très développée, irrégulièrement tubuleuse, dilatée vers sa partie supérieure; l'un des côtés de la corolle est plus développé que l'autre, ce qui donne à la fleur un aspect labié. Dans son ensemble la fleur de digitale offre en somme l'aspect d'un doigt de gant, d'où le nom de gant de Notre-Dame qu'on donne quelquefois à la plante. La corolle a une couleur purpurine, avec des taches pourpres à l'intérieur.

Le fruit est une capsule contenant des graines très petites, de couleur brun pâle.

Toutes les parties de la plante renferment des principes actifs, mais c'est le limbe des feuilles qui paraît avoir la composition la plus constante; aussi les feuilles seules sont-elles employées en thérapeutique L'activité de la digitale est d'ailleurs variable avec plusieurs conditions (nature du terrain, altitude, variétés, culture, origine géographique). En France, c'est la digitale des Vosges qui est considérée comme la plus active.

Composition chimique. — La composition chimique de la digitale est loin d'être complètement élucidée. A l'heure actuelle, on admet dans la digitale l'existence de trois principes essentiels qui, s'ils ne sont pas les seuls principes définis, constituent tout au moins les trois principes les plus importants. Ce sont :

1º La *digitonine*, glucoside du groupe des saponines, dont elle possède les propriétés générales;

2º La *digitaléine*, principe de nature glucosidique, qui serait identique au produit désigné en Allemagne sous le nom de digitaline de Schmiedeberg;

3º Enfin la *digitaline*, également de nature glucosidique, analogue au produit désigné en Allemagne sous le nom de digitoxine.

De ces trois principes, seule la digitaline est inscrite au Codex, les deux autres sont des produits de laboratoire que le médecin peut pratiquement ignorer.

Action physiologique de la digitale. — Les divers principes qui existent dans la digitale étant loin d'être tous parfaitement définis chimiquement, il va de soi qu'ils ne peuvent pas l'être davantage au point de vue physiologique.

Nous ne retiendrons donc qu'un fait, le seul important au point de vue pratique, c'est que, si la digitaline n'est pas le seul principe actif de la digitale, elle paraît en être le plus important, celui dont l'action physiologique et les effets thérapeutiques représentent le plus exactement l'image de l'action physiologique et des effets thérapeutiques de la feuille de digitale.

La digitale à dose thérapeutique est un toni-cardiaque, c'est le type des toni-cardiaques (voir p. 173); en effet, elle renforce les mouvements du cœur, et elle en régularise le rythme lorsque ce rythme est trouble ou simplement accéléré.

Quand on injecte à un animal une dose faible de digitaline, on observe bientôt un ralentissement du cœur; ce ralentissement est synchrone dans les deux ventricules, il rappelle le ralentissement déterminé par de faibles excitations des nerfs vagues. Si, au bout de quelques minutes, on fait à l'animal une nouvelle injection d'une même dose de digitaline (0 gr. 003 dans une expérience de François Franck), le ralentissement persiste, mais on observe de temps en temps, une fois sur deux, une fois sur trois ou une fois sur quatre, des systoles redoublées, avortées, dans les deux ventricules. Ce phénomène est en somme un début d'arythmie, il traduit une action toxique commençante; il en est à ce moment du cœur comme d'un individu déjà fatigué qui est obligé de s'y reprendre à deux fois pour soulever un fardeau. Et, de fait, si l'on continue à élever la dose, on assiste bientôt à une accélération arythmique des mouvements du cœur : ce sont d'abord des accès de palpitation dans les deux ventricules (toujours synchrones dans les deux ventricules), puis finalement une accélération arythmique franche; les systoles redoublées devenant de plus en plus nombreuses, jusqu'à ce qu'enfin les deux ventricules meurent brusquement en systole, dans des accès demi-tétaniques.

Quand on examine les tracés obtenus au cours de l'expérience précédente, on voit immédiatement que la digitaline, aux doses physiologiques, n'a pas fait que ralentir les mouvements du cœur, mais qu'elle les a aussi renforcés. Aux doses thérapeutiques, la digitale a donc encore pour effet de rendre plus efficaces les contractions ventriculaires.

La digitale n'agit pas seulement sur l'organe central de la circulation, elle agit aussi sur la canalisation et notamment sur l'appareil vasculaire périphérique : la digitale exerce en effet une action *vaso-constrictive*.

L'augmentation d'énergie des contractions cardiaques, le reserrement des vaisseaux périphériques, ont naturellement pour conséquence *d'augmenter la tension artérielle*.

Mécanisme physiologique de l'action cardio-vasculaire de la digitale. — Plusieurs théories ont été en présence pour expliquer l'action cardiaque de la digitale.

a *Théorie de Stannius*, qui rapportait les effets de la digitale à l'action exercée par cette substance sur le tissu musculaire du cœur.

b. *Théorie de Traube*, qui attribuait la prépondérance à l'action exercée par la digitale sur le fonctionnement de l'appareil nerveux cardiaque, et qui reléguait au second plan l'influence exercée sur le myocarde.

c. *Théorie de Vulpian*, qui envisageait cette action comme complexe et portant à la fois sur le système nerveux central, sur le système nerveux intracardiaque et sur le myocarde.

Les travaux de François Franck ont en somme confirmé cette dernière théorie, de telle sorte qu'on peut admettre que les faibles doses de digitale ralentissent le cœur et augmentent son énergie :

1° Parce qu'elles *excitent les appareils modérateurs cardiaques*;

2° Parce qu'elles agissent aussi, pour *l'exciter, sur la fibre cardiaque elle-même*.

L'action vaso-constrictive de la digitale relève :

1° D'une action centrale (sur les vaso-moteurs);

2° D'une action directe sur l'appareil musculaire des vaisseaux.

Action diurétique de la digitale. — C'est un fait d'observation clinique fort ancien, que la digitale est, dans certaines circonstances, un diurétique d'une grande efficacité. Chez l'homme sain, l'action diurétique de la digitale est nulle. Chez les malades en état d'insuffisance cardiaque, chez lesquels il s'est produit des œdèmes ou des épanchements, la digitale se comporte au contraire comme un diurétique. Ce fait paraît démontrer que l'action diurétique de la digitale n'est pas le résultat d'une action directe de cette substance sur l'épithélium rénal, qu'elle n'est pas un diurétique direct, mais un diurétique indirect, ne produisant la diurèse qu'en vertu des modifications cardio-vasculaires qu'elle provoque primitivement. Il est cependant fort difficile d'expliquer le mécanisme vrai de la diurèse digitalique, c'est-à-dire de la rattacher à telle ou telle des modifications produites par la digitaline dans la dynamique cardio-vasculaire. On ne peut qu'enregistrer ce fait que, grâce à ces modifications, qui créent en définitive dans l'organisme des conditions d'hydraulique nouvelles, il y a résorption des liquides *épanchés* dans le tissu conjonctif ou *débordés* dans certaines séreuses.

Indications thérapeutiques de la digitale. — Les indications de la digitale découlent directement des données physiologiques que nous venons de développer. La digitale n'est pas et ne peut être un médicament spécifique de telle ou telle affection, cardiaque ou non; elle n'est et ne peut être que le médicament d'un syndrome.

Il est bien évident, en effet, que la digitale ne peut pas guérir les lésions de l'endocarde ou régénérer la fibre cardiaque dégénérée : elle ne peut que réparer, momentanément, les troubles dynamiques qui sont la conséquence de ces lésions ou qui ont leur origine dans un trouble fonctionnel d'un territoire vasculaire tel que le poumon par exemple. Quand, en un mot, il y a insuffisance cardiaque, insuffisance se traduisant par de la tachycardie, de l'arythmie, de l'hyposystolie, il y a indication d'employer la digitale. Encore faut-il savoir que ces troubles fonctionnels ne relèvent pas toujours et quand même de l'emploi de la digitale et qu'il convient avant tout de s'inspirer de leur pathogénie. Comme l'a fait remarquer Huchard, tachycardie, palpitations, ne sont pas toujours synonymes de digitale, et lorsque par exemple il s'agit de ces palpitations qu'on peut observer chez les nerveux, les neurasthéniques, les hystériques, les anémiques, palpitations engendrées par l'angiospasme ou la vaso-constriction, par la lutte du cœur central contre les obstacles du cœur périphérique, la digitale ne peut qu'augmenter, aggraver, perpétuer ces palpitations parce que, si elle augmente la force du cœur central elle augmente aussi la résistance de l'obstacle périphérique, elle fait entrer le cœur central en lutte avec le cœur périphérique et, à cette lutte, le cœur se fatigue inutilement, au point d'en sortir lésé, hypertrophié par exemple,

Modes d'administration de la digitale. — Au point de vue de la technique du traitement digitalique, deux méthodes sont en présence.

1° Une première méthode consiste à administrer journellement et pendant une période de temps *relativement* longue, une dose faible de digitaline ou d'une préparation de digitale.

2° Une deuxième méthode consiste à administrer d'emblée et une seule fois une dose forte de préparation digitalique.

En principe, cette dernière méthode est la plus rationnelle car elle expose moins que la première aux dangers pouvant résulter de l'*accumulation* de la digitaline dans l'organisme.

La digitaline, en effet, ne s'élimine qu'avec une extrême lenteur. D'autre part, l'administration d'une dose trop faible de digitale peut ne pas modifier sensiblement dès les premiers jours le rythme cardiaque; le médecin peut alors être tenté de continuer l'administration et même d'élever les doses. Il peut alors arriver que les doses successivement administrées et accumulées dépassent la dose physiologique et atteignent la dose toxique. Or, nous avons vu que les doses toxiques ou subtoxiques, au lieu de produire le ralentissement et la régularisation du cœur, produisent une accélération arythmique.

Quoi qu'il en soit, et quelle que soit la méthode adoptée, il convient de surveiller de très près les malades soumis à un traitement par la digitale et, en principe, il faut cesser l'administration du médicament au bout de 3 ou 4 jours et ne la recommencer qu'après une période de 8 à 10 jours.

Choix d'une préparation. — On peut avoir recours pour le traitement digitalique, soit à la digitaline cristallisée du Codex, soit à l'une des nombreuses préparations à base de feuilles de digitale inscrites au Codex. Certains malades paraissent d'ailleurs réagir plus rapidement et avec plus d'intensité à l'action de telle ou telle préparation de digitale.

On s'accorde aujourd'hui à reconnaître que lorsqu'il faut agir vite et énergiquement, trois préparations sont surtout recommandables : la *digitaline*, l'*infusion* et surtout la *macération* de poudre de feuilles de digitale.

Principales préparations de digitale. Posologie. — A. *Digitaline cristallisée.* — La digitaline cristallisée du Codex se présente en cristaux très légers, très blancs, sous forme d'aiguilles courtes et déliées, groupées autour d'un même axe : elle est très amère, *insoluble dans l'eau*, facilement soluble dans l'alcool à 90°, presque insoluble dans l'éther; son meilleur dissolvant est le chloroforme. La dose de digitaline à administrer dépend de la méthode à laquelle le médecin donne la préférence : ou bien on administre en une seule fois et *un seul jour* un milligramme de digitaline cristallisée, ou bien on administre seulement, mais durant 3 ou 4 jours, 1/4 de milligramme de digitaline cristallisée.

La digitaline s'administre toujours par la voie buccale.

La meilleure forme pour l'administration est la solution hydro-glycéro-alcoolique du Codex dont voici la formule réduite :

Digitaline cristallisée................... ...., Dix milligrammes.
Alcool à 95°.................................   4 gr. 60
Glycérine de densité = 1,252.....................   4 —
Eau distillée......... Q. S. pour un poids total de 10 —

Cinquante gouttes de ce soluté, comptées au compte-gouttes normal, pèsent sensiblement *un gramme* et renferment *un milligramme* de digitaline cristallisée.

B. *Préparations galéniques proprement dites.* — *Poudre de feuilles.* — La poudre de feuilles de digitale doit avoir une belle couleur verte; elle est très amère. On l'emploie à la dose de 0 gr. 25 à 0 gr. 75, sous forme d'infusion ou de macération. Enfants : abstention avant deux ans; 0 gr. 10 à 0 gr. 20 entre trois et cinq ans; 0 gr. 20 à 0 gr. 30 entre cinq et dix ans.

Infusion :

Poudre de feuilles de digitale.......   0 gr. 25 à 0 gr. 75
Eau bouillante.................... 125 grammes.
Faire infuser pendant 1/2 heure, filtrer et édulcorer.

Macération :

Poudre de feuilles de digitale.......   0 gr. 25 à 0 gr. 75
Eau froide...................... 300 grammes.
Faire macérer pendant 12 heures, filtrer et edulcorer.

La poudre de feuilles de digitale entre aussi dans la préparation d'un certain nombre de pilules composées.

Teinture de digitale. — La teinture de digitale du Codex de 1908 est au 1/10ᵉ. LVII gouttes = 1 gramme. Est surtout employée dans la thérapeutique infantile. On la fait prendre dans un peu d'eau ou dans une potion (IV gouttes par année d'âge).

Extrait de digitale. — C'est un extrait alcoolique, mou, de couleur brun verdâtre, à odeur forte et caractéristique, à saveur très amère, donnant un soluté aqueux trouble. Doses maxima indiquées par le Codex : 0 gr. 05 pour une dose, 0 gr. 20 pour 24 heures.

Sirop de digitale. — C'est un sirop jaune-verdâtre, amer, d'odeur assez caractéristique. On le prépare en ajoutant 50 grammes de teinture de digitale à 950 grammes de sirop de sucre; 20 grammes correspondent donc à 1 gramme de teinture de digitale. Dose : 20 à 80 grammes chez les adultes; 2 grammes par année d'âge chez les enfants.

Vin de Trousseau (voir p. 793).

BOUILLON BLANC. Syn. : MOLENE

Sous le nom de bouillon blanc on désigne les fleurs du VERBASCUM THAPSUS, que l'on rencontre dans la plupart des lieux humides.

Dans les droguiers les fleurs de bouillon blanc sont réduites à la corolle qui porte les étamines. Cette corolle est d'un beau jaune d'or, elle est divisée en 5 lobes légèrement inégaux. Elles sont très altérables et prennent assez rapidement une couleur brune. Elles ont une saveur mucilagineuse. On les utilise comme pectorales. Elles font partie du mélange connu sous le nom de *fleurs pectorales.*

SOLANÉES

TIGES DE DOUCE-AMÈRE

La douce-amère des pharmacies est constituée par les tiges du SOLANUM DULCAMARA, plante vivace très commune dans les haies, le long des vieux murs, aux bords des ruisseaux, etc.

Dans les droguiers, les tiges de douce-amère sont coupées en tronçons de la grosseur d'une plume d'oie et de 2 à 4 centimètres de longueur, de couleur verdâtre ou jaune brun.

Les tiges de douce-amère renferment plusieurs glucosides : la solanine, la dulcamarine et la picroglucine (?).

La solanine est douée de propriétés toxiques énergiques, mais elle est fort peu abondante dans la douce-amère desséchée et ancienne. Cette plante est d'ailleurs fort peu utilisée aujourd'hui; dans la médecine populaire elle sert à la préparation d'une tisane apéritive.

ALKÉKENGE. Syn. : COQUERET

Sous ce nom on désigne les fruits secs du PHYSALIS ALKEKENGI, petite plante vivace à tige aérienne herbacée, à petites fleurs blanches qu'on rencontre fréquemment dans les terrains calcaires.

Le fruit sec est de la grosseur et de la forme d'une cerise; il est ridé, rouge vif et généralement enveloppé dans un calice volumineux.

Ce fruit, laxatif et diurétique, entre dans la préparation du *sirop de chicorée composé.*

BELLADONE

Origine. — La belladone (ATROPA BELLADONA) est une plante vivace que l'on trouve à l'état sauvage dans les clairières des bois et au milieu des décombres.

Cette plante, qui peut atteindre 1 mètre de haut, a une tige herbacée, cylindrique, pubescente, d'une couleur rougeâtre. Ses feuilles sont alternes, les supérieures géminées. A l'état frais elles sont visqueuses au toucher. Elles mesurent 6 à 10 centimètres de long sur 5 à 8 de large. Les fleurs sont solitaires, disposées à l'aisselle des feuilles, supportées par un long pédoncule ; elles se composent d'un calice divisé en 5 lobes aigus, foliacés, persistants, et d'une corolle gamopétale, violacée, en forme de clochette allongée, à limbe découpé en cinq dents obtuses, peu profondes et égales. Les étamines sont également au nombre de 5 et un peu inégales. Le fruit est une baie supportée à la base par le calice ; il est globuleux, un peu aplati et marqué d'un sillon peu profond. Il atteint la grosseur d'une cerise et, quand il est frais, il en présente la consistance et la couleur. Sec, il est noirâtre et ridé.

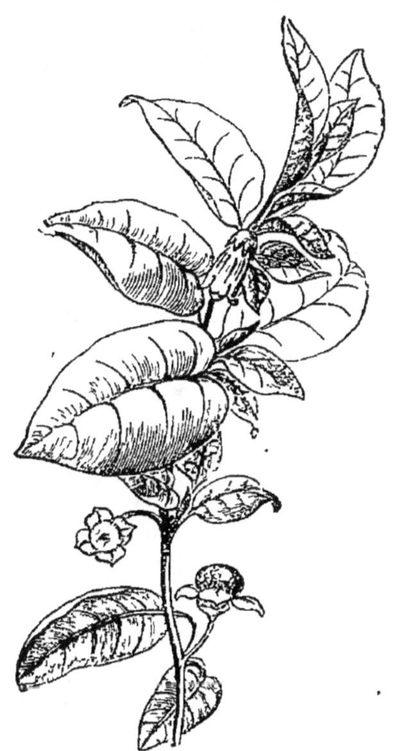

Fig. 9. — Belladone.

Composition chimique. — On rencontre dans la belladone, comme d'ailleurs dans la plupart des solanées dites vireuses, différents alcaloïdes. Ces alcaloïdes ont les uns avec les autres d'étroites parentés chimiques. Le plus important d'entre eux est l'atropine dont nous avons indiqué la constitution dans la première partie de cet ouvrage (p. 62).

Action physiologique de l'atropine. Absorption et élimination. — La peau intacte n'absorbe pas l'atropine ; les muqueuses au contraire l'absorbent facilement. L'élimination se fait rapidement. D'après Dragendorff, on ne la retrouverait plus dans l'organisme après 10 à 20 heures.

Action générale. — Trois grands phénomènes caractérisent l'action physiologique de l'atropine : *son action sur l'œil, son action sur le cœur et son action sur les sécrétions.*

Action sur l'œil. — Que l'atropine ait été introduite dans l'organisme par une voie quelconque ou qu'elle ait été déposée directement dans le cul-de-sac conjonctival, elle détermine au niveau de l'œil deux phénomènes principaux :

1° De la *dilatation pupillaire.*

2° De la *paralysie de l'accommodation.*

Des doses très faibles d'atropine, une fraction de milligramme, sont suffisantes pour provoquer la dilatation pupillaire, mais l'intensité et la durée du phénomène varient naturellement suivant la quantité de médicament qui agit. Avec I goutte d'une solution à 1/100ᵉ la dilatation peut persister pendant 48 heures. Les conditions changent naturellement lorsqu'il s'agit d'un œil malade. D'une manière générale, dans ce cas, pour obtenir une dilatation de même durée et de même intensité, il est nécessaire d'employer une solution plus concentrée.

Mécanisme physiologique de la mydriase atropinique. — La mydriase atropinique n'est pas un phénomène d'origine centrale. En effet, d'une part, on peut provoquer la dilatation sur un œil préalablement extirpé de l'orbite (expérience de Meuriot); d'autre part, lorsqu'on parvient à limiter l'instillation de l'atropine en un point déterminé de la pupille, celle-ci ne se dilate qu'en ce point; enfin, une instillation dans un seul œil produit une dilatation unilatérale.

La mydriase atropinique est donc liée à un mécanisme d'origine périphérique. Mais ce mécanisme est complexe et trois appareils au moins interviennent : le sphincter pupillaire, le moteur oculaire commun et le sympathique.

La mydriase atropinique est due en partie à une *paralysie des fibres lisses du sphincter pupillaire.* En effet, les expériences de Meyer ont montré que chez les animaux dont l'iris renferme des fibres musculaires striées, l'œil était peu ou pas sensible à l'atropine.

L'atropine *paralyse les terminaisons iriennes du moteur oculaire* commun. En effet, lorsque la dilatation pupillaire est maxima, l'excitation du moteur oculaire commun ne détermine plus la contraction. Toutefois cette paralysie du moteur oculaire commun n'intervient pas seule, car on peut obtenir avec l'atropine une dilatation maxima qui ne se produit jamais après la seule section de ce nerf.

On doit admettre enfin que sous l'influence de l'atropine il se produit une *excitation des terminaisons du sympathique dans le muscle dilatateur pupillaire*, car, si chez un animal on arrache le ganglion cervical d'un côté et qu'on pratique ensuite une injection d'atropine, la pupille ne se dilate nettement que du côté sain. De même chez un lapin atropinisé, l'arrachement du ganglion cervical, ou la section du sympathique cervical, amène immédiament un rétrécissement du côté opéré.

Paralysie de l'accommodation. — On admet qu'elle est due à une *paralysie des rameaux ciliaires de l'oculo-moteur*. La paralysie de l'accommodation ayant pour effet de reculer de plus en plus le punctum proximum et finalement d'adapter l'œil pour son punctum remotum, on conçoit qu'au point de vue de la vision, les effets de l'atropine doivent être variables suivant l'état des milieux réfringents de l'œil :

Un œil *emmétrope* devient simplement *presbyte*; un œil *myope* conserve son punctum remotum, et comme ce punctum remotum est plus rapproché de l'œil, l'atropine *ne le gêne pas beaucoup*, d'autant moins, qu'il est plus myope.

L'œil *hypermétrope ne voit plus distinctement* ni les objets éloignés, ni les objets rapprochés.

L'influence de l'atropine sur la tension intra-oculaire est fort discutée. Il semble cependant démontré, qu'au moins dans certains états pathologiques, les instillations d'atropine augmentent considérablement le tonus de l'œil.

Action sur le cœur. — Sous l'influence de faibles doses d'atropine ou au début de l'action de doses plus élevées, l'atropine produit ordinairement un ralentissement des mouvements du cœur, mais ce ralentissement n'est que passager, et ce qui caractérise vraiment l'action de l'atropine sur le cœur, c'est une accélération considérable des contractions cardiaques, une accélération comparable à celle qui est déterminée par la section des pneumogastriques. L'action de l'atropine équivaut en somme à une section physiologique des pneumogastriques.

L'atropine produit l'accélération du cœur en *paralysant les terminaisons cardiaques des fibres modératrices* des pneumogastriques. En effet, lorsque le cœur d'un animal est sous l'influence de l'atropine, les excitations portées sur les pneumogastriques sont impuissantes à modérer l'allure du cœur; bien plus, ces excitations augmentent encore cette allure, ce qui prouve, qu'au moins à une certaine période, seules les fibres modératrices sont paralysées, les fibres accélératrices conservant encore leur excitabilité.

L'atropine détermine aussi *une élévation de la pression sanguine*. Ce phénomène reconnaît plusieurs causes; il est dû :

1° A une *irritation des centres vaso-moteurs*, avec rétrécissement consécutif des artères périphériques.

2° A l'accélération des contractions cardiaques qui, à la condition que la dose d'atropine n'ait pas été trop élevée, n'ont rien perdu de leur force (Harnack et Hafeman).

Les phénomènes que nous venons de décrire sont ceux qui sont déterminés par des doses faibles d'atropine. Avec les doses fortes, on observe bientôt des phénomènes inverses : ralentissement du cœur, vaso-dilatation, abaissement de la pression sanguine. C'est qu'avec ces doses fortes il se produit bientôt une paralysie des ganglions excito-moteurs du cœur, une paralysie des centres vasomoteurs, une paralysie des fibres cardiaques elles-mêmes. Finalement le cœur s'arrête en diastole.

Ajoutons que certains animaux, la **grenouille**, le lapin, chez lesquels, ce qu'on a appelé la tonicité des pneumogastriques est à peu près nulle, on n'observe que difficilement l'influence accélératrice de l'atropine.

Action sur les sécrétions — Chez l'animal atropinisé les glandes salivaires cessent de sécréter dans les conditions où elles le font habituellement.

D'après Heidenheim, ce phénomène serait sous la dépendance d'une *paralysie des fibres sécrétoires de la corde du tympan*. Chez l'animal atropinisé, en effet, l'électrisation de ce nerf ne provoque plus l'hypersécrétion salivaire.

La sécrétion de la sueur est aussi entravée ou arrêtée sous l'influence de l'atropine.

L'influence de l'atropine sur les autres sécrétions, sécrétion urinaire, sécrétion lactée, est beaucoup moins connue; cependant, le fait que, dans l'intoxication par l'atropine, on observe une sécheresse générale des muqueuses, semble bien indiquer que l'atropine a une action modératrice sur les sécrétions en général.

Action sur le tube digestif. — L'action de l'atropine sur le tube digestif est fort mal connue aussi, et les données expérimentales que nous possédons sur ce point particulier de l'histoire de l'atropine sont assez contradictoires.

Tous les auteurs paraissent bien admettre que l'atropine exerce son action modératrice habituelle sur les éléments sécréteurs des parois digestives, mais le désaccord commence quand il s'agit de l'action sur le péristaltisme.

Les expériences les plus démonstratives paraissent cependant être celles de Keuchel. Cet auteur admet que les petites doses d'atropine rendent *plus vifs* les mouvements péristaltiques et que ce phénomène est dû à l'*action paralysante exercée par l'atropine sur les splanchniques*. Il s'agirait donc d'une action tout à fait analogue à celle que l'atropine exerce sur les fibres modératrice du vague.

S'il en est ainsi, l'atropine devrait agir sur le tube digestif pour faciliter l'exonération de son contenu. En pratique cependant, l'action exonérante de l'atropine n'est pas très évidente; cela tient peut être à ce qu'elle diminue les sécrétions intestinales et c'est là une condition défavorable pour l'exonération.

Action sur les nerfs sensitifs et les nerfs moteurs. — On admet que l'atropine diminue la sensibilité des terminaisons nerveuses sensitives et que c'est pour cette raison qu'elle peut se comporter comme un médicament sédatif, susceptible d'arrêter ou d'atténuer certains actes réflexes tels que la toux, les vomissements, quelques phénomènes douloureux.

Quant aux nerfs moteurs ils ne sont atteints par l'atropine qu'avec des doses fortement toxiques.

Action sur le système nerveux central. — Avec les doses usuelles, physiologiques ou thérapeutiques, on ne note aucun phénomène important du côté du système nerveux central et principalement du cerveau; mais, déjà les doses subtoxiques, et à plus forte raison les doses franchement toxiques, exercent du côté des centres, du moins au début de leur action, une action excitante manifeste; action excitante qui se traduit par des vertiges, des hallucinations, du délire, de véritables accès de fureur parfois. C'est cet ensemble symptomatique que l'on désigne habituellement sous le nom de *délire atropinique* [1].

---

1. En Allemagne on désigne couramment les baies de belladone sous le nom de cerises enragées, *Tollkirsche*.

Le délire atropinique, comme le délire haschichique ne se présente pas toujours avec la même modalité ; celle-ci est en rapport avec les habitudes, les occupations, la mentalité du sujet.

Applications thérapeutiques. — L'atropine est surtout utilisée en oculistique, soit pour faciliter l'examen ophthalmoscopique, soit dans un but curatif, pour calmer la douleur et la photophobie, pour prévenir ou rompre les synéchies dans l'iritis, etc.

En médecine l'atropine est principalement employée comme anhydrotique contre les sueurs nocturnes des tuberculeux ; on utilise aussi ses propriétés sédatives et antispasmodiques.

Récemment Mathieu [1] a rappelé l'attention sur les bons effets que l'on peut attendre de la belladone, et, plus particulièrement encore du sulfate d'atropine dans le traitement des syndromes qui reconnaissent comme facteur principal le spasme circulaire de la musculature gastro-intestinale : spasme pylorique, constipation spasmodique, ileus spasmodique, colique de plomb.

Modes d'administration. Posologie. Formes pharmaceutiques. — *a. Atropine.* — Aiguilles incolores, anhydres, solubles dans 500 p. d'eau froide, plus solubles dans l'alcool et l'éther, assez solubles dans les huiles grasses.

L'atropine proprement dite étant peu soluble dans l'eau, ne s'emploie guère en thérapeutique. Cependant, comme elle se dissout bien dans les huiles grasses, à chaud, Scrini a proposé de l'utiliser en oculistique sous forme de collyre huileux. Sous cette forme elle agirait avec plus de rapidité et d'intensité. L'inconvénient de ces collyres huileux réside à notre avis dans leur préparation assez délicate. L'atropine ne se dissout facilement dans les corps gras qu'à chaud, mais, si l'on chauffe trop, l'atropine peut se décomposer ; il est bon de ne pas dépasser la température de 90°.

On formule :

Atropine...........................	Deux centigrammes,
Huile d'olive lavée et stérilisée......	5 grammes.

Sulfate d'atropine. — Sel neutre, incolore, très soluble dans l'eau. 100 parties de ce sel contiennent 83,3 d'atropine. C'est le composé habituellement utilisé pour la préparation des collyres : qui sont, suivant les cas, des solutions aqueuses ou des pommades :

---

1. *Soc. de thérapeutique*, 23 avril 1913.

Sulfate neutre d'atropine............... Deux cgr.	Sulfate neutre d'atropine............... Deux cgr.
Eau distillée.......... 5 gr.	Vaseline neutre....... 5 gr.

A L'INTÉRIEUR : granules à *un milligramme* (Codex).

Poudre de feuilles de belladone. — Poudre vert brunâtre, présentant une odeur nauséeuse assez caractéristique.

Dose : 0 gr. 05 à 0 gr. 20. Chez les enfants, 5 milligrammes à 1 centigramme par année d'âge.

Extrait de belladone. — C'est un extrait alcoolique de feuilles; il renferme 4 à 5 p. 100 d'alcaloïdes totaux. Doses : 0 gr. 01 à 0 gr. 05 par jour[1]. Enfants, 2 milligr. par année d'âge.

Pilules :

Poudre de feuilles de belladone.....	}	
Extrait de belladone.	} āā un cgr.	

Pour 1 pilule, n° 20; 1 à 5 par jour (asthme, épilepsie).

Potion :

Extrait de belladone..	cinq cgr.
Sirop de thébaïque...	20 gr.
Eau de laitue........	100 —

A prendre par cuillerées à bouche dans les 24 heures (gastralgie).

Pommades :

a. Extrait de belladone...	3 gr.
Onguent napolitain.....	30 —
(Orchite.)	
b. Extrait de belladone...	3 —
Onguent populeum.....	30 —
(Hémorroïdes.)	

Suppositoires :

Extrait d'opium....	}	
— de belladone	} āā un cgr.	
Beurre de cacao....	5 grammes.	

1 à 5 par jour.

Teinture de belladone. — Liquide vert brunâtre se troublant par addition de son volume d'eau. Contient environ 0 gr. 05 d'alcaloïdes p. 100. LVI gouttes = 1 gramme. *Dose* : L à C gouttes. Enfants : IV gouttes par année d'âge.

Sirop de belladone. — Sirop de couleur jaune verdâtre pâle. Se prépare en ajoutant 100 grammes de teinture de belladone à 1 000 grammes de sirop de sucre. Une cuillerée à soupe correspond donc à 2 grammes soit, environ, à CXII gouttes de teinture de belladone. C'est donc une préparation assez active. Dose : adultes, 1 cuillerée à soupe; enfants, 1 à 2 grammes par année d'âge.

Signalons enfin, parmi les préparations complexes destinées à l'usage externe et renfermant de la belladone, le *baume tranquille* et *l'onguent populeum.*

Empoisonnements par la belladone. — Les différents ani-

___

1. Le Codex indique comme doses : 0 gr. 03 à 0 gr. 10. Cette dernière dose nous semble trop élevée.

maux sont très inégalement sensibles à l'action de l'atropine. C'est ainsi que les herbivores sont en général très peu sensibles à l'action de ce poison. Les lapins peuvent impunément se nourrir de feuilles de belladone. Le porc mange volontiers les feuilles et la racine de belladone. Pour tuer un lapin avec de l'atropine, il faut employer des doses énormes de cet alcaloïde.

Les limaces se nourrissent, sans inconvénient aucun, de feuilles de belladone.

Le singe, le chat, le chien sont déjà fort sensibles à l'action de l'atropine; mais, de tous les animaux supérieurs, c'est l'homme qui se montre le plus sensible à l'action de ce poison.

Toutes choses égales d'ailleurs, les enfants sont réputés moins sensibles que l'adulte aux effets du poison; peut-être parce que chez eux les phénomènes d'inhibition sont moins marqués que chez l'adulte; toutefois il ne faudrait pas s'exagérer cette différence de susceptibilité, car on a vu des enfants succomber après ingestion de 4 ou 5 baies de belladone. La dose toxique d'atropine, pour l'homme, varie d'ailleurs dans d'assez grandes limites; 2 à 3 milligrammes pris en une seule fois peuvent provoquer des phénomènes subtoxiques; on a vu des accidents mortels survenir après absorption de 0 gr. 01 à 0 gr. 05 de sulfate d'atropine; enfin on peut admettre que les doses supérieures à 0 gr. 10 sont presque constamment mortelles.

Quelques grammes de feuilles de belladone pris en infusion ou en lavements produisent des accidents fort graves.

Symptômes. — Les phénomènes toxiques débutent rapidement. Les premiers symptômes consistent dans l'apparition des phénomènes physiologiques que nous avons décrits (dilatation pupillaire, accélération du pouls, diminution des sécrétions).

Ce dernier phénomène est très précoce. Le malade éprouve une sensation de sécheresse dans la gorge et dans la bouche, il a une soif très intense. La sécheresse des muqueuses des premières voies est quelquefois si intense que le malade éprouve les plus grandes difficultés pour déglutir et pour parler : la voix est rauque et il peut y avoir une aphonie à peu près complète. La peau est également sèche.

La dilatation pupillaire s'accompagnant d'une paralysie de l'accommodation, il se produit des troubles visuels divers : photopsie, micropsie, amblyopie, etc.

Enfin, au bout d'un temps variable, éclatent les phénomènes

cérébraux que nous avons décrits. Quand l'intoxication est grave, aux phénomènes délirants succèdent des phénomènes paralytiques et le malade succombe dans le coma. La mort survient habituellement au bout de quelques heures, 5 à 10 heures. Quand, au bout de 12 à 15 heures, le malade n'a pas succombé, on voit les accidents régresser; au délire ou à l'état subcomateux succède une période de calme. Le malade s'endort, et au réveil il recouvre graduellement son intelligence.

Traitement. — Il comporte naturellement un lavage aussi rapide que possible de l'estomac. On pourra et on devra même administrer un éméto-cathartique. Si cette médication est instituée tout à fait au début elle pourra rendre de grands services, mais à une période plus avancée elle pourra demeurer inefficace, soit que le poison ait déjà pénétré dans la circulation, soit que les rameaux gastriques du vague étant déjà paralysés soient incapables de provoquer le réflexe du vomissement.

Il est à remarquer, en effet, que, contrairement à ce qui se passe dans la plupart des empoisonnements, le vomissement ne se produit pas d'une manière constante dans l'empoisonnement par l'atropine.

On a beaucoup discuté sur l'emploi de la médication antagonistique dans le traitement de l'intoxication atropinique.

Nous avons longuement exposé dans la première partie de cet ouvrage (p. 72) la question de l'antagonisme de l'atropine et de quelques autres substances, notamment de la pilocarpine, et nous sommes arrivés à cette conclusion, que cet antagonisme ne pouvait pas aboutir à un antidotisme vrai, pratique, efficace.

Le meilleur antidote de l'atropine est la morphine et, en dépit de la théorie, qui montre que l'antagonisme entre ces deux substances n'est que partiel, les faits sont là pour montrer tout le bénéfice qu'on a pu, dans certains cas, tirer de l'emploi de la morphine dans le traitement de l'intoxication atropinique.

Il est même remarquable que les individus intoxiqués par l'atropine arrivent à supporter des doses souvent considérables de morphine. Toutefois, cette tolérance particulière pour la morphine ne semble pas se manifester dans tous les cas, et dans la pratique il convient de ne pas employer d'emblée de hautes doses de morphine.

TROPÉINES NATURELLES OU ARTIFICIELLES AUTRES QUE L'ATROPINE

HYOSCYAMINE ou DUBOÏSINE

Les recherches de Ladenburg ont montré que l'hyoscyamine découverte dans les semences de jusquiame (Hyoscyamus niger) est identique à l'alcaloïde découvert par Gerrard dans le DUBOÏSIA MYOPOROÏDES et nommé Duboïsine par cet auteur.

L'hyoscyamine est un isomère de l'atropine; comme l'atropine elle se dédouble sous l'influence des agents d'hydratation en tropine et acide tropique. Elle est probablement formée par la combinaison de la tropine avec l'acide tropique gauche. On peut d'ailleurs facilement la transformer en atropine vraie.

Caractères. — L'hyoscyamine cristallise dans l'alcool étendu en aiguilles brillantes, lévogyres, fusibles à 108°,5. Elle donne un sulfate neutre très soluble et qui est le composé employé en thérapeutique.

Usages. — Elle n'est guère employée qu'en oculistique. Ses propriétés sont d'ailleurs analogues à celles de l'atropine: elle produit la mydriase plus rapidement que l'atropine, mais celle-ci persiste moins longtemps.

Collyre : 0 gr. 05 de sulfate du duboïsine pour 10 grammes d'eau.

HOMATROPINE ou PHÉNYLGLYCOLYLTROPÉINE

C'est une tropéine artificielle obtenue en combinant la base tropine à l'acide phénylglycolique C^6H^5 — CH.OH — COOH.

L'homatropine n'est utilisée que comme mydriatique. Elle produit la mydriase plus rapidement encore que la duboïsine mais son action est plus faible que celle de cette dernière et que celle de l'atropine. La mydriase homatropinique est d'ailleurs beaucoup plus fugace que celle des alcaloïdes précédents; elle a toujours disparu au bout de 24 heures; il en est de même de la paralysie de l'accommodation.

On l'utilise sous forme de bromhydrate : 0 gr. 10 pour 10 grammes d'eau.

HYOSCINE ou SCOPOLAMINE

La scopolamine est un alcaloïde naturel, une tropéine que l'on rencontre dans un grand nombre de plantes de la famille des solanées, à côté de l'atropine et de l'hyoscyamine. Elle a été isolée en 1890, par Schmidt, des SCOPOLIA JAPONICA et ATROPOÏDES, plantes très voisines de la belladone; Schmidt lui attribua la formule $C^{17}H^{21}AzO^4$ et montra qu'elle était identique avec l'alcaloïde découvert en 1880 par Ladenburg dans les eaux mères de la préparation de l'hyoscyamine provenant de la jusquiame et que ce chimiste avait appelé *hyoscine*.

Sous l'influence des agents d'hydratation la scopolamine se dédouble en donnant une molécule d'acide tropique et une molécule d'une base analogue à la base tropine, mais non identique avec elle, la *scopoline*. La scopolamine n'est donc pas à vraiment parler une tropéine, mais bien une scopoléine.

Caractères. — La scopolamine se présente sous la forme de cristaux prismatiques fusibles à 59°, peu solubles dans l'eau, très solubles dans l'alcool et l'éther.

Elle donne un bromhydrate qui cristallise en tablettes orthorhombi--ques, contenant 3 molécules d'eau qui disparaissent par efflorescence. Le sel sec fond entre 187° et 191°. C'est ce sel qui est habituellement employé en thérapeutique; il se dissout dans 4 p. d'eau environ à la température ordinaire.

Action physiologique. — La scopolamine, comme l'atropine, est un *mydriatique*, mais la mydriase obtenue au moyen de la scopolamine est plus rapide et plus intense que celle obtenue au moyen de l'atropine.

Comme l'atropine, la scopolamine *modère les sécrétions* en général.

Comme l'atropine, la scopolamine *paralyse les terminaisons cardiaques des fibres modératrices* du vague et détermine une accélération des mouvements du cœur.

Contrairement à l'atropine, la scopolamine exerce une action *paralysante sur les centres nerveux*; elle *diminue* l'excitabilité de l'écorce cérébrale et apparaît comme un véritable *hypnotique*. *C'est là son grand caractère différentiel d'avec l'atropine.*

Usages. — La scopolamine fut d'abord utilisée comme mydriatique : 0 gr. 02 de bromhydrate de scopolamine pour 10 grammes d'eau.

On sait que, dans le but de remédier dans la plus large mesure possible aux inconvénients de la chloroformisation, on a imaginé toute une série de procédés d'anesthésie mixtes. Parmi ces procédés, le plus connu est celui de Dastre et Morat : anesthésie par le mélange atropine-morphine-chloroforme dont nous avons expliqué les avantages au chapitre de la chloroformisation.

Quand l'action très spéciale de la scopolamine sur le cerveau eut été mise en évidence, plusieurs chirurgiens songèrent à substituer cette substance à l'atropine dans le mélange Dastre-Morat. Cette méthode nouvelle a déjà donné lieu à de nombreuses discussions; toutefois, les observations de nombreux chirurgiens et notamment celles de Walther, paraissent très démonstratives et très encourageantes. Il semble en effet résulter de ces observations que l'on peut, grâce à la scopolamine, pratiquer la chloroformisation chez des sujets dont l'état pathologique constitue une contre-indication à l'anesthésie par l'emploi du chloroforme seul[1].

Le mélange employé par Walther est le suivant :

Bromhydrate de scopolamine..........	Un centigramme.
Chlorhydrate de morphine............	Dix —
Eau distillée bouillie..................	10 grammes.

Une heure avant l'opération, il injecte 1 centimètre cube de ce mélange, soit 1 milligramme de scopolamine et 1 centigramme de chlorhydrate de morphine.

CONVOLVULACÉES

JALAP OFFICINAL

Origine. — Il est fourni par l'IPOMÆA PURGA, plante vivace originaire du Mexique, mais qu'on cultive aujourd'hui dans différents pays.

Caractères. — Le Jalap des pharmacies est constitué par un mélange de tubercules arrondis ou ovoïdes, entiers ou coupés par quart ou par moitié. La surface de ces tubercules est ridée dans tous les sens, d'un gris brunâtre. L'odeur du jalap, surtout quand on le sent en masse, est assez prononcée; sa saveur, d'abord douce et fade, est bientôt suivie d'une âcreté vive et persistante.

Composition chimique. — Le principe actif du jalap est une résine d'où on a retiré deux glucosides, la *jalapine* et la *convolvuline*.

Usages. — Le jalap est utilisé comme purgatif drastique. On emploie, soit la plante entière, sous forme de poudre, soit la résine isolée, soit certains produits galéniques dans lesquels le jalap est associé à d'autres purgatifs drastiques.

Posologie. Modes d'administration. — *a. Résine de jalap.* — La résine de jalap se présente sous la forme d'une poudre blanche ou blanc grisâtre, insoluble dans l'eau, soluble dans l'alcool, incomplètement soluble dans l'éther. Elle a une saveur âcre et une odeur légèrement aromatique. On l'administre à la dose de 0 gr. 20 à 0 gr. 50, ordinairement sous forme de pilules ou d'émulsion.

---

1. Obèses avec cœur gras, grandes nerveuses, etc.

Pilules :	*Émulsion :*
Résine de Jalap..... ⎫	Résine de jalap.... . 0 gr. 5ͤ
Savon amygdalin.... ⎬ āā 0 gr. 05	Jaune d'œuf.......... Nᵒ 1.
Magnésie calcinée... ⎭	Eau distillée......... 100 gr.
Pour une pilule; 4 à 10.	Sirop de fleurs d'oran-
	ger................ 40 —
	A prendre en une ou deux fois.

b. Poudre de jalap. — Poudre d'un gris foncé, d'odeur spéciale, un peu nauséeuse, et d'une saveur très âcre. Quand on en met une petite pincée sur le bout de la langue, on l'agglomère facilement. On l'administre à la dose de 0 gr. 50 à 2 grammes. Avec 0 gr. 50 à 1 gramme on provoque des selles molles, sans coliques. Avec les doses supérieures à 1 gramme, on provoque des selles liquides, souvent accompagnées de coliques et de ténesme.

Parmi les préparations composées à base de jalap, la plus employée est l'*eau-de-vie allemande* ou *teinture de jalap composée* :

Racine de jalap.........................	80	grammes.
— de turbith......................	10	—
Scammonée d'Alep	20	—
Alcool à 60°......:....................	960	—

Cette teinture est d'un jaune roux, elle a une saveur âcre et piquante; quand on en verse quelques gouttes dans de l'eau il se produit un précipité résineux blanc.

On l'administre à la dose de 10 à 30 grammes, seule ou mélangée à du sirop de nerprun.

TURBITH

Origine. — Le turbith est constitué par les rhizomes et les racines de l'IPOMÆA TURPETHUM, plante originaire de Ceylan.

Caractères. — Il se présente dans les droguiers en fragments mesurant 15 à 20 centimètres de longueur sur 1 à 3 centimètres de diamètre, le plus souvent tordus dans le sens de la longueur.

Sur la coupe transversale, l'écorce a une teinte d'un blanc sale, et laisse apparaître des granulations résineuses quand la section est un peu ancienne. Dans les gros morceaux, l'écorce, très épaisse, est caractérisée par des faisceaux libéro-ligneux séparés formant des cercles concentriques.

Composition chimique. — Le turbith contient 10 p. 100 environ d'une résine dont le principe actif est un glucoside, la *turpéthine.*

Usages. — Le turbith est doué de propriétés drastiques analogues à celles du jalap. On l'utilise toujours sous forme d'eau-de-vie allemande.

SCAMMONÉE

Sous le nom de scammonée on désigne la racine d'une plante volubile, le CONVOLVULUS SCAMMONIA.

La racine de scammonée n'est pas utilisée en nature, mais on en retire une résine douée, comme celles du jalap et du turbith, de propriétés drastiques.

On distingue dans le commerce deux sortes de résine de scammonée : la *Scammonée d'Alep* et celle *de Smyrne*. La première se présente sous la forme d'un suc concret, divisé en fragments irréguliers, secs, légers, poreux. très friables, d'un gris foncé à l'extérieur, possédant une cassure plus foncée et brillante; lorsqu'on frotte cette scammonée avec le doigt mouillé, elle devient laiteuse et blanchâtre et développe une odeur qu'on a comparée à celle de la brioche. Cette sorte est la plus estimée.

La scammonée de Smyrne est un produit plus impur, qui a été additionné de substances étrangères.

Ces deux produits représentent la résine brute, telle qu'on l'a obtenue par incision de la racine de scammonée. La scammonée d'Alep, la plus pure, ne contient guère que 75 p. 100 de résine proprement dite. le reste étant constitué par de la gomme, des matières extractives et des débris divers.

Par un traitement convenable à l'alcool, on en retire la résine proprement dite.

La résine de scammonée s'administre à la dose de 0 gr. 20 à 0 gr. 50. Mêmes modes d'administration et mêmes formes pharmaceutiques que la résine de jalap.

BORRAGINÉES

BOURRACHE

La bourrache (BORRAGO OFFICINALIS) est une plante d'origine orientale. mais qui est aujourd'hui répandue dans toute l'Europe et que l'on rencontre dans la plupart des jardins.

Les feuilles de cette plante sont utilisées comme émollientes; mais les fleurs surtout sont employées pour la préparation d'une tisane pectorale.

RACINE DE CYNOGLOSSE

La racine de cynoglose est fournie par le *Cynoglossum officinale*, plante commune dans les terrains incultes. Dans les droguiers la racine de cynoglosse se présente en petits tronçons découpés, irrégulièrement cylindriques, mesurant 2 à 3 centimètres de longueur sur 7 à 10 millimètres de diamètre. La surface est d'un gris brun, marquée de stries longitudinales assez profondes. Sur la coupe on voit l'écorce assez ppaisse nettement séparée du bois.

On a retiré de cette racine une matière résineuse qui n'a pas été léfinie, du tanin, etc.

On lui a reconnu des propriétés astringentes et antidiarrhéiques. Il existe une formule de *pilules de cynoglosse*; mais la cynoglosse ne doit jouer dans l'efficacité de ces pilules qu'un rôle assez effacé. Néanmoins cette formule est à conserver, car elle permet d'administrer de l'opium d'une façon déguisée :

Pilules de cynoglosse :

Extrait d'opium..........	10 gr.	Poudre d'oliban........	12 gr.
Poudre de semences de jusquiame............	10 —	— de safran.......	4 —
		— — castoreum...	4 —
Poudre d'écorce de racine de cynoglosse..........	10 —	Mellite simple..........	35 —
Poudre de myrrhe........	15 —		

On fait avec cette masse des pilules du poids de 0 gr. 20. Chaque pilule contient 0 gr. 02 d'extrait d'opium et 0 gr. 02 de poudre de semences de jusquiame.

GENTIANÉES

RACINE DE GENTIANE

La racine de gentiane est fournie par le Gentiana lutea belle plante vivace, commune sur les montagnes, et particulièrement dans les montagnes de l'Auvergne.

Dans les droguiers cette racine est en fragments irréguliers de 15 à 20 centimètres de longueur sur 1 à 3 centimètres de diamètre, souvent tordus, et à surface sillonnée. Ces fragments sont d'un rouge brun; ils possèdent une amertume toute particulière et une odeur caractéristique.

Elle doit son amertume à un glucoside particulier, la *gentiopicrine*, que les acides étendus et l'émulsine dédoublent en *glucose* et *gentiogénine*. La gentiane est surtout utilisée comme digestif amer. On l'a aussi employée, et souvent avec succès, d'après certains auteurs, dans le paludisme.

Il existe au Codex différentes préparations de gentiane :

1° Une poudre. Dose : 0 gr. 50 à 3 grammes, en cachets, associée à d'autres amers ;

2° Un extrait. Dose : 0 gr. 20 à 1 gramme, en pilules ;

3° Un sirop de gentiane. Dose : 20 à 40 grammes ;

4° Une teinture. Dose : 2 à 10 grammes, dans de l'eau ;

5° Un vin. Dose : 30 à 100 grammes.

Enfin on utilise souvent la macération de gentiane.

PETITE CENTAURÉE

La petite centaurée, herbe au Centaure, herbe à la fièvre, est constituée par les sommités fleuries de l'ERYTHREA CENTAURIUM, plante commune dans les bois, surtout dans la région méditerranéenne.

Dans les droguiers elle se présente sous forme de paquets comprenant un certain nombre de tiges fleuries. Ces tiges sont quadrangulaires, rameuses au sommet ; les fleurs sont petites, sessiles, d'un joli rose.

La petite centaurée, comme la gentiane, est un amer stomachique. On en fait une tisane, par infusion ou macération (10 à 15 gr. p. 1000).

STRYCHNÉES

NOIX VOMIQUE

Origine. — La noix vomique est la graine du STRYCHNOS NUX VOMICA, arbre croissant dans l'Inde tropicale, la Cochinchine, etc.

Caractères. — Cette graine est aplatie, en forme de disque ; elle mesure un demi-centimètre d'épaisseur sur 15 à 20 millimètres de diamètre. La face dorsale est plane ou un peu concave, la face ventrale légèrement convexe ; elle a une teinte gris clair ou blanchâtre, un aspect luisant et satiné, un toucher assez doux dû à la présence sur les deux faces d'une multitude de poils très serrés et déprimés. Au centre de la face convexe on aperçoit un petit bourrelé déprimé à son centre : c'est le hile d'où part un cordon peu saillant représentant le raphé et allant aboutir à une petite protubérance située sur un point de la circonférence et qui correspond à la chalaze. Le tissu de la noix vomique est constitué par un albumen corné, translucide et si dur que, pour pulvériser la noix vomique, on est obligé de la ramollir préalablement à l'aide de la vapeur d'eau.

FÈVE DE SAINT-IGNACE

Origine. — C'est la semence du STRYCHNOS IGNATII, arbuste grimpant qui croît dans les mêmes régions que le vomiquier.

Caractères. — Cette semence est ovoïde, irrégulièrement déformée par pression réciproque. Elle présente 4 à 5 faces anguleuses ou aplaties ;

sa longueur est de 2 à 3 centimètres, sa largeur de 15 à 20 millimètres. A l'état frais elle est recouverte d'une fine pubescence grise, constituée par des poils dont la forme est différente de ceux de la noix vomique; dans la graine sèche ceux-ci n'existent plus que par places, formant des taches claires sur le fond brun de la graine.

FAUSSE ANGUSTURE

Origine. — C'est l'écorce du STRYCHNOS NUX VOMICA.

Caractères. — Elle se présente en fragments irréguliers, généralement incurvés, à bords coupés carrément. La face extérieure est d'un gris jaunâtre et marquée de petites verrues blanchâtres. La face interne, d'un gris sale, est finement striée. Quand on touche cette face avec une baguette de verre préalablement trempée dans de l'acide nitrique, il se forme une tache rouge foncé. Cette réaction permet toujours de distinguer la fausse angusture de l'angusture vraie qui est l'écorce fébrifuge du GALIPEA CUSPARIA, de la famille des Rutacées.

Composition chimique de ces drogues. — Dans toutes ces drogues on rencontre deux alcaloïdes : la *strychnine* et la *brucine*. Le plus important de ces alcaloïdes est la strychnine, qui a pour formule $C^{21}H^{22}N^2O^2$ mais dont la constitution n'est pas encore parfaitement connue.

Caractères de la strychnine. — Cristaux prismatiques, incolores, de saveur extrêmement amère, presque insolubles dans l'eau, peu solubles dans l'alcool, insolubles dans l'éther, solubles dans le chloroforme.

L'acide azotique ne rougit pas la strychnine pure. Si, dans le fond d'un verre de montre, on place quelques cristaux de strychnine, qu'on ajoute deux ou trois gouttes d'acide sulfurique et une petite pincée de bichromate de potasse pulvérisé, on voit se développer une coloration d'un bleu violet caractéristique, qui passe bientôt au violet, puis au rouge et finalement au jaune sale.

Caractères de la brucine. — Prismes incolores, efflorescents, de saveur très amère, peu solubles dans l'eau, très solubles dans l'alcool concentré, insolubles dans l'éther, très solubles dans le chloroforme.

La brucine donne avec l'acide nitrique une coloration rouge sang.

Action physiologique de la strychnine. — La strychnine est le type des poisons convulsivants. On sait que les causes susceptibles de provoquer des convulsions chez un animal sont fort nombreuses : excitation de l'encéphale, excitation de la moelle, excita-

tion des nerfs, excitation des muscles. Magendie, le premier, a fait
voir que c'est par leur action sur la moelle que la strychnine et
les poisons du même genre déterminent des convulsions. Pour le
démontrer, Magendie sectionnait la moelle épinière entre l'occipital
et la première cervicale sur des chiens qu'il venait d'empoisonner
et qui présentaient des convulsions tétaniques généralisées : ces
convulsions ne cessaient pas tout aussitôt et il s'en reproduisait
d'autres à différents intervalles.

D'autre part, il injectait plusieurs gouttes d'une solution
d' « *Upas tieuté* » dans la plèvre d'un fort chien, puis, immédiatement après, il enfonçait une tige de baleine dans toute la longueur du canal vertébral. La circulation n'était pas arrêtée à la
suite de cette opération, et cependant il ne se manifestait aucune
contraction tétanique.

Dans une autre expérience, il attendait l'apparition des premières
convulsions, puis il enfonçait peu à peu la tige de baleine dans le
canal rachidien, à partir de l'espace occipito-atloïdien : les convulsions cessaient progressivement d'avant en arrière, c'est-à-dire
d'abord dans les parties innervées par la région cervicale de la
moelle, puis dans celles qui reçoivent leurs nerfs de la région dorsale, et enfin dans celles qui les reçoivent de la région lombaire.

On peut d'ailleurs faire valoir beaucoup d'autres arguments
d'origine expérimentale, en faveur de la théorie de Magendie. Ce
n'est donc pas par suite d'une action de la substance sur le cerveau, sur les muscles ou sur les nerfs moteurs que les convulsions se produisent chez les animaux strychnisés, mais bien par
suite d'une action sur les centres bulbo-médullaires.

En ce qui concerne les parties de l'axe cérébro-spinal sur lesquelles le poison porte son action, les physiologistes se sont ralliés
à la théorie de Vulpian, d'après laquelle « la strychnine produirait
une exaltation de l'excitabilité bulbo-médullaire, de telle sorte que
les moindres excitations transmises à ces centres provoqueraient
des réactions motrices violentes et généralisées ».

Ce serait, d'après d'après cette théorie, la substance grise des
centres nerveux qui serait affectée par la strychnine et les convulsions tétaniques du strychnisme seraient des phénomènes exclusivement réflexes, ne se manifestant qu'à la condition d'être provoqués par une excitation centripète, excitation pouvant d'ailleurs
avoir son point de départ dans les régions les plus diverses du
corps. Et de fait, quand on place un animal strychnisé dans le

repos absolu (obscurité, silence), les convulsions sont moins violentes et moins fréquentes. Toutefois, par ce moyen on ne les supprime pas entièrement, car les moindres mouvements de l'animal peuvent devenir le point de départ d'une excitation médullaire. Seuls les anesthésiques, en diminuant la puissance excitomotrice de la moelle, peuvent supprimer les convulsions.

Si les petites doses ou les doses moyennes de strychnine ne modifient pas sensiblement le système nerveux périphérique, il n'en est pas de même des fortes doses. Ces fortes doses, comme l'a montré Richet, peuvent amener la disparition de la motricité et produire de véritables effets curarisants.

Mécanisme de la mort. — Plusieurs causes interviennent pour amener la mort au cours de l'intoxication par la strychnine : 1° l'*asphyxie* due aux spasmes des muscles respiratoires; 2° les *modifications moléculaires* produites par le poison dans les cellules nerveuses.

Enfin la mort survient souvent part *arrêt primitif du cœur.*

Applications thérapeutiques. — L'action physiologique de la strychnine devait naturellement conduire à essayer l'emploi de cette substance dans le traitement des maladies du système nerveux, mais la pratique n'a pas tardé à démontrer que la strychnine ne donnait aucun résultat positif, ni dans les paralysies, ni dans les hémiplégies, ni dans la chorée.

Ce n'est en somme que dans le cas d'affaiblissement des forces musculaires par débilitation de l'activité bulbo-médullaire que la strychnine peut, logiquement, donner quelques résultats (dépression musculaire consécutive à un traitement bromuré intensif, relâchement de certains sphincters, asthénies).

Enfin la strychnine est employée à titre de digestif amer.

Posologie. Modes d'administration. — La *strychnine proprement dite*, en raison de sa faible solubilité, est à peu près inusitée. C'est le *sulfate de strychnine* à 5 molécules d'eau de cristallisation $(C^{21}H^{22}N^2O^2)^2 SO^4H^2 + 5H^2O$, qui constitue le sel officinal. Ce sel cristallise en aiguilles incolores, inodores, non efflorescentes; il se dissout dans 50 p. d'eau environ en donnant une solution neutre au tournesol, de saveur très amère. Il contient 78,04 p. 100 de strychnine.

Le sulfate de strychnine peut s'administrer sous forme de *granules* (granules du Codex à *un milligramme*), en potions, solutions, sirops, ou encore en injections hypodermiques (solution à 2 centigrammes p. 10). Les doses *maxima* indiquées par le Codex sont : 0 gr. 006 pour une dose et 0 gr. 018 par 24 heures. Ces doses ne sont nullement exagérées et elles ont pu dans certains cas être dépassées sans inconvénients; toutefois, il est toujours prudent, à notre avis, de tâter la susceptibilité du sujet à la strychnine avant de lui administrer des doses élevées de cet alcaloïde.

Plusieurs thérapeutes ont même appelé l'attention sur l'utilité des *doses intensives et progressives*. Hartenberg [1], notamment, qui administre la strychnine sous forme de sulfate et par la voie hypodermique commence par 3 ou 4 milligrammes; il aurait pu dans certains cas faire jusqu'à 2 ou même 3 injections de 1 centigramme dans les 24 heures, à raison de une injection toutes les 6 heures par exemple.

Poudre de noix vomique [2]. — Poudre gris jaunâtre, très amère. Elle doit renfermer 2,5 p. 100 d'alcaloïdes totaux. Doses : 0 gr. 05 à 0 gr. 30 par jour.

Extrait de noix vomique. — C'est un extrait alcoolique, *pulvérulent*, de couleur brune, de saveur très amère, donnant avec l'eau une solution trouble. Il doit tirer 16 p. 100 d'alcaloïdes; il est donc 6,4 fois plus actif que la poudre. Doses : 0 gr. 01 à 0 gr. 05 par jour.

Teinture de noix vomique. — C'est une teinture préparée avec l'extrait, de telle façon qu'elle renferme 0 gr. 25 d'alcaloïdes totaux p. 100; elle est donc à *poids égal*, 10 fois moins active que la poudre. Doses : 0 gr. 50 à 3 grammes par jour. LVII gouttes = 1 gramme.

Cachets :			*Mixture :*	
Poudre de noix vomique.............	0 gr. 05	Teinture de noix vomique..............	
Poudre de kola.......		Teinture de badiane..	āā 10 gr.
— de coca.......	āā 0 — 30	— de rhubarbe.	
Glycérophosphate de chaux...........		— de colombo..	
Pour 1 cachet n° 20; 1 à chaque repas.		XX gouttes avant les repas.	

1. Voir *Presse médicale*, 25 janvier 1913, n° 8, p. 75.
2. La noix vomique et la fève de Saint-Ignace contiennent à peu près la même quantité (2,5 p. 100) d'alcaloïdes totaux, mais on admet que la fève de Saint-Ignace est plus active que la noix vomique parce que dans le taux de ses alcaloïdes il y a deux fois plus de strychnine que dans celui de la noix vomique.

Vin composé :	*Pilules :*

Vin composé :

Teinture de noix vomi-
   que................... ⎞
Extrait fluide de kola.. ⎰ āā 10 gr.
     —   de coca.. ⎰
     —   de gen-
tiane.............. ⎠
Sirop d'écorces d'oran-
   ges amères........   60 —
Vin de Banyuls ou de
   Grenache. Q. S. pour   500 —
Une cuillerée à soupe avant
chaque repas.

Pilules :

Extrait de noix vomi-
   que.............. Un centigr
Extrait de gentiane.. 0 gr. 10
Poudre de quinquina. Q. S.
   Pour 1 pilule; 2 par jour.

La *fève de Saint-Ignace* s'emploie, soit sous forme de poudre, à la dose de 0 gr. 10 à 0 gr. 20, soit sous forme de *gouttes amères de Beaumé* dont voici la formule :

Fèves de Saint-Ignace râpées............   200 grammes.
Carbonate de potasse...................   5   —
Suie préparée.................   1   —
Alcool à 70°.......................... 1 000   —

C'est un liquide brun noirâtre, très amer, ne se troublant par addition de son volume d'eau. Les gouttes de Baumé du Codex de 1908 sont 2 fois 1/2 moins actives que celles du Codex de 1884. Doses : X à LX gouttes par jour. LIV gouttes = 1 gramme.

Intoxication. — On observe au début des phénomènes d'anxiété et d'angoisse, une sensibilité très grande à la lumière et aux différents bruits, un peu de gêne respiratoire. Puis, brusquement, éclate un accès convulsif. L'individu tombe raide, la tête en opistothonos, le corps tout entier en raideur tétanique. Les muscles convulsés font saillie sous la peau et sont le siège de secousses spasmodiques irrégulières. Les paupières sont écartées, les yeux saillants et fixes, la respiration devient rare, pénible, intermittente, le pouls est petit et extrêmement fréquent. A ce premier accès succède une courte période d'accalmie; les muscles se détendent, la respiration se rétablit, mais est très accélérée. Cette période d'accalmie n'est généralement pas de longue durée. Un second accès, ordinairement plus violent que le premier, éclate bientôt.

La mort survient ordinairement au cours du 3e ou du 4e accès; dans les cas où les accès sont plus nombreux, ils deviennent de plus en plus courts et de moins en moins violents et l'empoisonnement se termine par la guérison.

La dose toxique de strychnine est fort variable, mais on peut considérer que 5 centigrammes suffisent généralement pour entraîner la mort d'un adulte.

Traitement. — Quand le médecin n'intervient que peu de temps avant le moment où doit éclater le premier accès convulsif, et à plus forte raison après qu'il a éclaté, il lui est difficile de pratiquer le lavage de l'estomac; il doit cependant le tenter. L'administration d'un modérateur du pouvoir réflexe de la moelle est ordinairement le seul moyen de salut, un moyen de salut qui ne réussit par toujours, mais le seul susceptible de réussir. On administrera d'emblée 4 grammes de chloral ou de paraldéhyde par la voie buccale si le patient peut avaler, par la voie rectale dans le cas contraire.

En présence d'une intoxication très grave avec crises très violentes et subintrantes, il ne faudrait pas hésiter à avoir recours à la chloroformisation. Malheureusement une chloroformisation prolongée n'est pas, comme on sait, exempte de dangers. Il y aurait intérêt, croyons-noûs, dans un cas de ce genre, à avoir recours au chlorure d'éthyle.

ASCLÉPIADÉES

ÉCORCE DE CONDURANGO

L'écorce de condurango est fournie par le GONOLOBUS CONDURANGO, arbrisseau de l'Équateur.

Cette écorce est employée depuis fort longtemps dans les pays d'origine pour le traitement du cancer. Les expériences faites en Europe n'ont donné aucune espèce de résultat, et actuellement le condurango n'est plus utilisé que comme tonique amer. sous forme de poudre (1 à 5 gr. en infusion ou en macération), de teinture (5 à 20 gr.), de vin (40 à 60 gr.) d'extrait fluide (0 gr. 50 à 1 gr.).

APOCYNÉES

STROPHANTUS

Origine. — Les strophantus sont des apocynées en général grimpantes, qui appartiennent à la zone intertropicale.

Les propriétés toxiques des semences de strophantus sont connues depuis fort longtemps de certaines peuplades, et c'est avec des semences de ce genre que se prépare le fameux poison des Pahouins. connu sous le nom d'*Inée* ou d'*Onaye*.

Ces semences ne sont entrées qu'assez récemment dans la thérapeutique (1866).

Il existe un grand nombre d'espèces de strophantus. L'espèce officinale est le Strophantus hispidus.

Caractères. — Les sémences de cette espèce sont fusiformes et aplaties; elles mesurent 1 centimètre à 1 cm. 5 de longueur sur 3 à 4 millimètres de large. Elles ont une couleur claire et sont recouvertes de poils fins qui leur donnent un aspect pubescent et un éclat soyeux. Leur extrémité inférieure est obtuse ou tronquée: leur extrémité supérieure se termine par une aigrette plumeuse.

Dans les droguiers la graine est généralement dépourvue de son aigrette; les frottements ont aussi amené la chute des poils, de telle sorte que la graine apparaît mate et plus foncée.

Composition chimique. — Le principe le plus actif du Strophantus hispidus est un glucoside, la *strophantine* ou *inéine*, découvert par Fraser en 1869.

Elle ne doit pas être confondue avec un autre glucoside très voisin qu'on a extrait du *Strophantus glaber* ainsi que de l'*Acokantera Oubaio*; on donné à ce dernier le nom d'*ouabaïne* et aussi celui de strophantine[1].

Caractères. — La strophantine cristallise en aiguilles aplaties fasciculées, opaques, d'aspect micoci, incolores, amères, fusibles à 185°, solubles dans 40 p. d'eau à + 18°. Elle est également soluble dans l'alcool et dans la glycérine, insoluble dans l'éther et dans le chloroforme.

Action physiologique. — L'action physiologique de la strophantine est encore assez mal connue, ce qui tient vraisemblablement, d'une part, à ce que tous les auteurs n'ont pas expérimenté avec des produits identiques, et, d'autre part, à ce qu'on a souvent attribué à la strophantine les résultats obtenus avec différentes préparations de strophantus. Il est cependant un fait bien établi, c'est que la strophantine de Fraser influence le cœur à des doses infinitésimales. C'est ainsi qu'en solution à 1/50 000e la strophantine augmente presque immédiatement la fréquence des mouvements du cœur et l'énergie du muscle cardiaque. Mais, même à cet état de dilution, la strophantine agit bientôt comme un poison cardiaque. Lorsque, par exemple, on étudie sur le cœur isolé de la grenouille l'influence de solutions de strophantine au 1/50 000e, on voit, 10 minutes environ après la phase d'accélération et d'augmentation d'énergie dont nous avons parlé, les systoles s'allonger démesurément et le cœur s'arrêter.

D'autres expériences montrent que la strophantine agit beaucoup moins énergiquement que la digitaline sur les centres vaso-moteurs d'une part, et sur la musculature des petites artères d'autre part.

Il est bien évident que ces expériences sur le cœur isolé de la grenouille n'ont qu'une importance relative au point de vue de

---

1. L'ouabaïne $C^{30}H^{46}O^{12}$ serait l'homologue inférieur de la strophantine vraie $C^{31}H^{48}O^{12}$.

l'interpretation intégrale du mode d'action de certains médicaments sur le cœur des mammifères et plus encore sur le cœur de l'homme malade. Toutefois, si nous voulons faire état de ces expériences nous devons conclure que, plus *cardiotonique* que la digitaline, la strophantine est moins *angiotonique* que cette dernière substance.

Aussi bien, l'action de la strophantine ne paraît pas résumer toute l'action du strophantus. Les expériences faites par Gley et Lapicque sur le chien à l'aide de l'extrait de strophantus montrent, en effet, qu'avec cet extrait, les modifications cardio-vasculaires sont beaucoup plus comparables à celles de la digitale : le ralentissement initial est toujours, il est vrai, de courte durée, mais il existe; on retrouve aussi l'action constrictive de la digitale.

Ajoutons enfin qu'on obtient avec les préparations galéniques de strophantus des effets diurétiques autrement évidents qu'avec la strophantine.

Applications thérapeutiques. — Le strophantus peut être considéré comme un succédané de la digitale, mais cette dernière demeure toujours le cardio-tonique de choix; le strophantus, comme la scille, comme le muguet, etc., doit surtout être considéré comme un cardio-tonique de remplacement pouvant utilement intervenir au moment où s'impose la suppression de la digitale, ou dans les circonstances où l'insuffisance cardiaque se trouvant avant tout liée à la perte de tonicité du myocarde. la digitale, qui agit plus sur la conductibilité que sur la tonicité, ne peut plus désormais remplir de rôle réellement utile. Cette éventualité, suivant Vaquez, se produit dans deux circonstances principales : dans la dilatation aiguë du cœur et dans la dilatation progressive survenant à la suite des cardiopathies valvulaires, des myocardites subaiguës, de la symphise du péricarde, etc., et aboutissant à une asthénie cardiaque contre laquelle les autres médications demeurent sans effet. L'action du strophantus paraissant cependant se manifester avec plus de rapidité que celle de la digitale, il est des cas où on pourra l'administrer d'emblée. C'est ainsi qu'au cours des maladies infectieuses, quand le myocarde fléchit, que le pouls devient petit et fréquent, il peut y avoir intérêt à administrer le strophantus avant tout autre médicament.

Posologie. Modes d'administration. — Il est extrêmement difficile de trouver dans le commerce une strophantine toujours identique et c'est en cela que réside le grand inconvénient de la strophantine.

Il existe au Codex des granules de strophantine dosés à un dixième de milligramme, et une poudre de strophantine au 1/100ᵉ. Le Codex indique comme doses pour cette poudre des prises de 0 gr. 03 à 0 gr. 10, soit 0 gr. 0003 à 0 gr. 001 de strophantine. Cette dernière dose nous semble trop élevée. Aussi bien la méthode de choix pour l'administration de la strophantine dans les circonstances que nous avons indiquées est l'administration par la voie veineuse. L'injection doit être poussée bien exactement dans la veine. Sinon il peut survenir des réactions extrêmement pénibles, soit même une nécrose localisée du tissu cellulaire. La dose utile d'après Vaquez[1], est de 1/2 milligramme en solution dans un centimètre cube d'eau. La dose de 1/4 de milligramme serait à peine efficace, on peut cependant y avoir recours lorsque le temps ne presse pas ou dans le but de tâter la susceptibilité du sujet et de rendre inoffensive l'injection ultérieure d'un demi-milligramme. On ne doit jamais dépasser cette dose d'emblée, mais on peut la renouveler au bout de 24 heures ; cette seconde injection peut même être suivie d'une troisième et au besoin d'une quatrième à un même intervalle.

La préparation galénique de choix est la *teinture de strophantus* au 1/10ᵉ du Codex. On l'administrera à la dose de X à XX gouttes, qu'on fera prendre en plusieurs fois dans la journée.

On a dit que la strophantine ne s'accumulait pas dans l'organisme ; cela est possible, bien que non démontré ; mais, ce qui est vrai, c'est que les accidents observés au cours de l'administration de la strophantine ne se comptent plus. Le médecin se trouve en somme là en présence d'un médicament qui, dans certaines circonstances peut rendre les plus grands services, mais dont l'emploi, pour les raisons que nous avons dites, n'est pas exempt de dangers ; il convient donc de l'administrer avec beaucoup de circonspection.

OLÉACÉES

MANNE

Origine. — La manne des pharmacies est une sorte d'exsudation produite par le FRAXINUS ORNUS, petit arbre qui croît spontanément en Asie Mineure et s'étend dans toute la région méditerranéenne. On le cultive aujourd'hui méthodiquement dans la Calabre et la Sicile.

Variétés commerciales. — On distingue dans le commerce deux sortes de manne : la *manne en larmes* et la *manne en sorte*.

1. *Paris médical*, n° 18, 4 mai 1918.

La première se présente en stalactites de forme grossièrement triangulaire, pouvant atteindre 15 à 20 centimètres de long sur 2 centimètres de large. Elle a une coloration jaune pâle, un peu brunâtre dans les les couches externes qui ont subi l'action de l'air et de la lumière; les couches les plus internes sont d'un blanc pur. Cette manne croque sous la dent et fond dans la bouche; elle a une saveur sucrée agréable, une odeur et une saveur rappelant un peu celle du miel.

C'est la sorte la plus estimée.

La manne en sorte est celle qui, ayant été recueillie en automne, à une saison moins chaude et souvent pluvieuse, n'a pu se dessécher aussi vite et aussi complètement que la précédente. Elle coule le long de l'arbre en couches irrégulières qui finissent par se salir et prendre une teinte foncée. Cette manne se présente sous l'aspect de fragments irréguliers, mous, d'une coloration jaune sale; elle est beaucoup plus hygroscopique que la précédente.

Composition chimique. — La composition chimique de la manne varie un peu, quantitativement du moins, suivant les échantillons considérés. Au point de vue qualitatif, ce produit peut être considéré comme formé essentiellement des trois principes suivants :

1° *Mannite*..	40 à 70 p. 100
2° *Sucre de canne et sucre interverti*........	10 à 15 —
3° *Résine et dextrine*........................	En proportions mal déterminées.

La mannite est un alcool hexatomique (voir p. 614); elle ne paraît pas constituer le principe véritablement actif de la manne car, même administrée à la dose de 20 à 30 grammes, elle ne produit pas d'effet purgatif notable. Il est probable que c'est la résine qui est le principe le plus purgatif de la manne et, de fait, la manne en sorte, qui est ordinairement plus riche en résine que la manne en larmes, est douée d'un pouvoir purgatif plus énergique.

Posologie et mode d'emploi. — La manne est un purgatif doux, à action lente. En raison de son goût agréable elle est le purgatif de choix pour les enfants.

On la donne à la dose de 5 à 30 grammes suivant l'âge.

Le meilleur mode d'administration consiste à la faire prendre dans du lait. On la fait dissoudre à chaud et on passe à travers un linge fin de manière à retenir les impuretés.

On donne ordinairement la préférence à la manne en larmes, plus agréable et plus sucrée que la manne en sorte.

La manne fait partie de l'apozème purgatif du Codex (p. 895).

STYRACINÉES

BENJOIN

Origine. — Le benjoin est fourni par le STYRAX BENZOIN, arbre qui croît en Indo-Chine, au Siam, à Sumatra, etc. On l'obtient au moyen d'incisions faites sur le tronc. De ces incisions s'écoule un suc résineux, épais et blanchâtre, qui se durcit rapidement à l'air.

Caractères. — Dans les droguiers, le benjoin se présente sous la forme de gros cubes ou de fragments irréguliers de couleur brune ; au milieu de la masse se trouvent des larmes résineuses de dimensions variables, d'un jaune pâle à l'extérieur, blanches à l'intérieur. On y trouve aussi quelques débris végétaux.

Composition chimique. — Elle est fort complexe et fort mal connue. On y trouve des résines à composition mal définie, une faible quantité d'huile volatile, de l'acide benzoïque et une petite quantité d'acide cinnamique.

Usages. — Son intérêt thérapeutique est médiocre. On l'utilise quelquefois à titre d'expectorant, sans doute parce qu'il contient de l'acide benzoïque.

Il sert à faire une teinture qui a une odeur suave et qui est surtout utilisée en parfumerie.

Il entre enfin dans la formule de la *teinture balsamique* ou *baume du Commandeur*, utilisé comme topique antiseptique dans la médecine populaire.

LOBÉLIACÉES

La lobélie, LOBELIA INFLATA, est une plante annuelle de l'Amérique du Nord. On la désigne quelquefois sous le nom de tabac indien. Les feuilles de lobélie arrivent en Europe mêlées de fragments de tiges, en paquets rectangulaires fortement comprimés. Leur odeur est herbacée et leur saveur âcre et brûlante rappelle celle du tabac. La lobélie renferme une huile essentielle et un alcaloïde, la *lobéline*.

Les indigènes utilisent depuis fort longtemps la lobélie comme expectorant ; elle fut introduite dans la thérapeutique européenne vers 1840 ; depuis cette époque on l'a utilisée comme antiasthmatique et contre le spasme des petits muscles bronchiques.

La lobéline agit très énergiquement sur le bulbe ; à faible dose elle excite le centre respiratoire et augmente le nombre et l'amplitude des mouvements respiratoires. Malheureusement elle excite aisément aussi le centre vomitif.

Posologie. Modes d'administration. — La lobéline n'est jamais utilisée en nature; c'est la teinture qui est toujours employée. On la prescrit à la dose de 1 à 5 grammes chez l'adulte, à la dose de 1 à 2 grammes chez les enfants. On l'associe le plus souvent à d'autres médicaments (iodure de potassium et opium notamment).

COMPOSÉES OU SYNANTHÉRÉES

LACTUCARIUM

Le lactucarium est un suc épaissi provenant de la dessiccation du suc laiteux qui s'écoule après incision de diverses espèces de laitues.

Cette drogue se présente sous la forme de fragments anguleux, durs, bruns, à odeur forte et à saveur amère.

La composition chimique du lactucarium n'est pas connue et c'est tout à fait empiriquement qu'on l'utilise comme sédatif et hypnotique (?).

FLEURS DE PIED-DE-CHAT

Ce sont les fleurs de l'Antennaria dioica. Elles se présentent dans les droguiers en capitules réunis en petits corymbes de couleur blanche et rose, doués d'une odeur douce et agréable. Les fleurs de pied-de-chat font partie des *Espèces pectorales.*

GRINDELIA ROBUSTA

C'est une plante originaire de Californie : elle croît dans les marais à eau salée.

Les feuilles et les sommités fleuries de cette plante contiennent différents principes, parmi lesquels une huile volatile, une résine et un glucoside, la *grindéline.* Ce dernier produit est réputé antispasmodique.

Le grindelia robusta est utilisé dans l'asthme, la coqueluche et l'emphysème sous forme d'extrait fluide ou de teinture.

Extrait fluide : 1 à 4 grammes chez l'adulte; 0 gr. 10 à 0 gr. 20 par année d'âge chez l'enfant.

Teinture : XXX à LX gouttes chez l'adulte; V gouttes par année d'âge chez l'enfant.

Le meilleur moyen d'administrer ces préparations consiste à les faire prendre dans un peu d'eau sucrée; mais on peut aussi les faire entrer dans une potion ou dans une mixture.

FLEURS DE TUSSILAGE

Ce sont les fleurs d'une plante très commune, le Tussilago farfara, vulgairement désignée sous les noms de pas d'âne, pas de cheval, en raison de la forme spéciale de ses feuilles.

Les capitules de tussilage sont jaunes ; ils font partie des *Espèces pectorales*.

TANAISIE

La tanaisie, Tanacetum vulgare, est encore une plante très commune dont les inflorescences sont disposées en corymbes ramifiés formés de nombreux capitules hémisphériques, d'une belle couleur jaune d'or.

La tanaisie contient une huile essentielle assez toxique qui, à faible dose, est douée de propriétés vermifuges.

On utilise ordinairement les sommités fleuries, sous forme d'infusion ou de lavement :

Infusion : 5 à 10 grammes pour 500 grammes d'eau.

Lavement : 10 à 20 grammes pour 100 grammes d'eau.

ARMOISE

L'armoise, herbe de feu, fleur de la Saint-Jean, est l'Artemisia vulgaris, plante commune dans les lieux incultes. L'armoise est facile à reconnaître grâce à la différence de couleur des deux faces de la feuille ; la face supérieure glabre, ayant une teinte vert foncé, sur laquelle tranche la couleur blanche de la face inférieure qui est tomenteuse. L'odeur de l'armoise est assez marquée et rappelle celle de l'absinthe très atténuée.

L'armoise renferme une huile essentielle douée de propriétés emménagogues qui ne sont guère utilisées que dans la médecine populaire.

GRANDE ABSINTHE

C'est l'Artemisia absinthis, plante très voisine de l'armoise. Les feuilles, d'un gris blanchâtre à la face inférieure, gris verdâtre à la face supérieure, sont légèrement pubescentes sur les deux faces. Ces feuilles, lorsqu'on les froisse, exhalent une odeur caractéristique ; elles ont une saveur âcre et aromatique qu'elles doivent à une matière amère, cristallisable, l'*absinthine*, et à une essence particulière. C'est cette essence, douée de propriétés convulsivantes, qui semble être le principe nocif de la liqueur d'absinthe. L'absinthe est douée de propriétés emménagogues et même, dit-on, abortives.

FLEURS D'ARNICA

Ce sont les fleurs de l'ARNICA MONTANA, qui croît dans les montagnes. Ces fleurs se présentent en capitules jaunes; lorsqu'elles sont sèches elles ont une odeur douce et agréable; elles contiennent un principe amer particulier, l'*arnicine*, et une essence douée de propriétés stimulantes.

L'arnica est utilisé sous forme de teinture, soit comme topique dans les contusions, soit à l'intérieur comme stimulant.

CAMOMILLE ROMAINE

Les fleurs de comomille romaine sont fournies par l'ANTHEMIS NOBILIS. Les fleurs se présentent sous forme de capitules hémisphériques de couleur jaune pâle, doués d'une odeur aromatique caractéristique et d'une saveur amère très spéciale.

La camomille est un amer stomachique d'un usage banal. Elle doit aussi ses propriétés apéritives et stimulantes à deux principes particuliers : un principe amer, cristallisable, l'*anthémine*, et une huile essentielle.

SEMEN CONTRA

Origine. — Le semen contra est constitué par les capitules floraux non épanouis de plusieurs espèces du genre ARTEMISIA.

Le semen contra officinal est le semen contra dit d'alep. Il se présente sous la forme de petits capitules ovoïdes, de 3 millimètres de long sur 1 millimètre de large, d'une teinte jaune verdâtre devenant brune à la longue; doués d'une odeur caractéristique, d'une saveur amère et aromatique.

Composition chimique. — Le semen contra renferme deux principes particulièrement importants :

1° Une huile essentielle;

2° Un principe cristallisable, la *santonine*.

Celle-ci se présente sous la forme d'une poudre cristalline incolore ou légèrement teintée en jaune pâle, inodore, de saveur amère, peu soluble dans l'eau, soluble dans l'alcool, l'éther, le chloroforme et les alcalis.

Action physiologique. — *Absorption et élimination.* — La santonine est peu soluble dans l'eau, mais, étant soluble dans les alcalis, il est vraisemblable que dans le tube digestif elle est, partiellement au moins, transformée en santonate soluble et absorbée sous cette forme.

La santonine n'est pas éliminée en nature, car, après administration de santonine, on voit apparaître dans l'urine une substance spéciale qui la colore en jaune. L'urine ainsi colorée, traitée par les alcalis, prend une coloration rouge. On a donné le nom de *xanthopsine* à cette matière colorante jaune. La majeure partie de la santonine se retrouve d'ailleurs dans les fèces.

Action spéciale. — Des quantités relativement faibles de santonine suffisent, sinon pour tuer, du moins pour paralyser l'ascaris; elle est moins efficace contre les autres nématodes tels que les oxyures par exemple. Toutefois, administrée sous forme de lavements, elle se montre encore suffisamment efficace contre ces derniers vers. Quant aux cestodes, il faut, pour les expulser avec la santonine, des doses trop élevées pour que cette substance puisse être utilisée comme tænicide proprement dit.

Action générale. — La santonine n'est pas, en effet, une substance inoffensive. Binz a rapporté un cas d'intoxication survenu chez un enfant de 5 mois à la suite de l'administration de 0 gr. 025. On peut admettre que chez l'adulte lui-même, une dose supérieure à 0 gr. 50 pourrait produire des accidents graves.

Chez l'homme, la subintoxication par la santonine se traduit par de la céphalalgie, des nausées, des vomissements, des coliques, des secousses dans les membres, des troubles sensoriels divers.

La santonine, à dose suffisamment élevée, est un poison convulsivant, qui paraît surtout porter son action sur l'écorce cérébrale.

Parmi les troubles sensoriels, le plus remarquable est la *xanthopsie*. Ce phénomène peut apparaître sous l'influence de doses relativement faibles. IL consiste dans un état tout à fait particulier de dyschromatopsie. Au début, la couleur dominante perçue par le malade est le bleu, plus tard c'est le jaune. On attribue ce phénomène au passage dans les milieux réfringents de l'œil de la xanthopsine, la matière colorante qui communique aux urines leur couleur jaune. Toutefois, le fait que sous l'influence de la santonine il peut se produire d'autres troubles sensoriels (troubles de l'odorat notamment), permet de supposer que les troubles visuels eux-mêmes peuvent avoir une origine nerveuse.

Posologie. Modes d'administration. — Jusqu'à l'âge de 2 ans il convient de s'abstenir de donner de la santonine. La dose pour les enfants plus âgés est de 0 gr. 02 à 0 gr. 10. Pour les adultes on peut aller jusqu'à 0 gr. 20.

La santonine peut s'administrer sous forme de dragées, de tablettes ou de biscuits. Un bon moyen consiste à l'administrer mélangée à un peu de confiture.

Le semen contra en nature paraît préférable à la santonine; c'est que, dans la drogue entière, l'huile essentielle doit intervenir pour une- part dans l'action vermifuge. De fait, il existe une variété de semen contra qui, paraît-il, ne contient pas de santonine et qui cependant se montre efficace comme vermifuge. D'autre part, avec le semen contra en nature, les accidents d'intolérance paraissent moins fréquents qu'avec la santonine elle-même.

Ici encore il convient cependant de s'abstenir d'administrer ce vermifuge chez les enfants au-dessous de 2 ans. Chez les enfants plus âgés on peut administrer de 1 à 5 grammes de semen contra; chez les adultes on peut aller jusqu'à 10 et 12 grammes.

Le semen contra se prescrit sous forme- de poudre, qu'on mélange à du miel ou à de la confiture ou que l'on administre en infusion dans 50 à 100 grammes d'eau sucrée, ou en lavement.

Il est ordinairement nécessaire d'administrer la santonine ou le semen contra pendant 2 ou 3 jours de suite; d'où la nécessité de ne prescrire que de petites doses journalières.

Dans tous les cas il convient d'administrer 1 ou 2 heures après, un peu de calomel. On fait parfois absorber simultanément le calomel et la santonine en prescrivant par exemple :

Santonine... 0 gr. 05
Calomel... 0 — 10
Sucre de lait... 0 — 50

Pour 1 paquet n° 3; un paquet chaque matin, dans un peu de lait.

VALÉRIANÉES

RACINE DE VALÉRIANE

Sous le nom de racine de valériane on désigne le- rhizome de VALERIANA OFFICINALIS, plante herbacée, vivace, commune dans les bois humides, les marais, et sur le bord des fossés.

Dans les droguiers le rhizome de valériane présente une portion centrale courte, de la grosseur du doigt, entourée de nombreuses racines grêles formant une sorte de touffe. Le tout exhale une odeur caractéristique.

Composition chimique. — Le rhizome de valériane contient une huile essentielle complexe et de l'acide valérianique.

Usages. — Cette plante est depuis fort longtemps employée comme antispasmodique.

On l'administre habituellement sous forme de tisane, d'extrait ou de teinture. Dans ces derniers temps on a préconisé l'emploi du suc frais de valériane. Nous pensons que comme antispasmodique ce produit est très inférieur aux préparations obtenues avec la plante sèche, pour la raison que les principes aromatiques auxquels la plante doit principalement ses propriétés antispasmodiques sont surtout développés dans la plante sèche.

Modes d'administration. — *Infusion* : 10 grammes p. 1 000. *Extrait hydro-alcoolique* : 0 gr. 50 à 2 gr., en pilules, potion. *Teinture* : 2 à 10 grammes, en potion.

RUBIACÉES

QUINQUINA

Origine. — Sous le nom de quinquina on comprend un certain nombre d'écorces amères produites par de nombreuses espèces du genre CINCHONA.

Les cinchona sont des arbres ou des arbustes toujours verts originaires de l'Amérique du Sud, mais qui, depuis le milieu du siècle dernier, sont cultivés dans un certain nombre de colonies, notamment dans les Indes anglaises et hollandaises.

Il existe un grand nombre d'espèces de cinchona et naturellement aussi un grand nombre de variétés commerciales de quinquina. Dans la pharmacopée française on ne distingue plus que deux sortes de quinquinas : le quinquina jaune, fourni par le C. Calisaya, et le quinquina rouge fourni par le C. Succirubra. Les caractères extérieurs des quinquinas étant très variables suivant qu'il s'agit d'écorces provenant d'espèces sauvages ou d'espèces cultivées, les pharmaciens ne peuvent apprécier la valeur d'un quinquina qu'en en faisant le titrage alcaloïdique.

D'après le Codex, les bonnes sortes de *Quinquina Calisaya* doivent fournir au moins, pour 1000 grammes d'écorces, 30 grammes de sulfate basique de quinine cristallisé à 8 molécules d'eau, soit 21,84 p. 1000 de quinine anhydre.

Le quinquina rouge officinal doit contenir au minimum 50 grammes d'alcaloïdes totaux pour 1000 grammes d'écorce et fournir au moins 15 grammes de sulfate basique de quinine cristallisé à 8 molécules d'eau, soit 10,92 p. 1000 de quinine anhydre.

Composition chimique. — Les écorces de quinquina ont une composition des plus complexes. On y rencontre : 1° un tanin particulier; 2° des matières colorantes et divers acides; 3° des alcaloïdes.

On n'a pas décrit moins d'une vingtaine d'alcaloïdes différents dans les quinquinas. Les plus connus de ces alcaloïdes sont : la *quinine* et son isomère la *quinidine*, la *cinchonine* et son isomère la *cinchonidine*. Le plus important de ces alcaloïdes est la quinine.

Caractères de la quinine. — La quinine, découverte par Pelletier et Caventou en 1820, répond à la formule brute $C^{20}H^{24}N^2O^2$. C'est un alcaloïde dont la molécule est formée par un double noyau : un noyau pyridique et un noyau quinoléique. Elle est fort peu soluble dans l'eau.

facilement soluble dans l'alcool et dans l'éther. Sa saveur est extrêmement amère, c'est une base biacide, c'est-à-dire qu'elle fournit avec les acides deux séries de sels : des sels *basiques* dans lesquels la saturation de la base est incomplète, et des sels *neutres* dans lesquels la basicité de l'alcaloïde est satisfaite.

C'est sous forme de sels que la quinine est toujours utilisée en thérapeutique. Ces sels sont amers comme la quinine elle-même; en liqueur sulfurique ils sont fluorescents.

Action physiologique de la quinine. — *Absorption.* — Les sels de quinine sont rapidement absorbés par les muqueuses et par la voie sous-cutanée et on les retrouve dans l'urine fort peu de temps après leur administration. La durée de l'élimination varie suivant la nature du sel administré, mais, dans aucun cas, elle ne se prolonge longtemps; l'élimination est ordinairement complète au bout de 48 heures, d'où la nécessité d'administrer la quinine par doses réfractées si l'on désire maintenir l'organisme pendant un temps suffisant sous l'influence du médicament.

Action locale. — Les muqueuses sont assez sensibles à l'action des sels de quinine; toutefois, l'action irritante de la quinine n'est pas telle qu'on ne puisse l'administrer aisément par une voie quelconque, en prenant la précaution de fractionner les doses et dans le cas d'injection sous-cutanée en n'employant que des solutions *parfaitement neutres et suffisamment étendues.*

Action générale. — Les sels de quinine, en raison de leur amertume peuvent, par voie réflexe, déterminer une exagération de la sécrétion gastrique et peut-être même exciter la motricité stomacale. Les faibles doses passent aussi pour exciter le péristaltisme intestinal. C'est à ces différents titres que la quinine peut figurer dans le groupe des digestifs stomachiques.

Le système nerveux central, et le cerveau principalement, paraissent avoir une électivité spéciale pour les sels de quinine. Chez beaucoup d'individus, en effet, des doses moyennes de quinine, comprises entre 0 gr. 50 et 1 gramme, produisent des bourdonnements d'oreilles, des vertiges, des troubles divers de la vue (mouches volantes, chromatopsie, voir de l'amaurose plus ou moins persistante). Chez quelques personnes, ces mêmes doses peuvent provoquer un état anormal d'excitation cérébrale : délire, hallucinations, etc. (ivresse quinique).

Administrée à doses thérapeutiques et par les voies ordinaires, la quinine n'influence que fort peu l'appareil circulatoire.

Avec les fortes doses il se produit un ralentissement des mouvements du cœur, ralentissement qui peut aller jusqu'à l'arrêt définitif par suite de l'action paralysante exercée par la substance sur les ganglions nerveux intracardiaques et sur la fibre musculaire cardiaque elle-même.

La quinine, comme d'ailleurs presque tous les composés antithermiques du groupe de la quinoléine, peut, à hautes doses, altérer les globules rouges et provoquer de l'hémoglobinurie, mais les doses thérapeutiques n'exercent aucune espèce d'action semblable.

Binz a montré que la quinine, même en solution très étendue, en solution à 1 p. 3 000 par exemple, suspendait les mouvements amiboïdes des leucocytes ; elle exerce d'ailleurs une action du même genre sur la plupart des organismes monocellulaires et notamment sur les protozoaires.

La quinine n'est pas un antithermique vrai ; aux doses thérapeutiques elle ne fait pas baisser la température chez l'homme sain. La quinine n'est pas davantage un antipyrétique général, essentiel : même chez les typhiques, son action antipyrétique est douteuse. Ce n'est en somme que chez les paludéens qu'elle a une action antipyrétique indiscutable. Ce fait montre que l'action antipyrétique de la quinine ne dépend essentiellement, ni d'une action sur le système nerveux, ni d'une action vasculaire, mais qu'elle est sous la dépendance de l'action spécifique exercée par cette substance sur la plasmodie palustre.

Applications thérapeutiques. — La quinine n'a qu'une indication rigoureuse : le traitement de la malaria.

Elle paraît cependant pouvoir être employée avec avantage comme analgésique, notamment dans la migraine. Comme antipyrétique proprement dit, la quinine n'a qu'un intérêt tout à fait secondaire.

Le quinquina jouit évidemment de propriétés analogues à celles de la quinine dans le traitement de la malaria, mais, pour qu'il se montre efficace, il doit être employé à doses relativement élevées.

En dehors de ses applications comme fébrifuge spécifique, le quinquina est souvent, trop souvent peut-être, employé comme tonique amer.

Enfin, la richesse des écorces de quinquina en tanin fait que les écorces pulvérisées constituent d'excellents topiques antiseptiques.

Principaux sels de quinine. Posologie. Modes d'administration. — Les principaux sels de quinine utilisés en thérapeutique sont : les *chlorhydrates*, les *bromhydrades* et les *sulfates de quinine* ; plus rarement on emploie le tannate et le valérianate de quinine. Ce dernier n'a aucune indication particulière et peut être négligé. Le tannate est un composé mal défini.

Il existe deux chlorhydrates, deux bromhydrates et deux sulfates de quinine.

Chorhydrate basique de quinine. Syn. : Monochlorhydrate de quinine. — Il résulte de l'union d'une molécule de quinine avec une molécule d'acide ($C^{20}H^{24}N^2O^2$. HCl $+ 2H^2O$). Il se présente sous la forme d'aiguilles prismatiques, solubles dans environ 30 p. d'eau froide ; mais on peut augmenter sa solubilité à l'aide de l'analgésine. Il renferme 81 p. 100 de quinine. On l'emploie le plus souvent sous forme de soluté, en injections hypodermiques.

Chrorhydrate neutre. Syn. : Bichlorhydrate de quinine. — Il résulte de l'union d'une molécule de quinine (biacide) avec deux molécules d'acide chlorhydrique ($C^{20}H^{24}N^2O^2$, 2HCl $+ 21/2\,H^2O$). C'est donc un sel chimiquement neutre, mais fortement acide au tournesol. Il contient 73 p. 100 de quinine. Il se présente sous la forme de fines aiguilles incolores ou, plus souvent, sous la forme de petites masses très blanches comprimées ; il se dissout à froid dans son poids d'eau. Si n'était la forte acidité de sa solution aqueuse, ce serait. en raison de sa grande solubilité, le sel de quinine de choix pour les injections hypodermiques. On peut d'ailleurs supprimer à peu près complètement les deux inconvénients qu'il présente à ce point de vue (action irritative sur les tissus et douleurs) en prenant la précaution de n'employer que des solutions assez étendues (voir p. 100).

On peut aussi, en raison de sa grande solubilité, le prescrire en potion ; toutefois, étant donnée l'amertume des sels de quinine. la potion n'est pas la forme de choix.

Bromhydrates de quinine. — Aux chlorhydrates de quinine correspondent deux bromhydrates, l'un basique soluble dans 60 p. d'eau environ, et renfermant 76 p. 100 de quinine, l'autre neutre, soluble dans 7 p. d'eau froide, renfermant 60 p. 100 de quinine. Le premier s'emploie surtout sous forme de pilules ; le dernier en injections hypodermiques, en solution au 1/10ᵉ.

Le sulfate de quinine officinal est un sulfate *basique* de quinine et c'est par un abus de langage qu'on le désigne et qu'on le prescrit couramment sous le nom de sulfate *neutre*. Il résulte en effet de la combinaison de deux molécules de quinine avec une

seule molécule d'acide sulfurique $(C^{20}H^{24}N^2O^2)^2.SO^4H^2 + 8H^2O$.
Il se présente sous la forme d'aiguilles iucolores, légères, douces
au toucher, s'agglomérant facilement sous la pression, extrêmement
amères. Le sulfate de quinine ne se dissout que dans 750 p. d'eau
froide; il se dissout dans 80 p. d'alcool à 80°, il est insoluble dans
l'éther; il renferme 74 p. 100 de quinine.

Le sulfate de quinine officinal est le sel de quinine le plus usité.
On l'administre en cachets, en pilules, en potions ou en sirop.

En raison de sa faible solubilité et de son extrême amertume, la
forme de choix est le cachet. On peut, il est vrai, au moyen de
certains artifices, solubiliser le sulfate de quinine. C'est ainsi que,
d'une manière générale, il est solubilisé par les acides (qui le
transforment en sel neutre). Les acides les plus employés sont
l'acide tartrique, l'acide citrique et l'acide sulfurique (sous forme
d'eau de Rabel). L'emploi de l'eau de Rabel n'est pas à recommander; les préparations ainsi obtenues ont en effet une saveur
acide extrêmement désagréable.

Le sulfate de quinine ne se prête pas à la préparation de solutions destinées à être injectées sous la peau; on ne peut pas davantage l'administrer par la voie rectale sous forme de lavements,
mais on peut à la rigueur l'administrer par cette voie sous forme
de suppositoires. En principe cependant, la voie rectale n'est pas à
recommander pour l'administration des sels de quinine, en raison
de l'action irritante de ces sels; c'est une voie qu'on ne doit utiliser que dans des circonstances exceptionnelles.

Posologie et modes d'administration. — La *posologie* des
sels de quinine varie nécessairement suivant qu'ils sont employés
comme antithermiques analgésiques ou qu'ils sont utilisés à titre
de spécifiques dans le traitement des fièvres palustres. Dans le
premier cas on peut considérer comme doses moyennes, chez
l'adulte, les doses de 0 gr. 50 à 1 gramme.

Chez les enfants la quinine est très bien supportée à la dose de
0 gr. 10 par année d'âge. Dans des cas urgents, Comby a même
employé des doses doubles.

La posologie et le mode d'emploi des sels de quinine dans le
traitement des fièvres intermittentes ont varié suivant les époques
et, actuellement encore, l'accord n'est pas absolument fait entre
tous les cliniciens.

La méthode classique employée jusqu'ici consistait essentiellement à traiter les accès fébriles par l'administration journalière

de doses de 1 gramme à 1 gr. 50, qu'on renouvelait jusqu'à disparition de la fièvre et à administrer ensuite deux ou trois fois par
semaine durant les périodes apyrétiques, 0 gr. 50 à 1 gramme par
jour, en vue de prévenir les rechutes. Les faits observés au cours
de cette guerre, et principalement à l'occasion de la sévère
épidémie qui a sévi en 1916 sur nos troupes de l'armée d'Orient,
ont démontré que si cette méthode pouvait donner des résultats
favorables lorsqu'elle était appliquée au traitement des formes
légères de la maladie presque toujours due au *P. Vivax*, elle se
montrait par contre absolument insuffisante contre les formes
graves engendrées par le *P. Falciparum*. Ces formes ne cèdent
en effet qu'à un traitement énergique, en quelque sorte abortif,
autrement dit à des doses de quinine capables d'empêcher la
formation des corps en croissant, forme kystique du parasite,
élément de résistance dont la présence dans l'organisme entretient
la continuité du parasitisme.

Dans le paludisme primaire, les corps en croissant n'apparaissent
qu'à la fin de la période fébrile, et dès lors tout le problème
thérapeutique du paludisme consiste à rechercher quelles sont
les doses de quinine nécessaires et suffisantes pour amener la
destruction des formes plasmodiales avant que ces dernières ne
soient parvenues au stade des croissants. Or l'expérience a
démontré que les doses de quinine dites moyennes, c'est-à-dire
comprises entre 1 gramme et 2 grammes, ne permettaient pas
d'atteindre sûrement ce résultat, mais que, par contre, on y parvenait dans la plupart des cas en utilisant les doses comprises entre
2 grammes et 3 grammes, sans d'ailleurs que ces doses présentent
le moindre danger.

Le mode d'administration des sels de quinine ne semble pas
avoir une grande importance au point de vue du résultat thérapeutique, et l'on peut, suivant les circonstances, utiliser la voie buccale,
la voie sous-cutanée, la voie intramusculaire ou la voie veineuse.

Voie buccale. — Ce serait la voie de choix si l'absorption de
fortes doses de quinine ne déterminait assez fréquemment chez
les malades des troubles gastro-intestinaux. On facilite cependant
l'absorption tout en diminuant la fréquence ou l'intensité des
troubles gastro-intestinaux, en faisant ingérer en même temps au
malade une boisson acide telle que la limonade citrique ou
tartrique. C'est le sulfate de quinine qu'on administre le plus
souvent, soit sous la forme de comprimés, soit en cachets.

Voie intramusculaire. — Elle a semble-t il peu de partisans. Il est extrêmement fréquent en effet d'observer à la suite des injections intramusculaires des sels de quinine, des abcès plus ou moins étendus, septiques ou aseptiques, mais aboutissant généralement à des eschares souvent fort étendues et dont la cicatrisation est extrêmement lente. Il importe en tous cas, d'abord de prendre les précautions aseptiques les plus rigoureuses; ensuite d'éviter la répétition intempestive des injections aux mêmes points, enfin de n'employer que des solutions assez étendues.

Voie sous-cutanée. — Elle est d'une application facile; elle permet une absorption rapide du médicament; de plus, si par suite d'une erreur de technique, il survient quelques accidents, ces accidents sont plus bénins parce que plus superficiels. La pénétration de la solution dans le derme étant susceptible de provoquer de la nécrose, il convient, après asepsie rigoureuse de la peau, d'enfoncer d'abord l'aiguille seule et de s'assurer qu'elle est parfaitement mobile dans le tissu cellulaire; on adapte alors la seringue et on pousse l'injection avec lenteur.

Voie veineuse. — Les injections intraveineuses de sels de quinine provoquent assez fréquemment des phénomènes de choc hypo-thermique et produisent plus fréquemment encore des indurations veineuses; comme d'autre part, dans le cas qui nous occupe, cette voie ne présente aucun avantage réel, on doit la considérer comme une voie d'exception, qu'il convient de réserver pour le traitement des accès pernicieux.

Choix de la Solution injectable. — Qu'il s'agisse de la voie intramusculaire, de la voie sous-cutanée ou de la voie veineuse, il semble que la cause essentielle des accidents locaux dont nous avons parlé, réside avant tout dans la causticité des sels de quinine, et qu'il soit possible, par un choix judicieux du sel, par sa dilution dans un volume d'eau suffisant, par son introduction lente, sinon d'éviter d'une façon absolue ces accidents, du moins de les rendre très rares. Le sel de quinine injectable le plus employé jusqu'ici est le chlorhydrate basique. Ce sel, comme nous l'avons vu, est peu soluble dans l'eau, et pour augmenter sa solubilité, on l'associe à des corps tels que l'antipyrine ou l'uréthane :

Chlorhydrate basique de quinine............	3 grammes.
Antipyrine.................................	2 —
Eau distillée bouillie q. s. p...............	10 cc.

Chlorhydrate basique de quinine .... 4 grammes.
Uréthane................................. 2 —
Eau distillée bouillie q. s. p.............. 10 cc.

Or, de l'avis de tous ceux qui les ont employées, ces solutions sont trop concentrées, et il convient de n'employer que des solutions plus étendues, au 1/20e ou même au 1/100e, surtout pour les injections intraveineuses.

Aussi bien. il convient de remarquer que quel que soit le degré de dilution auquel on ramène les solutions précédentes, quand on en injecte une quantité correspondant à 3 grammes de sel de quinine, on injecte en même temps 2 grammes d'antipyrine ou d'uréthane, et qu'il n'est peut-être pas indifférent d'injecter à des malades, trois fois par semaine, durant plusieurs semaines, de pareilles doses de médicaments dont on n'aperçoit pas l'action adjuvante. Pour toutes ces raisons il semble qu'on devrait donner la préférence au chlorhydrate neutre ou bichlorhydrate de quinine. Ce sel il est vrai, bien que chimiquement neutre. a une réaction acide, mais en l'employant à un degré de dilution suffisante, cet inconvénient disparaît à peu près complètement. La solution injectable de choix paraît donc être la suivante :

Chlorhydrate neutre de quinine............ 1 gramme.
Sérum artificiel à 7,5 p. 1000.............. 100 —

L'inconvénient des solutions très étendues de quinine, qu'il s'agisse de solutions de chlorhydrate basique ou de chlorhydrate neutre, réside dans la nécessité où l'on se trouve d'injecter un volume relativement considérable de liquide ; mais il suffit de substituer à la seringue l'ampoule à sérum, dont on règle le débit, c'est-à-dire la hauteur au-dessus de la veine, de manière à obtenir un débit de 100 cmc. en 1/4 d'heure.

Technique du traitement. — Il est rationnel de penser et il a d'ailleurs été admis jusqu'ici :

1° Que pour que la quinine exerce de la manière la plus efficace son action spécifique, *elle doit déjà se trouver dans le sang avant le début de l'accès*, de manière à entraver l'évolution des formes jeunes de l'hématozoaire, et à empêcher leurs migrations et leur fixation sur les globules rouges ou dans les divers organes hématopoïétiques ;

2° Que les *formes âgées* de l'hématozoaire sont *infiniment plus résistantes* à la quinine que les formes jeunes. Comme nous savons d'autre part que les sels de quinine ne séjournent en général que peu de temps dans l'organisme, nous pouvons déduire que la technique la plus rationnelle du traitement des fièvres intermittentes est la suivante :

1° Commencer l'administration de la quinine durant la période apyrétique, 5 ou 6 heures avant le début de l'accès par exemple.

2° Ne pas donner en une seule fois la dose que l'on se propose d'utiliser, mais l'administrer en 2 ou 3 fois.

Ce sont ces données qui constituent dans le traitement du paludisme ce qu'on a appelé la *Loi de l'heure*. Si l'on en juge cependant par les faits rapportés par la plupart des médecins qui au cours de cette guerre ont eu soit en Orient, soit en Algérie, d'importants services de paludéens, il ne semble pas que l'observation de cette loi ait été d'importance capitale au point de vue du résultat thérapeutique ; cela a tenu sans doute au fait que les données biologiques qui ont servi de base à l'établissement de cette Loi ne sont pas identiques à celles qui dominaient les formes à *P. Falciparum* observées en Orient.

Quoi qu'il en soit, on peut retenir des observations les plus récentes :

1° Que les doses journalières utiles de quinine dans le traitement du paludisme sont de 2 à 3 grammes.

2° Que ces doses doivent être administrées en deux fois dans la journée, moitié le matin à 8 heures par exemple, moitié le soir vers 18 heures.

3° Que l'administration de ces doses doit être maintenue jusqu'à défervescence.

4° Que le mode d'administration employé, n'a pas dans la majorité des cas d'importance capitale.

5° Que même après que la quinine a supprimé les accès, il est utile de redonner de la quinine deux ou trois jours par semaine durant les cinq ou six semaines suivantes.

6° Qu'il semble même utile, comme on le fait pour la syphilis, de soumettre les paludéens cliniquement guéris à des cures thérapeutiques au cours des années suivantes.

Formulaire des sels de quinine.

Cachets :

a. Sulfate de quinine.. 0 gr. 40
   Poudre de camo-
      mille............. 0 gr. 20
   Poudre de belladone. 0 gr. 02
   Pour un cachet; 2 à 3 par jour.
b. (Voir Antipyrine.)

Pilules fébrifuges :

Sulfate de quinine... 0 gr. 10
Acide arsénieux..... un milligr.
Extrait de quinquina. Q. S.
   Pour une pilule; 4 à 10 par jour.

Sirop :

Sulfate de quinine.. 1 gramme.
Acide tartrique..... 1 —
Eau distillée....... 20 —
Sirop de quinquina. 80 —
   A prendre en 3 ou 4 fois dans
la journée.

Suppositoires :

Sulfate de qui-
   nine.......... 0 gr. 20 à 0 gr. 50
Beurre de cacao. 4 grammes.
   Pour 1 suppositoire.

Préparations galéniques de quinquina. — Les préparations de quinquina sont le plus souvent utilisées à titre de toniques; toutefois, leur efficacité dans les fièvres paludéennes est réelle. Quelques cliniciens admettent même qu'elles sont plus efficaces que la quinine, au moins comme remède préventif des fièvres palustres.

Les principales préparations galéniques de quinquina sont :

1° La *poudre de quinquina.* Elle est surtout utilisée à l'extérieur; elle sert à préparer des poudres dentifrices ou des poudres astringentes destinées au pansement des plaies; elle figure notamment dans le mélange connu sous le nom de poudre de Lucas-Championnière (voir p. 621);

2° La *tisane de quinquina* se prépare en faisant infuser pendant 2 heures, 20 grammes de quinquina concassé, dans 1 000 grammes d'eau bouillante;

3° La *teinture de quinquina.* C'est une teinture au 1/5ᵉ de couleur rouge brun, très amère. Cette teinture est utilisée pour la préparation de certains vins composés;

4° *Extrait de quinquina.* Il y a au Codex deux extraits de quinquina, un extrait *alcoolique* de quinquina jaune et un extrait *aqueux* de quinquina rouge. Ce sont des extraits de couleur brun rougeâtre, de saveur très amère et aromatique. Le premier doit titrer au moins 10 p. 100 d'alcaloïdes totaux; le second au moins 6 p. 100. Ces extraits se prescrivent en potions, vins, pilules à la dose de 1 à 4 grammes.

5° *Sirop de quinquina.* Le sirop de quinquina du Codex se prépare avec le quinquina rouge. On l'administre à la dose de 20 à 60 grammes, que l'on fait prendre en nature ou dans une potion.

6° *Vin de quinquina*. Il existe un grand nombre de formules de vins de quinquina simples ou composés, ferrugineux ou non. Tous ces vins s'emploient comme toniques, mais leur usage s'est beaucoup restreint depuis quelques années. On a reconnu en effet qu'un usage trop répété de ces vins n'était pas exempt d'inconvénients.

IPÉCA

Origine. — Sous le nom d'ipécacuanhas ou plus simplement d'ipécas on désigne un certain nombre de racines émétiques fournies par des plantes de la famille des rubiacées.

L'ipéca officinal est fourni par le Cephælis ipecacuanha. Dans le commerce de la droguerie on le désigne sous le nom d'ipéca annelé mineur, par opposition à une variété voisine, l'ipéca annelé majeur qui s'en rapproche d'ailleurs beaucoup, tant par ses caractères anatomiques que par ses propriétés physiologiques. .

Caractères. — L'ipéca officinal se présente sous la forme de racines longues de 8 à 10 centimètres, sur 4 ou 5 millimètres de diamètre. Ces fragments sont tortueux. La surface, d'une teinte gris brunâtre, présente un nombre considérable de renflements circulaires séparés par des étranglements plus ou moins profonds.

La section transversale montre une écorce très épaisse entourant un cylindre central (méditullium) très réduit. C'est dans le parenchyme cortical que se trouvent localisés les principes actifs de la racine d'ipéca ; aussi, quand on prépare la poudre d'ipéca, doit-on rejeter le méditullium inactif.

Composition chimique. — Les principes actifs de l'ipéca sont deux alcaloïdes, l'*émétine* et la *céphéline*.

Action physiologique. — *Action locale.* — La poudre d'ipéca

est très irritante pour les muqueuses. Une pincée de cette poudre projetée dans l'œil détermine une inflammation extrêmement vive, pouvant aller jusqu'à la perforation de la cornée. Inhalée en petite quantité, la poudre d'ipéca provoque des éternuements ; lorsqu'elle est respirée en plus grande abondance, elle provoque une toux spasmodique extrêmement pénible.

Action générale. — L'ipéca est un vomitif. Comme la plupart des émétiques, l'émétine peut provoquer le vomissement par les deux modes généraux que nous connaissons (par action centrale et par action réflexe) ; mais, dans les conditions où il se produit habituellement, le vomissement provoqué par l'ipéca peut être considéré comme d'origine réflexe, et l'on peut faire de cette substance un émétique périphérique (voir p. 242).

Ce qui distingue l'ipéca de la plupart des autres vomitifs, et notamment de l'émétique, c'est d'abord que son action est plus lente à se manifester, c'est ensuite et c'est surtout que les phénomènes de dépression générale (cardiaque et musculaire principalement) sont moins intenses que dans le cas de l'émétique. C'est dire que l'ipéca est le vomitif de choix chez les enfants et les vieillards et, d'une manière plus générale. chez les individus affaiblis ou porteurs d'une lésion cardiaque.

Applications thérapeutiques. — Elles peuvent être rangées sous quatre chefs :

1º Applications de l'ipéca comme expectorant ;

2º — — — vomitif ;

3º — — dans la dysenterie :

4º — — dans les hémoptysies.

L'emploi de l'ipéca comme *expectorant* est basé d'une part sur son action nauséeuse, d'autre part sur l'excitation qu'il exerce à faible dose sur le centre respiratoire. C'est par ce double mécanisme que l'ipéca favoriserait l'expulsion des mucosités bronchiques ; on admet de plus que l'ipéca stimulerait aussi les sécrétions des muqueuses des premières voies.

Comme expectorant l'ipéca s'administre par doses réfractées, et généralement associé à d'autres substances calmantes ou diaphorétiques, en infusion, cachets, potion ou sirop.

Cachets :

Poudre de Dower... } āā 0 gr. 10
— scille.... }
Pour 1 cachet ; 3 à 5 par jour.

Infusé :

Ipéca .... 0 gr. 50
Eau.................... 120 —
Faire infuser, passer et ajouter :
Sirop diacode........ } āā 30 gr.
— de polygala.... }
A prendre par cuillerées à soupe dans la journée.

Potion :

Sirop d'ipéca ..... 20 grammes.
— de polygala. 30 —
Eau de tilleul..... 120 —
A prendre par cuillerées à soupe.

*Sirop de Désessartz
ou d'ipéca composé :*
1 cuillerée à soupe correspond à 0 gr. 10 de poudre.
20 à 50 gr. par jour chez les adultes, 1 à 4 cuillerées à café chez les enfants.
Peut être administré seul ou dans une potion.

Comme *vomitif*, l'ipéca s'administre sous forme de poudre simple, seule ou associée à du sirop d'ipéca ou à de l'émétique :

Poudre d'ipéca.......... 1 gr. 50
Tartre stibie.......... 0 — 05
A diviser en 2 paquets à prendre à 1/4 d'heure d'intervalle. en suspension dans un peu d'eau tiède (adultes).

Sirop d'ipéca.......... 30 gr.
Poudre d'ipéca .... 0 — 30
Par cuillerées à café de 5 en 5 minutes jusqu'à effet vomitif (enfants).

Comme *antidysentérique*, l'ipéca s'emploie généralement en infusion suivant la méthode dite Brésilienne : -

> Ipéca concassé....... .... 3 à 6 grammes.
> Eau bouillante........................ 300 —

Jeter l'eau bouillante sur l'ipéca et laisser infuser pendant 12 heures.
L'infusion ainsi obtenue est prise par demi-verres au cours de la journée.

On considérait jusqu'ici que l'efficacité de l'ipéca dans le traitement de la dysenterie ne devait pas être attribuée au principal des alcaloïdes de la plante, c'est-à-dire à *l'émétine*, et on en donnait comme preuve qu'on obtenait les mêmes effets thérapeutiques en employant l'ipéca· *désémétisé*. La récente découverte de L. Rogers (de Calcutta) semble démontrer que l'émétine est bien, au contraire, l'élément actif de l'ipéca, même en ce qui concerne l'action de ce médicament dans la dysenterie amibienne. L. Rogers a, en effet, constaté qu'une solution d'émétine à 1 p. 10 000, tue rapidement les amibes dysentériques contenus dans le mucus dysentérique.

Ayant constaté l'action *in vitro* de l'émétine sur les amibes, L. Rogers se décida à essayer le traitement de la dysenterie amibienne et de l'hépatite suppurée au moyen des injections hypodermiques de chlorhydrate d'émétine et il obtint des résultats tout à fait remarquables. Depuis la communication de L. Rogers, l'émétine a été essayée en France ·par de nombreux cliniciens et notamment par Chauffard et Dopter qui ont rapporté des observations qui paraissent des plus concluantes et qui semblent bien confirmer l'opinion de Rogers, que l'émétine serait un agent véritablement spécifique dans l'affection qui nous occupe, un *amibicide spécifique*. Il est à remarquer, en effet, qu'il résulte des recherches mêmes de L. Rogers que l'émétine est d'une inefficacité absolue dans les cas de dysenterie bacillaire, de cancer intestinal se traduisant parfois par des symptômes dysentériformes.

Il y a cependant, ainsi que l'a fait remarquer Dopter, des réserves à faire sur le point de savoir si l'émétine est capable de guérir définitivement l'amibiase et de steriliser complètement l'organisme, c'est-à-dire de le débarrasser complètement et définitivement des amibes dysentériques qu'il héberge. Marchoux a, en effet, constaté que certains malades conservent encore dans leurs selles, après la guérison clinique apparente, des kystes amibiens sur lesquels l'émétine ne paraît pas avoir beaucoup d'action.

L'émétine a été également préconisée dans le traitement des hémoptysies, des hémorragies intestinales, etc., dans les circonstances en un mot où il est indiqué de provoquer une action vaso-constrictive sur le système vaso-moteur viscéral.

Posologie et mode d'administration. — Le chlorhydrate d'émétine s'administre généralement sous la forme d'injection sous-cutanée.

Dans la *dysenterie amibienne*, les *doses* à injecter ne doivent pas, d'après Dopter, être moindre de 0 gr. 04 par jour, jusqu'à la guérison clinique complète. Dans le traitement de *l'abcès amibien* du foie, on doit également employer au moins la même dose; parfois même, quand l'acuité du processus amibien est intense, on peut injecter 0 gr. 08 et même 0 gr. 10 par jour. Ces doses un peu élevées seraient supportées sans le moindre inconvénient et ne provoqueraient même pas d'état nauséeux.

Il ne faut pas perdre de vue. cependant, la toxicité du chlorhydrate d'émétine. D'après Dalimier, la détermination de l'équivalent toxique expérimental. chez le lapin et chez le cobaye, donne les chiffres suivants :

	Voie veineuse.	Voie sous-cutanée.
Lapin	0,002	0,03
Cobaye	0,007	0,09

L'homme paraît beaucoup moins sensible. au moins que le lapin, au chlorhydrate d'émétine. puisque certains auteurs (Baermann et Heinemann, de Sumatra), auraient pu injecter, en une fois. dans les veines, 15 et même 20 centigrammes du médicament ; toutefois. tout en tenant compte de cette résistance plus grande de l'homme, il n'en convient pas moins, en pratique, de retenir les chiffres fournis par les déterminations expérimentales et de surveiller attentivement les réactions du malade, lorsque. au cours d'un traitement émétinien on approche de doses totales voisines de 1 gramme. Si l'on constatait chez le malade des troubles moteurs, sensitifs ou réflexes. même légers, une accélération du pouls, il conviendrait de suspendre la médication.

Enfin, dans les *hémoptysies*, l'ipéca s'emploie à des doses réputées insuffisantes pour provoquer le vomissement. Le meilleur moyen pour éviter la production des vomissements est encore d'avoir recours à l'infusion. mais à une infusion de courte durée. Dans ces conditions l'émétine ne passe qu'en petite quantité dans le liquide d'infusion, qui contient surtout les substances astringentes de l'ipéca :

Ipéca concassé	2 gr. 50
Eau bouillante	250 —

Faire infuser pendant 1/4 d'heure, passer et prendre par demi-verre tous les 1/4 d'heure.

On peut avec avantage ajouter à cette infusion 30 grammes de sirop de morphine.

DES CAFÉIQUES

Sous le nom générique de caféiques, on désigne une série de produits d'origine végétale, n'appartenant pas tous à une même famille, mais renfermant tous, soit de la caféine, soit de la théobromine, soit à la fois de la caféine et de la théobromine ; en un mot des alcaloïdes du groupe de la *purine*.

Les principaux caféiques sont : le café, le thé, le maté, le guarana, la noix de kola et le cacao.

Le café est la graine du Coffea Arabica, arbrisseau toujours vert, originaire d'Abyssinie et connu en Europe depuis 1645.

Le *Thé* est constitué par les feuilles du Thea chinensis, arbrisseau de la famille des Ternstrémiacées, originaire de la Chine, mais cultivé aujourd'hui dans un grand nombre de colonies orientales.

Les feuilles de thé, aussitôt récoltées, sont séchées rapidement sur des sortes de poêles en fer chauffées à un feu de charbon de bois et remuées jusqu'à ce qu'elles se recroquevillent; elles passent ensuite sur des tables où, pendant qu'elles sont encore chaudes, on les roule entre les mains de manière à obtenir des sortes de pelotes. Après une nouvelle dessiccation on les crible afin de les débarrasser des matières étrangères. Le thé ainsi obtenu constitue le *thé vert*.

Les *thés noirs* sont obtenus en grillant les feuilles après leur avoir fait subir une certaine fermentation.

Le *maté* ou *thé du Paraguay* est une poudre grossière préparée avec les feuilles et les jeunes sommités fleuries de l'Ilex paraguayensis, arbuste de la famille des Ilicinées, particulièrement abondant dans les districts du Paraguay.

La préparation du maté comporte des manipulations qui rappellent un peu celles qui sont mises en œuvre pour l'obtention du thé. Les feuilles de l'ilex ne sont en effet broyées qu'après avoir subi un léger grillage.

Le *guarana* de même que le maté est originaire de l'Amérique du Sud où il est employé depuis un temps immémorial par les nombreuses tribus indiennes qui habitent le bassin de l'Amazone. Il est préparé avec les graines du Paullinia sorbilis, liane grimpante de la famille des Sapindacées. Les graines lavées sont légèrement torréfiées de manière à séparer l'amende de son enveloppe; elles sont ensuite broyées sur une pierre chaude et malaxées avec de l'eau. On obtient ainsi une sorte de pâte grossière à laquelle on ajoute parfois de la poudre de cacao et de la farine de manioc.

Cette pâte est ensuite moulée en pains ou roulée en cylindres qu'il ne reste plus qu'à sécher au soleil.

Dans les droguiers le Guarana se présente en cylindres ayant 10 à 30 centimètres de long sur 4 à 5 centimètres de diamètre. Ces cylindres sont lourds, très durs, de couleur rougeâtre. La cassure est rouge, rugueuse, et présente de petites cavités provenant du retrait de la matière pendant la dessiccation. L'odeur est peu marquée; la saveur est astringente et laisse dans la bouche un parfum qui rappelle celui du cacao.

Les *noix de kola* sont les graines du Sterculia acuminata, grand arbre de la famille des Sterculiacées, qui existe à l'état spontané ou à l'état de culture sur toute la côte occidentale d'Afrique comprise entre le Rio-Nunez et le Congo.

En Europe les graines de kola sont surtout employées à l'état sec; cependant on reçoit assez régulièrement aujourd'hui des kolas frais. Les graines de kola fraîches sont de la grosseur d'un marron, leur couleur varie depuis le jaune clair jusqu'au rouge rosé; elles sont constituées par des cotylédons charnus, plus ou moins distincts les uns des autres et dont les bords sont indiqués par une ligne plus foncée; ce caractère s'accentue au fur et à mesure de la dessiccation. Dans les droguiers, la graine sèche est même le plus souvent fragmentée par suite de la séparation des cotylédons; toutes les graines prennent alors une couleur brune uniforme.

Les noix de kola fraîches ont un tissu compact, croquant sous la dent, une saveur amère et astringente qui s'atténue par la dessiccation.

Sous le nom de *cacaos* on désigne les graines du cacaoyer (THEO-BROMA CACAO), grand arbre de la famille des Malvacées, originaire de l'Amérique du Sud, mais qui est aujourd'hui cultivé dans la plupart des pays tropicaux.

Dans le commerce de la droguerie on distingue un grand nombre de variétés commerciales de cacao venant se ranger autour de deux types principaux : les cacaos *terrés* et les cacaos *non terrés*. Les premiers ont été d'abord mis en terre dans des tonneaux; dans ces conditions ils ont subi une fermentation qui a enlevé à l'amande une partie de sa saveur âcre. Cette fermentation terminée ils ont été retirés et séchés. Les cacaos non terrés sont obtenus en entassant dans des vases les semences et la pulpe qui les entoure dans le fruit, et en abandonnant le tout à la fermentation. Lorsque celle-ci est terminée la pulpe est devenue liquide; on en sépare les graines que l'on expose au soleil jusqu'à complète dessiccation.

Les graines de cacao ont une forme ovoïde, aplatie; elles mesurent 2 à 3 centimètres de longueur sur 15 à 16 millimètres de largeur. Leur teinte varie du brun grisâtre au brun rougeâtre; elles ont une odeur aromatique peu marquée, une saveur amère et aromatique.

Composition chimique des Caféiques. — Les proportions de caféine renfermées dans les divers caféiques sont très variables; ces proportions peuvent même varier entre certaines limites pour la même plante, suivant plusieurs conditions naturelles (origine géographique, climat, altitude, etc.).

Nous indiquons dans le tableau suivant les proportions moyennes de caféine que l'on peut rencontrer dans ces plantes :

	Proportions de caféine p. 100.
Café vert	1 à 1,8
— torrifié	
Thé vert	1,5 à 3
— noir	1,5 à 3,5
Maté	0.8 à 3.4
Guarana	3,5 à 5,6
Cacao	0,15 à 0,20

Nos connaissances sont encore loin d'être complètes en ce qui concerne la composition chimique intégrale des plantes à caféine. On ne connaît pas encore très bien, notamment, *l'état* sous lequel la caféine existe dans la plupart de ces plantes. Tout porte à croire cependant que dans ces plantes la caféine n'existe pas à l'état libre, mais plutôt sous la forme de combinaisons. combinaisons peu stables à la vérité et susceptibles de libérer la caféine sous des influences diverses mais ordinairement légères, telles que la simple hydratation; et comme dans toutes les plantes à caféine on trouve du tanin ou des composés phénoliques qui s'en rapprochent, on est porté à croire qu'il s'agit de combinaisons de caféine avec ces tanins ou tanosides. Autrement dit, les complexes caféiniques seraient des sortes de tanoïdes ou de tanosides dont la nature varierait suivant la plante considérée. Il se pourrait cependant que dans certains caféiques tout au moins, les complexes caféiniques soient représentés par des combinaisons glucosidiques proprement dites, c'est-à-dire par des corps dont le dédoublement s'accompagnerait de la libération de molécules sucrées.

Les mieux étudiés des caféiques au point de vue qui nous occupe ont été le café et la kola.

Dans le café le complexe caféinique serait une combinaison d'un acide particulier, l'*acide chlorogénique* avec la caféine et la potasse.

Dans le maté et le thé il existe des tanoïdes analogues ou peut-être même identiques à ceux du café [1].

Dans la kola et le guarana la caféine paraît combinée à des corps du groupe des Catéchines. Goris a obtenu de la noix de kola fraîche un produit cristallisé mais très altérable qu'il a appelé *kolatine* et qui doit être l'un des éléments du complexe caféinique dans la kola.

Dans le cacao, la caféine n'existe qu'en très faible quantité et le principe actif prédominant est ici la *théobromine* que l'on y rencontre dans les proportions de 1,5 p. 100 environ. Le cacao se distingue d'ailleurs encore des autres caféiques par sa teneur énorme (40 à 50 p. 100) en une matière grasse spéciale qui, fondue et coulée en tablettes, constitue le beurre de cacao utilisé pour la confection des suppositoires.

A côté de ce principe commun à tous les caféiques, *la caféine*, on rencontre naturellement dans les diverses plantes à caféine des principes spéciaux et notamment des produits volatils qui leur donnent leur arôme spécial. Notons que la torréfaction du café ne modifie que peu ou pas sa teneur en caféine, mais que cette opération provoque la formation de produits aromatiques divers parmi lesquels, à côté de corps de nature phénolique, on a signalé de la pyridine.

Ajoutons enfin que l'on retrouve dans toutes les plantes à caféine des bases azotées particulières, de constitutions très voisines : la *trigonelline* dans le café; la *bétaïne* dans la kola; la *choline* dans le thé, le maté, le guarana et le cacao.

CAFÉINE

Constitution chimique. — La caféine, ainsi d'ailleurs qu'un grand nombre de composés azotés qui résultent du fonctionnement normal de la cellule vivante animale ou végétale, peut être rattachée à un noyau fondamental, le noyau de la purine qui peut être représenté par le schéma suivant :

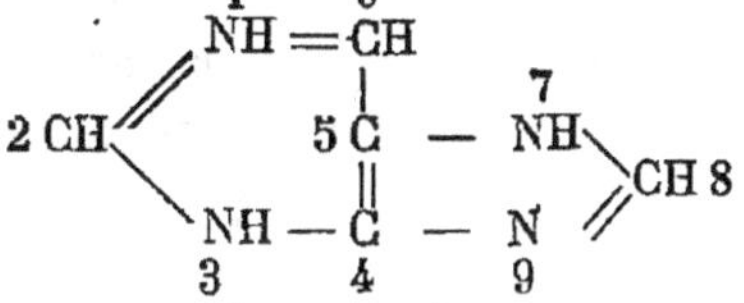

$$\begin{array}{ccccccc}
 & \overset{1}{NH} & = & \overset{6}{CH} & & & \\
2\,CH & & & | & & \overset{7}{NH} & \\
 & & & \overset{5}{C} & - & & CH\;8 \\
 & NH & - & C & - & N & \\
 & 3 & & 4 & & 9 &
\end{array}$$

Noyau purique.

En oxydant les deux groupes CH en position 2,6, on obtient une dioxypurine dont le dérivé triméthylé en position 1, 3, 7 est la caféine :

---

[1]. On rencontre aussi dans le thé de la *Théophylline*, alcaloïde isomère de la *Théobromine.*

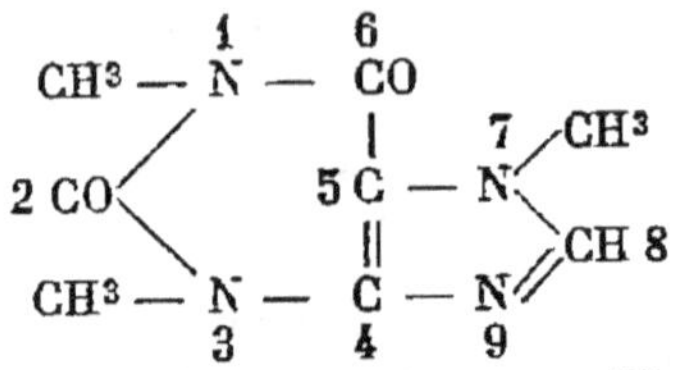

$$CH^3 - \overset{1}{N} - \overset{6}{CO}$$

Triméthyl-dioxypurine ou caféine.

Caractères. — La caféine se présente sous la forme de fines aiguilles prismatiques; elle est soluble dans 98 p. d'eau à 15° et dans l'eau bouillante en proportions telles que la solution se prend en masse par le refroidissement; elle se dissout dans 25 p. d'alcool à 80°.

Le benzoate de soude, le salicylate de soude, facilitent la dissolution de la caféine dans l'eau froide.

Propriétés physiologiques. — *Action sur le cœur et la circulation.* — Cliniquement, l'action de la caféine sur le cœur et la circulation se rapproche de l'action de la digitale; c'est-à-dire que, sous l'influence des doses moyennes habituellement employées en thérapeutique, on constate chez l'homme un ralentissement des mouvements du cœur, une augmentation de l'énergie des battements, une augmentation de l'amplitude et de la force du pouls, une augmentation de la tension artérielle. A doses moyennes, thérapeutiques, la caféine est donc un tonique du cœur.

Action sur la respiration. — La caféine augmente la fréquence et l'amplitude des mouvements respiratoires, elle favorise par conséquent la ventilation pulmonaire et c'est ainsi qu'on peut expliquer ce fait bien connu, qu'elle diminue l'essoufflement qui succède en général à un exercice d'une certaine violence. Il est vraisemblable qu'il faut attribuer ces modifications du rythme et de l'amplitude des mouvements respiratoires, à une action excitante de la caféine sur le centre respiratoire.

Action sur l'appareil musculaire proprement dit. — Quand on étudie l'influence de la caféine sur le muscle isolé, on constate que les faibles doses de cette substance agissent comme excitant sur la fibre musculaire. En effet, l'étude de la contraction du muscle caféiné montre : 1° *que la période latente d'excitation est diminuée*; 2° *que l'amplitude de la courbe de contraction est augmentée.*

Avec les hautes doses de caféine, on observe naturellement des effets inverses; ces hautes doses paralysent la fibre musculaire et finissent par la tuer. La caféine, à doses physiologiques, peut donc être considérée comme une substance myosthénique.

Action sur le système nerveux. — L'action de la caféine sur le système nerveux est démontrée, tant par les phénomènes subjectifs déterminés par l'absorption des caféiques et connus de tout le monde, que par les expériences physiologiques.

L'action excitante du café sur les fonctions cérébrales est un phénomène bien connu de. tous ceux qui en font usage. D'autre part, on a démontré expérimentalement que, sous l'influence du café, le temps de réaction physiologique, c'est-à-dire l'intervalle qui sépare une perception sensorielle 'du moment précis où elle aurait dû être perçue si l'enregistrement par nos sens avait été instantané, était toujours notablement diminué. La caféine à faibles doses paraît donc agir comme un sensibilisateur de nos centres de perception.

La caféine est aussi un sensibilisateur des centres gris de la moelle, autrement dit elle augmente l'excitabilité réflexe de la moelle. Chez l'homme, avec les doses ordinaires, l'action médullaire n'est cependant pas très marquée.

Conclusions à tirer de l'ensemble des faits précédents. — La caféine tonifiant le cœur, favorisant la ventilation pulmonaire, augmentant l'excitabilité du système nerveux central et agissant sur la fibre musculaire comme un agent myosthénique, il est facile de comprendre pourquoi cette substance facilite l'accomplissement du travail musculaire. Le café *défatigue*, disait Fonsagrives ; la caféine *met un homme non entraîné dans les conditions d'un homme entraîné, et chez ce dernier elle ajoute son action à celle de l'entraînement,* disait Parisot. Cette conception du rôle des caféiques répond bien à la réalité des faits ; mais si de faibles doses de caféine facilitent, et le travail cérébral, et le travail musculaire, les hautes doses agissent en sens inverse. Ces hautes doses commencent à produire des phénomènes d'excitation cérébrale et médullaire plus ou moins violents : délire, hallucinations, tremblements, etc., et la caféine nous apparaît alors comme un poison convulsivant. Puis, à ces phénomènes d'excitation succèdent des phénomènes de dépression ; la sensibilité devient obtuse et l'individu traverse une phase de narcose ; en même temps le système musculaire perd de sa tonicité, soit que les hautes doses de caféine atteignent primitivement les nerfs moteurs, soit qu'elles agissent sur la fibre musculaire elle-même jusqu'à en atténuer considérablement la contractilité.

On voit en somme que si, à une certaine phase de son action

toxique, la caféine peut être rapprochée de la strychnine, à une phase plus tardive elle nous apparaît comme un poison narcotisant, comparable dans une certaine mesure à la morphine.

Action sur la nutrition. — Pendant longtemps il a été admis par tout le monde que la caféine est un *aliment d'épargne,* c'est-à-dire une substance ayant la propriété de permettre à l'organisme d'accomplir un travail donné avec une alimentation *a priori* insuffisante pour l'accomplissement de ce travail. Cette conception a eu son point de départ dans ce fait, vrai en soi, que, sous l'influence de la caféine, l'homme peut accomplir sans fatigue *apparente* et sans ration alimentaire supplémentaire, un travail supérieur à celui que, toutes choses égales d'ailleurs, il pourrait accomplir en dehors de l'intervention de cette substance.

Plus tard, divers physiologistes cherchèrent à donner à cette opinion une base expérimentale, et ils crurent y avoir réussi en montrant que, avec une ration alimentaire donnée, la quantité d'urée excrétée était toujours plus faible chez les individus faisant usage du café que chez ceux qui s'en abstenaient. Si chez les premiers il y avait eu, avec une même ration, moins d'urée excrétée, c'est donc, disaient ces physiologistes, que la caféine a *épargné* la combustion des substances albuminoïdes; et puisque le travail fourni a été le même, c'est donc que la caféine a permis à l'organisme de faire face au même travail avec une ration alimentaire réduite. La caféine, autrement dit, a permis à l'organisme de *réaliser une économie alimentaire,* c'est donc un aliment d'épargne.

Or, même en tenant pour vrai le fait que, toutes choses égales d'ailleurs, sous l'influence de la caféine il y a une excrétion moindre d'urée, on ne serait pas autorisé à considérer que la caféine a réellement épargné, réduit la dépense alimentaire. D'une part, en effet, l'urée n'est pas le seul reliquat de la combustion des matières albuminoïdes, et son dosage seul ne permet pas d'évaluer rigoureusement la quantité d'albuminoïdes qui ont été détruits en un temps donné. Pour faire cette évaluation, il faut doser l'azote total dans les urines.

D'autre part, une ration alimentaire ne se compose pas uniquement de matériaux albuminoïdes, elle comprend aussi des graisses et des hydrates de carbone, matériaux qui brûlent sans laisser de résidu azoté. Le dosage de l'azote total lui-même ne suffit donc pas encore à donner la mesure des dépenses en combustible faites par la machine animale. Pour apprécier rigoureusement ces dépenses il faut doser, non seulement l'azote excrété au niveau du rein, mais encore l'acide carbonique exhalé au niveau du poumon. Mais pour que les chiffres obtenus aient encore une signification quelconque, il faut aussi connaître exactement la quantité de matériaux combustibles introduits dans l'organisme par la ration alimentaire administrée.

Or, de semblables recherches, dans la pratique, sont entourées des plus grandes difficultés ; on peut dire hardiment qu'aucun des auteurs qui ont étudié l'influence de la caféine sur la nutrition ne s'est entouré d'assez de précautions pour que les résultats obtenus aient une signification rigoureuse. Et ce que nous disons à propos de la caféine, nous aurions pu le dire à propos de tous les corps dont on a étudié l'influence sur la nutrition ! Quoi-qu'il en soit, ces réserves faites, si l'on considère l'ensemble des résultats obtenus par les différents expérimentateurs, il semble bien que l'on doive considérer la caféine non pas comme un aliment d'épargne, mais au contraire comme un aliment d'usure.

Voici en effet des faits qui, mieux que tous les dosages d'azote qui ont été publiés, sont de nature à faire admettre cette opinion. On a en effet observé que des animaux soumis à l'influence de la caféine peuvent, malgré une nourriture abondante, perdre, en un temps relativement court, jusqu'à 3 p. 100 de leur poids. Dans le même ordre d'idées, on a montré que, chez des animaux ne pouvant s'alimenter, la caféine agissait seulement comme agent de désassimilation : ainsi, un chien soumis à l'inanition simple (avec de l'eau à volonté) est mort en 31 jours en perdant en moyenne 15 grammes par jour et par kilogramme de son poids, tandis qu'un second chien soumis au même régime que le précédent, mais qui absorbait en plus, par jour, 100 grammes d'infusion de café, est mort en 13 jours en perdant en moyenne 28 grammes par jour et par kilogramme de son poids.

L'intervention du café rend donc l'inanition plus rapide et augmente la dénutrition et la perte de poids. Pourquoi dès lors obtient-on avec la caféine un travail plus intense qu'en dehors de son influence ? Mais précisément parce qu'elle est un aliment d'usure ! C'est que, comme on l'a bien fait remarquer, la loi de conservation de l'Énergie est vraie ici comme partout ! La machine animale ne fonctionne qu'en consumant du combustible et c'est en activant cette combustion que la caféine permet le travail musculaire pendant le jeûne. On pourrait dire que la caféine est à l'organisme ce qu'une petite quantité d'eau ou ce qu'un courant d'air est à un foyer en combustion.

La caféine exalte les combustions organiques par ce qu'elle excite le système nerveux et qu'en définitive c'est le système nerveux qui règle la marche et l'intensité des combustions organiques. Il est vraisemblable qu'un appareil nerveux spécial, composé d'éléments modérateurs et d'éléments accélérateurs, dirige les combustions organiques et est chargé de régler la dépense de combustible de la machine animale, de l'empêcher notamment de puiser à ses propres réserves. Et la faim n'est pas en définitive autre chose qu'un moyen de protection de l'organisme. La faim est, en effet, une sensation qui pousse l'individu à faire une nouvelle provision de combustible avant de toucher à celui qu'il a déjà mis en réserve. Il est possible que l'apparition de la faim coïncide avec un certain degré d'excitation des centres modérateurs des combustions organiques l'emportant momentanément sur l'excitation des centres accélérateurs. Chez un individu en état de jeûne, en effet, chez un individu qui a faim, il y a bien du combustible dans la machine, mais ce combustible ne brûle pas ; le foyer n'est pas allumé. Pour que ce combustible puisse être immédiatement utilisé, il faut une excitation venue du dehors et qui, allant impressionner, exciter par voie réflexe, les centres accélérateurs des combustions, fasse que les conditions d'excitation l'emportent à nouveau sur les conditions d'inhibition.

Cette conception est évidemment toute théorique en ce qui concerne l'existence de ces centres ; mais, ce qui est bien certain, c'est que les aliments que nous ingérons ne sont pas immédiatement utilisés par la machine que nous sommes, pour la production de la chaleur nécessaire au travail. On sait en effet, d'une part, que la sensation de la faim est déjà calmée dans une certaine mesure par la simple ingestion de certains aliments peu thermogènes tels que le bouillon, et, d'autre part, qu'un individu cesse d'avoir faim et est apte à travailler avant que la digestion et l'absorption des aliments qu'il vient d'ingérer soient totales. Non seulement il existe des excitants analeptiques tels que le bouillon ou certains hors-d'œuvre capables d'exciter les centres accélérateurs des combustions organiques, de remettre la machine en marche, mais il paraît aussi y avoir des excitants mécaniques capables de produire un résultat analogue. Chacun sait, en effet, que durant les périodes de famine on a vu des affamés, pour tromper leur faim, avaler de la terre ou même de petits cailloux. Ces substances n'agissent évidemment que comme excitants mécaniques ; leur action ne peut évidemment pas être de longue durée. Il semble enfin, qu'à côté de ces excitants analeptiques et mécaniques, il faille admettre l'existence d'excitants médicamneteux : les caféiques seraient les types de ces excitants.

En résumé, les caféiques ne sont pas des aliments d'épargne mais plutôt des *aliments d'usure* ; ils ne remplacent pas les aliments, ils ne font que renforcer l'excitation tonique qui règle la combustion des matériaux nutritifs ; c'est en gaspillant les réserves qu'ils favorisent le travail musculaire et qu'ils en imposent au premier abord pour des aliments d'épargne. Pour que l'usage des caféiques soit inoffensif ou salutaire, il est avant tout nécessaire que l'individu qui en fait usage soit soumis à une alimentation suffisante, non seulement pour faire les frais du travail qu'il a à accomplir, mais suffisante aussi pour combler en même temps le déficit créé dans ses réserves par la caféine.

Action sur la diurèse. — L'action diurétique de la caféine est très discutée. On admet généralement qu'elle est faiblement diurétique chez l'homme sain et que, comme la digitale, elle favorise plutôt la diurèse chez les malades atteints d'hydropisie cardiaque. D'après Huchard cependant la diurèse caféinique serait beaucoup moins marquée que la diurèse digitalique ; de plus, elle s'en distinguerait par ce fait, qu'au lieu d'amener la débâcle urinaire, elle se ferait d'une façon régulière, progressive, ressemblant en cela à la diurèse strophantique.

Applications thérapeutiques. — L'emploi de la caféine est surtout indiqué pour régulariser le cœur et augmenter sa force d'impulsion, comme tonique du cœur en un mot ; à ce titre elle est surtout utilisée au cours de certaines maladies infectieuses, quand le cœur est menacé, notamment dans la fièvre typhoïde. Mais même, et *surtout* pourrait-on dire, dans ces circonstances, il ne faut pas perdre de vue l'action dépressive des fortes doses de caféine. On doit donner d'emblée une dose suffisante, mais ne là renouveler qu'avec prudence, afin d'éviter de surmener un cœur déjà fatigué.

Enfin l'influence de la caféine sur le système neuro-musculaire plaide en faveur de l'usage de cette substance dans tous les cas d'atonie générale. Toutefois, dans ces circonstances, on a surtout recours aux caféiques en nature (café, thé, kola, principalement).

Posologie. Modes d'administration. — Parmi les caféiques c'est à la kola qu'on a généralement recours aujourd'hui. On a prétendu que la kola fraîche absorbée en nature avait une action beaucoup plus marquée que la kola sèche. C'est là une simple affirmation, dont on n'a donné aucune espèce de démonstration, pour la raison qu'on ne peut pas en donner ; il s'agit en effet, dans l'espèce de phénomènes surtout subjectifs, variables d'un individu à l'autre et qui ne sont pas mesurables.

Les préparations à base de kola les plus employées sont : la *poudre*, la *teinture* et le *vin*, qu'on administre généralement sous forme de préparations composées :

<table>
<tr><td>

Cachets :

Poudre de kola......... 0 gr. 50
  —   de noix vomique. 0 — 05

Pour un cachet. Un cachet à chaque repas.

</td><td>

Vin :

Teinture de kola......)
  —   de coca...... } ãã 20 gr.
  —   de quinquina.)
Sirop d'écorces d'oran-
   ges amères......... 100 —

Vin de Grenache. Q. S. p. 1 litre.

</td></tr>
</table>

La caféine s'administre à la dose de 0 gr. 20 à 1 gramme par jour. Dans certains cas cependant ces doses peuvent être dépassées et portées à 1 gr. 50 et même 2 grammes.

La caféine peut s'administrer en cachets ou en potions ; mais l'absorption dans ce cas s'opère toujours assez lentement, et quand il s'agit d'agir rapidement, la forme de choix est l'injection hypodermique.

Il existe au Codex deux formules de solutions pour injections hypodermiques, une *solution faible* qui suffit dans la plupart des cas, et une *solution forte* :

<table>
<tr><td>

Solution faible :

Caféine............... 2 gr. 50
Benzoate de soude.... 3 — 50
Eau distillée bouillie.
  Q. S............... p. 10 cc.
  1 cc. = 0 gr. 25 de caféine.

</td><td>

Solution forte :

Caféine............... 4 gr.
Salicylate de soude.... 3 —
Eau distillée bouillie.
  Q. S............... p. 10 cc.
  1 cc. = 0 gr. 40 de caféine.

</td></tr>
</table>

THÉOBROMINE : $C^7H^8N^4O^2$

Constitution. — La théobromine possède le même noyau que la caféine, car, méthylée, elle donne la caféine : c'est la 3,7, diméthyl, 2,6, dioxypurine.

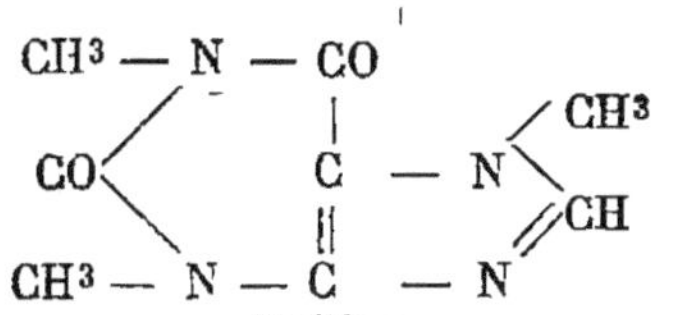

$$CH^3 — N — CO \qquad \qquad NH — CO$$

Caféine.

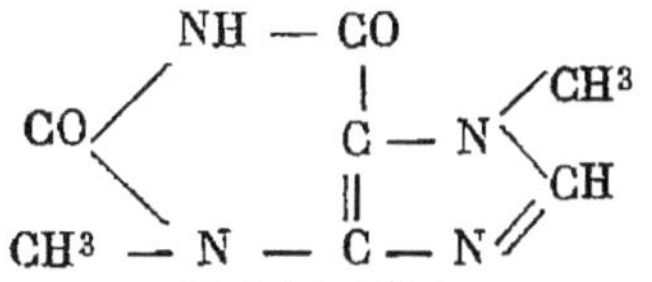

Théobromine

Caractères. — C'est une poudre blanche formée de cristaux anhydres, d'une saveur amère, très peu soluble dans l'eau (environ 1 p. 1600), peu soluble aussi dans l'alcool. Elle se dissout dans les alcalis et on a quelquefois utilisé cette propriété pour obtenir des prétendues solutions de théobromine.

La diurétine est de la théobromine solubilisée à l'aide de salicylate de soude en liqueur alcaline.

Action physiologique. — Les propriétés physiologiques de la théobromine sont analogues à celles de la caféine, mais elles sont moins marquées. La théobromine se distingue cependant de la caféine par son action diurétique beaucoup plus énergique; elle est le type des diurétiques directs et est indiquée dans tous les cas où l'insuffisance de la dépuration rénale est à redouter.

Posologie. Modes d'administration. — On l'administre à la dose de 1 à 3 grammes par jour par doses de 0 gr. 50 environ. La théobromine étant à peu près insoluble dans l'eau on la prescrit généralement sous forme de cachets ; toutefois sa saveur étant peu marquée on peut aussi à la rigueur la faire prendre en suspension dans un julep.

Toxicité. — La théobromine est fort peu toxique ; elle s'élimine facilement ; cependant elle peut, comme beaucoup d'autres médicaments également peu toxiques, déterminer quelques accidents chez certains malades. Sans parler des nausées ou même des vomissements, qu'on évite assez facilement en prenant la précaution de fractionner les doses, on peut voir survenir une céphalée extrêmement pénible. Dans ce cas on doit diminuer la dose journalière et même supprimer le médicament si l'intolérance continue.

CAPRIFOLIACÉES

Dans cette famille nous n'aurons à signaler que les fleurs de sureau utilisées en fumigations ou en tisane comme sudorifiques, et l'écorce de VIBURNUM PRUNIFOLIUM fournie par la racine d'un arbuste qui croît aux États-Unis.

Dans le pays d'origine, cette écorce est employée pour conjurer l'avortement. En Europe on l'utilise surtout comme hémostatique dans les métrorragies. Son action n'est rien moins que démontrée.

On l'emploie surtout sous forme d'extrait fluide qu'on fait prendre dans une potion (1 à 2 gr. par jour).

OMBELLIFÈRES

CIGUËS

Plusieurs plantes vénéneuses de la famille des Ombellifères sont confondues sous le nom vulgaire de ciguë; la plus connue est la grande ciguë ou ciguë officinale (CONIUM MACULATUM).

Cette plante se rencontre principalement dans les terres arides remuées. les décombres, le long des haies. C'est une plante haute de 1 à 2 mètres, d'un vert sombre, glabre et luisante. Sa tige droite, fistuleuse, légèrement striée, est marquée, surtout vers le bas, de taches pourprées.

Les feuilles inférieures, longuement pétiolées sont très grandes, leur limbe est tripinnatiséqué, à segments ovales aigus, incisés dentés, à dents terminées par une petite pointe blanchâtre. Les feuilles deviennent de plus en plus petites et plus courtement pétiolées à mesure qu'elles se rapprochent du sommet de la tige où elles sont sessiles et rapprochées par 2, 3 ou 5.

Les fleurs sont blanches, petites, disposées en ombelles terminales nombreuses, de 10 à 12 rayons avec un involucre à 4 ou 5 folioles rabattues; les ombellules sont munies d'involucelles de 2 ou 3 petites folioles aiguës, soudées à la base.

Elle répand quand on la froisse une odeur vireuse et nauséeuse.

Composition chimique de la ciguë officinale. — On a retiré de la grande ciguë 6 alcaloïdes. Le plus important de ces alcaloïdes est la *cicutine* ou *conicine*, qui est une propylpipéridine dont Ladenburg a réalisé la synthèse :

$$H_2C \diagup CH_2 \diagdown CH_2$$

$$H_2C \diagdown CH - CH_2 - CH_2 - CH_3$$

$$NH$$

Cicutine ou conicine.

Caractères. — C'est un liquide huileux possédant une odeur vireuse étourdissante, peu soluble dans l'eau froide, moins soluble encore dans l'eau chaude, soluble dans l'alcool, l'éther, etc. Elle donne des sels cristallisés. Le sel officinal est le bromhydrate, soluble à froid dans 2 p d'eau.

Action physiologique de la cicutine. — Les propriétés toxiques de la ciguë sont connues depuis fort longtemps et le récit fait par Platon de la mort de Socrate est classique. Après avoir vidé la coupe qu'on lui présentait, Socrate éprouva de la faiblesse dans les jambes, de l'insensibilité et du refroidissement des extrémités inférieures, puis il ressentit une commotion et resta le regard fixe, ce que voyant, Criton lui ferma la bouche et les yeux.

La cicutine est, en effet, avant tout, un poison du système nerveux. Elle paraît surtout porter son action sur les nerfs moteurs dont elle paralyse les extrémités à la façon du curare, si bien que la cicutine peut déterminer la mort à une dose insuffisante pour déterminer une intoxication générale de l'organisme. Dans ce cas la mort survient par asphyxie et, de fait, en pratiquant la respiration artificielle sur l'animal en expérience, on peut lutter contre les effets mécaniques du poison, donner à celui-ci le temps d'être éliminé et empêcher ainsi l'animal de mourir.

L'action de la cicutine sur les nerfs sensitifs est très discutée; quelques auteurs admettent qu'elle les atteint comme les nerfs moteurs; d'autres admettent que la cicutine n'a aucune action sur ces nerfs.

Le cerveau n'est atteint que très tardivement par la cicutine et l'intelligence demeure longtemps intacte chez l'individu empoisonné par la ciguë; on sait que Socrate conversait encore avec ses disciples alors que le poison avait déjà exercé son action périphérique, et qu'avant de mourir il put dire à Criton : « Criton, nous devons un coq à Esculape, n'oublie pas d'acquitter cette dette. »

Enfin, parmi les effets de la cicutine, il y a lieu de noter une augmentation générale des sécrétions.

Applications thérapeutiques. — La ciguë est un médicament à peu pres complètement abandonné. Aussi bien, aucune de ses propriétés physiologiques ne plaide en faveur de son emploi.

Il existe cependant au Codex quelques préparations de ciguë :

a, une *poudre* de semences de ciguë (0 gr. 05 à 0 gr. 50);

b, un *extrait* de ciguë (0 gr. 05 à 0 gr. 20).

Ces deux préparations sont rarement usitées. L'extrait de ciguë sert surtout à la préparation d'un *emplâtre de ciguë* qui a été fort employé autrefois comme analgésique local. Enfin on utilise rarement comme antinévralgique ou antispasmodique le bromhydrate de cicutine (0 gr. 03 à 0 gr. 05).

RACINE DE THAPSIA

Le Thapsia (THAPSIA GARGANICA) est une ombellifère qui croit spontanément dans la région méditerranéenne, principalement en Algérie, où les Arabes la désignent sous le nom de *Bou-Néfa* (Père de la Santé). L'écorce de racine de thapsia renferme une résine douée de propriétés vésicantes et qui sert à préparer la toile emplastique désignée en Europe sous le nom de *thapsia*. Cette toile produit sur la peau une rubéfaction intense accompagnée d'une éruption miliaire très confluente et d'une démangeaison très vive.

Le thapsia n'est plus guère employé que dans la médecine populaire.

Ombellifères à essences.

Un grand nombre d'ombellifères renferment des huiles essentielles très aromatiques qui, à petites doses, sont des excitants légers du système nerveux périphérique et employées à ce titre comme eupeptiques ou comme antispasmodiques. A doses plus élevées, ces mêmes essences excitent d'abord vivement le système nerveux central, puis elles exercent une action stupéfiante se manifestant par de la parésie musculaire, de l'analgésie, de la narcose. Plusieurs de ces essences entrent dans la composition des liqueurs qualifiées d'apéritifs et il est vraisemblable qu'elles participent à la production des accidents que l'on peut observer chez beaucoup des grands buveurs d'apéritifs.

Parmi les produits végétaux pouvant être rattachés à ce groupe nous citerons : les fruits de fenouil, de coriandre, de cumin, d'angélique, d'aneth, d'anis, de carvi; la racine d'angélique.

APIOL

Parmi les produits aromatiques qu'on rencontre dans les ombellifères il n'en est qu'un qui ait reçu des applications thérapeutiques directes, c'est l'apiol.

Il constitue la portion principale de l'essence de persil. C'est un corps cristallisable mais qui fond à 30° et demeure facilement en surfusion; aussi se présente-t-il habituellement sous la forme d'un liquide de consistance huileuse, de couleur jaunâtre, doué d'une odeur rappelant celle du persil.

L'apiol s'emploie comme emménagogue à la dose de 0 gr. 25 à 0 gr. 75. On l'administre en capsules.

GOMMES-RÉSINES D'OMBELLIFÈRES

Asa fœtida. — C'est une gomme-résine fournie pour la racine de FERULA asa fœtida, ombellifère qui croît en Perse et en Afghanistan.

Elle se présente sous la forme de larmes ou de masses jaunâtres douées d'une odeur nauséabonde caractéristique. Le principe le plus important de l'Asa fœtida paraît être une huile essentielle sulfurée.

Dans les pays d'origine, l'asa fœtida est utilisée comme condiment; dans la thérapeutique européenne on l'emploie comme antispasmodique.

On utilise la poudre et plus rarement la teinture. La poudre s'emploie à la dose de 0 gr. 50 à 4 grammes par jour. On peut l'administrer sous forme d'émulsion ou de pilules; mais, en raison de son odeur désagréable, on l'utilise souvent sous forme de lavements :

Lavement :

Asa fœtida.....................................	2 grammes.
Huile d'amandes douces......................	5 —
Jaune d'œuf...................................	N° I
Eau	250 —

GOMME AMMONIAQUE

La tige du DOREMA AMMONIACUM, ombellifère qui habite à peu près les mêmes régions que les Ferula, contient en abondance un suc laiteux. Or, cette tige est exposée à la piqûre de certains insectes coléoptères du groupe des scarabées. Par les trous pratiqués sur la tige par ces insectes, le suc laiteux s'écoule en abondance et vient se concréter, soit sur la tige même, soit sur le sol jusqu'où il s'est écoulé. Dans les droguiers, la gomme ammoniaque se présente en général sous la forme de larmes de la grosseur d'un gros pois ou même d'une cerise, d'un blanc laiteux assez caractéristique, à cassure cireuse et translucide sur les bords. On attribue à la gomme ammoniaque des propriétés stimulantes et expectorantes et c'est à ce titre qu'elle figure dans la composition de certaines pilules employées dans la bronchite chronique, par exemple dans les pilules de Morton.

CUCURBITACÉES [1]

SEMENCES DE COURGE

Les semences de courge ou de citrouille sont fournies par le Cucurbita pepo, appelé citrouille, et par le Cucurbita maxima, désigné vulgairement sous le nom de courge.

Caractères. — Ce sont des semences ovales oblongues, aplaties, longues de 12 à 15 millimètres et larges de 8 à 9 millimètres; elles sont entourées d'un bourrelet. Les deux faces, légèrement convexes, sont recouvertes par une pellicule mince, qui se détache facilement et découvre un spermoderme un peu coriace, d'un blanc mat.

Dans les droguiers, les semences de courge sont souvent séparées de leur spermoderme coriace (graines de courge *mondées*); elles sont alors dépourvues de bourrelet et simplement recouvertes par un tégument très mince d'un blanc verdâtre.

Cette graine a une saveur douce et huileuse.

Usages. Modes d'emploi. — Les graines de courge ont été de tout temps utilisées comme vermifuges. On les emploie à la dose de 30 à 60 grammes, sous forme d'émulsion ou de pulpe sucrée.

Graines de courge mondées...........
Sucre................................. } āā 30 à 60 grammes.
Eau ou lait........................... Q. S. pour faire une pâte ou un liquide émulsif.

On fait prendre pendant 2 jours de suite une préparation de ce genre, après quoi on administre une légère purgation.

GRANATÉES

GRENADIER

Origine. — Le grenadier (Punica granatum) est un arbuste qui croît naturellement dans les parties chaudes de l'Europe, mais qui est surtout abondant dans le nord de l'Afrique et en Perse. La matière médicale utilise les fleurs, l'écorce du fruit, et surtout l'écorce de la racine de grenadier.

Caractères. — Les fleurs du grenadier sont désignées sous le nom de *Balaustes*; elles possèdent une belle teinte rouge qui se fonce par la dessiccation.

1. La famille des Cucurbitacées fournissait autrefois à la matière médicale deux drogues renfermant des principes doués de propriétés drastiques : la racine de Bryone ou navet du diable (*Bryonia dioïca*) et la coloquinte qui est le fruit du *Citrullus colocynthis*. Ces drogues ne sont plus utilisées, du moins dans la médecine humaine.

L'écorce du fruit (écorce de grenade) se présente dans les droguiers en fragments très irréguliers, plus ou moins cintrés, d'une consistance coriace, d'une teinte brune ou vert rougeâtre sur leur face extérieure, jaunâtre sur leur face intérieure qui est marquée de dépressions laissées par les graines qui y étaient appliquées.

L'écorce de racine de grenadier se présente en fragments très irréguliers, les uns complètement enroulés en tuyaux ou incurvés en forme de gouttière, les autres simplement cintrés ou même plats; leur épaisseur moyenne ne dépasse guère 1 millimètre; leurs bords sont généralement taillés en biseau. La surface extérieure est d'une teinte gris jaunâtre; la surface interne est plus pâle et plus jaune, lisse ou marquée de stries plus ou moins fines.

Composition chimique. — L'écorce de racine de grenadier contient un tanin particulier connu depuis assez longtemps sous le nom d'acide punico-tannique et 4 alcaloïdes découverts par Tanret en 1878.

De ces 4 alcaloïdes, deux *sont tænicides* et deux *inactifs*. Tanret a appelé les premiers : *pelletiérine* et *isopelletiérine*; il a désigné les derniers sous les noms de *pseudopelletiérine* et de *méthylpelletiérine*.

Le pelletiérine, le plus important de ces alcaloïdes est un liquide oléagineux, incolore, fortement alcalin, altérable à l'air et se colorant en se résinifiant. Elle est soluble dans 20 p. d'eau, très soluble dans l'alcool et l'éther.

Propriétés physiologiques. — L'histoire physiologique des alcaloïdes du grenadier est encore très incomplètement écrite. Seule la pelletiérine a été étudiée avec quelque soin, mais comme les auteurs ont sans doute, le plus souvent, expérimenté avec des produits impurs, les résultats obtenus ne sont pas toujours concordants. Il est toutefois démontré que chez l'homme, des doses de 0 gr. 50 à 0 gr. 60 de pelletiérine produisent déjà des vertiges, souvent des nausées ou des vomissements, de la diarrhée, des troubles de la vue, de l'engourdissement des membres.

L'étude expérimentale de la pelletiérine chez les animaux a montré que cette substance paralysait les appareils périphériques de la locomotion. Pour quelques-uns, cette paralysie serait le résultat de l'action de la pelletiérine sur les plaques terminales des nerfs moteurs et cet alcaloïde serait une sorte de curare; pour d'autres il s'agirait d'une paralysie de la fibre musculaire elle-même et c'est plutôt de la vératrine que du curare qu'il conviendrait de rapprocher la pelletiérine. La pelletiérine agit aussi, d'ailleurs, sur le système nerveux central dont elle exalte d'abord l'excitabilité réflexe puis qu'elle paralyse, lorsque la dose administrée a été très élevée.

Applications thérapeutiques. — L'emploi du grenadier comme tænifuge remonte à une époque très reculée puisqu'on le trouve mentionné dans les écrits de Dioscoride, de Pline, de Celse, etc. Aujourd'hui encore, malgré la découverte du principe actif, on utilise le plus souvent l'écorce elle-même.

Le mode d'administration le plus habituel et qui paraît le plus efficace consiste à faire prendre la drogue sous forme d'apozème. Voici comment se prépare cet apozème :

Écorce récente de racine de grenadier........	60 grammes.
Eau distillée...............................	750 —

Contuser l'écorce et la faire *macérer* pendant au moins 6 heures dans la quantité d'eau prescrite. Faire ensuite bouillir sur un feu doux jusqu'à réduction au tiers. Décanter et filtrer.

Le malade a été mis la veille à la diète lactée. Le matin de la cure il prend un purgatif ; 1 heure après il commence à absorber l'apozème : le prendre en 3 ou 4 fois dans l'espace de 2 heures environ ; nouveau purgatif une heure après.

L'écorce de racine de grenadier prise sous forme d'apozème est la préparation de choix parce que, grâce sans doute à leur combinaison au tanin de cette écorce, les alcaloïdes sont peu absorbables et se bornent à exercer leur action nocive sur le tænia.

Le seul reproche qu'on puisse adresser à cette préparation c'est son goût extrêmement désagréable, que beaucoup de malades ne peuvent tolérer. On peut alors avoir recours à la pelletiérine, en prenant encore la précaution de l'administrer sous forme de tannate. Dans ce but on prescrit :

Sulfate de pelletiérine........	0 gr. 30 à 0 gr. 40
Tanin.................................	1 — à 1 — 50
Eau distillée..............................	} āā 30 grammes.
Sirop simple..............................	
Alcoolature de citron....................	X gouttes.

A prendre en 2 ou 3 fois, à 1/2 heure d'intervalle.

Nota. — Le sel inscrit au Codex sous le nom de sulfate de pelletiérine est en réalité un mélange de sulfate de pelletiérine et de sulfate d'isopelletiérine.

MYRTACÉES

CLOUS DE GIROFLE

Les clous de girofle sont les boutons séchés des fleurs de l'EUGENIA CARYOPHYLLATA, arbuste cultivé dans un certain nombre de pays chauds.

Les clous de girofle en nature sont surtout utilisés comme condiment, mais ils fournissent une essence douée de quelques propriétés thérapeutiques.

L'essence de girofle, incolore au moment de sa préparation, ne tarde pas à prendre la couleur brune qu'elle possède généralement; elle est de consistance oléagineuse, plus lourde que l'eau; son odeur est caractéristique, sa saveur est âcre et brûlante. Elle renferme un carbure de formule $C^{10}H^{16}$, mais est en majeure partie constituée par de l'*eugénol*, lequel n'est autre que l'éther monométhylique d'un diphénol ortho possédant en position 4 une fonction carbure éthylenique :

$$C^6H^3 \begin{cases} OH & (1) \\ O - CH^3 & (2) \\ CH^2 - CH = CH^2 & (4) \end{cases}$$

Eugénol ou méthoxypropénylphénol.

Usages. — L'essence de girofle, grâce à la présence de l'eugénol, possède les propriétés antithermiques et analgésiques qu'on trouve dans tout le groupe des éthers méthyliques des diphénols (gaïacol, créosol, homocréosol).

C'est à titre de caustique analgésique qu'elle est utilisée par les dentistes pour cautériser la pulpe et calmer les douleurs dentaires.

FEUILLES D'EUCALYPTUS

Ce sont les feuilles de l'EUCALYPTUS GLOBULUS, très grand arbre qu'on cultive en grand dans la région méditerranéenne.

Les feuilles d'eucalyptus affectent deux formes différentes. Les unes, provenant des *jeunes rameaux*, sont sessiles et ovales, longues de 10 à 15 centimètres sur 4 à 8 de large; les autres, qui proviennent des rameaux plus âgés, sont longuement pétiolées et ont un limbe falciforme, lancéolé, long de 15 à 20 centimètres sur 4 centimètres environ dans sa partie la plus large.

Telles qu'on les rencontre dans les droguiers, les feuilles d'eucalyptus sont coriaces, d'un vert jaunâtre et tachetées de nombreuses ponctuations qui correspondent à autant de poches sécrétrices disséminées dans le parenchyme du limbe. Ces feuilles possèdent une odeur forte et balsamique, qui s'exalte surtout quand on les froisse entre les doigts; elles ont une saveur également aromatique, chaude et amère d'abord, mais qui devient bientôt fraîche.

Composition chimique. — Le principe le plus important des feuilles d'eucalyptus est l'essence.

L'essence d'eucalyptus est un liquide très fluide, à peine coloré, d'une odeur forte caractéristique. Cette essence a elle-même une composition très complexe, mais son constituant principal est l'*Eucalyptol* ou *Cinéol*, qui y est renfermé dans la proportion de 60 p. 100 environ.

L'eucalyptol peut être représenté par la formule suivante :

$$CH^3C \underset{CH^2 - CH^2}{\overset{CH^2 - CH^2}{<}} >CH - C(CH^3)^2$$

Eucalyptol.

Cette formule fait de l'eucalyptol un anhydride de la terpine.

L'eucalyptol est un liquide à odeur camphrée, susceptible de cristalliser par refroidissement; il est insoluble dans l'eau mais soluble en toutes proportions dans l'alcool.

Usages. — L'eucalyptol, comme tous les produits aromatiques suffisamment volatils, s'élimine partiellement au niveau du poumon, et comme la plupart de ces produits, il peut dans une certaine mesure exciter légèrement les sécrétions bronchiques, favoriser l'expectoration et désodoriser les crachats et l'haleine.

Ce sont donc surtout les bronchites chroniques caractérisées par une expectoration plus ou moins fétide qui constituent la principale indication de l'eucalyptol.

Les *feuilles d'eucalyptus* s'emploient sous forme de teinture (2 à 10 gr. par jour en potion), sous forme de sirop (50 à 100 gr.) ou sous forme d'infusion (20 p. 1000). On se sert fréquemment aussi de l'infusion d'eucalyptus pour faire des pulvérisations aromatiques dans les chambres de malades atteints de gangrène pulmonaire ou de bronchite fétide.

L'*essence* d'eucalyptus et l'*eucalyptol* lui-même sont réputés doués de propriétés antiseptiques, et c'est à ce titre qu'on a proposé l'eucalyptol dans le traitement de la tuberculose pulmonaire, où il ne peut naturellement agir que comme palliatif des processus putrides qui s'accomplissent dans les ramifications bronchiques.

On l'administre à la dose de 0 gr. 50 à 2 grammes par jour, généralement en capsules. Mendel a proposé de faire des injections intratrachéales avec la solution huileuse : 1 à 3 centimètres cubes de la solution à 5 p. 100 dans l'huile d'olives stérilisée.

GOMÉNOL

Le Goménol ou essence de Niaouli est une huile volatile, incolore ou jaunâtre, aromatique, extraite des feuilles d'une Myrtacée qui croît en Australie, le *Melaleuca viridiflora* ou Niaouli.

Le Goménol, comme la plupart des essences, est doué de propriétés antiseptiques; il paraît en outre doué de propriétés anticatarrhales analogues à celles de la Terpine, du Terpinol et de l'Eucalyptol. A ce titre, il a été employé dans le traitement des bronchites chroniques fétides. Comme, de plus, il s'élimine en partie au niveau du rein, on l'a aussi employé dans le traitement de quelques affections des voies urinaires.

Actuellement le goménol est surtout utilisé comme topique antiseptique dans le traitement des affections des premières voies aériennes (coryza, laryngites).

A l'intérieur on l'administre sous forme de capsules (1 à 3 gr. par jour).

A l'extérieur il est employé en pulvérisation ou inhalations sous forme d'*huile goménolée* à 10 ou 20 p. 100.

HAMAMÉLIDÉES

HAMAMELIS DE VIRGINIE

L'HAMAMELIS DE VIRGINIE ou noisetier de sorcière est un arbuste américain dont l'écorce et les feuilles ont été préconisées pour la cure des varices et des hémorroïdes.

L'hamamelis renfermant une assez forte proportion de tanin, il est possible qu'il puisse avoir une action angiotonique locale, mais il n'est pas démontré qu'il agisse comme angiotonique général et qu'il ait réellement quelque action sur la régression des phlébites ou des varices.

C'est cependant un médicament très employé, soit sous forme de teinture, soit sous forme d'extrait fluide. Ces préparations peuvent se prescrire à la dose journalière de 2 à 5 grammes, par doses fractionnées.

---

1. Quelques médecins prescrivent souvent des mélanges (à P. E) de teinture d'hamamelis et de teinture d'hydrastis. Dans un pareil mélange il se fait un précipité dû à la combinaison du *tanin* de l'hamamelis et de l'*hydrastine* de l'hydrastis. On peut faire disparaître ce précipité en ajoutant à la préparation Q. S. d'un mélange à P. E. de glycérine à 30° et d'alcool à 90°.

Élixir :

Extrait fluide d'hamamelis	15 gr.
Sirop de framboises	200 —
Élixir de garus	50 —
Eau	50 —

Une cuillerée à soupe renferme environ 1 gr. d'extrait fluide d'hamamelis; 1 à 5 cuillerées par jour.

Pilules :

Extrait mou d'hamamelis	0 gr. 10
Extrait d'hydrastis canadensis	0 — 05
Poudre d'ergot de seigle.	0 — 05

Pour 1 pilule; 1 à 5 par jour.

Suppositoires :

Extrait mou d'Hamamelis	0 gr. 20
Beurre de cacao	4 —

Pour 1 suppositoire.

DROSÉRACÉES

DROSERA ROTUNDIFOLIA

Cette plante, connue aussi sous les noms de rossolis, rosée du soleil, herbe à la rosée, est très commune dans les bruyères humides.

Elle a été introduite en thérapeutique par les homéopathes et elle est réputée jouir de propriétés antispasmodiques (?). Elle est surtout employée contre la toux coqueluchoïde, sous forme de teinture, à la dose de X gouttes par année d'âge chez les enfants. Il est prudent de l'associer à d'autres médicaments antispasmodiques d'une efficacité plus certaine (belladone, bromoforme, bromure de potassium, etc.).

ROSACÉES

ROSE DE PROVINS

La rose de Provins est une forme de ROSA GALLICA; la matière médicale utilise les fleurs récoltées avant le complet épanouissement du bouton.

Bien desséchées elles conservent une couleur rouge pourpre foncée et une surface veloutée. Elles renferment un tanin particulier qui leur communique des propriétés astringentes. C'est à ce titre qu'elles rentrent dans la préparation de la *conserve de roses* et du *miel rosat*, utilisés, la première, comme excipient de certaines pilules, et le second sous forme de collutoires.

CYNORRHODONS

Ce sont les fruits du rosier sauvage (ROSA CANINA). Ces fruits servent à la préparation de la *conserve de cinorrhodons*, qui sert elle aussi à la préparation de certaines masses pilulaires.

KOUSSO

Origine. — Sous le nom de kousso, les Abyssins désignent les inflo·
rescences d'un bel arbre dioïque, le BRAYERA ANTHELMINTICA.

Caractères. — Dans les droguiers, le kousso est formé de paquets qui
devraient être constitués par des inflorescences femelles, mais dans lesquels on trouve souvent des inflorescences mâles. Les fleurs femelles
sont en effet plus estimées ; elles ont une teinte rougeâtre et on les distingue aisément des fleurs mâles qui ont une teinte brun verdâtre.

Composition chimique. — Le kousso renferme une résine amère,
une petite quantité d'huile essentielle et deux principes particuliers
qu'on a décrits sous les noms de *coussotoxine* et de *coussine*.

Usages. — Le kousso, lorsqu'il est constitué par des inflorescences femelles pas trop anciennes, est un excellent tænifuge. Il
agit à la dose de 10 à 20 grammes. On l'administre sous forme
d'apozème (Codex) :

> Kousso en poudre demi-fine................ 20 grammes.
> Eau distillée bouillante.................... 150 —

Délayer la poudre dans l'eau bouillante, et, quand le mélange est
refroidi, le faire prendre au malade sans avoir séparé la poudre.

Cette préparation a un goût fort désagréable, et comme, d'autre
part, le kousso des pharmacies est généralement ancien, peu efficace et fort coûteux, c'est à l'heure actuelle un tænicide à peu
près inusité.

FEUILLES DE RONCES

Ce sont les feuilles de la ronce sauvage (RUBUS FRUTICOSUS). Elles
sont douées de propriétés astringentes et communément employées en
gargarismes.

FEUILLES DE LAURIER-CERISE

Origine. — Ce sont les feuilles du PRUNUS LAURO-CERASUS, arbuste
toujours vert cultivé dans les jardins comme plante ornementale.

Caractères. — Les feuilles de laurier-cerise sont simples, courtement
pétiolées, coriaces, épaisses, d'un vert brillant, cassantes et rigides quand
elles sont sèches ; elles mesurent 8 à 12 centimètres de long sur 4 à
6 centimetres dans leur plus grande largeur. Vers la base et contre la
nervure médiane, à la face inférieure, on aperçoit 2 à 4 petites dépressions de couleur brune qui sont des sortes de glandes nectarifères.

Fraîches et *intactes* ces feuilles n'ont pas d'odeur, mais si on les froisse
entre les doigts, ou si on les pile dans un mortier, elles exhalent un
parfum caractéristique ; quand on les mâche elles ont une saveur amère
et aromatique qui rappelle celle des amandes amères.

Composition chimique. — Les feuilles de laurier-cerise renferment deux principes particulièrement importants :

1º Un ferment soluble, l'*émulsine* ou *synaptase;*

2º Un corps de nature glucosidique, la *prulaurasine* dont la constitution se rapproche de celle de l'amygdaline des amandes amères.

Ces deux principes sont renfermés dans des cellules distinctes. Quand la feuille est entière et intacte, ces deux principes sont séparés par des cloisons étanches et ne peuvent pas réagir l'un sur l'autre. Mais, quand on vient à broyer la feuille, on déchire les parois des cellules spéciales, et alors, en présence de l'eau, l'émulsine réagit sur la lauro-cérasine, elle l'hydrate et la dédouble en glucose, aldéhyde benzoïque et acide cyanhydrique :

$$\text{Prulaurasine} + \text{émulsine} + \text{eau} = \underset{\text{Glucose.}}{C^6H^{12}O^6} + \underset{\text{Ald. benzoïque.}}{C^6H^5 - CHO} + \underset{\substack{\text{Acide} \\ \text{cyanhydrique.}}}{CNH}$$

Donc, dans les feuilles de laurier-cerise il n'y a pas d'acide cyanhydrique, mais il y a un glucoside *générateur* d'acide cyanhydrique et un ferment capable de dédoubler ce glucoside en ses composants.

Usages. — Les feuilles de laurier-cerise servent uniquement à la préparation de l'eau distillée de laurier-cerise dont nous avons déjà indiqué les applications.

AMANDES DOUCES ET AMANDES AMÈRES

Elles sont fournies par l'amandier commun (AMYGDALUS COMMUNIS, var. DULCIS).

Les amandes douces renferment 50 à 55 p. 100 d'huile fixe qu'on extrait par expression et qui constitue l'huile d'amandes douces; elles renferment aussi de l'émulsine. le ferment hydrolisant dont nous venons de parler, mais elles ne renferment pas de glucoside cyanhydrique.

Les amandes amères sont fournies par l'AMYGDALUS COMMUNIS, var. AMARA.

Les amandes amères renferment de l'huile fixe et de l'émulsine comme les amandes douces. mais elles renferment en outre un glucoside cyanhydrique, l'*amygdaline*. Comme dans les feuilles de laurier-cerise, le ferment et le glucoside sont localisés dans des cellules spéciales et ne viennent en contact l'un de l'autre que lorsque. en pilant les amandes, on déchire les parois de cellules qui les renferment. Alors l'amygdaline comme la prulaurasine. en présence d'eau, se dédouble elle aussi en glucose, aldéhyde benzoïque et acide cyanhydrique.

Usages. — Les amandes douces et surtout les amandes amères servent à la préparation de l'huile d'amandes douces; elles entrent dans la formule du looch blanc du Codex.

LÉGUMINEUSES

GOMME ARABIQUE

Origine. — Sous ce nom on peut grouper tous les produits d'exsudation gommeux fournis par les différentes espèces d'Acacias appelés GOM-MIERS qui habitent les parties chaudes de l'Afrique. La gomme est une production pathologique qui résulte de la transformation des éléments cellulosiques des tissus des acacias. L'étiologie de la gommose n'est pas encore connue. Quoi qu'il en soit, l'exsudation de la gomme se fait naturellement à la suite de la saison pluvieuse; dans certaines régions cependant on provoquerait l'écoulement en pratiquant des incisions sur le tronc et les branches.

Caractères. — Il existe un grand nombre de variétés commerciales de gomme arabique; la plus commune est la gomme dite *du Sénégal.*

Les gommes sont incristallisables, incolores ou légèrement colorées en jaune rougeâtre ou en brun. La coloration des gommes est due à la présence dans ces produits d'un ferment oxydant doué de la propriété d'oxyder, en les colorant, certains produits phénoliques. Or la gomme, encore molle ou ramollie par l'humidité peut se charger au contact des parties mortifiées de l'écorce qu'elle traverse, d'une faible proportion de substances astringentes qui, sous l'influence du ferment, se colorent en brun plus ou moins foncé (Bourquelot).

La gomme arabique se dissout entièrement dans l'eau; elle est insoluble dans l'alcool et dans l'éther.

Usages. — La gomme arabique est considérée comme adoucissante; on l'utilise quelquefois sous forme de tisane (20 gr. de gomme dans 1 000 gr. d'eau froide), mais elle sert surtout à la préparation du julep gommeux qui est employé comme véhicule dans un grand nombre de potions (p. 995).

GOMME ADRAGANTE

La gomme adragante est produite par plusieurs ASTRAGALUS qui croissent surtout dans la partie orientale de la région méditerranéenne. Comme la gomme arabique, c'est un produit d'exsudation qui découle spontanément ou après incision.

Caractères. — Elle se présente sous deux formes principales, en *plaques* et en *filets* ou *vermiculée.*

Mise dans l'eau, la gomme adragante ne se dissout pas, mais elle se gonfle considérablement et se désagrège en donnant un mucilage très épais et très liant, d'où son emploi pour la préparation des émulsions ou pour la préparation des tablettes et de certaines masses pilulaires.

CACHOU

Le cachou est un produit astringent fourni par l'Acacia catechu. On l'obtient en faisant bouillir avec de l'eau le bois de cet arbre et en évaporant ensuite à consistance convenable la solution obtenue.

Le cachou se présente sous la forme d'une matière brune, dure, d'odeur presque nulle, mais d'une saveur astringente. Il renferme de l'acide catéchique et un tanin particulier, l'acide catéchutannique, soluble dans l'eau, l'alcool et l'éther.

Le cachou est utilisé comme astringent, sous forme de teinture principalement.

SÉNÉS

Origine. — On désigne sous le nom de séné les folioles et les fruits (follicules) d'un certain nombre d'espèces du genre Cassia.

Caractères. — Les folioles de séné (dites feuilles de séné) ont une forme un peu variable suivant l'espèce de Cassia d'où elles proviennent. D'une manière générale, ce sont de petites folioles plus ou moins lancéolées ayant de 1 à 4 centimètres de long sur 5 à 15 millimètres de large ; elles ont une teinte vert pâle, une saveur douceâtre et un peu nauséeuse ; de la nervure médiane se détachent des nervures secondaires, rapprochées, saillantes à la face inférieure, et que l'on suit aisément dans leur trajet vers les bords du limbe. Les deux variétés de séné que l'on rencontre le plus communément dans les pharmacies sont le *séné de la Palte* dit aussi séné d'*Alexandrie*, fourni par le *Cassia lenitiva*, et le *séné de Tinnevelly* dit aussi *séné de l'Inde*, fourni par le *Cassia Angustifolia*.

Les follicules de séné se présentent sous la forme de gousses fortement aplaties, membraneuses, à contours oblongs ou réniformes.

Composition chimique. — Le séné renferme de l'*acide catharthique* et un glucoside particulier la *sennénigrine*. Ces deux principes sont d'ailleurs voisins et présentent ce caractère commun d'*avoir un noyau anthraquinonique et de fournir de l'émodine* dans leur dédoublement. Le séné appartient donc aux purgatifs du groupe de l'anthraquinone (voir p. 231).

Usages. Modes d'emploi. — Les follicules, mais surtout les folioles de séné, sont employés comme purgatif exonérant ou comme laxatif. Une dose de 3 à 5 grammes de folioles de séné suffit le plus souvent pour obtenir une exonération de matières molles, sans coliques ; à la dose de 10 à 15 grammes elles déterminent une évacuation abondante, mais souvent accompagnée de coliques.

Les expériences radiographiques d'une part, l'expérimentation sur les anses intestinales isolées d'autre part (Carnot) ont montré que le séné est avant tout un *purgatif colique* agissant presque exclusivement, à doses modérées, sur les mouvements du gros intestin, agissant aussi, à doses plus fortes, sur les autres appareils musculaires lisses du petit bassin (vessie, utérus). Son emploi est donc contre-indiqué dans la grossesse. Il s'administre en infusion, soit par la voie buccale, soit par la voie rectale.

Espèces purgatives :

Feuilles de séné.	2 gr.
Fleurs de sureau.......	1 —
Fruits d'anis..........	1 —
— de fenouil.......	0 — 50
Bitartrate de potasse....	0 — 50

Pour 1 tasse d'eau bouillante.

(Codex.)

Lavement purgatif :

Feuilles de séné........	15 gr.
Sulfate de soude........	15 —
Eau bouillante.........	500 —

(Codex.)

Apozème purgatif :
Médecine noire.

Folioles de séné mondées.	10 gr.
Rhubarbe de Chine, concassée.................	5 —
Sulfate de sodium officinal.................	15 —
Manne en larmes........	60 —
Eau distillée bouillante..	100 —

CASSE ET TAMARIN

La casse des pharmacies est le fruit du canéficier (Cassia fistula), plante cultivée dans les regions tropicales des deux mondes.

Ce fruit est une longue gousse cylindrique, ligneuse, noire, de la dimension d'une petite flûte. Quand on ouvre le fruit, on aperçoit un grand nombre de loges séparées les unes des autres par des cloisons transversales minces. Chacune de ces loges est remplie d'une pulpe noirâtre entourant une graine.

La pulpe de casse est douée de propriétés laxatives qu'on utilise assez rarement d'ailleurs aujourd'hui. Dose : 30 à 40 grammes chez l'adulte; 8 à 10 grammes chez l'enfant. On l'employait beaucoup autrefois sous forme de conserve.

Nous signalerons seulement pour mémoire le tamarin. C'est le fruit du Tamarindus indica; comme la casse il contient une pulpe laxative.

BAUME DE COPAHU

Le baume de copahu est une oléo-résine qui découle spontanément ou par incision du tronc de plusieurs arbres du genre *Copaifera* qui croissent aux Antilles et sur le continent américain.

Caractères. — Le baume de copahu est liquide, un peu visqueux. Vu par transparence il est limpide et d'une couleur brun clair, il a une odeur aromatique particulière, forte et tenace, un goût âcre, désagréable et persistant; il est insoluble dans l'eau, soluble dans l'alcool fort. Mêlé avec 1/10 de son poids de magnésie, il donne une masse qui durcit assez rapidement.

Composition chimique. — Le baume de copahu renferme une huile essentielle et une résine.

Usages. — Le baume de copahu est uniquement utilisé comme antiblennorragique.

Comme le santal et le cubèbe, il s'élimine en partie par le rein et en partie au niveau du poumon et, comme ces derniers, il communique à l'haleine son odeur spéciale. Il a aussi l'inconvénient de provoquer assez souvent des troubles gastriques et des éruptions.

On le prescrit aux doses de 5 à 10 grammes par jour, par doses fractionnées, en capsules ou mieux en bols ou sous forme d'opiat associé à la poudre de cubèbe (Voir Cubèbe, p. 810).

RACINE DE RÉGLISSE

La racine de réglisse est fournie par le GLYCYRRHIZA GLABRA qui croît spontanément en Espagne, en Sicile, etc. Dans les droguiers, elle se présente en morceaux cylindriques longs de 18 à 20 centimètres, d'un diamètre de 5 à 15 millimètres. La surface extérieure est d'un gris brun, la partie ligneuse est jaune. Elle a une saveur à la fois amère et sucrée.

Elle renferme en effet un glucoside, la *glycyrrhizine*, douée d'une saveur très sucrée, s'unissant à l'ammoniaque et aux alcalis avec lesquels elle forme des combinaisons cristallisables.

La matière vulgairement désignée sous le nom de glycyrrhizine ou de *glyzine* n'est d'ailleurs pas de la glycyrrhizine pure, mais une sorte d'extrait renfermant de la glycyrrhizine ammoniacale. C'est une substance brune, soluble dans l'eau froide, et qui sert surtout à édulcorer les tisanes, à préparer des boissons dites hygiéniques ou encore à masquer la saveur désagréable de quelques médicaments.

La réglisse proprement dite est employée sous forme de macération comme boisson rafraîchissante. La poudre et l'extrait de réglisse sont des excipients couramment utilisés pour la préparation de la plupart des masses pilulaires.

GENÊT A BALAIS ET SPARTÉINE

Le genêt commun ou genêt à balais est le GENISTA SCOPARIA. La matière médicale a autrefois utilisé les sommités fleuries de cet arbuste, aujourd'hui elle n'utilise plus que la spartéine, l'un des principes actifs qui en été retiré par Stenhouse en 1851.

Caractères de la spartéine. — La spartéine est un alcaloïde non oxygéné ($C^{15}H^{26}N^2$) ; elle se présente sous la forme d'un liquide incolore, épais, d'une saveur amère et d'une odeur rappelant celle de l'aniline. Elle est peu soluble dans l'eau, soluble dans l'alcool et l'éther.

Elle donne des sels qui cristallisent difficilement; toutefois le *sulfate* fait exception, aussi lui donne-t-on la préférence pour les applications médicales.

Ce sel a pour formule $C^{15}H^{26}N^2SO^4H^2 + 5H^2O$. Il se présente sous la forme de cristaux incolores, très solubles dans l'eau, solubles dans l'alcool, insolubles dans l'éther.

Action physiologique. — Bien que l'action physiologique de la spartéine ait été faite par de nombreux auteurs elle est fort mal connue et, pour ne parler que de son action sur le cœur, on relève dans les diverses publications des résultats si différents les uns des autres qu'il est actuellement impossible de définir cette action.

D'après Laborde, la spartéine augmenterait à la fois l'intensité et la durée des contractions cardiaques, et cette action dynamogénique de la spartéine sur le cœur serait d'origine centrale.

Cette interprétation du mécanisme dynamogénique de la spartéine est certainement erronée et on en trouve la preuve dans des expériences mêmes de Laborde. Cet auteur insiste beaucoup, en effet, sur l'influence de la spartéine sur la durée ou mieux sur la persistance des contractions cardiaques; cette influence serait telle que, chez les grenouilles, longtemps après la mort réelle, alors même que l'animal commence à se dessécher, le cœur persiste dans son fonctionnement rythmique. Or, dans ce cas, il est bien évident que l'intervention du système nerveux ne pourrait être invoquée qu'en faveur de l'appareil ganglionnaire intracardiaque.

Applications thérapeutiques. — La spartéine a été introduite en thérapeutique par Germain Sée qui, dans une communication à l'Académie, annonça avoir observé chez ses malades 3 effets principaux, après administration de spartéine :

1° Relèvement du cœur et du pouls, action tonique infiniment plus marquée, plus prompte et plus durable qu'avec la digitale.

2° Régulation immédiate du rythme cardiaque troublé;

3° Accélération des mouvements du cœur.

Comme on le voit, G. Sée, malgré ce dernier effet, faisait de la spartéine un véritable cardiotonique. Il faut dire maintenant que la plupart des cliniciens ont constaté depuis, que si la spartéine accélérait les mouvements du cœur et relevait son énergie, elle ne paraissait pas en régulariser le rythme lorsque ce rythme était troublé.

La spartéine n'est donc pas un angiotonique et un cardiotonique type, rigoureusement comparable à la digitale; elle n'est pas un véritable succédané de la digitale, elle peut la *précéder* utilement à la période où la compensation se fait encore, ou la *remplacer* quand la digitale a commencé à remettre les choses en place, mais elle ne peut pas lui être substituée utilement dans la période d'arythmie confirmée.

Posologie. Mode d'emploi. — La spartéine est relativement peu toxique; on peut en effet administrer son sulfate aux doses relativement élevées de 0 gr. 05 à 0 gr. 20. La dose habituelle chez l'adulte est de 0 gr. 05 à 0 gr. 10. Chez l'enfant on donne 0 gr. 01 par année.

Le sulfate de spartéine peut s'administrer en potion, en pilules, en injections hypodermiques :

Potion :

Sulfate de spartéine...	0 gr. 25
Sirop de sucre........	30 —
Eau de laurier-cerise..	10 —
— distillée..........	60 —

Chaque cuillerée à soupe contient 0 gr. 05 de sulfate de spartéine; 1 à 2 cuillerées par jour.

Pilules :

Sulfate de spartéine...	0 gr. 05
Extrait de muguet.....	0 — 15

Pour 1 pilule; 1 à 2 par jour.

Solution pour injections :

Sulfate de spartéine...	0 gr. 50
Eau distillée..........	10 —

1 à 2 ou 3 cc. par jour.

BAUME DE TOLU

Le baume de tolu est fourni par le Toluifera balsamum, grand arbre qui habite la Nouvelle-Grenade.

Il se présente sous l'aspect d'une résine d'un brun clair, solide, cassante, douée d'une odeur suave caractéristique. Le baume de tolu contient toute une série d'acides ou d'éthers aromatiques (acide cinnamique, acide benzoïque, éthers benzyliques), une résine et divers autres corps mal définis. Il est utilisé comme expectorant sous forme de *sirop de tolu*.

BAUME DU PÉROU

Le baume du Pérou est fourni par le Myroxylon Pereiræ, grand arbre qui croît dans différentes régions de l'Amérique centrale.

Il se présente sous l'aspect d'un liquide sirupeux, brun noirâtre quand il est vu en masse, brun rougeâtre lorsqu'il est vu en couche mince; il possède une odeur forte, aromatique, vanillée, il a une saveur amère et âcre.

Comme le baume du Pérou, il contient divers acides aromatiques, et une résine.

Le baume de Pérou n'est plus employé à l'heure actuelle que comme parasiticide, notamment pour le traitement de la gale. Dans ce cas, on l'emploie, soit sous forme de glycéré au 1/10, soit simplement mélangé à son poids d'huile. On fait d'abord une friction au savon noir, principalement aux endroits de la peau où existent des sillons, puis on enduit le corps du malade avec la mixture et on l'enveloppe dans un peignoir qu'il conserve jusqu'au lendemain.

FÈVE DE CALABAR

Origine. — C'est la graine du Physostigma venenosum, liane vivace que l'on rencontre près de l'embouchure du Niger.

Caractères. — Elle a l'apparence d'un haricot de grande taille, de couleur brun chocolat, très faiblement arqué ; la surface est finement chagrinée.

Composition chimique. — La fève de Calabar paraît contenir plusieurs alcaloïdes, mais le plus important est l'*éserine*.

Action physiologique de l'éserine. — Trois phénomènes dominent dans l'action physiologique de l'éserine : son action sur l'œil, son action sur les sécrétions et son action sur la circulation. L'action qu'elle exerce sur ces trois organes ou appareils est inverse de celle de l'atropine et analogue à celle de la pilocarpine que nous étudierons bientôt.

Applications thérapeutiques. — L'éserine est exclusivement employée en ophtalmologie où on l'utilise surtout pour prévenir ou enrayer le glaucome aigu. Dans ce but, on doit faire des instillations fréquentes, car l'action myotique de l'éserine tend à s'épuiser au bout de 6 à 8 heures. On l'emploie aussi dans le traitement de la kératite phlycténulaire, s'il y a hypertonie ; contre les ulcères profonds de la cornée, s'il y a menace de perforation.

Modes d'emploi. — L'éserine étant peu soluble dans l'eau, et, de plus, rapidement altérable, on a dû avoir recours à ses sels. On en a préconisé successivement trois : le *sulfate*, le *bromhydrate* et le *salicylate*. Mais, à la longue, ces sels s'altèrent tout comme l'éserine en se colorant en rouge. Des trois, c'est le salicylate qui est le plus stable. Aujourd'hui, cependant, on tend à revenir à l'éserine elle-même que l'on dissout dans l'huile. La solution huileuse, quand elle est bien préparée, reste claire, transparente et ne se colore pas en rouge comme la solution aqueuse (Scrini).

Éserine pure... 0 gr. 10
Huile d'olives stérilisée........... .... 10 —

Dissoudre l'éserine pure, non altérée, dans quantité suffisante d'éther pur, mélanger à l'huile et chauffer au B.-M. à 45° jusqu'à évaporation de l'éther.

TÉRÉBINTHACÉES

Myrrhe. — Gomme-résine fournie par le BALSAMODENDRON MYRRHA.

Encens ou Oliban. — Gomme-résine fournie par le BOSWELIA CARTERI.

L'encens et la myrrhe ont été considérés comme des stimulants, mais on ne les emploie plus aujourd'hui ; ils figurent cependant encore dans quelques vieilles préparations inscrites au Codex.

RHAMNÉES

BAIES DE NERPRUN

Ce sont les fruits du Rhamnus catharticus, arbuste épineux qui croît à l'état sauvage dans la plus grande partie de l'Europe. Fraîches, les baies de Nerprun sont globuleuses, de la grosseur d'un pois, noires et luisantes quand elles sont bien mûres. Elles renferment quatre petits noyaux, inclus dans un suc brun verdâtre de réaction acide, de saveur amère et désagréable.

Les baies de nerprun renferment différents principes qui, bien qu'imparfaitement connus, paraissent néanmoins appartenir au groupe des glucosides anthraquinoniques.

Le suc de nerprun est, en effet, un purgatif; on l'utilise uniquement sous forme de sirop de nerprun. Ce sirop, obtenu avec le suc des baies éclairci par fermentation, a une coloration noir violet caractéristique; il est purgatif à la dose de 30 à 40 grammes, mais il a une saveur si désagréable qu'il n'est guère employé dans la médecine humaine. On l'administre quelquefois cependant, associé à l'eau-de-vie allemande.

ÉCORCE DE CASCARA. Syn. : CASCARA SAGRADA

C'est l'écorce du Rhamnus Purshiana qui habite les côtes américaines de l'océan Pacifique.

Dans les droguiers, elle se présente en fragments cintrés, de longueur variable, de 2 millimètres d'épaisseur environ. La face externe, ordinairement lisse, rarement rugueuse a une couleur grisâtre, souvent blanchâtre, à cause des lichens qui la recouvrent. La face interne est lisse, comme satinée, striée en long, de couleur variant du jaune brun au brun rouge ou violacé. Elle a une odeur peu marquée.

L'étude chimique de l'écorce de cascara est encore incomplète; le corps connu sous le nom de *cascarine* et que l'on considère comme le principe actif, est sans doute un mélange de divers glucosides anthraquinoniques.

L'écorce de cascara constitue un bon laxatif : elle est surtout employée pour lutter contre la constipation habituelle et son usage même prolongé ne paraît pas avoir d'inconvénients sérieux.

Les deux préparations les plus employées sont la poudre et l'extrait hydro-alcoolique. La poudre se prescrit à la dose de 0 gr. 25

à 1 gramme, en cachets, seule ou associée à d'autres laxatifs tels que la rhubarbe ou la magnésie. L'extrait s'administre à la dose de 0 gr. 10 à 0 gr. 20, en pilules. Il existe aussi un extrait fluide que l'on fait servir à la préparation de sirops ou d'élixir divers (0 gr. 50 à 2 gr. par jour) et une teinture que l'on prescrit à la dose de XXX à LX gouttes.

ÉCORCE DE BOURDAINE

C'est l'écorce du RHAMNUS FRANGULA, arbrisseau sans épines, très commun dans nos bois.

Cette écorce contient un glucoside anthraquinonique, la *franguline*, se dédoublant sous l'influence des alcalis en *rhamnose* et *émodine*.

L'écorce fraîche de bourdaine est purgative à la dose de 15 à 30 gr. Mais l'écorce fraîche ne doit pas être utilisée, au moins en macération simple, parce qu'elle renferme un principe spécial doué de propriétés émétiques. Ce principe, qui est sans doute de la nature des ferments, disparaît sous l'influence de la dessiccation et est également détruit par l'ebullition.

L'écorce sèche de bourdaine est employée, mais bien rarement, sous forme de poudre (2 à 5 grammes en infusion) ou sous forme d'extrait fluide (2 à 5 grammes aussi, en sirop).

JUJUBES

Ce sont les fruits du ZISYPHUS VULGARIS, arbre cultivé dans toute la région méditerranéenne.

Ces fruits sont employés comme béchiques; ils font partie des fruits pectoraux du Codex (p. 788) et servent à préparer la pâte de jujubes.

RUTACÉES

FEUILLES DE RUE

La rue (RUTA GRAVEOLENS) est une plante vivace, qui croît spontanément dans le Midi de la France.

C'est une plante haute 0 m. 50 à 1 mètre, garnie de feuilles composées alternes, glabres, mates, d'un vert un peu glauque. Les folioles sont longues de 1 à 2 centimètres et présentent de nombreuses glandes internes qui, par transparence, leur donnent un aspect ponctué. Sous l'influence de la dessiccation, ces feuilles deviennent grisâtres; elles exhalent une odeur forte, désagréable et fétide; leur saveur est amère et aromatique.

Le principe le plus important des feuilles de rue est une huile essentielle.

Propriétés physiologiques. — A petite dose les feuilles de rue sont douées de propriétés emménagogues; employées à dose suffisante elles sont abortives. Les femmes qui veulent se faire avorter emploient une décoction de feuilles ou du suc de rue.

La rue n'a aucun intérêt au point de vue thérapeutique proprement dit.

BUCHU

Sous le nom de Buchu on utilise les feuilles de diverses rutacées appartenant au genre Barosma. les feuilles du BAROSMA CRENULATA notamment.

Les feuilles de buchu sont petites, plus longues que larges ou aussi longues que larges, suivant l'espèce qui les a fournies; elles sont finement crénelées sur les bords, rigides, glabres, de couleur jaunâtre. Leur face inférieure est parsemée de nombreux nodules sécréteurs translucides qui lui donnent un aspect ponctué. Elles ont une odeur forte qui rappelle un peu celle de la rue.

Les feuilles de buchu renferment une huile essentielle douée de propriétés balsamiques et stimulantes. On les considère aussi comme diurétiques. C'est à ces divers titres qu'on a quelquefois employé les feuilles de buchu dans la bronchite chronique, dans la cystite et les affections de la prostate. La préparation de choix est l'infusion (10 p. 1 000).

FEUILLES DE JABORANDI et PILOCARPINE

Les feuilles de jaborandi sont fournies par plusieurs espèces de Pilocarpus et notamment par le P. PINNATIFOLIUS, arbre qui croît au Brésil.

Caractères. — Les feuilles de Jaborandi sont des feuilles composées. Les folioles, ordinairement isolées dans les droguiers, ont 8 à 12 centimètres de longueur sur 3 à 5 centimètres de largeur; elles sont ovales oblongues. souvent un peu asymétriques à la base. Le limbe est entier, à bords légèrement réfléchis, glabre, coriace, d'un vert clair, marqué de ponctuations translucides; quand on les froisse entre les doigts, les feuilles de jaborandi exhalent une odeur faible qui rappelle un peu celle de l'écorce d'orange sèche; elles ont une saveur âcre et aromatique.

Composition chimique. — Les feuilles de jaborandi contiennent une huile essentielle, divers principes plus ou moins indifférents, et plusieurs alcaloïdes dont le plus important est la pilocarpine.

Caractères de la pilocarpine. — La pilocarpine se présente sous la forme d'une masse incolore, visqueuse, soluble dans l'eau et l'alcool. Elle a pour formule brute $C^{11}H^{16}N^2O^2$. Sa constitution chimique n'est pas connue avec une certitude absolue; on sait cependant qu'elle contient un noyau pyridique. Elle fournit des sels qui cristallisent assez facilement; les seuls inscrits au Codex sont le chlorhydrate et l'azotate.

Action physiologique. — La pilocarpine contracte la pupille, ralentit les mouvements du cœur, active les sécrétions : elle est l'antagoniste physiologique de l'atropine. (Voir Antagonisme et Antidotisme.)

Applications thérapeutiques. — Théoriquement, la pilocarpine est indiquée dans les cas où l'on peut attendre un effet curatif de la production d'une abondante sécrétion sudorale ou salivaire. Pratiquement la pilocarpine n'a donné de résultats bien satisfaisants dans aucune des maladies où l'on pouvait, *a priori*, attendre quelque chose de son intervention : hydropisie rénale ou cardiaque, pleurésies, intoxication saturnine, etc.

Ce n'est qu'en oculistique que la pilocarpine trouve des indications rationnelles. Bien que son action myotique soit moins énergique que celle de l'éserine, on lui donne quelquefois la préférence sur ce dernier agent parce que son application irrite moins la conjonctive et que les douleurs ciliaires qu'elle provoque sont légères (Galezowski); son action paraît aussi être un peu moins fugace que celle de l'éserine.

Pour les usages internes, dans les cas où l'on croit devoir recourir aux propriétés de la pilocarpine, on prescrit, soit des feuilles de jaborandi (2 à 4 gr. en infusion), soit la teinture (1 à 5 gr. dans une potion), soit le nitrate de pilocarpine, à la dose de 0 gr. 01 à 0 gr. 02, par doses fractionnées.

Collyres :

| a. Nitrate de pilocarpine. | 0 gr. 10 | b. Pilocarpine pure..... | 0 gr. 10 |
| Eau distillée bouillie.... | 5 — | Huile d'olives stérilisée.. | 5 — |

(SCRINI.)

QUASSIA AMARA

Le quassia amara ou bois de Surinam est fourni par le QUASSIA AMARA, petit arbre originaire de la Guyane.

Dans les droguiers, il se présente sous la forme de copeaux minces, de couleur blanc jaunâtre, doués d'une amertume extrême, qu'ils doivent à un principe de nature glucosidique (?), la *quassine*. La quassine est susceptible de cristalliser, mais le produit couramment employé sous ce nom est une masse extractive amorphe qui renferme sans doute plusieurs principes mal définis.

La quassine *amorphe* passe pour être 10 fois moins active que la quassine cristallisée. Celle-ci pourrait se donner à la dose de 0 gr. 005 à 0 gr. 01; la quassine amorphe à la dose de 0 gr. 02 à 0 gr. 10. Cette posologie n'est rien moins que rigoureusement déterminée et mieux vaut avoir recours à la simple macération de quassia (5 gr. p. 1000).

Le quassia est ordinairement administré à titre d'amer stomachique (voir p. 257). On l'utilise aussi quelquefois en lavement contre les oxyures.

FEUILLES ET FLEURS D'ORANGER
ÉCORCE D'ORANGE AMÈRE

Les feuilles et les fleurs d'oranger utilisées en pharmacie, ainsi que l'écorce d'orange amère proviennent du CITRUS VULGARIS (CITRUS AURANTIUM, var. AMARA), oranger à fruit amer ou bigaradier.

Les feuilles d'oranger contiennent un principe amer et une huile essentielle (essence de petit grain, qui se rapproche beaucoup par sa composition et par son odeur de l'essence de fleurs d'oranger (essence de néroli).

Les feuilles d'oranger sont communément employées sous forme d'infusion, comme diaphorétiques et sédatives.

Les fleurs servent principalement à la préparation de l'eau distillée de fleurs d'oranger employée comme véhicule dans la préparation d'un grand nombre de potions, tant en raison de son odeur et de sa saveur agréables qu'à cause des propriétés antispasmodiques qu'on lui attribue.

L'écorce d'orange amère sert elle-même à préparer un sirop d'écorce d'orange amère doué d'une saveur amère non désagréable et assez propre à masquer la saveur de certains médicaments.

LINÉES

GRAINE ET FARINE DE LIN

La graine de lin est fournie par le LINUM USITATISSIMUM, plante annuelle cultivée dans beaucoup de régions pour l'utilisation de ses fibres textiles ou pour la beauté de ses petites fleurs bleues.

Plongée dans l'eau et surtout dans l'eau chaude, la graine de lin se recouvre d'un mucilage abondant qui lui fait perdre son aspect brillant. Ce fait est dû à ce que la couche la plus externe de l'enveloppe de cette graine est formée d'une rangée de cellules cubiques, transparentes, dont la paroi externe, très épaisse, est comme renforcée par un dépôt de mucilage disposé en couches stratifiées. Ces couches stratifiées absorbent l'eau avec une grande énergie, se gonflent, et la couche périphérique se trouve plus ou moins dissociée et transformée en cette substance gluante qui enveloppe la graine sortant de l'eau.

L'albumen et les cotylédons de la graine renferment une quantité énorme de globules d'huile, et ce sont ces parties qui constituent la masse principale de la farine de lin.

Usages. — La graine de lin est un remède populaire contre la constipation (voir p. 229). Prise à la dose de 3 ou 4 cuillerées à café par jour en suspension dans un peu d'eau, ou sous forme de tisane (10 p. 1 000, infusion d'une 1/2 heure) elle constitue, en effet, un laxatif souvent efficace pour lutter contre la constipation habituelle.

La *farine de lin* s'obtient en broyant la graine de lin à l'aide d'un moulin à noix d'acier analogue à ceux dont on se sert pour moudre le café. Elle sert à la préparation des cataplasmes de farine de lin.

ÉRYTHROXYLÉES

FEUILLES DE COCA ET COCAINE

Origine. — Les feuilles de coca sont fournies par l'ERYTHROXYLON COCA, arbrisseau originaire de la Bolivie et de différentes provinces de l'Amérique du Sud où on le cultive aujourd'hui avec soin.

Caractéres. — Les feuilles de coca sont minces, coriaces, courtement pétiolées, ovales ; elles mesurent 4 à 5 centimètres de longueur sur 2 à 3 centimètres de largeur. Elles se distinguent nettement de toutes les autres feuilles officinales par leur nervation très speciale. En effet, à la face inférieure, de chaque côté de la nervure médiane et à un demi-centimètre environ de cette nervure, on aperçoit une ligne fine, recourbée en arc, partant de la base et aboutissant au sommet, et traversée par les nervures secondaires. L'ensemble de ces deux lignes forme un fuseau coupé en son milieu par la nervure médiane. Les deux faces de la feuille de coca ont une couleur vert brun, mais un peu plus claire cependant à la face inférieure. L'odeur des feuilles de coca est faiblement aromatique ; leur saveur est amère et quand on les mâche pendant un certain temps elles laissent sur la langue une sensation d'engourdissement.

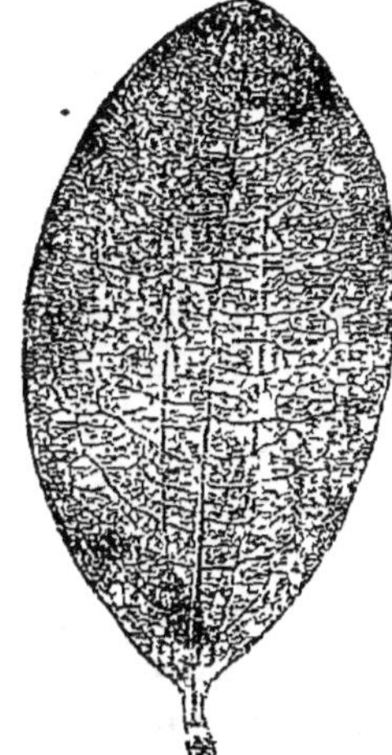

Fig. 10.
Feuille de coca.

Composition chimique. — Les feuilles de coca renferment de nombreux composés alcaloïdiques dont le plus important est la cocaïne.

Mais tous ces alcaloïdes ont entre eux une étroite parenté chimique : ils dérivent tous d'un noyau commun, l'*ecgonine*.

Nous avons déjà parlé de ce noyau et nous avons représenté la formule schématique qu'on pouvait lui attribuer (p. 62). Rappelons seulement ici que le noyau ecgonine possède sur deux sommets voisins une fonction alcoolique et une fonction acide, et bornons-nous à le représenter ici par le schéma réduit suivant :

$$R{<}^{OH}_{COOH}$$

Ecgonine.

Ce noyau renfermant une fonction alcoolique et une fonction acide, nous pouvons éthérifier la fonction alcoolique à l'aide d'un acide et la fonction acide à l'aide d'un alcool : nous aurons *une cocaïne*. En faisant varier la nature de l'alcool ou de l'acide employés pour effectuer l'éthérification de l'ecgonine, nous crée-'rons *autant de variétés* de cocaïnes que nous le voudrons.

Dans les feuilles de coca existent précisément plusieurs variétés de cocaïnes :

$$R\begin{cases} O - CO - C^6H^5 \\ \text{Radical} \\ \text{d'acide benzoïque.} \\ CO - O.CH^3 \\ \text{Radical} \\ \text{d'alcool méthylique.} \end{cases}$$

Cocaïne ordinaire
(méthyl–benzoyl–ecgonine).

$$R\begin{cases} O - CO - CH = CH - C^6H^5 \\ \text{Radical} \\ \text{d'acide cinnamique.} \\ O - O.CH^3 \\ \text{Radical} \\ \text{d'alcool méthylique.} \end{cases}$$

Cinnamylcocaïne
(méthyl–cynnamyl–ecgonine).

etc., etc.

Les cocaïnes naturelles, c'est-à-dire celles qu'on rencontre dans la coca, diffèrent donc seulement les unes des autres par la nature de l'acide qui éthérifie la fonction alcoolique de l'ecgonine ; l'alcool qui éthérifie la fonction acide de l'ecgonine est toujours le même, c'est l'alcool méthylique.

Or, de toutes ces cocaïnes naturelles, seule, jusqu'ici, la cocaïne ordinaire s'est montrée un analgésique pratiquement utilisable. Et puisque la cocaïne ordinaire ne diffère des autres que par la pré-'sence dans sa molécule de l'acide benzoïque, c'est donc à cet acide qu'il faut attribuer l'*orientation* de l'ecgonine vers une action analgésique. Mais, dès lors, il y a intérêt, au point de vue industriel, à transformer toutes les cocaïnes de la feuille de côca en cocaïne ordinaire, c'est-à-dire à substituer l'acide benzoïque aux divers acides (cinnamique, isocinnamique, etc.) qui *paralysent* les apti-tudes analgésiques de l'ecgonine. Or cette opération est des plus faciles et elle est aujourd'hui couramment réalisée dans l'industrie. On retire donc aujourd'hui des feuilles de coca beaucoup plus de cocaïne ordinaire qu'elles n'en contiennent réellement : il suffit pour cela, en effet, d'extraire en bloc toute l'ecgonine que ces feuilles renferment, d'enlever de ces feuilles tous les noyaux d'ecgonine et de transformer ensuite toute cette ecgonine en méthyl-benzoyl-ecgonine ou cocaïne vraie.

Caractères du chlorhydrate de cocaïne. — La cocaïne proprement dite étant peu soluble dans l'eau, on l'utilise toujours sous forme de chlorhydrate. Ce dernier se présente sous la forme de beaux cristaux très solubles dans l'eau, un peu moins solubles dans l'alcool et l'éther.

Action physiologique de la cocaïne. — *La cocaïne anes-thésique général.* La cocaïne est, théoriquement, un anesthé-sique général. Elle possède, en effet, l'attribut des véritables anes-thésiques généraux, à savoir, d'agir, en les excitant d'abord, en les paralysant ensuite, sur toutes les variétés de protoplasma.

Lorsque la cocaïne pénètre dans la circulation générale, elle ne localise donc pas, comme on l'a dit, son action à la périphérie ; elle n'est pas un poison essentiellement sensitif, elle n'est pas un curare sensitif, elle est un poison universel et, ni le système nerveux central, ni le système nerveux moteur même, n'échappent à son action. Mais si, théoriquement, la cocaïne est un anesthé-sique général, elle est pratiquement un mauvais anesthésique général. Elle est un mauvais anesthésique général pour beaucoup de raisons, dont deux principales, à savoir : 1° que les phénomènes d'excitation préparalytiques qu'elle détermine sont extrêmement violents ; 2° que les doses nécessaires pour paralyser les centres nerveux et amener la disparition des réflexes et la résolution musculaire sont très élevées et voisines des doses vraiment toxiques.

Suivant l'expression de Dastre, *la cocaïne est un anesthésique général qui offre cette particularité de ne pouvoir pas servir à l'anesthésie générale.*

La cocaïne analgésique local. — La cocaïne est le type des substances qui produisent l'analgésie en vertu d'une action spéci-fique, essentielle. La cocaïne, ainsi que nous l'avons dit plus haut, ne porte pas uniquement son action sur les terminaisons nerveuses sensitives, car, lorsqu'on la met en contact direct avec un tronc nerveux, quel qu'il soit, moteur ou sensitif, elle amène une section physiologique de ce tronc nerveux et l'on peut s'assurer que la paralysie ainsi produite s'établit progressivement, mais complète-ment et dans les deux sens, à 1 ou 2 centimètres environ de chaque côté du point touché. Toutefois, elle paraît avoir sinon une action élective, du moins une action plus rapide sur les élé-ments nerveux sensitifs, car, lorsqu'on la met en contact avec un tronc nerveux mixte, elle abolit la sensibilité périphérique de la région innervée par le nerf considéré bien avant d'abolir la motilité du nerf. Quoi qu'il en soit, l'analgésie déterminée par application locale de la cocaïne est due à une altération directe et passagère des terminaisons nerveuses sensitives ; c'est en agis-sant sur les éléments nerveux délicats et dissociés de ces terminaisons qu'elle abolit leur pouvoir de perception pour les impressions périphériques.

Modes d'emploi de la cocaïne. — Ils sont différents suivant le but que l'on se propose d'atteindre. On peut les ramener à trois :

1° Procédé des *instillations* ;

2° Procédé des *badigeonnages*, auquel peuvent se rattacher deux procédés d'une application plus restreinte, le *tamponnement* et la *pulvérisation* ;

3° Le procédé des *injections dermiques*.

A. *Procédé des instillations*. — C'est le procédé généralement employé en chirurgie oculaire. Les instillations se font dans le cul-de-sac conjonctival. La solution le plus souvent employée est la solution à 1 p. 200 ; dans certains cas cependant les oculistes ont recours à des solutions plus concentrées : 1 p. 100 ; 2 p. 100 ; plus rarement 4 p. 100.

En dehors du phénomène capital qui est l'insensibilisation de la conjonctive et de la cornée, on observe, à la suite de ces instillations : une dilatation très marquée de la pupille, dilatation survenant assez tardivement, postérieure à l'insensibilisation, mais lui survivant pendant plusieurs heures ; la pâleur et l'ischémie des membranes de l'œil, l'écartement des paupières, la fixité et la propulsion du globe oculaire (œil hagard).

L'acuité visuelle et la réfraction demeurent inaltérées, il y a une légère parésie de l'accommodation, la tension des milieux de l'œil est un peu diminuée. L'insensibilisation réalisée par les instillations, outre qu'elle persiste peu, demeure superficielle ; elle ne suffit donc pas dans le cas d'opérations profondes : dans ce cas, et suivant la nature de l'opération qu'ils se proposent de faire, les oculistes ont recours aux injections, soit dans les muscles, notamment dans le droit externe, soit dans un repli de la conjonctive. Dans ce cas il n'est pas possible d'avoir recours aux solutions à 2 ou 4 p. 100 ; on doit, pour les raisons que nous donnerons plus loin, s'en tenir à la solution à 1 p. 100.

B. *Méthode des badigeonnages*. — La cocaïne appliquée sur une muqueuse amène très rapidement l'insensibilisation et la décongestion de cette muqueuse ; l'action produite est d'autant plus rapide et complète que la muqueuse est plus délicate et plus riche en terminaisons nerveuses superficielles.

La méthode des badigeonnages est surtout employée pour les opérations d'oto-rhino-laryngologie. Elle est susceptible cependant d'être utilisée dans toutes les opérations intéressant les surfaces muqueuses. Dans le cas de la muqueuse gingivale, le badigeonnage ne produit qu'une analgésie superficielle, mais celle-ci est précieuse parce qu'elle permet de faire pénétrer sans douleur l'aiguille de Pravaz dans les couches sous-jacentes et de pratiquer dès lors l'injection intragingivale.

C. *Méthodes des injections dermiques.* — L'épiderme sain et intact ne se laissant pas traverser par les solutions de cocaïne, la méthode des badigeonnages est évidemment inapplicable à l'insensibilisation des plans profonds d'une région. Dans ce cas il faut avoir recours aux injections, et à des injections pratiquées, non pas dans le tissu cellulaire sous-cutané, dans lequel la cocaïne se diffuserait trop facilement, mais dans le derme.

A l'origine, l'emploi de la cocaïne en chirurgie générale fut marqué par de nombreux insuccès et il fut question d'y renoncer. Grâce aux efforts du professeur Reclus, la technique de cette méthode d'insensibilisation est aujourd'hui parfaitement réglée, et tous les chirurgiens sont d'accord pour reconnaître que les accidents qu'on peut constater au cours de l'emploi de la cocaïne en chirurgie, sont toujours dus à l'imprudence ou à l'ignorance de ceux qui se servent de ces solutions. Les règles fondamentales de l'emploi de la cocaïne en chirurgie, telles qu'elles ressortent des travaux de M. Reclus, peuvent tenir en quelques mots : *dose faible, titre faible, injection traçante.*

Titre de la solution. — Ce point est des plus importants, car 2 centigrammes de chlorhydrate de cocaïne en solution concentrée sont plus toxiques que 10 ou 12 centigrammes en solution étendue.

Après de nombreux essais M. Reclus s'est arrêté au titre de 1 p. 100.

Dose. — M. Reclus a montré qu'avec cette solution, le nombre de centimètres cubes ou, ce qui revient au même, le nombre de centigrammes de chlorhydrate de cocaïne que l'on peut employer, peut aller à 4, 6, 10, quelquefois 20. Mais ce chiffre est tout à fait exceptionnel ; on a pu l'atteindre, mais il ne faut jamais le dépasser et il convient même de ne pas chercher à l'atteindre. Aussi bien, dit M. Reclus, « il n'est pas d'opération du domaine de l'anesthésie cocaïnique qui exige une pareille débauche de cocaïne ».

En dehors des questions de doses et de dilution, M. Reclus

recommande encore un certain nombre de précautions également importantes.

Mettre le malade dans le décubitus *dorsal*. Les syncopes qui ont été signalées et qui se produisent si souvent chez les dentistes, n'ont pas le plus souvent d'autre cause que la position assise ou debout du malade pendant l'injection.

Le patient peut être à jeun, mais il est préférable qu'il ait fait un léger repas avant l'opération; il doit avoir sous la main une tasse de café ou un petit verre de liqueur, qu'il boit au cours même de l'intervention chirurgicale.

L'opération terminée, le malade conservera la position horizontale pendant 2 ou 3 heures s'il s'agit d'une opération un peu importante; pendant 20 minutes s'il s'agit d'une opération de petite chirurgie.

L'aiguille de la seringue de Pravaz doit être introduite en plein derme; il faut exercer une pression légère et continue sur le piston, faire cheminer en même temps l'aiguille dans la profondeur de manière que tous les plans soient successivement soumis à l'action de la cocaïne.

Dans quelques cas, quand il s'agit de tissus mous tels que les lèvres, la langue, le col utérin, la région anale, M. Reclus conseille l'injection rétrograde : on enfonce d'abord l'aiguille tout entière et on la retire lentement en ayant soin, comme précédemment, d'exercer sur le piston une pression graduelle et continue.

Ne pas faire usage de la cocaïne chez les enfants au-dessous de 10 ans ou n'employer dans tous les cas qu'une quantité de cocaïne ne dépassant pas 1 centigramme.

Ne pas employer la cocaïne dans les opérations non réglées.

Nous ne ferons que signaler pour mémoire, parmi les autres procédés préconisés pour la réalisation de l'insensibilisation par la cocaïne, la *méthode des injections sous-arachnoïdiennes lombaires*, connue encore sous le nom de *méthode de Bier*, et la *méthode épidurale*.

La méthode de Bier, vulgarisée en France par Tuffier, permet de réaliser l'analgésie de toute la portion sous-diaphragmatique du corps. Cette méthode ne s'est pas encore généralisée.

Dans la méthode épidurale, qui est une méthode surtout médicale, on porte la cocaïne dans le cul-de-sac épidural en la faisant pénétrer entre la dure-mère et le périoste rachidien de manière à faire agir la substance sur les racines nerveuses. Cette méthode a été employée pour combattre les douleurs dans certaines sciatiques rebelles, dans le lumbago, etc. Elle n'est pas encore définitivement jugée au point de vue pratique.

Stérilisation des solutions de chlorhydrate de cocaïne. — Les solutions de chlorhydrate de cocaïne ne supportent pas sans altération le chauffage à feu nu à la température de l'ébullition, mais plusieurs moyens permettent de stériliser ces solutions sans modifier ni leur composition chimique, ni leur titre, ni leur action physiologique. Ces moyens sont :

1° La *tyndalisation*, procédé lent, mais très sûr ;

2° La *filtration sur bougie de porcelaine*, procédé fort simple et très suffisant.

3° *La stérilisation à l'autoclave à 120°, en tubes ou ampoules scellés.*

Intoxication cocaïnique. — Si, au cours de la réalisation de l'analgésie cocaïnique, les précautions que nous avons indiquées ne sont pas convenablement prises pour limiter la pénétration de la cocaïne à la région opératoire, on peut voir survenir des accidents de même ordre que ceux qui se manifestent après absorption d'une dose toxique de cocaïne par la voie digestive.

Dans ce cas, deux séries de phénomènes, plus ou moins nettement distincts, peuvent se manifester et se succéder.

1° Une phase d'*excitation* marquée par trois symptômes : excitation cérébrale, constriction vasculaire, convulsions.

2° Une phase de *collapsus*.

Le traitement de l'intoxication cocaïnique à la période d'état est purement symptomatique.

Pour lutter contre la vaso-constriction énorme produite par la cocaïne on a proposé l'emploi du nitrite d'amyle. A vrai dire, ce corps n'est pas, même au seul point de vue des phénomènes vasculaires, un antagoniste physiologique vrai de la cocaïne ; toutefois, il peut, en faisant cesser momentanément l'anémie profonde créée par la cocaïne, rendre des services.

Emplois de la cocaïne en dehors de la chirurgie proprement dite. — La cocaïne est et demeure dans tous les cas un analgésique local. C'est dire que ses applications médicales sont des plus restreintes. On ne l'utilise guère, en effet, à l'intérieur, que comme anesthésique local, pour calmer certaines crises gastriques douloureuses (dans l'ulcère de l'estomac par exemple).

On peut, chez l'adulte, l'administrer à la dose de 0 gr. 01 à 0 gr. 10 dans les 24 heures, mais par doses fractionnées, en potion ou en solution.

Potion :

Chlorhydrate de cocaïne................	0 gr. 05
Sirop de morphine.....................	40 —
Eau chloroformée......................	} áá 60 grammes.
Eau de menthe.........................	

A prendre par cuillerée à soupe.

Emploi thérapeutique de la coca proprement dite. — Les propriétés analgésiques locales de la feuille de coca étaient connues bien avant la découverte de la cocaïne et, de tout temps, les Boliviens en ont fait usage sous forme de masticatoire, pour faire disparaître la sensation de la soif et de la faim. Cette particularité a fait ranger la coca parmi les substances qualifiées — improprement ainsi que nous l'avons vu — d'aliments d'épargne. La coca en effet, n'est pas plus que le café un aliment d'épargne ; c'est un aliment d'usure, mais comme le café, elle peut, grâce à l'action excitante qu'elle exerce à petite dose sur le système nerveux central et sur l'appareil musculaire lui-même, voiler momentanément la fatigue et permettre d'accomplir sans effort apparant un travail physique plus ou moins violent. Comme, d'autre part, en vertu de son action spécifique sur les nerfs sensitifs, elle peut aussi, dans une certaine mesure, masquer la sensation de la faim, plus encore que le café elle en impose pour un aliment d'épargne.

Ce sont ces différentes propriétés qui ont fait employer les préparations de coca comme toniques, au même titre que le quinquina et les caféiques. Les préparations de coca les plus employées sont la teinture et le vin de coca, simple ou composé.

Succédanés de la cocaïne.

Le nombre des substances naturelles ou artificielles qui ont été présentées comme douées de propriétés analgésiques comparables à celles de la cocaïne est déjà très considérable. Pour ne parler que des plus connues, nous citerons : la *tropacocaïne* parmi les principes naturels, les *eucaïnes (A et B)*, l'*holocaïne*, la *stovaïne* et la *novocaïne* parmi les produits de synthèse. De tous ces produits, deux seulement la stovaïne et la novocaïne se sont montrés vraiment digne de leur réputation.

STOVAINE

Prenant comme point de départ ce fait, que les cocaïnes, comme d'ailleurs les eucaïnes, sont des *amino-acide-alcools éthérifiés*, dans lesquels les noyaux primitifs (noyaux pipéridiniques) sont toxiques, M. Fourneau prépara un grand nombre d'acides-amino-alcools, ou même simplement d'amino-alcools inoffensifs ou beaucoup moins toxiques que les corps à noyau pipéridinique; il éthérifia les premiers par l'alcool méthylique, puis par l'acide benzoïque, les seconds par l'acide benzoïque, et il obtint ainsi des dérivés doués d'un pouvoir analgésique considérable, au moins égal à celui de la cocaïne, mais doués d'une toxicité inférieure à celle de cette dernière.

Les amino-alcools de M. Fourneau sont tous construits sur le même type et répondent à la formule schématique :

$$R.\overset{}{C}.OH \Big\langle \begin{matrix} CH^2.Cl \\ CH^2.N \langle \begin{smallmatrix} CH^3 \\ CH^3 \end{smallmatrix} \end{matrix}$$

Celui qui conduit à la stovaïne est le *diméthyl-amino-pentanol* qui a pour formule :

$$CH^3 - CH^2 - \overset{}{C}.OH \Big\langle \begin{matrix} CH^3 \\ CH^2 - N \langle \begin{smallmatrix} CH^3 \\ CH^3 \end{smallmatrix} \end{matrix}$$

Diméthyl-amino-pentanol.

Cet amino-pentanol *éthérifié* par l'acide benzoïque et *salifié* par l'acide chlorhydrique, donne la substance appelée stovaïne par M. Fourneau :

$$CH^3 - CH^2 - \overset{}{C}.O - CO.C^6H^5.HCl \Big\langle \begin{matrix} CH^3 \\ CH^2 - N \langle \begin{smallmatrix} CH^3 \\ CH^3 \end{smallmatrix} \end{matrix}$$

Stovaïne ou chlorhydrate de diméthyl-amino-benzoyl-pentanol.

Caractères. — Elle cristallise en petites lamelles brillantes fusibles à 175°, très solubles dans l'eau. Ses solutions peuvent être stérilisées comme celles de chlorhydrate de cocaïne; on peut même les faire bouillir sans les altérer.

Propriétés. — Elles sont les mêmes que celles de la cocaïne; toutefois elle est moins toxique, une fois et demi moins environ; de plus elle n'est pas vaso-contrictive comme la cocaine.

Usages. Mode d'emploi. — Les mêmes que pour la cocaïne. En chirurgie générale on se contente même d'employer des solutions à 0 gr. 75 p. 100.

Chirurgie générale :
Stovaïne.............. 0 gr. 75
Eau distillée. Q. S. p. 100 —

Chirurgie dentaire :
Solution à 1 p. 100.

Ophtalmologie :
a. Stovaïne .... 1 gr.
Sérum physiologique. 100 cc.
(Injections.)

b. Stovaïne.......... 4 gr.
Sérum physiologique.. 100 cc.
(Instillations.)

Laryngologie :
Stovaïne............... 5 gr.
Chlorure de sodium pur. 5 —
Eau distillée. Q. S. p. 100 —
(Badigeonnages.)

Toutes ces solutions peuvent être stérilisées et conservées en ampoules.

Remarque. — La stovaïne est beaucoup plus sensible que la cocaïne à l'action des alcalis, et si l'on s'était servi d'une solution de borate de soude pour stériliser la seringue à injections, il conviendrait de la rincer soigneusement à l'eau distillée bouillie avant de s'en servir.

NOVOCAINE

Comme la stovaïne, la novocaïne est un dérivé benzoylé d'un amino-alcool; elle s'obtient, en effet, par éthérification de la fonction alcoolique du diéthyl-amino-éthanol au moyen de l'acide para-amino-benzoïque :

$$N^4H^2 - C^6H^4 - CO\,\overline{|OH + H|}\,O - C^2H^4 - N \begin{cases} C^2H^5 \\ C^2H^5 \end{cases}$$

Ac. paraamino-benzoïque.   Diéthyl-amino-éthanol.

$$= H^2O + NH^2 - C^6H^4 - CO - O - C^2H^4 - N \begin{cases} C^2H^5 \\ C^2H^5 \end{cases}$$

Paraamino-benzoyl-diéthyl-amino-éthanol.

C'est ce dérivé benzoylé, ou plus exactement le chlorhydrate de ce dérivé, qui constitue la *novocaïne*.

Caractères. — Aiguilles blanches fusibles à 156°, solubles dans leur poids d'eau et dans 30 p. d'alcool. Le soluté aqueux est à peu près neutre au tournesol et peut être stérilisé à l'autoclave sans se décomposer. Les alcalis la précipitent.

Propriétés. — L'étude expérimentale et clinique de la novocaïne a permis d'arriver aux conclusions suivantes :

1° La novocaïne est un anasthésique local d'une puissance un peu supérieure à celle de la stovaïne, mais inférieure à celle de la cocaïne.

2° La durée de l'anesthésie par la novocaïne est beaucoup moindre que celle de l'anesthésie par la cocaïne ou même par la stovaïne.

3° En ce qui concerne l'œil notamment, il faut pour obtenir une anesthésie aussi complète et aussi durable que celle que l'on obtient avec la cocaïne ou même avec la stovaïne, employer des solutions concentrées (4 p. 100). Toutefois, comme la toxicité de la novocaïne est relativement faible par rapport à celle de la cocaïne et même de la stovaïne, il est possible d'employer des doses relativement élevées de ce corps et des solutions plus concentrées.

4° On peut d'ailleurs, en l'associant à l'adrénaline augmenter la durée de son action anesthésique. Cette association aurait en outre pour effet de rendre les injections moins douloureuses.

Modes d'emploi. — La solution qui a paru donner les meilleurs résultats est la suivante, employée par M. Reclus :

Sérum physiologique....................   100 grammes.
Novocaïne...............................   50 centigrammes
Adrénaline à 1 p. 1 000.................   XXV gouttes.

Chaque centimètre cube de cette solution renferme 1/2 centigramme de novocaïne et 1/4 de goutte de solution d'adrénaline à 1 p. 1 000. Il est donc toujours facile, étant donné le volume de la seringue dont on se sert, de savoir à chaque instant combien de novocaïne on a injecté. M. Reclus a pu au cours de certaines opérations (hernies avec hydrocèle, extirpation de varices étendues) injecter jusqu'à 40 centigrammes de novocaïne, sans inconvénients. Toutefois ce sont là des doses qu'on aura rarement l'occasion d'atteindre

Préparation de la solution. — Les solutions de novocaïne-adrénaline ne se conservent que très peu de temps et doivent être préparées au moment de s'en servir; mais les solutions de novocaïne seule à 1 p. 200 et les solutions d'adrénaline seule à 1 p. 1 000 pouvant se conserver pendant plusieurs mois sans altérations, il est facile de préparer au moment du besoin la solution novocaïne-adrénaline. Il suffit pour cela de préparer d'avance, d'une part une solution d'adrénaline à 1 p. 1 000 dans l'eau stérilisée, et d'autre part, un certain nombre de ballons renfermant chacun 100 centimètres cubes de sérum et 50 centigrammes de novocaïne. Ces ballons sont stérilisés à l'autoclave et conservés. Au moment de l'opération on débouche un ballon, on y ajoute XXV gouttes d'adrénaline à 1 p. 1000, on agite légèrement et le mélange est prêt à être employé. Dans ces derniers temps, O. Gros et A. Lawen [1] ont préconisé l'emploi du bicarbonate (?) de novocaïne, comme moyen d'augmenter l'intensité et la durée de l'action anesthésiante. On prépare d'avance un mélange convenablement dosé de novocaïne, de chlorure de sodium et de bicarbonate de soude *parfaitement secs* et, au moment de l'emploi, on dissout la quantité nécessaire dans de l'eau stérilisée bouillie.

Les proportions relatives des trois corps dans le mélange varient suivant le titre de la solution de novocaïne que l'on désire employer. Voici par exemple la formule donnée par Lawen pour l'obtention d'une solution de novocaïne à 1 p. 200 :

Bicarbonate de sodium pur.........................	0 gr. 15
Chlorure de sodium............................	0 — 10
Chlorhydrate de novocaïne.......................	0 — 60
Eau distillée stérilisée.........................	30 cm³.

TILIACÉES

FLEURS DE TILLEUL

Les fleurs de tilleul sont fournies par le Tilia sylvestris et le Tilia platyphylla.

Elles sont employées en infusion comme digestif et servent à préparer un hydrolat employé comme véhicule dans la préparation de beaucoup de potions.

MALVACÉES

FLEURS, FEUILLES ET RACINE DE GUIMAUVE

La guimauve officinale (Althæa officinalis) est une plante vivace couverte d'un duvet blanchâtre, très commune dans nos campagnes.

Toutes les parties de la plantes contiennent des principes mucilagineux, qui leur communiquent des propriétés emollientes.

Les fleurs sont employées comme pectorales, en infusion; les feuilles servent dans la médecine populaire à préparer des cataplasmes émollients; la racine est employée en infusion comme gargarisme émollient et, réduite en poudre, elle sert d'excipient dans la préparation d'un grand nombre de masses pilulaires.

1. *Münch. Med. Wohschr.*, 1910, p. 2042 et 2044.

FLEURS ET FEUILLES DE MAUVE

La mauve (MALVA SYLVESTRIS) est une plante très voisine de la précédente. Ses feuilles et ses fleurs servent aux mêmes usages que les fleurs et les feuilles de guimauve.

GUTTIFÈRES

GOMME-GUTTE

La gomme-gutte est une gomme-résine fournie par le GARCINIA HANBURYI, arbre qui croît spontanément au Cambodge et en Cochinchine.

Elle se présente généralement en cylindres de 15 à 20 centimètres de long sur 3 à 6 centimètres de diamètre, d'une belle couleur orangé brunâtre ; ces cylindres se brisent facilement en fragments irréguliers à cassure conchoïdale. La gomme-gutte pulvérisée est une poudre d'une belle couleur jaune, à peine odorante, de saveur âcre et désagréable.

Usages. — La gomme-gutte est un purgatif drastique. Elle doit son activité à une résine acide qu'on a appelée *acide cambodgique*, mais qui est en vérité fort mal connue. On l'emploie à la dose de 0 gr. 10 à 0 gr. 40, mais on l'associe presque toujours aux autres purgatifs drastiques. Elle entre dans la composition des pilules d'Anderson (p. 790) et de Bontius (aloès, gomme-gutte, gomme ammoniaque : ãã 0 gr. 06 par pilule).

CARYOPHYLLÉES

RACINE DE SAPONAIRE

La saponaire officinale (SAPONARIA OFFICINALIS) est une plante très répandue dans les endroits frais et un peu humides. On la reconnaît aisément à ses rameaux noueux et à ses fleurs roses disposées en cymes.

Toutes les parties de la plante renferment de la saponine, substance donnant une solution visqueuse capable d'émulsionner les corps gras et les goudrons. La décoction de saponaire mousse comme l'eau de savon.

Les feuilles et la racine de saponaire ont été employées autrefois contre la goutte, la syphilis, les engorgements ganglionnaires. C'est en vérité une plante sans intérêt.

POLYGALÉES

RACINE DE POLYGALA

Le polygala officinal (POLYGALA SENEGA) est une petite plante qui croît dans les forêts de l'Amérique du Nord.

La racine de cette plante se présente en morceaux irréguliers, tortueux, renflés et rugueux à leur partie supérieure. De cette tête noueuse partent les racines proprement dites qui ont à peu près la grosseur d'une plume d'oie et qui portent elles-mêmes de petites racines secondaires. La couleur de cette drogue est d'un gris jaunâtre : son odeur est faible, un peu nauséeuse : sa saveur est amère et âcre.

La racine de polygala renferme différents principes et notamment une petite quantité d'acide salicylique et d'éther méthylsalicylique, et un glucoside, la *sénégine*, qui aurait la propriété d'exciter les sécrétions, particulièrement la sécrétion bronchique ; d'où l'emploi de la racine de polygala comme expectorant. Employée à dose suffisamment élevée, la racine de polygala est même douée de propriétés émétiques.

On l'utilise principalement sous forme d'infusion et de sirop. L'infusion (10 p. 1 000) est généralement employée en guise de véhicule dans une potion expectorante ; le sirop entre comme correctif et adjuvant dans ces mêmes potions, à la dose de 30 à 60 grammes.

BIXACÉES

HUILE DE CHAULMOOGRA

C'est une huile grasse, brune, d'odeur et de saveur nauséeuses, extraite des graines du GYNOCARDIA ODORATA, grand arbre qui croît spontanément dans les forêts de l'Inde et de la Malaisie.

C'est un remède populaire chez les Indiens, qui l'emploient à la dose de 5 à 6 gouttes comme spécifique des maladies de la peau, de la syphilis et de la scrofule.

Elle a été préconisée contre la lèpre et employée par plusieurs dermatologistes à la dose de V à X gouttes matin et soir, qu'on augmente progressivement jusqu'à C et CC gouttes. Les petites doses peuvent être prises en émulsion dans du lait : pour les plus fortes doses il est préférable d'avoir recours aux capsules.

VIOLARIÉES

FLEURS DE VIOLETTES

Ce sont les fleurs de la violette commune (VIOLA ODORATA). Elles renferment un principe mucilagineux et un ou des principes légèrement laxatifs. On les emploie en infusion, comme béchique, et plus rarement sous forme de sirop chez les jeunes enfants, comme purgatif.

PENSÉE SAUVAGE

Sous ce nom on emploie les tiges, feuilles et fleurs d'une variété de pensée, très petite et très commune dans les champs. C'est la Viola tricolor arvensis qu'on désigne vulgairement sous le nom d'*herbe de la Trinité*.

Cette plante est employée comme dépurative (?) sous forme d'infusion.

CRUCIFÈRES

GRAINE DE MOUTARDE NOIRE

Elle est fournie par le Brassica nigra, plante que l'on rencontre un peu partout à l'état sauvage, mais qui est cultivée aujourd'hui dans un certain nombre de régions.

Caractères. — La graine de moutarde noire est une petite graine globuleuse de 1 millimètre de diamètre environ; sa surface est chagrinée. Quand on la mâche elle laisse dans la bouche une saveur amère, bientôt suivie d'une sensation âcre et brûlante. La graine de moutarde noire n'est pas utilisée en nature; elle sert exclusivement à la préparation de la farine de moutarde employée pour la confection de cataplasmes rubéfiants.

Composition chimique. — La graine de moutarde noire renferme, outre son huile fixe (25 à 30 p. 100), un ferment soluble, la *myrosine*, et un glucoside, le *myronate de potasse* ou *sinigrine*. Ce ferment soluble et ce glucoside sont localisés dans des cellules spéciales. En présence de l'eau, la myrosine agit sur le myronate de potasse et dédouble le glucoside suivant l'équation :

$$\text{Myronate de potasse} + \text{Myrosine} + \text{eau} \Big\} = \underset{\text{Glucose.}}{C^6H^{12}O^6} + \underset{\substack{\text{Isosulfocyanate} \\ \text{d'allyle.}}}{C^3H^5 - N = C = S} + \underset{\substack{\text{Sulfate d'acide} \\ \text{de potasse.}}}{SO^4KH}$$

L'essence de moutarde ne préexiste donc pas dans la graine de moutarde; elle prend naissance quand, la graine ayant été broyée, le glucoside et le ferment viennent en contact en présence de l'eau.

La myrosine étant un ferment soluble est naturellement détruite par la chaleur (au-dessus de 60°); son action est également empêchée par toutes les substances qui coagulent les matières albuminoïdes : alcool, acides, etc. Il en résulte que les cataplasmes de farine de moutarde doivent être préparés avec de l'eau tiède et qu'il ne faut pas, sous prétexte de les rendre plus actifs, ajouter du vinaigre à la farine de moutarde destinée à leur préparation.

GRAINE DE MOUTARDE BLANCHE

Elle est fournie par le Brassica alba. C'est une graine globuleuse, plus grosse que la précédente (1 mm. 5 à 2 mm.), de couleur jaune rougeâtre. Plongée dans l'eau froide elle se gonfle et se recouvre d'un mucilage assez abondant. Triturée avec ce liquide elle donne une émulsion jaunâtre ayant une saveur âcre très prononcée, mais dépourvue de l'odeur piquante que dégage la moutarde noire dans les mêmes conditions.

La graine de moutarde blanche renferme : 25 p. 100 d'huile grasse environ, du mucilage, le même ferment soluble que la précédente (*myrosine*), et un glucoside, la *sinapine*. Ce glucoside, en présence de l'eau et de la myrosine, se dédouble suivant l'équation :

sinalbine + myrosine + eau = glucose + sulfate de sinapine + essence sulfurée.

Cette essence sulfurée n'est pas la même que celle qui se développe dans le dédoublement du myronate de potasse. Elle est d'ailleurs fort peu abondante et son action rubéfiante est peu marquée ; elle est légèrement excitante et est surtout utilisée pour la préparation de la moutarde de table.

La graine de moutarde blanche est, comme la graine de lin, utilisée comme laxatif (1 à 2 cuillerées à café).

RACINE DE RAIFORT

C'est la racine du Cochlearia armoracia. Comme la moutarde noire, la racine de raifort renferme de la myrosine et du myronate de potasse. Elle entre dans la composition *de l'alcoolat de Cochlearia, du sirop, du vin et de la bière antiscorbutiques.*

COCHLÉARIA OFFICINAL

Les feuilles de cochléaria qui entrent avec le raifort dans les préparations ci-dessus sont fournies par le Cochlearia officinalis. Ces feuilles ont une saveur âcre et piquante, et quand on les contuse elles exhalent une odeur qui rappelle celle de la moutarde et qui est due à la formation d'une essence sulfurée.

PAPAVÉRACÉES

FLEURS DE COQUELICOT

Ce sont les fleurs du Papaver rhœas, pavot rouge sauvage ou rose des blés.

Ces fleurs renferment un alcaloïde encore mal connu, la *rhœadine*, qui passe pour être peu ou pas toxique. Elles sont employées comme pectorales.

CAPSULES DE PAVOT ET OPIUM

Origine. — Les capsules de pavot sont fournies par diverses variétés du Papaver somniferum, plante originaire d'Orient, mais dont plusieurs variétés sont cultivées aujourd'hui en Perse, en Égypte, dans l'Asie Mineure, voire en France.

Caractères. — Les capsules de pavot sont formées par la réunion d'un certain nombre de carpelles dont les bords indupliqués se dirigent, sous forme de cloisons, vers le centre du fruit, sans toutefois se rejoindre. Elles sont globuleuses, ovales ou arrondies; leur grosseur moyenne est celle d'une mandarine; elles sont couronnées par un disque stigmatique déprimé à son centre et divisé en plusieurs lobes. Leur couleur est brun jaunâtre; elles sont inodores quand elles sont sèches. Enfin, elles renferment un grand nombre de petites graines blanchâtres, réniformes.

Les capsules sèches de pavot ne sont guère employées que dans la médecine populaire et, sous ce rapport, elles constituent un médicament qui peut être dangereux. On a souvent administré aux enfants des infusions de ces capsules et le nombre des accidents qu'on a vus se produire de ce chef est considérable.

OPIUM

Origine. — L'opium est le suc extrait par incision des capsules encore vertes du Papaver somniferum, dont nous venons de parler. Ce suc est localisé dans un appareil laticifère particulier courant dans l'épaisseur de la paroi de la capsule, et il suffit de pratiquer des incisions sur la capsule encore verte du pavot, pour voir immédiatement s'écouler un suc lactescent. Ce suc, en se concrétant à la surface de la capsule, prend de la consistance, change de couleur et constitue finalement l'opium.

Opium officinal. — Il existe dans le commerce plusieurs variétés d'opium qui se distinguent les unes des autres par leur origine, leur aspect extérieur et leur teneur en alcaloïdes. La sorte qui arrive le plus communément en Europe est l'opium de l'Asie Mineure, que l'on désigne sous différents nom : *opium turc*, *opium de Smyrne*, *opium de Constantinople*. Cet opium est recueilli sur les capsules Papaver somniferum glabrum.

Presque tout l'opium produit dans l'Asie Mineure est centralisé sur deux points principaux : Smyrne et Constantinople, d'où la double dénomination employée pour le désigner. Parmi les autres sortes d'opium nous citerons : l'*opium d'Égypte*, l'*opium de Perse*, l'*opium de l'Inde*, et enfin, pour mémoire. l'*opium indigène*.

Caractères de l'opium de Smyrne ou de Constantinople. — Cet opium arrive dans le commerce en masses ovoïdes, aplaties. dont le poids varie de 300 grammes à 1 000 grammes et dont la surface est marquée d'une façon très nette par une empreinte qui n'est autre que celle de la feuille de pavot qui a servi à l'envelopper. On y remarque aussi un grand nombre de petits grains roux, qui ne sont autres que des fruits de *Rumex* dont on a saupoudré les pains pour les empêcher d'adhérer les uns les autres.

Ces pains sont d'abord mous et d'une coloration brun marron, mais ils durcissent peu à peu à l'air et deviennent d'un brun noir.

L'odeur et la saveur de cet opium n'ont rien de particulier, elles sont celles de tous les opiums : odeur aromatique et saveur amère, l'une et l'autre très spéciale et absolument caractéristique.

Composition chimique de l'opium. — L'opium a une composition très complexe, mais ce qui le caractérise avant tout, ce sont les nombreux alcaloïdes qu'il renferme. À l'heure actuelle on n'en connait pas moins d'une vingtaine. De tous ces alcaloïdes, 2 seulement sont à retenir au point de vue thérapeutique: ce sont : la *morphine* et la *codéine*. Après eux on peut citer, parmi les plus importants ou les plus connus: la *narcéine*, la *narcotine*, la *papavérine* et la *thébaïne*.

Mais de tous les alcaloïdes de l'opium, le plus important est incontestablement la morphine ; aussi est-ce par le dosage de cet alcaloïde qu'on apprécie la valeur d'un opium. La teneur des différents opiums en morphine est fort variable (2 à 20 p. 100). L'opium officinal doit titrer 10 p. 100 de morphine.

L'opium est en grande partie soluble dans l'eau et dans l'alcool.

MORPHINE

La morphine est un alcaloïde qui a pour formule $C^{17}H^{19}NO^3$; elle contient une *fonction phénolique* et une *fonction alcoolique*. Ces fonctions, éthérifiées par divers radicaux acides ou alcooliques, ont fourni quelques dérivés utilisés en thérapeutique ; elle est très peu soluble dans l'eau, et c'est toujours sous forme de chlorhydrate qu'elle est utilisée.

Celui-ci se présente sous la forme d'aiguilles soyeuses, blanches, souvent agglomérées en masses feutrées ; il est soluble dans 20 p. d'eau froide et dans 1 p. d'eau bouillante.

Action physiologique. — L'action de la morphine est très variable chez les différents animaux. C'est ainsi que chez le mouton, le porc et la chèvre, la morphine ne modifie que peu ou pas les fonctions du cerveau. Chez la plupart des autres espèces, les fonctions cérébrales sont troublées, mais tandis que chez quelques-unes (chien, lapin, cobaye) ce sont les phénomènes de narcose qui sont les plus apparents, chez d'autres (cheval, âne, chat), c'est une ivresse agitante, sans narcose. - Chaque animal réagit en somme à la morphine suivant une modalité qui lui est propre.

Non seulement l'action de la morphine n'est pas la même chez les différents individus, mais elle n'est pas toujours identique chez les différents individus d'une même espèce ni même dans toutes les circonstances chez le même individu.

Dans ses grandes lignes, l'action de la morphine chez l'homme rappelle l'action de la même substance chez le chien.

La vitesse d'absorption de la morphine[1] varie naturellement suivant les différentes voies. Administrée par la voie sous-cutanée elle pénètre en quelques minutes dans la circulation générale; l'absorption au niveau de la muqueuse gastrique est beaucoup plus lente, mais elle est à peu près complète au bout d'une demi-heure; l'absorption au niveau de la peau simplement privée de son épiderme est beaucoup plus lente.

La morphine, comme la plupart des médicaments poisons, peut agir et agit en fait sur tous les appareils, mais il en est un qui est plus rapidement, plus profondément et plus spécifiquement atteint que tous les autres, c'est le système nerveux central, et particulièrement l'encéphale.

La morphine est le type des poisons médicaments à prédominance cérébrale, mais l'action exercée par cette substance sur le cerveau, et d'une manière plus générale sur le système nerveux central (cerveau, moelle et bulbe), dépend de la dose administrée : les petites doses de morphine excitent les centres nerveux, les doses suffisamment élevées les paralysent. Toutefois, les doses de morphine, même suffisantes pour paralyser les centres nerveux, commencent d'abord par exciter ces centres et, toutes choses égales d'ailleurs, la période d'excitation produite dans ce dernier cas est d'autant plus longue et plus marquée que l'absorption de la morphine s'est faite plus lentement. Les preuves de l'excitation préparalytique déterminées par la morphine sont nombreuses.

1° Chacun sait que les doses de morphine très faibles, au lieu d'amener le sommeil, créent plutôt de l'insomnie et que, surtout chez les individus qui ne sont pas habitués à la morphine, l'administration de ce médicament par la voie gastrique, même à une dose

---

1. Nous disons morphine pour chlorhydrate de morphine.

relativement élevée. produit tout d'abord des phénomènes d'excitation. C'est que, dans ce cas, l'absorption de la morphine étant relativement lente, les centres nerveux ne sont que lentement envahis par la substance, et pendant une certaine période, ils ne sont soumis qu'à l'action de doses faibles, excitantes, de morphine.

2° L'excitation préparalytique que la morphine exerce sur la moelle est démontrée aussi par ce fait que, sous l'influence des faibles doses ou au début de l'action de doses suffisantes, mais administrées par la voie gastrique, on peut observer une exaltation de la sensibilité réflexe.

3° Enfin l'action excitante préparalytique de la morphine est prouvée, non seulement par les modifications cardiaques et respiratoires dont nous parlerons plus loin, mais encore par les *nausées* et les *vomissements* que l'on observe si fréquemment chez les individus auxquels on administre de la morphine.

Quoi qu'il en soit, après cette période d'excitation, la morphine paralyse les cellules nerveuses, elle paralyse d'abord et surtout les cellules cérébrales et cette paralysie aboutit au sommeil. La morphine, chez l'homme, et à dose suffisante, est donc un hypnotique au même titre que le chloral, le sulfonal, etc.

La morphine est un analgésique, mais elle n'est pas un analgésique local; dans les conditions et aux doses où on l'administre ordinairement, elle ne modifie pas sensiblement, en effet, le système nerveux périphérique: la morphine calme la douleur parce qu'elle en empêche la perception cérébrale. A ce point de vue encore elle se rapproche du chloral, du sulfonal, etc.; mais son efficacité au point de vue de l'élément douleur est plus grande que celle de ces derniers; elle est l'analgésique central idéal.

La morphine est donc un hypnotique analgésique. En jouant sur les mots, on a pu dire que la morphine n'était pas un hypnotique, qu'elle était simplement un analgésique, et que l'hypnose n'était qu'un phénomène secondaire, consécutif à l'analgésie. Cette interprétation serait exacte si la morphine ne faisait dormir que les malades qui souffrent. Or il n'en est pas ainsi, et la morphine fait parfaitement dormir les malades analgiques et même l'homme sain. Si la morphine nous apparaît surtout comme le remède des insomnies douloureuses, cela tient uniquement à ce que, chez les individus qui présentent ces insomnies. les cellules cérébrales longtemps surexcitées sont plus aptes à ressentir rapidement l'influence des agents paralysants que l'on fait agir sur elles.

Action de la morphine sur la respiration. — Les petites doses de morphine, ou les doses élevées au début de leur action, accélèrent les mouvements respiratoires : c'est encore une preuve de l'action excitante, préparalytique de la morphine. Plus tard, à la période d'état de l'action morphinique, il se produit au contraire un ralentissement des mouvements respiratoires. Ce ralentissement peut être tel, même, que le rythme de la respiration affecte un type périodique (V. fig. 11). Dans une étude analytique particulière-

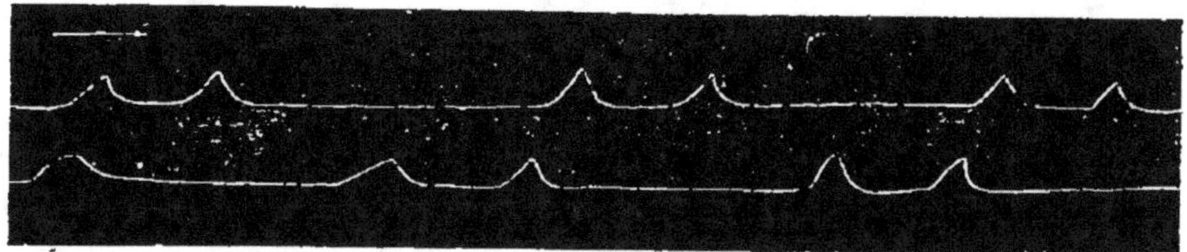

Fig. 11. — Respiration périodiqué chez un lapin morphiné (cliché V. Pachon).

ment précise de l'action de la morphine sur la respiration, Pachon a établi, par tout un ensemble de faits, l'*origine cérébrale* de cette influence respiratoire de la morphine. Tout d'abord, les effets de la morphine sur la respiration sont indépendants des nerfs pneumogastriques : ils se reproduisent après comme avant la double vagotomie. En outre l'excitabilité des centres bulbaires n'est pas diminuée, comme on l'avait admis, sans preuves d'ailleurs : les excitations auditives, tactiles, thermiques, électriques, chimiques, qui produisent normalement des réactions respiratoires, produisent ces mêmes réactions chez l'animal morphiné à respiration ralentie ou à respiration périodique ; autrement dit, tandis que l'animal est en pleine narcose, l'excitabilité des centres respiratoires bulbaires est respectée. Mais la morphine, poison cérébral, a supprimé les excitations qui sont normalement et constamment transmises au bulbe sous l'influence de l'activité psychique. En résumé, « la morphine agit sur la respiration en diminuant très fortement, sinon en supprimant l'action excitatrice cérébrale. Étudier les effets respiratoires de la morphine, c'est étudier la respiration privée de la stimulation normale qu'exerce le cerveau sur cette fonction » (Pachon). Cette donnée fait comprendre remarquablement que la morphine soit le calmant respiratoire électif, grâce à l'action double qu'elle exerce sur le cerveau, à la fois pour diminuer l'impression douloureuse et l'intensité même de la dyspnée. Enfin sous l'influence des doses élevées, subtoxiques ou toxiques, les modifications de rythme respiratoire sont plus profondes encore, on observe des périodes d'apnée pouvant persister plus ou moins longtemps.

Action sur le cœur et la circulation. — Elle est du même ordre que celle qui se produit sur l'appareil respiratoire : il y a, au début, une accélération des mouvements du cœur et une légère élévation de la tension sanguine dont il est facile de comprendre la cause, mais ce sont là des phénomènes passagers, et, à la période d'état de l'action morphinique, c'est le *ralentissement* des mouvements du cœur qu'on observe et l'abaissement de la pression sanguine. Le ralentissement des mouvements du cœur doit avoir un mécanisme assez complexe. Au début il est sans doute dû à une excitation des noyaux d'origine des pneumogastriques; quand, plus tard, les noyaux se paralysent, il devrait y avoir accélération des mouvements du cœur, mais à cette période les ganglions excito-moteurs sont sans doute paralysés à leur tour, et l'effet modérateur de la paralysie de ces ganglions doit l'emporter sur les effets accélérateurs de la paralysie des noyaux d'origine des pneumogastriques.

Aussi bien, avec les doses thérapeutiques, ces modifications cardiaques ne sont pas très marquées; on peut même considérer que le cœur est un des organes qui résistent le plus longtemps à l'action de la morphine, et cette résistance est à retenir au point de vue pratique.

Action sur les sécrétions. — D'une façon générale, la morphine diminue l'intensité des sécrétions. Il est cependant un appareil sécréteur, l'appareil sudoral, qui paraît non seulement échapper à l'influence paralysante de la morphine, mais en éprouver au contraire une action excitante. Si, comme cela est vraisemblable, il existe pour la sécrétion sudorale un ou des centres modérateurs, il faudrait admettre une sensibilité spéciale de ces centres à l'action paralysante de la morphine[1].

Action sur l'intestin. — La morphine modère à la fois les mouvements péristaltiques et les sécrétions intestinales, mais il s'en faut de beaucoup que, à ce point de vue, la morphine agisse avec autant d'efficacité que l'opium. C'est que, tout au moins en ce qui concerne les mouvements péristaltiques, il s'agit vraisem-

1. Chez certains animaux et notamment chez le chien, la morphine produit une hypersécrétion salivaire intense.

blement d'une action locale, périphérique, plutôt que d'une action centrale; mais, tandis que pour les uns, la morphine modérerait le péristaltisme par *excitation des splanchniques*, pour d'autres, la morphine agirait surtout en *paralysant le système nerveux ganglionnaire* de l'intestin et *les fibres musculaires intestinales* elles-mêmes. Que la morphine agisse en vertu de l'un ou de l'autre de ces mécanismes, il s'agit toujours bien d'une action locale, périphérique, et ainsi s'explique l'efficacité plus grande de l'opium en nature : la morphine étant contenue dans l'opium sous une forme moins facilement absorbable qu'elle ne l'est à l'état de chlorhydrate, son action locale sur l'intestin persiste plus longtemps.

Action sur la pupille. — Signalons enfin l'action mydriatique de la morphine, action qui doit être d'origine centrale puisqu'elle ne s'observe que chez les animaux dont le système nerveux central réagit à la morphine dans le sens de la narcose. Chez les autres on observe en effet du myosis.

Élimination et localisation de la morphine. — La morphine s'élimine surtout par l'urine sous une forme encore fort mal connue; chez les morphinomanes la totalité de la morphine absorbée ne s'élimine pas au jour le jour; elle paraît alors se localiser dans le foie principalement.

Applications thérapeutiques. — La morphine n'est pas un médicament curatif, c'est un médicament symptomatique dont les indications relèvent des propriétés physiologiques que nous lui avons reconnues : insomnies nerveuses ou douloureuses, hyperexcitabilité cérébrale ou médullaire, péristaltismes douloureux, etc., tels sont les symptômes susceptibles d'être calmés par la morphine, quelle que soit d'ailleurs la cause initiale qui les engendre. La morphine peut encore rendre de grands services pour calmer les crises d'asthme et certaines dyspnées, les dyspnées d'origine réflexe. C'est aussi à titre de modérateur du pouvoir réflexe que la morphine peut être utile et souvent même se montrer héroïque contre les hémoptysies, non pas bien entendu contre les hémoptysies brutales et massives, mais contre les hémoptysies légères se produisant au cours d'une toux persistante.

Les *contre-indications absolues* à l'emploi de la morphine sont rares, et il n'y a guère que l'imperméabilité rénale qui justifie l'abstention ou tout au moins une administration extrêmement prudente.

Rappelons enfin que les enfants sont d'une très grande sensibilité à ce médicament.

Posologie. Modes d'administration. — Le chlorhydrate de morphine, chez l'adulte, s'administre à la dose de 1 à 3 centigrammes. Ces doses sont habituellement suffisantes. On administre en général, d'emblée, 1 centigramme : les très faibles doses, en effet, ainsi que nous l'avons dit, produisent surtout des phénomènes d'excitation et notamment des vomissements.

Chez les enfants, à moins de nécessité absolue, on s'abstiendra d'administrer de la morphine, au moins jusqu'à l'âge de 4 ou 5 ans. En cas d'indication formelle on administrera 1 milligramme par année d'âge. La méthode de choix pour l'administration de la morphine est l'injection hypodermique.

Il existe au Codex un *sirop de morphine*, préparé de telle sorte que 20 grammes ou une cuillerée à soupe renferment 1 centigramme de chlorhydrate de morphine. Ce sirop est rarement administré en nature ; on l'administre habituellement en potion, associé à d'autres médicaments tels que le bromure de potassium ou le chloral.

La solution de chlorhydrate de morphine pour injections hypodermiques se fait au 1/50ᵉ ou plus souvent au 1/100ᵉ.

Dérivés de la morphine.

APOMORPHINE

L'apomorphine ne diffère de la morphine que par une molécule d'eau en moins

$$C^{17}H^{19}NO^3 - H^2O = C^{17}H^{17}NO^2$$
Morphine.   Apomorphine.

On l'utilise uniquement sous forme de chlorhydrate. Celui-ci se présente sous la forme d'aiguilles blanches ou grisâtres (mais non vertes), solubles dans 45 p. d'eau. La solution aqueuse doit être neutre, à peine colorée ; mais elle verdit assez rapidement au contact de l'air. L'apomorphine est en effet un composé assez instable, se transformant sous l'influence de l'air en composés mal connus. C'est la raison de l'inconstance des résultats obtenus dans la pratique avec l'apomorphine commerciale.

Propriétés physiologiques. — L'apomorphine est un vomitif, et on la considère comme le type des vomitifs directs (voir p. 240). On ne l'emploie que fort rarement et elle n'est vraiment indiquée qu'autant qu'il est impossible d'administrer un émétique par la voie buccale.

Posologie. — On l'administre à la dose de 0 gr. 005 à 0 gr. 01 en injection hypodermique (solution au 1/100).

HÉROÏNE. Syn. : ÉTHER DIACÉTIQUE DE LA MORPHINE

L'héroïne, comme la morphine, est employée sous forme de chlorhydrate. Elle jouit des propriétés générales de la morphine. On a prétendu qu'elle avait contre la toux une action beaucoup plus marquée que la morphine ou même que la codéine, mais le fait est tenu pour douteux par beaucoup de cliniciens. Ce qui est certain, c'est qu'elle est plus toxique que la codéine et même que la morphine, et comme, d'autre part, son usage conduit très faciment à une héroïnomanie aussi désastreuse que la morphinomanie, il n'y a aucun intérêt à la conserver comme médicament.

Dans tous les cas il convient de ne l'administrer qu'à doses faibles : 5 à 15 milligrammes par jour au maximum.

DIONINE. Syn : CHLORHYDRATE D'ÉTHYLMORPHINE

C'est un médicament sur la valeur duquel la clinique ne s'est pas encore prononcée d'une manière définitive. Comme l'héroïne, elle a été surtout vantée contre la toux. Sa toxicité, moindre que celle de la morphine, se rapproche de celle de la codéine, ce qui n'est pas surprenant puisqu'elle se rapproche plus encore de la codéine que de la morphine par sa constitution. Non seulement elle ne créerait pas d'accoutumance mais elle pourrait être utilisée avec avantage dans la cure de la morphinomanie.

Sa posologie et ses modes d'administration sont les mêmes que ceux de la codéine.

CODÉINE : $C^{18}H^{21}NO^3 + H^2O$

La codéine, qui existe dans l'opium, mais en proportion beaucoup plus faible que la morphine, est l'éther méthylique de cette dernière.

Elle se présente sous la forme de cristaux volumineux, de saveur amère, solubles dans 60 p. d'eau, beaucoup plus solubles dans l'alcool.

Action physiologique. — Elle est beaucoup moins bien connue dans ses détails que celle de la morphine, mais la pratique journalière a depuis longtemps démontré son efficacité, pour lutter contre les excitations réflexes qui tiennent la toux sous leur dépendance. Les doses efficaces et suffisantes pour calmer la toux n'ont pas d'action narcotique bien marquée; ces doses n'agissent pas non plus sur le péristaltisme intestinal à la manière de la morphine. Enfin elle est moins toxique que la morphine.

Posologie. Modes d'administration. — Chez l'adulte la codéine peut être administrée à la dose de 5 à 10 centigrammes par jour; au besoin on peut même aller jusqu'à 15 centigrammes.

Chez les tout jeunes enfants on s'abstient généralement de donner de la codéine; à partir de 4 ou 5 ans on peut donner la codéine sous forme de sirop (2 grammes de sirop par année d'âge).

Contrairement à la plupart des autres alcaloïdes, la codéine s'emploie en nature et non sous forme de sel. On l'administre sous forme de pilules, de potions ou de sirop :

Pilules :

Codéine............... deux cgr.
Terpine .... 0 gr. 10.
Savon amygdalin..... Q. S.
Pour une pilule n° 20; 2 à 5 par jour.

Sirop de codéine (Codex) :

Contient 4 centigr. de codéine par cuillerée à soupe de 20 gr.

Potion :

a. Sirop de codéine. 60 gr.
Sirop de tolu........ 30 —
Eau de laurier-cerise. 10 —
Alcoolature de racine
   d'aconit.......... XXX gouttes
Eau distillée......... 50 gr.
   3 à 5 cuillerées à soupe par jour.

b. Sirop de codéine. 15 gr.
Sirop de belladone... 15 —
Sirop de tolu........ 20 —
Eau de fleurs d'oran-
   ger................. 50 —
   (Enfants.)
   5 à 10 cuillerées à café par jour, suivant l'âge.

Action physiologique et emplois de l'opium en nature.

Claude Bernard considérait comme une gangue inutile les principes immédiats divers qui accompagnent les alcaloïdes de l'opium. Nothnagel et Rosbach partagent cette opinion. D'autres physiologistes estiment au contraire que, ni les effets physiologiques de l'opium en nature, ni ses effets thérapeutiques ne sont rigoureusement identiques à ceux la morphine.

Ainsi présentée la question nous paraît mal posée au point de vue pratique, pour la raison que l'opium en nature n'est que fort rarement utilisé en thérapeutique. Parmi les nombreuses préparations opiacées journellement utilisées en thérapeutique, seules, la poudre de Dower et les laudanums sont préparés avec de l'opium en nature; toutes les autres sont à base d'*extrait* d'opium.

La composition chimique de l'extrait d'opium n'est certes pas entièrement connue; toutefois, si l'on ne considère que les principaux alcaloïdes de l'opium, on voit que cet extrait est surtout caractérisé par sa teneur en morphine. Voici en effet, d'après Baré, la composition en alcaloïdes de l'extrait d'opium du Codex :

	Morphine......	0 gr. 01
	Codéine........	0 — 0004
0 gr. 05 d'extrait d'opium renferment	Narcéine.......	0 — 0003
	Thébaïne.......	0 — 0002
	Narcotine......	0 — 0001

Donc, l'extrait d'opium renferme 1/5 de son poids de morphine, soit 10 fois plus de morphine que de la totalité des autres alcaloïdes.

De plus, abstraction faite de la thébaïne et de la narcotine dont l'action physiologique n'est pas comparable à celle de la morphine, les autres alcaloïdes (codéine et narcéine) exercent sur l'organisme des effets qui, dans les grandes lignes, sont très comparables à ceux de la morphine. On peut donc considérer que le véritable principe actif de l'*extrait* d'opium et de la plupart des préparation opiacées, c'est la morphine.

Mais, est-ce à dire qu'au point de vue de toutes les applications thérapeutiques qu'on en peut faire, la morphine et l'extrait d'opium puissent se remplacer rigoureusement? Non, car : 1° ne peuvent se remplacer rigoureusement que des corps rigoureusement identiques, 2° l'absorption des alcaloïdes renfermés dans l'extrait d'opium ne doit pas être aussi rapide que l'absorption de la morphine administrée sous forme de chlorhydrate.

C'est dans ce dernier fait que réside surtout la différence entre la morphine et les préparations opiacées, et c'est ce dernier fait qui explique pourquoi, *au point de vue de l'action sur le tube digestif notamment*, on obtient avec les préparations opiacées des résultats qu'on n'obtient pas avec une dose correspondante de morphine. Ajoutons enfin que, dans la plupart des préparations opiacées, rentrent des drogues autres que l'opium et qui, elles aussi, peuvent avoir une action dans l'effet thérapeutique. Ces réserves faites, on peut, avec Claude Bernard, admettre que ce qui caractérise avant tout l'opium, c'est sa morphine.

Préparations opiacées inscrites au Codex.
Équivalence de ces préparations.

PRÉPA-RATIONS	COMPOSITION	CARACTÈRES	QUANTITÉS correspondant à 0 gr. 10 opium brut, 0 gr. 05 extrait d'opium. 0 gr. 01 morphine.	DOSES
Poudre d'opium.		Couleur fauve, saveur amère. odeur *sui generis*.	0 gr. 10	0 gr. 05 à 0 gr. 20.
Extrait d'opium.		Couleur brun rougeâtre. Odeur vireuse rappelant celle de l'opium.	0 gr. 05	Enfants : 0 gr. 004 à 0gr.005 par année d'âge par doses fraction-nées[1]. Adultes : 5 à 20 cgr.
Poudre de Dower.	Azotate de potasse.. } Sulfate de potasse.. } ãã 40 gr. Poudre d'ipéca.. } Poudre d'opium.. } ãã 10 gr.	Couleur grisâ-tre avec grains plus foncés. odeur opiacée, saveur fraiche. puis amère.	1 gr.	Adultes : 0 gr. 20 à 1 gr. Enfants : 0 gr. 05 par annéed'âge.
Pilules de cyno-glosse.	Extrait d'opium. Poudre de semen-ces de jus-quiame. — d'éc. de rac. de cynoglosse. — de myrrhe. — d'oliban. — safran. — castoreum. Miel.		2 pilules 1/2.	1 à 3 par jour (adul-tes).
Diascor-dium.	Ne contient pas moins de 16 sub-stances, les unes astringentes, les autres aromati-ques.	Masse pâteuse de couleur rou-ge brun foncé. odeur aroma-tique, saveur astringente, in-soluble dans l'eau.	8 gr.	Adultes : 4 à 10 gr. Enfants : 0 gr. 50 à 2 gr. sui-vant l'âge.

1. Le Codex indique comme doses maxima d'extrait d'opium 0 gr. 10 en une fois et 0 gr. 30 pour les 24 heures. Cette dernière dose nous paraît exagérée ; elle doit en tout cas, être considérée comme exceptionnelle. Même remarque pour les doses maxima indiquées par le Codex pour les autres préparations opiacées.

PRÉPA- RATIONS	COMPOSITION	CARACTÈRES	QUANTITÉS correspondant à 0 gr. 10 opium brut, 0 gr. 05 extrait d'opium, 0 gr. 01 morphine.	DOSES
Élixir parégorique.	Poudre d'opium. Acide benzoïque. Camphre. Huile essentielle d'anis. Alcool à 60°.	Liquide jaune brun, odeur de camphre et d'anis, saveur piquante. Blanchit quand on le melange à l'eau.	20 gr.	Adultes : 1 à 4 cuillerées à café. Enfants : X gouttes par année d'âge.
Laudanum de Sydenham.	Poudre d'opium. Safran incisé. Essence de Cannelle de Ceylan. Essence de Girofle. Alcool à 30°.	Liquide jaune foncé à odeur de safran, de saveur amère.	1 gr., soit XLIII gouttes.	XX à C gouttes.
Teinture d'extrait d'opium.	Extrait d'opium. } 5 gr. Alcool à 70°...... } 95 —	Couleur brun rougeâtre, odeur vireuse rappelant celle de l'opium.	1 gr., soit LVI gouttes.	XX à C gouttes chez l'adulte.
Sirop d'opium ou de thébaïque.	2 gr. d'extrait pour 1 000 gr. de sirop de sucre.	Couleur du vin de Madère. Odeur opiacée. Saveur amère.	25 gr.	20 à 30 gr. chez l'adulte.
Sirop diacode ou d'opium faible.	Sirop d'opium 250 gr. Sirop de sucre 750 gr.	Couleur brun jaunâtre très pâle.	100 gr.	1 à 5 gr. par année d'âge chez l'enfant.
Sirop d'espèces pectorales.	Espèces pectorales. Eau distillée. Sucre blanc. Eau distillée de fleurs d'oranger. Extrait d'opium.	Couleur brun jaunâtre. Odeur et saveur aromatiques.	100 gr.	1 à 5 gr. par année d'âge chez l'enfant.

Intoxication aiguë par la morphine et les opiacés. — Les empoisonnements aigus par la morphine ou les opiacés sont fréquents; ils sont volontaires ou accidentels.

Les doses de morphine ou d'opium susceptibles de donner lieu à ces empoisonnements sont très variables suivant qu'il s'agit d'un individu habitué ou non à absorber des opiacés. On peut considérer que chez un adulte non entraîné, 0 gr. 05 à 0 gr. 06 de morphine produisent des phénomènes d'intoxication grave, et que 0 gr. 10 à 0 gr. 15 entraînent habituellement la mort si le malade n'est pas secouru à temps. Avec ces données, et en se rapportant au tableau des équivalences que nous avons donné plus haut, il est facile de calculer au moins approximativement la quantité toxique ou sub-toxique des principales préparations à base d'opium.

Ainsi que nous avons déjà eu l'occasion de le dire, les très jeunes enfants sont d'une extrême susceptibilité à l'égard de l'opium. On a signalé des intoxications mortelles chez des nourrissons à la suite de l'administration de II à III gouttes de laudanum ou de 0 gr. 001 à 0 gr. 002 de morphine.

Les symptômes apparaissent rapidement s'il s'agit de chlorhydrate de morphine; plus tardivement, après une demi-heure en général, s'il s'agit d'une préparation opiacée. Le malade présente habituellement, tout à fait au début, quelques phénomènes d'excitation; bientôt il éprouve de la pesanteur de tête, il a quelques vertiges, il éprouve dans tout le corps une sensation de chaleur, la peau et la bouche sont sèches, le pouls est accéléré et fort. A cette période se produisent fréquemment aussi des vomissements, et c'est à ces vomissements souvent précoces que beaucoup d'intoxiqués ont dû leur salut.

Cette période ne dure ordinairement pas longtemps et, surtout quand la dose absorbée est un peu forte, le malade s'assoupit ou même s'endort, d'un sommeil souvent très calme, d'abord léger, mais bientôt tellement profond qu'aucune excitation ne peut l'en tirer.

Si, dès le début de la période d'assoupissement, et mieux encore à la période d'état, on examine les pupilles du malade, on constate qu'elles sont rétrécies et qu'elles ne réagissent plus à la lumière.

Dès que le sommeil devient profond on peut noter aussi un ralentissement considérable de la respiration. On a pu voir le nombre des inspirations tomber à 4 ou 5 par minute. A cette phase il est fréquent de constater le phénomène de la respiration périodique dont nous avons parlé précédemment : pendant plusieurs secondes il y a des pauses expiratoires ; pendant ces pauses le malade se cyanose, puis, sans doute parce que l'accumulation d'une quantité relativement élevée d'acide carbonique dans le sang a pu produire une excitation bulbaire, les inspirations reprennent ; mais quand la dose de poison a été forte, il arrive un moment où le bulbe devient inexcitable, la respiration s'arrête et le malade succombe, souvent sans avoir repris conscience du monde extérieur. A la période véritablement comateuse la température du malade s'abaisse ; la peau se couvre de sueurs froides. La mort peut survenir en quelques heures, 2, 4, 6 heures ; souvent elle ne survient qu'après 20 ou 30 heures.

Traitement. — La première chose à faire quand on est appelé auprès d'un malade qui vient d'absorber une dose toxique d'un opiacé, et qui n'est pas encore dans la période d'assoupissement profond, c'est de faire un lavage de l'estomac. Si l'on intervient tout à fait au début de l'empoisonnement on peut tenter de faire vomir le malade, ce qui est encore plus expéditif, mais si le vomitif n'est pas administré assez tôt il demeure habituellement sans effet, car le centre du vomissement devient bientôt inexcitable.

Comme contre-poison chimique on administrera du tanin ou quelques grammes de solution iodo-iodurée (solution de Lugol) dans un peu d'eau.

On cherchera enfin à retarder le plus longtemps possible l'apparition de la période d'assoupissement : bains sinapisés, piqûres d'huile camphrée, thé, café, injection de caféine.

Si, malgré tout, le malade rentre dans la période comateuse, surveiller surtout la respiration et, quand on s'aperçoit qu'elle devient périodique, s'empresser de faire la respiration artificielle, et la reprendre avec persévérance aussi souvent que les mouvements spontanés menacent de se ralentir.

De même que, dans l'empoisonnement par l'atropine, on a proposé l'emploi de la morphine à titre d'antidote, de même on a conseillé l'emploi de l'atropine pour lutter contre la paralysie des centres nerveux, le ralentissement du cœur et de la respiration, le myosis, produits par la morphine. C'est une méthode de traitement fort délicate qui, mal appliquée, expose le malade à un second péril. Il faut commencer par administrer une dose faible d'atropine, 0 gr. 001 par exemple, qu'on pourra renouveler au bout de 2 heures. D'après Huseman cependant, les petites doses répétées, suffisantes pour retarder l'apparition des phénomènes de narcose, deviennent insuffisantes à la période d'état de l'empoisonnement, et, à cette période, il conviendrait d'administrer d'emblée 0 gr. 005 à 0 gr. 01.

On ne peut nier que l'emploi de l'atropine n'ait donné dans certains cas des résultats merveilleux, mais, étant donnée la susceptibilité particulière de certains individus à cette substance, l'atropine est une arme à deux tranchants qu'il faut manier avec beaucoup d'attention.

Intoxication chronique. — La morphine et l'opium créent chez les individus qui en font un fréquent usage un besoin de plus en plus impérieux de ces poisons. L'organisme, en effet, s'accoutume très rapidement à la morphine, et les doses d'abord suffisantes pour calmer tel ou tel phénomène douloureux ne tardent pas à devenir insuffisantes; le malade, incité par le souvenir du bien-être que lui ont procuré les premières doses, n'a bientôt plus la force morale nécessaire pour résister au besoin de plus en plus impérieux qui naît en lui; bientôt il arrive à prendre de la morphine en dehors même des périodes douloureuses qu'il traverse, et uniquement alors dans le but de renouveler les sensations euphoriques qui naissent graduellement en lui à la suite de l'emploi du poison : il est devenu morphinomane.

La morphinomanie peut d'ailleurs s'observer d'emblée en quelque sorte, chez certains sujets; ces individus n'ont pas eu recours à la morphine dans le but de calmer des phénomènes douloureux, ils y ont eu recours de propos délibéré, dans l'unique but d'éprouver des sensations nouvelles. Dans les deux cas on se trouve en présence de malades d'une catégorie spéciale dont la guérison est difficile ou impossible. La symptomatologie de la morphinomanie est aujourd'hui bien connue et a été trop souvent décrite pour qu'il soit utile d'en parler ici.

BERBÉRIDÉES

PODOPHYLLE

Sous le nom de podophylle on désigne le rhizome du PODOPHYLLUM PELTATUM, plante vivace qui croît dans l'Amérique du Nord.

Ce rhizome est doué de propriétés purgatives. Ces propriétés sont dues à une résine qui, dans les droguiers, se présente sous la forme d'une poudre amorphe, brillante, brun verdâtre, de saveur âcre et amère. On la désigne sous le nom de *podophyllin* ou de *podophylline*. Ce podophyllin n'est pas un principe défini; c'est un produit complexe d'où on a isolé toute une série de corps différents dont le plus important paraît être la *podophyllotoxine* de Podwyssostzki. La podophyllotoxine n'est d'ailleurs jamais employée en nature et c'est le podophyllin, plus rarement la poudre de rhizome de podophylle, qu'on emploie.

La poudre de podophylle est purgative à la dose de 0 gr. 50 à 1 gramme. Le podophyllin est beaucoup plus actif et agit à la dose de 0 gr. 01 à 0 gr. 05 ; on l'administre toujours sous forme de pilules, associée ou non à d'autres poudres purgatives telles que la rhubarbe ou le cascara.

Podophyllin.. 0 gr. 05
Extrait de belladone............................ 0 — 01
Savon médicinal.................................. Q. S.

Pour une pilule n° 10 ; 1 pilule le soir.

MÉNISPERMÉES

RACINE DE COLOMBO

C'est la racine du *Chasmanthera palmata*, plante originaire de la côte orientale d'Afrique. Dans les droguiers, cette plante se présente sous forme de rouelles arrondies ou ovales, plus ou moins épaisses, de 3 à 7 centimètres de diamètre, rugueuses, de teinte sale ou jaune verdâtre, de saveur amère et un peu piquante.

On a isolé de cette drogue 3 principes particuliers : la *columbine*, l'*acide columbique* et la *berbérine*. C'est à la columbine et à la berbérine, corps très amers, que le colombo devrait ses propriétés stomachiques et apéritives.

Le colombo s'emploie :

1° *En poudre* (0 gr. 50 à 4 grammes) sous forme de cachets.

2° *En macération* (5 grammes de rhizome concassé pour 1 000 grammes d'eau).

3° *Sous forme d'extrait* (0 gr. 20 à 0 gr. 50) ; cet extrait entre dans la composition de toute une série de masses pilulaires.

4° *Sous forme de teinture* (5 à 10 grammes), qu'on associe généralement à d'autres teintures (quinquina, gentiane, rhubarbe, noix vomique, etc.).

5° Enfin sous forme de vin (30 à 60 grammes).

COQUE DU LEVANT

Nous ne ferons que signaler pour mémoire la coque du Levant qui est le fruit de l'ANAMIRTA COCCULUS. Ces fruits, dont la forme est bien connue, doit ses propriétés toxiques à un principe cristallisé non azoté, la *picrotoxine*. qui est un poison convulsivant énergique. 2 à 3 centigrammes de picrotoxine ou 0 gr. 30 à 0 gr. 50 de poudre de coque du Levant peuvent produire des accidents graves.

La coque du Levant n'est pas employée en thérapeutique; elle est surtout employée par les écumeurs de rivières pour empoisonner le poisson.

MAGNOLIACÉES

BADIANE

La badiane ou anis étoilé du commerce est le fruit de l'Illicium anisatum, qui croit naturellement dans la partie septentrionale de la Chine. Ce fruit se compose de 8 à 12 carpelles ligneux, caréniformes, disposés en hélice autour d'un axe central; il a une odeur et une saveur très aromatiques, qui rappellent tout à fait celles de l'anis vert, et qu'il doit d'ailleurs à une huile volatile qui a une composition voisine de celle de l'anis vert.

La badiane est employée comme carminative et stomachique, sous forme d'infusion (10 p. 1000 ou de teinture (1 à 10 gr.). Cette dernière entre dans la formule de la plupart des mixtures dites apéritives.

RENONCULACÉES

RACINE ET FEUILLES D'ACONIT. ACONITINE

Origine. — Les racines et les feuilles d'aconit sont fournies par l'aconit napel (Aconitum napellus), plante vivace qui croit dans les lieux humides et ombragés des régions montagneuses et que, très imprudemment, on cultive quelquefois dans les jardins comme plante ornementale.

L'aconit est une plante herbacée haute de 0 m. 50 à 1 mètre, à feuilles glabres, alternes, profondément découpées en 6 ou 7 lobes palmés, cunéiformes, rétrécis à la base, eux-mêmes découpés en segments secondaires. Les fleurs ont une couleur bleue et sont disposées en une grappe compacte; elles sont irrégulières, à calice pétaloïde; le sépale postérieur a la forme d'un casque. Les étamines sont très nombreuses.

Les racines d'aconit se présentent sous la forme de tubercules allongés; leur forme les a fait comparer à de petits navets. Leur longueur varie de 5 à 10 centimètres; leur plus grand diamètre ne dépasse guère plus de 2 centimètres. Leur surface est brun

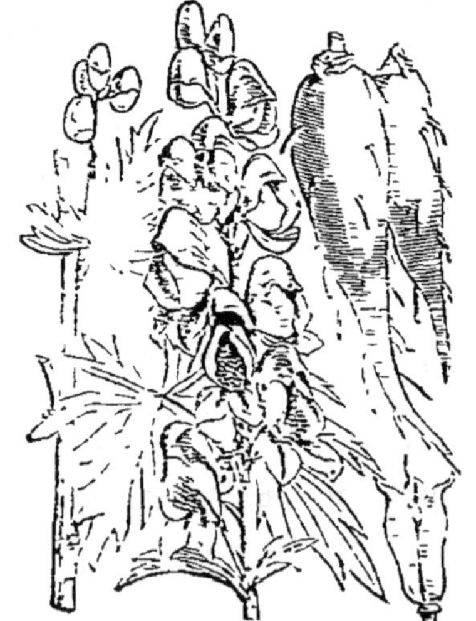

Fig. 11. — Racine et feuilles d'aconit.

noirâtre, ridée longitudinalement; elle porte habituellement de nombreuses radicelles ou tout au moins de petites cicatrices circulaires qui sont la trace de ces radicelles. L'odeur de ces tubercules est peu marquée; leur saveur, faible au début, devient bientôt d'une âcreté particulière, et provoque des picotements qu'on a comparés à ceux que produirait le passage d'un courant électrique faible.

Composition chimique. — L'aconit renferme plusieurs alcaloïdes. Le plus abondant et le plus important est *l'aconitine* proprement dite.

Caractères de l'aconitine. — L'aconitine a pour formule brute $C^{34}H^{47}NO^{11}$; elle cristallise en prismes incolores presque insolubles dans l'eau, solubles dans l'alcool, moins solubles dans l'éther. Elle est douée de la même saveur piquante que les feuilles ou la racine.

Action physiologique. — *Action locale.* — L'aconitine appliquée sur la peau, et à plus forte raison sur les muqueuses, détermine une irritation très particulière qui se traduit par des démangeaisons et des fourmillements.

Action générale. — A dose thérapeutique l'aconitine n'exerce aucune action sur les centres nerveux, du moins aucune action appréciable. Les doses toxiques elles-mêmes ne modifient que peu ou pas les fonctions cérébrales. La moelle, le bulbe, les nerfs moteurs ne paraissent pas non plus atteints par les doses thérapeutiques d'aconitine. Ces doses thérapeutiques, très faibles comme nous le verrons, ne paraissent en somme agir que dans le domaine de la sensibilité et particulièrement dans la sphère du trijumeau.

On a fait plusieurs hypothèses pour expliquer cette action de l'aconitine. Le fait que les applications locales d'aconitine, soit au niveau de la peau, soit et mieux encore au niveau des muqueuses et en particulier au niveau des muqueuses des premières voies, déterminent et déterminent rapidement les sensations que nous avons signalées plus haut, le fait surtout qu'au bout d'un certain temps les applications locales d'aconitine peuvent déterminer de l'analgésie, semble démontrer que cette substance agit sur les terminaisons nerveuses sensitives. Il est cependant possible que l'analgésie que l'on provoque dans la sphère du trijumeau par l'administration interne de cette substance, ait une origine centrale. Le fait est peu important au point de vue pratique. Nous verrons d'ailleurs, à propos de l'intoxication par l'aconitine, que si les doses très faibles utilisées en thérapeutique demeurent sans action apparente sur le système nerveux central, il n'en est pas de même des doses un peu plus élevées, mais encore très petites cependant, qui sont capables de déterminer cette intoxication.

Applications thérapeutiques. — L'aconitine a une indication, une seule : ce sont les douleurs névralgiques qui intéressent la 5me paire. L'aconitine ne calme pas toujours ces douleurs névralgiques, mais il est incontestable que, dans beaucoup de circonstances, elle se montre infiniment supérieure aux autres analgésiques qui ont été recommandés dans le même but.

Posologie. Mode d'administration. — De l'avis de tous, le grand inconvénient de l'aconitine, c'est son inconstance. Cette inconstance s'observe surtout à la suite de l'emploi des préparations galéniques, ce qui tient à ce que, suivant l'époque où les feuilles et les racines d'aconit ont été récoltées, suivant l'ancienneté de ces drogues au moment où elles sont employées à la préparation des médicaments galéniques, leur richesse en aconitine est des plus variables. Aussi les préparations galéniques d'aconit devraient-elles être absolument abandonnées.

La seule préparation qu'il soit légitime d'employer c'est l'aconitine cristallisée ou l'azotate de cette base. Les produits désignés sous le nom d'aconitine amorphe sont des mélanges tantôt peu actifs, tantôt très actifs.

L'aconitine cristallisée doit être prescrite par fractions de milligramme : 1/10 à 5/10 de milligramme. Dans tous les cas il convient de ne jamais dépasser la dose de 1 milligramme dans les 24 heures.

L'aconitine cristallisée s'administre sous forme de granules.

Ces granules se font soit à 1/10 soit à 1/4 de milligramme; il est préférable d'avoir recours aux premiers. On en donnera de 1 à 5 dans les 24 heures; si cette dose ne suffisait pas on pourrait aller jusqu'à 10 granules, mais en ayant soin de n'en faire prendre que 1 ou 2 à la fois.

L'azotate d'aconitine se présente sous la forme de cristaux volumineux, solubles dans 10 p. d'eau bouillante, moins soluble dans l'eau froide. Il contient 91 p. 100 d'aconitine; sa posologie est donc la même que celle de l'aconitine.

Solution d'azotate d'aconitine cristillisée :

Azotate d'aconitine cristallisée..............	Dix milligrammes [1].
Glycérine (D = 1250 ou 28° B.)...............	3 cc.
Eau distillée	1 — 5
Alcool à 95°........................... Q. S. p.	10 —

1. Écrire toujours en toutes lettres la dose d'aconitine prescrite

Cette solution au 1/1 000 donne LIII gouttes au centimètre cube. V gouttes renferment donc très approximativement 1/10 de miligramme. Dose : XV à L gouttes *au maximum dans les 24 heures.*

Quatre préparations galéniques à base d'aconit sont inscrites au Codex :

1° *Extrait de racine d'aconit.* — Extrait brun, de saveur légèrement amère. Il doit renfermer 1 p. 100 d'alcaloïdes. Doses . 0 gr. 01 à 0 gr. 10 dans les 24 heures.

2° *Teinture de racine d'aconit.* — C'est une teinture au 1/10e, de couleur jaune brunâtre, produisant sur la langue une sensation persistante de fourmillement, donnant un trouble léger par addition de son volume d'eau distillée. Elle doit renfermer *cinquante centigrammes* d'alcaloïdes totaux par 1 000 grammes 1 gramme = LVII gouttes. Doses pour adultes : 0 gr. 50 à 1 gr. 50, soit XXV à LXXX gouttes. Enfants : IV gouttes par année d'âge.

3° *Sirop d'aconit.* — Obtenu en ajoutant 25 grammes de teinture d'aconit à 975 grammes de sirop de sucre. 20 grammes = *cinquante centigrammes* de teinture. Doses : 20 à 60 grammes pour l'adulte. Enfants : 4 à 5 grammes par année d'âge.

4° *Alcoolature d'aconit.* — Elle est obtenue avec les *feuilles* d'aconit. Liquide d'abord brun verdâtre, devenant rouge brunâtre avec le temps, possédant une saveur âcre et brûlante; se troublant par addition de son volume d'eau.

Cette préparation n'est pas à recommander, car *elle n'est-pas titrée en alcaloïdes* et sa teneur peut varier entre 0 gr. 02 et 0 gr. 10 p. 100. Doses indiquées par le Codex : 1 gramme en une fois et 5 grammes en 24 heures. 1 gramme = LV gouttes.

Empoisonnements par l'aconitine. — *Doses toxiques.* — En ce qui concerne les préparations galéniques d'aconit il est impossible de les fixer, étant donnée la grande variabilité de composition de ces préparations. Pour fixer les idées, on peut admettre que 3 à 5 grammes de teinture d'aconit convenablement préparée peuvent amener la mort.

Les aconitines amorphes ont également une toxicité très variable.

L'aconitine cristallisée dite de Duquesnel a une composition définie; toutefois, la dose mortelle peut encore varier dans certaines limites, car la susceptibilité des différents individus est ellemême assez variable. Quelques chiffres montreront néammoins la très grande toxicité de ce produit.

Une femme souffrant d'une névralgie prit un cachet prescrit par son médecin et contenant 1 milligramme d'aconitine avec 0 gr. 50 d'antipyrine ; 2 heures après elle était morte.

Dans un autre cas la mort a été occasionnée par une dose de 1 milligramme et demi prise en 3 fois à une demi-heure d'intervalle.

Un des cas d'empoisonnement les plus connus est celui d'un médecin allemand, le Dr Meyer (de Winschotten). Le Dr Meyer prescrivit à un de ses malades une solution de nitrate d'aconitine à 2 p 1000, dont le malade devait prendre de XX à LX gouttes, soit environ 2 milligrammes, dans les 24 heures. Le malade, après avoir pris V gouttes de cette solution, se sentit indisposé et il envoya sa femme auprès du Dr Meyer, pour lui demander s'il devait continuer à prendre ce remède. « Parfaitement, répondit le Dr Meyer, c'est un excellent médicament dont je fais moi-même usage. » Ce disant, il versa une cinquantaine de gouttes de la petite bouteille que la femme avait rapportée, dans un verre qu'il remplit ensuite de vin et qu'il vida. 4 heures et demie plus tard le Dr Meyer était mort. Et voici ce qu'on apprit ensuite.

Le Dr Meyer avait souvent formulé cette prescription et le pharmacien qui la préparait habituellement se servait d'aconitine allemande, un de ces produits amorphes dont nous avons parlé précédemment. Sa provision épuisée, il avait fait venir une nouvelle quantité d'aconitine et on lui avait envoyé de l'aconitine française cristallisée. Le pharmacien — et au point de vue de la loi il était parfaitement dans son droit — le pharmacien remplaça l'aconitine dont il se servait habituellement par une dose semblable du produit cristallisé, qui est quelquefois 100 fois plus toxique que certains produits amorphes.

Symptômes. Les premiers symptômes qui apparaissent chez l'homme consistent dans une sensation d'âcreté très particulière autour de la langue, sensation qui s'accompagne bientôt de ces fourmillements et de ces engourdissements dont nous avons déjà parlé. Cette sensation spéciale siège à la langue, aux lèvres, dans le nez, aux joues, dans l'arrière-bouche, mais elle peut de proche en proche gagner les différentes régions du corps. Les malades ont la sensation que leur tête grossit démesurément. Ces symptômes apparaissent au bout d'un temps qui peut varier entre 5 minutes et 1 heure (sextuple cas de Vibert). Quand les fourmillements se sont ainsi généralisés le malade éprouve une angoisse extrême : il a froid, il sent qu'il respire déjà difficilement, son pouls se ralentit et devient petit et irrégulier, il sent ses jambes fléchir et, de fait, s'il veut essayer de marcher il n'y parvient que difficilement ou même pas du tout. Peu à peu, la dyspnée, les troubles cardiaques, la parésie, s'accentuent, et, si la dose de poison a été suffisante, le malade succombe en quelques heures.

Les vomissements ne se manifestent pas toujours dans ces

empoisonnements, si ce n'est dans les empoisonnements graves. La diarrhée et les coliques sont plus rares encore.

Enfin, un fait également intéressant à noter, c'est la conservation de la conscience et de l'intelligence jusqu'à la période ultime. Le malade assiste vraiment à son agonie; ou du moins ce n'est que très tardivement qu'il présente du délire ou de la confusion mentale.

En somme, abstraction faite des troubles de la sensibilité qui paraissent dus à une action périphérique de la substance, il apparaît que l'aconitine est avant tout un poison bulbo-médullaire, un poison plus bulbaire encore que médullaire, car, ce qui domine toute la symptomologie de l'intoxication aconitique, ce sont les troubles cardiaques et respiratoires; ce sont ces troubles qui, en définitive, sont la cause de la mort.

Traitement. — Les vomissements n'étant pas constants, on devra s'empresser de vider l'estomac, soit à l'aide d'un vomitif, soit à l'aide de la sonde. Il serait sans doute avantageux d'ajouter au liquide de lavage du tanin ou quelques cuillerées de solution de Lugol, de manière à neutraliser aussi rapidement que possible le poison alcaloïdique. Contres les troubles cardiaques on pourra essayer soit la digitaline à doses thérapeutiques, soit de faibles doses d'atropine; on administrera enfin des stimulants généraux : alcool, huile camphrée, caféine. On ne négligera pas naturellement la respiration artificielle, car il ne faut pas perdre de vue que, dans cet empoisonnement, le danger est surtout aux poumons.

HYDRASTIS CANADENSIS

Origine. — C'est le Rizhome de l'*Hydrastis canadensis* plante herbacée qui croît au Canada et aux États-Unis.

Caratères. — C'est un Rhizome noueux, tordu, plus ou moins ramifié, atteignant 5 centimètres de longueur et 5 à 10 millimètres d'épaisseur, de couleur gris brun foncé. Sa surface, ridée dans tous les sens, présente des collerettes circulaires et des cicatrices provenant de la section des tiges secondaires ou des racines. Il est tantôt nu, tantôt recouvert d'une multitude de racines grêles, enchevêtrées. La section transversale montre une teinte jaunâtre. La saveur de ce Rhizome est très amere.

Composition chimique. — Le principe le plus important de l'*Hydrastis canadensis* est l'*Hydrastine*, alcaloïde de formule $C^{21}H^{21}NO^6$. Par oxydation et hydratation, l'hydrastine se dédouble en *acide opianique* et *hydrastinine* ($C^{11}H^{13}NO^3$). Cette réaction est intéressante en ce qu'elle fait ressortir les relations de l'*hydrastine* et de la *narcotine* de l'opium qui, dans les mêmes conditions, produit elle aussi de l'acide opianique et une base, la *cotarnine*, très voisine de l'hydrastinine.

Action physiologique et applications thérapeutiques. —
L'étude physiologique de l'hydrastis et de ses principes actifs n'a
pas encore été faite d'une manière rigoureuse. On sait cependant
que ces produits sont des vaso-constricteurs et l'on admet généralement que ce sont des vaso-constricteurs à prédominence
pelvienne ; aussi l'hydrastis, l'hydrastine et l'hydrastinine sont-ils
plus particulièrement utilisés en gynécologie pour diminuer les
congestions passives des organes abdominaux : ménorragies,
métrorragies.

Bien que ces médicaments soient réputés avoir une sorte
d'action élective sur les vaisseaux des organes abdominaux, ils
n'en sont pas moins utilisés pour combattre les hémorragies de
toute nature : hémorragies intestinales, hémoptysies, etc. On les a
aussi préconisés comme anti-hémorroïdaires et d'une manière
générale dans les états variqueux.

Posologie et modes d'administration. — On peut utiliser,
soit les deux alcaloïdes que nous avons signalés, soit les préparations galéniques d'hydrastis.

1° *Hydrastine.* — Prismes incolores. de saveur amère, insolubles dans l'eau ; solubles dans 120 p. d'alcool à 95°. Base
tertiaire monoacide, alcaline au tournesol, mais ses sels cristallisent difficilement ; aussi l'emploie-t-on en nature (rarement) sous
forme pilulaire, à la dose de 0 gr. 10 à 0 gr. 30 par jour.

2° *Hydrastinine.* — S'emploie toujours sous forme de *chlorhydrate.* Celui-ci cristallise en aiguilles jaunâtres, très solubles
dans l'eau, solubles aussi dans l'alcool. La solution aqueuse est
faiblement fluorescente et présente une saveur amère très
prononcée. Doses : 0 gr. 05 par dose, 0 gr. 15 par 24 heures.

Le chlorhydrate d'hydrastine étant très soluble peut s'administrer sous forme de potion ou d'élixir ; toutefois son principal
avantage résidant dans la rapidité de son absorption et sa véritable
indication étant dès lors l'urgence de produire rapidement une
action vaso-constrictive, la voie de choix est la voie hypodermique.
La forme de choix sera donc la *solution injectable* :

> Chlorhydrate d'hydrastinine...................... 50 cgr.
> Eau distillée bouillie.......................... 10 cm³.

Chaque centimètre cube renferme *cinq centigrammes* de chlorhydrate d'hydrastinine : une à trois injections de 1 cm³ dans les
24 heures.

Préparations galéniques inscrites au Codex.

1° *Extrait d'hydrastis*. — C'est un extrait *mou*, de couleur jaune verdâtre, à odeur vireuse, à saveur très amère et légèrement astringente.

Remarque. — En raison même de son mode de préparation, cet extrait ne doit renfermer que fort peu d'hydrastine; il doit surtout renfermer de la berberine (autre alcaloïde de l'hydrastis qui ne paraît pas posséder les propriétés de l'hydrastine). Cette préparation n'est donc pas à recommander.

2° *Extrait fluide d'hydrastis*. — C'est un *liquide* jaune brun, à odeur vireuse rappelant celle de la teinture d'opium, à saveur très amère, se troublant fortement par addition de 10 p. d'eau et donnant alors par filtration une liqueur limpide, jaune, qui précipite par addition de tanin. 100 grammes de cet extrait doivent renfermer au moins 2 grammes d'hydrastine. Doses : 1 à 4 grammes par jour.

Remarque. — Cet extrait est la préparation de choix; il présente toutefois un inconvénient qu'il convient de signaler; c'est son amertume extrême, telle, que certains malades ne prennent qu'avec répugnance les préparations à base de cet extrait. C'est dans ce cas seulement qu'il peut être indiqué de recourir à l'extrait mou qui peut être administré sous la forme pilulaire.

L'extrait fluide d'hydrastis étant très insoluble dans l'eau ne peut guère s'administrer en potions. On l'administre généralement sous la forme de mixtures glycérinées telles que la suivante :

Extrait fluide d'hydrastis......................	4 gr.
Glycérine..................................	40 —
Vin de Malaga.............................	} ãã 50 —
Sirop d'écorce d'orange amère................	

3° *Teinture d'hydrastis*. — Teinture rouge brun, de saveur amère, se troublant par addition de son volume d'eau distillée. Doses : 3 à 5 grammes par jour.

Remarque. — Beaucoup de médecins associent fréquemment dans la même formule la teinture ou l'extrait fluide d'hydrastis à la teinture ou à l'extrait fluide d'hamamélis. Voir à propos de cette association le renvoi de la page 889.

LIVRE IV

MÉDICAMENTS D'ORIGINE ANIMALE

Nous répartirons en cinq groupes les substances d'origine animale utilisées comme médicaments proprement dits :

I. Médicaments aliments.
II. Ferments solubles.
III. Médicaments opothérapiques.
IV. Sérums animaux.
V. Divers : musc, castoreum, cantharides.

I

MÉDICAMENTS ALIMENTS

LAIT ET SES DÉRIVÉS

Constitution. — Le lait, comme le sang, est constitué par un liquide, qu'on peut appeler le *lactoplasma*, et qui sert en quelque sorte de support à deux catégories d'éléments : il tient, en effet, en suspension des éléments figurés, et il tient en dissolution des éléments non figurés.

Les éléments figurés du lait sont de deux sortes. Ce sont d'abord des corps arrondis, relativement volumineux puisqu'ils ont un diamètre de 2 à 10 millièmes de millimètre, et qui sont essentiellement constitués par de la matière grasse enveloppée d'une membrane extrêmement délicate, de nature protéique. Ce sont ces globules gras qui, séparés par un moyen approprié du liquide dans lequel ils sont émulsionnés, constituent la crème. Dans la crème convenablement préparée, ces globules ont conservé leur enveloppe ou leur pseudo-enveloppe, mais si l'on baratte la crème, c'est-à-dire si on la soumet à un battage énergique, on détruit la membrane d'enveloppe, on soude en une seule masse homogène tous les globules gras, et on obtient le beurre.

On trouve en suspension dans le lactoplasma une seconde sorte d'éléments figurés; ce sont de fines granulations ayant moins d'un 1/2 millième de millimètre de diamètre, beaucoup moins réfringents que les globules gras proprement dits, et que, pour cette raison, on aperçoit au microscope sous l'aspect d'un pointillé noir, entre les globules gras. On admet que ces fines granulations sont des granulations de phosphates unis à un corps albuminoïde, nucléinique, spécial.

Les substances dissoutes dans le lactoplasma sont : des gaz, différents sels, un sucre spécial, le sucre de lait ou lactose, des matières albuminoïdes dont la plus importante est la caséine.

On rencontre enfin dans le lait : des lécithines (0 gr. 90 à 1 gr. dans le lait de vache et 1 gr. 70 à 1 gr. 80 dans celui de femme) et une autre combinaison phosphorée et azotée très importante, l'acide phosphocarnique ou nucléone, plus abondante aussi dans le lait de femme que dans celui de vache.

Le lait, quelle que soit son origine, se présente avec des caractères physiques, sinon identiques, du moins très analogues. Mais le lait, durant les premières heures ou même durant les premiers jours qui suivent l'accouchement ou la mise bas, ne se présente pas avec ses caractères habituels : il est jaunâtre, épais, visqueux : c'est le *Colostrum*.

Le colostrum paraît avoir, qualitativement, la même composition chimique que le lait ordinaire, mais, si on l'examine au microscope, il laisse apercevoir des globules spéciaux, beaucoup plus gros que les globules gras ordinaires (20 millièmes de millimètre environ).

Le colostrum additionné de présure n'est pas caséifié, il reste liquide, mais si on le porte à l'ébullition il coagule. C'est que, tandis que dans le lait ordinaire c'est la caséine qui constitue la matière albuminoïde la plus importante, dans le colostrum ce sont les substances albuminoïdes coagulables (lactalbumine, lactoglobuline.

Le colostrum contient peut-être une substance spéciale encore inconnue, car il est doué de propriétés laxatives.

Composition centésimale de différents laits. — Si tous les laits ont à peu près la même composition qualitative, ils n'ont pas tous la même composition centésimale. Nous résumons dans le tableau suivant la composition moyenne des laits les plus répandus.

	FEMME (Composition moyenne générale).	VACHE (Bonnes fermes des environs de Paris).	CHÈVRE	ANESSE
Densité...... ..	1 030	1 032	»	1 032
Eau...........	874,1	864,3	869,5	914
Albuminoïdes..	22,9	33,3	44,3	12,3
Beurre........	37,8	42,0	60,7	31,0
Lactose........	62,1	52,8	48,5	69,3
Sels minéraux.	3,1	7,6	9,1	4,5
Résidu fixe....	125,9	135,7	164,3	117,1

Altérations du lait. — Le lait des animaux, quelles que soient les précautions qui aient été prises pour la traite, est toujours contaminé, soit au cours de cette opération, soit pendant la répartition en vases. Parmi les ferments figurés que l'on peut rencontrer dans le lait, les plus importants sont : le *ferment lactique*, qui a la propriété de faire de l'acide lactique aux dépens du sucre de lait et qui est dès lors l'agent par excellence de la coagulation spontanée du lait; divers *Thyrothrix* qui *caillent* puis *liquéfient* et *peptonisent* rapidement la caséine. On peut aussi trouver accidentellement dans le lait des *staphylocoques*, le *bacillus subtilis*, divers microbes des matières fécales, enfin toute une série de microbes *pathogènes* dont le plus répandu est le bacille de la tuberculose.

Les saprophytes dont le lait est à peu près constamment ensemencé, sont une cause d'altération spontanée et plus ou moins rapide du lait, et, dans le but de conserver le lait pendant un temps suffisant, les marchands ont imaginé toute une série de procédés plus ou moins efficaces.

La coagulation du lait sous l'influence de l'acide lactique produit par le ferment lactique étant l'altération la plus fréquente, on y remédie en additionnant le lait d'un sel alcalin : *bicarbonate de soude, borate de soude, eau de chaux.* Parfois on ajoute des antiseptiques : *formol, acide salicylique,* etc.

L'addition au lait d'une petite quantité de bicarbonate de soude ne constitue pas, à tout prendre, une fraude bien dangereuse, mais l'addition d'antiseptiques est une pratique absolument condamnable, parce qu'elle peut modifier la digestibilité du lait. Aussi bien ces procédés de conservation ne suffisent pas pour tuer les microbes pathogènes que le lait peut renfermer, et, seule, la chaleur permet une stérilisation rigoureuse du lait.

Plusieurs procédés peuvent être employés pour stériliser le lait; ils ne sont pas tous également efficaces et, à vrai dire, quelques-uns doivent plutôt être considérés comme des procédés de conservation que comme des procédés de stérilisation. Toutefois, comme, fort heureusement, tous les laits ne renferment pas le bacille de la tuberculose, la plupart des procédés de stérilisation par la chaleur donnent dans la pratique des résultats satisfaisants.

L'un des procédés les plus employés est la *pasteurisation*, opération qui consiste à filtrer le lait, à le chauffer ensuite à 70° ou 74°, puis à le refroidir brusquement. La pasteurisation ne détruit pas tous les germes, elle ne détruit pas notamment celui de la tuberculose; elle atténue peut-être sa virulence, mais elle atténue surtout les propriétés biologiques des germes saprophytes et confère ainsi au lait l'aptitude à résister pendant quelques jours aux altérations qui sont sous la dépendance de ces saprophytes.

L'*ébullition* du lait, pas plus que la pasteurisation, ne constitue une méthode de stérilisation rigoureuse; toutefois, comme la pasteurisation, elle atténue certainement au moins la virulence des microbes pathogènes que le lait peut renfermer, et elle permet aussi de retarder les altérations spontanées du lait.

Le seul procédé vraiment efficace de stérilisation du lait est le chauffage à l'autoclave, vers 110°. Malheureusement le chauffage, dans ces conditions, modifie au moins les caractères physiques du lait; il modifie sensiblement surtout l'émulsionnement des graisses qui, après cette opération, tendent à se réunir en grumeaux et à venir former à la surface du lait une couche plus ou moins épaisse; cette opération modifie aussi la couleur et la saveur du lait. On a dit aussi que la stérilisation du lait à l'autoclave détruisait les zymases naturelles du lait et qu'elle rendait la digestibilité des albumines moins facile.

On a quelque peu exagéré, croyons-nous, l'importance des zymases naturelles du lait. L'homme et l'enfant lui-même n'ont que faire des zymases du lait puisqu'ils ont dans leur tube digestif toutes les zymases nécessaires pour digérer les différents principes du lait. D'ailleurs, en dépit de la théorie et des expériences *in vitro*, on voit des enfants nourris au lait stérilisé et qui poussent admirablement.

La stérilisation du lait à domicile peut se faire très pratiquement à l'aide d'un certain nombre d'appareils très simples tels que ceux de Soxhlet ou de Budin.

Ces appareils, que chacun d'ailleurs peut improviser, se composent essentiellement d'un bain-marie métallique pouvant recevoir un certain nombre de flacons de petite dimension.

Pour se servir de cet appareil on verse dans chaque flacon la quantité de lait jugée nécessaire pour une tétée. Cette quantité varie naturellement suivant l'âge de l'enfant, mais, dans tous les cas, il est nécessaire que le lait ne remplisse pas complètement le flacon. Tous les flacons ainsi préparés sont obturés à l'aide d'un capuchon spécial et placés dans le porte-bouteilles; celui-ci est introduit dans un récipient dans lequel on verse une quantité d'eau suffisante pour que le niveau du liquide dans le bain-marie vienne à peu près affleurer à celui du lait dans les flacons. Le récipient est ensuite recouvert et placé sur un fourneau. On porte l'eau à l'ébullition et on maintient celle-ci pendant 45 minutes environ. Cela fait on enlève le couvercle du récipient, on retire le porte-bouteilles et on appuie un peu sur chaque capuchon des flacons. Sous l'influence du refroidissement il se fait dans chaque flacon un vide partiel et, par l'effet de la pression atmosphérique, les obturateurs s'appliquent fortement sur les goulots des flacons.

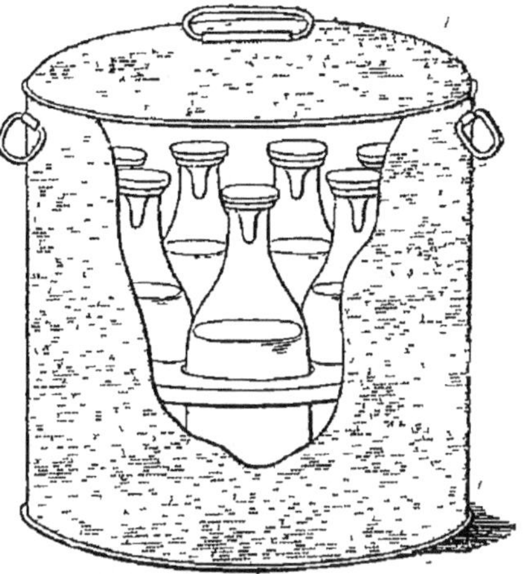

Fig. 12. — Appareil de Soxhlet pour stériliser le lait à domicile.

Il est facile de comprendre le grand avantage de ce simple dispositif.

Valeur alimentaire du lait. — Le lait est l'aliment de choix pour l'enfant. Le tableau que nous avons donné précédemment montre que le lait de femme est plus pauvre en caséine et en sels minéraux que le lait de vache, mais plus riche en sucre que ce dernier. Sous les noms plutôt bizarres de laits *maternisés* ou de laits *féminisés*, on trouve dans le commerce des laits d'un prix fort élevé et qui ne sont pas autre chose que du lait de vache additionné d'eau et de peptone.

Le lait est un aliment complet pour l'homme comme pour l'enfant, mais, pour les raisons que nous avons développées précédemment (p. 311), le régime lacté exclusif n'est pas un régime rationnel.

Dérivés du lait

PETIT-LAIT

C'est le liquide un peu opalescent, légèrement aigrelet, qui reste après caséification du lait par la présure. Voici la composition, par litre, du petit-lait :

	W. Fleischman. (Lait de vache.)
Eau	933,0
Albuminoïdes	10,5
Graisses	1
Sucre de lait	44
Acide lactique, etc.	3,3
Matières minérales	8,2

Le petit-lait diffère donc du lait, non seulement par ses caractères organoleptiques, mais encore par sa pauvreté en albuminoïdes et surtout par sa pauvreté en beurre. Ajoutons qu'il ne contient plus de phosphates terreux, ceux-ci ayant été, en grande partie tout au moins, entraînés par la caséine coagulée.

Usages. — Le petit-lait est beaucoup moins nutritif que le lait, mais il est diurétique et laxatif et réussit souvent dans le traitement des constipations opiniâtres. La cure de petit-lait fort en honneur autrefois, a cependant été à peu près abandonnée, sans doute parce qu'elle réussit surtout bien quand elle est suivie à la campagne.

BABEURRE

La matière qui se sépare du lait, soit spontanément, soit dans l'opération de la centrifugation du lait, et à laquelle on donne le nom de crème, n'est pas, comme on pourrait le croire, constituée uniquement par la matière grasse du lait. Les globules gras du lait, en effet, en se séparant du lactoplasma, entraînent différents principes de ce liquide. La composition de la crème est d'ailleurs fort variable, suivant le procédé employé pour la préparer. Voici, d'après le professeur A. Gautier, deux analyses extrèmes de crème :

Eau	617	733
Beurre	320	180
Caséine	27	40
Lactose	31	40
Cendres	5	7
	1000	1000

Quand on soumet la crème à l'opération du barattage on la transforme en beurre; mais pendant cette opération et pendant l'opération ultérieure du malaxage du beurre on voit exsuder un liquide opalescent; ce liquide est le babeurre. Voici, d'après Lam, la composition pour 100 du babeurre, comparée à celle du lait qui a servi à l'obtenir [1] :

	Lait de vache.	Babeurre.
Résidu sec (moyenne)............	11,8 à 13,17	8,7 à 9,8
Beurre.........................	2,8	0,5 à 0,9
Caséine et lactalbumine..........	5,4	2,5 à 2,7
Sucre de lait...................	4,04	3,0 à 3,5

Ajoutons que le babeurre est toujours acide; il renferme en effet un peu d'acide lactique, et il en renferme d'autant plus qu'il est plus ancien.

Usages. — Le babeurre était employé depuis fort longtemps dans certaines contrées, par les paysans, pour la nourriture des jeunes enfants; toutefois, ce n'est que depuis les publications de Teixera de Mattos (de Rotterdam) et les communications ultérieures de Jacobson (de Bucarest), c'est-à-dire depuis 1902 et 1903, que le babeurre a été employé systématiquement dans l'alimentation ou dans la thérapeutique infantile. On l'a surtout utilisé à titre de médicament aliment chez les nourrissons dyspeptiques ou atteints de gastro-entérite où il a donné les « résultats merveilleux » que donnent tout d'abord la plupart des nouveaux remèdes, surtout lorsque l'administration de ces nouveaux remèdes est l'occasion d'une réglementation de la ration alimentaire.

Mode d'emploi. — Au début, le babeurre était employé cru et pur. Actuellement on l'emploie cuit et additionné de farine, de sucre, de décoctions de céréales. Dans une casserolle de porcelaine (d'une contenance de 1 lit. 1/2 environ), mettre une cuillerée à soupe de farine de riz ou de froment ou une cuillerée à café de farine de maïs; délayer cette farine à froid avec 1 litre de babeurre froid, en se servant d'une cuillière de bois; ajouter 15 à 16 morceaux de sucre; porter sur un feu doux et battre constamment le mélange avec un fouet à battre la crème. Après quelques minutes d'ébullition, retirer du feu et laisser refroidir lentement.

LACTOSE

Caractères. — Le lactose ou sucre de lait est un sucre du groupe des saccharoses, c'est-à-dire un sucre de formule $C^{12}H^{22}O^{11}$, formé par l'union

---

1. Le babeurre peut en effet être obtenu à partir du lait lui-même, c'est le liquide résiduel qui reste quand on a extrait le beurre.

de deux molécules de glucoses. Les glucoses générateurs de lactose sont le glucose ordinaire (dextrose) et le galactose.

Le lactose est un sucre dextrogyre: contrairement à la plupart des autres sucres du groupe des saccharoses, il réduit directement la liqueur de Fehling. Le lactose ne subit pas directement la fermentation alcoolique sous l'influence de la levure de bière ordinaire, mais on connaît des levures capables de lui faire subir cette fermentation. Sous l'influence du ferment lactique, le lactose se transforme en acide lactique de fermentation

$$C^{12}H^{22}O^{11} + H^2O = 4\,(CH^3 - CH.OH - COOH).$$

Le lactose à une saveur peu sucrée, il se dissout dans 6 p. d'eau froide.

Usages. — Outre sa valeur alimentaire, le sucre de lait est doué de propriétés diurétiques et administré comme tel dans les cardiopathies et au cours de certaines maladies infectieuses. On le prescrit à la dose de 50 à 100 gr. par jour dans du lait, de l'eau ou de la tisane de chiendent ou de queues de cerises.

KÉPHIR

On donne le nom de képhir à une boisson alcoolique et acide obtenue en soumettant du lait de vache ou de brebis à une fermentation particulière. Plusieurs organismes interviennent pour la production de cette fermentation. L'un d'eux est toujours une levure alcoolique; les autres semblent être des ferments lactiques. « Le rôle de chacun d'eux n'est pas complètement élucidé, mais la présence simultanée des deux sortes de ferments paraît nécessaire (Bourquelot).

Depuis un temps immémorial le képhir est employé comme aliment par les peuplades qui habitent les contrées les plus montagneuses du Caucase. Il a été introduit en thérapeutique vers 1880. à la suite des publications de Dmitrijeff, d'Ialta.

Les montagnards du Caucase préparent le képhir à l'aide d'un ferment particulier qui, à l'état frais, présente l'aspect de masses solides, élastiques, gélatineuses, de couleur blanc jaunâtre, dont la grosseur varie de 1 millimètre à 5 centimètres.

Les plus grosses de ces masses ont un aspect mûriforme. Ce ferment peut être desséché sans perdre ses propriétés et c'est ce qui permet de préparer aujourd'hui du képhir loin du pays d'origine.

D'après Kern, l'examen microscopique des *grains* de képhir permet d'y reconnaître au moins deux organismes : une levure et une bactérie que Kern a appelée *Dispora Caucasica*. Il est probable que les grains de képhir renferment également la bactérie ordinaire de la fermentation lactique.

Pour préparer le képhir, les montagnards du Caucase versent du lait de vache ou de brebis dans une outre en cuir et ils l'additionnent d'une quantité convenable de ferment. On ferme l'outre, on agite de emps en temps et au bout de 1 à 2 jours le képhir peut être consommé.

La composition du képhir varie, du moins au point de vue quantitatif, suivant l'*âge* du képhir.

Voici la composition d'un képhir de 2 jours provenant d'un lait écrémé (d'après Tuschiwsky, cité par Bourquelot).

	Lait de vache. D = 1,028	Képhir de deux jours. D = 1,026
Albuminoïdes p. 1000.............	48	38
Graisse	38	20
Sucre de lait....................	41	20,025 [1]
Alcool	0	8
Acide lactique...................	0	9
Eau et sels......................	873	904,09

Il résulte de cette analyse que le képhir diffère du lait ordinaire par deux caractères principaux : par la présence d'alcool et d'acide lactique et par la quantité moindre de sucre de lait. Une partie de ce sucre a donc été transformée en alcool et acide lactique par les ferments des grains de képhir.

L'analyse ci-dessus présente une anomalie qu'on ne peut guère mettre sur le compte d'une erreur de dosage ou d'impression. Elle indique en effet la disparition de 10 grammes d'albumine. Cette albumine portée comme disparue ne pourrait avoir été transformée qu'en peptone; or, dans les képhirs, on ne trouve que des traces de peptone.

Caractères. — Le képhir se présente sous l'aspect d'un liquide émulsif qui, abandonné au repos, se divise en deux couches : une couche inférieure constituée par un liquide transparent rappelant le petit-lait, et une couche supérieure formée de flocons de caséine extrêmement ténus. Par l'agitation les deux couches se mêlent, constituant une émulsion qui dure un certain temps; il a une saveur aigrelette et piquante d'autant plus marquée qu'il est plus ancien.

Usages. — Le képhir est un médicament aliment qui, théoriquement du moins, trouve sa principale indication dans les gastrites dites hypopeptiques ; mais les gastrites hypopeptiques pures constituent, cliniquement, un type de gastropathie qui semble être moins fréquent qu'on ne l'admettait autrefois. Aussi bien, le képhir semble pouvoir rendre des services toutes les fois qu'il y a trouble des fonctions digestives en général, pour la raison que la digestibilité de la caséine, sous la forme où elle s'y rencontre, paraît plus facile que celle de la caséine renfermée dans le lait ordinaire. La petite quantité d'alcool et d'acide carbonique que le képhir renferme agissent sans doute aussi, chez certains malades, le premier comme excitant de la motricité, le second comme analgésique. Enfin, la présence d'acide lactique dans le képhir explique peut-être

---

1. L'acide carbonique n'a pas été dosé.

aussi les résultats favorables obtenus à l'aide de ce liquide dans les entérites.

Mode d'emploi. — On trouve dans le commerce 3 sortes de képhir (n° 1, n° 2, n° 3), qui correspondent à des degrés de fermentation différents. Le képhir n° 3 est en principe un képhir obtenu en soumettant le lait pendant 3 jours à la fermentation képhirique.

Ces képhirs sont généralement renfermés dans des flacons de 200 à 250 grammes.

Tous les malades ne supportent pas également bien le képhir et il est bon de commencer par administrer du képhir n° 1. On en prescrit d'abord un ou deux flacons que le malade prendra par petites quantités à la fois : une à deux cuillerées de temps en temps, dans le courant de la journée. Plus tard on pourra augmenter la dose et, suivant le but que l'on se propose d'obtenir, ou suivant les effets produits sur le malade on pourra, soit continuer le n° 1, soit avoir recours au n° 2 ou au n° 3. Tandis en effet que n° 1 est légèrement laxatif, le n° 2 et surtout le n° 3 amènent habituellement de la constipation.

KÉPHIR MAIGRE

C'est un képhir obtenu avec du lait écrémé. Les expériences du professeur Gilbert et de Chassevant ont, en effet, démontré que la digestibilité du lait écrémé et du képhir maigre était plus rapide que celle du lait ou du képhir gras. Les indications de ce képhir sont les mêmes que celles du képhir gras, mais il est particulièrement recommandable chez les malades qui, d'une manière générale, digèrent mal les corps gras.

KOUMISS

C'est une boisson fermentée analogue au képhir mais obtenue avec du lait de jument.

Dans un koumiss bien fait, la Caséine ne se coagule pas, bien que la proportion d'acide lactique qu'il renferme soit plus que suffisante pour en amener la coagulation. C'est donc que, dans la fermentation du koumiss, il s'opère une véritable peptonisation de la caséine. Le koumiss constituerait donc un médicament aliment bien préférable au képhir; malheureusement il n'est pas aussi facile, du moins en France, de se procurer du lait de jument que du lait de vache.

SUCS ET JUS DE VIANDE

La viande crue est depuis fort longtemps considérée comme un excellent aliment. D'après le professeur Richet, la viande crue n'agirait pas seulement, chez les tuberculeux notamment, comme un simple aliment. Pour M. Richet ce n'est pas tant la chair musculaire, la fibrine, qui communique à la viande crue ses propriétés thérapeutiques ; c'est le suc, le jus (ξῶμος) qui renferme le ou les principes thérapeutiquement utiles. D'après le professeur Richet ce jus de viande administré à des chiens rend ces animaux véritablement réfractaires à la tuberculose et, à la suite de nombreuses expériences effectuées tant sur l'homme que sur les animaux, M. Richet n'hésite pas à considérer le jus de viande obtenu par forte expression de la chair musculaire, comme doué d'une véritable action spécifique. Ce jus de viande, ce sérum musculaire, est ainsi devenu la base de la *zomothérapie*.

Pour obtenir du « suc de viande », on fait macérer la viande dans un peu d'eau (environ un quart de son poids) pendant trois quarts d'heure, puis on soumet le tout à l'action d'une presse de ménage. On obtient ainsi 15 à 20 grammes de suc par 100 grammes de viande. Le sérum musculaire ainsi obtenu est un liquide rougeâtre, sans grande saveur, *très altérable*, et qui ne doit être préparé qu'au moment même de l'emploi. Il doit être employé à hautes doses (chez les enfants il faut donner tous les jours le jus de 500 grammes de viande au moins). On le fait habituellement prendre mélangé à des purées (de lentilles principalement).

Récemment J. Balencie [1] a présenté à la Société de Thérapeutique une presse à viande très ingénieusement conçue et qui permet d'obtenir *à froid*, sans hachage ni macération aqueuse préalable de la viande, un rendement de 50 p. 100 en poids de plasma musculaire.

PEPTONE

Les peptones sont des produits de transformation de matieres albuminoïdes sous l'influence des ferments proteolytiques (voir p. 962). Il y a donc des peptones *pepsiques* et des peptones *trypsiques*.

La peptone médicinale est une peptone pepsique, résultant de la digestion artificielle de la viande de bœuf par la pepsine en milieu chlorhydrique.

Caractères. — Les peptones sont des produits solides, spongieux ou granulés, suivant le mode d'évaporation auquel a été soumis le liquide au sein duquel elles se sont formées ; leur couleur est blanc jaunâtre, leur saveur légèrement amère. Les peptones sont entièrement solubles dans l'eau froide et insolubles dans l'alcool fort. Le soluté aqueux de peptone ne doit se troubler, ni par l'action de la chaleur, ni par l'addition d'acide azotique,

Propriétés. — Les peptones sont directement absorbables et

1. *Bull. de la Soc. de Thérap.*, 12 nov. 1913, p. 446.

assimilables, elles constituent donc un aliment précieux pour tous les malades qui, pour une raison quelconque, ne peuvent pas s'alimenter directement avec la chair musculaire. Comme, de plus, elles sont absorbables par le rectum, elles sont d'un grand secours toutes les fois que l'alimentation par la voie buccale est impossible ou difficile.

Les bonnes peptones représentent jusqu'à 10 fois leur poids de viande fraîche.

Elles sont surtout utilisées par la voie rectale mais on pourrait souvent avec avantage les administrer par la voix buccale, délayées dans du lait tiède additionné d'une petite quantité de rhum ou d'eau-de-vie. La dose journalière peut varier entre 10 et 50 grammes.

Lavement alimentaire :

Peptone sèche....................................	5 à 20 gr.
Jaune d'œuf....................................	N° I.
Eau tiède....................................	150 gr.

HUILE DE FOIE DE MORUE

C'est une huile médicamenteuse extraite du foie de plusieurs poissons Gadoïdes tels que la Morue proprement dite (GADUS MORRHUA), la Dorche (GADUS CALARIUS).

On trouve, dans le commerce des huiles blondes ou légèrement ambrées, qui proviennent de la fusion des foies récents à une température inférieure à 100° et qui doivent être préférées; des huiles brunes qui sont extraites de foies en état de décomposition plus ou moins avancée; des huiles blanches qui ont été décolorées par des agents chimiques.

Caractères. — L'huile de foie de morue se distingue des huiles végétales par plusieurs caractères.

1° Sa densité (0,928 à 0,932) supérieure à celle des huiles végétales :

2° Son point de congélation situé beaucoup plus bas, aux environs de — 15°;

3° Par l'action de l'acide sulfurique (coloration rouge carmin teinté de cachou);

4° Par son odeur et sa saveur très spéciales.

Composition chimique. — Outre les corps gras ordinaires, l'huile de foie de morue renferme des lécithines, des substances phosphorées et iodées, des bases analogues aux ptomaïnes et qui ont été isolées par le professeur Gautier.

Ces bases alcaloïdiques sont, les unes volatiles (butylamine, hexylamine, dihydrolutidine), les autres fixes (merlusine, morrhuine et homomorrhuine, nicomorrhuine, aselline).

M. Gautier a encore extrait de l'huile de foie de morue un corps extrêmement important, l'acide morrhuique, corps à la fois acide et basique, qui dérive du noyau pyridique.

Propriétés. — L'expérience clinique ainsi que l'expérimentation physiologique ont démontré depuis longtemps que l'huile de foie de morue est une graisse d'une absorption éminemment facile.

L'huile de foie de morue n'est pas seulement une graisse alimentaire facilement absorbable. Par sa richesse en phosphates, en lécithines et autres combinaisons organiques du phosphore, elle agit comme un réparateur énergique des tissus, condition importante chez les phtisiques, chez qui la désassimilation en phosphates calciques est très active. Enfin MM. Gautier et Mourgues attribuent une part importante aux alcaloïdes qu'ils en ont retirés et qui, par leur action sur le système nerveux, favoriseraient les échanges nutritifs.

Usages et modes d'emploi. — L'huile de foie de morue est surtout utilisée dans le rachitisme, la scrofule et la tuberculose. Étant donnée l'importance qu'il y a à sauvegarder les voies digestives chez les tuberculeux, on ne doit la prescrire qu'aux malades qui digèrent bien et qui n'ont pas de diarrhée.

L'huile de foie de morue s'administre surtout pendant la saison froide. On la prescrit généralement en nature, à la dose de 15 à 60 grammes par jour (1 à 4 cuillerées à soupe). Dans la phtisie quelques médecins ont conseillé l'administration de doses beaucoup plus considérables (300 au 400 gr.); mais ces hautes doses sont rarement tolérées; l'intolérance se manifeste surtout par de la diarrhée.

On associe souvent l'huile de foie de morue, soit à des préparations ferrugineuses, soit à la créosote ou au gaïacol, etc., et nous avons déjà eu l'occasion de donner un certain nombre de formules de médicaments de ce genre.

L'huile de foie de morue présente dans la pratique un gros inconvénient : c'est son odeur et sa saveur extrémement désagréables. On a imaginé beaucoup de moyens pour les dissimuler : le café, le thé, le lait, l'eau-de-vie, diverses essences (menthe, eucalyptus); aucun ne parvient à les dissimuler complètement.

Le meilleur moyen consiste encore à essayer l'administration de l'huile de foie de morue sous forme d'émulsion. Il existe un nombre considérable de formules d'émulsions d'huile de foie de morue; en voici deux :

Huile de foie de morue..	500 gr.	Huile de foie de morue..	250 gr.
Poudre de gomme arabique.................	10 —	Sirop de sucre..........	150 —
		Carbonate de soude.....	1 —
Poudre de gomme adragante.................	5 —	Eau	100 —
Sirop de sucre..........	100 —	Essence de menthe.. XV gouttes	
Eau	400 —		

On fait quelquefois encore prendre l'huile de foie de morue sous la forme de capsules. C'est un très mauvais moyen car, d'une part, il faut faire prendre un très grand nombre de capsules pour arriver à administrer une quantité notable d'huile de foie de morue, d'autre part, la dissolution de l'enveloppe gélatineuse dans l'estomac exige parfois un temps assez long; l'absorption de l'huile se fait lentement et les malades ressentent quelquefois pendant plusieurs heures la saveur désagréable du médicament.

GÉLATINE

La gélatine est une matière albuminoïde particulière obtenue par l'hydratation des matières albuminoïdes dites collagènes (osséine des os, chondromucoïde des cartilages, etc.). Suivant son degré de pureté, la gélatine porte différents noms commerciaux. La gélatine la plus pure se présente sous la forme de plaques minces, transparentes, presque incolores, elle est alors appelée *grénétine*.

Le pouvoir alimentaire de la gélatine est des plus faibles, elle peut, dans une certaine mesure, rentrer dans une ration alimentaire et permettre à l'organisme de réaliser une certaine épargne de graisse ou même de matériaux albuminoïdes proprement dits, mais elle ne saurait être entièrement substituée à ces derniers.

La gélatine a eu il y a quelques années une très grande vogue, comme hémostatique local ou même général. On l'a même préconisée dans le but de favoriser la consolidation des poches anévrysmales.

En vérité la gélatine pure, c'est-à-dire dialysée et débarrassée ainsi de la chaux qu'elle contient toujours, ne favorise pas la coagulabilité du sang, si l'on prend la précaution de recueillir le sang au niveau d'une artère nettement incisée, sans bavures, et de le recevoir dans des tubes soigneusement rincés et stérilisés (Gley et Richaud).

Quoi qu'il en soit le sérum gélatiné (p. 303) devrait dans tous les cas n'être employé qu'après stérilisation à l'autoclave à 110°-115°. La gélatine contient souvent en effet les germes du tétanos.

II

FERMENTS SOLUBLES. SYN. : DIASTASES, ENZYMES

Caractères généraux. — On donne le nom de ferments solubles à des produits de sécrétion cellulaire doués de la propriété de produire, dans des conditions déterminées, certaines actions chimiques (oxydations, réductions, hydratations, dédoublements) et qui présentent en outre un certain nombre de caractères communs dont les plus importants sont les suivants.

1° Ils sont *solubles dans l'eau et dans la glycérine*. Cela veut simplement dire que, si l'on met à macérer dans l'un de ces liquides un tissu renfermant une diastase, le liquide provenant de la macération acquiert les propriétés de cette diastase, même après filtration au travers d'un filtre à mailles très serrées, tel qu'un filtre de porcelaine.

2° *Les ferments solubles sont précipités par l'alcool*. Cela veut dire que, si l'on ajoute de l'alcool fort à un liquide provenant de la macération dans l'eau ou dans la glycérine d'un tissu diastasique, on produit dans ce liquide de macération un précipité dans lequel se trouve englobé la diastase, car, si l'on filtre le liquide surnageant, ce liquide se montre désormais dépourvu de propriétés diastasiques.

3° Les ferments solubles sont inactifs aux températures voisines de 0° ; ils commencent à devenir actifs aux températures voisines de 12 à 15°, puis ils le deviennent de plus en plus au fur et à mesure que la température s'élève jusqu'à une température déterminée, variable pour chaque ferment, mais qui, pour tous, est voisine de 40°. A partir de cette température *optima* l'activité des ferments solubles va en décroissant, elle cesse de se manifester à une température qui est encore variable suivant la nature du ferment, mais qui, pour tous, est inférieure à 100°. Enfin, à 100°, l'activité des ferments solubles cesse pour toujours : *les ferments solubles sont tués à la température de 100°.*

4° L'activité des ferments solubles ne disparaît pas au fur et à mesure des transformations chimiques qu'ils opèrent ; théoriquement ils demeurent indéfiniment actifs, ce que l'on exprime quelquefois en disant qu'une quantité *infiniment petite* de ferment peut déterminer des transformations chimiques *infiniment grandes.*

5° Les ferments solubles ne sont pas dialysables.

Ferments solubles utilisés en thérapeutique. Les seuls ferments solubles actuellement utilisés en thérapeutique sont les ferments digestifs.

PEPSINE

La pepsine est un ferment soluble sécrété par toutes les glandes gastriques, aussi bien fundiques que pyloriques.

Le rôle de la pepsine est de dissoudre et de transformer en

peptones les substances albuminoïdes des aliments : c'est un ferment *protéolytique*.

Pour que la pepsine puisse opérer cette transformation des substances albuminoïdes en peptones, il est nécessaire qu'elle agisse sur ces substances en milieu légèrement acide; l'acide chlorhydrique libre ou les combinaisons acides que l'on rencontre dans le suc gastrique ont précisément pour but de créer à la pepsine le milieu acide dont elle a besoin pour accomplir sa fonction biologique.

Pepsines médicinales. — On distingue deux sortes de pepsines médicinales.

1° Une pepsine dite *extractive*;

2° Une pepsine dite *amylacée*.

La pepsine extractive se retire des estomacs de porc ou encore des caillettes de mouton ou de veau. Elle se présente sous la forme de paillettes nacrées, hygrométriques; elle doit se dissoudre entièrement dans l'eau, ou du moins sans laisser de résidu sensible. Elle a une saveur et une odeur animales particulières qu'on a comparées à celles de la viande rôtie.

La pepsine extractive doit être au titre 100 : cela veut dire qu'elle doit pouvoir transformer en peptone, dans les conditions d'acidité, de température et de temps indiquées par le Codex, 100 fois son poids de fibrine essorée.

La pepsine amylacée est un mélange de pepsine extractive et d'amidon; elle est dès lors incomplètement soluble dans l'eau et moins active à poids égal que la pepsine extractive; elle doit titrer 40, c'est-à-dire pouvoir transformer en peptone dans les conditions indiquées par le Codex, 40 fois son poids de fibrine.

Elle se présente sous la forme d'une poudre de couleur blanc jaunâtre dont l'odeur rappelle celle de la pepsine extractive. Elle est d'un maniement plus commode que la pepsine extractive, mais elle n'a pas toujours le titre exigé par le Codex.

Modes d'emploi. — La pepsine s'administre sous forme de cachets, d'élixir ou de vin. Seule, la pepsine amylacée peut être prescrite en cachets. On l'associe souvent à la pancréatine ou à des ferments végétaux tels que la papaïne.

Elixir de pepsine du Codex :

Pepsine..	20 grammes.
Eau distillée.....................................	280 —
Vin de Lunel.....................................	500 —
Glycérine officinal..	200 —

Un verre à liqueur au moment du repas.

PANCRÉATINE

La pancréatine médicinale est un mélange de ferments obtenu en évaporant à une douce chaleur (45° au maximum) le liquide provénant de la macération de pancréas de porc dans l'eau.

Caractères. — C'est une poudre d'un blanc jaunâtre à peu près entièrement soluble dans l'eau : elle saccharifie l'amidon et, *en solution neutre*, elle dissout et transforme en peptones les matières albuminoïdes. C'est donc un mélange de trypsine et d'amylase. Elle ne paraît pas contenir de lipase.

Elle doit peptoniser 50 fois son poids de fibrine et transformer en sucre réducteur 40 fois son poids d'amidon.

On l'administre aux mêmes doses et sous les mêmes formes que la pepsine.

KINASES

On sait, depuis les beaux travaux de Pawlow, que le suc intestinal contient un ferment particulier que ce physiologiste a proposé d'appeler *entérokinase*. Ce ferment n'est pas, comme la pepsine ou la pancréatine, un ferment destiné à transformer tel ou tel principe de l'alimentation ; c'est un ferment destiné à renforcer l'action des ferments du pancréas ; c'est, suivant l'expression de Pawlow, un *ferment des ferments*.

Depuis les travaux de Pawlow sur ce nouveau ferment, on a lancé un certain nombre de produits kinasiques. Il n'est pas démontre que l'administration de cés produits puisse remplacer le suc intestinal physiologique et il suffit, quant à présent, de les signaler pour mémoire.

III

MÉDICAMENTS OPOTHÉRAPIQUES

L'opothérapie (de οπος suc, et θεραπεια, traitement, cure) est une méthode thérapeutique qui emprunte ses agents médicamenteux aux tissus animaux, soit qu'elle utilise ces tissus eux-mêmes, soit qu'elle emploie les sucs extraits de ces tissus ou, plus simplement encore, certains principes plus ou moins définis retirés de ces sucs.

L'opothérapie est, en vérité, une méthode thérapeutique fort ancienne, puisqu'elle était déjà en honneur à la période gréco-latine. Toutefois, aucune comparaison ne peut être faite entre l'opothérapie des anciens et l'opothérapie actuelle. L'opothérapie des anciens eut en effet pour berceau les temples d'Esculape et elle naquit en somme des pratiques de sorcellerie auxquelles se livraient les Asclépiades. Au moyen âge cependant elle paraît déjà dégagée de ces pratiques et il semble qu'on puisse alors la rattacher au principe de l'analogie ou de la sympathie des organes, principe que Jérôme Cardan, de Pavie, au XVIᵉ siècle, exprimera dans l'aphorisme : *Omne simile a similibus confirmatur.*

L'opothérapie moderne est sortie tout entière des connaissances acquises au cours du XIXᵉ siècle sur la physiologie intime de certains organes. C'est, en effet, l'idée exprimée par Brown-Séquard en 1869, « que toutes les glandes, qu'elles aient des conduits excréteurs ou non, donnent au sang des principes utiles dont l'absence se fait sentir quand elles sont extirpées ou détruites par la maladie », qui a été le point de départ de l'opothérapie moderne. La première application de cette idée ne fut pourtant faite qu'en 1889, par Brown-Séquard lui-même. Malheureusement, parti d'une idée théorique qui devait, semble-t-il, asseoir désormais l'opothérapie sur une base scientifique, Brown-Séquard fit de cette idée une application qui, d'emblée, rejetait l'opothérapie dans l'empirisme. Sans connaître le moins du monde, en effet, la sécrétion interne du testicule, il songea à employer l'extrait testiculaire pour lutter contre la déchéance sénile. La communication de Brown-Séquard eut un succès énorme, mais sa méthode de rajeunissement échoua lamentablement et tomba vite dans l'oubli. Ce n'est qu'un peu plus tard, à la suite des observations de Reverdin (de Genève) sur les suites de l'ablation du corps thyroïde, que les physiologistes et les chimistes, reprenant méthodiquement l'étude du corps thyroïde, montrèrent que cet organe est bien réellement une glande à sécrétion interne et que son ablation totale ou son atrophie entraînait des troubles profonds de la nutrition, aboutissant à une cachexie particulière qu'on a désignée sous le nom de myxœdème. Et bientôt il fut établi que l'ingestion de corps thyroïde, ou de l'un des principes isolés de cette glande par Baumann et Ross, donnait véritablement des résultats thérapeutiques indiscutables, dans le cas de myxœdème vrai.

Depuis cette époque, les études sur la sécrétion interne des divers organes ont été poursuivies sans relâche ; on a étudié le foie, les reins, les capsules surrénales, le cerveau, etc., et, à plusieurs reprises, on a bruyamment annoncé des résultats opothérapiques sensationnels. La plupart de ces travaux ont été presque aussi vite oubliés que publiés ; toujours parce qu'ils avaient été conduits sans la rigueur expérimentale nécessaire, et en définitive, à l'heure actuelle, on peut affirmer que la méthode opothérapique n'a encore fourni à la thérapeutique qu'un seul médicament : le corps thyroïde. Toutefois, les recherches suscitées dans cette voie ont abouti à la découverte d'un corps d'une nature spéciale, qui n'a pas donné au point de vue opothérapique proprement dit les résultats qu'on en attendait, mais dont les propriétés physiologiques ont reçu des applications qui n'en sont pas moins intéressantes, c'est l'*adrénaline*. Nous nous bornerons donc à l'étude de ces deux médicaments et ce n'est que pour mémoire que nous dirons quelques mots des autres préparations opothérapiques.

Préparations thyroïdiennes

Composition chimique de la sécrétion thyroïdienne. — L'étude chimique de cette sécrétion a fait l'objet d'un grand nombre de travaux et on a décrit toute une série de principes, dits actifs, mais que l'expérimentation clinique n'a pas tous jugés tels.

Le principe particulièrement actif et utile de la glande thyroïde paraît être celui qui a été obtenu par Baumann et Ross et qui est connu sous le nom de *thyroïodine* ou d'*iodothyrine*. Ce corps, comme son nom l'indique, est une matière renfermant de l'iode.

La quantité d'iode renfermée dans le corps thyroïde est assez variable, non seulement suivant les espèces animales, mais, dans une espèce déterminée, elle n'est pas la même chez tous les animaux de cette espèce. C'est ainsi que, chez le mouton, elle a été trouvée assez variable suivant l'âge, l'habitat et même la saison. Comme chiffres moyens on peut admettre que 100 grammes de glande thyroïde fraîche de mouton renferment 0 gr. 02 à 0 gr. 03 d'iode. Ajoutons que Gley a montré que les glandes parathyroïdes renferment souvent plus d'iode que la glande thyroïde proprement dite. Enfin, ainsi que nous l'avons vu précédemment, le professeur Gautier a montré que la glande thyroïde est un des organes qui, normalement, renferment de l'arsenic.

Indications de la médication thyroïdienne. — Les préparations thyroïdiennes ont souvent été employées dans des cas où elles n'ont que faire. Il est établi aujourd'hui que c'est dans le myxœdème et dans le myxœdème seul, qu'il soit spontané ou post-opératoire, que la médication thyroïdienne est vraiment indiquée en tant que médication opothérapique. Dans ce cas, les résultats sont souvent tout à fait remarquables ; très rapidement on peut voir la bouffissure de la face disparaître, les troubles sensitifs ou les troubles trophiques s'amender, l'intelligence renaître. Mais la médication thyroïdienne est aussi susceptible de quelques applications indirectes. C'est ainsi que l'amaigrissement observé chez les myxœdémateux soumis à la médication thyroïdienne a conduit à essayer cette médication contre l'obésité. Les résultats obtenus n'ont pas été constants, mais dans certains cas ils ont été tout à fait remarquables.

Accidents de la médication thyroïdienne. — La médication thyroïdienne n'est pas une médication anodine ; elle peut entraîner toute une série d'accidents qu'on a réunis sous la dénomination de thyroïdisme, et dont les plus fréquents sont les suivants :

1° Troubles circulatoires : tachycardie, palpitations, arythmie ;

2° Élévation de température ;

3° Troubles nerveux : céphalalgie, agitation, insomnie ; plus tard, faiblesse excessive, perte de connaissance, parésies, crises d'hystérie.

4° Troubles rénaux : polyurie, albuminurie, glycosurie.

Posologie. Modes d'emploi. — La médication thyroïdienne peut être instituée au moyen de la glande fraîche, de la glande desséchée ou du principe actif de Baumann et Roos (thyroïodine ou iodothyrine). L'emploi de la glande fraîche n'est en général possible que dans les villes d'une certaine importance, pourvues d'un abattoir suffisamment actif. On utilise le corps thyroïde de mouton. Le poids moyen d'un lobe est de 1 gramme à 1 gr. 50. Pendant les 4 ou 5 premiers jours on fait prendre un lobe par jour[1], puis ensuite un lobe tous les 2 jours. Un peu plus tard, quand les symptômes du myxœdème commencent à s'amender, on ne donne plus qu'un lobe tous les 4 ou 5 jours.

Chez les enfants on débute par 1/4 de lobe, soit 0 gr. 25 à 0 gr. 40, et, comme chez l'adulte, on diminue graduellement les doses.

La poudre de glande desséchée ou *thyroïdine*[2] est d'un emploi plus facile. 100 grammes de corps thyroïde frais ne fournissent guère que 27 à 28 grammes de poudre desséchée. La poudre desséchée représente donc une préparation environ 4 fois plus active que la glande fraîche. En se basant sur ces chiffres il est facile de calculer les doses convenables. La poudre sèche s'administre habituellement sous forme de tablettes. Les tablettes correspondent en général à 0 gr. 10 de poudre sèche; toutefois, toutes les tablettes livrées par le commerce ne sont pas au même titre et il convient, avant de prescrire un nombre déterminé de tablettes, de s'assurer de leur titre.

L'*iodothyrine* ou *thyroïodine* commerciale n'est pas de l'iodothyrine pure. C'est en général un mélange d'iodothyrine pure avec du sucre de lait. Le dosage des préparations commerciales paraît assez variable. En général, cependant, les tablettes d'iodothyrine sont dosées de manière à correspondre au même poids de glande fraîche. La dose du début chez l'adulte serait donc de 1 gramme à 1 gr. 50. On calculera le nombre de tablettes à administrer d'après le poids d'une tablette.

OPOTHÉRAPIE SURRÉNALE. ADRÉNALINE

Bien que l'importance physiologique des capsules surrénales soit indiscutable et qu'on rattache à leur insuffisance la pathogénie de la maladie d'Addison, l'opothérapie surrénale n'a donné, cliniquement, aucune espèce de résultat.

Toutefois, l'étude chimique de ces capsules a conduit à la découverte d'un corps doué de propriétés très remarquables : l'adrénaline.

L'adrénaline qu'on appelle encore quelquefois *épinéphrine* ou *suprarénine*, a été retirée des capsules surrénales en 1901, presque en même temps, par Aldrich et Takamine.

Caractères. — L'adrénaline répond à la formule brute $C^9H^{13}NO^3$,

---

1. Le poids des lobes étant assez variable, il est préférable de prescrire un poids déterminé de corps thyroïde et non pas 1 lobe ou 1/2 lobe.

2. Ne pas confondre *thyroïdine* avec *thyroïodine*.

Pure, elle se présente sous la forme d'une poudre cristalline blanche excessivement fine. dont l'aspect rappelle un peu celui de la fécule. Examinée au microscope. on la trouve formée de sphéro-cristaux. Elle est très peu soluble dans l'eau (0 gr. 027 p. 100 à + 20°. d'après Bertrand): sa solubilité dans l'alcool est encore plus faible. Elle se dissout dans les acides et dans les alcalis et c'est sous forme de chlorhydrate qu'elle est toujours utilisée. En présence de l'eau, l'adrénaline s'oxyde à l'air avec une extrême rapidité. surtout en milieu alcalin.

Sous l'influence de l'oxygène de l'air. les solutions d'adrénaline prennent une coloration rose: plus ou moins marquée suivant le degré d'oxydation; parfois même on peut observer dans les solutions longtemps exposées à l'air. un précipité noir qui est l'indice d'une altération beaucoup plus profonde du produit: de semblables solutions doivent naturellement être rejetées. On évite d'ailleurs ces altérations en conservant les solutions dans des ampoules en verre jaune scellées à la lampe.

Propriétés physiologiques. — Qu'elle soit introduite dans la circulation par la voie veineuse, qu'elle soit déposée sous la peau ou appliquée sur une muqueuse en instillations ou en badigeonnages, l'adrénaline produit de la vaso-constriction. C'est ainsi que. si on applique une solution d'adrénaline sur la pituitaire par exemple, on voit cette muqueuse pâlir, laissant apercevoir les parties sous-muqueuses et leurs productions pathologiques. On peut alors opérer les parties exsangues. et Lermoyez a très heureusement comparé cette hémostase à celle produite par la bande d'Esmarch. L'action vaso-constrictive locale de l'adrénaline est une action d'origine périphérique.

Injectée dans une veine, l'adrénaline amène tout d'abord et très rapidement, quelques secondes après l'injection, une augmentation de la pression sanguine, mais cette hypertension est très passagère et, au bout de quelques minutes, elle fait place à une hypotension manifeste.

Langlois et Abelous les premiers ont démontré la toxicité des capsules surrénales. Quant à l'équivalent toxique de l'adrénaline proprement dite. il varie dans d'assez grandes proportions suivant la voie d'administration. Voici quelques chiffres trouvés par Lucien et Parisot chez le lapin et chez le cobaye :

	Voie sous-cutanée.		Voie intraveineuse.	
Lapin	0 gr. 010 souvent mortelle.		0 gr. 0004 souvent mortelle.	
—	0 — 020 toujours	—	0 — 0006 toujours	—
Cobaye	0 — 006 souvent	—	0 — 0001 souvent	—
—	0 — 010 toujours	—	0 — 0002 toujours	—

Si l'on rapportait à l'homme les chiffres obtenus chez le cobaye, on trouverait des chiffres relativement énormes : 0 gr. 36 à 0 gr. 40 pour la voie sous-cutanée, 0 gr. 006 à 0 gr. 010 pour la voie intraveineuse. Mais on sait qu'une semblable déduction ne serait pas légitime.

En fait, des accidents déjà nombreux (vertiges, syncopes, pâleur exagérée de la face, palpitations, convulsions, morts subites même) observés chez l'homme démontrent que l'adrénaline est loin d'être un médicament inoffensif.

L'adrénaline paraît être détruite au contact de certains tissus ou organes tels que le muscle, la paroi intestinale, le foie (Langlois). C'est ce qui explique pourquoi l'injection hypodermique d'adrénaline, ou son administration par la voie buccale ne permettent pas d'observer les modifications de la pression sanguine que l'on observe dans le cas où la substance est administrée par la voie veineuse.

Applications. — L'adrénaline est avant tout, grâce à son action vaso-constrictive locale, un agent susceptible d'être utilisé comme décongestionnant local. Cette action décongestionnante peut être fort utile pour la pratique de certaines opérations en oto-rhino-laryngologie principalement; on peut aussi les mettre à profit pour réaliser l'hémostase.

Enfin on utilise couramment aujourd'hui l'adrénaline pour lutter contre les accidents qui peuvent être déterminés par certains médicaments dont l'action physiologique ou thérapeutique s'accompagne de phénomènes de vaso-dilatation plus ou moins intenses. C'est ainsi qu'on associe systématiquement l'adrénaline à la novocaïne (voir p. 915) et que, depuis les publications de Milian les syphiligraphes utilisent régulièrement l'adrénaline, soit à titre curatif, soit même à titre préventif pour lutter contre les accidents qui peuvent être déterminés par les arsenobenzols.

Modes d'emploi et posologie. — Les modes d'emploi de l'adrénaline, de même que sa posologie, doivent nécessairement varier suivant le but que l'on désire atteindre.

Sans tenir compte de ce fait capital que l'intensité des effets physiologiques de l'adrénaline, et par conséquent ses dangers, dépendent avant tout du mode d'administration du médicament, on a fixé des doses qui peuvent être considérées ou comme trop fortes, ou comme trop faibles, suivant qu'il s'agit d'administration par voie veineuse ou d'administration par voie buccale. En vérité il n'y a pas une dose d'adrénaline, il y a des doses d'adrénaline, variables non seulement suivant le but que l'on désire atteindre, mais aussi et surtout suivant le mode d'administration que l'on se propose d'employer.

La *voie intraveineuse* doit être considérée comme une voie d'exception pour l'administration de l'adrénaline. Si, en effet, on introduit sans précautions spéciales dans une veine une dose même faible d'adrénaline, telle que 1/10 de milligramme, on peut voir survenir des accidents graves ou même mortels. Ce n'est d'ailleurs qu'exceptionnellement qu'il peut y avoir indication d'utiliser cette voie pour l'administration du médicament (pour essayer par exemple de conjurer des accidents menaçants dans un cas de crise nitritoïde grave). Dans ce cas on doit employer une dose faible d'adrénaline dissoute dans un grand volume de liquide et pousser l'injection avec lenteur. On emploiera par exemple la solution suivante :

            Chlorhydrate d'adrénaline...   0 gr. 001 (une ampoule).
            Sérum artificiel..............   100 cmc.

Milian a même conseillé l'emploi de solutions encore plus étendues, telles qu'un dixième de milligramme dans 100 cmc. de sérum, soit une solution au 1/1 000 000ᵉ.

L'avantage de semblables solutions, poussées lentement, est de permettre d'interrompre l'administration du médicament dès qu'apparaissent des symptômes réactionnels violents (tachycardie, angoisse respiratoire, pâleur extrême, etc.). D'après Milian, lorsque les accidents à traiter seraient ceux de l'apoplexie séreuse, il serait possible d'injecter bien davantage par la voie veineuse, ce qui, d'après lui, serait la preuve que chez ces malades il y aurait déficit d'adrénaline dans le sang.

La *voie sous-cutanée* est fréquemment utilisée. L'injection sous-cutanée d'adrénaline est cependant douloureuse et la douleur au point d'injection peut persister pendant vingt-quatre heures et plus. Les doses nécessaires pour conjurer les effets d'une vaso-dilatation intense sont d'ailleurs ici beaucoup plus élevées, en raison probablement d'une destruction partielle de la substance par les tissus. Ce n'est guère, en outre, qu'au bout de 10 minutes à un quart d'heure que les effets du médicament commencent à se faire sentir sur la pression artérielle. Encore faut-il employer d'emblée une dose relativement élevée, un milligramme par exemple. L'injection sous-cutanée d'adrénaline à titre préventif chez un sujet ectasophile sujet aux crises nitritoïdes doit donc précéder de 10′ à 1/4 d'heure l'injection de Néosalvarsan.

Deux précautions importantes sont à prendre : 1° avoir soin de bien faire pénétrer l'aiguille dans le derme et non pas sous le derme ; 2° s'assurer que l'aiguille n'a pas pénétré dans une veine.

La *voie intramusculaire* ne présente, ni du point de vue physiologique, ni du point de vue pratique, d'avantages particuliers.

La *voie buccale* est assurément une voie commode, mais il convient de ne pas perdre de vue, quand on l'utilise, que les effets que l'on cherche à provoquer n'apparaissent que tardivement et qu'ils exigent pour se manifester des doses encore plus élevées que celles qui sont nécessaires par la voie sous-cutanée. Si l'on veut obtenir un effet utile, on devra donc employer des doses relativement élevées, 2 à 3 mgr. et plus, qu'on administrera par milligramme toutes les dix minutes par exemple, dans un peu d'eau, jusqu'à effet utile.

Enfin il nous reste à signaler l'emploi de l'adrénaline en instillations ou sous forme de badigeonnages, dans les circonstances où l'on recherche l'action décongestionnante de cette substance sur une muqueuse.

S'il s'agit d'une muqueuse directement accessible, on emploiera donc les instillations ou les badigeonnages. S'il s'agit de réaliser l'hémostase au niveau de l'estomac ou de l'intestin, on l'administrera par la voie buccale; s'il s'agit d'hémorroïdes, on l'appliquera directement sous forme de badigeonnages ou de pommades; s'il s'agit enfin d'une hémoptysie, on aura recours aux injections intratrachéales.

Dans tous les cas on utilise la solution au 1/1000ᵉ de chlorhydrate d'adrénaline. *A l'intérieur*, cette solution pourra être administrée à la dose de X à XL gouttes, dans un peu d'eau. *A l'extérieur*, c'est encore cette solution mère qui sera la base des collyres ou des pommades :

Collyre :		*Pommades :*	
Solution de chlorhydrate d'adrénaline au 1/1000ᵉ	X à XX gouttes.	Solution de chlorhydrate d'adrénaline au 1/1000ᵉ...............	1 à 5 gr.
Chlorhydrate de cocaïne.........	0 gr. 10	Lanoline.............. Vaseline..............	} āā 5 —
Eau distillée bouillie	10 —		

Opothérapie hépatique.

Le foie ést incontestablement, au point de vue physiologique, un des organes les plus actifs de l'économie. Pendant longtemps cependant on ne l'a considéré que comme un organe de sécrétion biliaire, mais on sait aujourd'hui qu'il a une fonction *uréo-poïétique*, une action *coagulcnte* et une action *anticoagulante*, une action *glycémique* et une action *anti-toxique*.

Ces nombreuses fonctions du foie laissent bien pressentir le rôle capital de cet organe, elles laissent bien pressentir le rôle physiologique non moins capital que l'altération de l'une ou de l'autre de ces fonctions doit avoir au point de vue pathologique, et il était dès lors légitime de fonder les plus grandes espérances sur l'opothérapie hépatique. Malheureusement la complexité même des fonctions hépatiques rend particulièrement difficile l'étude méthodique des différents principes actifs de cet organe et, en dehors de la bile et du glycogène qu'il est facile de dissocier chimiquement, physiologiquement et pathologiquement des autres principes du foie, on ne sait rien sur ces autres principes. On en est donc réduit à *cuisiner* empiriquement le tissu hépatique et à préparer des extraits complexes dont l'expérimentation ne peut conduire à aucune notion précise sur les indications vraies de l'opothérapie hépatique.

De fait, seule, jusqu'ici, l'opothérapie biliaire paraît avoir donné quelques résultats positifs dans certains cas de cirrhose, et l'opothérapie hépatique proprement dite demeure encore une médication purement théorique.

L'opothérapie biliaire a été tentée, soit au moyen de l'administration de foie frais et cru, de veau ou de porc (100 à 150 gr. par jour dans du bouillon) ; soit au moyen du foie *desséché* (10 à 20 gr.) en tablettes ou dans des pains azymes, soit enfin au moyen d'extrait de fiel de bœuf (1 à 2 gr. par jour), en pilules.

IV

SÉROTHÉRAPIE NATURELLE OU ORGANIQUE

La sérothérapie naturelle ou organique est une méthode thérapeutique qui emprunte ses agents ou ses moyens médicamenteux aux sérums d'animaux jouissant d'une immunité naturelle ou acquise à l'égard de certains agents infectieux. L'étude des sérums organiques soulève donc immédiatement le problème de l'immunité naturelle ou acquise ; mais il s'agit là d'une question de pathologie générale ou expérimentale que le cadre de cet ouvrage ne nous permet pas d'aborder. Il nous suffira de dire que les principes actifs des sérums ne préexistent généralement pas dans ces liquides organiques, qu'ils s'y développent sous l'influence de certains produits microbiens toxiques, dont l'introduction dans l'organisme incite la cellule vivante à fabriquer des produits antitoxiques, ou certaines cellules spéciales à s'organiser en vue de la défense de l'organisme contre son invasion par les produits microbiens ou les microbes eux-mêmes.

On répartit ordinairement les sérums organiques en deux grands groupes : celui des sérums *préventifs, immunisateurs* ou *antitoxiques* et celui des sérums *antiinfectieux* ou *antivenimeux*. Mais, à vrai dire, cette distinction est assez artificielle, et tous les sérums naturels peuvent être dits antitoxiques, puisque le but de leur emploi est toujours de lutter contre un processus toxique. La seule différence réside en somme dans le mécanisme de leur action ; les uns, en effet, mettent, *avant*, l'organisme en état de résister à l'action future d'un poison, les autres le mettent en état d'y résister, *après* que le poison a déjà été introduit dans la circulation. Aussi bien, plusieurs des sérums primitivement rangés dans le groupe des sérums antiinfectieux ou antivenimeux paraissent devoir prendre place dans celui des sérums antitoxiques.

Dans le même ordre d'idées, les sérums ne devraient pas être confondus avec les vaccins qui sont constitués par des virus atténués ; mais, pratiquement, il n'y a aucun inconvénient à étudier les vaccins avec les sérums, car, si les vaccins se distinguent des sérums par leur mode d'obtention, par le mécanisme de leur action, par leur posologie si l'on peut ainsi s'exprimer, il n'en est pas moins vrai que leur emploi tend, comme celui des sérums, vers l'immunisation de l'organisme contre un poison.

Les sérums naturels actuellement utilisés proviennent du sang des animaux et notamment des chevaux, immunisés contre diverses maladies contagieuses. Ils peuvent être délivrés, soit à *l'état liquide*, soit à *l'état sec*. Les sérums liquides ont une couleur jaunâtre, une odeur et une saveur spéciales. Quand ils viennent d'être préparés ils sont limpides, mais, à la longue, ils se troublent toujours un peu par suite de la formation d'un fin précipité qui, par le repos, se rassemble au fond du tube ou du flacon qui les renferme. Ce dépôt n'est pas un signe d'altération, car le liquide limpide qui le surnage est encore efficace. La plupart des sérums liquides actuellement employés conservent leurs propriétés pendant un an au moins.

Les sérums desséchés sont obtenus en évaporant à l'aide d'un procédé approprié du sérum d'animaux immunisés. Ils se présentent sous la forme d'écailles translucides, de coloration jaunâtre ou blanc jaunâtre. En les dissolvant dans 9 p. d'eau distillée froide, on obtient des solutés opalescents correspondant à peu près comme concentration au sérum liquide qui a servi à les obtenir.

Les sérums liquides doivent être stériles. Ils sont livrés dans des tubes scellés à la lampe ou dans des flacons bouchés avec soin. La fermeture du flacon ou celle de l'étui qui contient le tube est assurée par un plomb de garantie portant le nom du préparateur : les flacons ou les étuis doivent porter une étiquette mentionnant la date de la préparation, ainsi que l'évaluation des pouvoirs antimicrobien et antitoxique [1].

Les sérums desséchés sont livrés dans des flacons hermétiquement bouchés ou dans des tubes de verre stérilisés et scellés à la lampe. Chaque tube ou flacon contient 1 gramme de produit et porte un trait qui correspond à une capacité de 10 centimètres cubes. On peut, de la sorte, dissoudre ce sérum desséché dans le récipient lui-même. On doit opérer la dissolution aseptiquement. A cet effet, on passe dans une flamme le goulot du flacon ou la pointe du tube : on débouche le flacon ou on brise la pointe du tube ; puis on place le récipient horizontalement de manière à étaler la matière dans toute sa longueur : on introduit alors une petite quantité d'eau préalablement bouillie puis refroidie, de façon à humecter les fragments de sérum desséché, puis à déterminer leur adhérence à la paroi du récipient. Après quelques instants on redresse le récipient et on le remplit d'eau stérilisée jusqu'au trait. La dissolution se fait peu à peu sans qu'il soit nécessaire d'agiter.

PRINCIPAUX SÉRUMS ACTUELLEMENT UTILISÉS

La plupart des microbes agissent par les toxines qu'ils sécrètent. On peut immuniser des animaux en faisant pénétrer dans leur organisme, d'abord des toxines modifiées par la chaleur ou par certains agents chimiques, puis des toxines pures en petite quantité, et enfin des toxines très actives en grande quantité. Dans ces conditions il se forme dans le sérum des animaux immunisés des substances qui sont la cause de l'immunité.

Telles sont les données générales qui sont à la base de la sérothérapie.

Sérum antidiphtérique.

Historique. — E. Roux et Yersin (1888) découvrent la toxine diphtérique. Carl Fränckel montre le premier qu'on pouvait immuniser des Cobayes contre la diphtérie en leur injectant avec ménagement de la

---

1. La préparation des sérums n'est autorisée que dans certains laboratoires spéciaux, après avis motivé du Conseil supérieur d'Hygiène ; les préparateurs doivent se conformer aux prescriptions de la loi du 25 avril 1895.

toxine modifiée par chauffage à 70°. Behring (1890) parvient au même résultat en injectant une toxine modifiée par addition de chlorure d'iode, et poursuivant son étude en collaboration avec Kitasato, il découvre qu'il se forme dans le sérum des animaux immunisés des substances qui sont la cause de l'immunité. C'était là une découverte capitale et qui autorisait les plus grands espoirs; toutefois il faut bien reconnaître que les données fournies par Behring ne permettaient pas l'application immédiate de la méthode à la thérapeutique proprement dite, et de ce point de vue, c'est à E. Roux que revient la gloire d'une des plus grandes découvertes du xix° siècle. En collaboration avec L. Martin, il montra en effet qu'il est possible, à l'aide de certains procédés de culture, de préparer en abondance une toxine très active, et que l'on peut avec cette toxine immuniser de grands animaux tels que des chevaux, ce qui permet d'obtenir de grandes quantités de sérum.

Préparation et propriétés du sérum. — La préparation du sérum comporte plusieurs opérations, à savoir :

1° Immunisation des chevaux ;

2° Le titrage du sérum des animaux immunisés ;

3° La récolte du sérum et sa mise en flacons.

L'immunisation des chevaux repose sur les données générales que nous avons précédemment indiquées. Il faut environ trois mois pour immuniser un cheval, et alors qu'au début il supporte parfois difficilement 1 cmc. de toxine, on peut vers la fin du traitement lui en injecter en une seule fois 200 à 250 cmc. Le cheval immunisé est laissé au repos durant quelques semaines au bout desquelles il est prêt à fournir du sérum, mais avant de récolter le sérum et de le mettre en flacons, il convient d'en effectuer le titrage. Pour bien comprendre les principes sur lesquels repose le titrage du sérum, il convient d'abord d'en connaître les propriétés.

Si l'on étudie les propriétés du sérum provenant d'un animal immunisé dans les conditions que nous venons de dire, on constate :

1° Que ce sérum a la propriété de neutraliser *in vitro* la toxine diphtérique, c'est-à-dire que si l'on ajoute *in vitro* à une dose mortelle de toxine une quantité suffisante de sérum, le mélange obtenu est dépourvu de toute action pathogène : le sérum antidiphtérique est donc doué de propriétés *antitoxiques*.

2° Si l'on injecte à un animal ou à l'homme une quantité suffisante de sérum, on rend l'organisme réfractaire contre l'injection ultérieure d'une dose mortelle de toxine et on le met aussi en état de résister contre l'injection par le microbe lui-même : le sérum antidiphtérique est donc aussi *antimicrobien*.

En résumé, le sérum antidiphtérique est antitoxique et antimicrobien et les conditions mêmes dans lesquelles il est capable de manifester cette double propriété en font un sérum à la fois préventif et curatif.

Titrage du sérum. — L'action préventive et l'action curative du sérum étant liées à ses propriétés antitoxique et antimicrobienne, il est évident que pour connaître la valeur thérapeutique d'un sérum antidiphtérique il est de toute nécessité de savoir mesurer, et son pouvoir antitoxique, et son pouvoir antimicrobien. On y parvient en mettant en œuvre des procédés expérimentaux dont il convient d'indiquer brièvement ici au moins le principe, et on exprime ces pouvoirs à l'aide d'unités conventionnelles dont il convient aussi que le médecin connaisse la signification.

a. **Pouvoir antimicrobien.** — Pour déterminer le pouvoir antimicrobien d'un sérum, on cherche quelle est la quantité de ce sérum qu'il est nécessaire d'injecter à un cobaye d'un poids donne pour que ce cobaye résiste. s'il est inoculé 24 heures après avec une dose de culture du bacille diphtérique âgée de 24 heures et mortelle en 36-48 heures environ pour les témoins.

Soit un cobaye de 500 cmc. et supposons que pour immuniser ce cobaye contre la dose mortelle de culture dans les conditions que nous venons de dire, nous ayons dû employer 0 cmc. 005 (un demi-centième de centimètre cube de sérum). Nous exprimerons le pouvoir antimicrobien du sérum par le rapport :

$$\frac{0,005}{500} = \frac{1}{100\,000}$$

et nous dirons que le pouvoir antimicrobien de ce sérum est de 1/100 000ᵉ.

Remarquons que le pouvoir antimicrobien déterminé comme nous venons de le dire exprimant la quantité de sérum nécessaire pour immuniser un animal d'un poids donné contre l'inoculation ultérieure d'une dose mortelle de culture du bacille diphtérique, mesure par cela même le pouvoir préventif de ce sérum.

b. **Pouvoir antitoxique.** — On peut mesurer le pouvoir antitoxique d'un sérum soit en partant d'une toxine-étalon, soit en partant d'une antitoxine-étalon. L'antitoxine étant moins sujette à varier que la toxine et, de plus, se conservant beaucoup plus facilement à l'état sec que la toxine, c'est toujours de l'antitoxine-étalon que l'on part aujourd'hui. L'unité antitoxique généralement adoptée pour la mesure du pouvoir antitoxique du sérum antidiphtérique est l'unité d'Ehrlich.

Soit donc une antitoxine-étalon telle que 1 centimètre cube corresponde à une unité. On prend une toxine quelconque et l'on détermine quelle quantité de cette toxine il faut ajouter à 1 centimètre cube de l'antitoxine-étalon pour obtenir un mélange capable d'amener la mort d'un cobaye de 250 grammes en 4 jours et demi à 5 jours. Cette quantité de toxine ainsi déterminée est ce qu'on appelle la limite mortelle de la toxine ; on la désigne par le symbole L+. En possession de cette valeur L+ il est facile de titrer un sérum quelconque ; il suffira de faire une série de dilutions du sérum à examiner. 1/100ᵉ, 1/200ᵉ, 1/300ᵉ, par exemple. On prendra un centimètre cube de ces dilutions qu'on mélangera à L+ de la toxine précédente et on injectera le mélange sous la peau d'une série de cobayes de 250 grammes. Si après 5 jours le cobaye ayant reçu la dilution au 1/300ᵉ est vivant, le cobaye ayant reçu la dilution au 1/200ᵉ étant mort en 4 jours et demi et le cobaye au 1/100ᵉ en 48 heures, on en conclura que la dilution au 1/200ᵉ ayant amené la mort de l'animal dans le même temps que le mélange antitoxine-étalon plus L+ a le même pouvoir antitoxique que ce mélange, c'est-à-dire une unité, et comme la dilution de sérum a été faite au 1/200ᵉ, le sérum lui-même contiendra 200 unités antitoxiques.

Récolte du sérum et sa mise en flacons. — Le sérum de l'animal immunisé ayant été titré, il ne reste plus qu'à procéder à la récolte du sérum, par saignée. La saignée fournit environ 3 litres de sérum. mais elle peut être répétée au bout de quelques jours. L'état d'immunité du cheval producteur de sérum est d'ailleurs entretenu par de nouvelles injections de toxine faites de temps en temps.

Le sérum recueilli est réparti en flacons bien fermés de 10 ou 20 centimètres cubes et les flacons sont chauffés quatre fois, pendant un temps variable à 58°; ce chauffage n'affaiblit nullement la puissance du sérum. Les flacons sont ensuite mis à la glacière où on les laisse pendant trois mois. Ce refroidissement a pour effet d'amener une sorte de vieillissement artificiel du sérum qui donnerait ensuite beaucoup moins d'accidents éruptifs. Le sérum ainsi préparé est prêt à être mis dans le commerce. Il se présente sous la forme d'un liquide jaune citron, limpide et gardant sa limpidité pendant fort longtemps à la condition d'être conservé dans un endroit frais et à l'abri de la lumière.

Les flacons délivrés par l'Institut Pasteur sont munis d'une étiquette portant la date à laquelle le sérum a été retiré de la glacière. On admet qu'il peut conserver son efficacité pendant plusieurs années; toutefois, dans la pratique il est d'usage de ne pas employer un sérum ayant plus de deux ans de date. On ne doit pas se servir d'un sérum, même plus jeune, mais qui aurait perdu sa limpidité; mais on ne doit pas considérer comme trouble le léger précipité qui se dépose dans le fond du flacon, tout en laissant le reste du liquide parfaitement clair. L'Institut Pasteur prépare un sérum sec qui dissout dans 9 parties d'eau donne un soluté possédant sensiblement les mêmes pouvoirs antitoxique et antimicrobien que le sérum liquide; il délivre également une poudre composée dont la formule due à Legroux est la suivante :

Sérum antidiphtérique porphyrisé.........	10 grammes.
Novarsenobenzol........................	0 gr. 50
Benjoin pulvérisé......................	1 gramme.
Carbonate de bismuth..................	100 —

Cette poudre est surtout employée en insufflations dans la gorge et les fosses nasales, dans le but de hâter la disparition des bacilles chez les porteurs de germes convalescents.

Indications. — Le sérum de Roux étant à la fois immunisant et curatif, on l'emploiera :

1° A titre curatif toutes les fois que le diagnostic de diphtérie est certain ou même seulement probable.

2° A titre préventif il sera surtout employé dans les collectivités chez tous ceux qui ont été, sont ou resteront en contact avec des diphtériques.

L'immunisation réalisée par le sérum antidiphtérique dure environ un mois.

Modes d'emploi et posologie. — Bien que le sérum antidiphtérique puisse être introduit dans l'organisme par différentes voies, c'est toujours, en pratique, la voie sous-cutanée qui est utilisée.

On se sert, suivant les cas, d'une seringue de 20 à 50 centimètres cubes qui doit être munie d'un tube de caoutchouc reliant l'aiguille au corps de l'instrument; l'adjonction de ce tube, outre qu'elle permet de puiser plus facilement le sérum dans le flacon, a l'avantage de rendre l'injection plus facile dans le cas où l'on a affaire à des petits malades indociles. Le point capital dans le traitement de la diphtérie, c'est l'emploi d'emblée d'une dose suffisante de sérum et qu'il ne faut pas craindre de renouveler si les circonstances l'exigent. Tous les médecins d'enfants sont aujourd'hui d'accord sur ce point et nous ne saurions mieux faire que de reproduire ici les conclusions du vigoureux article écrit sur ce sujet par Comby [1].

1° Toute angine diphtérique ou diphtéroïde, le plus tôt possible, avant tout examen bactériologique, sera traitée par une injection jamais moindre de 20 centimètres cubes, souvent égale ou supérieure à 40, 60, 80 centimètres cubes;

2° Cette injection pourra être renouvelée dans les 24 heures, suivant les indications, certains cas exigeant une dose totale de 200 à 300 centimètres cubes;

3° Pour faciliter la sérothérapie intensive, qui s'impose dans les cas graves, nous demandons des flacons de sérum plus grands que 10 centimètres cubes, en usage;

4° Ces derniers serviraient aux injections préventives; pour les injections curatives, des flacons de 20 à 40 centimètres cubes seraient nécessaires.

Accidents. — Le sérum antidiphtérique, comme *tous les sérums thérapeutiques* d'ailleurs, *comme les sérums normaux eux-mêmes, comme tous les médicaments, pourrait-on dire*, peut produire un certain nombre d'accidents.

Parmi ces accidents, les plus fréquents sont les *exanthèmes*. Ces éruptions peuvent être précoces ou tardives; dans le premier cas elles sont surtout urticariennes; dans le second cas scarlatiniformes ou rubéoliformes; dans tous les cas elles peuvent être polymorphes, apyrétiques ou pyrétiques, s'accompagner ou non de manifestations articulaires ou périarticulaires, de douleurs musculaires.

Sérum antiméningococcique.

C'est un sérum antitoxique et antimicrobien provenant de chevaux traités par des injections de cultures de méningocoque.

1. *Presse médicale*, n° du 24 janvier 1918, n° 5, p. 46.

Son action curative n'est plus aujourd'hui contestée et les échecs obtenus par certains auteurs tiennent soit à un traitement mal dirigé, soit au fait que le sérum employé ne correspondait pas au type de méningocoque en cause dans le cas considéré.

Dès 1909 Netter avait insisté sur le fait que des méningocoques identiques par leurs caractères généraux (forme, aspect des cultures, réactions biologiques) peuvent différer profondément entre eux quant à leurs caractères antigènes. Cette notion est aujourd'hui classique et de même que dans le domaine de la prophylaxie des affections typhoïdiques, elle a abouti à la préparation des vaccins polyvalents, de même, en ce qui concerne la thérapeutique des méningococcies. elle a abouti soit à la préparation de sérum correspondant à telle ou telle variété de méningocoque, soit à la préparation de sérums polyvalents.

A l'heure actuelle, le sérum délivré par l'Institut Pasteur est constitué par un mélange de sérum anti-A et de sérum anti-B. Netter estime qu'il serait plus avantageux de substituer à ce mélange un sérum bivalent fourni par des chevaux immunisés simultanément contre les méningocoques des types A et B.

Mode d'emploi et posologie. — Il n'est pas possible d'édicter de règles fixes en ce qui concerne l'emploi du sérum antiméningococcique au cours du traitement de la méningite cérébro-spinale. Ce qu'on peut dire de plus général à ce sujet, c'est que son administration doit être précoce et large.

La méningite cérébro-spinale étant la localisation la plus fréquente de la méningococcie, le sérum antiméningococcique s'administre toujours sous la forme d'injections intrarachidiennes, ponction et drainage des espaces sous-arachnoïdiens. Il faut savoir toutefois qu'il peut y avoir d'autres localisations que la localisation méningée et qu'éventuellement il peut être utile de faire pénétrer du sérum dans la circulation générale soit par la voie sous-cutanée, soit par la voie intramusculaire, soit même par la voie veineuse.

Ces principes généraux étant posés, la conduite du traitement varie suivant les circonstances et elle n'a comme guide que les résultats fournis par l'examen répété du liquide céphalo-rachidien et par l'allure clinique de la méningococcie. Au point de vue pratique, ce qu'il importe de dire et de répéter, c'est qu'en présence d'un malade suspect de méningite cérébro-spinale, il faut, sans attendre le résultat de l'examen du laboratoire, faire une ponction lombaire, laisser couler 60 à 100 centimètres cubes de liquide et injecter immédiatement après 20 centimètres cubes de sérum anti-A et 20 centimètres cubes de sérum anti-B. Le deuxième jour, si le méningocoque en cause n'a pas encore été identifié, on continuera l'emploi de A + B ; si l'identification a pu être faite on s'adresse au sérum spécifique.

C'est surtout à partir des jours suivants que la conduite à tenir dépend de l'évolution de la maladie ; on peut être amené à employer plusieurs centaines de centimètres cubes de sérum.

Sérum antipesteux.

C'est encore un sérum antitoxique et antimicrobien que nous ne faisons que signaler pour mémoire.

Sérum antistreptococcique.

C'est un sérum antimicrobien, mais son emploi ne constitue pas une méthode sérothérapique définitivement jugée.

Sérum antitétanique.

C'est un sérum antitoxique provenant des chevaux immunisés avec la toxine tétanique. Il est employé surtout à titre préventif.

Posologie. Mode d'emploi. — On emploie le sérum liquide et le soluté obtenu en dissolvant 1 gramme de sérum desséché dans 9 centimètres cubes d'eau distillée stérilisée.

Ce sérum agit d'autant mieux qu'il est injecté plus tôt. Il faut donc l'utiliser aussitôt que possible. « *Attendre l'éclosion du tétanos chez un suspect, est une faute; agir contre une suspicion de tétanos devient une règle.* » (Landouzy.)

Après traitement chirurgical de la plaie, on pratique dans le tissu cellulaire sous-cutané une injection de 10 à 20 centimètres cubes de sérum ; au bout de 4 ou 5 jours, nouvelle injection ; 6 à 8 jours plus tard troisième injection ; au besoin en faire une quatrième un peu plus tard encore. Ces injections successives ont pour but de maintenir l'organisme en état d'immunité pendant un temps suffisant.

Le sérum antitétanique, en effet, n'étant pas bactéricide, mais seulement antitoxique, son action protectrice est forcément limitée à la quantité d'antitoxine qu'il apporte dans l'organisme. Or la quantité d'antitoxine mise en circulation pour l'injection de 15 à

20 centimètres cubes de sérum est assez rapidement neutralisée par la toxine incessamment déversée dans l'organisme, par le développement du microbe au niveau de la plaie, si bien que, si après un délai de 8 à 12 jours la culture du virus se poursuit au foyer de la plaie, il arrivera un moment où la toxine mise en liberté ne trouvera plus dans l'organisme assez d'antitoxine pour la neutraliser : de là la nécessité de renouveler périodiquement les injections aussi longtemps que persiste l'injection du foyer septique; de là aussi la nécessité d'injecter dès la première injection une quantite suffisante de sérum.

Pendant trop longtemps on a considéré que la dose de sérum nécessaire mais suffisante dans tous les cas pour réaliser une injèction préventive, était 10 centimètres cubes. Il importe de réagir contre cette conception simpliste qui trop souvent a abouti à des désastres et de rappeler que la quantité de sérum à employer, pour une première injection, est avant tout subordonnée à la nature et à l'étendue de la plaie, à la gravité du traumatisme, et qu'il ne faut pas hésiter, dans les grands traumatismes, à faire une injection première de 20 à 30 centimètres cubes. C'est en injectant dès le début des doses suffisantes et en renouvelant périodiquement les injections, qu'on évitera dans la plus large mesure possible ces cas de tétanos tardif ou de tétanos localisé dont la guerre actuelle nous a fourni un trop grand nombre d'exemples.

Sérum antivenimeux.

C'est un sérum antitoxique. Il doit être employé le plus tôt possible après la morsure.

En présence d'une personne mordue par un serpent venimeux, on devra :

1° Établir à l'aide d'un lien ou d'un mouchoir, et le plus près possible de la morsure, une ligature entre la morsure et la racine du membre;

2° Laver la plaie avec une solution récente d'hypochlorite de chaux à 1 p. 60;

3° Injecter dans le tissu cellulaire sous-cutané, au niveau du flanc, 10 centimètres cubes de sérum s'il s'agit d'un enfant, 20 centimètres cubes s'il s'agit d'un adulte;

4° Injecter avec la même seringue, dans le trajet de la morsure et autour de celle-ci, en 3 ou 4 endroits différents, 8 à 10 centimètres cubes environ de la solution d'hypochlorite de chaux ou 1 à 2 centimètres cubes d'une solution d'acide chromique ou de permanganate de potasse à 1 p. 100.

Toxines et vaccins d'origine microbienne.

Ces substances ne sont pas, comme les agents précédents, empruntées aux sérums d'animaux immunisés contre telle ou telle maladie microbienne; ce sont, soit des produits extraits des cultures de certains bacilles, soit ces cultures elles-mêmes, dont la virulence a été atténuée par un procédé approprié.

En somme la vaccinothérapie diffère de la sérothérapie en ce que, tandis que cette dernière consiste à injecter dans l'organisme des anticorps tout préparés, la première consiste à introduire dans l'organisme un antigène qui provoquera et hâtera la fabrication des anticorps par l'organisme lui-même. Les vaccins, autrement dit, sont des virus atténués qui jouissent de la propriété de transmettre à l'homme ou aux animaux auxquels on les inocule la maladie dont ils sont les agents spécifiques, mais une maladie elle-même atténuée, fruste, susceptible d'évoluer sans présenter les caractères de gravité de la maladie mère, tout en provoquant dans l'organisme l'apparition de propriétés nouvelles, de nature à lui conférer une immunité plus ou moins durable à l'égard du virus originel.

Toxines d'origine microbienne. — Parmi les toxines d'origine microbienne il convient de ranger d'abord deux produits : la *malléine*, n'ayant aucune valeur curative ou préventive et uniquement employée en médecine vétérinaire pour le diagnostic de la morve, et la *tuberculine* dont la valeur diagnostique est mise à contribution dans la pratique vétérinaire et en pathologie humaine (cuti-réaction) et l'action thérapeutique de plus en plus utilisée comme adjuvant du traitement de la tuberculose pulmonaire (tuberculinothérapie).

La *malléine* est un extrait glycériné et stérilisé de bacilles morveux. Injectée au cheval elle détermine chez les sujets suspects de morve des réactions organiques et une réaction thermique très importantes à considérer au point de vue diagnostique.

La *tuberculine* est un extrait glycériné et stérilisé de culture de bacilles de la tuberculose. Elle se présente sous 3 formes :

1° Tuberculine brute : c'est un liquide de couleur brune, de consistance visqueuse, possédant une odeur aromatique que M. Roux compare à celle du miel et des fleurs.

2° Tuberculine diluée : elle est obtenue en mélangeant 1 p. de tuberculine brute avec 9 p. d'eau stérilisée, phénolée à 5 p. 1000.

3° Tuberculine en poudre : on l'obtient en précipitant par l'alcool la tuberculine brute et en desséchant le précipité préalablement lavé à l'éther.

La tuberculine injectée à un sujet suspect de tuberculose détermine des réactions organiques et une réaction thermique qui ne se manifestent pas chez l'individu sain. On l'administre en injections sous-cutanées.

Tuberculine en poudre............... 1 centigramme.
Eau distillée stérilisée............... 100 grammes.

1 centimètre cube de cette solution renferme un dixième de milligramme de tuberculine.

Vaccins proprement dits. — La vaccination proprement dite, la vaccination variolique, est d'une pratique trop usuelle pour qu'il soit utile d'en rappeler ici l'origine, l'utilité ou la technique ; nous nous bornerons à exposer succinctement la méthode qui a conduit Pasteur à la découverte du vaccin antirabique, et les principes de la vaccinothérapie antityphique.

Vaccin antirabique. — Le microbe de la rage n'est pas connu ; mais on sait que différentes humeurs ou différents tissus des animaux atteints de rage renferment, sinon le microbe lui-même, du moins un virus rabique, puisque ces humeurs ou ces tissus, inoculés à des animaux sains ou à l'homme lui-même, leur transmettent la maladie.

Pasteur commença à s'occuper de la rage en 1880. Après divers tâtonnements, il découvrit que le virus rabique est toujours présent, et à son summum d'activité, dans les centres nerveux d'un sujet qui succombe à la rage, notamment dans le bulbe. Il reconnut en outre que l'inoculation de parcelles de pulpe nerveuse à la surface du cerveau, dans les espaces sous-arachnoïdiens, déterminait la rage à coup sûr, dans un laps de temps beaucoup plus court (12 à 15 jours) que la période d'incubation ordinaire (40 à 60 jours), qui suit l'inoculation par morsure, c'est-à-dire par introduction du virus dans le tissu cellulaire sous-cutané. Les travaux de Pasteur sur l'atténuation du virus rabique traversèrent deux phases successives. Pasteur chercha d'abord à atténuer le virus en utilisant exclusivement l'organisme des animaux vivants comme agents atténuateurs ; plus tard il leur adjoignit des agents physico-chimiques et notamment la chaleur et la dessiccation.

Il observa en effet :

Que les centres nerveux d'un rabique, retirés du cadavre, conservent leur virulence pendant plusieurs semaines au contact de l'air, si on les préserve de la putréfaction et de la dessiccation, tandis qu'ils la perdent graduellement, si on les dessèche en évitant la décomposition cadavérique.

Il observa par exemple que, si l'on emprunte chaque jour un fragment à une moelle rabique exposée à la dessiccation, que l'on écrase ce fragment dans un peu de bouillon stérilisé et qu'on inocule ensuite le bouillon à des lapins, on constate :

1° Que la moelle qui a subi 2 jours de dessiccation est encore aussi virulente que la moelle fraîche;

2° Que la moelle qui a subi une dessiccation de 3 à 5 jours ne communique la rage qu'au bout de 8 jours;

3° Que la moelle mise à dessécher depuis 6 jours ne détermine la rage qu'après 14 jours;

4° Que la moelle desséchée pendant plus de 7 jours est devenue incapable de donner la rage;

5° Que les termes inférieurs de la gamme de virulence sont doués de propriétés vaccinantes pour les termes immédiatement supérieurs de la série; de sorte que, en inoculant à un animal le virus le plus atténué, et successivement les virus de moins en moins atténués, on rend l'animal réfractaire à l'inoculation de la rage la plus virulente.

Tels sont les principes sur lesquels repose l'admirable découverte de Pasteur. L'application de la méthode au traitement de la rage humaine n'étant pas du domaine du médecin praticien, nous ne nous en occuperons pas ici.

Il nous suffira d'ajouter que, pour que le traitement antirabique se montre efficace, il est nécessaire qu'il soit institué aussitôt que possible après la morsure. Même dans ce cas il peut échouer, mais les succès obtenus sont si nombreux que personne ne met plus en doute aujourd'hui l'efficacité de la méthode. Le temps a fait son œuvre, les clameurs se sont éteintes et la découverte de Pasteur reste comme une date dans l'Histoire de la Thérapeutique; elle marque l'avènement de la Thérapeutique pathogénique.

Vaccins antityphiques.

Les vaccins antityphiques actuellement employés sont obtenus par différents procédés :

1° Cultures de bacilles tués par la chaleur (Chantemesse);

2° Cultures de bacilles stérilisés par une substance antiseptique volatile : vaccin bacillaire polyvalent de H. Vincent;

3° Extraits bacillaires : autolysat-polyvalent de H. Vincent;

4° Vaccin vivant sensibilisé de Besredka, monovalent.

Pour l'obtention des cultures qui serviront de point de départ à la préparation des vaccins proprement dits, on part, tantôt du bacille extrait du sang du malade lui-même (auto-vaccin), tantôt d'un bacille de laboratoire (hétéro-vaccin monovalent), tantôt enfin d'un mélange de plusieurs espèces de bacilles typhiques (hétéro-vaccin polyvalent ou stock-vaccin). Ces vaccins sont actuellement employés, soit pour le traitement *préventif* de la fièvre typhoïde : c'est la vaccination antityphique proprement dite ; soit pour le traitement curatif de la fièvre typhoïde : c'est la *bactériothérapie* antityphique.

La vaccination antityphique proprement dite paraît désormais sortie du domaine expérimental pour entrer dans le domaine pratique. Tous les vaccins employés jusqu'ici : vaccins de Chantemesse, de H. Vincent, de Besredka, ont en effet donné des résultats qui semblent devoir être interprétés comme des résultats définitifs. Le seul point sur lequel on ne puisse pas encore se prononcer avec certitude est celui qui est relatif à la *durée* de l'immunité conférée par ces différents vaccins.

Le traitement curatif ou bactériothérapie de la fièvre typhoïde est entré depuis trop peu de temps dans la pratique pour qu'il soit possible de porter sur la méthode un jugement définitif. On sait cependant déjà que si, à condition de ne pas se servir de vaccins vivants, elle ne paraît présenter aucun danger, son efficacité est cependant loin d'être absolué et que son emploi ne saurait dispenser d'avoir recours aux moyens thérapeutiques habituels.

V

DIVERS

MUSC

Le musc est un produit de sécrétion fournie par le *chevrotin porte-musc*, mammifère ruminant.

C'est une substance solide, onctueuse, d'un brun rougeâtre, formée de grains irréguliers rappelant assez bien la chicorée torréfiée. La saveur du musc est amère, son odeur très pénétrante, ammoniacale, ne devient agréable que lorsqu'elle est considérablement diffusee.

La poche à musc est une glande préputiale.

Le musc est considéré à la fois comme antispasmodique et excitant (?). On l'a beaucoup employé autrefois comme excitant pour combattre les états adynamiques dans la fièvre typhoïde, la pneumonie, etc. On ne l'emploie plus guère aujourd'hui.

CASTORÉUM

On donne dans le commerce le nom de castoréum aux poches glandulaires remplies de leur contenu, que l'on rencontre chez le *Castor fiber*, mammifère rongeur, poches glandulaires qui ne sont pas autre chose que des diverticules de la cavité du fourreau. La matière appelée castoréum n'est pas un produit de sécrétion ; elle est formée par la transformation cornée et la desquamation de l'épithélium qui tapisse ces glandes. La femelle du castor est munie de glandes analogues venant déboucher dans une sorte de cloaque (Beauregard). Le contenu des glandes à castoréum qui, à l'état frais, est de consistance butyreuse, se durcit pendant la dessiccation et offre alors une coloration brunâtre et une consistance dure. Le castoréum a une odeur forte et aromatique très spéciale. Comme le musc il est réputé antispasmodique et excitant, mais il n'est plus guère employé aujourd'hui.

CANTHARIDE

Les cantharides (CANTHARIS VESICATORIA) sont des insectes coléoptères, longs de 10 à 15 millimètres, d'un vert brillant, à reflets métalliques parfois mordorés, répandant une odeur particulière qu'on a comparée à celle de la souris.

Les cantharides doivent leurs propriétes vésicantes à la *cantharidine*, substance cristallisable en cristaux incolores, peu soluble dans l'eau, mais soluble dans les acides et dans les alcalis et dans la plupart des liquides organiques. On la rencontre dans le sang et dans toutes les parties molles de l'insecte, mais son lieu spécial d'élection, et probablement de formation, est représenté par la troisième paire de vésicules séminales chez le mâle. C'est également dans les organes génitaux qu'on la rencontre plus spécialement chez la femelle.

Propriétés. — La cantharidine ou la poudre de cantharides appliquées sur la peau déterminent une rapide et violente vésication qui aboutit bientôt à la production de larges phlyctènes. La cantharidine ne localise pas son action à la périphérie; elle est absorbée, passe dans le sang et est éliminée au niveau des reins. Son action irritante sur les organes génito-urinaires a été connue de tout temps : elle peut aller depuis la simple action diurétique jusqu'à la production d'une véritable néphrite albumineuse; la cystite avec ténesme du col est un accident également fréquent.

Le camphre semble avoir la propriété de diminuer dans une certaine mesure les dangers du vésicatoire cantharidé. On s'explique assez mal le mécanisme de son action, mais il n'en paraît pas moins utile de saupoudrer de camphre ou mieux d'arroser d'éther camphré les vésicatoires cantharidés. Ces vésicatoires sont obtenus en étendant sur un tissu approprié (généralement sur du sparadrap) une masse emplastique connue sous le nom d'*emplâtre vésicatoire* et composée de : résine élémi, huile d'olives, onguent basilicum, cire jaune, cantharides pulvérisées.

Les vésicatoires cantharidés sont appliqués sur la peau nue, rasée s'il y a lieu, et préalablement savonnée. Afin de restreindre autant que possible l'absorption de la cantharidine, il est bon, non seulement de saupoudrer de camphre le vésicatoire cantharidé, mais encore d'interposer entre la peau et la masse emplastique une feuille de papier de soie huilé. Cette précaution a en outre l'avantage de permettre d'enlever ensuite le vésicatoire sans déchirer la pellicule de la phlyctène.

Dans le but d'atténuer l'action de la cantharidine sur le rein, on conseille de faire prendre au malade des boissons alcalinisées par le bicarbonate de soude.

Les dimensions de l'emplâtre vésicatoire sont des plus variables. Anciennement on appliquait quelquefois des vésicatoires énormes, qui avaient le double inconvénient d'exposer le malade aux accidents les plus graves du côté de l'appareil génito-urinaire et de donner lieu à des plaies de large étendue qui gênaient considérablement le malade.

La durée d'application du vésicatoire est également fort variable. Dans certains cas 2 heures suffisent pour faire apparaître une phlyctène parfaitement formée; dans d'autres cas il faut 6 ou 8 heures.

Le vésicatoire enlevé on devra percer la phlyctène et faire un pansement aseptique avec de la vaseline boriquée. Plus tard on achèvera la cicatrisation à l'aide de talc ou de poudre d'amidon.

L'emploi du vésicatoire est aujourd'hui exceptionnel, car ses avantages sont souvent douteux, et ses inconvénients multiples; mais cette médication, presque jusqu'à nos jours, a joué un rôle considérable dans la thérapeutique, et il n'est pour ainsi dire pas de maladies que les médecins du siècle dernier n'aient traitées par le vésicatoire.

Empoisonnements par les cantharides. — Les cantharides ou la cantharidine administrées à l'intérieur déterminent une intoxication grave et douloureuse : on observe tous les signes d'une gastro-entérite violente; il y a de la dysurie, les urines sont rares et sanguinolentes; le priapisme est souvent incessant et toujours douloureux; finalement il se produit des troubles nerveux : délire, convulsions, troubles de la sensibilité, coma. La mort peut survenir en 24 heures.

On admet que 3 ou 4 grammes de poudre de cantharides, 20 à 30 grammes de teinture de cantharides et 0 gr. 02 à 0 gr. 03 de cantharidine entraînent la mort, mais on a vu des accidents extrêmement graves se produire à la suite de l'ingestion de doses beaucoup moindres.

TROISIÈME PARTIE

L'ART DE FORMULER

CONSIDÉRATIONS GÉNÉRALES

Dans la première partie de cet ouvrage nous avons étudié, à un point de vue très général, le médicament et les médications ; dans la seconde partie nous avons étudié les médicaments, leurs caractères physiques, chimiques et physiologiques, leur posologie et leurs modes d'emploi.

Histoire générale du médicament et des médications, histoire individuelle des médicaments, tout cela constitue les assises, ou, si l'on préfère, les matériaux de la thérapeutique ; mais ces documents ne sont pas plus la thérapeutique pratique que les divers matériaux qui servent à la construction d'un édifice ne sont cet édifice lui-même.

Pour construire une maison il ne suffit pas, en effet, de connaître les propriétés générales du fer, la résistance des bois et la dureté des pierres, il faut savoir assembler harmoniquement ces divers matériaux.

De même, pour faire de la bonne thérapeutique pratique, il ne suffit pas de connaître les médicaments de réputation, il faut autant que possible les connaître de vue ; il faut, étant donnés deux médicaments doués de propriétés analogues, savoir décider celui qui, dans un cas déterminé, doit être choisi de préférence à l'autre ; il faut savoir prescrire ce médicament sous la meilleure forme possible ; il faut savoir dire au malade ou à son entourage comment et à quels moments le remède devra être pris. C'est cet ensemble de connaissances qui constitue les *éléments* de l'art de formuler, car l'art de bien formuler comporte encore la connaissance d'une foule de questions de détail, dont l'importance, pour n'être ni générale, ni fondamentale, n'en est pas moins de premier ordre dans la pratique.

Quoi qu'il en soit, dans la pratique, l'art de formuler doit s'exprimer sous la forme d'une feuille de papier que le médecin rédige au chevet du malade et qui est l'ordonnance.

L'ordonnance ne doit pas se résumer dans l'inscription de la formule du médicament, car l'administration d'un médicament ne résume pas en général tout le traitement d'une maladie. A côté du traitement médicamenteux, il y a, en effet, le traitement hygiénique, le régime en un mot. Et le mot régime, comme le fait remarquer Grasset dans son excellent petit traité de l'*art de prescrire*, ne doit pas être pris dans le sens étroit de prescription alimentaire, mais dans le sens large et étymologique (*regere*); il doit régir, réglementer, non seulement le boire et le manger, mais l'exercice et le repos, les précautions à prendre pour éviter la transmission de la maladie (évacuation ou désinfection des matières fécales, des crachats dans les maladies contagieuses, etc.).

Dans la pratique, il est vrai, plusieurs des détails relatifs au régime peuvent ou doivent même être formulés verbalement ou sur une feuille différente de celle qui doit être confiée à une personne étrangère pour être portée chez le pharmacien.

Le pharmacien, les rapports du médecin et du pharmacien; encore une question importante dans la pratique médicale et qui mériterait des développements que le cadre de cet ouvrage ne nous permet pas d'aborder. Nous nous bornerons à reproduire les quelques lignes écrites à ce sujet par Grasset.

« Le médecin et le pharmacien sont des collaborateurs qui se doivent aide et estime réciproques. Il y avait autrefois un très bon usage, malheureusement perdu aujourd'hui : les étudiants ou les jeunes docteurs travaillaient un certain temps dans une officine, y revenaient souvent pour y causer. On voit ainsi les médicaments, on les manie ; on évite ainsi bien des erreurs que quelquefois le pharmacien relève : c'est en effet le devoir strict de celui-ci de signaler au médecin ce qui est ou lui paraît une erreur; même, pour des doses élevées, il est bon qu'avant d'exécuter l'ordonnance il envoie chez le médecin faire confirmer la première prescription. Souvent le médecin doit aller s'entendre avec le pharmacien quand il médite une association particulière, un mode de solution peu familier. Une conversation vaut mieux qu'une ordonnance et aplanit toujours les difficultés. »

Nous ajouterons que le médecin doit toujours accueillir, non seulement avec bienveillance, mais avec reconnaissance, le pharmacien qui vient lui signaler une erreur ou même ce qu'il croit, à tort, être une erreur. Dans aucun cas, en effet, une semblable démarche n'a un caractère blessant pour le médecin ; elle est une simple mesure de prudence que le médecin ne peut qu'encourager Le médecin a-t-il le droit d'envoyer faire exécuter son ordonnance chez tel ou tel pharmacien ? En principe, non ; mais en fait, à une époque où la pharmacie s'est commercialisée à outrance, à une époque ou de vastes bazars qui n'ont des pharmacies que le nom offrent au public, à des prix dérisoires, des médicaments qui sont le plus souvent délivrés par un personnel purement salarié et sans titres, le médecin a parfaitement le droit de signaler à son client tel ou tel pharmacien qu'il sait instruit et consciencieux.

Mais c'est là un droit dont le médecin ne doit user qu'avec beaucoup de circonspection, d'abord parce que, il faut le dire bien haut, la grande majorité des pharmaciens offrent au malade et au médecin toutes les garanties nécessaires, et ensuite parce que la préférence du médecin pour tel ou tel pharmacien n'est légitime que si elle est déterminée par la seule préoccupation de l'intérêt des malades. On ne saurait trop flétrir, en effet, les associations commerciales qui, trop souvent peut-être aujourd'hui, existent entre le médecin et le pharmacien, associations infâmes pour lesquelles le malade est une véritable proie. Et cela nous amène à dire deux mots des spécialités.

Serait-il souhaitable de voir interdire d'une façon absolue la vente des spécialités. Oui. Pourquoi ? Parce qu'aucune spécialité n'est indispensable ; parce que la spécialité a été la grande cause, la cause unique peut-être, de la déchéance de la pharmacie, comme elle est en train de devenir l'une des causes et non la moindre, de la déchéance de la médecine. « *L'abondance, la profusion des spécialités est le vrai thermomètre qui mesure l'ignorance des médecins dans l'art de prescrire.* » (Grasset.)

Prescrire une spécialité, c'est, pour tous les médecins, faire preuve d'ignorance, c'est, pour beaucoup, vouloir se soustraire aux responsabilités, c'est, pour quelques-uns, vouloir prélever sur le malade un bénéfice supplémentaire, illégitime et immoral.

Prescrire des spécialités, c'est encourager l'exercice illégal de la médecine, c'est encourager le malade à se passer des conseils du médecin.

Médicaments officinaux et médicaments magistraux. — Les médicaments officinaux sont ceux qui, étant susceptibles d'une certaine conservation, se trouvent tout préparés dans les pharmacies.

Le médecin qui prescrit un médicament officinal n'a pas à indiquer sur son ordonnance la formule de ce médicament; il lui suffit d'inscrire le nom officinal du médicament et d'en fixer la dose et le mode d'emploi.

Les médicaments magistraux sont ceux dont la composition n'est pas fixée d'avance et que le pharmacien prépare d'après la formule et les indications du médecin. Mais beaucoup de médicaments officinaux constituent souvent les éléments d'une formule magistrale. Quand par exemple un médecin formule :

Sirop de codéine...................... }	$\bar{a}\bar{a}$ 30 grammes.
— de tolu........................... }	
Eau de laurier cerise..................	5 —
Teinture de racines d'aconit...........	XXX gouttes.
Eau distillée.........................	100 grammes.

il a fait une formule magistrale, mais cette formule est le résultat de l'association de plusieurs médicaments officinaux (sirop de codéine, eau distillée de laurier-cerise, teinture de racines d'aconit). Pour rédiger convenablement une formule magistrale il est donc nécessaire de connaître d'abord les principaux types de médicaments officinaux.

Les formules des médicaments officinaux sont officiellement fixées dans chaque pays et inscrites dans un recueil spécial qui est le Codex ou pharmacopée.

Le Codex est divisé en plusieurs parties, nous ne nous occuperons que de celle qui est relative à la pharmacie galénique et qui définit les principaux types des préparations officinales et même quelques types de préparations magistrales.

Alcoolats. — Les alcoolats sont des préparations officinales qui résultent de la distillation de l'alcool sur une ou plusieurs substances médicamenteuses. Ils sont dits *simples* dans le premier cas, *composés* dans le second.

Toutefois les alcoolats simples ont été remplacés par des solutions d'essences dans de l'alcool à 90° et désignés sous le nom de teintures d'essences.

Les alcoolats les plus usités sont : l'alcoolat de cochléaria; l'alcoolat ou baume de Fioraventi; l'alcoolat de Garus et l'alcoolat de mélisse composé ou eau de mélisse des Carmes. Les deux premiers sont utilisés pour l'usage externe; le premier comme topique de la muqueuse gingivale, le second comme excitant cutané; les deux derniers sont utilisés pour l'usage interne, comme excitants généraux.

Alcoolatures. — Ce sont des médicaments qui résultent de l'action dissolvante de l'alcool sur des plantes *fraîches*.

Les alcoolatures sont préparées le plus souvent avec des plantes actives dont les propriétés seraient modifiées, en partie ou en totalité, par la dessiccation.

Les alcoolatures sont des préparations inconstantes et d'activité variable, ordinairement moins actives que les teintures correspondantes.

Apozèmes. — On donne le nom d'apozèmes à des préparations renfermant une forte proportion de principes médicamenteux et qui ne servent pas de boisson habituelle aux malades. Les principaux apozèmes sont : l'apozème blanc ou décoction blanche de Sydenham (voir p. 418), l'apozème de Kousso (p. 891) et celui d'écorce de racine de grenadier (p. 886).

Cachets. — On donne le nom de cachets à des feuilles de pain azyme découpées en forme ronde ou ovale, plates sur leurs bords et concaves dans la partie centrale destinée à recevoir la poudre que doit prendre le malade.

Capsules. — Ce sont des enveloppes préparés au moyen d'une composition élastique à laquelle on donne une forme sphérique, olivaire ou aplatie. Elles sont destinées à recevoir les substances dont on veut dissimuler l'odeur ou la saveur.

Cérats. — Sortes de pommades ayant pour base un mélange de cire et d'huile et qui peuvent servir d'excipients à des matières médicamenteuses très diverses.

Collutoires. — Médicaments de consistance demi-liquide que l'on applique sur les gencives et les parois internes de la bouche.

Collyres. — Médicaments solides ou liquides destinés à agir sur les yeux.

Crayons médicamenteux. — Préparations obtenues sous la forme de petits cylindres, soit par la fusion d'un sel que l'on coule dans une lingotière, soit en incorporant la substance active dans une pâte molle qui est ensuite divisée, roulée en cylindres, et durcie par la dessiccation.

· Électuaires. — Médicaments d'une consistance de pâte molle, composée de poudres très fines divisées, soit dans un sirop simple ou composé, soit dans du miel ou un mellite et quelquefois aussi dans une oléorésine; on y fait entrer également des pulpes, des extraits, des matières salines, etc.

Les principaux électuaires magistraux sont : l'opiat de copahu composé (p. 811) et le diascordium (p. 932).

Élixirs. — On donne le nom générique d'élixirs à des préparations qui résultent du mélange de certains sirops avec des alcoolats. On comprend aussi sous cette dénomination certaines préparations alcooliques non sucrées.

Emplâtres. — Médicaments externes qui ont pour base tantôt un savon d'oxyde de plomb, tantôt un mélange de corps gras et de résines.

Émulsions. — On donne le nom d'émulsions à des liquides d'apparence laiteuse que l'on prépare en divisant des semences huileuses au moyen de l'eau. Elles sont constituées par de l'huile tenue en suspension à la faveur de la matière albumineuse des amandes. Le nom d'émulsion est encore donné à des préparations qui ont la même apparence que les précédentes et qu'on obtient en divisant et suspendant quelques matières huileuses, résineuses ou gommo-résineuses dans l'eau, à l'aide d'une quantité suffisante d'un mucilage de gomme, de jaune d'œuf ou d'un liquide émulsif.

Espèces. — Mélanges de plusieurs plantes, séchées et divisées en petits fragments, qui servent à préparer des infusés, décoctés ou autres médicaments de ce genre.

Extraits. — On donne le nom d'extraits au produit de l'évaporation jusqu'à un degré déterminé d'une solution obtenue en traitant une substance végétale par un véhicule vaporisable tel que l'eau, l'alcool, l'éther.

Suivant leur consistance, les extraits sont dits : fluides, mous, fermes, secs.

Fomentations. — Médicaments liquides destinés à être appliqués chauds sur une partie du corps au moyen d'une éponge, d'un morceau de flanelle ou d'un linge trempé dans ce liquide.

Gargarismes. — Médicaments liquides destinés à être employés comme topiques ou antiseptiques dans les affections de bouche ou de l'arrière-bouche et qui ne doivent pas être avalés.

Glycérés. — Médicaments qui ont pour base la glycérine seule, ou un mélange de glycérine et d'amidon que l'on chauffe pour lui donner la consistance de l'empois.

Les glycérés peuvent revêtir un grand nombre de formes pharmaceutiques et être employés aux mêmes usages que les liniments, les pommades, les collutoires, etc.

Liniments. — Préparations dont on se sert pour oindre ou frictionner la peau. Leur composition est extrêmement variée. On emploie comme tels des liquides alcooliques, de l'huile chargée de principes médicamenteux, des mélanges de matières grasses ou de liquides spiritueux.

Les liniments sont le plus souvent liquides ; mais quelquefois leur consistance est la même que celle des pommades (ex. : Baume opodeldoch).

Mellites. — Ce sont des préparations à base de miel, dissous, soit dans l'eau, soit dans des décoctés, des infusés, des sucs de plantes, soit enfin dans du vinaigre simple ou dans un vinaigre médicinal ; dans ce dernier cas ils portent le nom d'oxymellites.

Les mellites les plus employés sont : le mellite de mercuriale (miel de Mercuriale), le mellite de roses rouges (miel Rosat), le mellite de vinaigre scillitique (oxymel scillitique).

Pilules, granules, bols. — Les pilules sont des médicaments d'une consistance de pâte ferme, que l'on divise en petites masses sphériques, afin d'en rendre l'ingestion plus facile.

Les pilules peuvent être composées de substances très diverses : poudres minérales, végétales ou animales, résines, gommes-résines, extraits, etc. ; le tout amené en consistance homogène et ferme au moyen d'un excipient approprié.

Les granules sont des pilules très petites, du poids de 3 à 5 centigrammes.

Les bols sont au contraire des pilules volumineuses, dont le poids dépasse toujours 0 gr. 40 ; de plus, la consistance des bols, au lieu d'être ferme comme celle des pilules, est ordinairement molle.

Pommades. — Le mot pommade est consacré par l'usage pour désigner des médicaments d'une consistance ordinairement molle, destinés à
l'usage externe, et qui ont pour base, soit l'axonge simple ou benzoïnée,
soit la lanoline (graisse de suint), soit un carbure d'hydrogène (pétro-
léine, vaseline), soit un mélange de ces différents excipients.

Potions. — Les potions sont des préparations magistrales dont la
composition est extrêmement variable, mais qui sont toujours liquides
et sucrées et administrées aux malades par cuillerées.

Quelques potions sont quelquefois prescrites sous le nom de *juleps*.
Les juleps sont des potions anodines, généralement composées d'eaux
distillées, de gomme et de sucre et qui sont ordinairement employées
comme véhicule dans la composition des potions proprement dites. Voici
par exemple la composition du *julep gommeux* du Codex :

Gomme pulvérisée......................	10 grammes.
Sirop simple..........................	30 —
Eau distillée de fleurs d'oranger..........	10 —
Eau distillée........................	100 —

Les potions préparées à l'aide d'une émulsion, et rendues plus ou
moins consistantes à l'aide d'un mucilage, prennent le nom de *loochs*.
— Les loochs, comme les juleps, servent souvent d'excipients à des médicaments actifs (ipéca, kermès, etc.). Voici la formule du looch blanc du
Codex :

Amandes douces mondées	30 gr.
— amères mondées....................	2 —
Sucre blanc..........................	30 —
Gomme adragante pulvérisée.................	0 — 50
Eau distillée de fleurs d'oranger.............	10 —
Eau distillée..........................	120 —

Sirops. — Médicaments liquides, ayant une consistance visqueuse,
qu'ils doivent à une forte proportion de sucre. Celui-ci forme environ les
trois quarts de leur poids.

Suppositoires. — Médicaments de consistance solide destinés à être
introduits dans le rectum et auxquels on donne une forme conique.

On fait des suppositoires avec le beurre de cacao, le savon, le suif.
Ces différentes matières peuvent servir d'excipients à des substances
médicamenteuses diverses.

Teintures. — Médicaments liquides qui résultent de l'action dissolvante de l'alcool ou de l'éther sur diverses substances médicamenteuses.

Tisanes. — Médicaments qui ont l'eau pour excipient et qui, ne tenant
en dissolution qu'une petite quantité de principes actifs, peuvent souvent servir de boisson habituelle aux malades.

Les tisanes se préparent par macération, par infusion ou par décoction.

La *macération* consiste à laisser, à *la température ordinaire*, une substance en contact avec un liquide, de manière à dissoudre seulement les
principes solubles à froid.

L'*infusion* (de *infusus, infundere*, verser dans), consiste à verser un *liquide bouillant* sur une substance médicamenteuse, afin d'en extraire facilement les principes solubles.

La *décoction* consiste à soumettre les corps à l'action d'un liquide bouillant, *pendant un temps plus ou moins long.*

Vins médicinaux. — Préparations qui résultent de l'action du vin à froid, sur une ou plusieurs substances médicamenteuses.

Vinaigres médicinaux. — Préparations obtenues en faisant agir du vinaigre, à froid, sur une ou plusieurs substances médicamenteuses.

DE LA FORMULE ET DE L'ORDONNANCE

Nous sommes maintenant en mesure de poser les règles qui doivent guider le médecin dans la rédaction de la formule et, d'une manière plus générale, dans la rédaction de l'ordonnance. Le médecin a examiné son malade, il a fait son diagnostic et arrêté mentalement les grandes lignes du traitement qu'il va prescrire.

Sur une feuille de papier ordinaire ou détachée de son carnet d'ordonnances, il inscrit d'abord, en haut et à gauche la lettre R, qui veut dire *Recipe*, ou le signe ℞ qui veut dire aussi *Recevez, Prenez.*

Cela fait, il indique dans une série d'alinéas le régime hygiénique ou diététique à suivre par le malade, ou certaines recommandations spéciales.

Le médecin aborde ensuite la rédaction de la formule proprement dite.

En principe, une formule magistrale comprend 3 parties : l'*inscription* ; la *souscription* ; l'*instruction.*

Inscription. — C'est l'énumération du ou des médicaments qui doivent entrer dans la formule et l'indication de la dose de chaque médicament.

Habituellement on associe différents médicaments, soit dans le but de renforcer l'action du médicament principal, soit dans le but d'atténuer un de ses inconvénients, soit enfin dans le but d'en modifier l'odeur ou la saveur ou quelque autre propriété physique.

D'une façon générale on peut distinguer dans la formule cinq éléments.

1° La *base,* ou médicament principal ;

2° L'*adjuvant* : c'est la substance qui vient en aide à la base, qui agit dans le même sens qu'elle, qui tend aux mêmes fins, qui renforce en un mot l'action médicamenteuse. En somme l'adjuvant est une seconde base.

3° Le *correctif* : c'est la substance employée pour atténuer l'action irritante d'un médicament sur l'intestin par exemple, ou son odeur et sa saveur. Dans les pilules de Ricord, l'extrait d'opium est mis là pour corriger l'action du proto-iodure de mercure sur l'intestin. Pour corriger l'odeur ou la saveur de la base on emploiera suivant le cas, un sirop anodin (sirop de sucre, de tolu, d'écorces d'oranges amères, etc.), ou une teinture aromatique (teinture de vanille), etc.

4° L'*excipient* est la substance destinée à incorporer la base et les autres éléments en un tout homogène, à lui donner en un mot la consistance, la forme pharmaceutique sous laquelle on désire l'administrer. L'excipient, suivant la nature de la base, suivant sa nature chimique, sa solubilité, ses caractères organoleptiques, suivant la forme pharmaceutique qu'on désire donner à la préparation, sera de l'eau pure, une eau distillée médicinale, un liquide hydro-alcoolique, une émulsion huileuse, une poudre inerte, de la glycérine, du savon, du beurre de cacao, etc. L'excipient est en définitive une substance peu active et dont le rôle est surtout mécanique.

5° Enfin, l'*intermède* est la substance que l'on emploie dans le but d'assurer et de maintenir l'homogénéité ou la stabilité de la préparation. Il arrive par exemple que la base n'est pas soluble dans l'excipient ou n'est pas miscible avec telle autre substance de la formule. Dans ce cas on fera intervenir de la gomme, un mucilage, un jaune d'œuf, etc. Ces substances augmenteront la viscosité de l'excipient et favoriseront la stabilité de la préparation ou son homogénéité.

Exemple d'une formule complète :

Kermès......................	0 gr. 20 centigr.	(Base).
Sucre...................... ⎫	āā 4 —	(Intermèdes).
Gomme arabique............ ⎭		
Eau distillée de laurier-cerise.	10 —	(Adjuvant).
Sirop de tolu..............	30 —	(Correctif).
Eau distillée..............	120 —	(Excipient).

Mais toutes les formules ne comprennent pas nécessairement les cinq termes dont nous venons de parler. Très souvent l'intermède, le correctif, l'adjuvant lui-même, ne sont pas nécessaires, ou une même substance peut jouer à la fois le rôle d'adjuvant et de correctif. Ex. :

Kermès...................	0 gr. 20	(Base).
Sucre................	4 —	(Intermède).
Sirop de polygala	30 —	(Adjuvant et Correctif).
Julep gommeux.............	120 —	(Excipient).

Beaucoup de médicaments sont même prescrits en nature sans le secours d'aucun intermède, ajuvant ou correctif. Ex. :

          Théobromine............................ 1 gramme.
                    ou
          Sirop de codéine......................... 120   gr.

Il arrive que le médicament que l'on veut prescrire a plusieurs dénominations synonymiques. En principe le médicament doit être désigné sous son nom scientifique le plus simple. Dans certains cas cependant, le médecin doit essayer de dissimuler sous un nom inconnu du public la véritable nature de la substance qu'il prescrit, soit que le malade ait une prévention injustifiée contre tel médicament qu'on juge utile de lui faire prendre, soit qu'on doive dissimuler sous un nom discret tel médicament mal réputé. A un malade qui redoute l'arsenic on prescrira par exemple des granules de Dioscoride ou de la liqueur de Boudin ; à un autre ne voulant pas entendre parler d'opium on prescrira des pilules de cynoglosse ; à tel autre qui désire laisser ignorer à son entourage qu'il suit un traitement mercuriel on prescrira le mercure sous le nom d'*hydrar-gyre* ou en formulant chimiquement : (Hg^2I^2 pour protoiodure, Hg^2Cl^2 pour calomel, etc.).

A la suite de chaque substance on inscrit la dose en poids décimaux. L'unité employée sera toujours écrite en toutes lettres ; on n'écrira pas :

          Calomel.................................... 0,10

mais :

          Calomel................................. 0 gramme 10

L'ordonnance du 29 octobre 1846 fait au médecin l'obligation d'*énoncer en toutes lettres la dose des substances vénéneuses ainsi que le mode d'administration desdites substances.* Toutes les fois que le médecin désire prescrire une substance toxique à une dose supérieure à la dose habituelle et qui pourrait faire croire au pharmacien qu'il y a eu erreur de la part du médecin, celui-ci devra en outre souligner l'indication de la dose et insister en ajoutant entre parenthèses ou en renvoi : je dis telle dose.

Lorsqu'on prescrit un médicament par gouttes, le nombre de

gouttes doit être indiqué en chiffres romains et souligné. Ex. :
alcoolature de racines d'aconit *XXX gouttes.*

Quand, dans la formule, deux ou plusieurs substances médicamenteuses se suivent immédiatement et sont prescrites aux mêmes doses, on les réunit en accolade et le poids ou le volume de chacune n'est indiqué qu'une seule fois, précédé de l'abréviation aña ou ā̃ā qui veut dire de chaque. Ex. :

Sirop de tolu.............................. ⎫
— de codéine........................... ⎬ ā̃ā 30 grammes.

Quand la proportion d'une substance peut être indéterminée et laissée à l'appréciation du pharmacien, on fait simplement suivre le nom de cette substance de l'abréviation Q. S. qui veut dire quantité suffisante.

Souscription. — Elle comprend les indications relatives à la préparation du médicament ; dans la pratique et à moins de circonstances tout à fait particulières, c'est le pharmacien qui décide lui-même la manière dont le médicament doit être préparé et le médecin se borne à écrire au-dessous de l'inscription la lettre M s'il s'agit d'un simple mélange de poudres par exemple, ou, plus généralement, l'abréviation F. S. A. (*fac secundum artem*), suivie s'il y a lieu de l'indication de la forme à donner au médicament (paquet, cachet, pilule, etc.).

Instruction. — C'est là partie de l'ordonnance destinée au malade ou aux personnes qui le soignent. Le médecin indique dans cette partie si le médicament prescrit est destiné à être pris intérieurement ou s'il est destiné à l'usage externe. Dans le premier cas, il indique la manière de prendre ou de faire prendre le médicament, l'heure ou les heures auxquelles il conviendra de le donner, la quantité à prendre chaque fois.

Après avoir fait son ordonnance, le médecin doit la relire soigneusement et au besoin la commenter à haute voix, de manière à ne laisser dans l'esprit du malade ou de ceux qui le soignent, aucun doute sur la manière d'exécuter ses prescriptions.

Le médecin doit dater et signer son ordonnance ; pendant qu'il la rédige il ne doit répondre à aucune des questions qui pourraient lui être posées par les personnes qui l'entourent ; enfin, il doit écrire lisiblement *en se servant d'encre* et *non pas d'un crayon.*

DOCUMENTS DIVERS

Évaluation en poids des cuillerées et de la verrée.

Une cuillerée à café	d'eau équivaut à............	4	gr. environ.
— à dessert	— à............	10	—
— à soupe	— à............	15	—
Une verrée équivaut à 10 cuillerées à soupe, soit à..		150	—
Une cuillerée à café	de sirop équivaut à............	5	—
— à dessert	— à............	16	—
— à soupe	— à............	20	—

Compte-gouttes. — L'instrument qui a été adopté comme *compte-gouttes normal* est constitué par un *tube* ou un *récipient de verre*, dont la forme peut être variable, et auquel est soudé un tube d'écoulement. L'instrument doit satisfaire aux conditions suivantes :

1° Le diamètre *extérieur*, du tube d'écoulement doit être égal à 3 millimètres (convention internationale).

2° Le diamètre *intérieur* du même tube doit être égal à 6 dixièmes de millimètre.

3° L'écoulement du liquide doit toujours se faire en chute libre.

On considère l'instrument comme bien construit lorsque, à la température de 15°, il donne 20 gouttes d'eau distillée au gramme.

Contenance des fioles de pharmacie. — On fait usage en pharmacie de fioles de différentes grandeurs. Ces fioles portent sur le fond un chiffre qui indique la quantité d'eau qu'elles peuvent contenir. On utilise la série suivante : 4, 8, 15, 30, 45, 90, 120, 150, 180, 210, 250, 310, 500, 1 000. Il va sans dire qu'une fiole pouvant renfermer 90 grammes d'eau pourra renfermer un poids supérieur de sirop, puisque la densité des sirops est supérieure à celle de l'eau ; inversement le même flacon ne renfermera pas 90 grammes d'un liquide alcoolique ou éthéré.

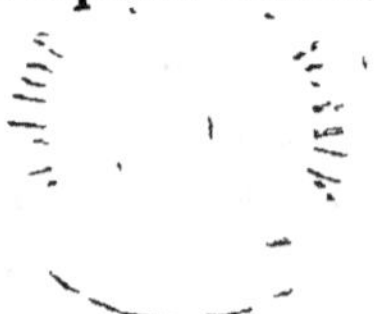

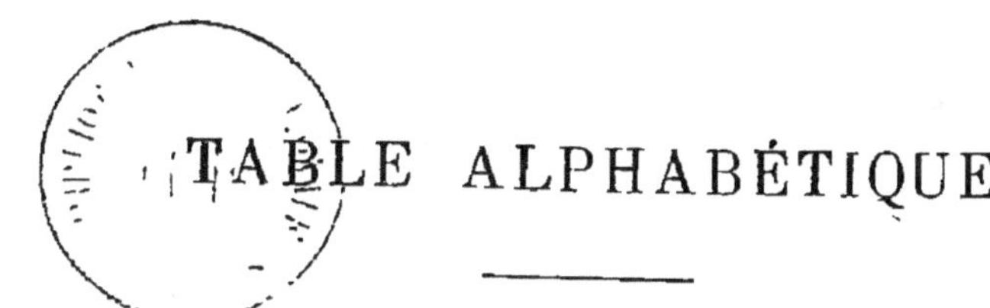

TABLE ALPHABÉTIQUE

171-b.-18. — Coulommiers. Imp. PAUL BRODARD. — 4-19.

www.ingramcontent.com/pod-product-compliance
Lightning Source LLC
LaVergne TN
LVHW050116060726
842524LV00001B/7